AF503591

TRAITÉ
DE
GÉOGRAPHIE ET DE STATISTIQUE
MÉDICALES
ET DES MALADIES ENDÉMIQUES

TOME PREMIER.

PUBLICATIONS ANTÉRIEURES DE L'AUTEUR

Chez J.-B. BAILLIÈRE et FILS.

Carte physique et météorologique du globe terrestre, comprenant la distribution géographique de la température (lignes isothermes), des vents, des pluies et des neiges. Troisième édition. Paris, 1855, in-8.

Traité des fièvres intermittentes, rémittentes et continues des pays chauds et des contrées marécageuses, et de leur traitement par les préparations arsénicales. Paris, 1842, in-8.

Essai de géographie médicale, ou Étude des lois qui président à la distribution géographique des maladies ainsi qu'à leurs rapports topographiques entre elles. Paris, 1843, in-8.

Études de géologie médicale sur la phthisie pulmonaire et la fièvre typhoïde dans leurs rapports avec les localités marécageuses. Paris, 1845.

De l'homme physique et moral dans ses rapports avec le double mouvement de la terre. Paris, 1851.

Statistique de la population de la France et de ses colonies, d'après les derniers recensements. Paris, 1852.

Essai sur les lois pathologiques de la mortalité. Paris, 1848.

Compte rendu du Congrès général d'hygiène publique à Bruxelles. Paris, 1853.

Colonisation française de l'Algérie considérée sous le point de vue de l'économie politique et de l'hygiène publique. Paris, 1848.

Études statistiques sur les lois de la population. Paris, 1850.

Statistiques de l'état sanitaire et de la mortalité du cheval de cavalerie. Paris, 1850.

De la circulation de l'eau considérée comme moyen de chauffage et de ventilation des édifices publics. Paris, 1852. 2 parties avec 1 planche.

Nouvelles études sur le chauffage, la réfrigération et la ventilation des édifices publics. Paris, 1853.

De la ventilation et du chauffage des hôpitaux, des églises et des prisons. Paris, 1854.

Histoire statistique de la colonisation et de la population en Algérie. Paris, 1853.

Études de pathologie comparée. Paris, 1849.

Du typhus cérébro-spinal, ou Étude sur la nature de la maladie décrite sous le nom de méningite cérébro-spinale épidémique. Paris, 1849.

Histoire du typhus cérébro-spinal ou de la maladie improprement appelée méningite cérébro-spinale épidémique. Paris, 1850.

Système des ambulances des armées française et anglaise. Instructions qui règlent cette branche du service administratif et médical. Paris, 1855, in-8 de 68 pages avec 3 planches.

Résumé des dispositions légales et réglementaires qui président aux opérations médicales du recrutement, de la réforme et de la retraite dans l'armée de terre. Paris, 1854.

Hygiène militaire comparée et statistique médicale des armées de terre et de mer. Paris, 1848.

Études sur le recrutement des armées. Paris, 1849.

Statistique de l'état sanitaire et de la mortalité des armées de terre et de mer considérées dans des conditions variées de temps et de lieux, d'âge, de race et de nationalité. Paris, 1846.

Histoire physique et médicale de la foudre et de ses effets sur l'homme, les animaux, les plantes, les edifices, les navires. Paris, 1854.

De la foudre au point de vue de l'histoire, de la médecine légale et de l'hygiène publique. Paris, 1855.

Histoire de la foudre et des paratonnerres. Paris, 1855.

Paris. — Imprimerie de L. MARTINET, rue Mignon, 2.

TRAITÉ

DE

GÉOGRAPHIE ET DE STATISTIQUE MÉDICALES

ET DES MALADIES ENDÉMIQUES

COMPRENANT

LA MÉTÉOROLOGIE ET LA GÉOLOGIE MÉDICALES
LES LOIS STATISTIQUES DE LA POPULATION ET DE LA MORTALITÉ
LA DISTRIBUTION GÉOGRAPHIQUE DES MALADIES
ET LA PATHOLOGIE COMPARÉE DES RACES HUMAINES

PAR

J. CH. M. BOUDIN

Médecin en chef de l'hôpital militaire du Roule
Officier de la Légion d'honneur

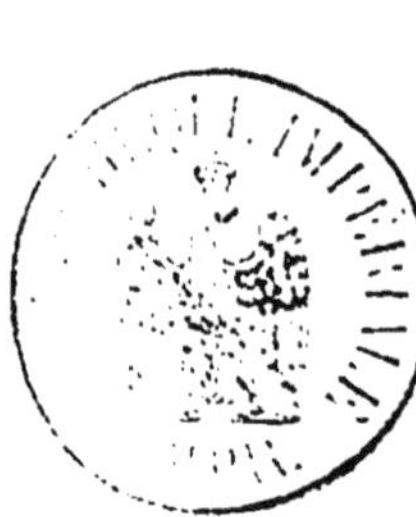

Avec 9 Cartes et Tableaux

« Je tiens impossible de connaître les parties sans connaître le tout, non plus que de connaître le tout sans connaître en détail les parties. »
(PASCAL.)

TOME PREMIER

PARIS

J.-B. BAILLIÈRE ET FILS

LIBRAIRES DE L'ACADÉMIE IMPÉRIALE DE MÉDECINE,

Rue Hautefeuille, 19.

LONDRES. H. BAILLIÈRE, 219, REGENT-STREET. | NEW-YORK, H. BAILLIÈRE, 290, BROADWAY.

MADRID, C. BAILLY-BAILLIÈRE, 11, CALLE DEL PRINCIPE.

M DCCC LVII

A

M. RAYER

MÉDECIN ORDINAIRE DE SA MAJESTÉ L'EMPEREUR

MEMBRE DE L'INSTITUT (ACADÉMIE DES SCIENCES)
MEMBRE DE L'ACADÉMIE IMPÉRIALE DE MÉDECINE, MÉDECIN DE L'HÔPITAL
DE LA CHARITÉ, COMMANDEUR DE LA LÉGION D'HONNEUR
PRÉSIDENT DE LA SOCIÉTÉ DE BIOLOGIE
ETC., ETC.

Hommage respectueux de l'auteur.

J. CH. M. BOUDIN.

PRÉFACE.

Nous nous sommes proposé, dans ce Traité, de résumer l'ensemble des faits que possède aujourd'hui la science sur la géographie médicale, et de présenter un cadre dans lequel pussent se classer, à l'avenir, les faits nouveaux acquis par une observation sérieuse.

Divers ouvrages ont été publiés sur le même sujet, tant en Allemagne qu'en Angleterre ; parmi les plus importants, on peut citer :

J. F. Cartheuser, *De morbis endemiis libellus*. Francfort-sur-l'Oder, 1771, in-8.

L. H. Finke, *Versuch einer allgemeinen medizinisch-practischen Geographie*. Leipzig, 1792-1795, 3 vol. in-8.

F. Schnurrer, *Geographische Nosologie*. Stuttgart, 1813, in-8.

M. Hasper, *Ueber die Natur und Behandlung der Krankheiten der Tropenländer*. Leipzig, 1831, 2 vol. in-8.

V. Isensee, *Elementa nova geographiæ et statistices medicinalis*. Berolini, 1833.

J. F. Hoffmann, *Specimen geographico-medicum de Europa australi*. Lugdun. Batav., 1838, in-8.

Pruys van der Hoeven, *De historia morborum*, 1846.

C. F. Fuchs, *Medizinische Geographie*. Berlin, 1853, in-8.

A. Mühry, *Die geographischen Verhältnisse der Krankheiten, oder Grundzüge der Noso-Geographie*. Leipzig et Heidelberg, 1856, 2 vol. in-8.

Bisset-Hawkins, *Elements of medical statistics*. London, 1829, in-8.

H. Marshall, *Sketch of the geographical distribution of diseases* (*Edinb. med. and surg. Journ.*, octobre 1832).

J. Clark, *The sanative influence of climate*. London, 1841, in-8.

J. R. Martin, *The influence of tropical climates*. London, 1856.

Aucun de ces ouvrages, on le voit, n'est écrit en notre langue ; d'autre part, comme l'indiquent et leur date et leur titre, aucun n'embrasse l'ensemble de la géographie médicale, et le plus grand nombre appartient à une époque à laquelle les faits eux-mêmes manquaient à la science.

Notre *Essai de géographie médicale*, publié en 1843, traduit en allemand en 1846, était depuis longtemps épuisé. Ne perdant pas de vue la reprise de notre sujet, nous avions amassé de nombreux matériaux, et plusieurs années avaient été employées à la formation d'une bibliothèque spéciale, indispensable à l'accomplissement de nos projets. Néanmoins l'initiative du livre que nous publions aujourd'hui appartient à notre éditeur, M. J.-B. Baillière, juge très compétent, comme chacun sait, des besoins de la science, et dont le nom fait autorité dans la librairie médicale. C'est à sa demande expresse que nous nous sommes décidé à ajourner d'autres travaux, pour nous consacrer tout entier, depuis quelques années, à la composition d'un traité de géographie médicale.

Au point de vue scientifique, si la publication de notre livre pouvait avoir besoin d'une justification, il suffirait de citer le grand nombre de questions entièrement neuves qui s'y trouvent discutées. Nous nous bornerons à signaler la météorologie et la géologie médicales, l'histoire médicale de la foudre, les lois statistiques de la population et de la mortalité sur un grand nombre de points du globe, la statistique de l'état sanitaire des armées, la grave question de l'acclimatement, le cosmopolitisme de la race juive, la mortalité et la pathologie comparées des races, enfin la description d'un grand nombre de maladies endémiques dont on ne rencontrait pas même le nom dans les traités de pathologie et d'hygiène les plus justement estimés.

Nous sommes fier de pouvoir le dire, des médecins et des administrateurs distingués de tous les pays se sont spontanément associés à notre œuvre. C'est à leur active coopération que nous sommes redevable d'avoir pu conduire à bonne fin une entreprise presque encyclopédique sur une science à peine abordée jusqu'ici et hérissée de difficultés, entreprise dont l'idée seule était de nature à inspirer de l'hésitation. Parmi ceux dont le concours nous a été le plus précieux, nous devons citer : en Asie, M. Morehead, professeur de clinique médicale à Bombay ; en Amérique, M. Barton, de la Nouvelle-Orléans ; M. Nott de Mobile (Alabama) ; M. Sigaud, médecin de l'empereur du Brésil ; en Afrique, M. Guyon, inspecteur du service de santé de l'armée ; en Suisse, M. Marc d'Espine et M. Kolb, auteur d'un excellent livre sur la statistique comparée (1) ; en Italie, M. Bonino, médecin en chef de l'armée sarde ; M. Ferrario, de Milan ; M. Carbonaro, à Naples ; en Danemark, M. Schleisner, chargé d'une mission officielle en Islande, pays sur la géographie médicale duquel il a répandu une grande lumière ; MM. Panum et Hübertz ; en Suède, MM. Berg, Magnus Huss, T. Wistrand, Holst, Illmoni, et particulièrement

(1) *Handbuch der vergleichenden Statistik der Völkerzustands- und Staatenkunde.* Zurich, 1857.

notre ami M. Lieljewalch, médecin du roi de Suède ; en Angleterre, M. Smith, directeur du service de santé de l'armée de terre, M. Chadwick, et surtout le colonel Tulloch et le docteur Balfour, auteurs des rapports statistiques sur l'état sanitaire de l'armée, ainsi que M. W. Farr, le centralisateur des travaux du Registraire général ; en France, M. Legoyt, chef du bureau de la statistique de France au ministère du commerce et de l'agriculture ; M. Arondeau, chef du bureau de la statistique criminelle au ministère de la justice, et M. Sénard, adjoint à l'inspection générale du service de santé au ministère de la marine. Nous avons aussi trouvé de précieux documents sur les affections cutanées endémiques dans l'ouvrage de M. Rayer sur les maladies de la peau.

Deux jeunes médecins militaires, MM. Louail et Devot, successivement nos secrétaires à l'hôpital du Roule, ont, d'après notre invitation, fait le dépouillement d'un certain nombre d'années des comptes rendus du ministère de la guerre sur le recrutement de l'armée. Tous deux ont fait de ces documents statistiques l'objet de leurs thèses inaugurales, et le succès de leur publication témoigne de l'intérêt du sujet et de l'importance que le public commence à attacher aux questions de géographie médicale. Nous avons nous-même repris le dépouillement des comptes rendus, et nous l'avons complété jusqu'à l'année 1853, la dernière sur laquelle le gouvernement ait publié des renseignements. Ce sont ces documents qui ont servi de base à nos tableaux sur la distribution d'un grand nombre de maladies et d'infirmités dans les quatre-vingt-six départements de la France, et qui nous ont permis de substituer une base expérimentale aux vagues appréciations qui avaient défrayé jusqu'ici un grand nombre de publications.

Nous n'avons rien épargné pour nous procurer tous les documents nécessaires à l'accomplissement de l'œuvre que nous avions entreprise, et plus d'une fois nous nous sommes imposé un voyage dans l'unique but d'éclaircir par nous-même des questions de géographie médicale.

La collection des ouvrages étrangers contenant des documents de géographie et de statistique médicales a été d'autant plus difficile et plus longue qu'un grand nombre de ces documents n'existent pas dans la librairie, et qu'il fallait les faire venir de contrées souvent fort éloignées. Bien que familiarisé avec plusieurs langues sans le secours desquelles il eût été impossible de mettre à profit les matériaux accumulés par des savants et des gouvernements étrangers, la tâche que nous nous étions imposée nous a forcé souvent d'aborder l'étude d'autres langues, sans lesquelles nous eussions été contraint de garder le silence sur la géographie médicale du nord de l'Europe, des Feroë et de l'Islande. Plus d'un document numérique, d'une grande simplicité apparente pour le lecteur, a exigé des journées entières d'un travail incessant. Nous ne mentionnons ces difficultés dont notre tâche était remplie que pour justifier le temps qu'a demandé son accomplissement.

Plusieurs questions de géographie médicale nous ont paru dignes d'être appuyées de cartes et de dessins graphiques destinés à faciliter l'intelligence du texte. Ces cartes et ces dessins, dont l'exécution a été confiée à des artistes de talent, ont trait à la météorologie médicale, à l'ethnographie, ainsi qu'à la distribution géographique de diverses maladies. Schnurrer et Berghaus en Allemagne, et Johnston en Angleterre, ont publié des cartes de la distribution générale des maladies de l'homme à la surface du globe, mais on peut reprocher à ces cartes, malgré tout leur mérite, d'être incomplètes et de manquer de précision. Nous eussions désiré pouvoir publier, en même temps que notre traité, une carte générale résumant nos recherches personnelles sur cette matière; mais le temps nous a manqué et nous avons dû en renvoyer la publication à une autre époque.

Nous nous sommes appliqué à substituer autant que possible le fait à l'assertion, le chiffre précis à l'approximation, et les sources auxquelles nous avons puisé ont été indiquées avec soin. Enfin, tout en faisant une large part à la science, nous avons cherché à rendre notre livre, avant tout, d'*un intérêt pratique* pour l'économiste, l'administrateur et le médecin (1).

Paris, 1er mars 1857.

(1) Indépendamment de la description des maladies endémiques qui n'avaient été résumées nulle part ailleurs, nous avons donné des documents géographiques aussi complets que l'état de la science le permettait, pour la direction des phthisiques. Pour 524 localités situées dans toutes les parties du monde, nous avons précisé la position géographique, l'altitude, la température annuelle, la température des saisons et celle du mois le plus froid et du mois le plus chaud. Pour mettre le médecin en état de se livrer aux études topographiques, nous avons donné la méthode de mesurer la hauteur des montagnes et la vitesse des cours d'eau. En un mot, nous avons cherché à simplifier autant que possible la bibliothèque du médecin voyageur.

TABLE
ALPHABÉTIQUE ET ANALYTIQUE
DES MATIÈRES.

(LA TOMAISON N'EST MARQUÉE QUE POUR LE SECOND VOLUME.)

A

B

C

D

F

G

H

M

N

O

P

Q

R

S

T

U

V

W

Y

Z

FIN DE LA TABLE ALPHABÉTIQUE DES MATIÈRES.

INTRODUCTION.

IMPORTANCE DE L'ÉTUDE DE LA GÉOGRAPHIE MÉDICALE.

Je tiens impossible de connaître les parties sans connaître le tout, non plus que de connaître le tout sans connaître en détail les parties.

(PASCAL.)

L'homme ne naît, ne vit, ne souffre, ne meurt pas d'une manière identique sur tous les points de la terre. Naissance, vie, maladie et mort, tout change avec le climat et le sol, tout se modifie avec la race et la nationalité. Ces manifestations variées de la vie et de la mort, de la santé et de la maladie, ces changements incessants dans l'espace et selon l'origine des hommes, constituent l'objet spécial de la géographie médicale. Son domaine embrasse la météorologie et la géographie physique, les lois statistiques de la population, la pathologie comparée des races, la distribution géographique et les migrations des maladies. De même que la géographie physique et politique, la géographie médicale a recours à la statistique, qui n'est que l'application du nombre à la constatation et à la comparaison des faits. « Le nombre, dit J. de Maistre, est la barrière évidente entre la brute et nous... Dieu nous a donné le nombre, et c'est par le nombre qu'il se prouve à nous, comme c'est par le nombre que l'homme se prouve à son semblable. Otez le nombre, vous ôtez les arts, les sciences, la parole, et par conséquent l'intelligence. Ramenez-le ; avec lui reparaissent ses deux filles célestes, l'harmonie et la beauté; le *cri* devient *chant*, le bruit reçoit le *rhythme*, le saut est *danse*, la force s'appelle *dynamique*, et les traces sont des *figures*. » Au point de vue de la géographie médicale, on comprend que l'endémicité, la fréquence, la gravité d'une maladie, que la salubrité d'un pays, enfin, que la grande question de l'acclimatement de l'homme, sont autant de problèmes qui exigent impérieusement une base statistique.

sans laquelle les expressions mêmes : fréquence, endémicité, salubrité (1), sont des mots vides de sens. Sans doute, on a souvent mal raisonné sur des nombres, mais la faute en est moins à la méthode numérique elle-même qu'au raisonnement des hommes. N'est-il pas évident que des faits statistiques sont plus aptes que des faits non comptés à conduire à la vérité, qu'un grand génie a définie l'équation entre la chose affirmée et l'intellect affirmant : *Æquatio rei et intellectus.*

Loin de se renfermer, comme on pourrait le croire au premier abord, dans l'élucidation de questions purement scientifiques, la géographie médicale est, au contraire, d'un haut intérêt pratique pour l'administrateur, l'hygiéniste et le médecin. Ainsi, quelle serait la valeur d'institutions quarantenaires qui n'auraient pas pour base la connaissance précise des limites géographiques et du mode de propagation des maladies qui les motivent? Quel nom mériterait l'administration qui ne subordonnerait pas des projets sérieux de colonisation à la connaissance exacte du chiffre de la mortalité, chiffre qui seul donne la mesure de la salubrité d'un pays? Sans la connaissance précise de l'étendue des ravages et de la nature des maladies endémiques d'une contrée, comment l'administration de la guerre assurera-t-elle et la fixation de l'effectif d'une armée destinée à une expédition, et le choix des mesures hygiéniques commandées dans l'intérêt du succès? Pour le médecin en particulier, les applications pratiques de la géographie médicale sont de tous les instants, soit que transporté loin de son pays, il se trouve aux prises avec des maladies nouvelles, soit que ces dernières se trouvent elles-mêmes importées du dehors. Il y a plus : tous les jours, le plus modeste praticien peut être appelé à formuler une opinion sur le meilleur séjour à conseiller à un poitrinaire, à un scrofuleux, etc. Dans une telle conjoncture, le médecin étranger aux études de géographie médicale sera exposé à envoyer son malade dans une direction contraire aux intérêts de sa santé, ou à faire le triste aveu qu'il ne connaît que la pathologie du clocher. Il faut bien l'avouer : sauf quelques exceptions, la médecine en est là; elle sent, comme dirait Pascal, son bourgeois ayant pignon sur rue.

La géographie médicale est appelée à éclairer les questions d'hygiène publique et d'économie politique de l'ordre le plus élevé, en même temps qu'elle complète la science des maladies de l'homme. Il est permis

(1) Ainsi, la salubrité d'un pays se mesure d'après le nombre proportionnel des malades et des morts, comparé au chiffre des malades et des morts d'un autre pays considéré comme unité.

d'admettre que l'expédition française de Saint-Domingue au commencement de ce siècle, que la descente des Anglais à Walcheren en 1809, en pleine saison épidémique, que la campagne de Russie dans l'hiver de 1812, pouvaient avoir un dénoûment très différent de celui que constate l'histoire, si l'on eût tenu compte de la géographie médicale de la fièvre jaune, des fièvres paludéennes et de la congélation (1). On comprend, d'autre part, que la question de l'acclimatement de l'homme domine le grave problème de la colonisation et celui du choix des troupes destinées à servir dans des contrées plus ou moins éloignées de la mère patrie. Or, les plus étranges erreurs ont été émises sur l'acclimatement, dont on a tantôt exagéré, tantôt trop rétréci les limites. Cassini pensait qu'aucun animal ne peut vivre au delà de 4 767 mètres au-dessus du niveau de la mer, tandis que l'observation démontre que l'homme habite des lieux situés à près de 4 800 mètres; d'ailleurs, plusieurs aéronautes se sont élevés même au delà de 7 000. Selon Boerhaave, aucun animal pourvu de poumons ne peut vivre dans une atmosphère dont la température est égale à celle de son sang, alors que l'homme indigène jouit d'une santé parfaite dans certaines contrées du globe où le thermomètre s'élève, à l'ombre au delà de 47°, et au soleil au delà de 70°. En revanche, un célèbre géographe, Malte-Brun, affirme que « sous chaque climat, les nerfs, les muscles et les vais- » seaux, en se dilatant ou se resserrant, prennent bientôt l'état habituel » qui convient au degré de chaleur ou de froid que le corps éprouve. »

De ce que l'homme possède la faculté de s'adapter, *dans une certaine mesure*, à un climat autre que celui dans lequel il est né, il n'en résulte nullement que cette faculté soit illimitée; en d'autres termes, que l'homme soit cosmopolite, comme on l'a cru pendant longtemps, et comme on le croit encore assez généralement. D'ailleurs, si, pour la plante et l'animal, le problème de l'acclimatation se réduit à la simple conservation de l'espèce, l'acclimatement de l'homme exige la conservation intégrale de ses facultés physiques, intellectuelles et morales. Or, en supposant, ce qui est très contestable, que le nègre parvienne jamais à s'acclimater physiquement et à perpétuer sa race en dehors des tropiques, ce changement de climat paraît entraîner de graves dommages pour ses facultés intellectuelles. En effet, le nombre des aliénés qui, dans la Louisiane, est de 1 sur 4 310 nègres, s'élève dans la Caroline du Sud à 1 sur 2 477; dans la Virginie, à 1 sur 1 299; dans le Massachusetts,

(1) Voyez tome II, l'histoire de ces trois maladies.

à 1 sur 43 ; il atteint, dans l'État du Maine, le chiffre effrayant de 1 aliéné sur 14 nègres.

Il est des types de races qui semblent s'adapter merveilleusement aux changements de climat, alors que d'autres supportent à peine les moindres déplacements. Parmi les premiers on peut citer le juif et le bohémien (1). Le juif occupe aujourd'hui toutes les parties du monde. On le trouve : en Europe, depuis Gibraltar jusqu'en Norwége ; en Afrique, depuis Alger jusqu'au cap de Bonne-Espérance ; en Asie, de Cochin au Caucase, et de Jaffa à Pékin ; en Amérique, on le rencontre depuis Montevideo jusqu'à Québec ; depuis cinquante ans il a envahi l'Australie, et déjà il a fait ses preuves d'acclimatation sous les tropiques, où les populations d'origine européenne ont constamment échoué à se perpétuer. Sous le rapport de l'altitude, bien que le juif habite peu la montagne (2), probablement à raison de ses tendances industrielles et commerciales, néanmoins rien ne fait présumer chez lui une incompatibilité physique pour les lieux élevés. En revanche, le juif a vécu pendant de longues séries de siècles, et il vit encore aujourd'hui sur le seul point du globe situé à plus de 400 mètres *au-dessous* du niveau de la mer (3), pays dans lequel il est douteux que l'Européen parvienne jamais à propager sa race. Enfin, partout où la race juive a été étudiée jusqu'ici, elle s'est montrée soumise à des lois statistiques de naissances, de décès, de proportionnalité de sexe, complétement différentes de celles qui président aux autres nationalités au milieu desquelles elle vit. Assurément, ce fait si inattendu, si contraire au raisonnement, n'est pas un des moins intéressants parmi ceux dont la démonstration est due à la géographie médicale.

En opposition à ce cosmopolitisme de la race juive, on peut citer le dépérissement croissant de la population européenne dans toutes les colonies tropicales, et l'impossibilité dans laquelle elle s'est trouvée jusqu'ici de se perpétuer en Égypte et dans plusieurs autres parties de l'Afrique. D'après les comptes rendus publiés par le ministère de la guerre, la mortalité de la population française, qui en France est de 24 décès sur 1000 habitants, et qui en 1849, malgré le choléra, n'a pas même atteint le chiffre de 28 sur 1000, s'est élevé en Algérie :

(1) Voyez t. II, p. 800.

(2) Voyez la *Carte de la distribution géographique des juifs en France*, t. II, p. 134.

(3) La vallée du Jourdain. — Voyez notre *Carte physique et météorologique du globe*, 3e édit. Paris, 1855.

En 1848.............	à plus de	41	décès sur 1000 hab.
1849.............	—	101	—
1850.............	—	70	—
1851.............	—	64	—
1852.............	—	55	—
1853.............	—	47	—

En 1854, c'est-à-dire pendant la dernière année sur laquelle le gouvernement a publié des renseignements, le chiffre des décès dans la population européenne était encore de 7025, tandis que celui des naissances n'était que de 6111. En présence de tels faits, peut-on soutenir que l'acclimatement du Français dans le nord de l'Afrique, *à l'état d'agriculteur*, soit chose sérieusement démontrée ?

Quelques partisans de l'hypothèse de l'acclimatement, ont cru trouver un remède à ces graves difficultés dans le croisement. Mais d'abord le croisement de l'homme ne se commande pas comme celui de la brute ; en second lieu, il existe des précédents dans l'histoire dont il n'est pas permis de ne tenir aucun compte. Ainsi, en Égypte, les mamelouks étaient réduits à se recruter par des achats d'esclaves circassiens, et Méhémet-Ali lui-même, sur quatre-vingt-dix enfants, avait pu à peine en conserver quatre ou cinq. En Algérie, la population mauresque, qu'il ne faut pas confondre avec la population indigène, tend à disparaître de plus en plus, et l'équilibre numérique des sexes s'y trouve tellement rompu, que, d'après le dernier recensement officiel, elle ne compterait aujourd'hui que cinq individus du sexe féminin contre sept du sexe masculin. A Java, les métis de malais et de hollandais passent pour ne pouvoir pas se reproduire au delà de la troisième génération. En Amérique, plusieurs auteurs signalent l'infécondité relative des mariages entre mulâtres (1). Or, même en admettant que les faits qui viennent d'être cités ne constituent pas une règle absolue, et que le croisement de l'Européen avec l'indigène des pays chauds soit socialement et politiquement praticable sur une large échelle, est-il permis d'affirmer que ce croisement aurait les résultats favorables que lui prêtent quelques théoriciens ?

Si nous portons nos investigations sur la race nègre, nous la trouvons non-seulement incapable de se perpétuer dans le nord de l'Afrique, sans en excepter l'Égypte, mais encore frappée d'un excédant de décès sur les naissances dans un grand nombre d'îles comprises dans la région

(1) Voyez t. II, p. 220, et *Revue des deux mondes*, mars 1857, p. 162.

tropicale (1). Voici, sur ce point, les résultats constatés dans les colonies anglaises des Indes occidentales :

Tableau comparatif des naissances et des décès

COLONIES.	Périodes d'observation.	Nombre annuel des naissances. (sur 1000 habitants)	Nombre annuel des décès. (sur 1000 habitants)	Excédant des naissances sur les décès.	Excédant des décès sur les naissances.
Trinité	1816 à 1828	20	30	»	10
Tabago	1819 à 1832	24	42	»	16
Demerera et Essequibo	1826 à 1832	27	30	»	3
Berbice	1819 à 1831	24	31	»	7
Jamaïque	1817 à 1829	21	25	»	4
Grenade	1817 à 1831	27	33	»	6
Saint-Vincent	1817 à 1831	23	31	»	8
Barbade	1817 à 1829	36	28	8	»
Sainte-Lucie	1816 à 1831	23	30	»	7
Dominique	1817 à 1826	27	32	»	5
Antigoa	1818 à 1827	25	27	»	2
Saint-Christophe	1817 à 1831	26	28	»	2
Montserrat	1818 à 1827	31	30	1	»
Nevis	1817 à 1831	22	25	»	3
Totaux		24	28		4

Ainsi, par le seul fait de l'excédant des décès sur les naissances, la population nègre, dans l'ensemble des Antilles anglaises, subit chaque année une diminution de 4 sur 1000 ; dans une de ces îles, la diminution annuelle atteint même l'énorme proportion de 16 sur 1000. Une seule des Antilles, la Barbade, semble faire exception à cette loi si peu prévue par le raisonnement (2).

Pendant longtemps, plusieurs gouvernements, d'accord d'ailleurs avec les théories médicales, avaient espéré diminuer la mortalité des garnisons européennes par un séjour illimité dans les colonies situées dans les pays chauds. Cette mesure ayant donné des résultats désastreux, l'Angleterre a inauguré depuis quelques années le renouvellement triennal des troupes, et déjà la statistique médicale a signalé partout les heureuses conséquences de cette sage mesure (voyez t. II, p. 161 à 167). Le même gouvernement a pris une autre détermination dont les résultats méritent

(1) On lit dans un mémoire remarquable du colonel Tulloch : « Avant un siècle, » la race nègre aura presque disparu des colonies anglaises des Indes occidentales. »

(2) Voyez t. II, p. 205.

la plus sérieuse attention au double point de vue de la science et de l'économie politique. Nous voulons parler de l'adjonction de troupes auxiliaires aux troupes nationales. Pendant la période de 1825 à 1844, la mortalité moyenne annuelle dans l'Inde a été : dans la province de Bombay, de 50 décès sur 1000 hommes pour les troupes anglaises, et de 12 seulement pour les troupes indigènes; dans le Bengale, de 73 pour les troupes anglaises et de 17 pour les troupes indigènes; dans la province de Madras, de 38 pour les troupes anglaises et de 20 pour les troupes indigènes. A Sierra-Leone, la mortalité annuelle, qui pour les troupes anglaises s'élève à 483 décès sur 1000 hommes, n'est pour les troupes nègres que de 30 décès sur le même nombre (voyez t. II, p. 271). Mais la plus curieuse expérience de ce genre est peut-être celle qui a été faite dans l'île de Ceylan où, pendant une période de plusieurs années (voyez t. II, p. 280), divers corps de troupes appartenant à cinq races différentes ont donné les pertes croissantes ci-après :

Troupes de Madras et du Bengale.........	12	décès annuels sur 1000 h.
Troupes recrutées sur le littoral de Ceylan..	23	—
Malais............................	24	—
Troupes nègres.....................	50	—
Troupes anglaises..................	69	—

On voit de quelle importance il est pour les gouvernements, non-seulement au point de vue de l'humanité, mais encore sous le double rapport politique et financier, de prendre en sérieuse considération la race et la nationalité dans le recrutement des armées (1).

Les maladies de l'espèce humaine ne sont les mêmes ni dans le temps ni dans l'espace. L'histoire nous montre un certain nombre de maladies dont les unes, très répandues dans l'antiquité, sont presque inconnues de nos jours, tandis que d'autres affections, ignorées des anciens, exercent de grands ravages aujourd'hui. C'est à cette loi que Pline le naturaliste faisait déjà allusion il y a dix-huit siècles : « Id ipsum mirabile videtur, alios in » nobis morbos desinere, alios durare. » Pline revient à cette idée dans le passage suivant : « Sensit et facies hominum novos omnique ævo » priori incognitos, non Italiæ modo, verum etiam universæ prope Eu- » ropæ, morbos; tunc quoque nec tota Italia, nec per Illyricum Galliasve,

(1) On sait que dans la campagne de Russie de 1812, les Espagnols, les Italiens, les Français du Midi et les créoles, ont mieux résisté au froid que les peuples du Nord de l'Europe.

» aut Hispanias magnopere vagatos, aut alibi, quam Romæ circaque, sine » dolore quidem illos ac sine pernicie vitæ, sed tanta fœditate, ut quæcum- » que mors præferenda esset. Gravissimum ex his lichenas appellavere » græco nomine, latine, quoniam a mento fere oriebatur, joculari primum » lascivia (ut est procax natura multorum in alienis miseriis), mox et » usurpato vocabulo mentagram, occupantem in multis totos utique » vultus, oculis tantum immunibus, descendentem vero in colla pectus- » que ac manus, fœdo cutis furfure. Non fuerat hæc lues apud majores » patresque nostros. Et primum Biberii Claudii Cæsaris principatu medio » irrepsit in Italiam, quodam Persino equite Romano, quæstorio scriba, » cum in Asia apparuisset, inde contagionem ejus apportante. Nec sensere » id malum feminæ, aut servitia, plebesque humiles, aut media, sed » proceres, veloci transitu, osculi maximi, fœdiore multorum, qui perpeti » medicinam toleraverant, cicatrice, quam morbo. Causticis namque » curabatur, ni usque in ossa corpus exustum esset rebellante tædio. » Adveneruntque ex Ægypto genetrice talium vitiorum medici hanc solam » operam adferentes, magna sua præda (1). » Quatorze siècles plus tard, Sydenham signalait à son tour la mutabilité dans le temps, des manifestations morbides : « Sicut alii morbi jam olim exstitere qui vel ceciderunt penitus, » vel ætate saltem pene confecti exolevere et rarissimi comparent ; ita, » qui nunc regnant morbi, aliquando demum intercident, novis cedentes » speciebus de quibus nos ne minimum quidem hariolari valemus. » Il appartient à la *pathologie historique* d'enregistrer les transformations que subissent les maladies dans le temps ; ignorer les faits qui se sont produits avant nous, c'est, dit Cicéron, être toujours enfant (2). Or, si l'on tient compte de l'absence de cas sporadiques de peste en Orient depuis plus de quatorze ans, et du rétrécissement continu du théâtre de ses épidémies depuis deux siècles, n'est-il pas permis d'admettre que nous touchons peut-être à l'époque de la disparition complète de cette maladie ?

En ce qui regarde la répartition des maladies selon l'espace, elle est du domaine de la géographie médicale, et son étude est d'un haut intérêt, même au point de vue pratique. S'il suffit au praticien d'une localité n'ayant que peu ou point de communications avec l'extérieur, de connaître les maladies de sa modeste circonscription, il n'en est pas ainsi du médecin qui habite un grand centre, en rapport incessant avec les di-

(1) Plinii *Hist. nat.*, t. XXVI, c. 1.

(2) « Nescire autem quid antea quam natus sis acciderit, id est semper esse » puerum. » (*De oratore*).

verses contrées du globe, et encore moins du médecin de l'armée de terre ou de la marine, appelé à changer constamment de résidence. Pour ce dernier, il y a devoir de connaître les maladies de toutes les parties du globe qu'il peut avoir à visiter, d'autant que de ses lumières peut dépendre la réussite d'une expédition, le salut d'une armée.

Semblables aux plantes dont les unes se retrouvent dans presque toutes les contrées du globe, tandis que d'autres ne se montrent que d'une manière endémique sur quelques points plus ou moins circonscrits, les maladies de l'homme sont, elles aussi, ou disséminées sur toute la surface de la terre, ou liées à certaines zones, à certaines localités. Comme les plantes, les maladies ont leurs *habitats*, leurs *stations*, leurs limites géographiques. La limite boréale du choléra se trouve, en Europe, à Archangel, par 64 degrés de latitude nord; jusqu'ici il a épargné l'Islande, le Groënland et la Sibérie; en Amérique, il a pénétré jusqu'au Canada; il a atteint sa limite méridionale à 21 degrés de latitude australe. Le cap de Bonne-Espérance et l'Australie ont été épargnés jusqu'ici. La limite des fièvres paludéennes sur l'ancien continent peut être représentée par la courbe isotherme de 5 degrés centigrades; le nord de l'Écosse, les Hébrides et les Orcades, les îles Shetland, les Feroë et l'Islande leur échappent. Dans l'hémisphère sud, le domaine des fièvres paludéennes n'atteint pas même l'isotherme de 15 degrés. La fièvre jaune n'a jamais dépassé le 48ᵉ degré de latitude boréale ni le 27ᵉ degré de latitude australe, et son théâtre habituel est représenté par tout le littoral du golfe du Mexique et de la mer des Antilles, bien qu'elle ait été observée aussi sur le littoral américain de l'océan Pacifique. La pellagre règne entre le 42ᵉ et le 46ᵉ degré de latitude nord; le bouton d'Alep, entre 33 et 38 degrés; le beriberi, entre 16 et 20 degrés nord.

Des limites analogues s'observent sous le rapport de la longitude géographique. Ainsi, dans la péninsule scandinave, on rencontre la radesyge spécialement à l'est, et la spedalskhed à l'ouest des monts; les verugas se trouvent au Pérou sur le seul versant occidental des Andes; la fièvre jaune n'a régné jusqu'ici qu'entre Acapulco et Livourne; la peste a pour limite orientale une ligne qui du golfe du Mexique s'étendrait à la mer Caspienne.

Plusieurs maladies ont aussi une limite dans le sens de l'altitude. Les verugas ne se rencontrent au Pérou qu'entre 600 et 1600 mètres au-dessus du niveau de la mer; au Mexique, la fièvre jaune ne s'élève pas au delà de 924 mètres; le crétinisme qui, dans l'Amérique du Sud, s'observe au delà de 4 000 mètres, atteint à peine 2 000 mètres d'altitude en Piémont, et 1 000 mètres en Suisse. On compte, en Piémont, sur 10 000 habitants, 35 crétins dans les montagnes et seulement 4 dans les plaines; 100 goîtreux dans les montagnes et seulement 16 dans les plaines. Souvent l'influence de l'altitude se traduit par une simple modification de la forme des maladies. Ainsi, de même que le type des fièvres paludéennes s'écarte de plus en plus de la continuité à mesure que l'on s'éloigne de l'été et de l'équateur, de même, dans les pays chauds et marécageux, on peut, à mesure que l'on s'élève, observer une série graduée de formes, véritable stratification de types, depuis le type continu jusqu'à l'intermittence la plus rare.

Quelques maladies n'appartiennent qu'à des contrées plus ou moins circonscrites : tels sont les verugas au Pérou, la pinta au Mexique, le caak en Nubie, la plique en Pologne, le bouton des Ziban en Algérie, les hydatides du foie en Islande. D'autres affections se présentent sinon exclusivement dans certains pays, du moins avec une fréquence exceptionnelle : tels sont le tænia en Abyssinie, la cataracte dans la baie de Biafra, le croup dans quelques parties de la Suède, le trismus des nouveau-nés dans l'île Westmannoë, le pemphigus en Irlande, le bicho au Brésil.

Divers pays se font remarquer par la rareté ou l'absence de certaines maladies. La pellagre manque en Sicile, en Sardaigne; le cancer est très rare en Égypte; la goutte est à peine connue au Pérou, au Brésil, en Nubie; la phthisie, très rare dans l'archipel de Viti, est presque inconnue en Islande, aux Feroë et dans les steppes des Kirghis; les calculs vésicaux sont rares à Pise, à Madrid, à la Guyane; les hémorrhoïdes ne s'observent pas en Nubie; les scrofules, rares aux Feroë et dans les steppes des Kirghis, manquent complétement en Islande; l'obésité est très rare dans l'Amérique du Nord.

Il est des maladies qui s'observent plus particulièrement sur certains terrains. L'épidémie de suette qui a régné en 1821 dans le département de l'Oise et de Seine-et-Oise, s'était cantonnée dans les vallées formées sur des terrains tourbeux. Une autre épidémie de suette, qui a régné de 1841 à 1842 dans la Dordogne, semblait se lier au terrain crayeux, et elle s'arrêta devant le granit et le terrain oolithique. Un grand nombre de localités à goître appartiennent aux calcaires métamorphisés par la magnésie; dans leur voisinage, les terrains de micaschiste et ceux de l'époque crétacée, quand ils ne présentent pas des masses adventives de dolomie, en sont souvent complétement épargnés. Le choléra affecte une préférence marquée pour les terrains tertiaires et d'alluvion, et il déserte rapidement les terrains anciens.

Telle est la solidarité entre le sol et certaines maladies, que souvent la modification du premier semble avoir pour conséquence une transformation correspondante dans les manifestations pathologiques. Sur plusieurs points des États-Unis d'Amérique et de la Suisse, la disparition des fièvres paludéennes, provoquée par le desséchement du sol, paraît avoir été suivie de très près de l'apparition ou de la multiplication de la phthisie pulmonaire (1).

La mer, ce *sol du marin*, révèle aussi son influence par une modification du chiffre et de la gravité de plusieurs affections. Il serait difficile, dans l'état actuel de la science, d'affirmer quelque chose de positif sur l'action thérapeutique de la navigation sur la phthisie; quant à l'action *préventive*, examinons les faits. L'armée anglaise compte annuellement dans le Royaume-Uni :

Ligne............	8,9 décès par phthisie	sur 1000 h.
Garde	12,5	—	—

Or, de 1830 à 1836 inclusivement, les pertes par phthisie pulmonaire dans la marine anglaise ont été :

Royaume-Uni..............................	1,7	sur 1000 h.
Méditerranée	1,9	—
Missions et correspondances	1,9	—
Côte occidentale d'Afrique et cap de Bonne-Espérance.	1,7	—
Indes orientales	1,4	—
Indes occidentales et Amérique du Nord	1,9	—
Amérique du Sud.............................	1,7	—
Moyenne....................	1,7	

On peut conclure de ces faits et de beaucoup d'autres (Voy. t. II, p. 650), que la vie maritime exerce une influence *préventive* incontestable à l'égard de la phthisie pulmonaire (2).

Plusieurs maladies se montrent plus ou moins dépendantes d'un certain

(1) Drake, *Principal diseases of the interior valley of North America, as they appear in the Caucasian, Indian, African, and Esquimaux varieties of its population*. — Voyez, pour plus de détails, t. II, p. 635.

(2) Ces faits, dont M. Rochard paraît n'avoir pas eu connaissance, ne s'accordent guère avec une de ses conclusions ainsi formulée : « La phthisie est beaucoup plus fréquente chez les marins que dans l'armée de terre. »

degré de température, et cette dépendance se révèle par leur prédilection pour des conditions déterminées de latitude géographique, d'altitude et de saisons. La fièvre jaune semble exiger une température d'au moins 20 degrés centigrades pour revêtir la forme épidémique, et la peste épidémique disparaît en Égypte, dès que la température s'approche de 28 degrés. Le typhus règne spécialement en hiver et au printemps, et tend à s'éteindre en été (1). On a signalé une prédisposition particulière chez les chauffeurs des navires à vapeur à contracter la fièvre jaune et la colique sèche; nous avons constaté pendant notre mission en Provence, au printemps de 1856, une prédisposition analogue pour le typhus chez les chauffeurs et chez les cuisiniers des navires qui venaient de Crimée (2).

Les rapports de la température avec les maladies se révèlent encore par la fréquence relative de ces dernières selon les mois. Une des conséquences les plus curieuses de ces rapports est que la disparition de certaines affections peut non-seulement entraîner une diminution dans le chiffre de la mortalité annuelle, mais changer encore plus ou moins complétement la distribution mensuelle des décès. La preuve de cette proposition se trouve dans le tableau suivant, qui donne la répartition trimestrielle des décès à Londres en 1838 et pendant les années de peste des XVe et XVIe siècles :

	DÉCÈS SUR 1000 HABITANTS.	
	En 1838.	Années de peste.
1er trimestre	8,5	17
2e —	7,0	20
3e —	6,0	163
4e —	6,6	59
	28,1	250

On voit que le troisième trimestre qui, pendant les années de peste était le plus chargé en décès, est devenu aujourd'hui le plus salubre.

(1) D'après M. Rosenberger, le pus syphilitique, soumis à une température de +50° R. ou de —60° R., perdrait ses propriétés contagieuses.

(2) Le typhus a régné au bagne de Toulon en 1820, 1829, 1833, 1845 et en 1855. Or :

En 1820	il a commencé en	février,	et il s'est éteint en	juillet.
1829	—	décembre	—	avril 1833.
1845	—	février	—	mai.
1855	—	mars	—	août.

Nous nous sommes assuré à Toulon même qu'en 1855, le nombre des condamnés atteints de typhus avait été de 1058, et celui des décès de 360. Malgré

Mais si la géographie médicale peut seule sanctionner certaines vues théoriques quant à l'influence de la température sur les manifestations pathologiques, seule aussi elle peut rectifier les erreurs sur ce point. Ainsi, on est généralement assez disposé à attribuer la fréquence de l'hépatite, dans les contrées tropicales, à une simple influence de température. En y regardant de plus près, on voit que si la température joue un rôle très important dans la production de l'hépatite des pays chauds, l'influence de la localité est peut-être plus prononcée encore. En effet, si la mortalité causée par l'hépatite dans l'armée anglaise est soixante fois plus considérable sur la côte occidentale de l'Afrique qu'au Canada, par contre elle varie dans la zone tropicale de la manière la plus sensible d'une colonie à l'autre, comme le montre le tableau suivant:

	Nombre annuel des décès par hépatite sur 10000 h.
Jamaïque	0,9
Antilles	1,8
Sainte-Hélène	2,7
Maurice	3,9
Ceylan	4,9
Bombay	3,4
Bengale	4,5
Madras	6,0
Afrique occidentale	6,0

En ce qui concerne la phthisie pulmonaire, on ne possède jusqu'ici que des documents incomplets sur l'action thérapeutique des climats. Il en est autrement de leur action *préventive*. Grâce aux grands travaux statistiques du gouvernement anglais sur l'état sanitaire des troupes, on sait aujourd'hui que le maximum des pertes par phthisie a lieu précisément dans le Royaume-Uni. Ces pertes subissent une diminution non-seulement dans les pays chauds, mais encore, et même d'une manière plus

le grand nombre de victimes, le typhus de Toulon de 1855 a passé presque inaperçu. Aussi, lorsque en 1856 les malades de Crimée importèrent le typhus en Provence, on ne se douta guère que cette maladie avait *peut-être été* importée en Crimée et à Constantinople par les navires partis du foyer de 1855. Il est bien entendu que nous n'émettons cette proposition qu'avec la plus grande réserve, mais personne ne contestera la possibilité de son exactitude. Dans ce cas, on s'expliquerait l'immunité relative de l'armée anglaise et de l'armée piémontaise en Crimée.

soutenue et plus évidente, dans les pays froids. En effet, elles s'abaissent de la manière suivante :

PAYS FROIDS.

Nouvelle-Écosse et Nouveau-Brunswick....	4,1	décès sur 1000 h.
Terre-Neuve........................	4,0	—
Canada..............................	3,8	—

PAYS CHAUDS.

Jamaïque............................	7,4	décès sur 1000 h.
Antilles............................	6,4	—
Bermudes............................	5,1	—
Maurice.............................	3,9	—
Ceylan..............................	3,5	—

Ici encore se révèle l'action prépondérante de la localité. Ainsi, les pertes annuelles qui sont de 4,3 à Malte et de 4,1 à Corfou, s'abaissent à Sainte-Maure, une des îles Ioniennes, à 0,0. D'un autre côté, les pertes, qui sont à Ceylan de 3,5, tombent dans la province de Madras aux chiffres ci-après :

Littoral....................	1,3
Plateaux....................	0,7
Plaines.....................	0,2

Mais un des résultats les plus curieux de nos études de géographie médicale, est peut-être la diminution croissante des ravages de la phthisie pulmonaire à mesure que l'on s'éloigne vers le nord, en Amérique, à partir du 44ᵉ degré, en Europe du 58ᵉ degré de latitude boréale. Cette loi se révèle en Europe par l'absence à peu près complète de la phthisie pulmonaire dans le nord de la Norwége, aux îles Feroë et en Islande (1).

(1) On compte sur 100 décès de toutes causes :

A Londres.......................	18	décès par phthisie
Edimbourg.......................	11,9	—
Leith...........................	10,3	—
Aberdeen........................	6,2	—

La science manque de renseignements sur la fréquence de la phthisie dans l'hémisphère sud. Cependant, d'après M. Scott, 30 102 malades traités, de 1821 à 1831, à l'hôpital de Hobart-Town (terre Van-Diemen), 43° de lat. S. (latitude de Marseille dans l'hémisphère nord), auraient fourni 461 décès dont 52 par phthisie pulmonaire, soit 1 sur 9. (Scott, *A return of med. and surg. diseases treated at the hospital in Hobart-Town*, in *Provinc. med. and surg. assoc. Transact.*, 1835.)

Quelques maladies semblent se lier à la présence endémique de certains parasites, qui tantôt envahissent l'intérieur du corps de l'homme, et tantôt se tiennent à sa circonférence. Telles sont les hydatides du foie en Islande, qui attaquent un septième de la population de cette île ; le distome hæmatobium en Égypte, qui est peut-être la véritable cause de l'endémicité du catarrhe vésical et de l'affection calculeuse dans ce pays. Tel est encore le tænia, qui règne à peu près sur toute l'étendue du continent africain, depuis le littoral de la Méditerranée jusqu'au cap de Bonne-Espérance. A Genève, un quart des habitants a eu, a ou aura le bothriocéphale, tandis qu'à Zurich on n'observe que le tænia solium. Dans l'est de l'Europe, la Vistule sépare les deux espèces : sur la rive droite règne le bothriocéphale ; sur la rive gauche, on trouve le tænia solium.

Plusieurs maladies peuvent se manifester des mois entiers et même des années après l'abandon du foyer endémique. Nous avons désigné cette période il y a quatorze ans (1), sous le nom de *période de latence*. La durée de cette période varie avec la cause morbifique. Nous avons eu de fréquentes occasions d'observer en France des fièvres *pernicieuses* chez des militaires qui avaient abandonné l'Algérie depuis plusieurs mois ; le bouton d'Alep paraît avoir été constaté à Paris, chez des individus qui avaient quitté Alep depuis des années. « J'ai vu en Angleterre, dit Lind, le vomissement noir chez un nègre né à Mexico ; j'y ai vu aussi des Américains atteints de colique végétale ; dans ces derniers temps j'ai connu une dame atteinte, depuis deux ans, d'une maladie spéciale de la bouche. Elle avait consulté tous les premiers médecins de Londres, dont quelques-uns prirent cette affection pour le scorbut, les autres pour un simple flux intestinal. Enfin, après plusieurs voyages, cette dame mourut d'un *aphthoïdes chronica*, maladie peu connue en Angleterre, mais endémique à la Barbade, où elle était née. » Ces faits suffisent pour établir l'importance de l'étude des maladies endémiques de tous les pays.

Parmi les circonstances qui peuvent déterminer la fréquence, la rareté ou l'absence de la manifestation d'une maladie, une des plus importantes, des moins soupçonnées, et des moins étudiées jusqu'ici, est sans contredit la race et la nationalité. Il est des races qui se montrent à un haut degré réfractaires à certaines formes pathologiques pour lesquelles d'autres offrent au contraire une prédisposition marquée. Ces tendances et ces

(1) Voyez *Essai de géographie médicale* Paris 1843, p. 59.

immunités, loin de constituer une simple curiosité médicale, ont au contraire une haute signification pratique, et doivent être prises en sérieuse considération dans le recrutement des troupes et des équipages destinés à certaines expéditions. Ainsi, trois navires anglais ayant pénétré au mois d'août 1841 dans le Niger, on compta, dès la troisième semaine, 130 fièvres graves et 40 morts sur un effectif choisi de 145 blancs, tandis que 158 matelots nègres, recrutés en Amérique, n'eurent pas un seul décès, et ne comptèrent même que 11 hommes atteints d'indispositions légères.

A Ceylan, les pertes annuelles par fièvres paludéennes suivent, selon la provenance des troupes, l'échelle croissante ci-après :

Troupes nègres..............	1,1	décès sur 1000 h.
Cipayes....................	4,5	—
Malais	6,7	—
Indigènes de Ceylan..........	7,0	—
Anglais....................	24,6	—

Ainsi, en prenant le nègre pour unité, la prédisposition aux fièvres paludéennes se montre 4 fois plus prononcée chez le cipaye, 6 fois plus chez le malais, 7 fois plus chez l'indigène de Ceylan, et 32 fois plus chez l'Anglais. Mais la race nègre, réfractaire à un si haut degré à l'influence palustre, montre en revanche une prédisposition déplorable pour les affections de poitrine en général, et pour la phthisie en particulier. Voici le tableau comparatif des pertes annuelles causées par la phthisie pulmonaire parmi les troupes nègres et parmi les troupes européennes, dans quelques possessions anglaises :

	Nègres.	Troupes anglaises.
Maurice..................	6,4	3,9 sur 1000 h.
Antilles..................	9,8	6,4 —
Gibraltar..................	33,5	6,1 —

Dans l'île de Ceylan, les pertes par maladies de poitrine suivent, selon la race, l'échelle suivante :

Troupes indigènes.........	1,6	décès annuels sur 1000 h.
Cipayes..................	1,9	—
Malais..................	3,6	—
Anglais..................	4,1	—
Troupes nègres...........	10,5	—

Ainsi le nègre, qui, de tous, est le moins exposé à l'influence palustre, est, en revanche, l'homme qui paye à la phthisie pulmonaire le plus large tribut. Des différences analogues s'observent pour d'autres affections. Les pertes causées par maladies de foie se répartissent à Ceylan ainsi qu'il suit :

Troupes indigènes	0	décès sur 10000 h.
Cipayes	6	—
Malais	8	—
Nègres..................	32	—
Anglais	49	—

Dans la province de Madras, les pertes par dysentérie se partagent ainsi :

	Troupes anglaises.	Cipayes.	
Littoral............	13,7	2,1	décès sur 1000 h.
Plaines............	12,7	1,3	—
Plateaux	17,4	1,8	—

Il n'est pas jusqu'au suicide et même jusqu'aux moyens de l'accomplir, qui diffèrent d'une manière notable selon l'origine des individus. Chaque peuple a son procédé de prédilection pour ce genre de mort, et le caractère national perce jusque dans la préférence accordée à la corde, au feu ou à l'eau. Pour mettre un terme à sa vie, le Français se *brûle la cervelle* 3 à 4 fois plus souvent que l'Anglais, le Saxon, le Norwégien, le Danois ; il se noie 2 à 3 fois plus que l'Anglais ; les peuples d'origine germanique accordent leur préférence au suicide par suspension (1).

De tous les peuples connus, il n'en est peut-être pas de plus curieux à étudier que le juif, aujourd'hui répandu sur toute la surface du globe, et vivant au milieu de toutes les nations. Plusieurs historiens ont signalé l'immunité des juifs pendant les épidémies de peste du moyen âge (2). Nous voyons le typhus les épargner en 1813 à Pont-à-Mousson (3), en 1824 à Langgœns (4). En ce qui regarde les épidémies de choléra, tantôt les juifs en font, en quelque sorte, seuls les frais, tantôt ils échappent seuls au fléau. Ramazzini les montre à Rome seuls épargnés par une épidémie de fièvres intermittentes en 1691. D'après une enquête récente du gouvernement prussien, la population juive du grand-duché de Posen est la moins atteinte par la plique endémique ; enfin, tout récemment M. Wawruch a signalé la rareté du tænia parmi les juifs allemands. M. Eisenman a insisté sur la rareté du croup chez les enfants de cette race. Enfin, il y a vingt-cinq ans, une société médicale mettait au concours la question

(1) Voyez, pour démonstration de cette proposition, le tableau du tome II, p. 83.

(2) [illegible]selin, *Schweizer Historie*, 1734.

(3) Thouvenel, *Traité analyt. des fièvres contag. qui ont régné dans le départ. de la Meurthe vers la fin de 1813.*

(4) Rau, *Ueber die Behandlung. des Typhus* (*Heidelberg Klin. Ann.*, t. II, 1826).

suivante : « Pourquoi la femme juive est-elle exempte du goître ? » Tant d'immunités ont, bien entendu, leur revers de médaille (1).

La distribution géographique des maladies intéresse à la fois la science, la médecine pratique, l'hygiène publique et l'économie politique. Elle met en lumière l'influence des lieux, des races et des nationalités dans la production des maladies ; elle guide le médecin dans le choix des localités les mieux adaptées au séjour des malades ; elle fournit au législateur une base expérimentale pour les institutions quarantenaires ; elle fixe l'administration sur le rendement des opérations du recrutement. Ainsi, en France, sur 100 000 jeunes gens examinés par les conseils de révision, on compte en moyenne 62 410 hommes propres au service ; 7 693 sont exemptés pour défaut de taille, 9 375 pour faiblesse de constitution, 785 pour perte de dents, 328 pour surdité et mutisme, 712 pour goître, 507 pour claudication, 394 pour myopie, 998 pour scrofules, 297 pour maladies de poitrine, 2 192 pour hernies et 170 pour épilepsie. Si l'on étudie ces infirmités dans les divers départements, la grande inégalité dans leur distribution géographique révèle souvent l'endémicité là où celle-ci était à peine soupçonnée. Ainsi, les hernies dont la production est attribuée presque exclusivement à des accidents, ne figurent dans le département d'Ille-et-Vilaine que pour 799 exemptions sur 100 000 examinés, alors que, dans le département de la Vendée, la proportion des exemptions pour hernies s'élève à 5120. Or, est-il admissible que les *accidents* auxquels on attribue la production des hernies soient dix fois plus fréquents dans un département que dans un autre ? Évidemment non. Il est donc parfaitement légitime de conclure que *la prédisposition aux hernies est une affection endémique*. On pourrait objecter que l'inégalité de fréquence des hernies dans deux départements de la France, basé sur la moyenne des exemptions prononcées pendant la période de 1837 à 1849, n'implique pas nécessairement la constance du fait pendant chacune des années de la même période Examinons donc chaque année en particulier :

	Exemptions pour hernies sur 100 000 examinés.		Rapport.
	Ille-et-Vilaine.	Vendée.	
1837.......	483	5829	1 à 12,0
1838.......	838	4787	1 à 5,7

(1) Voyez t. II, p. 140. — Consultez aussi : Trusen, *Die Sitten, Gebräuche und Krankheiten der alten Hebräer*. Breslau, 1853.

	Exemptions pour hernies sur 100000 examinés.		
	Ille-et-Vilaine.	Vendée.	Rapport.
1839.......	1061	5961	1 à 5,6
1840.......	581	4287	1 à 7,3
1841.......	844	4002	1 à 4,7
1842.......	631	6158	1 à 9,7
1843.......	1109	4503	1 à 4,0
1844.......	1070	8599	1 à 8,0
1845.......	478	7521	1 à 15,7
1846.......	511	4167	1 à 8,1
1847.......	709	5298	1 à 7,4
1848.......	952	4419	1 à 4,6
1849.......	1131	3342	1 à 2,9
1852.......	760	2168	1 à 2,8
1853.......	539	2781	1 à 5,1

On voit que pendant une série de quinze (1) années le département de la Vendée a constamment donné une proportion plus considérable de hernies que l'Ille-et-Vilaine, et que, en 1845, le rapport de fréquence a même été :: 15,7 : 1.

Des conclusions analogues se présentent à l'occasion de l'examen de plusieurs autres infirmités. Ainsi, sur 100000 jeunes gens examinés, on compte les nombres ci-après d'exemptions : pour myopie, 51 dans l'Indre-et-Loire, et 1181 dans les Bouches-du-Rhône; pour épilepsie, 41 dans le Puy-de-Dôme, et 339 dans les Pyrénées-Orientales; pour perte de dents, 36 dans le Puy-de-Dôme, et 6700 dans la Dordogne; pour goître, exemptions nulles dans le Finistère et le Morbihan, et 8832 exemptions dans les Hautes-Alpes; pour scrofules, 118 dans le Pas-de-Calais, et 2901 dans la Nièvre; pour maladies de poitrine, 51 dans le Morbihan et 1116 dans le Nord; pour claudication, 175 dans l'Indre et 973 dans Lot-et-Garonne. De tels écarts montrent combien est peu soutenable la théorie étiologique qui tend à attribuer plusieurs de ces infirmités à de simples causes accidentelles.

Si nous examinons les maladies considérées comme causes de décès, les faits les plus intéressants se révèlent par la statistique. Ainsi, l'Angleterre paye avec une remarquable régularité un tribut annuel de 60000 décès à la phthisie pulmonaire. En 1838, ce même pays enregistrait en-

(1) Les comptes rendus sur le recrutement n'ayant pas donné le nombre des examinés par départements pour les années 1850 et 1851, nous avons dû passer sous silence ces deux années.

core 16 000 décès par suite de variole; la vaccination ayant été rendue obligatoire en 1840, le chiffre des décès par variole tomba en 1842 au-dessous de 3 000. A Londres, nos documents statistiques, qui embrassent une période de quatorze années, donnent, sur 100 décès, 24 morts par maladies épidémiques, 15 par maladies des organes respiratoires, et 18 par phthisie pulmonaire.

En Irlande, un recensement fait pendant la nuit du 30 mars 1851 a signalé 104 495 malades, dont 51 053 du sexe masculin, et 53 442 du sexe féminin. Le même recensement donne la répartition suivante des maladies selon le sexe.

	MALADES	
	Du sexe masculin.	Du sexe féminin.
Morve	5	1
Chorée	1	20
Épilepsie	293	563
Phthisie pulmonaire	1798	2384
Hernie	61	12
Calculs	27	5
Maladies de la vessie	24	9
Goutte	40	11

L'étude des *migrations* des maladies constitue une branche intéressante de la géographie médicale. L'histoire du typhus cérébro-spinal (méningite cérébro-spinale) en est un des exemples les plus curieux (1). Dans quelques circonstances l'étude des migrations des maladies peut répandre un grand jour sur le problème de l'importation. Nous avons rapporté des faits nombreux relatifs à l'importation du choléra et de la fièvre jaune. Le fait cité par M. Magnus Huss (voy. t. II, p. 477), de la manifestation simultanée du typhus et de la fièvre typhoïde dans une île de la Suède, immédiatement après l'arrivée dans cette île d'un malade atteint de typhus, aurait une grave signification au point de vue de l'identité de nature de ces deux affections. Mais, d'une part, le fait cité par le professeur de Stockholm n'a pas été observé par lui-même; d'autre part, nous devons dire que, pendant notre sé-

(1) L'instruction du ministre de l'intérieur du 27 janvier 1814, en décrivant le typhus de Mayence, parle d'une « encéphalite, avec douleur du vertex à l'occiput, » se prolongeant le long de la colonne vertébrale, d'expulsion de lombrics, et de » tétanos. » La maladie décrite par l'instruction ministérielle n'était évidemment que la maladie improprement appelée dans ces derniers temps méningite cérébro-spinale. Toujours est-il qu'aucun des nombreux typhiques de Crimée ne nous a rien présenté de semblable.

jour à Marseille, à Toulon et dans l'île de Porquerolles au printemps de 1856, nous n'avons pas rencontré un seul cas de fièvre typhoïde parmi les nombreux malades de Crimée soumis à notre observation. Parmi les malades de cette provenance, le typhus régnait sans partage, et la contagion s'est révélée par la production exclusive du typhus. Un seul cas de fièvre typhoïde s'est présenté dans l'île de Porquerolles; mais le malade était un jeune soldat appartenant à la garnison de Toulon, et qui n'avait eu aucun rapport avec les hommes récemment débarqués en France.

Pour l'exposé des endémies ainsi que des maladies que nous avions à étudier sous le rapport géographique et statistique, deux méthodes s'offraient à notre choix : la méthode nosologique et la méthode géographique. Mais la première avait l'inconvénient de rapprocher des affections qui se repoussent au point de vue géographique, telles que la peste et la fièvre jaune, les fièvres des pays chauds et les fièvres du nord de l'Europe, et de séparer des maladies d'une parenté géographique manifeste, telles que le crétinisme et le goître, la dysentérie et l'hépatite. D'autre part, l'ordre géographique eût morcelé l'histoire des maladies qui appartiennent à la fois à plusieurs pays, telles que la peste, le choléra, le goître, etc. Nous avons cherché à éviter ce double écueil en adoptant l'ordre alphabétique qui permet de grouper sous une seule dénomination et dans un même chapitre l'ensemble des faits relatifs à chacune des espèces morbides, et de résumer leur histoire géographique et statistique.

LISTE ALPHABÉTIQUE

DES MALADIES ÉTUDIÉES AU POINT DE VUE GÉOGRAPHIQUE ET STATISTIQUE (1).

Abyssinie (chorée d').
Acrodynie.
Albinisme.
Alep (bouton d').
Aliénation mentale.
Amaurose.
Amboine (bouton d').
Ancylostome.
Asturies (mal des).
Aveugles.
Barbiers ou berlberi.
Bobas.
Bicho.
Biskara (bouton de).
Borgnes.
Bossus.
Bothriocéphale.
Brunn (maladie de).
Cagots.
Calculs biliaires.
Calculs vésicaux.
Calenture.
Cataracte.
Cayenne (mal rouge de).
Cécité.
Cestoïdes.

(1) Plusieurs maladies de ce tableau, au lieu de figurer à leur rang alphabétique à la fin du tome second, ont été décrites ailleurs. Ainsi, on trouvera l'héméralopie à la suite du chapitre consacré à l'étude de la lumière; l'ergotisme et la pellagre ont eu leur place à la suite de la géographie botanique.

Chancre du Sahara.
Chique.
Cholera-morbus.
Chorée.
Claudication.
Cœnure.
Colique végétale.
Congélation.
Crétinisme.
Crimée (mal de).
Cysticerque.

Dents (perte de).
Distome d'Égypte.
Dragonneau
Dysentérie.

Echinocoque.
Éléphantiasis.
Entozoaires.
Épilepsie.
Ergotisme convulsif et gangréneux.

Facaldine.
Faiblesse de constitution.
Febricula.
Fièvres continues du nord de l'Europe.
Fièvre à rechute.
Fièvre jaune.
Fièvres paludéennes.
Fièvre typhoïde.
Filaire.
Fiume (maladie de).
Frina.
Fulguration.

Gale bédouine.
Gale des Illinois.
Géophagie.
Goître.
Grippe.
Guinée (ver de).

Hæmophylie.
Hallucinations du désert.
Hhabb.
Héméralopie.
Hémoptysie.
Hépatite.
Hernies.
Hydatides du foie.
Hydrocèle endémique.
Hydrophthalmie.
Hydropisie des nègres.
Hystérie.
Idiotisme.

Labri sulcium d'Irlande.

Makaque.
Mal de la baie de Saint-Paul.
Mal de misère.
Mal des montagnes.
Mal del Padrone.
Mal de la rosa.
Mal de ver ou mal de bassine.
Maladies de poitrine.
Médine (mal de).
Mélanisme.
Méningite cérébro-spinale épidémique
Mines (accidents dans les).
Morve.
Mutisme.
Myopie.

Nome de Suède.

Œstres.
Ophthalmie.

Parasitisme.
Pellagre.
Peste.
Phthisie pulmonaire.
Pian.
Pinta.
Plique.
Pulex penetrans.

Radesyge.
Rage.
Ragie.
Relapsing fever.

Scarlatine.
Scherlievo.
Scorbut.
Scrofules.
Senki du Japon.
Sibbens d'Écosse.
Spedalskhed.
Spyrocolon.
Suette.
Suicide.
Surdi-mutité.

Tænia solium et tænia lata.
Tara de Sibérie.
Tarentisme.
Tigretier.
Typhus et typhus fever.
Typhus cérébro-spinal.

Ulcère de Mozambique.

Variole.
Ver de Médine.
Verugas.

Waren de Westphalie.

Yaws.
Yémen (plaie de l').

Ziban (bouton des).

TRAITÉ
DE
GÉOGRAPHIE ET DE STATISTIQUE
MÉDICALES.

PREMIÈRE PARTIE.

PHYSIQUE DU GLOBE ET MÉTÉOROLOGIE MÉDICALE.

LIVRE PREMIER.

SYSTÈME SOLAIRE.

CHAPITRE PREMIER.

LE SOLEIL.

ART. Ier. — Composition du système.

Le système solaire se compose de planètes, de leurs satellites et d'une myriade de comètes. Les principales comètes deviennent à leur tour centre de mouvement de systèmes secondaires. Les satellites sont plus nombreux vers les régions extrêmes du monde planétaire ; du côté opposé, la Terre seule possède une lune. Le Soleil peut être considéré comme immobile par rapport aux astres qui accomplissent autour de lui leurs révolutions, mais, en réalité, il exécute lui-même, en vingt-cinq jours et demi, une rotation autour du centre de gravité de l'ensemble du système. Quant au mouvement progressif qui transporte dans l'espace le centre de gravité du système solaire, sa vitesse est telle, que, d'après Bessel, le déplacement relatif du Soleil et de la 61e du Cygne s'élève à 619 000 myriamètres par jour. C'est plus du double de la vitesse avec laquelle la Terre exécute sa translation autour du Soleil.

Le diamètre du Soleil est représenté par 112 diamètres terrestres ; son volume est à celui de la Terre comme 1 407 124 à 1 ; sa masse comme

354 946 à 1 ; sa densité comme 0,252 à 1 ; sa distance moyenne de la Terre est de 152 millions de kilomètres ou de 24 000 rayons terrestres.

Chaque centimètre carré de la surface solaire émet en une minute 84,888 unités de chaleur, d'où il suit que, si la totalité de la chaleur solaire était employée à fondre une couche de glace appliquée sur le globe du Soleil et l'enveloppant de toutes parts, elle pourrait fondre en une minute une couche de 11ᵐ,80 d'épaisseur, et en un jour une couche de 16 992 mètres ou 4 lieues un quart. La quantité de chaleur fournie par le Soleil en une minute sur un centimètre carré, aux limites de l'atmosphère, et qu'il fournirait également à la surface de la Terre, si l'air n'absorbait aucun des rayons excédants, est de 1,77633. En tenant compte de cette absorption, on trouve que, si la chaleur solaire était uniformément répartie sur tous les points de la Terre, chaque centimètre carré recevrait 0,4408. Ainsi, dans le cours d'une année, la quantité totale de chaleur solaire reçue par la Terre est la même que si, dans cette période, il en entrait par chaque centimètre carré de la surface qui limite l'atmosphère 231 675 unités. Une telle quantité de chaleur suffirait pour fondre une couche de glace de 39ᵐ,89 d'épaisseur et qui envelopperait la Terre entière. Cette détermination, loin de reposer sur une hypothèse, découle des principes les mieux établis sur la chaleur rayonnante, et des nombres auxquels est parvenu M. Pouillet au moyen d'expériences faites avec le pyrhéliomètre direct et le pyrhéliomètre à lentille (1).

Ce physicien évalue, avec une certaine approximation, la chaleur de l'espace à 142 au-dessous de zéro. Par un ciel serein, l'atmosphère absorbe environ les quatre dixièmes de la chaleur solaire et de celle de l'espace, et les neuf dixièmes de la chaleur émise par la terre. La quantité de chaleur envoyée par l'espace, dans le cours d'une année, à la Terre et à l'atmosphère, serait capable de fondre sur notre globe une couche de glace de 26 mètres d'épaisseur. La chaleur solaire étant exprimée par une couche de glace de 31 mètres, il s'ensuit que la Terre reçoit une quantité de chaleur représentée par une couche de glace de 57 mètres, et dans laquelle la chaleur de l'espace concourt pour les 5/11ᵉˢ. Entre les tropiques, la chaleur solaire se trouvant représentée par 39 mètres de glace, la chaleur de l'espace ne s'élève qu'aux 2/3 de la chaleur totale. Sans l'action du Soleil sur la Terre, la température de la surface du sol serait partout uniforme et de 89 degrés au-dessous de zéro. Or, la température moyenne

(1) *Éléments de phys. expérim. et de météorologie.* Paris, 1853, t. II, p. 675.

de l'équateur étant d'environ 27 degrés (1), il s'ensuit que la chaleur solaire détermine, dans la région équatoriale, une augmentation de température de 116 degrés. De même, à l'équateur, la température moyenne de la colonne atmosphérique serait de —149 degrés sans l'action solaire; cette température étant de —10 degrés, il en résulte que la chaleur solaire augmente la température moyenne de l'atmosphère sous la zone torride de 139 degrés.

Propagation de la lumière. — Par l'observation du premier satellite de Jupiter, Rœmer a constaté, en 1675, que la lumière parcourt en 1 seconde près de 80 000 lieues ou 7 957 lieues de 4 000 mètres, et qu'elle vient du Soleil à la Terre en 8^{m} 13^{s}. Les étoiles étant toutes à une distance au moins 200 000 fois plus considérable que celle du Soleil à la Terre, il s'ensuit que leur lumière met au moins 20 0000 fois 8^{m} 13^{s} ou 1141 jours, ou 3 ans 45 jours pour arriver jusqu'à nous.

ART. II. — Les planètes.

Les planètes, dans leur mouvement de translation autour du Soleil, décrivent une orbite dont Képler a démontré la forme elliptique. Le Soleil occupe un des foyers de l'ellipse; on appelle périhélie le point où une planète est le plus rapprochée; aphélie, celui où elle est le plus éloignée du soleil; le périgée est le point où un corps céleste est le plus près; l'apogée, celui où il est le plus loin de la Terre. Il y a conjonction inférieure d'une planète, quand elle se trouve entre le Soleil et la Terre; la conjonction supérieure a lieu quand le Soleil est placé entre la planète et nous. Képler a démontré : 1° Que les orbites sont des ellipses dont le Soleil occupe le foyer commun; 2° que les espaces marqués par une ligne tirée du Soleil à une planète, dans les divers points de son orbite, sont égaux quand les temps employés à les parcourir sont égaux; ou bien les espaces parcourus par la droite qui joint le centre du Soleil au centre d'une planète sont proportionnels aux temps employés à les parcourir; 3° que les carrés des temps des révolutions des planètes sont entre eux comme les cubes de leurs distances moyennes au Soleil.

Pour donner une idée des volumes et des distances des planètes, sir John Herschel, comparant le Soleil à un globe de 2 pieds de diamètre, trouve que Mercure pourrait être représenté par un grain de moutarde, à une distance de 164 pieds; Vénus, par un pois, à 284 pieds; la Terre,

(1) Voy. Boudin, *Carte physique et météorologique du globle terrestre*, comprenant la distribution géographique de la température, des vents, des pluies, des neiges et des orages, 3e édition. Paris, 1855.

par un pois un peu plus gros, à 430 pieds ; Mars, par une grosse tête d'épingle, à une distance de 1000 à 1200 pieds ; Jupiter, par une orange moyenne, à 2 200 pieds ; Uranus, par une grosse cerise, à 8 200 pieds.

Les planètes connues sont en général éloignées les unes des autres suivant la *loi de Bode*, dont voici le principe. Si l'on admet la série suivante dont les nombres, à partir du second, vont en doublant : 0, 3, 6, 12, 24, 48, 96, 192, 384, et qu'à chacun on ajoute 4, on a les nombres 4, 7, 10, 16, 28, 52, 100, 196, 388, qui expriment assez exactement, en dixièmes de la distance de la Terre au Soleil, les distances successives des planètes. Ainsi, si l'on suppose la distance de la Terre au Soleil divisée en dix parties égales, la distance de Mercure au Soleil en comptera 4, celle de Vénus 7, et ainsi de suite. D'une manière générale, on peut dire que les intervalles entre les planètes vont en doublant, à mesure qu'on s'éloigne du Soleil.

Les trois tableaux suivants résument les éléments du système solaire :

NOMS DES PLANÈTES.	DIAMÈTRES réels.	VOLUME.	MASSE.	DENSITÉ.	PESANT à la surface.	LUMIÈRE et chaleur.	ROTATION.
							j. h. m.
Mercure.	0,391	0,060	$\frac{1}{2024810}$	2,94	1,15	6,67	0.24. 5
Vénus	0,985	0,957	$\frac{1}{401847}$	0,923	0,91	1,91	23.21
La Terre.....	1,000	1,000	$\frac{1}{354936}$	1,000	1,00	1	23.56
Mars.	0,519	0,140	$\frac{1}{2680337}$	0,948	0,50	0,43	24.37
Jupiter.	11,225	1414,2	$\frac{1}{1050}$	0,238	2,45	0,037	9.55
Saturne.	9,022	734,8	$\frac{1}{3500}$	0,138	1,09	0,011	10.30
Uranus.	4,344	82,0	$\frac{1}{24000}$	0,180	1,05	0,003	»
Neptune.	4,719	110,6	$\frac{1}{17000}$	0,222	1,10	0,001	»
Soleil.......	112,06	1407124,0	1	0,252	28,36	»	25.12. 0
Lune.	0,264	0,018	$\frac{1}{354936 \times 88}$	0,619	0,163	1	27. 7.43

NOMS des planètes.	MOYENS mouvements diurnes.	DURÉES des révolutions sidérales.	DISTANCES moyennes au Soleil.	EXCENTRICITÉS.	LONGITUDE du périhélie.	LONGITUDE moyenne de l'époque.	LONGITUDE du nœud ascendant	INCLINAISON.	ÉPOQUES.
	"	jours.			° ' "	° ' "	° ' "	° ' "	1800
Mercure.	14732,419	87,96926	0,3870985	0,2056063	74.20.42	112.16. 4	45.57.38	7. 0. 5	1 jer
Vénus. .	5767,668	224,70080	0,7233317	0,0068618	128.43. 6	146.44.56	74.51.41	3.23.29	Id.
LaTerre.	3548,193	365,25637	1,000000	0,01679226	99.30.29	100.53.30	0. 0. 0	0. 0. 0	Id.
Mars. . .	1886,519	686,97964	1,523691	0,0932168	332.22.51	233. 5.34	47.59.38	1.51. 6	Id.
Jupiter..	299,129	4332,58482	5,202798	0,0481621	11. 7.38	81.54.40	98.25.45	1.18.52	Id.
Saturne .	120,455	10759,2198	9,538852	0,0561505	89. 8.20	123. 6.29	111.56. 7	2.29.36	Id.
Uranus. .	42,233	30686,8205	19,18273	0,0466794	167.30.24	173.30.57	72.59.21	0.46.28	Id.
Neptune.	21,554	60127	30,04	0,0087195	47.14.37	335. 8.58	130. 6.52	1.46.59	Id.

Lune, 1er janvier 1801, temps moyen de Paris.

Distance de la Terre	0,0025			
	j.	h.	m.	s.
Révolution sidérale	27	7	43	11,5
Révolution tropique	27	7	43	4,7
Révolution synodique	29	12	44	2,9
Révolution anomalistique	27	13	18	37,4
	°	′	″	
Longitude moyenne de l'époque	118	17	8,3	
Longitude du périgée	266	10	7,5	
Longitude du nœud ascendant	13	53	17,7	
Inclinaison	5	84	7,9	
Excentricité (en partie du demi-grand axe)	0,0548442			
Moyen mouvement en 100 années juliennes, ou en 36 525 jours	1336 révolutions, plus 307° 52′ 41″,6.			

Volume : 1/49e du volume de la terre.
Masse : 1/88e de la masse de la terre.

CHAPITRE II.

LA LUNE.

ART. Ier. — Diamètre, volume, phases.

Le diamètre de la Lune est de 3 350 kilomètres; son volume est à celui de la Terre comme 18 à 1000, sa masse connue comme 1 à 88, sa densité comme 620 à 1000. La Lune est éloignée de 338 000 kilomètres de la terre, autour de laquelle elle décrit une orbite elliptique avec une vitesse de 5 myriamètres par minute. Elle met $27^j\ 7^h\ 43^m\ 11^s,5$ à accomplir sa révolution directe, c'est-à-dire à venir se replacer entre le Soleil et la même étoile. Pendant ce temps, la terre s'étant avancée dans son orbite, la lune a besoin de 2 jours 5 heures pour se remettre en conjonction avec cette planète et le Soleil, ce qui porte la révolution synodique ou le mois lunaire à $29^j\ 12^h\ 44^m\ 2^s,9$.

Pendant chaque révolution synodique, la Lune prend différentes formes ou phases. Quand cet astre se trouve directement interposé entre le Soleil et nous, il est éclairé dans toute l'étendue de l'hémisphère opposé à la terre, de l'hémisphère que l'opacité de la matière dont il se compose nous empêche de découvrir. La Lune, alors, ne peut être aperçue; on la dit nouvelle. Le moment où ce phénomène se réalise est celui de la conjonction. A 14 jours 76 heures, terme moyen, du moment de la conjonction ou de la nouvelle lune, la face de cet astre éclairée par le soleil coïncide avec la face tournée de notre côté : elle paraît être un cercle lumineux complet. Ce temps s'appelle l'opposition. La lune est alors pleine. Le mot de *syzygie* sert à désigner indistinctement les nouvelles et les pleines lunes.

A l'époque qui partage en deux parties égales l'intervalle compris entre la nouvelle et la pleine lune, cet astre a la forme d'un demi-cercle lumineux. Sa partie occidentale paraît circulaire, sa partie orientale rectiligne. C'est le premier quartier. On dit alors que la lune se trouve dans la première quadrature, parce que sa distance angulaire au Soleil est d'environ 90 degrés ou du quart de la circonférence entière. La seconde quadrature, le second ou dernier quartier, arrive 7 jours 4 heures après la pleine lune. C'est la seconde époque où, dans une lunaison, l'astre paraît sous la forme d'un demi-cercle lumineux. Cette fois, la convexité est orientale et la portion rectiligne à l'occident.

Le premier, le second, le troisième et le quatrième *octant*, sont respectivement situés, comme le nom l'indique, à égales distances de la nouvelle lune et du premier quartier, du premier quartier et de la pleine lune, de la pleine lune et du second quartier, du second quartier et de la nouvelle lune suivante. Chaque octant est d'ailleurs caractérisé par une forme particulière de l'astre.

L'intervalle de temps qui s'écoule entre la nouvelle et la pleine lune, et durant lequel la partie éclairée de l'astre, visible de la terre, augmente graduellement d'étendue, s'appelle la période de la lune croissante. Le temps qui sépare la pleine lune de la nouvelle lune du mois suivant porte le nom de période de la lune décroissante, du décours ou du déclin (1).

ART. II. — Influence de la lune.

Les astronomes, les physiciens, les météorologistes, croient généralement que la lune n'exerce sur notre atmosphère aucune influence appréciable; mais, comme le dit fort bien Arago, ils sont seuls de cette opinion. En se fondant sur vingt-huit années d'observations météorologiques faites à Munich, à Stuttgard et à Augsbourg, Schübler a trouvé que le *maximum* du nombre de jours pluvieux a lieu entre le premier quartier et la pleine lune ; le *minimum* entre le dernier quartier et la nouvelle lune. Le nombre de jours de pluie dans le dernier intervalle est au nombre de jours de pluie pendant le premier :: 696 : 845, ou :: 100 : 121,4, ou

(1) Voyez *Annuaire du Bureau des longitudes pour* 1833, p. 159.

enfin, en nombre rond :: 5 : 6. Les moyennes, par intervalles de quatre années, donnent des rapports analogues. Il paraît donc avéré qu'il pleut plus fréquemment durant la période de croissance de la lune que durant celle de son déclin (1).

Les recherches de Schübler ont également démontré que, dans le nord-ouest de l'Allemagne, sur un nombre total de 10000 jours pluvieux, il pleut :

Le jour de la nouvelle lune.......	306	fois.
Le jour du premier octant........	306	
Le jour du premier quartier.......	325	
Le jour du deuxième octant.......	341	maximum.
Le jour de la pleine lune.........	337	
Le jour du troisième octant.......	313	
Le jour du dernier quartier.......	284	minimum.
Le jour du quatrième octant......	290	

A l'aide de 16 années d'observations faites à Augsbourg et embrassant 198 révolutions synodiques, Schübler a pu former la table suivante. On a considéré comme jours sereins tous ceux dont le ciel était sans nuages à 7 heures du matin, à 2 heures et à 9 heures du soir ; et comme jours couverts ceux où il n'existait pas d'éclaircies aux mêmes heures de la journée.

Époques.	Nombre de jours sereins en 16 ans.	Nombre de jours couverts en 16 ans.	Quantité de pluie, en lignes, en 16 ans.
Nouvelle lune............	31	61	299
Premier quartier.........	38	57	277
Deuxième octant.........	25	65	301
Pleine lune.............	26	61	278
Dernier quartier.........	41	53	220

On voit : 1° que les jours sereins sont de beaucoup les plus fréquents au dernier quartier, époque du moindre nombre de jours pluvieux ; 2° que c'est vers le deuxième octant qu'arrive le plus grand nombre de jours complétement couverts, ainsi que le *maximum* du nombre de jours de pluie. Quant aux quantités d'eau recueillies, le *maximum* correspond au deuxième octant, le *minimum* au dernier quartier.

Les jardiniers donnent le nom de *lune rousse* à la lune qui, commençant en avril, devient pleine, soit à la fin de ce mois, soit plus ordinairement dans le courant de mai. Suivant eux, la lumière de la lune, dans les mois d'avril et de mai, exerce une fâcheuse action sur les jeunes pousses des plantes.

(1) *Annuaire du Bureau des longitudes pour* 1833, p. 162.

Dans les nuits des mois d'avril et de mai, la température de l'atmosphère n'est souvent que de 4, de 5 ou de 6 degrés centigrades au-dessus de zéro. Quand cela arrive, les plantes exposées à la lumière de la lune, c'est-à-dire à un ciel serein, peuvent se geler, nonobstant l'indication du thermomètre. Si la lune, au contraire, ne brille pas, si le ciel est couvert, la température des plantes ne descendant pas au-dessous de celle de l'atmosphère, il n'y aura pas de gelée, à moins que le thermomètre n'ait marqué zéro. Il est donc vrai, comme les jardiniers le prétendent, qu'avec des circonstances thermométriques toutes pareilles, une plante pourra être gelée ou ne l'être pas, suivant que la lune sera visible ou cachée derrière des nuages; s'ils se trompent, c'est seulement dans la conclusion : c'est en attribuant l'effet à la lumière de l'astre. La lumière lunaire n'est ici que l'indice d'une atmosphère sereine; c'est par suite de la pureté du ciel que la congélation nocturne des plantes s'opère, la lune n'y contribue aucunement: qu'elle soit couchée ou sur l'horizon, le phénomène a également lieu. L'observation des jardiniers était incomplète, c'est à tort qu'on la supposait fausse.

La théorie des influences lunaires sur les maladies compte encore un bon nombre de partisans. « En vérité, dit M. Arago, je ne sais trop si l'on doit s'en étonner. N'est-ce donc rien d'avoir pour soi l'autorité des deux plus grands médecins de l'antiquité, et, parmi les modernes, celle de Mead, d'Hoffmann et de Sauvages? Les autorités, j'en conviens, sont peu de chose en matière de sciences à côté de faits positifs; encore faut-il que ces faits existent, qu'ils soient devenus l'objet d'un examen sévère, qu'on les ait groupés avec habileté, et de manière à en faire jaillir les vérités qu'ils recèlent. Or, est-ce ainsi qu'on a procédé à l'égard des influences lunaires? Où les trouve-t-on réfutées par des arguments que la science puisse avouer? Celui qui, *à priori*, ose traiter un fait d'absurde, manque de prudence. Il n'a pas réfléchi aux nombreux démentis qu'il aurait reçus de nos jours (1). »

ART. III. — Éclipses et leurs effets.

La Lune, en passant entre le Soleil et la Terre, et la Terre, en passant entre le Soleil et la Lune, se couvrent mutuellement de leur ombre, et produisent le phénomène des éclipses, distinguées en totales, centrales, partielles, appulses ou annulaires. Il y a immersion quand le corps éclipsé

(1) *Annuaire du Bureau des longitudes pour* 1833, p. 215 et 234.

commence à passer derrière celui qui la cache ; l'émersion est le temps où il reparaît. L'époque des éclipses des temps passés étant susceptible d'être calculée, on comprend que ces phénomènes peuvent servir à fixer avec précision la date des faits historiques qui ont coïncidé avec eux.

Lors de l'éclipse totale du Soleil du 8 juillet 1842, on observa un abaissement du thermomètre, à l'ombre :

De 3 degrés centigrades à Perpignan ;

De 3°,4, à Milan ;

De 3°,1, à Venise ;

Au soleil, l'abaissement d'un thermomètre à boule vitreuse ordinaire fut de 5°,5 entre 5 heures 6 minutes et 5 heures 48 minutes ; un thermomètre à boule noire donna un abaissement de 8°,7 entre 5 heures 10 minutes et 5 heures 48 minutes. A Montpellier, MM. Plantade et Clapiès constatèrent un changement sensible de la couleur des objets avec les phases de l'éclipse. Ils étaient jaune orangé quand l'éclipse arriva au huitième doigt, et se montrèrent d'un rouge tirant sur l'eau vinée, lorsqu'elle fut parvenue à un peu plus de onze doigts et demi.

Les éclipses exercent-elles une action sur l'homme en santé ou malade ? Plusieurs auteurs l'ont affirmé, mais sans produire des preuves solides à l'appui de leur opinion. Des observations faites avec soin lors de l'éclipse de 1842 prouvent que l'action sur plusieurs animaux est incontestable. Ainsi, d'après M. Lenthéric, professeur à Montpellier, des chauves-souris, croyant la nuit venue, quittèrent leurs retraites ; un hibou sortit d'une tour de Saint-Pierre, traversa, en volant, la place du Peyrou ; les hirondelles disparurent ; les poules rentrèrent ; des bœufs qui paissaient librement près de l'église de Maguelonne se rangèrent en cercle, adossés les uns aux autres, les cornes en avant, comme pour résister à une attaque.

A Crémone, on vit tomber à terre un grand nombre d'oiseaux. « A Venise, dit M. Zantedeschi, des oiseaux voulant s'enfuir, et n'y voyant pas, allaient se heurter contre les cheminées des maisons ou contre les murs, mais étourdis du coup, ils tombaient sur les toits, dans les rues ou dans les lagunes. Parmi les oiseaux qui éprouvèrent de ces accidents, on peut citer des hirondelles et un pigeon. Des hirondelles furent prises dans les rues, l'épouvante leur ayant à peine laissé la faculté de voler (1). »

(1) *Annuaire du Bureau des longitudes pour* 1846, p. 312.

Ailleurs, on vit les fourmis s'arrêter dans leur marche, les poules et les chiens cesser de manger. Enfin, le *Journal des Basses-Alpes*, du 9 juillet 1842, cite le fait suivant : « Un pauvre enfant de la commune des Sièyes gardait son troupeau ; ignorant complétement l'événement qui se préparait, il vit avec inquiétude le soleil s'obscurcir par degrés, car aucun nuage, aucune vapeur ne lui donnait l'explication de ce phénomène. Lorsque la lumière disparut tout à coup, le pauvre enfant, au comble de la frayeur, se prit à pleurer et appela au secours. Ses larmes coulaient encore lorsque le soleil donna son premier rayon. Rassuré à cet aspect, l'enfant croisa les mains en s'écriant : *O beau souleou!* »

CHAPITRE III.

LA TERRE.

ART. Ier. — Figure, état primitif, densité.

La figure géométrique de la Terre décèle son origine et retrace son histoire aussi bien que l'étude de ses roches et de ses minéraux (1). Sa forme elliptique accuse la fluidité primitive. Son demi-diamètre est plus court de 21 kilomètres environ que le demi-diamètre équatorial, d'où il résulte que le renflement de la Terre vers l'équateur présente quatre fois et demie la hauteur du Mont-Blanc. Quand la figure de la Terre est connue, on peut en déduire l'influence qu'elle exerce sur les mouvements de la Lune ; de même on remonte, par la connaissance de ces derniers, à la forme de la terre. On comprend dès lors cette réflexion de Laplace : « Sans sortir de son observatoire, et en comparant seulement ses observations à l'analyse, un astronome peut déterminer exactement la grandeur et l'aplatissement de la Terre, et sa distance au Soleil et à la Lune, éléments dont la connaissance a été le fruit de longs et pénibles voyages dans les deux hémisphères (2).

En combinant les mesures des méridiens faites au Pérou par Bouguer et par Godin ; en France, par Lacaille, par Delambre et Méchain ; en Italie, par Boscovisch ; en Pensylvanie, par Mason et Dixon ; en Angleterre, par Roy et par Mudge ; aux Indes, par Lambton et par Everest ; en Laponie, par Svamberg ; dans le Hanovre, par Gauss ; en Russie, par Struve

(1) A. de Humboldt, *Cosmos*, t. I, p. 186.
(2) *Exposition du système du monde*, p. 231.

et de Tenner, on arrive aux résultats suivants, calculés par la méthode qui rend aussi petite que possible la somme des carrés des erreurs, et sans négliger le carré de l'aplatissement :

	Mètres.
Rayon équatorial	6 377 946
Rayon polaire	6 356 859
Différence	21 087
Quart du méridien	10 001 789
Méridien total	40 007 156
Équateur total	40 074 083
Degré moyen du méridien	111 131
Degré moyen de l'équateur	111 317

La différence des deux rayons, polaire et équatorial, étant divisée par ce dernier, donne l'aplatissement 0,0033065 ou $\frac{1}{302,4}$. Cet aplatissement diffère donc beaucoup de $\frac{1}{334}$ trouvé par la commission du mètre. L'unité des nouvelles mesures, au lieu d'être $0^{\text{toise}},5130740$ ou $443^{\text{lignes}},296$, vaudrait réellement $0^{\text{toise}},5131677$ ou $443^{\text{lignes}},377$ (1).

Les récentes études de Reich, à l'aide de la balance de torsion, ont fixé la densité moyenne de la terre entière à 5,44, celle de l'eau distillée étant prise pour unité. Or, la densité des couches terrestres de la surface est à peine de 2,7. On peut en effet admettre les données ci-après comme représentant la densité moyenne des matières qui composent les couches superficielles du globe (2).

	Densité.
Craie et calcaire grossier	2,2
Gypse	2,3
Calcaire ou craie compacte	2,6
Marbres	2,7
Feldspath	2,4 à 2,6
Quartz, grès, etc.	2,6 à 2,7
Serpentine	2,6 à 2,7
Mica	2,6 à 2,9
Granit et tous ses dérivés	2,7 à 2,8
Talc	2,8
Basalte	2,8 à 3,0

Ces données conduisent à admettre comme densité moyenne du globe :

(1) Saigey, *Petite physique du globe*, t. II, p. 85.
(2) Saigey, *op. cit.*, p. 177.

	En prenant pour unité celle de la surface.	En prenant pour unité celle de l'eau.
Bouguer	1,83	4,58
Maskelyne	1,80	4,50
Cavendish	2,19	5,48
Carlini	2,31	5,78
Reich	2,18	5,44
Baily	2,21	5,52
Saigey	1,70	4,25
Moyennes	2,03	5,08

On peut donc admettre que la densité moyenne du globe est double de celle de la surface solide, et cinq fois plus considérable que celle de l'eau.

La forme et la densité de la terre sont étroitement liées aux forces qui agissent dans son sein et en dehors de toute influence extérieure. Ainsi, la force centrifuge, suite de la rotation, explique l'aplatissement du globe, lequel à son tour dénote la fluidité initiale. Si la terre eût été solide lorsqu'elle commença à tourner sur son centre, sa forme actuelle ressemblerait à sa forme primitive. Au contraire, une masse fluide s'aplatit dans le sens de l'axe de rotation et se renfle à l'équateur. C'est précisément ce que présente la terre, et l'on peut en conclure qu'elle a été anciennement fluide. Cette fluidité primitive a eu pour cause, selon les *neptuniens*, l'eau; selon les *plutoniens*, le feu. La température de la terre ne saurait être attribuée exclusivement à l'action des rayons solaires, puisque la chaleur de notre globe va en augmentant avec la profondeur; il est donc permis de le considérer comme un *soleil encroûté*, dont l'enveloppe solide s'est formée par refroidissement. Il peut sembler incroyable que le noyau du globe soit incandescent en présence de la température de l'enveloppe sur laquelle nous vivons. Le peu de conductibilité des roches rend compte de ce contraste. On sait qu'à la surface d'une lave, qui fond presque tous les métaux, il ne tarde pas à se former une croûte assez solide qui prévient le prompt refroidissement de sa masse, et qui, à raison de son refroidissement, a permis à des voyageurs de la traverser.

ART. II. — Chaleur du globe ; fixité des climats.

En s'appuyant sur le mouvement de la lune, Arago a démontré que, depuis deux mille ans, la température moyenne de la masse générale de la Terre n'a pas varié de la dixième partie d'un degré. On sait, en effet, que la vitesse de la rotation de la Terre dépend de son volume. Tout refroidissement du globe doit donc entraîner nécessairement, et un accroissement de cette vitesse, et, par conséquent, une diminution dans la longueur des jours. Dès lors la question de savoir si la température de la masse générale du globe a changé revient à celle-ci : Deux cents ans avant notre ère, la Terre employait-elle à faire un tour sur son centre précisément le même temps qu'aujourd'hui. Or, les observations du mouvement propre de la Terre prouvent que, depuis le temps d'Hipparque, le jour sidéral n'a pas même varié d'un centième de seconde. L'application de la découverte de cette relation entre la longueur du jour et la chaleur du globe est sans contredit une des plus brillantes que l'on ait pu faire dans l'étude de la température de notre planète.

Mairan, Buffon et Bailly avaient estimé, pour la France, la chaleur qui s'échappe de l'intérieur de la terre à 29 fois en été, et à 400 fois en hiver celle qui nous vient du soleil ; mais cette opinion n'a point résisté à l'examen sévère des calculs mathématiques. Fourier a déduit de la valeur expérimentale de l'accroissement de la température dans le sens de la profondeur une détermination numérique de l'effet thermométrique produit à la surface par la chaleur centrale, et cet effet s'est réduit à la trentième partie d'un degré centigrade. Le même savant a trouvé que la température des espaces célestes sillonnés tous les ans par la Terre ne descend pas au-dessous de 50 à 60 degrés au-dessous de zéro.

La chaleur centrale ne saurait plus causer une variation sensible dans les climats, puisque son effet total à la surface ne surpasse pas un trentième de degré. D'autre part, la température de l'espace doit demeurer à très peu près constante, si elle a pour cause, comme tout autorise à le croire, le rayonnement stellaire. Les changements de forme et de position de l'orbite terrestre sont mathématiquement sans action, ou bien leur influence minime échappe aux instruments les plus délicats. Il ne reste donc pour expliquer les changements de climat que des circonstances locales, telles que le déboisement du sol, le dessèchement des marais, etc. En effet, le climat semble n'avoir pas changé depuis une longue série de siècles partout où il n'y a pas eu de changement notable dans l'aspect physique du sol.

Cette proposition se démontre, au moins pour certains pays, par la fixité de certains phénomènes physiques. Ainsi, il faut au palmier pour fructifier un *minimum* de température qui correspond, à très peu de chose près, au *maximum* au delà duquel la vigne produit des fruits propres à la fabrication du vin. Or, il est bien établi que, dans les temps les plus reculés, on cultivait simultanément le palmier et la vigne au centre des vallées de la Palestine ; ces deux plantes s'y cultivent encore aujourd'hui. En ce qui regarde l'Europe, on a invoqué contre la stabilité de son climat la congélation du Danube, du Rhône et du Rhin pendant l'époque romaine. Mais ces fleuves gèlent encore aujourd'hui, et l'on sait que dans l'hiver de 1709 la population de Toulouse traversait la Garonne à pied, et qu'en Languedoc on allait sur la glace de Cette à Bouzigues et à Balaruc. Enfin, les météorologistes n'ont point rejeté l'assertion de l'historien Abd-Allatif (1), d'après laquelle, en 829, quand le patriarche jacobite d'Antioche, Denys de Telmahre, alla avec le calife Manoun en Égypte, ils traversèrent le Nil gelé. Strabon donne la ligne des Cévennes comme la limite septentrionale de la culture de l'olivier; on trouve aujourd'hui cette limite à la même place. Aux environs de Rome, Varron place la vendange entre le 21 septembre et le 23 octobre; aujourd'hui la moyenne correspond au 2 octobre. Quant à la Toscane, on sait que vers la fin du XVIe siècle, lorsque Galilée eut inventé le thermomètre, l'Académie *del Cimento* fit construire un grand nombre de ces instruments qui furent envoyés dans un grand nombre de villes d'Italie, où les moines des principaux couvents furent invités par le grand-duc de Toscane, Ferdinand II, à s'occuper de recherches météorologiques. Malheureusement presque tous les thermomètres de cette époque furent perdus. En 1828, cependant, on découvrit à Florence une caisse renfermant un grand nombre de ces instruments, et M. G. Libri s'assura, à l'aide de plus de deux cents observations, que le zéro de l'échelle *del Cimento* correspond à 15 degrés Réaumur, et que le 50e degré de la première est identique avec 44 degrés de la dernière échelle. A l'aide de ce renseignement, des registres retrouvés du père Raincri, et d'observations météorologiques modernes, on constate que le déboisement des montagnes de la Toscane, opéré depuis soixante ans, n'a donné lieu à aucune diminution sensible de température, mais que les hivers de la Toscane sont devenus moins froids et les étés moins chauds.

En France, des feuilles cadastrales, remontant à 1561, indiquent l'existence de vignes productives dans le Vivarais, sur des terrains situés à plus de 300 toises au-dessus du niveau de la mer, et où maintenant le raisin ne mûrit plus. Il faut admettre qu'en Vivarais les étés étaient plus chauds au XVIe siècle qu'ils ne le sont aujourd'hui. D'après l'*Histoire de Mâcon*, les huguenots se retirèrent en 1553 à Lancié, village situé près de cette

(1) Voyez la traduction de M. Sylvestre de Sacy, p. 505.

ville, et y burent le vin muscat du pays. Aujourd'hui le raisin muscat ne mûrit plus assez dans le Mâconnais pour servir à la fabrication du vin. Du temps de Philippe-Auguste, un concours pour les vins à servir à la table du roi ayant été institué, les vignerons de Beauvais se présentèrent; aujourd'hui il ne se fait plus de vins dans le département de la Somme. Enfin, lorsque les Gaulois furent autorisés par Probus à planter des vignes, la même faveur fut accordée à l'Angleterre; maintenant le raisin mûrit à peine dans ce dernier pays. On peut conclure de ce qui précède, qu'en France et en Angleterre les étés ont perdu une partie de leur ancienne chaleur.

Quelques météorologistes ont cru pouvoir attribuer ces changements à une extension vers le sud des glaces du pôle arctique. Il est certain que la côte orientale du Groënland était libre de glaces lors de sa découverte vers la fin du Xe siècle (1); que les Norwégiens s'y établirent; qu'en 1120 la colonie était nombreuse, florissante; qu'elle faisait un commerce considérable avec la Norwége et l'Islande. On sait aussi qu'en 1408, lorsque l'évêque Andrew (c'était le dix-septième depuis la colonisation) allait prendre possession de son siége, il trouva la côte entièrement bloquée par les glaces et ne put pas aborder. Cet état de choses persista, avec quelques variations, jusqu'en 1813 ou 1814. Alors une immense débâcle eut lieu, et la côte orientale du Groënland devint de nouveau libre. La détérioration des climats de l'Europe aurait donc tenu à l'existence permanente d'une vaste plaine de glace, laquelle, en latitude, se serait étendue depuis le cap Farewell jusqu'au cercle polaire arctique.

Il y a lieu d'opposer que les documents relatifs au Vivarais sont postérieurs d'un siècle et demi à la date de la formation de la plaine de glace groënlandaise, et que la débâcle de ces glaces, en 1814, n'a causé en France aucune modification météorologique appréciable. Aujourd'hui même on voit, aux États-Unis d'Amérique, par l'influence du déboisement et du défrichement, les hivers moins rudes et les étés moins chauds. Ce fait autorise à penser que les faits analogues qui se sont produits en Europe reconnaissent des causes analogues.

En ce qui concerne le climat de Paris, les observations thermométriques notées à l'Observatoire de cette ville depuis cent cinquante ans semblent au premier abord rendre les recherches faciles. Malheureusement on sait qu'à la longue presque tous les thermomètres deviennent faux; le

(1) *Annuaire du Bureau des longitudes pour* 1834, p. 232.

zéro, c'est-à-dire le terme de la glace fondante, monte le long de l'échelle, comme si la boule renfermant le mercure s'était rétrécie. Le thermomètre arrive ainsi à marquer + 1°, quand il devrait indiquer zéro ; + 2° quand la température n'est que de + 1°, etc. L'erreur va même quelquefois jusqu'à 1 degré 1/2. Les nombreuses températures déterminées dans les souterrains de l'Observatoire à une époque où l'on ne savait pas que les thermomètres doivent être vérifiés sans cesse, sont donc comme non avenues. Arago a trouvé deux observations cependant, mais deux seulement, dont on peut tirer parti. Elles remontent au mois de février 1776. Messier les fit avec un thermomètre construit sous ses yeux et vérifié par lui-même peu de jours auparavant. Ces deux observations, parfaitement d'accord entre elles, donnent 11°,8 centigrades. En 1826, un demi-siècle après, on a trouvé encore 11°,8.

Supposons maintenant que dans les observations de Messier, à raison de la petitesse de l'échelle de son thermomètre, il y ait eu une incertitude d'un vingtième de degré. Les deux températures de 1776 et de 1826, qui nous ont paru égales, différeraient entre elles de cette même quantité. Mais un vingtième sur 50 ans, c'est un dixième sur un siècle. Ce serait donc seulement un degré entier de variation pour 1000 ans. Les deux époques comparées comprennent entre elles une période durant laquelle certaines parties de la France ont été fortement déboisées. La température moyenne de Paris n'en a éprouvé aucun effet appréciable (1).

CHAPITRE IV.

MOUVEMENT DIURNE ET MOUVEMENT ANNUEL DE LA TERRE.

ART. Ier. — Définition.

La Terre a deux mouvements : l'un de rotation, qui constitue le mouvement diurne ; l'autre de translation autour du Soleil, qui représente le mouvement annuel. On distingue deux jours de rotation. L'un se mesure par le retour d'un même point en face du soleil, et s'étend entre deux midis : c'est le *jour solaire*. L'autre, *jour sidéral*, ne comptant que 23 heures 56 minutes 4 secondes, est marqué par le retour d'un point en face d'une même étoile. Le jour solaire varie de durée, par suite du mou-

(1) *Annuaire du Bureau des longitudes pour* 1834, p. 238.

vement de la Terre dans une ellipse; d'où il suit que l'axe parcouru dans chaque rotation étant variable, il faut aussi plus ou moins de temps à la Terre pour ramener un point en face du Soleil. Pour tous les points situés sous l'équateur, la vitesse de rotation de la Terre est de 465 mètres par seconde.

La révolution complète de la Terre autour du Soleil s'effectue en 365 jours 5 heures 48 minutes 5 secondes, et constitue l'*année équinoxiale* ou *tropique*, appelée aussi *année civile*. L'*année sidérale* mesure le temps qui ramène la Terre en conjonction avec le Soleil et une étoile; elle est de 365 jours 6 heures 9 minutes 51 secondes. En prescrivant de compter, tous les quatre ans, deux fois le sixième jour des calendes de mars (1), Jules César introduisit dans le *calendrier Julien* l'année bissextile. Les 11 minutes 9 secondes annuelles, négligées dans le calcul de l'année bissextile, font trois quarts d'heure tous les quatre ans, ou 3 jours en 400 ans. C'est pour remédier à cette erreur, qui a produit 10 jours de retard, qu'en 1582, Grégoire XIII décida que le 5 octobre de cette année deviendrait le 15 octobre, et qu'à l'avenir, la dernière année de chaque siècle dont le nombre n'est pas divisible par 4 (XVIIe, XVIIIe, XIXe) ne serait pas bissextile. Ainsi se rétablit l'harmonie entre le mouvement de la Terre et le calendrier.

L'axe de la Terre est incliné sur le plan de l'écliptique de 66° 32′ 27″, ou, si mieux on aime, le plan de l'écliptique est incliné sur l'équateur de 23° 27′ 33″. Il suit de là que l'hémisphère boréal et l'hémisphère austral sont tour à tour dirigés vers le Soleil, d'où la différence dans la température des saisons et dans la durée des jours. Cependant le 20 ou le 21 mars et le 22 ou le 23 septembre, les jours et les nuits sont égaux par toute la terre: c'est l'époque des *équinoxes*. Le 21 juin et le 22 décembre, le Soleil semble s'arrêter pour revenir vers l'équateur: c'est l'époque des *solstices*. Dans nos régions, le printemps est la saison comprise entre l'équinoxe de mars et le solstice de juin; l'été est renfermé entre ce solstice et l'équinoxe de septembre; l'automne se termine au solstice de décembre; enfin, l'hiver dure de ce dernier solstice jusqu'au premier équinoxe. La Terre étant plus éloignée du Soleil pendant notre été et notre printemps qu'en hiver et en automne, il s'ensuit qu'elle doit employer plus de temps à décrire son orbite qui répond aux deux premières saisons, qu'elle n'en met à parcourir

(1) Ce jour, qui était celui de la fête du *regifugium*, correspondait au 24 février.

le reste. Il résulte de là une durée inégale des saisons, réglée pour l'hémisphère nord ainsi qu'il suit :

	Jours.	Heures.
Printemps	92	21
Été	93	14
Automne	89	17
Hiver	89	1

Plus un point de la Terre est éloigné de l'axe, plus son mouvement est rapide, et l'on peut déduire le chemin parcouru par un point, dans un temps donné, de la grandeur du degré d'un parallèle. Le mouvement est nul au pôle, et le plus grand possible à l'équateur. La rotation de la Terre donne lieu à une déviation orientale des corps dans leur chute ; elle explique comment, dans l'hémisphère boréal, une bombe tirée oblique toujours vers la droite du tireur, quel que soit l'azimut dans lequel on tire ; comment, dans l'hémisphère austral, elle oblique vers la gauche. Sur une portée de 4000 mètres, la déviation est de 10 mètres au pôle, et de 7 mètres seulement sous le 45e degré.

ART. II. — Mesure du temps.

Pour mesurer le temps, les hommes ont employé, à toutes les époques, le jour et ses subdivisions comme unités. On appelle *jour sidéral* le temps de la révolution de la sphère céleste, le temps qui s'écoule entre deux passages successifs d'une étoile quelconque au méridien, le temps compris entre deux coïncidences successives d'un même cercle horaire avec le méridien. Dans tous les siècles, le temps de la révolution de la sphère étoilée est le même, quel que soit le lieu où se fasse l'observation. Le jour sidéral, égal au temps de cette révolution, jouit donc de la principale qualité qui doit appartenir à toutes les unités de mesure. Si une horloge est bien réglée sur la durée de ce jour, une étoile qui passe au méridien à une heure donnée y passera à la même heure tous les jours suivants. Le *jour solaire vrai* est l'intervalle de temps compris entre deux passages consécutifs du soleil au méridien, c'est-à-dire entre deux coïncidences avec le méridien des cercles horaires sur lesquels cet astre a été placé dans deux jours successifs.

Le jour solaire est évidemment plus long que le jour sidéral, et, par conséquent, ses heures, ses minutes et ses secondes ont aussi une durée plus longue. Trois causes concourent à donner aux jours solaires des longueurs différentes ; ces causes sont l'inégalité du mouvement diurne du soleil, les orientations diverses de ce mouvement, et les plus ou moins grandes distances angulaires à l'équateur où ce mouvement s'opère.

A Paris, les horloges ont été réglées, jusqu'en 1815, sur le temps vrai, c'est-à-dire sur les passages du soleil vrai au méridien ; il fallait donc chaque jour, ou au moins chaque semaine, modifier leur marche. Maintenant que ces horloges sont réglées sur les passages du soleil fictif équatorial au méridien, elles indiquent le temps moyen ; elles sont donc tantôt en avance et tantôt en retard sur l'heure marquée par les cadrans solaires ordinaires, à moins que ces cadrans ne portent une courbe semblable à peu près à un 8, qu'on appelle la *méridienne du temps moyen*, et sur laquelle les rayons solaires passant par le trou de la plaque du style doivent venir se projeter aux différentes époques de l'année. Il est résulté de ce changement, que les horloges publiques, mieux construites, n'ont pas besoin d'être sans cesse rectifiées et qu'elles sont plus d'accord entre elles. Il n'arrivera donc plus qu'un astronome puisse entendre la même heure, sonnée par différentes horloges, pendant une demi-heure, ainsi que Delambre en avait fait la remarque (1).

ART. III. — Détermination de la position géographique d'un lieu.

La position géographique d'un lieu se détermine par sa distance à l'équateur, ou par l'angle du méridien terrestre compris entre l'équateur et son parallèle, et par l'angle que forme son méridien avec un premier méridien. Sa distance à l'équateur dépend de l'angle compris entre son zénith et l'équateur céleste ; cet angle est égal à la hauteur du pôle sur l'horizon, hauteur que l'on nomme *latitude*. On appelle *longitude* l'angle que fait le méridien d'un lieu avec un premier méridien ; c'est l'arc de l'équateur compris entre les deux méridiens, Pour déterminer la position d'un lieu sur la terre, il faut joindre à ces deux ordonnées horizontales une troisième ordonnée verticale, exprimant l'élévation au-dessus du niveau des mers, ou l'*altitude*.

Ptolémée avait fait passer son premier méridien par les Canaries, limite occidentale des pays alors connus. Laplace a proposé d'adopter le sommet du pic de Ténériffe.

Le premier méridien de la France, fixé par une déclaration de Louis XIII, en 1634, à l'île de Fer, la plus orientale des îles Canaries, avait l'incon-

(1) *Annuaire du Bureau des longitudes pour* 1851, p. 352.

vénient de livrer la détermination de la longitude à l'arbitraire, la position de l'île de Fer n'étant pas précisée. Pour mettre un terme à cet inconvénient, les astronomes français tracèrent dans la grande salle de l'Observatoire de Paris une ligne exactement dirigée du sud au nord, appelée méridienne de l'Observatoire de Paris, et qui nous sert aujourd'hui pour compter les longitudes. De la différence de longitude entre deux lieux résulte une différence correspondante entre les heures qui y sont comptées simultanément, et qu'on appelle différence horaire des méridiens : 15 minutes de degré font une minute de différence de temps ; 4 minutes correspondent à un degré, et 4 secondes de temps à une minute de degré.

ART. IV. — Durée du jour selon les latitudes.

Voici la durée du plus long jour à diverses latitudes :

Latitude.		Durée du plus long jour.		Latitude.		Durée du plus long jour.	
0°	0'	12h.	0m.	63°	20'	20h.	0m.
8	34	12	30	64	8	20	30
16	43	13	0	64	48	21	0
24	10	13	30	65	20	21	30
30	46	14	0	65	46	22	0
36	28	14	30	66	6	22	30
41	21	15	0	66	20	23	0
45	29	15	30	66	28	23	30
48	59	16	0	66	32	24	0
51	57	16	30	67	23	1	mois.
54	28	17	0	69	10	2	
56	36	17	30	73	39	3	
58	25	18	0	78	31	4	
59	57	18	30	84	5	5	
61	16	19	0	90	0	6	
62	24	19	30				

CHAPITRE V.

PHÉNOMÈNES PÉRIODIQUES OBSERVÉS CHEZ L'HOMME.

ART. Ier. — Périodicité nycthémérale.

Nous venons d'examiner le double mouvement de la terre auquel se rattachent le jour et les saisons. Un grand nombre de phénomènes physiologiques, pathologiques et sociaux se produisent dans un parallélisme étroit avec ce double mouvement. Nous nous bornerons à la citation de quelques exemples (1).

De huit à neuf heures du matin, l'aiguille aimantée décline le plus vers l'est; de deux à trois heures de l'après-midi, elle se dirige le plus vers l'ouest; elle se porte, le soir, de huit à neuf heures, vers l'est, et elle revient à l'ouest vers deux heures du matin. L'image photographique se forme plus promptement à sept heures du matin qu'à cinq heures du soir, à huit heures du matin qu'à quatre heures, à neuf heures qu'à trois heures du soir, malgré la hauteur semblable du soleil au-dessus de l'horizon, et par des conditions atmosphériques en apparence exactement semblables. D'après M. Meyer, la croissance des céréales serait plus rapide le jour que la nuit (2).

Chez l'homme, une foule de phénomènes semblent plus ou moins étroitement liés au mouvement diurne de la terre, et, pour plusieurs de ces manifestations, la science se trouve déjà en possession de documents numériques d'un haut intérêt. C'est vers minuit que se déclare l'attaque des goutteux; c'est au commencement du jour que se manifestent les sueurs de la fièvre hectique; la fièvre quarte produit ses accès dans l'après-midi; les démangeaisons dartreuses ont lieu spécialement le soir, et les douleurs ostéocopes coïncident avec le milieu de la nuit. Telle est la liaison d'une foule de phénomènes organiques avec les diverses heures du jour et avec les saisons, qu'ils pourraient servir de base, dans l'ordre physiologique et pathologique, à la construction de quelque chose de semblable à ce que Linné appelait *horloge* et *calendrier de Flore*. Hippocrate insistait déjà sur l'analogie d'action de la révolution diurne et de la révolution annuelle : *Sicut in anno continentur periodi ægritudinum, eodem modo, una die*. Ramazzini cite l'épidémie de 1690, dans laquelle les symptômes acquéraient le soir une intensité alarmante, alors que les malades pouvaient se lever le matin avec l'apparence d'une santé complète : *Velut angues ad solem, cutem curantes, erecti.*

Naissances. — MM. Quételet, Bück, Ranken, Casper et Guiette, ont étudié les rapports des naissances avec les diverses heures du jour. Voici les résultats proportionnels, constatés, pour 5841 naissances (3) :

(1) Voyez *Annales d'Hygiène publique*, année 1851, notre mémoire intitulé : *De l'homme physique et moral dans ses rapports avec le double mouvement de la terre.*

(2) *Bibliothèque universelle de Genève*, 1829, p. 128.

(3) Voyez J. L. Casper, *Denkwürdigkeiten*, etc., *Einfluss der Tageszeiten auf Geburt und Tod des Menschen*. Berlin, 1847.

	Quételet.	Bück.	Ranken.	Casper.	Guielte.	Moyenne.
De minuit à 6 heures..	298	312	299	284	273	296
De 6 heures à midi....	229	248	229	231	224	232
De midi à 6 heures....	214	184	208	255	224	215
De 6 heures à minuit...	259	256	264	230	279	257
	1,000	1,000	1,000	1,000	1,000	1,000

Il résulte de ces documents, que le maximum des naissances aurait lieu entre minuit et six heures du matin; le minimum, de midi à six heures du soir.

Décès. — Les décès ont été étudiés au même point de vue par divers observateurs. Voici les résultats obtenus :

	Virey.	Bück.	Quételet.	Casper.
De minuit à 6 heures.....	72	598	1,397	1,408
De 6 heures à midi......	83	474	1,321	1,628
De midi à 6 heures......	76	414	1,458	1,356
De 6 heures à minuit....	73	472	1,074	1,199

Ramenés au chiffre uniforme de 1,000, ces nombres donnent :

	Virey.	Bück.	Quételet.	Casper.
De minuit à 6 heures......	237	306	266	252
De 6 heures à midi........	273	242	252	291
De midi à 6 heures........	250	211	278	243
De 6 heures à minuit.......	240	241	204	214

Ainsi, le minimum des décès aurait lieu invariablement entre six heures du soir et minuit; le maximum, au contraire, varierait d'une manière notable suivant les observateurs.

ART. II. — Périodicité annuelle.

Les végétaux portent au plus haut degré l'empreinte de la révolution annuelle; toutefois, ce qui prouve qu'ils obéissent à une impulsion propre et indépendante de l'action des saisons, c'est que beaucoup de plantes de l'hémisphère sud, transportées en Europe, y fleurissent en hiver, qui est l'été de leur sol natal. Dans le règne animal, le phénomène le plus curieux, lié à l'influence du mouvement annuel de la terre, est sans contredit, celui de l'hibernation (1) et de la migration des animaux. Mais ici encore se manifeste l'action d'une impulsion propre des individus. Ainsi, d'après Czermak, l'hibernation du loir, qui commence à 12 degrés au-dessus de zéro, se termine lorsque le thermomètre s'élève à peine à 9 degrés. Il en

(1) Le mot *hibernation* est impropre, car divers animaux, tels que le tenrec, se livrent à leur sommeil annuel pendant les plus fortes chaleurs. — Voyez de Humboldt, *Reise in die Æquinoctialgegenden*, t. III, p. 328.

est de même des migrations. Ainsi, l'hirondelle domestique part à 10 degrés et revient à 9; le coucou émigre à 17 degrés et revient à 8 (1).

A. *Poids et sécrétions de l'homme.* — Dans la région tempérée de l'Europe, le poids du corps diminue assez généralement en été et augmente en hiver. Sanctorius avait constaté sur lui-même une diminution de 3 livres sous l'influence de l'été; Keil pesait 130 livres en mars et seulement 119 en juillet; le poids de Lining s'élevait de 159 livres en janvier à 177 en octobre. Ce dernier expérimentateur affirme qu'à dater du mois d'avril la somme des évacuations excède celle des aliments solides et liquides ingérés. Le tableau suivant résume les oscillations des sécrétions cutanée et rénale, d'après les expériences de Keil et de Lining (2) :

	KEIL.		LINING.	
	Sécrétion cutanée.	Sécrétion rénale.	Sécrétion cutanée.	Sécrétion rénale.
Hiver...........	7,047	9,048	3,594	6,653
Printemps.......	7,720	10,864	4,500	5,564
Été............	8,645	7,662	6,876	4,543
Automne........	7,350	8,217	4,749	4,515

B. *Aliénation, suicides, crimes.*

MOIS.	Température moyenne de Paris.	Aliénés admis à Charenton de 1826 à 1833 inclusivement (3).	Suicides en France, de 1835 à 1846 inclusivement (4).	Suicides par 24 heures (4).	Crimes contre les personnes, de 1825 à 1830 inclusivement (5), sur 1,000.		Crimes contre les propriétés, de 1825 à 1830 inclusivement (5), sur 1,000.	
Décembre.	3°,96	62	1,977	5,32	82		102	
Janvier...	2,05	67	2,267	6,06	69	221	96	279
Février...	4,75	73	2,171	6,43	70		81	
Mars.....	6,48	78	2,870	7.71			84	
Avril.....	9,83	89	3,041	8,43		255	75	236
Mai......	14,55	82	3,507	9,46	92		77	
Juin......	16,97	92	3,621	10,07	99		78	
Juillet....	18,61	93	3,531	9,48	89	283	71	231
Août.....	18,44	85	3,014	8,09	95		82	
Septembre.	15,76	74	2,492	6,93	88		80	
Octobre...	11,35	70	2,442	6,55	75	241	85	254
Novembre.	6,78	67	2,102	5,83	78		89	
					1,000		1,000	

(1) *Jahresbericht der Schwedischen Akademie*, t. II, p. 34.
(2) *Deutsches Archiv*, t. VII, p. 374.
(3) *Annales d'hygiène publique*, t. V, p. 131.
(4) Petit, *Thèse sur le suicide*. Paris, 1849.
(5) *Comptes rendus de la justice criminelle en France.*

Nous avons réuni dans le tableau qui précède la répartition mensuelle des aliénés, des suicides, des crimes contre les personnes et contre les propriétés. Il résulte de ce document : 1° Que, de 1826 à 1832, les admissions des aliénés à Charenton ont suivi une progression parallèle à l'accroissement mensuel de la température, et que leur nombre en juin et en juillet a été de 50 pour 100 plus élevé qu'en janvier; 2° que, de 1835 à 1846, le nombre des suicides s'est élevé et abaissé presque parallèlement à l'élévation et à l'abaissement du thermomètre, au point d'acquérir en juin un chiffre quotidien double de celui de janvier et de décembre; 3° que les crimes contre les propriétés augmentent en France avec les mois froids, et les crimes contre les personnes avec les mois les plus chauds.

C. *Duels.* — Voici quelle a été, de 1819 à 1826, la répartition des duels militaires suivis de mort entre les divers mois de l'année :

Décembre, janvier, février	200
Mars, avril, mai	231
Juin, juillet, août	216
Septembre, octobre, novembre	185

D. *Génération des animaux.* — La génération dite spontanée n'est jamais plus active qu'au printemps ; l'hiver ne produit qu'un petit nombre d'infusoires, encore sont-ils faibles et chétifs. La grande majorité des plantes fleurit au printemps. Les mollusques, les poissons, les reptiles, les oiseaux s'accouplent dans cette saison, pendant laquelle se manifeste aussi le rut d'une foule de mammifères. La plupart des annélides, plusieurs poissons tels que le *Trachynus draco*, et quelques reptiles, comme le *Bufo igneus*, s'accouplent en été. Le rut se manifeste en juin chez les bêtes à cornes, en juillet chez le phoque, en août chez l'ours rouge. L'anguille du vinaigre appartient à l'automne ; la plupart des insectes se propagent dans cette saison ; quelques poissons, tels que le *Salmo lacustris*, se propagent en novembre, la chèvre et le cerf en septembre, l'éléphant de mer en octobre, les araignées en décembre et janvier, le sanglier en décembre, le chien, le chat en janvier, le putois en février (1).

E. *Conception chez la femme.* — Aucune loi de l'Église, antérieure au concile de Trente, n'ayant rendu obligatoire la tenue des registres de baptême, on peut considérer ceux de Florence, remontant au 4 novembre 1450, comme un des monuments à la fois les plus ancien les

(1) Voyez Tiedemann, *Zoologie*, t. I, et Burdach, *Physiologie*, t. I.

plus intéressants. Dès 1775, Lastri (1) avait cherché à se rendre compte de la répartition des conceptions entre les divers mois de l'année en consultant la distribution mensuelle des naissances. Malheureusement il commit la faute de considérer, pour les conceptions, le mois de mai (2) comme correspondant aux naissances de janvier, et ainsi de suite, ce qui le conduisit à des déductions plus ou moins erronées.

Dans ces derniers temps, un statisticien distingué de Milan, le docteur Ferrario, reprit les documents de Florence là où les avait laissés Lastri, et il les compléta jusqu'en 1845. C'est avec les documents des deux périodes que nous avons construit les deux tableaux suivants, qui résument, pour une période de *quatre siècles :* 1° le nombre des naissances masculines et féminines ; 2° le classement des mois d'après le nombre des conceptions depuis 1451 jusqu'en 1845.

NOMBRE DES NAISSANCES CONSTATÉES A FLORENCE DE 1451 A 1845.

PÉRIODES.				NAISSANCES	
				Masculines.	Féminines.
I.	1451	à	1470	21,412	20,466
II.	1471		1490	25,367	24,407
III.	1491		1510	27,470	20,189
IV.	1511		1530	31,673	29,833
V.	1531		1550	25,656	24,596
VI.	1551		1570	26,767	25,645
VII.	1571		1590	30,728	29,388
VIII.	1591		1610	32,271	31,276
IX.	1611		1630	33,017	31,549
X.	1631		1650	31,873	30,467
XI.	1651		1670	29,859	28,881
XII.	1671		1690	28,769	27,640
XIII.	1691		1710	28,721	27,744
XIV.	1711		1730	28,623	27,774
XV.	1731		1750	29,576	28,535
XVI.	1751		1770	29,274	28,434
XVII.	1771		1790	33,686	33,435
XVIII.	1791		1810	33,930	33,238
XIX.	1811		1830	40,671	39,823
XX.	1831		1845	34,365	33,487
	1451	à	1845	603,708	582,807

(1) *Ricerche sull'antica e moderna popolazione della città di Firenze, per mezzo dei registri del battistero di S. Giovanni dal 1451 al 1774.*

(2) Au lieu du mois d'avril.

PÉRIODES.			MOIS CLASSÉS d'après le nombre des conceptions (1).											
			Juin.	Avril.	Mai.	Février.	Janvier.	Juillet.	Mars.	Novembre.	Août.	Décembre.	Octobre.	Septembre.
I.	1451	à 1470	1	3	2	6	5	4	12	8	7	9	10	11
II.	1471	1490	1	3	2	5	4	6	11	7	8	9	10	12
III.	1491	1510	1	3	2	4	6	5	11	7	8	9	10	12
IV.	1511	1530	1	2	3	4	5	6	10	8	9	7	11	12
V.	1531	1550	4	1	5	3	2	9	8	6	11	7	10	12
VI.	1551	1570	5	1	4	3	2	9	6	7	11	8	10	12
VII.	1571	1590	2	1	4	3	5	8	9	6	11	7	10	12
VIII.	1591	1610	2	1	5	4	3	6	7	9	10	8	11	12
IX.	1611	1630	2	1	3	[illegible]	5	6	8	7	10	9	11	12
X.	1631	1650	2	1	3	4	5	7	6	8	9	10	11	12
XI.	1651	1670	1	2	3	4	6	7	5	10	8	9	11	12
XII.	1671	1690	2	2	3	6	4	7	5	8	9	10	11	12
XIII.	1691	1710	1	2	3	6	7	4	5	8	9	10	11	12
XIV.	1711	1730	[illegible]	2	3	5	6	7	4	10	9	8	11	12
XV.	1731	1750	1	2	3	6	8	5	4	9	7	10	12	11
XVI.	1751	1770	1	2	3	4	8	6	5	9	7	12	10	11
XVII.	1771	1790	1	2	3	5	7	6	4	10	8	11	9	12
XVIII.	1791	1810	1	2	3	7	9	4	5	8	6	11	10	12
XIX.	1811	1830	1	2	4	7	8	6	5	11	9	3	10	12
XX.	1831	1845	1	2	3	5	7	4	6	10	8	11	9	12
De	1451	à 1845	1	2	3	4	5	6	7	8	9	10	11	12

En analysant ce document, on constate : 1° Que la proportionnalité des naissances des deux sexes n'a point varié dans le cours de quatre siècles (1); 2° que les mois de juin, avril et mai, qui étaient vers le milieu du xve siècle les plus féconds, sont aujourd'hui encore les plus riches en conceptions; 3° que depuis la fin du xve siècle le mois de septembre n'a pas cessé d'être un des mois les plus mal partagés sous le rapport des conceptions.

Le tableau suivant permet d'embrasser la répartition mensuelle des conceptions dans plusieurs grandes villes de l'Italie, ainsi qu'en Piémont (2).

(1) Le n° 1 correspond au mois qui compte le plus de conceptions; le n° 12 à celui qui en compte le moins.

(2) Pour Milan, Turin, Gênes, Naples et le Piémont, le nombre des conceptions est établi d'après celui des naissances, non compris les mort-nés. Nous ignorons si cette déduction a été faite pour Florence.

Numéros d'ordre des mois.	Milan, 1825-45.	Turin, 1828-37.	Gênes, 1828-37.	Piémont, 1828-37.	Naples, 1838-43.	Florence, 1451-1845.
1	Février.	Avril.	Juin.	Mai.	Juin.	Juin.
2	Avril.	Mars.	Avril.	Juin.	Mai.	Avril.
3	Novembre.	Janvier.	Novembre.	Juillet.	Avril.	Mai.
4	Mars.	Février.	Mai.	Avril.	Juillet.	Février.
5	Octobre.	Novembre.	Décembre.	Janvier.	Mars.	Janvier.
6	Juin.	Juin.	Mars.	Décembre.	Février.	Juillet.
7	Décembre.	Mai.	Juillet.	Août.	Août.	Mars.
8	Août.	Octobre.	Janvier.	Février.	Janvier.	Novembre.
9	Mai.	Décembre.	Février.	Novembre.	Décembre.	Août.
10	Janvier.	Août.	Octobre.	Octobre.	Octobre.	Décembre.
11	Juillet.	Juillet.	Août.	Mars.	Septembre.	Octobre.
12	Septembre.	Septembre.	Septembre.	Septembre.	Novembre.	Septembre.

A l'exception de Naples (ville), nous voyons, ici encore, les *minima* des conceptions coïncider partout avec le mois de septembre ; les *maxima*, au contraire, oscillent entre les mois de février et de juin. Il est digne de remarque que, dans la partie septentrionale de l'Italie, comme à Milan, Turin, et dans le Piémont pris en masse, les *maxima* se rapprochent davantage de l'hiver. Passons à l'examen de la France.

En France, de 1831 à 1840, il a été constaté, année moyenne, 962,996 naissances ainsi réparties (1) :

MOYENNE MENSUELLE DES NAISSANCES, DE 1831 A 1840 INCLUSIVEMENT.

Mois	Naissances	Mois	Naissances
Mars............	89,644	Novembre........	77,876
Janvier.........	85,395	Mai.............	77,799
Février..........	83,544	Septembre........	77,477
Avril............	82,532	Août............	76,870
Octobre..........	80,778	Juillet..........	74,271
Décembre........	77,397	Juin.............	68,833
		Total....	962,996

En substituant à chacun des mois précités son neuvième antécédent, et en ramenant tous les mois à 31 jours, on obtient, à la vérité, la répartition mensuelle des conceptions ; mais cette répartition n'est-elle pas elle-même influencée par les mariages ? Consultons les faits.

De 1831 à 1840, on a compté, année moyenne, 275,221 mariages ainsi répartis.

(1) Legoyt, *la France statistique*. Paris, 1843, 8.

MOYENNE MENSUELLE DES MARIAGES DE 1831 A 1840.

Février..........	43,156	Mai.............	20,301
Novembre........	31,871	Septembre........	18,852
Janvier..........	30,345	Avril............	16,217
Juin............	25,237	Août.............	16,208
Octobre..........	22,436	Mars............	15,236
Juillet...........	21,230	Décembre.........	14,132
		Total....	275,221

On voit que le *minimum* mensuel des mariages est au *maximum* à peu près :: 1 : 3. Une telle inégalité dans le nombre des mariages ne serait-elle pas la cause réelle de la générale répartition des naissances ? Pour répondre à cette question, quel est, dans le nombre annuel total des naissances, la part afférente aux mariages de l'année qui précède ?

Par suite de l'exemption accordée aux hommes mariés dans les dernières années de l'Empire, le nombre des mariages, qui n'avait été en France, année moyenne, que de 223,223 de 1805 à 1812, s'éleva en 1813 à 387,186 (1). D'autre part, le nombre annuel des naissances qui, de 1806 à 1813, n'avait été que de 915,769, s'éleva en 1814 au chiffre de 994,082. Si l'on admet que celui de 78,313 naissances de 1814 soit le résultat de l'excédant de 163,963 mariages de 1813, on trouve que deux mariages produisent à peu près une naissance dans l'année qui suit immédiatement le mariage. Poursuivons. En estimant à quatre ou quatre et demi le nombre des enfants produits moyennement par chaque mariage, on est conduit à considérer les naissances dues à des mariages de l'année précédente comme étant à l'ensemble des naissances :: 1 : 8 ou :: 1 : 9. Tels nous paraissent les deux moyens d'apprécier la part des naissances afférente aux mariages récents.

En ramenant les mois au chiffre uniforme de 31 jours, nous allons obtenir le classement indiqué dans les deux premières colonnes du tableau suivant ; puis, en déduisant un nombre de conceptions égal à la moitié des mariages contractés dans le même mois, nous arriverons à un autre classement définitif (3e et 4e colonne), pouvant exprimer le rapport réel des conceptions avec les divers mois, c'est-à-dire dégagé de toute influence exercée par l'inégalité mensuelle des mariages récents.

(1) Voyez le journal *l'Institut*, janvier 1838.

CLASSEMENT DES MOIS DANS L'ORDRE DE LA DÉCROISSANCE DES CONCEPTIONS, DE 1831 A 1840.

	Conceptions par mois de 31 jours (1).		Après déduction des conceptions attribuables aux mariages contractés 9 mois avant la naissance.
Mai	92,494	Avril	77,300
Juin	89,644	Juin	77,000
Avril	85,395	Mai	73,400
Juillet	83,284	Juillet	72,000
Janvier	80,778	Mars	70,400
Février	80,471	Décembre	69,800
Décembre	80,059	Août	69,700
Mars	77,977	Janvier	65,000
Août	77,799	Octobre	63,100
Novembre	76,870	Novembre	62,000
Octobre	74,271	Septembre	59,700
Septembre	71,127	Février	56,400

Ainsi, à part le déclassement du mois de février, qui passe du n° 6 au n° 12, la série mensuelle des conceptions n'est pas totalement influencée par les mariages. Les *maxima* continuent de correspondre à avril, juin et mai, les *minima* appartiennent à novembre, septembre, février.

Sexes. — Nous nous sommes demandé quel pouvait être le rapport de la proportion des naissances des deux sexes avec les divers mois de l'année. Voici quelques documents concernant ce sujet :

NOMBRE DE NAISSANCES MASCULINES SUR 1,000 NAISSANCES FÉMININES.

	Paris, 1817-25.	Royaume de Wurtemberg (2), 1821-25.	Philadelphie (3), 1821-30.
Janvier	1,051	1,020	1,115
Février	1,050	1,062	1,070
Mars	1,048	1,051	1,072
Avril	1,020	1,041	1,098
Mai	1,018	1,004	1,091
Juin	1,006	1,055	1,081
Juillet	1,057	1,105	1,125
Août	1,061	1,062	1,060

(1) Les conceptions de 1818 à 1825 ont donné à M. Villermé la série suivante : mai, juin, avril, juillet et février, mars et décembre ensemble, janvier, août, novembre, septembre et octobre. Ce classement diffère un peu de celui que nous a donné la période de 1831 à 1840, surtout après la déduction faite dans la quatrième colonne.

(2) Rieke, *Beiträge zur geburtshülflichen Topographie Würtembergs*, 1827, p. 8.

(3) Emerson, dans *Gerson et Julius Magazin*, t. XXV, p. 146.

	Paris. 1817-25.	Royaume de Wurtemberg. 1821-25.	Philadelphie, 1821-30.
Septembre	1,060	1,062	1,091
Octobre	1,012	1,030	1,119
Novembre	1,034	1,030	1,095
Décembre	1,031	1,024	1,037

Ces données, qui sont de nature à provoquer de nouvelles recherches, conduiraient à considérer comme mois de conception le plus favorable au sexe masculin :

A Paris........... le mois de novembre (9e antécédent d'août).
Dans le Wurtemberg et à Philadelphie. le mois d'octobre (9e antécédent de juillet).

F. *Mortalité.* — Les saisons exercent sur la distribution des décès une influence marquée. De 1831 à 1840, on compte en France, année moyenne, 837,083 décès ainsi répartis :

Mars	87,315	Mai	68,556
Avril	80,319	Octobre	66,438
Décembre	76,101	Août	64,762
Janvier	75,832	Juillet	59,586
Février	70,890	Juin	59,442
Septembre	69,416	Novembre	57,326
		Total	837,083

On voit que, malgré la douceur du climat de la France, la mortalité mensuelle n'en est pas moins très inégalement répartie, et le *maximum* correspond à la période froide de l'année. Il en est de même dans le Danemark et le Schleswig ; mais on est étonné de voir, en Islande, la plus forte mortalité coïncider avec les mois de juillet et août (1). Voici la répartition proportionnelle des décès dans ces divers pays.

	Danemark, de 1835 à 1844.	Schleswig, 1841 à 1844.	Islande, 1838 à 1844.
Janvier	9,62	10,21	7,30
Février	10,13	10,14	5,87
Mars	10,52	10,97	6,79
Avril	10,74	10,21	6,80
Mai	9,69	9,29	7,36
Juin	8,28	7,96	8,45
Juillet	7,09	7,25	14,47
Août	6,29	6,10	11,84
Septembre	5,96	6,19	7,24
Octobre	6,51	6,82	7,86
Novembre	7,36	7,41	8,02
Décembre	7,81	7,45	8,00

(1) Ce fait n'aurait plus rien d'insolite, s'il était démontré, comme l'affirme M. Bunsen, que l'Islande est un pays à *malaria*.

Le tableau suivant résume la répartition des décès en Italie ; elle est, comme on le voit, soumise à des lois différentes :

	Milan, 1825-45.	Turin, 1828-37.	Gênes, 1828-37.	Naples (1), 1838-45.	Piémont, 1828-37.
Janvier	4,909	2,495	2,177	986	109,025
Février	4,354	2,161	1,918	898	111,089
Mars	4,378	2,325	1,980	1,022	102,021
Avril	4,004	2,193	1,701	903	99,893
Mai	4,191	1,894	1,625	801	82,185
Juin	3,720	1,942	1,627	790	79,744
Juillet	4,673	2,205	1,848	849	87,062
Août	4,549	2,359	2,880	805	103,651
Septembre	3,521	1,888	3,072	709	97,614
Octobre	2,415	1,841	1,754	689	87,391
Novembre	2,887	2,041	1,663	705	94,124
Décembre	4,360	2,083	1,662	853	94,077
Totaux	49,961	25,427	23,907	10,000	1,147,486

ART. III. — Influences perturbatrices.

Influence perturbatrice de la race (2). — La race et la nationalité exercent une influence prononcée sur la répartition mensuelle des décès. On sait que dans tous les pays chauds, la mortalité la plus forte des Européens correspond aux mois les plus chauds. Il n'en est pas toujours ainsi pour les indigènes. Ainsi, de 1831 à 1842, il a été enregistré 121,833 décès dans la population indigène de Calcutta, décès répartis ainsi qu'il suit (3) :

Janvier	10,979	Juillet	7,687
Février	10,382	Août	8,469
Mars	11,291	Septembre	8,876
Avril	14,399	Octobre	9,920
Mai	9,906	Novembre	12,426
Juin	6,536	Décembre	11,999
		Total	121,833

Dans d'autres circonstances, l'influence se traduit par l'abaissement du chiffre des malades et par une plus égale répartition mensuelle. De 1817 à 1836, 40,934 militaires nègres occupant les Antilles anglaises ont fourni 9,617 admissions à l'hôpital, ainsi réparties entre les divers mois de l'année :

(1) Mortalité mensuelle moyenne.

(2) *On the population and mortality of Calcutta*, by lieut.-colonel Sikes (*Journal of the statistical Society*, London, t. VIII, p. 50).

(3) Boudin, *Etudes de pathologie comparée des races humaines*. Paris, 1849.

	Admissions en 20 ans.	Moyenne pour 1 an.		Admissions en 20 ans.	Moyenne pour 1 an.
Janvier..........	863	43	Juillet...........	879	44
Février..........	827	41	Août.............	812	41
Mars............	866	43	Septembre........	704	35
Avril............	800	40	Octobre..........	753	38
Mai.............	848	42	Novembre........	728	36
Juin.............	877	44	Décembre........	660	33
			Total..........	9,617	481
			Moyenne mensuelle........	801	40

On voit combien le chiffre mensuel des malades s'écarte peu de celui de la moyenne, tandis que, pour les troupes blanches, occupant les mêmes localités, le maximum mensuel est souvent au minimum comme 10 : 1.

Influence des maladies régnantes. — Il est un dernier élément perturbateur de l'influence des saisons sur la vie de l'homme : c'est le genre spécial des maladies régnantes. Cette proposition trouve sa démonstration dans le tableau suivant, qui représente la proportion des décès sur 100 habitants de Londres : 1° dans les années de peste de 1593, 1625, 1603, 1636 et de 1665 ; 2° pendant la période de 1606 à 1610, remarquable par l'absence de cas de peste ; 3° enfin pendant l'année de 1838 (1).

	Années de peste : 1593, 1625, 1603, 1636, 1665.	Années normales, de 1606 à 1610.	Année 1838.
Janvier, février, mars	1,7	1,4	0,85
Avril, m[illegible] juin............	2,0	1,5	0,70
Juillet, [illegible] septembre.....	16,3	2,1	0,60
Octobre, [illegible]embre, décembre.	5,0	2,0	0,66
Mortalité annuelle moyenne..	25,0	7,0	2,81

Ce tableau renferme plusieurs enseignements importants ; il montre : 1° Qu'au XVIIe siècle la mortalité, en temps de peste, était à celle des années normales comme 25 à 7 ; 2° que la mortalité actuelle est à celle des années normales du XVIIe siècle comme 28 à 70 ; 3° qu'à mesure que la salubrité de Londres s'est accrue, la répartition des décès entre les diverses saisons est devenue de plus en plus égale, et que le *maximum* de la mortalité a cessé de correspondre, comme autrefois, aux mois de juillet, août et septembre.

Les planches n°s 1 et 2 sont destinées à mettre en lumière la marche de la mortalité de Londres, dans les années normales et pendant les années de peste ou de choléra.

(1) *Second report of the registrar general*, p. 89. London, 1840.

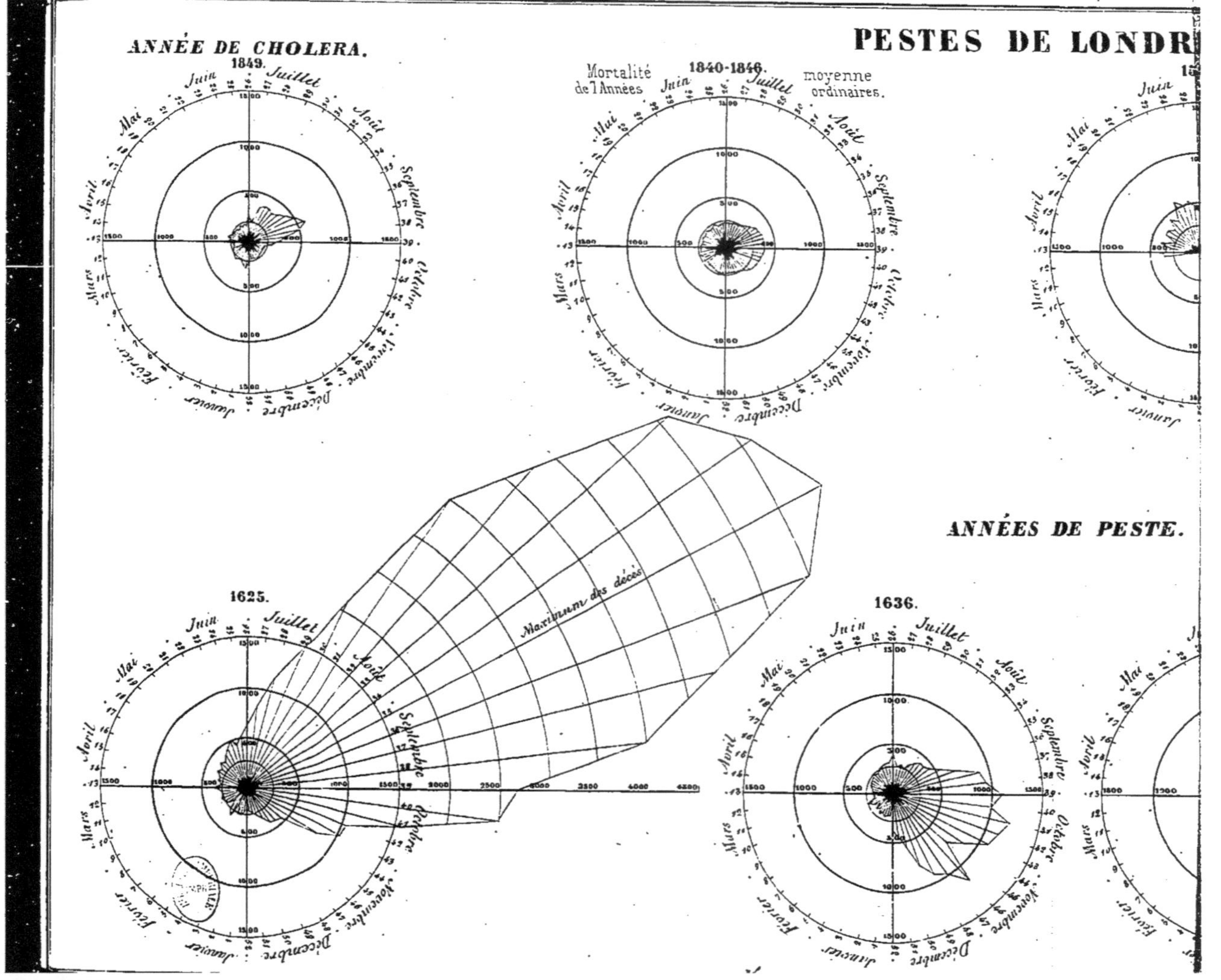
PESTES DE LONDR
ANNÉE DE CHOLERA.
1849.
Mortalité moyenne de 7 Années ordinaires.
1840-1846.
ANNÉES DE PESTE.
1625.
Maximum des décès
1636.
Janvier
Février
Mars
Avril
Mai
Juin
Juillet
Août
Septembre
Octobre
Novembre
Décembre

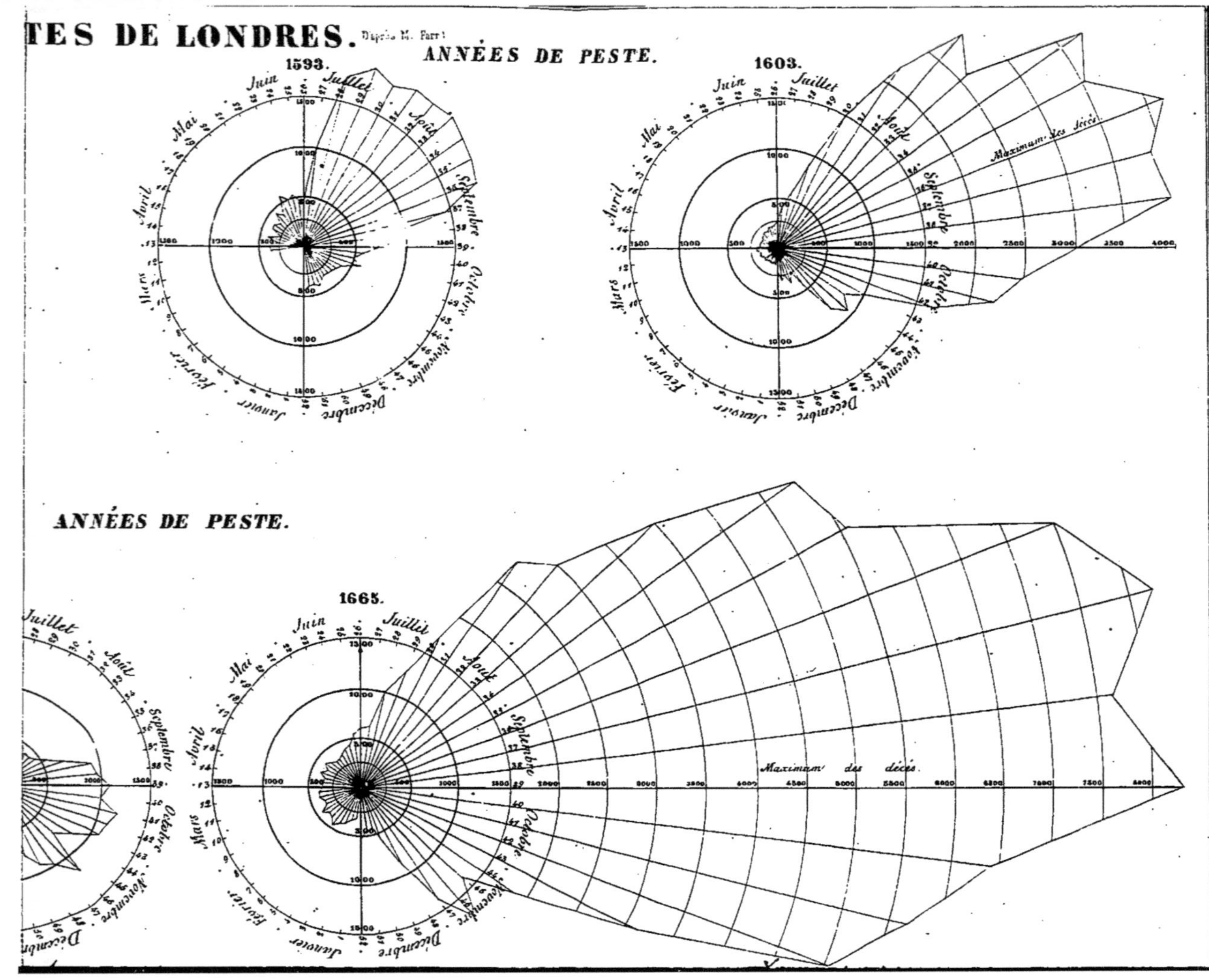
TES DE LONDRES. D'après M. Farr
ANNÉES DE PESTE.
1593.
1603.
Maximum des décès.
ANNÉES DE PESTE.
1665.
Maximum des décès.
Janvier
Février
Mars
Avril
Mai
Juin
Juillet
Août
Septembre
Octobre
Novembre
Décembre

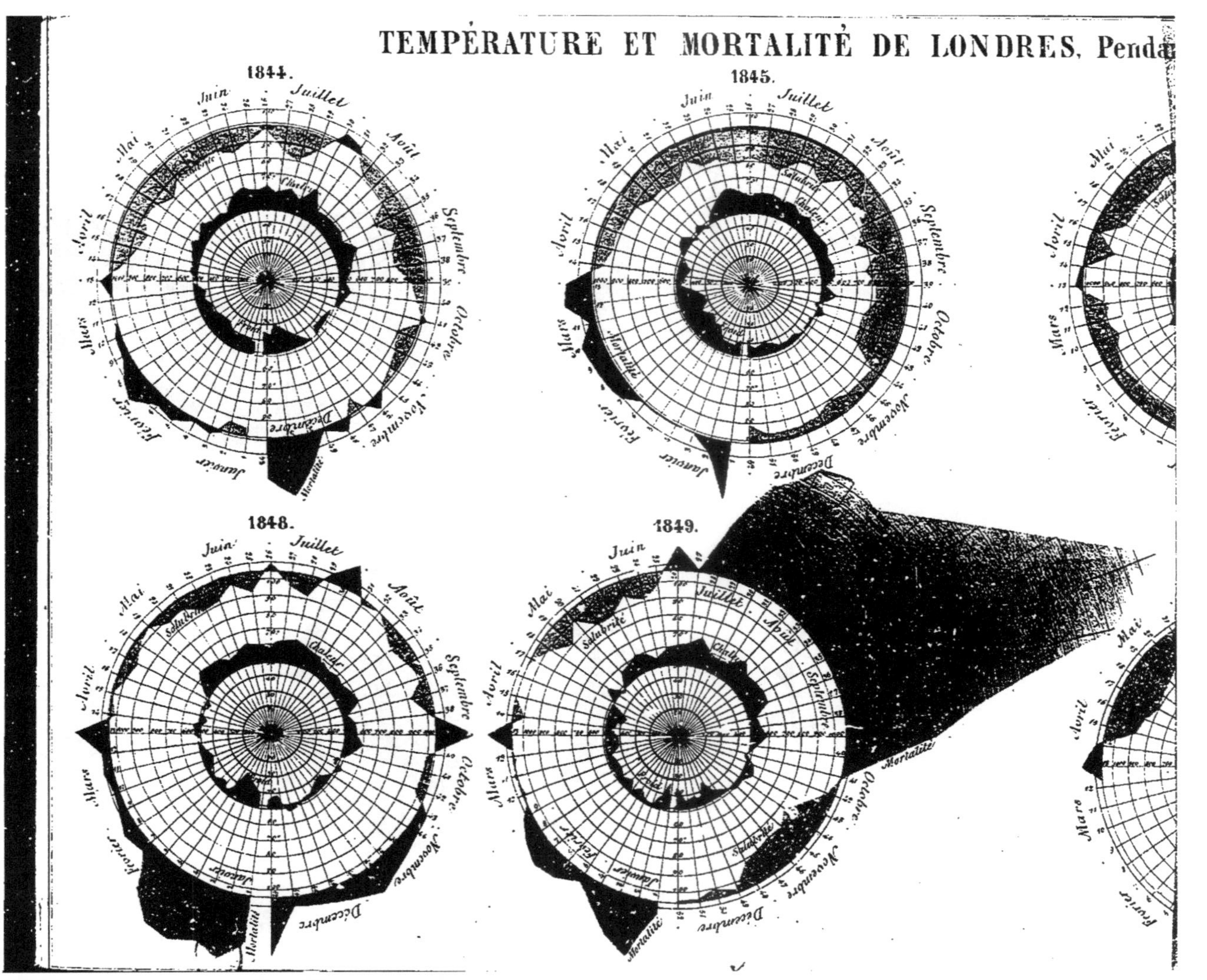
TEMPÉRATURE ET MORTALITÉ DE LONDRES, Penda
1844.
1845.
1848.
1849.
Janvier
Février
Mars
Avril
Mai
Juin
Juillet
Août
Septembre
Octobre
Novembre
Décembre
Mortalité
Salubrité
Chaleur

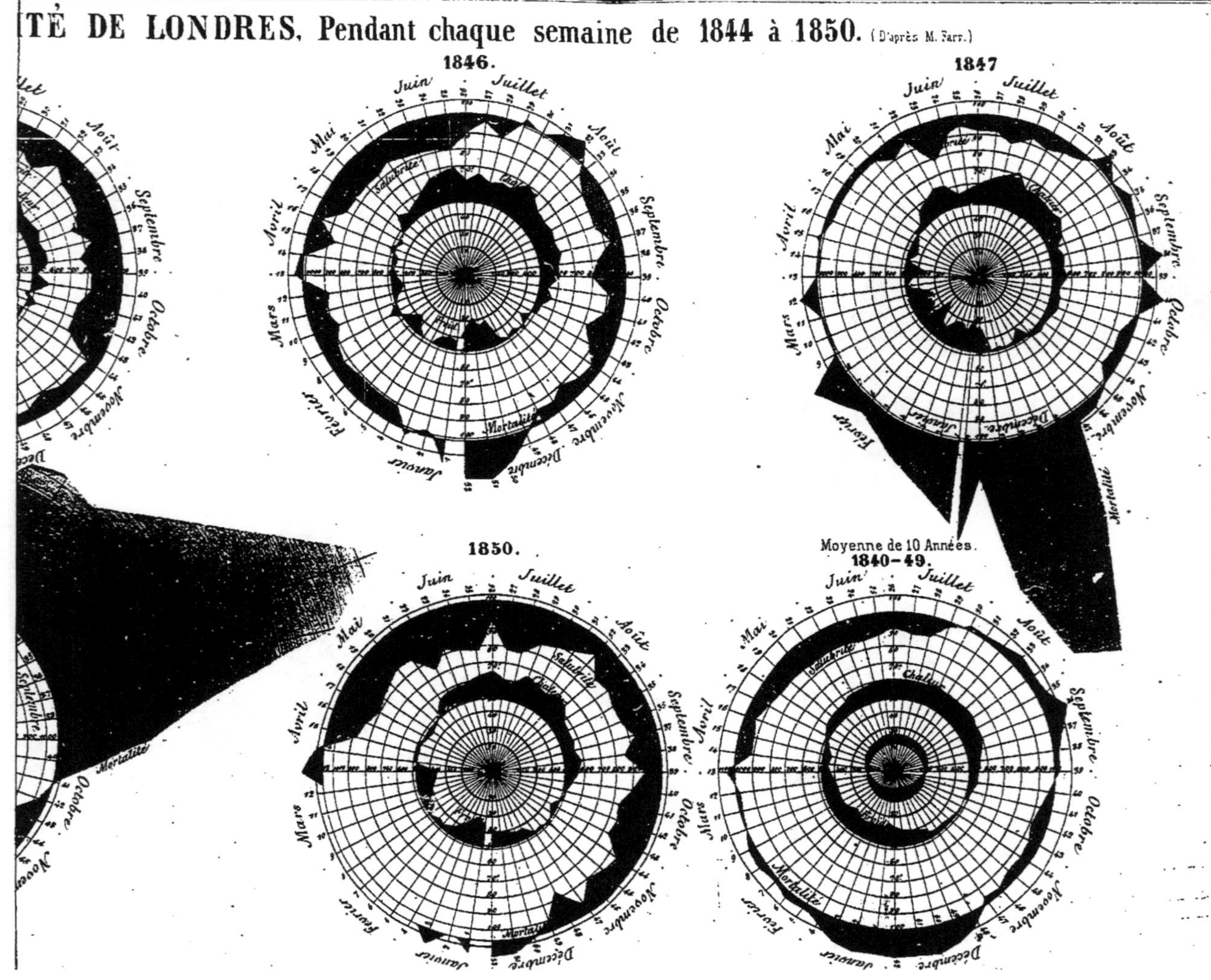
TÉ DE LONDRES, Pendant chaque semaine de 1844 à 1850. (D'après M. Farr.)
1846.
1847
1850.
Moyenne de 10 Années.
1840–49.
Janvier
Février
Mars
Avril
Mai
Juin
Juillet
Août
Septembre
Octobre
Novembre
Décembre
Mortalité
Salubrité
Chaleur

La première représente les décès constatés dans chacune des 52 semaines des années 1593, 1603, 1625, 1636, 1665, 1849, ainsi que la moyenne hebdomadaire des décès pendant la période de 1640 à 1646.

La distance qui sépare le centre du second cercle représente 500 décès ; il en est de même de la distance du second au troisième, et ainsi de suite. Le petit cercle, dont la circonférence se rapproche le plus du centre, représente la moyenne annuelle des décès par semaine. Les 52 semaines de l'année sont disposées circulairement d'après leur numéro d'ordre ; enfin, l'intensité de la mortalité qui correspond à une semaine donnée est représentée par la longueur du rayon qui, du centre, se rend au numéro d'ordre de la semaine dont il s'agit. Ainsi, par exemple, en 1665, les décès constatés à Londres dans la 45e semaine de l'année se sont élevés au nombre de 1,388.

Afin de faciliter la comparaison de la mortalité de Londres à des époques si diverses, auxquelles correspondent des chiffres très différents de population, on a ramené la mortalité à une population uniforme. Ainsi, par exemple, la population de Londres, qui, en 1661, d'après Graunt, était de 384,000 habitants, s'élevait en 1849 à 2,206,076 ; ce chiffre étant au premier comme 174 à 1000, le nombre des décès de Londres en 1849 a été réduit dans cette même proportion, afin de le faire correspondre à une population de 384,000 habitants.

La seconde planche est destinée à mettre en lumière la mortalité de Londres pendant les années 1844 à 1850 inclusivement. Les cercles sont construits d'après la même base que ceux de la planche précédente, avec cette différence qu'on a ajouté ici des données relatives à la température. La distance d'un cercle à celui qui le suit immédiatement représente, ou 100 décès, ou 10 degrés de température Fahrenheit. On a admis comme température annuelle moyenne de Londres 48°,4 Fahrenheit(1). La teinte bleue désigne les abaissements ; la teinte rouge indique les élévations du thermomètre par rapport à cette moyenne. D'autre part, l'abaissement au-dessous de la moyenne hebdomadaire de la mortalité est indiqué par une teinte jaune ; les élévations au-dessus de la moyenne sont indiquées par la couleur noire.

(1) Voyez *Carte physique et météorologique du globe terrestre*, 3e édition.

CHAPITRE VI.

TREMBLEMENTS DE TERRE ET VOLCANS.

ART. Ier. — Tremblements de terre.

Ils se montrent le plus souvent dans les pays montagneux, dans les terrains primitifs ou secondaires, rarement dans les terrains d'alluvion. Ils sont fréquents dans certaines saisons, dans certains mois. En France, leur nombre est deux fois plus considérable en décembre et janvier qu'en juin et juillet. Pour la France et la Belgique, leur direction est sensiblement de l'est-nord-est à l'ouest-sud-ouest. Ils se manifestent par des oscillations verticales, horizontales ou circulaires, qui se reproduisent à des moments plus ou moins rapprochés (1). D'après de nombreuses affirmations, les deux premières secousses sont souvent simultanées, et elles se propagent ordinairement en ligne droite, à raison de 4 ou 5 myriamètres par minute. D'autres fois, ils se perdent dans des cercles de commotion, et les secousses se propagent en diminuant d'intensité du centre à la circonférence. Si les cercles de commotion se coupent, il peut se former plusieurs systèmes d'ordres qui se superposent, sans se troubler mutuellement. On se sert du pendule et de la cuvette sismométrique pour l'étude de la direction et de l'intensité totale des ondes. Les secousses circulaires ou gyrassives sont les moins fréquentes, mais elles sont les plus dangereuses. M. de Humboldt mentionne, à propos du tremblement de terre qui détruisit la ville de Riobamba, des contestations judiciaires qui s'élevèrent au sujet de la propriété d'objets transportés à plusieurs centaines de mètres. Les tremblements de terre paraissent être complétement indépendants des phénomènes météorologiques ; sans action sur la déclinaison de l'aiguille aimantée, ils déterminent parfois une diminution notable de l'inclinaison. Leurs ravages peuvent s'étendre sur des millions de lieues, et le tremblement qui détruisit Lisbonne le 1er novembre 1755 fit sentir ses secousses jusque dans les marais de la Baltique, aux Antilles et même au Canada. Des rivières furent détournées de leurs cours ; les sources thermales de Tœplitz tarirent d'abord, puis reparurent pour inonder la ville.

(1) Voyez Bertrand, *Sur les tremblements de terre*. — Dolomieu, *Mémoire sur le tremblement de la Calabre*. — A. de Humboldt, *Cosmos*, t. I, Paris, 1846. — Lyell, *Principles of geology*, t. II, p. 172.

Aucune force humaine ne possède une action destructive comparable 60,000 hommes périrent, en 1693, en Sicile, en quelques minutes 30 à 40,000 furent frappés, en 1797, à Riobamba.

Les tremblements de terre se produisent dans le granit comme dans le micaschiste, dans le grès, dans le trachyte comme dans l'amygdaloïde. La propagation de la secousse ou des ondes est déterminée par la structure mécanique des roches, non par leur composition chimique, et l'on voit, depuis des siècles, les ondes s'interrompre en certains endroits, dont les Péruviens disent qu'ils forment pont (*hacen puente*). On a remarqué que les tremblements de terre exercent souvent une action prononcée sur les volcans. Ainsi, une colonne de fumée qui s'échappait du volcan de Pasto disparut subitement le 4 février 1797, pendant le tremblement qui détruisit Riobamba, à 36 myriamètres plus loin vers le sud. Par contre, on a vu les tremblements de la Sicile et de l'Italie inférieure diminuer de fréquence et d'intensité, depuis que l'Etna vomit le feu.

Peltier pensait que la tension électrique des nuages pouvait jouer un rôle dans la production des tremblements de terre, et voici son raisonnement. Supposons un nuage chargé d'une puissance électrique ; ce nuage par influence développera dans le sol une tension contraire et dépendante de la hauteur à laquelle il se trouve. Supposons maintenant ce nuage en mouvement ; l'électricité qu'il a appelée par influence à la surface du sol devra nécessairement le suivre. Tant que les terrains seront suffisamment conducteurs, aucun phénomène sensible n'aura lieu. Mais lorsque l'électricité rencontrera sur son passage un terrain moins conducteur qui l'arrêtera, elle s'accumulera devant cet obstacle ; et quand sa tension sera devenue suffisante, elle fera irruption sur ce nouveau terrain : or c'est cette projection instantanée d'une grande quantité d'électricité accumulée sur le bord d'une espèce particulière de terrain qui peut, selon Peltier, donner naissance, dans quelques circonstances, à des mouvements horizontaux du sol (1).

ART. II. — Effets des tremblements de terre.

Ce qui nous saisit, dit M. de Humboldt, c'est que nous perdons tout à coup notre confiance innée dans la stabilité du sol. Dès notre enfance, nous étions habitués au contraste de la mobilité de l'eau avec l'immobilité de la terre. Le sol vient-il à trembler, ce moment suffit pour détruire

(1) *Notice sur la vie et les travaux scientifiques* de J.-C.-A. Peltier. Paris, 1847, p. 447.

l'expérience de toute la vie. Une puissance inconnue se révèle tout à coup, et nous nous sentons rejetés violemment dans un chaos de forces destructives. Alors chaque bruit, chaque souffle d'air exerce l'attention ; on se défie surtout du sol sur lequel on marche. Les animaux, principalement les porcs et les chiens, éprouvent cette angoisse ; les crocodiles de l'Orénoque, d'ordinaire aussi muets que nos petits lézards, fuient le lit ébranlé du fleuve et courent en rugissant vers la forêt (1).

S'il n'est pas donné à l'homme de prévoir les tremblements de terre, cependant les quadrupèdes, les oiseaux, les poissons même, semblent quelquefois en pressentir l'approche : le mugissement des uns, le vol extraordinaire des autres, et la manière de nager des derniers, annoncent assez qu'ils ont le sentiment de quelque grande perturbation prochaine. Le voyageur français de Grandpré parle d'un autre phénomène remarquable qui aurait lieu dans les tremblements de terre ainsi que dans les ouragans : C'est, dit-il, que dans le calme, dans le silence perfide qui précède la catastrophe, les feuilles des arbres éprouvent un frémissement qui les agite, malgré le repos de l'atmosphère, comme si le danger les animait ou leur inspirait un sentiment d'épouvante.

Paul Orose rapporte que le consul Sempronius se trouvant en présence de l'ennemi, dans la marche d'Ancône, la terre se mit à trembler avec un si horrible bruit, que les deux armées épouvantées furent longtemps avant d'oser commencer le combat. Un événement semblable eut lieu, au rapport de Tite-Live, pendant la bataille qu'Annibal gagna contre les Romains, près du lac de Pérouse ; mais il ajoute que, de part et d'autre, les soldats étaient si acharnés, qu'ils ne s'aperçurent pas de ce tremblement de terre, dont la violence renversa cependant les principaux édifices de plusieurs villes d'Italie, détourna le cours des fleuves, fit entrer la mer dans les rivières, et renversa les montagnes. Cicéron parle d'un autre tremblement de terre qui fut ressenti à Rome pendant trente-huit jours. Pline rapporte que la ville de Modène éprouva, 92 ans avant J.-C., un violent tremblement de terre par suite duquel deux montagnes furent portées l'une vers l'autre, s'entre-choquèrent avec un grand bruit, et se séparèrent ensuite. Sous le règne de Galien, associé à l'empire en l'an 253, il y eut un tremblement de terre si épouvantable à Rome, que plusieurs personnes en moururent de frayeur ; les commotions, qui durèrent plusieurs jours, furent accompagnées d'épaisses ténèbres, et se firent ressentir jusqu'en Asie et en Afrique. La mer en furie submergea plusieurs villes.

(1) *Cosmos*, traduction française, t. I, p. 243.

Le 17 avril 1556, un événement du même genre dévasta la province de Chansy en Chine. Le Portugais Fernand Pinto, qui naviguait alors dans les mers voisines, apprit que la terre avait commencé à trembler vers onze heures du soir avec beaucoup de violence, que le mouvement avait duré pendant deux heures entières, et qu'un espace de soixante lieues de tour avait été englouti. De toutes les créatures vivantes, il n'échappa, dit ce voyageur, qu'un enfant de sept ans qui fut présenté à l'empereur comme un protégé du destin (1).

Le tremblement de Lisbonne, le plus épouvantable des temps modernes, eut lieu le 1er novembre 1755. A 9 heures 45 minutes du matin, on entendit sous terre un bruit semblable à celui du tonnerre, et, immédiatement après, un violent choc renversa la plus grande partie de la ville. En six minutes environ, 60,000 personnes périrent; la mer se retira d'abord, et s'éleva bientôt à plus de 50 pieds au-dessus de son niveau ordinaire. Les montagnes d'Arrabida, d'Estrella, de Marao et de Cintra, qui appartiennent aux plus grandes chaînes du Portugal, furent violemment ébranlées; la plupart d'entre elles s'ouvrirent à leur sommet et se déchirèrent jusque vers leur base, et des masses de rochers roulèrent dans les vallées voisines. Des flammes qui paraissent avoir été électriques sortirent de ces montagnes; elles étaient accompagnées de fumée; mais de grands nuages de poussière donnèrent probablement lieu à cette apparence. Un quai solidement construit en marbre s'affaissa tout à coup; un grand nombre de bateaux et de petits navires attachés à l'ancre près de là, et tous remplis de peuple, furent ensevelis dans un gouffre qui se forma subitement et qui parut avoir une centaine de brasses de profondeur. Cette catastrophe s'étendit à une distance vraiment remarquable. On éprouva des secousses le même jour, non-seulement en Portugal et en Espagne, mais dans presque toute l'Europe, dans l'Afrique septentrionale et même en Amérique. Ainsi le port de Sétubal, à 20 lieues au sud de Lisbonne, fut englouti; une grande vague balaya la côte d'Espagne, et s'éleva, dit-on, de 60 pieds à Cadix; à Kinsale, en Irlande, l'eau envahit le port, et plusieurs vaisseaux pirouettèrent et allèrent tomber sur la place du marché. L'agitation des lacs, des rivières et des sources fut extraordinaire dans la Grande-Bretagne; dans le lac Lomond, en Écosse, l'eau s'abaissa au-dessous de son niveau ordinaire, et s'éleva ensuite en franchissant les bords : le terme de son plus grand abaissement et de sa plus grande élévation fut de 2 pieds

(1) *Mémorial portat. de chronologie*, p. 908.

4 pouces. Enfin, de légères oscillations se firent sentir en Suède, en Norwége, en Hollande, en France, en Allemagne, en Suisse, en Italie et en Corse. L'une des sources de Néris s'éleva de 4 pieds. A Alger et à Fez, en Afrique, l'agitation de la terre fut si violente, que le nombre des victimes humaines fut d'environ 10,000, et que tout le bétail fut englouti; sur la côte de Tanger, la mer franchit ses limites ordinaires jusqu'à dix fois de suite. A Funchal, dans l'île de Madère, elle s'éleva d'environ 50 pieds au-dessus de sa hauteur ordinaire; à Antigoa, comme à Barbade, et dans quelques autres Antilles, on ressentit aussi plusieurs secousses (1).

En 1783, lors du tremblement de terre de la Calabre, près de Seminara, à trois quarts de lieue au sud-est de Palmi, un champ d'oliviers, un verger et une petite maison habitée, furent lancés à la distance de 200 pieds dans une vallée de 60 pieds de profondeur. Les oliviers demeurèrent sur pied, et donnèrent, la même année, une récolte abondante; la maison resta intacte, et ceux qui l'habitaient n'éprouvèrent d'autre dommage que la frayeur et la contrariété d'un changement de position qui, du sommet d'un plateau, les plaçait au fond d'une vallée. En même temps, une profonde crevasse s'ouvrit sur une autre partie du plateau; la rivière y entra et laissa à sec son ancien lit.

ART. III. — Volcans.

On entend, sous ce nom, des montagnes ou des collines qui, par une ou plusieurs ouvertures situées au sommet ou sur les flancs, lancent des laves, des cendres, des pierres, des flammes, de la boue, et des vapeurs ammoniacales ou sulfureuses. Les volcans qui ont cessé de lancer des laves et des flammes passent souvent à l'état de solfatares, c'est-à-dire qu'ils ne jettent plus que des vapeurs sulfureuses; cependant quelques solfatares paraissent n'avoir pas été antérieurement ignivomes. Le sommet d'un volcan, presque toujours tronqué, se termine ordinairement par une cavité nommée cratère.

Les volcans ne sont pas disséminés au hasard sur la surface de la terre; beaucoup plus nombreux dans l'Asie, dans l'Amérique et l'Océanie que dans l'Europe et l'Afrique, ils ne sont isolés nulle part : partout ils forment des groupes et des systèmes, et ces systèmes composent même de vastes régions volcaniques. Il existe cinq régions volcaniques modernes. La première et la plus grande est celle qui est formée, d'un côté, de toutes

(1) Huot, *Géographie physique*. Paris, 1839, p. 219.

les terres américaines qui bordent l'océan Pacifique et de toutes les îles de cet océan qui dépendent de l'Amérique ; de l'autre, de toutes les terres asiatiques septentrionales et des îles qui bordent l'Asie sur la limite occidentale de l'océan Pacifique ; enfin, de toutes les îles dispersées ou groupées au sein de cet océan. La seconde est formée des volcans de la Méditerranée européenne ; la troisième, de ceux de la Méditerranée colombienne ; la quatrième, des volcans de l'Islande et du Groënland ; la cinquième, enfin, de ceux des Açores et des Canaries. On pourrait considérer comme une sixième région la région continentale des volcans de l'Asie centrale, signalée depuis longtemps par les auteurs chinois.

La hauteur à laquelle les laves sont lancées ne peut s'évaluer qu'approximativement. M. d'Aubuisson de Voisins porte la vitesse avec laquelle elles s'élèvent dans les airs, à 4 ou 500 mètres par *seconde*, c'est-à-dire à peu près à celle qu'ont les boulets à la sortie du canon. Celles que lança le Vésuve en 1779 restèrent 20 à 25 secondes dans l'air. M. della Torre a calculé que celles que ce volcan rejeta en 1755 s'étaient élevées à 956 pieds : cependant elles n'avaient été que 8 secondes en l'air. Aussi a-t-on évalué à plus de 3,600 pieds, la hauteur à laquelle se sont élevées quelques-unes de ces déjections. Le Cotopaxi a jeté, à 3 lieues de son cratère, des masses de 10 mètres cubes.

Les courants de laves suivent, comme tous les corps fluides, une marche plus ou moins rapide, selon l'inclinaison du plan qu'ils parcourent, ou selon la résistance des obstacles qu'ils rencontrent.

Quelquefois la lave prend assez promptement à sa surface une solidité assez grande pour qu'on ait de la peine à y enfoncer un bâton : c'est ce qu'éprouva Hamilton, au Vésuve, en 1765. Il traversa même un courant de lave large d'environ 20 pieds, et qui coulait encore. En général, la lave coule *lentement :* celle du Vésuve semble plus *rapide* que celle de l'Etna. La vitesse moyenne de celle du Vésuve paraît être de 800 mètres par heure, et celle de l'Etna de 400 ; l'une et l'autre sur des plans à peu près également *inclinés*. Mais, sur un plan presque horizontal, celle de l'Etna est même des journées entières pour avancer de *quelques pas*. Dolomieu cite un courant qui fut *deux ans* à parcourir un espace de 3,800 mètres. D'autres courants de lave coulaient encore, dix ans après leur sortie du volcan. On a même observé, sur l'Etna, des laves qui fumaient vingt-six ans après l'éruption qui les avaient rejetées.

Dans l'éruption du Cotopaxi, en 1742, pendant que les académiciens français mesuraient un degré du méridien, les flammes et les matières incandescentes s'élevèrent à 500 toises au-dessus de la montagne ; les neiges dont elle était couverte se fondirent et formèrent un torrent dont les vagues avaient de 60 à 100 pieds de hauteur, et une vitesse de 40 à 50 pieds par seconde, au rapport de Bouguer et de la Condamine. En 1743, ses mugissements furent entendus à Hurda, à une distance de 200 lieues ; à Guayaquil, éloigné de 52 lieues, ils ressemblaient à de violents coups de tonnerre. Cette éruption fondit les neiges de la montagne en si grande quantité, qu'en moins de trois heures de temps, un pays de 18 lieues d'étendue fut inondé. Autre éruption en mai 1774 : les flammes s'ouvrirent un nouveau passage ; le volcan continua à brûler jusqu'au mois de novembre, et vomit d'énormes quantités de cendres, qui noircirent les eaux d'un fleuve immense à une distance de plus de cent lieues. Une autre éruption eut lieu l'année suivante : la Condamine affirme que le bruit en fut entendu à 120 lieues ; que le volcan lança à plus de 3 lieues des quartiers de rochers de 15 toises cubes, et que le vent porta des cendres en mer à une distance de 80 lieues (1).

En 1825, une partie de l'équipage de la corvette anglaise *la Blonde* visita, dans l'île d'Haouau, une des Sandwich, le volcan Keraouia. Le cratère de ce volcan, au lieu d'être, comme d'ordinaire, un cône tronqué, forme une large et profonde crevasse dans les flancs de la montagne. On n'y pénètre qu'en s'élevant jusqu'au point le plus haut de l'ouverture, et en descendant de là dans l'intérieur, qui présente un gouffre embrasé de 8 milles de circonférence et de 1,500 pieds de profondeur, contenant cinquante petits cratères constamment en éruption. Les voyageurs anglais descendirent, non sans peine et sans dangers, presque au fond de cet immense entonnoir. Le missionnaire Stewart, l'un d'eux, a publié les détails de cette intéressante et périlleuse investigation, ainsi que les circonstances d'une éruption dont lui et ses compagnons de voyage furent témoins. « Nous vîmes, dit-il dans sa relation, une épaisse colonne de fumée sortir du cratère et se diriger vers nous : elle partait du grand cône que nous avions visité la veille, et qui nous avait paru immobile depuis très longtemps. Le bruit souterrain cessa ; quelques instants après, des flammes, des pierres rougies, des cendres, sortirent du volcan et s'élevèrent à une grande hauteur ; des laves enflammées, dont nous avions peine à soutenir l'éclat, se répandirent sur les parois du cône. Un lac de feu, d'environ 2 milles de tour, fut formé en quelques minutes ; sa surface,

(1) *Mémorial portatif de chronologie*, II, p. 941.

agitée comme celle d'une mer orageuse, se couvrit de vagues, dont quelques-unes n'avaient peut-être pas moins de 49 pieds de hauteur. Les indigènes d'Haouau placent dans leur volcan une divinité qu'ils nomment *Pélé* ou *Pailai*, tantôt bienfaisante, et tantôt cruelle dans ses vengeances. »

Le voyageur Bleskenius, qui avait résidé plusieurs années en Islande pendant le XVIe siècle, rapporte qu'une flamme très vive, sortie du mont Hécla, éclaira subitement tout le pays dans la nuit du 19 novembre 1563; une heure après on ressentit des secousses de tremblement de terre, et des bruits de tonnerre si horribles se firent entendre, que l'on crut l'île menacée d'une catastrophe complète; les eaux de la mer s'éloignèrent à plus de 2 lieues du rivage ordinaire. En 1766, une éruption violente dura depuis le 4 avril jusqu'au 7 septembre : une grêle de pierres brûlantes tomba dans un rayon de 3 lieues autour de la montagne, et cependant le vaste amas de neige et de glaces qui couronne sa cime ne fut pas dissous; à 17 lieues de distance, le pays fut environné d'une obscurité si profonde et si absolue, qu'on ne pouvait pas même se conduire en sûreté. Nouvelles éruptions de l'Hécla en 1771, 1772 et 1779. Le 8 juin 1783, un incendie de ce volcan fut accompagné des circonstances les plus désastreuses et les plus singulières. La montagne vomit une quantité prodigieuse de soufre, de sable, de cendres brûlantes, et jeta aussi une substance grasse, noirâtre, semblable à de la poix fondue. Une pluie froide accompagna l'éruption; à quelque distance, une grande abondance de neige couvrit le sol. La lave brûlante, en contact avec l'eau froide, produisit une vapeur si épaisse, que le soleil en fut obscurci : cet astre parut couvert d'un voile de sang. Un torrent de lave tomba dans le lit d'un fleuve considérable, et en tarit tout à coup les eaux. D'énormes bouleversements de terrains eurent lieu dans plusieurs cantons de l'île : 21 villages furent détruits, 34 autres endommagés; 12 rivières ou fleuves se desséchèrent entièrement. Plusieurs sources d'eau chaude disparurent; d'autres, inconnues jusqu'alors, jaillirent tout à coup. A quelque distance du volcan, trois jets de feu, qui se déclarèrent à la fois, après avoir brillé quelque temps séparément, se réunirent en une seule gerbe, qui s'éleva si prodigieusement, qu'on l'aperçut à plus de 34 milles danois de distance. Des maladies graves attaquèrent dans le même temps le bétail et les hommes (1).

Plusieurs historiens ont signalé la coïncidence d'un phénomène singu-

(1) *Mémorial portatif de chronologie*, t. II, p. 948.

lier avec certaines éruptions volcaniques, coïncidence que nous mentionnons sous toutes réserves. On lit dans les *Œuvres de Boyle* (1) : « Il est certain que les vapeurs et les exhalaisons qui sortent des entrailles de la terre peuvent produire des effets très bizarres. On en a la preuve convaincante dans les croix lumineuses qui se produisirent, en 1660, dans le royaume de Naples, après une éruption du Vésuve. Ces croix se manifestèrent sur les vêtements de lin, tels que les manchettes des chemises, sur les tabliers des femmes, les draps de lit qui, pendant l'éruption, avaient été à l'air. On a compté jusqu'à trente croix sur une nappe d'autel, et quinze sur la manche d'une chemise. La couleur, la dimension et la forme de ces croix variaient à l'infini. L'eau simple ne parvenait pas à effacer ces traces, il fallait y ajouter du savon. Leur durée variait aussi beaucoup ainsi : les unes se conservaient pendant dix jours, les autres pendant quinze jours, enfin d'autres encore plus longtemps. »

CHAPITRE VII.

MAGNÉTISME TERRESTRE.

ART. Ier. — Déclinaison.

Le magnétisme terrestre doit être attribué, soit aux inégalités de la température du globe, soit à ces courants galvaniques que l'on considère comme de l'électricité en mouvement dans un circuit fermé (2). La marche mystérieuse de l'aiguille aimantée dépend à la fois du cours du soleil et de la position géographique ; ses manifestations fournissent, en conséquence, des indications relatives au temps et à l'espace. Les Grecs et les Romains ont connu très anciennement la force d'attraction des aimants naturels (3), mais les Chinois paraissent avoir été les premiers à employer des *balances magnétiques* dans leurs voyages à travers les steppes immenses de la Tartarie, et c'est à la boussole qu'il est permis d'attribuer leur supériorité sur les géographes grecs et romains, qui ne connurent même jamais la véritable direction des Pyrénées et des Apennins.

La force magnétique de la terre se manifeste à la surface par trois ordres

(1) *Works of M. Boyle*, in-fol., t. IV, p. 293.
(2) *Cosmos*, t. I, p. 200.
(3) On lit dans Pline : « *Sola hæc materia ferri vires a magnete lapide accipit retinetque longo tempore.* » (XXXIV, 14).

de phénomènes : la déclinaison, l'inclinaison et l'intensité de l'aiguille, phénomènes qui se représentent graphiquement par les lignes isogoniques, isocliniques et isodynamiques. Ces lignes sont soumises à de continuelles oscillations.

On appelle déclinaison l'angle formé par l'aiguille aimantée, placée ou suspendue horizontalement, avec la direction du méridien du lieu. Elle varie avec les années. D'après les plus anciennes observations faites à Paris, la déclinaison était d'abord orientale, puis l'aiguille a marché pendant plus de deux siècles vers l'ouest (1). Ainsi :

A Paris, en 1580, elle était orientale et égale à................ 11° 30′
en 1618, elle n'était plus que de.................... 8° 0′
en 1663, l'aiguille se dirigeait droit au pôle. Après être restée deux ans dans cette position, elle s'est continuellement éloignée du pôle en marchant vers l'ouest.
A Paris, en 1678, la déclinaison occidentale était déjà de........ 1° 30′
en 1700, de.................................. 8° 10′
en 1767, de.................................. 19° 16′
en 1780, de.................................. 19° 55′
en 1785, de.................................. 22° 0′
en 1805, de.................................. 22° 5′
en 1813, de.................................. 22° 28′
en 1816, de.................................. 22° 25′,2
en 1817, de.................................. 22° 19′
Enfin en 1818, de.................................. 22° 26′

La déclinaison de l'aiguille aimantée, à Paris, a été mesurée en 1854, par MM. Laugier et Ch. Mathieu, dans le grand jardin de la Maternité, en un point situé à 130 mètres environ au nord de la face septentrionale de l'Observatoire. Le 2 septembre 1854, vers 1 heure 10 minutes après midi, ils ont trouvé, à la température de 22°,6, une déclinaison occidentale de 20° 10′,8.

Indépendamment de cette observation, ils en ont fait quatre autres, en quatre points de l'enceinte continue. Le premier est situé derrière Montmartre, sur le terre-plein du bastion n° 39; le second près des prés Saint-Gervais, sur le terre-plein du bastion n° 24 ; le troisième près de la Maison-Blanche, sur le terre-plein du bastion n° 88 ; enfin le quatrième à Vaugirard, sur le terre-plein du bastion n° 71. Si l'on considère le méridien magnétique passant par l'église Saint-Germain l'Auxerrois, prise comme centre de Paris, ces quatre points correspondent à peu près au

(1) Voyez *Annuaire du Bureau des longitudes pour* 1819, p. 140.

nord, à l'est, au sud et à l'ouest magnétique de la ville. Voici les résultats obtenus :

STATIONS.	Déclinaison magnétique.	Température.	Date de l'observation.		
Montmartre.......	20° 3',5	22°,7	1er septembre.......	à 1h.	10m.
Prés Saint-Gervais..	2',0	24°,6	29 août............	1	15
Maison-Blanche....	9',1	25°,4	31 août............	1	10
Vaugirard.........	11',7	20°,6	27 août............	1	20

Les plus grandes déclinaisons de l'aiguille aimantée ont été observées pendant les voyages de Cook et du chevalier de Langle. Le premier a trouvé par 60° de latitude australe et par 92° 35' de longitude, que l'aiguille déviait à l'orient de 43° 6' ; le second de ces navigateurs a observé une déclinaison de 45° vers le 62° de latitude nord, entre le Groënland et la terre de Labrador.

ART. II. — Inclinaison et intensité.

Une aiguille d'acier, soutenue par son centre de gravité, peut rester dans une position horizontale ; mais aussitôt qu'elle a acquis la vertu magnétique, elle s'incline très sensiblement. Dans notre hémisphère, c'est l'extrémité boréale de l'aiguille qui s'abaisse au-dessous de l'horizon ; on observe le contraire dans l'hémisphère austral. A Paris, le 11 juillet 1818, entre 11 heures et 2 heures du soir, Arago a trouvé, à l'aide d'une bonne boussole de Lenoir, l'inclinaison de l'aiguille de 68° 35'. Le même instrument avait donné en octobre 1810, 68° 50'. L'inclinaison observée par MM. Mauvais et Laugier, avec une boussole et deux aiguilles de Gambey, a été trouvée, par une moyenne de plusieurs déterminations, de 66° 28' le dimanche 4 décembre 1853, à 2 heures 30 minutes après midi. L'observation a été faite dans un pavillon qui était situé à l'extrémité sud de la terrasse de l'Observatoire. D'après les mesures faites à l'Observatoire, jusqu'en 1853, la diminution annuelle de l'inclinaison est sensiblement de 3'.

L'inclinaison varie très rapidement, quand on change de latitude. Ainsi, par 15° de latitude, cet angle n'est plus que de 50°, et enfin dans le voisinage de l'équateur, l'aiguille est horizontale. La ligne sans inclinaison, ou l'équateur magnétique, coupe l'équateur terrestre sous un angle aigu, en sorte qu'une de ses parties se trouve dans notre hémisphère, et l'autre dans l'hémisphère opposé.

Dans son ascension aérostatique, M. Gay-Lussac a reconnu que l'action du magnétisme ne diminue pas sensiblement, lors même qu'on s'élève dans l'atmosphère à une hauteur de près de 7,000 mètres, et M. de Humboldt a découvert qu'en s'avançant de l'équateur vers le pôle, cette action, au contraire, va toujours en augmentant. Si l'on représente par 100 l'intensité à l'équateur, elle sera 127 à Naples, 134 à Paris et 137 à Berlin; ces différences en occasionnent d'ailleurs de très sensibles dans la durée des oscillations, car la même aiguille qui, à Paris, donne 245 oscillations pendant un certain nombre de secondes, n'en fait plus, dans le même espace de temps, que 211 à l'équateur (1).

ART. III. — Action de la foudre et du fer des navires sur la boussole.

Une forte décharge électrique produit parfois un renversement des pôles; méconnu par les navigateurs, il peut donner lieu à la perte des navires. Arago a été témoin d'un naufrage causé par une circonstance de ce genre : un bâtiment génois qui faisait route pour Marseille fut frappé par la foudre à peu de distance d'Alger; les aiguilles des boussoles firent toutes une demi-révolution, quoique ces instruments ne parussent pas endommagés, et le bâtiment vint se briser sur la côte, au moment où le pilote croyait avoir le cap au nord.

Les grandes masses de fer qui entrent dans les constructions des navires, ou qui font partie de son armement, exercent également sur la boussole une action prononcée et produisent des déviations considérables, parfois de 20°, qui exposent les navigateurs à de grands dangers. Cette source d'erreur paraît avoir été signalée pour la première fois par Wales, astronome de l'expédition de Cook; mais il était réservé à M. Barlow, professeur à Woolwich, d'indiquer les moyens les plus propres à s'en garantir : parmi ces moyens, nous nous bornerons à signaler le placement de l'*habitacle* à la plus grande distance possible de toutes les pièces de fer. Ces dernières exercent aussi une influence notable sur la marche des chronomètres nautiques, dont l'heure est souvent altérée de 5″ à 10″ par jour.

(1) On appelle pôles magnétiques terrestres, les points de la surface de la terre où l'aiguille aimantée, suspendue par son centre de gravité, se tient verticale. L'inclinaison y est à 90°, et l'intensité horizontale y est nulle. Les deux pôles magnétiques correspondaient, en 1825, selon M. Gauss :

Pôle nord........... 73° 30′ lat. N. et 97° 30′ longit. O.
Pôle sud............ 72° lat. S. et 151° longit. E.

Selon M. Duperrey :

Pôle nord.......... 70° 5′ lat. N. et 99° 12′ longit. O.
Pôle sud........... 75° 20′ lat. S. et 130° 10′ longit. E.

Voyez *Carte physique et météorologique du globe terrestre*, 3ᵉ édition.

Dans l'hiver de 1811 à 1812, le *Héro*, navire anglais de 74 canons, s'est perdu au Texel, avec plusieurs des bâtiments marchands qu'il escortait. Il ne se sauva que huit matelots. Le *Saint-Georges*, de 98, amiral Reynolds, et la *Défiance*, de 74, éprouvèrent le même sort sur la côte de Jutland. L'amiral, le capitaine de la *Défiance*, près de trois mille matelots, furent noyés. En 1810, le *Minotaure*, de 64, fit naufrage à l'embouchure du Texel, le 22 décembre ; trois cent soixante matelots périrent. Scoresby regarde comme très probable que ces quatre naufrages n'auraient pas eu lieu, si les commandants avaient connu les moyens de tenir compte de la déviation locale de la boussole. En 1804, soixante-neuf navires marchands firent voile de Cork, le 26 mars, sous l'escorte de deux vaisseaux de ligne anglais, le *Carysford* et l'*Apollon*. Le 2 avril, dans la nuit, pendant que l'*Apollon*, d'après l'*estime*, était à 100 milles (40 lieues) de terre, il se brisa sur la côte de Portugal, près du cap Mondego. Vingt-neuf vaisseaux marchands qui avaient dirigé leur route sur celle de l'*Apollon*, firent également naufrage. Il périt dans cette catastrophe près de trois cents matelots. On a longtemps attribué ce naufrage à l'action des courants ; mais il paraît constaté, d'après la discussion à laquelle Scoresby s'est livré, qu'il faut plutôt en chercher la cause dans une erreur accidentelle de la déclinaison, qui trompa le capitaine de l'*Apollon* (1).

ART. IV. — Variation de l'inclinaison et de l'intensité magnétique d'un lieu à un autre.

M. Hansteen a résumé, dans le tableau suivant, l'inclinaison et l'intensité magnétique d'un grand nombre de points du globe. L'intensité magnétique est supposée être égale à 1 sous l'équateur magnétique (2).

LIEUX DES OBSERVATIONS. *Hémisphère austral.*	Inclinaison de l'aiguille.	Intensité.
Port du Nord	75°50′	1.5773
Port du Sud	70 48	1.6133
Sourabaya à Java	25 40	0.9348
Amboine	20 37	0.9332
Lima	9 59	1.0773
Équateur magnétique au Pérou	10 0	1.0000

(1) *Œuvres de F. Arago*, t. I, p. 465.
(2) Voyez *Journal de Brewster* de 1826.

LIEUX DES OBSERVATIONS. *Hémisphère boréal.*	Inclinaison de l'aiguille.	Intensité.
Tomependa	3° 11′	1.0191
Loxa	5 24	1.0095
Cuença	8 43	1.0286
Quito	13 22	1.0675
San-Antonio	14 25	1.0871
San-Carlos	20 47	1.0480
Popayan	20 53	1.1170
Santa-Fé de Bogota	24 16	1.1473
Javita	24 19	1.0675
Esmeralda	25 58	1.0577
Carichana	30 24	1.1575
Saint-Thomas	35 6	1.1070
Carthagena	35 15	1.2938
Cumana	39 47	1.1779
Mexico	42 10	1.3155
Mer Atlantique, par 12° 34′ de latitude nord et 53° 44′ de longitude ouest de Paris	45 8	1.2300
Portici	60 5	1.2883
Naples	61 35	1.2745
Rome	61 57	1.2642
Vésuve, cratère	62 0	1.1933
Santa-Cruz de Ténériffe	62 25	1.2725
Valencia	63 38	1.2405
Florence	63 51	1.2782
Mer Atlantique, par 32° 16′ de latitude nord et 2° 52′ de longitude ouest	64 21	1.2938
Barcelone	64 37	1.3482
Marseille	65 10	1.2938
Nîmes	65 23	1.2938
Milan	65 40	1.3121
Montpellier	65 53	1.3482
Airola	65 55	1.3090
Turin	66 3	1.3364
Medina del Campo	66 9	1.2938
Lans-le-Bourg (mont Cenis)	66 9	1.3227
Come	66 12	1.3104
Saint-Michel	66 12	1.3488
Lyon	66 14	1.3334
Saint-Gothard	66 22	1.3138
Mont Cenis	66 22	1.3441
	66 42	1.3069
Altorf	66 53	1.3228
Mer Atlantique, par 38° 52′ de latitude nord et 24° 10′ de longitude ouest de Paris	67 40	1.3155
Madrid	67 41	1.2938
Tubingen	68 4	1.3569

LIEUX DES OBSERVATIONS.	Inclinaison de l'aiguille.	Intensité.
Ferrol	68°32'	1.2617
Paris	69 12	1.3482
Göttingen	69 29	1.3485
Berlin	69 53	1.3703
Berlin	68 50	1.3533
Dantzig	69 44	1.3737
Londres	69 55	1.3697
Ystad	70 13	1.3742
Schleswig	70 36	1.3814
Copenhague	70 36	1.3672
Odensée	70 50	1.3650
Helsingborg	70 50	1.3782
Holding	70 53	1.3846
Soroë	70 57	1.3842
Friedrichsbourg	70 59	1.4028
Aarhus	71 13	1.3838
Aalborg	71 27	1.3660
Friedrichshaven	71 48	1.3842
Gothenbourg	71 58	1.3826
Altorp	72 14	1.3891
Korsœr	72 24	1.3735
Christiania	72 34	1.4195
Bogstadt	72 34	1.4378
Drummen	73 37	1.3771
Gran	73 45	1.3221
Konsberg	73 47	1.4144
Bergen	74 3	1.4220
Haro (Islande), par 70° 42' de latitude nord et 57° 26' de longitude ouest de Paris	82 49	1.6400
Baie de Baffin, par 76° 8' de latitude nord et 81° 11' de longitude ouest de Paris	86 0	1.6885 (1)

CHAPITRE VIII.

ÉTENDUE, CONFIGURATION ET RELIEF DES CONTINENTS.

ART. Ier. — Étendue, configuration et relief en général.

L'eau recouvre près des trois quarts de la surface du globe, et la superficie de la terre ferme est à celle de l'élément liquide, selon Rigaud (2), dans le rapport de 100 à 270 ; selon d'autres auteurs, dans celui de 100 à 284.

(1) *OEuvres de F. Arago*, p. 532.

(2) *Transact. of the Cambridge philos. Society*, t. VI, p. 2 ; 1837, p. 297.

Les îles qui occupent dans l'hémisphère boréal trois fois plus de surface que dans l'hémisphère austral, égalent à peine la vingt-troisième partie des masses continentales. L'hémisphère austral et l'hémisphère occidental, en comptant ce dernier du méridien de Ténériffe, sont essentiellement océaniques. L'ancien continent est dirigé en masse du S.-O. au N.-E. Le continent occidental, au contraire, suit pour ainsi dire un méridien. Tous deux sont coupés au nord dans la direction du 70e parallèle, et se terminent au sud en pyramide avec des prolongements sous-marins. On ignore si les pôles sont placés sur la terre ferme ou au milieu d'un océan couvert de glace. L'Europe peut être considérée comme la péninsule occidentale de la masse compacte du continent asiatique; elle est en effet, sous le rapport du climat, à l'ensemble de l'ancien continent ce qu'est la Bretagne au reste de la France, et la forme articulée et richement accidentée a dû exercer une influence marquée sur sa civilisation.

La configuration des continents dans le sens vertical ne mérite pas moins d'attention que leur forme articulée et les découpures de leurs rivages. En divisant les pays en bassins, en vastes cirques, comme en Grèce et dans l'Asie Mineure, l'agroupement des montagnes, dit M. de Humboldt, individualise et diversifie le climat des plaines sous le rapport de la chaleur, de l'humidité, de la diaphanéité de l'air, de la fréquence des vents et des orages; circonstances qui influent sur la variété des productions et des cultures, sur les mœurs, les formes des institutions et les haines nationales. Ce caractère d'individualité géographique atteint, pour ainsi dire, son *maximum* là où les différences de configuration du sol dans le plan vertical et le plan horizontal, dans le relief et la sinuosité des contours (l'articulation de la surface plane), sont simultanément les plus grandes possibles.

Tous les géologues admettent aujourd'hui l'émersion des continents comme due à un soulèvement effectif, et non à une dépression du niveau général des mers. Toute la côte suédoise et finlandaise s'élève de $1^{m},3$ par siècle ; tandis que, selon Nilson (1), la Suède méridionale s'affaisse. Le soulèvement de la croûte terrestre sur divers points du globe explique son abaissement sur d'autres. On sait aujourd'hui que le niveau de la mer Caspienne est à $26^{m},045$ au-dessous de la mer Noire, et le niveau du lac Tibériade et de la mer Morte de 400 mètres au-dessous de celui de la Méditerranée (2).

(1) Berzelius, *Rapport annuel sur les progrès des sciences physiques*, n° 18, p. 686.

(2) Voy. *Carte physique et météorologique du globe.*

Plus l'imagination s'étonne de la hauteur et de la masse des chaînes de montagnes, plus il importe de mettre en lumière la faiblesse relative de leur volume, comparé à celui des continents. Supposons que la masse entière des Pyrénées fût uniformément répartie sur la surface de la France, le sol de ce pays n'en serait exhaussé que de 3 mètres. Selon M. de Humboldt, le centre de gravité de la terre ferme est situé :

Pour l'Europe	à 205 mètres.
Pour l'Amérique du Nord	228
Pour l'Asie	355
Pour l'Amérique du Sud	351

ART. II. — Altitude des principales montagnes du globe.

L'altitude des lieux exerce une influence considérable sur les phénomènes physiques et médicaux, et la connaissance précise de cet élément est d'une haute importance au point de vue de la géographie médicale (1).

Nous donnons dans le tableau suivant l'élévation au-dessus du niveau de la mer, des principales montagnes du globe.

EUROPE.

	Mètres.		Mètres.
Mont-Blanc (Alpes)	4810	Pointe Lomnis (Crapats)	2701
Mont-Rose (Alpes)	4636	Monte Rotondo (Corse)	2672
Finsteraarhorn (Suisse)	4362	Monte d'Oro (Corse)	2652
Jungfrau (Suisse)	4180	Lipsze (Crapats)	2534
Ortler (Tyrol)	3908	Sneehaten (Norwége)	2500
Mulahasen (Grenade)	3555	Monte Velliuo (Apennins)	2393
Col du Géant (Alpes)	3426	Mont Athos (Grèce)	2066
Malahite ou Néthou (Pyrénées)	3404	Mont Ventoux	1909
Mont-Perdu (Pyrénées)	3351	Mont-Dore (France)	1886
Le Cylindre (Pyrénées)	3322	Cantal (France)	1857
Maladetta (Pyrénées)	3312	Le Mezen (Cévennes)	1766
Vignemale (Pyrénées)	3298	Sierra d'Estre (Portugal)	1700
Etna (Sicile)	3237	Puy Mary (France)	1658
Pic du Midi (Pyrénées)	2977	Hussoko (Moravie)	1624
Budosch (Transylvanie)	2924	Schneckoppe (Bohême)	1608
Surul (Transylvanie)	2924	Adelat (Suède)	1578
Legnone	2806	Suœfials-Iokull (Islande)	1559
Canigou (Pyrénées)	2785	Mont des Géants (Bohême)	1512

(1) Bouguer est le premier qui ait constaté la déviation du fil à plomb par l'attraction des montagnes, et, dans sa célèbre ascension du Chimborazo, il la trouva de 7″ à 8″. Depuis lors, Maskeline a trouvé au pied des monts Schehaliens, en Écosse, une déviation de 54″.

	Mètres.		Mètres.
Puy-de-Dôme (France)	1465	Mont Erix (Sicile)	1187
Le Ballon (Vosges)	1429	Broken (Hartz-Saxe)	1140
Pointe-Noire (Spitzberg)	1372	Sierra de Foja (Algarves)	1100
Ben-Nevis (Invernshire)	1325	Snowden (pays de Galles)	1089
Fichtelberg (Saxe)	1212	Schehalien (Écosse)	1039
Vésuve (Naples)	1198	Hekla (Islande)	1013
Mont Parnasse (Spitzberg)	1194		

ASIE.

Pics les plus élevés de l'Himalaya (Thibet) : Kunchinginga, partie ouest (Sikim)	8588	Le 23e pic	6925
Idem. Pic est (Sikim)	8481	Pic de la frontière de la Chine et de la Russie	5135
Dwalagiri (Népaul)	8187	Elbrouz (Caucase)	5009
Juwahir (Kumaôon)	7824	Ophyr (île de Sumatra)	3956
Le 12e pic	7088	Mont Liban	2906
Le 3e pic	6959	Petit Altaï (Sibérie)	2202
		Beschtau	1398

AFRIQUE.

Pic de Ténériffe	3710	Montagnes du Pic (Açores)	2412
Montagne d'Ambotismène (Madagascar)	3507	Montagne de la Table (cap de Bonne-Espérance)	1163
Piton des Neiges (île de la Réunion)	3067		

AMÉRIQUE.

Chimborazo (Pérou)	6530	Mont St-Élie (côte N.-E. Amérique)	5113
Nevado de Sorata	6488	Cerro de Potosi	4888
Nevado de Illimani	6456	Mowna-Roa (Owhyee)	4838
Cayambé (Pérou)	5954	Sierra Nevada (Mexique)	4786
Antisana (volcan du Pérou)	5833	Montagnes du beau Temps (côte N.-O. Amérique)	4549
Chipicani	5760	Coffre de Perote	4088
Cotopaxi (volcan du Pérou)	5753	Lac Titicaca	3915
Montagne de Pichu-Pichu	5670	Montagne d'Otaïti (mer du Sud)	3323
Volcan d'Arequipa	5600	Montagnes Bleues (Jamaïque)	2218
Popocatepetl (volcan du Mexique)	5400	Volcan de la Solfatara (Guadeloupe)	1557
Pic d'Orizaba	5295		
Montagne d'Inchocalo	5240		

Passages des Alpes qui conduisent de l'Allemagne, de la Suisse et de la France en Italie.

Passage du mont Cervin	3410	Passage du col Ferret	2321
— du grand Saint-Bernard	2491	— du petit Saint-Bernard	2192
— du col de Seigne	2461	— du Saint-Gothard	2075
— de Furka	2439	— du mont Cenis	2066

	Mètres.
Passage du Simplon	2005
— du mont Genèvre	1937
— du Splügen	1925
La poste du mont Cenis	1906
Le col de Tende	1795
Les Taures de Rastadt	1559
Passage du Brenner	1420

Passages des Pyrénées.

Port d'Oo	3002
Port Viel d'Estaube	2561
Port de Pinède	2499
Port de Gavarnie	2333
Port de Cavarère	2241
Passage de Tourmalet	2177

AMÉRIQUE.

Passages ou cols des deux Cordillères.

Passage de Paquani	4641
— de Gualilas	4520
Passage de Tolapalca	4290
— des Altos de los Huessos	4137

Hauteurs de quelques lieux habités du globe.

Maison de poste d'Ancomarca (Habitée seulement pendant quelques mois de l'année.)	4792
Maison de poste d'Apo	4376
Tacora (village d'Indiens)	4344
Potosi (la partie la plus haute)	4166
Ville de Calamarca	4141
Métairie d'Antisana	4101
Puno (ville)	3911
Oruro (ville)	3792
La Paz (ville, républ. de Bolivia)	3717
Micuipampa (ville, Pérou)	3618
Tupisa (ville, Bolivia)	3049
Ville de Quito	2908
Ville de Caxamarca (Pérou)	2860
La Plata (capitale de Bolivia)	2844
Santa-Fé de Bogota	2661
Ville de Cuença (prov. de Quito)	2633
Cochabamba (ville capitale)	2575
Hospice du grand Saint-Bernard	2491
Arequipa (ville)	2377
Mexico	2277
Hospice du Saint-Gothard	2075
Village de S.-Veran (H.-Alpes)	2040
— de Breuil (val. du mont Cervin)	2007
— de Maurin (Basses-Alpes)	1902
— de Saint-Remi	1604
Village de Heas (chapelle, Pyrénées)	1497
— de Gavarnie (auberge, *id.*)	1335
Briançon	1306
Village de Baréges (cour des bains, Pyrénées)	1241
Palais de St-Ildefonse (Espagne)	1155
Sétif (Algérie)	1100
Bains du Mont-Dore (Auvergne)	1040
Médéah (Algérie)	920
Milianah (Algérie)	900
Pontarlier	828
Jérusalem (mont Sion)	773
St-Sauveur (terr. des bains, Pyr.)	728
Luz (église, Pyrénées)	706
Constantine (Algérie)	650
Madrid	608
Inspruck	566
Munich	538
Lausanne	507
Augsbourg	475
Salzbourg	452
Neufchâtel	438
Plombières	421
Clermont-Ferrand (préfecture)	411
Mascara (Algérie)	400
Genève	372
Freyberg	372

	Mètres.		Mètres.
Ulm	369	Lima	156
Ratisbonne	362	Gœttingue	134
Moscou	300	Vienne (Danube)	133
Tlemcen (Algérie)	300	Toulouse, seuil de l'observatoire, 194^m, et Garonne	132
Gotha	285	Milan (jardin botanique)	128
Turin	230	Bologne	121
Dijon	217	Parme	93
Prague	179	Dresde	90
Mâcon (étiage de la Saône)	170	Paris (Observatoire, 1er étage)	65
Lyon (Rhône, au pont de la Guillotière)	163	Rome (Capitole)	46
Cassel	158	Berlin	40

CHAPITRE IX.

MESURE DES HAUTEURS PAR LES OBSERVATIONS BAROMÉTRIQUES.

Plus la notion de l'altitude d'un lieu a d'importance au point de vue de la Géographie médicale, plus il importe au médecin et au voyageur d'être en état de se fixer sur ce point. Supposons que l'on ait observé à la station inférieure : H, hauteur du baromètre ; T, température du baromètre ; t, température de l'air.

A la station supérieure : h', hauteur du baromètre ; T', température du baromètre ; t', température de l'air.

Désignons par s la hauteur de la station inférieure au-dessus du niveau de la mer, par L la latitude du lieu, et par h la hauteur observée h' réduite à la température T du baromètre à la station inférieure.

La différence de niveau z entre les deux stations a pour valeur :

$$z = 18336^{m} \log \frac{H}{h} \times \left\{ \begin{array}{c} \left[1 + \frac{2(t+t')}{1000}\right] \\ (1 + 0{,}00265 \cos 2\,L) \\ \left(1 + \frac{z + 15926}{6366198} + \frac{s}{3183099}\right) \end{array} \right\}.$$

C'est à cette formule que se ramène l'équation de la *Mécanique céleste* en y introduisant le terme $\frac{s}{3183099}$, qui est relatif à la hauteur de la station inférieure.

Mais h est la hauteur h' réduite de la température T' à la température T :

or, la dilatation du mercure est 0,00018002 pour 1 degré, celle du laiton de l'échelle du baromètre, 0,00001878, et la différence 0,00016124 $=\frac{1}{6200}$. On a donc

$$h = h'\left(1 + \frac{T - T'}{6200}\right);$$

puis

$$18336^{m} \log \frac{H}{h} = 18336^{m} \log \frac{H}{h'} - 1^{m},2843\,(T - T').$$

C'est avec cette formule et la valeur [illegible] que M. Mathieu a construit les cinq Tables suivantes qui servent à calculer les différences de niveau.

La Table I donne en mètres les valeurs de l'expression $18336^{m} \log H$ pour les hauteurs barométriques de 265 à 801 millimètres ; seulement, on les a toutes diminuées de la constante $4448^{m},128$, ce qui n'altère pas la différence

$$18336 \log H - 18336 \log h.$$

La Table II donne la correction $-1^{m},2843(T - T')$ dépendante de la différence $T - T'$ des températures du baromètre aux deux stations. Elle est généralement négative. Elle serait positive si $T - T'$ était négatif, si la température T' du baromètre, à la station supérieure, se trouvait plus forte que la température T à la station inférieure. M. Oltmanns n'avait eu égard qu'à la dilatation du mercure, qu'il supposait de $\frac{1}{5412}$ pour 1 degré, au lieu de $\frac{1}{5555}$, et sa Table II ne convenait que pour un baromètre divisé sur verre avec une échelle de bois.

La Table III donne la correction $A\,0,00265 \cos 2L$, qui s'applique à la hauteur approchée A, et qui provient de la variation de la pesanteur de la latitude de 45 degrés à la latitude L du lieu de l'observation. Cette correction est de même signe que $\cos 2L$, positive de l'équateur à 45 degrés, et négative de 45 degrés au pôle.

La Table IV donne la correction $A\frac{A + 15926}{6366198}$, qui s'ajoute constamment à la hauteur approchée A, et qui est due à la diminution de la pesanteur dans la verticale.

Enfin la Table V donne, pour une différence de niveau approchée A, la petite correction $A\frac{s}{3183099}$ correspondante à plusieurs valeurs de la hauteur s de la station inférieure. Mais au lieu de s on a mis dans la Table la hauteur H du baromètre à cette station.

Marche du calcul. — On prend dans la Table I les deux nombres correspondants aux hauteurs barométriques observées H et h'. De leur différence on retranche la correction $1^m,2843\,(T-T')$ que l'on trouve dans la Table II, avec la différence $T-T'$ des thermomètres des baromètres. On obtient ainsi une hauteur approchée a.

Alors on calcule la correction $a\,\dfrac{2(t+t')}{1000}$ pour la température de l'air, en multipliant la millième partie de a par la double somme des températures t et t'. Elle est de même signe que $t+t'$. On a une seconde hauteur approchée A.

Avec A et la latitude L du lieu, on cherche, dans la Table III, la correction $A\,0,00265\cos 2L$ relative à la variation de pesanteur en latitude.

Pour la valeur approchée A, la Table IV donne la correction $A\,\dfrac{A+15926}{6366198}$ relative à la diminution de la pesanteur dans la verticale. Elle est toujours additive.

Enfin quand la hauteur s de la station inférieure sera grande, quand H sera au-dessous de 750 millimètres, on pourra trouver la petite correction $A\,\dfrac{s}{3183099}$ dans la Table V. Elle est toujours additive.

Type du calcul. — Mesure de la hauteur de Guanaxuato, par M. de Humboldt. Latitude moyenne, 21 degrés. — Au bord de la mer, hauteur du baromètre, $H = 763^{mm},15$; thermomètre du baromètre, $T = 25°,3$; thermomètre libre, $t = 25°,3$. A la station supérieure, hauteur du baromètre, $h' = 600^{mm},95$; thermomètre du baromètre, $T' = 21°,3$; thermomètre libre, $t = 21°,3$.

Table I donne { pour $H = 763^{mm},15$		8427,4
Table I donne { pour $h' = 600^{mm},95$	—	6524,6
Différence		1902,8
Table II donne pour $T - T' = 4°$	—	5,1
Hauteur approchée a		1897,7
$\dfrac{a}{1000}\,2(t+t') = 1,8977 \times 93,2$	+	176,9
Seconde hauteur approchée A.......		2074,6
Table III donne pour $A = 2074$ et $L = 21°$.	+	4,0
Table IV donne pour 2074	+	5,8
Hauteur au-dessus de la mer........		2084,4

TABLE I.

Valeur en mètres de 18336 log H *ou* h *diminuée de la constante* 44428^{m},128.

Argument : H ou *h* en millimètres.

H ou *h*.	Mètres.	Différence	H ou *h*.	Mètres.	Différences.	H ou *h*.	Mètres.	Différences.
265	4,5		314	1355,6		363	2510,3	
266	34,5	30,0	315	1380,9	25,3	364	2532,2	21,9
267	64,4	29,9	316	1406,1	25,2	365	2554,1	21,9
268	94,1	29,7	317	1431,3	25,2	366	2575,9	21,8
269	123,8	29,7	318	1456,4	25,1	367	2597,6	21,7
270	153,4	29,6	319	1481,4	25,0	368	2619,3	21,7
271	182,8	29,4	320	1506,3	24,9	369	2640,9	21,6
272	212,1	29,3	321	1531,1	24,8	370	2662,4	21,5
273	241,3	29,2	322	1555,9	24,8	371	2683,9	21,5
274	270,5	29,2	323	1580,6	24,7	372	2705,4	21,5
275	299,5	29,0	324	1605,2	24,6	373	2726,7	21,3
276	328,4	28,9	325	1629,8	24,6	374	2748,0	21,3
277	357,2	28,8	326	1654,2	24,4	375	2769,3	21,3
278	385,9	28,7	327	1678,6	24,4	376	2790,5	21,2
279	414,5	28,6	328	1702,9	24,3	377	2811,7	21,2
280	443,0	28,5	329	1727,2	24,3	378	2832,8	21,1
281	471,3	28,3	330	1751,3	24,1	379	2853,8	21,0
282	499,6	28,3	331	1775,4	24,1	380	2874,8	21,0
283	527,8	28,2	332	1799,4	24,0	381	2895,7	20,9
284	555,9	28,1	333	1823,4	24,0	382	2916,6	20,9
285	583,9	28,0	334	1847,3	23,9	383	2937,4	20,8
286	611,8	27,9	335	1871,1	23,8	384	2958,2	20,8
287	639,6	27,8	336	1894,8	23,7	385	2978,9	20,7
288	667,3	27,7	337	1918,5	23,7	386	2999,6	20,7
289	694,9	27,6	338	1942,1	23,6	387	3020,2	20,6
290	722,4	27,5	339	1965,6	23,5	388	3040,7	20,5
291	749,8	27,4	340	1989,1	23,5	389	3061,2	20,5
292	777,1	27,3	341	2012,5	23,4	390	3081,6	20,4
293	804,3	27,2	342	2035,8	23,3	391	3102,0	20,4
294	831,5	27,2	343	2059,0	23,2	392	3122,4	20,4
295	858,5	27,0	344	2082,2	23,2	393	3142,7	20,3
296	885,5	27,0	345	2105,3	23,1	394	3162,9	20,2
297	912,3	26,8	346	2128,4	23,1	395	3183,1	20,2
298	939,1	26,8	347	2151,4	23,0	396	3203,2	20,1
299	965,8	26,7	348	2174,3	22,9	397	3223,3	20,1
300	992,4	26,6	349	2197,1	22,8	398	3243,3	20,0
301	1018,9	26,5	350	2219,9	22,8	399	3263,3	20,0
302	1045,3	26,4	351	2242,6	22,7	400	3283,2	19,9
303	1071,6	26,3	352	2265,3	22,7	401	3303,1	19,9
304	1097,8	26,2	353	2287,9	22,6	402	3322,9	19,8
305	1124,0	26,2	354	2310,4	22,5	403	3342,7	19,8
306	1150,1	26,1	355	2332,9	22,5	404	3362,5	19,8
307	1176,1	26,0	356	2355,3	22,4	405	3382,2	19,7
308	1202,0	25,9	357	2377,6	22,3	406	3401,8	19,6
309	1227,8	25,8	358	2399,9	22,3	407	3421,4	19,6
310	1253,5	25,7	359	2422,1	22,2	408	3440,9	19,5
311	1279,1	25,6	360	2444,2	22,1	409	3460,4	19,5
312	1304,7	25,6	361	2466,3	22,1	410	3479,9	19,5
313	1330,2	25,5	362	2488,3	22,0	411	3499,3	19,4
314	1355,6	25,4	363	2510,3	22,0	412	3518,6	19,3

H ou *h*.	Mètres.	Différences.	H ou *h*.	Mètres.	Différences.	H ou *h*.	Mètres.	Différences.
412	3518,6	19,3	467	4516,5	17,0	522	5403,1	15,2
413	3537,9	19,3	468	4533,5	17,0	523	5418,3	15,2
414	3557,2	19,2	469	4550,5	17,0	524	5433,5	15,2
415	3576,4	19,2	470	4567,5	16,9	525	5448,7	15,2
416	3595,6	19,1	471	4584,4	16,9	526	5463,9	15,1
417	3614,7	19,1	472	4601,3	16,8	527	5479,0	15,1
418	3633,8	19,0	473	4618,1	16,8	528	5494,1	15,1
419	3652,8	19,0	474	4634,9	16,8	529	5509,2	15,0
420	3671,8	18,9	475	4651,7	16,8	530	5524,2	15,0
421	3690,7	18,9	476	4668,5	16,7	531	5539,2	15,0
422	3709,6	18,8	477	4685,2	16,7	532	5554,2	14,9
423	3728,4	18,8	478	4701,9	16,6	533	5569,1	15,0
424	3747,2	18,8	479	4718,5	16,6	534	5584,1	14,9
425	3766,0	18,7	480	4735,1	16,6	535	5599,0	14,8
426	3784,7	18,7	481	4751,7	16,5	536	5613,8	14,9
427	3803,4	18,6	482	4768,2	16,5	537	5628,7	14,8
428	3822,0	18,6	483	4784,7	16,5	538	5643,5	14,8
429	3840,6	18,5	484	4801,2	16,4	539	5658,3	14,7
430	3859,1	18,5	485	4817,6	16,4	540	5673,0	14,8
431	3877,6	18,5	486	4834,0	16,4	541	5687,8	14,7
432	3896,1	18,4	487	4850,4	16,3	542	5702,5	14,7
433	3914,5	18,4	488	4866,7	16,3	543	5717,2	14,6
434	3932,9	18,3	489	4883,0	16,3	544	5731,8	14,6
435	3951,2	18,3	490	4899,3	16,2	545	5746,4	14,6
436	3969,5	18,2	491	4915,5	16,2	546	5761,0	14,6
437	3987,7	18,2	492	4931,7	16,2	547	5775,6	14,6
438	4005,9	18,2	493	4947,9	16,1	548	5790,2	14,5
439	4024,1	18,1	494	4964,0	16,1	549	5804,7	14,5
440	4042,2	18,1	495	4980,1	16,1	550	5819,2	14,4
441	4060,3	18,0	496	4996,2	16,0	551	5833,6	14,5
442	4078,3	18,0	497	5012,2	16,0	552	5848,1	14,4
443	4096,3	18,0	498	5028,2	16,0	553	5862,5	14,4
444	4114,3	17,9	499	5044,2	16,0	554	5876,9	14,3
445	4132,2	17,9	500	5060,2	15,9	555	5891,2	14,4
446	4150,1	17,8	501	5076,1	15,9	556	5905,6	14,3
447	4167,9	17,8	502	5092,0	15,8	557	5919,9	14,3
448	4185,7	17,8	503	5107,8	15,8	558	5934,2	14,2
449	4203,5	17,7	504	5123,6	15,8	559	5948,4	14,2
450	4221,2	17,7	505	5139,4	15,8	560	5962,6	14,2
451	4238,9	17,6	506	5155,2	15,7	561	5976,8	14,2
452	4256,5	17,6	507	5170,9	15,7	562	5991,0	14,1
453	4274,1	17,6	508	5186,6	15,7	563	6005,1	14,2
454	4291,7	17,5	509	5202,3	15,6	564	6019,3	14,1
455	4309,2	17,5	510	5217,9	15,6	565	6033,4	14,1
456	4326,7	17,4	511	5233,5	15,6	566	6047,5	14,1
457	4344,1	17,4	512	5249,1	15,5	567	6061,6	14,0
458	4361,5	17,4	513	5264,6	15,5	568	6075,6	14,0
459	4378,9	17,3	514	5280,1	15,5	569	6089,6	14,0
460	4396,2	17,3	515	5295,6	15,4	570	6103,6	14,0
461	4413,5	17,3	516	5311,0	15,4	571	6117,6	13,9
462	4430,8	17,2	517	5326,4	15,4	572	6131,5	13,9
463	4448,0	17,1	518	5341,8	15,4	573	6145,4	13,9
464	4465,1	17,2	519	5357,2	15,3	574	6159,3	13,8
465	4482,3	17,1	520	5372,5	15,3	575	6173,1	13,9
466	4499,4	17,1	521	5387,8	15,3	576	6187,0	13,8
467	4516,5		522	5403,1		577	6200,8	

H ou *h*.	Mètres.	Différences.	H ou *h*.	Mètres.	Différences.	H ou *h*.	Mètres.	Différences.
577	6200,8	13,8	632	6925,8	12,6	687	7590,3	11,6
578	6214,6	13,8	633	6938,4	12,6	688	7601,9	11,6
579	6228,4	13,7	634	6951,0	12,5	689	7613,5	11,5
580	6242,1	13,7	635	6963,5	12,6	690	7625,0	11,5
581	6255,8	13,7	636	6976,1	12,5	691	7636,5	11,5
582	6269,5	13,7	637	6988,6	12,5	692	7648,0	11,5
583	6283,2	13,6	638	7001,1	12,4	693	7659,5	11,5
584	6296,8	13,6	639	7013,5	12,5	694	7671,0	11,5
585	6310,4	13,6	640	7026,0	12,4	695	7682,5	11,5
586	6324,0	13,6	641	7038,4	12,4	696	7694,0	11,4
587	6337,6	13,6	642	7050,8	12,4	697	7705,4	11,4
588	6351,2	13,5	643	7063,2	12,4	698	7716,8	11,4
589	6364,7	13,5	644	7075,6	12,4	699	7728,2	11,4
590	6378,2	13,5	645	7088,0	12,3	700	7739,6	11,4
591	6391,7	13,5	646	7100,3	12,3	701	7751,0	11,3
592	6405,2	13,4	647	7112,6	12,3	702	7762,3	11,3
593	6418,6	13,4	648	7124,9	12,3	703	7773,6	11,3
594	6432,0	13,4	649	7137,2	12,3	704	7784,9	11,3
595	6445,4	13,4	650	7149,5	12,2	705	7796,2	11,3
596	6458,8	13,4	651	7161,7	12,2	706	7807,5	11,3
597	6472,2	13,3	652	7173,9	12,2	707	7818,8	11,3
598	6485,5	13,3	653	7186,1	12,2	708	7830,1	11,2
599	6498,8	13,2	654	7198,3	12,2	709	7841,3	11,2
600	6512,0	13,3	655	7210,5	12,1	710	7852,5	11,2
601	6525,3	13,3	656	7222,6	12,1	711	7863,7	11,2
602	6538,6	13,2	657	7234,7	12,1	712	7874,9	11,2
603	6551,8	13,2	658	7246,8	12,1	713	7886,1	11,2
604	6565,0	13,2	659	7258,9	12,1	714	7897,3	11,1
605	6578,2	13,1	660	7271,0	12,1	715	7908,4	11,2
606	6591,3	13,1	661	7283,1	12,1	716	7919,6	11,1
607	6604,4	13,1	662	7295,1	12,0	717	7930,7	11,1
608	6617,5	13,1	663	7307,1	12,0	718	7941,8	11,1
609	6630,6	13,1	664	7319,1	12,0	719	7952,9	11,0
610	6643,7	13,0	665	7331,1	12,0	720	7963,9	11,1
611	6656,7	13,0	666	7343,1	12,0	721	7975,0	11,0
612	6669,7	13,0	667	7355,1	11,9	722	7986,0	11,0
613	6682,7	13,0	668	7367,0	11,9	723	7997,0	11,0
614	6695,7	13,0	669	7378,9	11,9	724	8008,0	11,0
615	6708,7	12,9	670	7390,8	11,8	725	8019,0	11,0
616	6721,6	12,9	671	7402,6	11,9	726	8030,0	11,0
617	6734,5	12,9	672	7414,5	11,9	727	8041,0	10,9
618	6747,4	12,9	673	7426,4	11,8	728	8051,9	10,9
619	6760,3	12,9	674	7438,2	11,8	729	8062,8	10,9
620	6773,2	12,8	675	7450,0	11,8	730	8073,7	10,9
621	6786,0	12,8	676	7461,8	11,8	731	8084,6	10,9
622	6798,8	12,8	677	7473,6	11,7	732	8095,5	10,9
623	6811,6	12,8	678	7485,3	11,7	733	8106,4	10,9
624	6824,4	12,7	679	7497,0	11,7	734	8117,3	10,8
625	6837,1	12,7	680	7508,7	11,7	735	8128,1	10,8
626	6849,8	12,7	681	7520,4	11,7	736	8138,9	10,8
627	6862,5	12,7	682	7532,1	11,7	737	8149,7	10,8
628	6875,2	12,7	683	7543,8	11,7	738	8160,5	10,8
629	6887,9	12,7	684	7555,5	11,7	739	8171,3	10,8
630	6900,6	12,6	685	7567,1	11,6	740	8182,1	10,8
631	6913,2	12,6	686	7578,7	11,6	741	8192,9	10,7
632	6925,8		687	7590,3		742	8203,6	

H ou *h*.	Mètres.	Différences.	H ou *h*.	Mètres.	Différences.	H ou *h*.	Mètres.	Différences.
742	8203,6	10,7	762	8415,4	10,4	782	8621,7	10,2
743	8214,3	10,7	763	8425,8	10,5	783	8631,9	10,1
744	8225,0	10,7	764	8436,3	10,4	784	8642,0	10,2
745	8235,7	10,7	765	8446,7	10,4	785	8652,2	10,1
746	8246,4	10,7	766	8457,1	10,4	786	8662,3	10,2
747	8257,1	10,6	767	8467,5	10,4	787	8672,5	10,1
748	8267,7	10,6	768	8477,9	10,3	788	8682,6	10,1
749	8278,4	10,6	769	8488,2	10,4	789	8692,7	10,1
750	8289,0	10,6	770	8498,6	10,3	790	8702,8	10,0
751	8299,6	10,6	771	8508,9	10,3	791	8712,8	10,1
752	8310,2	10,6	772	8519,2	10,3	792	8722,9	10,0
753	8320,8	10,6	773	8529,5	10,3	793	8732,9	10,1
754	8331,4	10,5	774	8539,8	10,3	794	8743,0	10,0
755	8341,9	10,5	775	8550,1	10,3	795	8753,0	10,0
756	8352,4	10,6	776	8560,4	10,	796	8763,0	10,0
757	8363,0	10,5	777	8570,6	10,3	797	8773,0	10,0
758	8373,5	10,5	778	8580,9	10,2	798	8783,0	10,0
759	8384,0	10,5	779	8591,1	10,2	799	8793,0	9,9
760	8394,5	10,4	780	8601,3	10,2	800	8802,9	9,9
761	8404,9	10,5	781	8611,5	10,2	801	8812,8	
762	8415,4		782	8621,7				

TABLE II.

Correction : — 1^m,2843 (T — T′). Argument : T — T′.

(La correction est négative quand T—T′ est positif, et positive quand T—T′ est négatif.)

T—T′. m	Correct. m	T—T′. m	Correct. m	T—T′. m	Correct. m	T—T′. m	Correct. m
0,0	0,0	5,2	6,7	10,4	13,4	15,6	20,0
0,2	0,3	5,4	6,9	10,6	13,6	15,8	20,3
0,4	0,5	5,6	7,2	10,8	13,9	16,0	20,5
0,6	0,8	5,8	7,4	11,0	14,1	16,2	20,8
0,8	1,0	6,0	7,7	11,2	14,4	16,4	21,1
1,0	1,3	6,2	8,0	11,4	14,6	16,6	21,3
1,2	1,5	6,4	8,2	11,6	14,9	16,8	21,6
1,4	1,8	6,6	8,5	11,8	15,2	17,0	21,8
1,6	2,1	6,8	8,7	12,0	15,4	17,2	22,1
1,8	2,3	7,0	9,0	12,2	15,7	17,4	22,3
2,0	2,6	7,2	9,2	12,4	15,9	17,6	22,6
2,2	2,8	7,4	9,5	12,6	16,2	17,8	22,9
2,4	3,1	7,6	9,8	12,8	16,4	18,0	23,1
2,6	3,3	7,8	10,0	13,0	16,7	18,2	23,4
2,8	3,6	8,0	10,3	13,2	17,0	18,4	23,6
3,0	3,9	8,2	10,5	13,4	17,2	18,6	23,9
3,2	4,1	8,4	10,8	13,6	17,5	18,8	24,1
3,4	4,4	8,6	11,0	13,8	17,7	19,0	24,4
3,6	4,6	8,8	11,3	14,0	18,0	19,2	24,7
3,8	4,9	9,0	11,6	14,2	18,2	19,4	24,9
4,0	5,1	9,2	11,8	14,4	18,5	19,6	25,2
4,2	5,4	9,4	12,1	14,6	18,8	19,8	25,4
4,4	5,7	9,6	12,3	14,8	19,0	20,0	25,7
4,6	5,9	9,8	12,6	15,0	19,3	20,2	25,9
4,8	6,2	10,0	12,8	15,2	19,5	20,4	26,2
5,0	6,4	10,2	13,1	15,4	19,8	20,6	26,5
						20,8	26,7

T—T'.	Correct.	T—T'.	Correct.	T—T'.	Correct.	T—T'.	Correct.
m	m	m	m	m	m	m	m
21,0	27,0	21,8	28,0	22,6	29,0	23,4	30,1
21,2	27,2	22,0	28,3	22,8	29,3	23,6	30,3
21,4	27,5	22,2	28,5	23,0	29,5	23,8	30,6
21,6	27,7	22,4	28,8	23,2	29,8	24,0	30,8

TABLE III.

Variation de la pesanteur en latitude.

Correction : A 0,00265 cos 2 L.

Elle est additive de 0° à 45°, soustractive de 45° à 90°.

HAUTEUR approchée A.	LATITUDE L. 0° — 90°	10° — 80°	20° — 70°	30° — 60°	40° — 50°	45°
	m	m	m	m	m	
100	0,3	0,2	0,2	0,1	0,0	0
200	0,5	0,5	0,4	0,3	0,1	0
300	0,8	0,7	0,6	0,4	0,1	0
400	1,1	1,0	0,8	0,5	0,2	0
500	1,3	1,2	1,0	0,7	0,2	0
600	1,6	1,5	1,2	0,8	0,3	0
700	1,9	1,7	1,4	0,9	0,3	0
800	2,1	2,0	1,6	1,1	0,4	0
900	2,4	2,2	1,8	1,2	0,4	0
1000	2,6	2,5	2,0	1,3	0,5	0
1200	3,2	3,0	2,4	1,6	0,6	0
1400	3,7	3,5	2,8	1,9	0,6	0
1600	4,2	4,0	3,2	2,1	0,7	0
1800	4,8	4,5	3,7	2,4	0,8	0
2000	5,3	5,0	4,1	2,6	0,9	0
2200	5,8	5,5	4,5	2,9	1,0	0
2400	6,4	6,0	4,9	3,2	1,1	0
2600	6,9	6,5	5,3	3,4	1,2	0
2800	7,4	7,0	5,7	3,7	1,3	0
3000	8,0	7,5	6,1	4,0	1,4	0
3500	9,3	8,7	7,1	4,6	1,6	0
4000	10,6	10,0	8,1	5,3	1,8	0
4500	11,9	11,2	9,1	6,0	2,1	0
5000	13,2	12,4	10,2	6,6	2,3	0
5500	14,6	13,7	11,2	7,3	2,5	0
6000	15,9	14,9	12,2	7,9	2,8	0
6500	17,2	16,2	13,2	8,6	3,0	0
7000	18,5	17,4	14,2	9,3	3,2	0
7500	19,9	18,7	15,2	9,9	3,5	0
8000	21,2	19,9	16,2	10,6	3,7	0

TABLE IV.

Diminution de la pesanteur dans la verticale.

Correction toujours additive...... $A\,\dfrac{A+15926}{6366198}$.

Argument : Hauteur approchée A.

HAUTEUR approchée.	CORREC-TION.	HAUTEUR approchée.	CORREC-TION.	HAUTEUR approchée.	CORREC-TION.
	m		m		m
100	0,2	2900	8,6	5700	19,4
200	0,5	3000	8,9	5800	19,8
300	0,8	3100	9,3	5900	20,2
400	1,0	3200	10,0	6000	20,6
500	1,3	3300	10,0	6100	21,1
600	1,6	3400	10,3	6200	21,5
700	1,8	3500	10,7	6300	22,0
800	2,1	3600	11,0	6400	22,4
900	2,4	3700	11,4	6500	22,9
1000	2,7	3800	11,8	6600	23,4
1100	2,9	3900	12,1	6700	23,8
1200	3,2	4000	12,5	6800	24,3
1300	3,5	4100	12,9	6900	24,7
1400	3,8	4200	13,3	7000	25,2
1500	4,1	4300	13,7	7100	25,7
1600	4,4	4400	14,0	7200	26,2
1700	4,7	4500	14,4	7300	26,6
1800	5,0	4600	14,8	7400	27,1
1900	5,3	4700	15,2	7500	27,6
2000	5,6	4800	15,6	7600	28,1
2100	5,9	4900	16,0	7700	28,6
2200	6,3	5000	16,4	7800	29,1
2300	6,6	5100	16,8	7900	29,6
2400	6,9	5200	17,3	8000	30,1
2500	7,2	5300	17,7	8100	30,6
2600	7,6	5400	18,1	8200	31,1
2700	7,9	5500	18,5	8300	31,6
2800	8,2	5600	18,9	8400	32,1
				8500	32,6

TABLE V.

Diminution de la pesanteur dans la verticale due à la hauteur s *de la station inférieure.*

$$\text{Correction} \ldots\ldots\ldots\ldots \; A \frac{s}{3183099}.$$

Argument : Hauteur H du baromètre à la station inférieure.

HAUTEUR approchée.	HAUTEUR DU BAROMÈTRE À LA STATION INFÉRIEURE.							
	400	450	500	550	600	650	700	750
	m	m	m	m	m	m	m	m
100	0,2	0,1	0,1	0,1	0,1	0,0	0,0	0,0
200	0,3	0,3	0,2	0,2	0,1	0,1	0,0	0,0
300	0,5	0,4	0,3	0,2	0,2	0,1	0,1	0,0
400	0,6	0,5	0,4	0,3	0,2	0,1	0,1	0,0
500	0,8	0,7	0,5	0,4	0,3	0,2	0,1	0,0
600	1,0	0,8	0,6	0,5	0,4	0,2	0,1	0,0
700	1,1	0,9	0,7	0,6	0,4	0,3	0,1	0,0
800	1,3	1,0	0,8	0,5	0,5	0,3	0,2	0,0
900	1,4	1,2	0,9	0,7	0,5	0,3	0,2	0,0
1000	1,6	1,3	1,0	0,8	0,6	0,4	0,2	0,0
2000	3,2	2,6	2,1	1,6	1,2	0,8	0,4	0,1
3000	4,8	3,9	3,1	2,4	1,8	1,2	0,6	0,1
4000	6,4	5,2	4,2	3,2	2,4	1,6	0,8	0,1
5000	8,0	6,6	5,2	4,0	3,0	2,0	1,0	0,2
6000	9,6	7,9	6,3	4,9	3,5	2,3	1,2	0,2
7000	11,2	9,2	7,3	5,7	4,1	2,7	1,4	0,2
8000	12,8	10,5	8,4	6,5	4,7	3,1	1,6	0,3
9000	14,4	11,8	9,4	7,3	5,3	3,5	1,8	0,3

CHAPITRE X.

SOULÈVEMENT DU SOL ET ATTERRISSEMENTS.

ART. Ier. — Soulèvement du sol.

On trouve, dans les chants des anciens bardes, des passages précieux qui désignent des rochers sur lesquels des phoques allaient se placer pour dormir au soleil. Chacun de ces rochers porte un nom depuis les temps les plus reculés ; peu élevés au-dessus de l'eau, ces animaux pouvaient les escalader aisément. Mais ceux qui sont mentionnés dans les chants des bardes sont maintenant à une hauteur telle, qu'il est impossible à un phoque d'y monter. Or, il est évident, ou que les eaux qui baignent ces rochers se sont abaissées, ou que ces mêmes rochers se sont élevés depuis l'époque où les anciens Scandinaves allaient y tuer à coups de flèches les animaux marins qui s'y plaçaient.

En 1834, M. Lyell visita plusieurs parties du littoral de la Baltique, entre Stockholm et Gefle, ainsi que la côte orientale, entre Uddevalla et Gœteborg, districts cités en particulier par Celsius comme présentant des indices de l'abaissement des eaux. Il examina plusieurs des marques faites par les pilotes suédois, sous la direction de l'Académie des sciences de Suède en 1820, et il trouva, par un temps calme, le niveau de la Baltique à plusieurs pouces au-dessous de ces marques. Il reconnut que les eaux étaient à plusieurs pieds plus bas que 60 et 100 ans auparavant; il recueillit des faits semblables sur les côtes de l'Océan, et observa les dépôts de coquilles modernes signalés par M. de Buch, à 10 et 200 pieds de hauteur. Il reconnut même sur les côtes du golfe de Bothnie, entre Stockholm et Gefle, des dépôts semblables, à des hauteurs différentes, depuis 1 jusqu'à 100 pieds, et jusqu'à 50 milles (plus de 20 lieues géographiques) dans les terres. Ces coquilles sont en partie marines, et en partie fluviatiles; les espèces sont identiques avec celles qui vivent actuellement dans la mer, mais seulement d'une taille plus petite, ce qui s'accorde fort bien avec le fait que les eaux dans lesquelles elles vécurent étaient saumâtres. Enfin M. Lyell a conclu, de ses propres observations, qu'il était impossible de ne pas reconnaître que certaines portions de la péninsule scandinave éprouvent encore un soulèvement graduel qu'il évalue à 2 ou 3 pieds par siècle, tandis que d'autres parties, qu'il a visitées vers le sud, ne paraissent pas éprouver le moindre changement (1).

Il est donc aujourd'hui parfaitement démontré que ce ne sont pas les eaux de la Baltique qui s'abaissent depuis longtemps, mais que ce sont les côtes du golfe de Bothnie qui se soulèvent.

ART. II. — Atterrissements.

On donne le nom d'atterrissements aux dépôts de sable, de limon et de cailloux roulés, formés par les fleuves vers leur embouchure, ou par la mer sur certaines plages.

Le sol de la basse Égypte, celui de la Hollande et d'autres lieux encore situés près de l'embouchure des grands fleuves, offrent des exemples d'atterrissements fluviatiles. Les côtes de l'Océan, surtout au pied des falaises

(1) Huot, *Géographie physique*, p. 287.

de la Normandie, présentent sur un grand nombre de points des atterrissements marins.

La marche des alluvions des fleuves mal observée, l'exemple de quelques ports comblés par l'effet naturel des vagues, qui tendent à transporter dans les anses et dans les enfoncements les débris qui couvrent les plages, ont, dans un temps très rapproché de nous, accrédité chez un grand nombre de savants l'opinion que la mer baisse de niveau : ainsi, on s'est plu à répéter, jusque dans ces dernières années, que depuis saint Louis, le port d'Aigues-Mortes s'est éloigné de deux lieues de la Méditerranée, et que sur la côte égyptienne, le même phénomène s'est passé à l'égard de Damiette. Ces calculs sont, pour la plupart basés sur des faits mal constatés. Ainsi, si le port d'Alexandrie s'encombre, c'est que, depuis longtemps, cette ville a perdu son importance commerciale. Si Damiette n'est plus située au bord de la mer, ce n'est pas aux atterrissements du Nil qu'il faut l'attribuer, mais à un fait historique, resté inconnu jusqu'au moment où un savant orientaliste (1) a prouvé, par l'autorité des historiens arabes, que l'ancienne ville de Damiette ayant été trop longtemps, pour le repos des musulmans, le rendez-vous des armées croisées, fut détruite vers l'an 1250, et reportée à deux lieues plus loin, dans l'intérieur des terres; tandis que le bras du Nil qui arrosait cette ville fut barré par des pieux, afin d'ôter aux chrétiens tous moyens de pénétrer dans le pays. Quant à la ville d'Aigues-Mortes, malgré ce qu'on a répété, elle n'a point changé de place; son sol est à 50 ou 70 centimètres au-dessus de la Méditerranée : si cette mer était plus haute, elle couvrirait la ville. D'ailleurs, il existe, entre celle-ci et le rivage, des ruines anciennes qui attestent encore que le rivage n'a point reculé; on voit même, sur la plage, des tombes qui indiquent les restes de l'hôpital des pèlerins bâti par saint Louis. Quant au port où s'embarqua ce roi, c'était l'étang actuel, dit *de la ville:* les vaisseaux arrivaient par des canaux qui pourraient servir encore au même usage, si l'on enlevait les sables et la vase qui les encombrent depuis six cents ans; les navires pourraient encore s'amarrer aux anneaux de fer que l'on voit à la base des remparts que mouillent les eaux de l'étang, qui est encore au niveau de la Méditerranée (2).

(1) M. Reinaud, *Extraits des historiens arabes, relatifs aux guerres des croisades*, ouvrage formant, d'après les écrivains musulmans, un récit suivi des guerres saintes.

(2) Huot, *Géographie physique*. Paris, 1839, p. 200.

LIVRE DEUXIÈME.

GÉOLOGIE MÉDICALE.

CHAPITRE PREMIER.

PHYSIQUE DU SOL.

ART. Ier. — Écorce du globe.

Lorsqu'on parcourt une certaine étendue de la surface du globe, surtout dans les escarpements et les tranchées où le sol est à découvert, on ne tarde pas à constater une grande variété dans sa composition. Les terrains qui constituent l'écorce du globe peuvent se rapporter à quatre classes fondées sur la différence de leur origine. On donne le nom de terrains volcaniques à ceux qui, rejetés à l'état de fusion par les cratères, viennent se refroidir à la surface du globe. Ils se composent de laves, de cendres et de sables. Ils se forment encore aujourd'hui, mais plusieurs d'entre eux ont été déposés à des époques anciennes. On nomme terrains plutoniques des roches d'un aspect cristallin, plus dures et plus compactes que les terrains volcaniques, également fondues par une chaleur souterraine, mais refroidies sous une énorme pression gazeuse. On compte parmi les terrains plutoniques, les granits, les protogines, etc. Ils forment souvent des montagnes élancées, pyramidales, remarquables par leurs déchirures. Le massif du Mont-Blanc en est un exemple remarquable. Les autres terrains ont été formés par les eaux, et ils conservent une disposition plus ou moins stratifiée qui rappelle leur origine. Les terrains métamorphiques, après avoir été déposés sous les eaux, semblent avoir été fortement réchauffés par le voisinage des roches plutoniques encore incandescentes. On compte dans cette division les gneiss, les micaschistes, les marbres cristallisés. Ces trois premières classes ne renferment point de fossiles. Les terrains fossilifères, qui constituent la quatrième classe, se distinguent, d'après leur ancienneté, en terrains primaires, secondaires, tertiaires, et en diluviens ou quaternaires.

Les terrains fossilifères de la première période sont désignés par quelques géologues sous le nom de *hémilysiens* (demi-dissous), ou de *paléozoïques*, parce qu'ils renferment les plus anciens animaux connus. Leurs caractères paléontologiques principaux sont les suivants (1). On y trouve : 1° l'embranchement des vertébrés, représenté seulement par de rares reptiles et par des poissons, ces derniers, en général très différents des poissons actuels ; 2° la famille des trilobites, parmi les crustacés ; 3° des mollusques céphalopodes nombreux, mais point d'ammonites ; 4° des mollusques brachiopodes.

Les terrains de la période secondaire atteignent souvent une grande puissance et des caractères paléontologiques tranchés ; les vertébrés sont plus variés que dans la période précédente : on trouve de nombreux reptiles dans les eaux, tels que les ichthyosaures, les ptérodactyles, différant beaucoup du monde actuel ; quelques oiseaux, et, parmi les mammifères, des didelphes, mais point de monodelphes, lesquels n'apparaissent que dans les couches inférieures de cette période, pour se continuer, par les ammonites, jusqu'à l'étage supérieur de la craie, où elles disparaissent sans se retrouver dans les âges suivants. Les caractères principaux de la période tertiaire consistent en des faunes abondantes de mammifères monodelphes, ce qui la distingue clairement de l'époque secondaire. Ces mammifères diffèrent souvent de ceux de la période moderne par des caractères importants. Les oiseaux, les reptiles, les poissons et les animaux inférieurs de cette période représentent plutôt des espèces que des genres perdus.

La période quaternaire comprend tous les terrains déposés depuis la première apparition des espèces composant la faune actuelle, bien qu'ils renferment aussi des espèces perdues.

ART. II. — Terre végétale et sol arable.

La terre végétale constitue une assise très ancienne, sur laquelle les phénomènes d'accroissement et de diminution tendent à se compenser. On a opposé à la fixité de cette terre l'exhaussement qui s'est opéré sur quelques points du sol de certaines villes. Mais ce sont là des exceptions qui ne font que confirmer la règle. Ainsi, à Paris, le sol de l'époque romaine se trouve plus ou moins au-dessous du pavé actuel. A Rome, les anciens monuments du Forum sont enfouis à des profondeurs considérables. Cet exhaussement du sol est dû à un excédant des matériaux introduits dans quelques villes sur les matériaux qui en sortent. On trouve en Champagne, près de la petite ville de la Cheppe, le fameux *camp d'Attila* parfaitement conservé, bien que son origine semble remonter à l'année 451. Il en est

(1) Voy. Pictet, *Traité de paléontologie*, 2e édition. Paris, 1853, t. I, p. 110.

de même d'un camp romain près de Dieppe, et connu sous le nom de *camp de César*. On trouve des preuves de la fixité du sol dans la conservation de quelques végétaux d'une remarquable longévité. Ainsi, il existait à Morgues, en Suisse, un orme qui avait 335 ans lorsqu'on le coupa. De Candolle cite un cyprès qui avait 350 ans, un cheirostemon du Mexique qui en comptait environ 400, un platane d'Orient qui avait plus de 720 ans. On sait que les cèdres du Liban atteignent un âge de 800 ans. Or les pieds de ces arbres n'étaient ni déchaussés ni enfouis.

Sol composé d'infusoires vivants.

On trouve sous le pavé de plusieurs parties de Berlin une couche terreuse de 9 à 12 mètres d'épaisseur et remplie d'animaux infusoires vivants, à carapaces siliceuses. La proportion terreuse de cette couche à infusoires atteint à peine 4 pour 100. Ces infusoires se meuvent dans leurs demeures souterraines, et la présence de leurs grands ovaires, de couleur verte, prouve qu'ils se propagent. Privés de lumière, ils tirent probablement l'oxygène de l'eau dont ils sont humectés et qui communique avec le lit de la Sprée. La solidité des édifices de quelques quartiers de Berlin souffre beaucoup de cette couche d'infusoires.

Terrains agricoles.

A de rares exceptions près, le sol arable se compose des substances suivantes, tantôt isolées, tantôt combinées entre elles avec certains acides : silice, alumine, chaux, magnésie, potasse, soude, oxyde de fer, oxyde de manganèse, azote, terreau. Voici, en ce qui concerne la densité, quelques résultats constatés par Schübler.

Désignation des terres.	Densité.	Désignation des terres.	Densité.
Sable calcaire...........	2,822	Argile pure (4)..........	2,591
Sables siliceux	2,753	Terreau................	1,225
Glaise maigre (1)........	2,701	Terre de jardin (5).......	2,332
Glaise grasse (2).........	2,652	Terre d'Hoffwill (6).......	2,401
Terre argileuse (3).......	2,603	Terre du Jura (7)........	2,526

(1) Contenant 40 pour 100 de sable siliceux fin.

(2) Contenant 24 pour 100 de sable siliceux fin.

(3) Contenant 10,75 pour 100 de sable siliceux fin.

(4) Argile privée de sable, d'un gris bleuâtre, douce au toucher et un peu grasse.

(5) Légère, noire et fertile, contenant 52,4 d'argile, 36,5 de sable siliceux, 1,8 de sable calcaire, 2 de carbonate de chaux pulvérulent et 7 d'humus.

(6) Contenant 51,1 d'argile, 42,7 de sable siliceux, 0,4 de sable calcaire, 2,3 de carbonate de chaux pulvérulent, et 3,4 d'humus.

(7) Contenant 63 de sable siliceux, 33,3 d'argile, 1,2 de sable calcaire, 1,2 de carbonate de chaux pulvérulent, et 1,2 d'humus.

Puissance hygroscopique et puissance calorifique du sol.

L'état d'agrégation, de composition chimique et de couleur, de perméabilité, de capacité pour la chaleur, de propriété conductrice, de fertilité végétale, d'humidité, détermine les pouvoirs absorbants et émissifs du sol.

Les terres diffèrent notablement sous le rapport de leur propriété hygroscopique. D'après Schübler, 100 parties de terre peuvent retenir les quantités d'eau ci-après :

Sable siliceux	25 parties.
Gypse	27
Sable calcaire	29
Glaise maigre	40
Terre grasse	50
Terre argileuse	60
Argile pure	70
Terre calcaire fine	85
Terre de jardin	89
Terreau	190

En représentant par 100 la faculté du sable calcaire de retenir la chaleur, Schübler a trouvé pour d'autres terres les chiffres suivants :

Terreau	490
Terre de jardin	618
Terre argileuse	684
Terre du Jura	743
Sable siliceux	956

ART. III. — Sol de la France.

En France, les terrains volcaniques se rencontrent principalement du côté de l'Auvergne, où ils forment cinq massifs principaux près de Clermont, de Murat, d'Espalion, au-dessus de Rodez, et près de Privas. Pour retrouver des formations du même genre, il faut se transporter sur le cours du Rhin, d'abord sur la rive gauche, un peu au-dessus de Colmar, puis sur la rive droite et la rive gauche au-dessous de Coblentz. Sous le nom de terrains plutoniques sont réunies au granit et à la syénite les diverses masses ignées, telles que les porphyres, les diorites, les serpentines, les ophytes. On les rencontre principalement près de Limoges, de Mende, dans les Vosges, dans les Pyrénées, et dans un grand nombre de localités de la Bretagne. Les deux principales masses de porphyres se trouvent vers la partie supérieure de l'Yonne et des deux côtés de la

Loire, dans l'espace qui s'étend entre Lyon et Clermont. Les terrains cristallisés se trouvent spécialement dans le centre de la France, dans les Alpes, sur la Méditerranée, entre Toulon et Nice, et en Bretagne. Les terrains de transition, comprenant les couches de schiste, de calcaire, de grès, et alternant diversement les unes avec les autres, se montrent particulièrement en Bretagne, dans les Pyrénées et dans toute la Belgique, depuis le Rhin jusqu'à la Sambre.

Le terrain houiller et carbonifère se compose de couches de schiste, de grès, quelquefois de calcaire, et renferme des couches de houille plus ou moins épaisses et nombreuses. Le terrain houiller constitue en Belgique une longue bande depuis Aix-la-Chapelle jusqu'aux environs de Mons : il s'interrompt précisément à la frontière de France ; mais comme il ne fait que s'enfoncer sous la craie, on a traversé celle-ci autour de Valenciennes et au delà pour aller le chercher au-dessous. Une puissante formation de la même espèce s'étend dans l'intervalle entre Metz et Mayence. Ce sont les dépôts de houille les plus étendus : les autres sont distribués par petits bassins autour et dans l'intérieur du plateau primitif du centre de la France. Si l'on y joint deux petits bassins situés entre Nantes et Niort, dans la Vendée, un autre près de Quimper, un dernier près de Litry, entre Cherbourg et Saint-Lô, quelques lambeaux au voisinage de la Méditerranée, entre Nice et Toulon, on a une idée générale du petit nombre de localités qui possèdent de la houille, et de leur position par rapport aux cours d'eau, qui servent au transport de ce combustible.

La formation du grès des Vosges se compose presque uniquement, en France, de grès plus ou moins mêlés de cailloux, et liés par un ciment rouge. Le calcaire, nommé *zechstein*, qui se trouve dans le milieu de cette formation en Angleterre et en Allemagne, se réduit, en France, à très peu de chose. C'est presque uniquement dans les Vosges et jusqu'au bord du terrain houiller de la Sarre, que ce terrain mérite d'être compté. La formation des terrains crétacé, jurassique et trias se compose principalement de grès, de marnes plus ou moins argileuses, et de calcaires alternant ensemble à diverses reprises, mais suivant des lois assez régulières. Cette grande formation constitue à la surface de la France un tout à peu près continu. Elle enveloppe les terrains anciens de la Bretagne depuis la Manche, entre Cherbourg et le Havre, jusqu'aux environs de l'embouchure de la Charente ; de là elle tourne, en descendant vers le sud, autour du massif central, disparaît un instant sous les terrains plus modernes de la Haute-Garonne et de la vallée du Rhône, remonte de l'autre côté du massif central, dans les Alpes et le Jura, s'étale dans les provinces de l'Est jusqu'au massif ancien de la Belgique, et vient rejoindre la Bretagne en s'appuyant sur les pentes septentrionales du massif central. Aucune formation ne présente en France un aussi vaste développement, et c'est elle qui donne à la majeure partie du territoire les conditions qui lui sont propres.

Les terrains tertiaires comprennent tous les dépôts formés postérieurement à la craie. Ils se composent principalement de couches calcaires. Tels sont ceux qui remplissent les deux grands bassins que traversent la Seine et la Garonne. Les plus modernes sont des dépôts argileux ou sableux, tels que ceux qui couvrent les plaines de la Bresse, en remontant le cours de la Saône jusqu'au delà de Dijon ; ceux qui occupent la vallée du Rhin, entre Bâle et Mayence ; ceux qui revêtent les plateaux crayeux de la Normandie et de la Picardie, de la rive droite de la Seine à la frontière, et depuis le cours de l'Oise jusqu'à la mer ; enfin ceux qui se trouvent le long de l'Océan, entre la Garonne et l'Adour.

CHAPITRE II.

L'HOMME DANS SES RAPPORTS AVEC LE SOL.

ART. Ier. — Phénomènes physiologiques et sociaux.

Sous plus d'un rapport, l'homme est l'expression du sol sur lequel il vit : « Non ingenerantur, » dit Cicéron, « hominibus mores tam a stirpe » generis ac seminis, quam ex iis rebus quæ ab ipsa natura loci et a » vitæ consuetudine suppeditantur, quibus alimur et vivimus. Carthaginienses fraudulentes et mendaces, non genere sed natura loci, quod, » propter portus suos, multis et variis mercatorum et advenarum sermonibus ad studium fallendi, studio quæstus vocabantur. Ligures, montani, » duri atque agrestes. Docuit ager ipse, [illegible]l ferendo, nisi multa cultura et » magno labore quæsitum. Campani semper superbi bonitate agrorum, fructuum magnitudine, urbis salubritate, descriptione, pulchritudine (1). »

(1) Les pays mous, disait déjà Hérodote, font des hommes mous : Ex των μαλακων χώρων μαλακους ανδρας γινεσθαι. (Liv. IX, chap. 22.) — On retrouve cette pensée dans ces deux vers du Tasse :

La terra molle e lieta e dilettosa
Simili a se gli abitator' produce.

(*Gerusal. liberat.*, canto primo.)

D'après Cuvier, un voyageur exercé devine par les habitudes du peuple, par les apparences de ses demeures, de ses vêtements, la constitution du sol de chaque canton, comme d'après cette constitution le minéralogiste philosophe devine les mœurs et le degré d'aisance et d'instruction. Nos départements granitiques produisent sur tous les usages de la vie humaine d'autres effets que les calcaires. On ne se loge, on ne se nourrit, le peuple ne pensera jamais en Limousin ou en basse Bretagne comme en Champagne ou en Normandie. Il n'est pas jusqu'aux résultats du recrutement qui ne soient différents, et différents d'une manière fixe sur les différents sols. De la plus ou moins grande abondance de minéraux dans chaque lieu, du plus ou du moins de facilité qu'on trouve à se les procurer, dépendent souvent les progrès dans la civilisation, tous les détails des habitudes des peuples.

La Lombardie n'élève que des maisons de brique, à côté de la Ligurie qui se couvre de palais de marbre. Les carrières de travertin ont fait de Rome la plus belle ville du monde ancien ; le calcaire grossier et le gypse font de Paris l'une des plus agréables villes du monde moderne. Mais Michel-Ange et le Bramante n'auraient pu bâtir à Paris dans le même style qu'à Rome, parce qu'ils n'y auraient pas trouvé la même pierre. A l'abri de petites chaînes calcaires inégales, ramifiées, abondantes en sources qui coupent l'Italie et la Grèce, dans ces charmants vallons riches de tous les produits de la nature vivante, germèrent la philosophie et les arts. Pour Werner, l'histoire des hommes, celle de leurs langues, se rattachaient à celle des minéraux. Il conduisait les peuples dans leurs migrations selon les pentes et les directions des terrains ; il faisait remonter chaque famille à une souche commune toujours originaire du centre le plus élevé d'une irradiation de montagnes ; de là chaque dialecte descendait, se subdivisait suivant la direction des vallées, devenait doux ou rude selon qu'il s'arrêtait sur quelque sol uni ou montagneux, s'éloignant, avec le temps, des dialectes voisins, et d'autant plus, que les obstacles naturels aux communications devenaient plus insurmontables (1).

En Égypte, la région granitique s'élève de l'île de Philæ jusqu'à Syène, et l'île d'Éléphantine en est le dernier rocher. C'est elle qui a fourni ce immenses monolithes, ces colonnes, ces temples et ces obélisques qui ornent le pays. A cette région succède au nord la région du grès qui s'élève de Syène jusqu'à Esné, sur une latitude d'environ un degré. Elle a fourni

(1) Cuvier, *Éloge de Werner*.

les matériaux de construction d'un grand nombre de temples. Enfin la région calcaire, la plus septentrionale des trois, occupe l'Égypte inférieure et moyenne jusque près de Thèbes (1).

En Angleterre, les grandes cités industrielles, Liverpool, Manchester, Birmingham, Preston, York, reposent toutes sur le nouveau grès rouge. Sur la côte, au contraire, depuis le Dorset jusqu'au Yorkshire, on ne rencontre qu'une population presque exclusivement agricole, foulant partout un sol calcaire, oolithique ou la craie. Enfin, sur les roches primitives ou de transition du Cornouailles, au nord du Devonshire et du pays de Galles, on ne trouve plus qu'une rare population de montagnards et de mineurs.

ART. II. — Phénomènes sociaux en France.

En France, les provinces géologiques sont peu nombreuses, mais nettement déterminées. Tout s'y trouve taillé en grandes proportions. Le territoire se divise en quatre masses très distinctes, opposées deux à deux autour de l'intervalle compris entre la Vienne et la Charente. Nous en donnons ici l'image simplifiée.

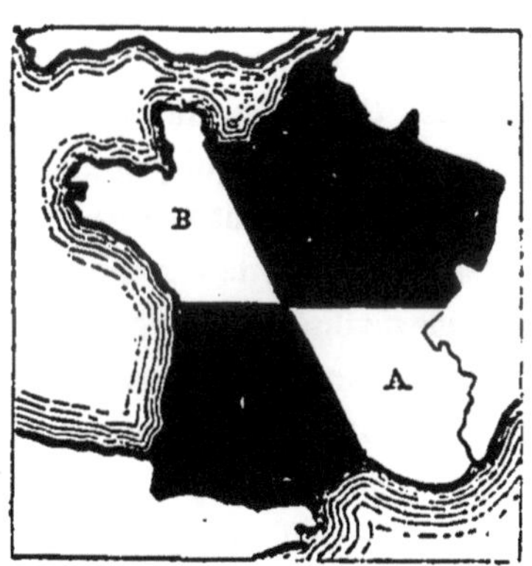

Fig. 1.

Dans l'angle A se trouvent le Limousin et l'Auvergne, dans l'angle B la Bretagne, dans l'angle G le bassin de la Garonne, dans l'angle S celui de la Seine et ses dépendances. Les terrains compris dans l'angle A offrent, avec ceux de l'angle B, une analogie qui se trahit à l'œil par l'analogie de la teinte, et de même pour les terrains compris dans l'angle S, comparativement à ceux de l'angle G. Cette symétrie se reproduit dans les éléments principaux de sa statistique et de son histoire. Les provinces les moins fer-

(1) K. Ritter, *Allgemeine und vergleichende Geographie.* Berlin, 1834.

tiles et les moins peuplées sont celles qui reposent sur les deux grands massifs de terrains anciens; au contraire, les dépôts tertiaires forment les lieux de la plus grande richesse agricole et de la grande condensation des populations. Mais si les terrains anciens sont les moins propres aux conditions que réclame la civilisation, ce sont ceux en revanche qui présentent généralement le plus de pâturages, de ruisseaux, de contournements du sol propres à la résistance aux invasions.

De ces quatre quartiers, les deux plus considérables par leur étendue et par leur position, et en même temps les plus remarquables par le contraste qu'ils présentent, sont le bassin de Paris et le Dôme de l'Auvergne. « Ces deux pôles de notre sol, dit M. Élie de Beaumont, s'ils ne sont pas situés aux deux extrémités d'un même diamètre, exercent en revanche entre eux des influences exactement contraires : l'un est en creux et attractif, l'autre est en relief et répulsif. Le pôle en creux, vers lequel tout converge, c'est Paris, centre de population et de civilisation. Le Cantal, placé vers le centre de la partie méridionale, représente assez bien le pôle saillant et répulsif. Tout semble fuir, en divergeant, de ce centre élevé, qui ne reçoit du ciel qui le surmonte que la neige qui le couvre pendant plusieurs mois de l'année. Il domine tout ce qui l'entoure, et ses vallées divergentes versent les eaux dans toutes les directions. Les routes s'en échappent en rayonnant comme les rivières qui y prennent leurs sources. Il repousse jusqu'à ses habitants qui, pendant une partie de l'année, émigrent vers des climats moins sévères. L'un de ces deux pôles est devenu la capitale de la France et du monde civilisé; l'autre est resté un pays pauvre et presque désert. Comme Athènes et Sparte dans la Grèce, l'un réunit autour de lui les richesses de la nature, de l'industrie et de la pensée; l'autre, fier et sauvage, au milieu de son âpre cortége, est resté le centre des vertus simples et antiques, et fécond, malgré sa pauvreté, il renouvelle sans cesse la population des plaines par des essaims vigoureux et fortement empreints de notre caractère national. »

Paris est placé au centre d'une série de terrains différents disposés en bourrelets presque concentriquement autour de lui, et formant autant de lignes de défense célèbres dans l'histoire militaire de la France. Sur le bourrelet le plus intérieur on voit les champs de bataille de Montereau, de Nogent, de Montmirail, de Champaubert, d'Épernay, de Laon. Sur le deuxième, formé par les limites de la craie, se trouvent Troyes, Brienne, Sainte-Ménéhould, Valmy. La troisième crête, formée par les couches de grès, présente les défilés de l'Argonne. Près de la quatrième crête, qui appartient à l'étage supérieur du calcaire jurassique, se trouvent Bar-sur-Seine et Ligny.

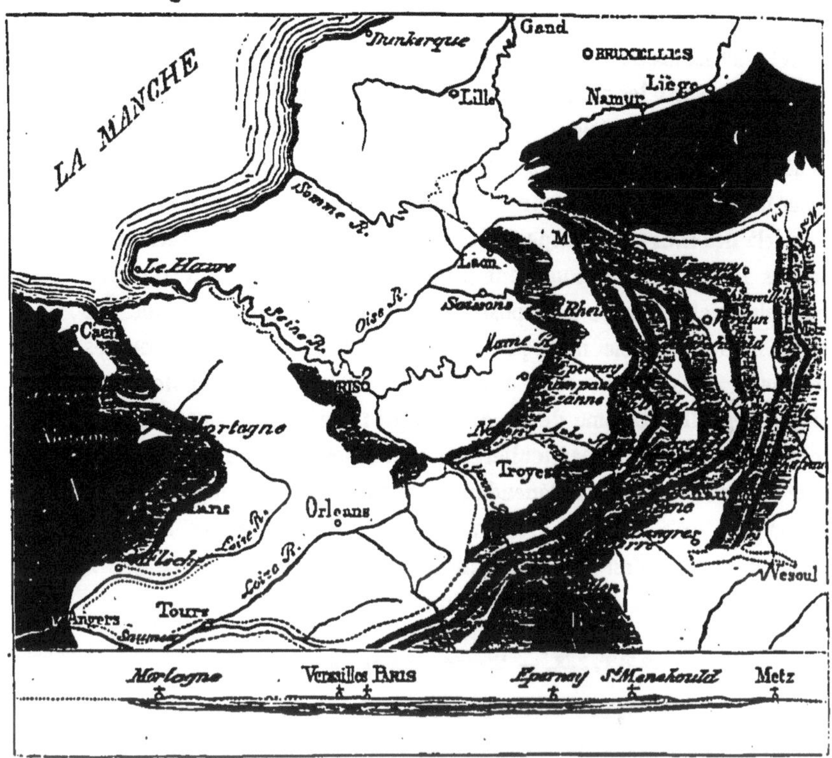

Fig. 2.

Ajoutons que Paris est flanqué par les provinces agricoles les plus fertiles et les plus riches. Il n'est pas un seul point du territoire national, dit M. Jean Reynaud (1), qui soit plus favorablement partagé que Paris, sous le rapport des principes naturels de la maçonnerie. Le plâtre, ce ciment par excellence de nos cités modernes, ce ciment si maniable et si propre à la mobilité merveilleuse de nos maisons, le plâtre le plus excellent, entassé par massifs inépuisables, entoure la ville, comme si une main sage et prévoyante s'était chargée d'en ménager les entrepôts. Les carrières les plus abondantes, les plus facilement exploitables, les plus riches en moellons et en pierres de toutes sortes, sont ouvertes aux flancs des collines ou dans les souterrains de la campagne. La chaux et l'argile ne manquent pas. A tous

(1) *Revue encyclopédique.*

ces éléments étagés l'un sur l'autre, et dans une proximité si parfaite, se joint encore, par une dernière attention de la Providence, la formation minérale de laquelle sort le meilleur pavé des routes et des rues. Après la substance des maisons, quoi de plus essentiel que la substance des voies publiques! Que seraient les pyramides du Nil à côté des entassements que l'on ferait en dressant les pavés de Paris l'un sur l'autre! Enfin les meules extraites des couches supérieures du bassin de Paris sont l'instrument de la plus délicate mouture, non-seulement pour la population circonvoisine, mais pour la France entière; leur espèce est unique et elles sont connues jusqu'au delà des mers. La coupe géologique des terrains de Paris fait éclat jusque dans la science : le continent n'en présente pas une qui soit plus variée et plus riche. Grâce à sa position dans le centre de cette localité privilégiée, notre capitale n'est pas moins solide dans le monde par ses racines souterraines qu'elle ne l'est par sa face extérieure et vivante. Il en est des grandes villes comme de ces arbres qui ne se développent que dans des terrains d'une qualité particulière. Les grandes villes ne croissent pas partout; elles ne sont point indépendantes du sol sur lequel elles reposent; elles y pompent une partie de leur nourriture, et la substance minérale qu'elles y prennent n'est pas moins indispensable à leur existence que la séve qui se met en jeu dans l'organisation végétale.

ART. III. — Terres comestibles.

Il existe dans la nature diverses espèces de terres comestibles dont quelques-unes paraissent être de véritables tripolis, des infusoires d'eau douce, tandis que d'autres sont des mélanges d'argile. Un échantillon rapporté de la Chine par des missionnaires français était d'un blanc semblable à de la chaux, mais aussi léger que de la mousse de mer, un peu gras au toucher sans tacher les doigts, et très fragile. La cassure avait une couleur de rouille, mais seulement au niveau d'une fissure. L'analyse n'y révélait que du silicate d'alumine, sans aucune trace de matière organique. Un autre échantillon, dont la teinte variait du gris au jaune, de soufre, ressemblait à une argile très fine; il était formé de sable quartzeux, au milieu duquel on trouvait de petits cristaux gris et blancs, du mica, des phytolithaires, et, çà et là, des traces de coquilles de polygastriques, et des empreintes siliceuses des coques pierreuses des polythalamia.

Dans l'Amérique méridionale, les Otomaques font leur principale nourriture d'une argile grasse et ferrifère dont ils consomment jusqu'à une livre et demie par jour, sans y rien ajouter, et qu'ils considèrent comme un bon aliment, parce qu'elle les rassasie et ne porte aucune atteinte à leur santé. Spix et Martius (1) nous apprennent que les Indiens des bords de la rivière des Amazones mangent souvent de la glaise, même lorsque d'autres aliments ne leur manquent point. Au dire de Molina, les Péruviennes mangent quelquefois une espèce d'argile d'odeur agréable, et l'on vend sur les marchés de la Bolivie une argile comestible, qu'Ehrenberg a trouvée être un mélange de talc et de mica. Les habitants de la Guyane mêlent une argile d'agréable odeur à leur pain, suivant Gili; Mason assure qu'à défaut d'autres aliments, les nègres de la Jamaïque se nourrissent de terre. Au rapport de Labillardière, les habitants de la Nouvelle-Calédonie apaisent leur faim, en cas de nécessité, avec une stéatite blanche et friable, qui est composée, d'après Vauquelin, de magnésie, de silice et d'oxyde de fer, avec un peu de chaux et de cuivre. Le même auteur dit qu'à Java on fait des espèces de gâteaux d'une argile ferrugineuse que les hommes mangent lorsqu'ils veulent maigrir, et dont les femmes font surtout usage pendant la grossesse. Chandler assure que, dans le pays de Siam, les femmes et les enfants mangent de la stéatite, et qu'aux environs de Seringapatam on en fait autant d'une sorte d'argile. Les nègres de la Guinée assaisonnent fréquemment leur riz, selon Forster, avec une terre savonneuse qui ne nuit point à la santé; arrivés aux Indes occidentales, ils recherchent une terre analogue, mais qui leur réussit fort mal, car, au dire de Hunter, l'usage de l'argile blanche dont on se sert pour faire les pipes coûte la vie à plus d'un de ces malheureux. On mange du beurre de montagne en quelques endroits de la Sibérie, suivant Georgi, et au Kamtschatka une argile composée d'oxyde de fer et d'alumine, d'après Pallas. Chamisso parle de trois hommes qui, par ce moyen, réussirent à conserver leur vie dans l'île Matouai, au nord des Aléoutiennes. Genberg et Retzius assurent que les Suédois ajoutent quelquefois une terre argileuse à la farine. Enfin les tailleurs de pierre de Kiffhauser appliquent du beurre de montagne en guise de beurre sur leur pain, et Kessler dit s'être senti lui-même rassasié après en avoir mangé (2).

D'après M. Gliddon, il existerait aux États-Unis un grand nombre de géophages (*clay eaters*) non-seulement parmi les nègres, mais encore parmi les blancs qui habitent les forêts de la côte depuis la Caroline du

(1) Spix und Martius, *Reise in Brasilien*, t. II, p. 527.
(2) Burdach, *Traité de physiologie*. Paris, 1841, t. IX, p. 261.

Nord jusqu'à la Floride, et il serait très difficile de détruire chez eux l'habitude de manger de la terre.

CHAPITRE III.

PHÉNOMÈNES PATHOLOGIQUES.

ART. Ier. — Du sol des villes.

Les anciens attachaient une importance spéciale à la constatation de la qualité du sol sur lequel ils se proposaient de construire leurs villes ou leurs camps, et, à cette occasion, ils n'hésitaient pas à interroger les viscères des animaux. Voici le langage de Vitruve (1) : « Itaque etiam veterum revocandam censeo rationem. Majores enim è pecoribus immolatis, quæ pascebantur in iis locis, quibus aut oppida, aut castra stativa constituebantur, inspiciebant jecinora..... Cum pluribus experti erant, et probaverant integram et solidam naturam jecinorum ex aqua et pabulo, ibi constituebant munitiones. Si autem vitiosa inveniebant, inditio transferebant idem in humanis corporibus pestilentem futuram nascentem in iis locis aquæ cibique copiam. Et ita transmigrabant et mutabant regiones, quærentes omnibus rebus salubritatem. Hoc autem fieri, uti pabulo ciboque salubres proprietates terræ videantur, licet animadvertere et cognoscere ex agris Cretensium qui sunt circa Pothereum flumen quod est Cretæ inter duas civitates Gnoson et Gortynam. Dextra enim et sinistra ejus fluminis pascuntur pecora : sed ex iis quæ pascuntur proxime Cnoson, splenem habent ; quæ autem ex altera parte, proxime Gortynam, non habent apparentem splenem. »

Tout ce qui tend à imprégner le sol de matières organiques devient cause immédiate ou éloignée d'insalubrité. Il importe donc de prévenir autant que possible cette imprégnation, de la circonscrire dans la sphère la plus étroite, de détruire d'une manière incessante les matières organiques par une combustion lente, comme le fait l'air atmosphérique ; enfin de favoriser l'assimilation de ces mêmes matières par des végétaux. Les matières qui rendent le sol insalubre et infect (2) tirent leur origine des

(1) *De architectura*, lib. I, cap. IV.
(2) Mémoire de M. Chevreul, *Annales d'hygiène publique*, 1re série, t. L, p. 34.

restes des animaux enfouis dans la terre, des matières qui s'échappent des fosses d'aisances, des urines répandues sur la voie publique, des matières organiques qui, de nos demeures, pénètrent dans la terre, des matières condensées à l'état liquide dans les conduites de gaz, qui se répandent au dehors par des fuites. Ajoutons l'influence du calcaire poreux pour produire des azotates de potasse, de magnésie, et surtout de chaux, dans des circonstances convenables, et l'influence d'une certaine proportion de sulfate de chaux, et l'on a des corps qui produiront avec les matières organiques des effets d'insalubrité qui n'auraient pas eu lieu sans leur intervention. C'est surtout le sulfate de chaux qui donne au sol de Paris un caractère particulier d'insalubrité, qu'on ne remarque pas dans les villes où le sol et les eaux sont dépourvus de ce sel.

Les moyens préventifs consistent à diminuer autant que possible la quantité des matières organiques qui pénètrent dans le sol. Tels sont l'établissement des sépultures et des voiries loin des villes, l'établissement de fosses d'aisances étanchées ; le lavage incessant, au moyen de fontaines ou de bornes-fontaines, des ruisseaux des rues; des égouts multipliés, des conduites d'eau et de gaz.

« Pour combattre l'insalubrité existante, dit M. Chevreul, on s'applique à porter l'oxygène partout où existent des matières organiques capables de devenir insalubres par un commencement de décomposition. La raison de cette prescription est la tendance de l'oxygène à convertir en définitive la matière organique en eau, en acide carbonique et en azote par les combustions lentes sur lesquelles j'ai appelé depuis longtemps l'attention des chimistes, produits qui, en se formant lentement au sein de l'atmosphère, n'ont rien de dangereux, en raison de leur faible proportion et de l'influence de la lumière pour favoriser cette tendance. Une conséquence de cette prescription est la largeur des rues, l'étendue suffisante des cours des maisons pour que l'air et la lumière y pénètrent librement. Un second moyen existe lorsque des puits sont assez multipliés et placés dans des conditions telles que l'eau s'y renouvelle souvent, parce qu'on l'y puise incessamment, soit pour les besoins qu'on en a, soit pour purifier le sol des matières qu'elle dissout. Au reste, dans tous les cas on peut considérer les puits comme tendant à la purification de l'eau qu'ils ont reçue du sol, parce qu'elle s'y trouve plus exposée au contact de l'oxygène atmosphérique qu'elle n'y était dans les couches de la terre, et que ce contact est une cause de salubrité. Mais si, en principe, on accorde aux puits cette influence de salubrité, il faut avouer que, tels qu'ils sont aujourd'hui dans les cités populeuses où le sol est infecté, leur efficacité réelle est extrêmement bornée. Enfin, un troisième moyen consiste à faire des plantations nombreuses dans le sein des villes, car elles sont en quelque sorte l'unique moyen que nous ayons aujourd'hui d'agir directement sur les sols qui ne sont pas dans la condition d'être incessamment pénétrés par des masses d'eau qui s'y renouvellent *per descensum*, ou qui s'y introduisent, comme partie d'un grand fleuve, en raison de la perméabilité du sol à l'eau de ce fleuve. La grande influence des arbres sur la salubrité des terrains est incontestable, puisqu'ils s'accroissent en y puisant des matières altérables, causes prochaines ou éloignées d'infection. »

ART. II. — Fièvres intermittentes, suette miliaire, calculs vésicaux.

Linné est le premier qui ait insisté sur la coïncidence fréquente des endémies de fièvres paludéennes avec l'argile. « In Smolandia et Scania » sylvestri, » dit le célèbre naturaliste, « ut argilla rarior ita etiam febres inter- » mittentes illis in locis Smolandiæ; ubi febres intermittentes grassantur sem- » per etiam argillam observavi, ut Wexionia, Husby. In Dalecarlia et Hel- » singia nec multum argillæ, nec febres multas videbis. Hornæsandiæ quidam » febre corripiuntur, sed Holmiæ redux; scholares pueri accurrebant quasi » ad portentum ut viderent hominem media æstate algentem.... In Botnia » tota occidentali, præter mercatores et nautas qui Holmiæ diversati fuerunt, » nullus febrem intermittentem novit (1). »

M. Godineau, chirurgien de la marine, affirme que, dans les Antilles françaises, les îles calcaires se distinguent par leur salubrité relative et par la prédominance des fièvres, tandis que les îles volcaniques se feraient remarquer par leur insalubrité et par la prédominance de la forme dysentérique (2).

L'épidémie de suette miliaire qui a régné en 1821 dans les départements de l'Oise et de Seine-et-Oise s'était cantonnée dans les vallées formées par des terrains tourbeux (3). Une autre épidémie de suette qui a régné dans la Dordogne, de 1841 à 1842, se montra liée manifestement au terrain crayeux, et elle s'arrêtait, dit M. Parrot, devant le granit et le terrain ooli-

(1) *Linnæi amœnitates academicæ: De febrium intermittentium causa.*

(2) Godineau, *De l'hygiène des troupes aux Antilles.* Montpellier, thèse, 1844, p. 123.

(3) P. Rayer, *Hist. de l'épidémie de suette miliaire qui a régné dans les départements de l'Oise et de Seine-et-Oise.* Paris, 1822, p. 460.

thique (1). D'après M. Naumann, l'érysipèle se montrerait avec une fréquence particulière sur les terrains sablonneux et calcaires (2).

Selon Heussinger (3), les calculs urinaires se montraient endémiquement sur les terrains calcaires modernes, et notamment sur la craie ; de là leur fréquence dans la partie nord-est de l'Angleterre, et, en Allemagne, dans les monts Rauhe-Alp, sur le calcaire jurassique, sur la frontière duquel l'affection calculeuse s'arrête d'une manière aussi brusque que digne d'attention. De là encore l'extrême fréquence des calculs urinaires dans la Souabe, fréquence attestée par les nombreuses opérations de M. Klein, et par les observations du professeur Heyfelder. M. Heussinger affirme, par contre, la rareté des maladies calculeuses sur le muschelkalk et le zechstein.

D'après M. Textor (4), le sol de la Franconie est formé par le grès bigarré, le terrain keuprique, le muschelkalk, dans la direction du sud-ouest au nord-est. La ville d'Aschaffenbourg, assise sur un terrain primitif (gneiss, glimmerschiefer, granit), peu élevée au-dessus du niveau de la mer, située dans une vallée large et ouverte, ayant une eau entièrement privée d'éléments calcaires, n'aurait offert que deux calculeux. Le grès bigarré formant le Spessart au centre, et représenté par Bürgstadt, n'a produit qu'un seul calculeux. Wolfsmünster, Zellingen et Markt-Heidenfeld, trois localités assises sur le grès bigarré, à son union avec le muschelkalk, ont présenté quatre calculeux. Les communes de Karlenbourg, Unterleinach, Veitshœcheim, Karlstadt, Himmelstadt, Lauterbach, qui circonscrivent une île de grès et reposent sur le muschelkalk, à sa jonction inférieure avec le grès bigarré ; Oberhaltertheim et Kleinrinderfeld, ont offert dix calculeux.

En revanche, soixante-dix-huit calculs tant rénaux que vésicaux ont été fournis par le muschelkalk, à sa jonction supérieure avec le terrain keuprique, et représenté par Würzburg, Heidingsfeld, Versbach, Sommerhausen, Kitzingen, Mainstockheim, Obernbreit, Schweinfurt, Schwanfeld, Ettleben, Aub, Rœtingen et Igersheim. Dans le domaine supérieur du terrain keuprique, le sol présente souvent à sa superficie des dolomites. Il

(1) Parrot, *Hist. de l'épidémie de suette miliaire qui a régné en 1841 et 1842 dans le département de la Dordogne* (*Mém. de l'Acad. de méd.*, Paris, 1843, t. X, p. 278).

(2) Casper, *Journ. hebdom.*, 1842, p. 389.

(3) Canstatt, *Handbuch der mediz. Klinik*. Erlangen, 1847, t. II, p. 250.

(4) *Versuch über das Vorkommen der Harnsteine in Ostfranken*. Würzburg, 1843.

s'est rencontré quarante-deux calculeux dont vingt-cinq fournis par Bamberg et Bayreuth, villes assises sur la formation jurassique. Près de Fulda, qui repose sur le trapp et le basalte, les calculs sont rares, mais la scrofule est fréquente, et près d'un tiers de la population y meurt de tubercules pulmonaires (1).

ART. III. — Goître et crétinisme.

Sans adopter certaines vues théoriques, on peut dire d'une manière générale que, dans les Alpes, un très grand nombre de localités à goître appartiennent aux calcaires métamorphisés par la magnésie, et que, dans leur voisinage, les terrains de micaschiste et ceux de l'époque crétacée, lorsqu'ils ne présentent pas de masses adventives de dolomie, en sont souvent entièrement épargnés. On rencontre le goître endémique : dans les Pyrénées, sur les calcaires du lias et sur les calcaires magnésiens qui se trouvent sur la zone d'éruption des ophites ; sur le trias dans les Vosges, sur le lias dans le Jura, les Hautes-Alpes et les Basses-Alpes ; sur les calcaires dolomitiques de l'époque carbonifère en Angleterre, en France et en Belgique ; sur le trias dans le Wurtemberg, la Saxe ; sur les dolomies dans le Tyrol, dans l'Inde et en Amérique. En Europe, le lias, les formations du trias, marnes irisées, muschelkalk, zechstein, sont souvent habités par des populations atteintes de ces deux affections. En Savoie, elles sont presque entièrement inconnues dans toutes les parties occupées par les groupes jurassiques, néocomiens et tertiaires. Elles ne commencent guère à se manifester que lorsqu'on arrive au terrain métamorphique. Elles ne sont nulle part plus fréquentes que sur les terrains argileux et aux environs des dépôts de gypse.

Sur le muschelkalk et le terrain keuprique de la Souabe inférieure on compte annuellement de 129 à 155 exemptions du service militaire pour cause de goître sur 1000 jeunes gens ; cette proportion tombe à 3 pour 1000 sur le terrain jurassique de la Souabe supérieure (2).

D'après M. Falk, la nature des terrains à goître varie selon les pays, de telle sorte que cette affection coïnciderait (3) :

Dans le Kemaon (Inde), avec le calcaire de transition.
Dans le Wurtemberg, avec le muschelkalk.

(1) Th[illegible] *Ueber Kretinismus*. Würzburg, 1842.
(2) Escherich, *Allgemeine Zeitung für Chirurgie und innere Heilkunde*. 1843.
(3) *De thyreophymate endemico per Nassaviam atque Hassiam electoralem*. Marburgi, 1843.

En Angleterre et en Sibérie, avec le zechstein.
En Suisse, avec le calcaire de transition et le nagelflue.

M. Mac Clelland résume ainsi qu'il suit la distribution du goître et du crétinisme dans la province de Kemaon (1) :

NATURE du sol.	Nombre des villages.	Nombre d'habitants.	Goitreux.	Crétins.	Élévation moyenne en pieds.	Therm. (Fahr.). Temp. moyenne.	PROPORTION. Goitreux.	Crétins.
Granit et gneiss....	0	0	0	0	6500	68°	1/500	»
Hornblende et mica.	1	50	0	0	6000		»	»
Schiste argileux	91	3937	29	0	4100	78°	1136	»
Grès stéatite.......	3	200	0	0	3500		1240	»
Granatine.........	2	100	7	0	4000		»	»
Grès (partiellement).	1	40	0	0	»		»	»
Calcaire de transition								»
et d'alluvion.....	35	1160	390	34	4000	78°	1/3	1/12
Totaux	113	5307	426	34				

En France, le goître est réparti de la manière la plus inégale. Le tableau suivant résume, pour une période de treize années, de 1837 à 1849 inclusivement, la proportion des exemptions prononcées pour cause de goître par les conseils de révision; le nombre des exemptions se rapporte à 100 000 jeunes gens examinés ; les départements sont placés dans l'ordre du nombre croissant des exemptions pour goître. On voit que les départements les plus favorablement traités sont, d'une manière générale, ceux de l'ouest, et que les quatre grands foyers du goître sont les Vosges, les Pyrénées, le plateau central et les Alpes.

Nombre annuel des exemptions pour cause de goître, sur 100 000 jeunes gens examinés dans les 86 départements, de 1837 à 1849 inclusivement.

Département	Exemptions	Département	Exemptions
Finistère..................	0	Indre.....................	26
Morbihan..................	0	Vendée....................	36
Ille-et-Vilaine.............	6	Loiret.....................	37
Côtes-du-Nord............	7,1	Vienne....................	39
Manche....................	7,8	Seine......................	48
Indre-et-Loire.............	15	Yonne.....................	49
Gironde...................	18,70	Pas-de-Calais.............	50,4
Deux-Sèvres...............	18,72	Lot-et-Garonne...........	50,7
Loir-et-Cher..............	19	Maine-et-Loire............	51
Mayenne..................	21	Corse.....................	56
Charente-Inférieure........	25	Eure-et-Loir..............	57

(1) *Geology of Kemaon*. Calcutta, 1835.

J. Ch. M. BOUDIN Géographie Médicale Pl. III. T. I. Pag. e

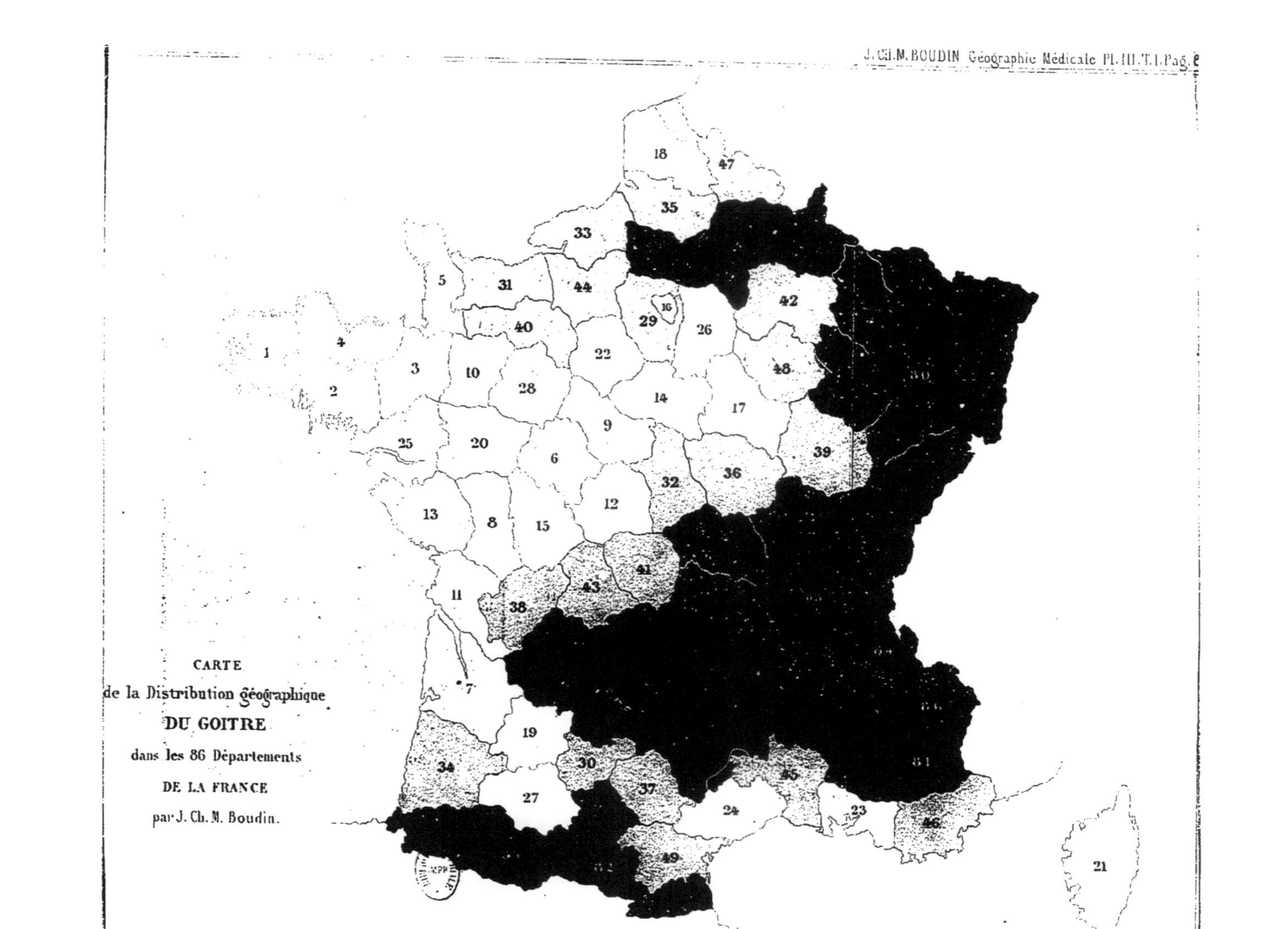

Bouches-du-Rhône	74
Hérault	78
Loire-Inférieure	82
Seine-et-Marne	91
Gers	93
Sarthe	94
Seine-et-Oise	101
Tarn-et-Garonne	105
Calvados	107
Cher	120
Seine-Inférieure	126
Landes	162
Somme	176
Nièvre	188
Tarn	189
Charente	216
Côte-d'Or	217
Orne	233
Creuse	256
Marne	267
Haute-Vienne	277
Eure	287
Gard	294
Var	295
Nord	304
Aube	371
Aude	374
Ardennes	400
Vaucluse	425
Meuse	459
Allier	461
Doubs	536
Lozère	563
Saône-et-Loire	735
Moselle	764
Haute-Marne	765
Haute-Garonne	810
Pyrénées-Orientales	833
Haute-Saône	916
Basses-Pyrénées	936
Oise	952
Puy-de-Dôme	978,3
Haute-Loire	978,9
Lot	1019
Corrèze	1039
Ain	1050
Cantal	1113
Dordogne	1148
Meurthe	1256
Aisne	1277
Aveyron	1315
Bas-Rhin	1539
Drôme	1634
Jura	1681
Ardèche	1784
Haut-Rhin	1817
Loire	1895
Vosges	2653
Basses-Alpes	3239
Ariége	3265
Rhône	3304
Isère	3385
Hautes-Pyrénées	3854
Hautes-Alpes	8832

ART. IV. — Choléra.

Dans ses apparitions successives en Europe, on a vu le choléra souvent affecter une préférence marquée pour les terrains tertiaires et d'alluvion, ou même, d'une manière plus générale, pour les terrains meubles, friables, absorbants. Par contre il a semblé fuire ou déserter rapidement les terrains anciens, les roches dures, non absorbantes. En France, en particulier, il a épargné plusieurs fois la majeure partie de la Bretagne, du Limousin, du Velay, des Cévennes et des Pyrénées. A Lyon, dont la population misérable et agglomérée semblait devoir fournir une pâture certaine aux épidémies, on n'a constaté qu'un très petit nombre de cholériques, dans le faubourg de la Guillotière, tandis que la partie de la ville située à l'ouest et bâtie sur le granit échappait complétement.

On se rappelle les ravages exercés par le choléra dans les contrées de l'Asie qu'arrosent le Gange, l'Euphrate et le Volga, dans la Russie d'Europe sur presque toute son étendue et la majeure partie de la Hongrie, de la Pologne et de la Prusse, pays à terrains alluviens, diluviens et tertiaires. « Au contraire, dit M. Nérée Boubée, l'Allemagne, formée en grande partie de terrains anciens, n'a été frappée que sur les quelques points où règnent des terrains modernes, tels que Hambourg, le Hanovre et les parties du nord où se prolongent les terrains tertiaires et diluviens de la Prusse. Le Tyrol, qui est tout primordial ou plutonique, a été épargné. La Bohême, où les terrains modernes n'ont que peu d'étendue, compte relativement peu de victimes ; la Belgique et la Hollande, qui sont, au contraire, presque entièrement occupées par des terrains d'alluvion, n'ont pu se soustraire aux désastres du choléra. En Angleterre, les terrains modernes sont peu répandus ; on ne les trouve que dans le sud et dans l'est, notamment dans le pays de Londres, et c'est précisément cette partie qui a le plus souffert. Le choléra n'a pas été très intense en Écosse, où les formations anciennes et volcaniques sont plus généralement répandues, excepté à Glascow, ville entièrement bâtie sur le terrain d'alluvion. Il s'est montré plus meurtrier en Irlande, quoique cette île soit principalement formée de terrains anciens ; mais c'est sur les côtes qu'il a fait le plus de ravages et dans les lieux où les terrains de tourbe et d'alluvion sont développés d'une manière notable. Enfin, le choléra a envahi l'Amérique, et c'est encore sur un sol alluvien qu'il s'est établi tout d'abord. La ligne qu'il commença à suivre fut celle du fleuve Saint-Laurent, celle précisément où les terrains meubles d'alluvion conservent la plus grande étendue. En France, c'est encore sur les terrains modernes que le choléra a le plus exercé ses ravages, tandis qu'il a paru éviter les terrains anciens d'une manière nettement tranchée. Les départements de la Seine, de Seine-et-Marne, de Seine-et-Oise, de l'Oise, de l'Aisne et de la Marne, qui forment ensemble un vaste bassin tertiaire et alluvien, ont été promptement et cruellement ravagés ; les terrains anciens du Calvados furent au contraire épargnés, quoique le choléra eût déjà pénétré jusque dans la Loire-Inférieure, toujours sur les dépôts alluviens. La Bretagne, pays primordial, fut également préservée presque tout entière ; le choléra ne se montra, à peu d'exceptions près, que sur quelques points voisins des côtes où l'on voit d'ailleurs quelques dépôts alluviens ou diluviens. Les

Ardennes, dont le sol est également primordial, furent aussi préservées, tandis que le choléra désolait les départements environnants ; et il en fut de même pour les Vosges, composées de granits, de porphyres durs, de grès et de poudingues quartzeux. La Lorraine, occupée par des calcaires, des argiles et des marnes secondaires, fut sur plusieurs points désolée par l'épidémie qui, de tous les côtés, s'arrêta net à la naissance des terrains vosgiens. »

CHAPITRE IV.

ACCIDENTS DUS A L'EXPLOITATION DES MINES.

ART. Ier. — Distribution géographique des mines en France.

De même que certaines affections épidémiques ou endémiques se lient à la nature ou à la configuration du sol, de même des accidents traumatiques spéciaux se rattachent plus ou moins intimement aux exploitations minéralogiques.

On compte en France 448 mines de charbon (houille, anthracite et lignite); 177 mines de fer, et seulement 199 mines d'autre nature, savoir (1) :

Graphite et bitume	39
Terres pyriteuses et alumineuses	10
Sel gemme et sources salées	23
Antimoine	24
Manganèse	20
Plomb et alquifoux	17
Plomb et argent	24
Cuivre	10
Cuivre, plomb et argent	12
Plomb, argent, zinc, cuivre, etc.	13
Or, argent, isolés ou réunis	3
Arsenic, isolé ou réuni à l'or et à l'argent	2
Total	199

Les 448 mines de charbon se divisent entre 45 départements ; elles embrassent une étendue superficielle de 4776 kilomètres carrés 56 hectares. Les départements qui en possèdent le plus sont :

(1) Voy. *Moniteur universel* du 25 janvier 1855.

				Kilom. car.	hect.
Loire	70	sur une surface de		278	56
Gard	45	—	—	457	77
Aveyron	33	—	—	125	01
Isère	26	—	—	69	13
Hérault	24	—	—	273	25
Basses-Alpes	22	—	—	56	78
Saône-et-Loire	22	—	—	419	09
Nord	20	—	—	592	53
Bouches-du-Rhône	19	—	—	276	12

L'anthracite s'exploite surtout dans les départements du Calvados, de l'Isère, de la Mayenne, du Nord et de la Sarthe. Le lignite se rencontre principalement dans les départements des Bouches-du-Rhône, de l'Isère, de la Haute-Saône et de Vaucluse.

Il n'existe en France que 2 concessions de graphite ; elles appartiennent toutes deux au département des Hautes-Alpes. Elles ont ensemble une étendue de 1 kilomètre carré 72 hectares. Les 10 concessions de terres pyriteuses et alumineuses embrassent ensemble une étendue de 109 kilomètres carrés. Les 25 concessions de sel gemme et de sources salées existent dans six départements seulement. Celui des Basses-Pyrénées en a 10 d'une étendue totale de 5 kilomètres carrés 2 hectares.

Les mines de fer, au nombre de 177, embrassent ensemble un périmètre de 1114 kilomètres carrés 21 hectares ; elles se divisent entre trente départements. Le fer se trouve presque partout à l'état de peroxyde, le plus souvent en grains ou en couches dans les terrains de formation moyenne, dans les terrains tertiaires et dans les terrains d'alluvion ; quelquefois, comme dans l'Aveyron, le Gard, la Loire et le Pas-de-Calais, on le rencontre à l'état de fer carbonaté lithoïde dans le terrain houiller et dans les grès associés à ce terrain ; rarement, comme dans l'Ariége, on le trouve associé à du fer magnétique et paraissant provenir d'un fer spathique décomposé ; souvent on rencontre le minerai mélangé à l'argile ; et d'autres fois, enfin, il se présente soit en amas, comme dans les Côtes-du-Nord, la Drôme et le Gard, soit en filons, comme dans ce dernier département.

Les 24 concessions de minerai d'antimoine ont ensemble 137 kilomètres carrés 69 hectares, répartis entre neuf départements. Les 20 mines de manganèse concédées se divisent entre huit départements, dont l'étendue totale est de 62 kilomètres carrés 40 hectares. Les 17 concessions de mines de plomb et alquifoux ont ensemble 153 kilomètres carrés 21 hectares, répartis entre quatorze départements.

Les 24 concessions de plomb argentifère se divisent entre quatorze départements : un, le Puy-de-Dôme, en a 6; un autre, la Lozère, en a 4; deux, la Haute-Loire et le Rhône, en ont chacun 2; les dix autres en ont chacun une : ce sont les départements de l'Aude, du Cantal, de la Charente, de la Creuse, du Finistère, du Gard, de la Haute-Garonne, de la Manche, du Haut-Rhin et des Vosges. Ces 24 concessions ont une étendue totale de 464 kilomètres carrés 61 hectares.

Les 10 concessions de mines de cuivre existent dans six départements : 3 dans l'Hérault, sur 47 kilomètres carrés 88 hectares; 2 dans chacun des départements des Pyrénées-Orientales et du Rhône, sur 15 kilomètres 85 hectares ensemble dans le premier, et 186 kilomètres carrés dans le second; et une enfin dans les trois départements des Hautes-Alpes, de l'Aveyron et de la Haute-Loire. L'étendue totale des 10 concessions réunies est de 274 kilomètres carrés 89 hectares.

Les 12 concessions de mines de cuivre, plomb et autres métaux se divisent entre sept départements, et offrent une étendue totale de 260 kilomètres carrés 95 hectares.

Les 13 concessions de mines de plomb, argent, zinc et autres métaux, existent dans les sept départements de l'Isère, de l'Aveyron, du Gard, de l'Ariége, de l'Aude, d'Ille-et-Vilaine et des Basses-Pyrénées; 5 dans l'Isère, 2 dans chacun des départements de l'Aveyron et du Gard, et une dans les quatre derniers.

Le sel s'obtient de quatre sources différentes : des marais salants, des laveries de sable, des mines de sel gemme et des sources salées. Les marais salants et les laveries n'existent que dans les départements maritimes. En 1852, la quantité de sel extrait des marais salants a été de 3,550,785 quintaux métriques. Sur ces quantités figurent pour les chiffres suivants :

	Quint. métriques.
La Charente-Inférieure	1,993,532
Les Bouches-du-Rhône	665,000
L'Hérault	511,463
Le Var	454,043
La Loire-Inférieure	259,453
Le Gard	215,043
L'Aude	184,750
Total	3,382,884

Le nombre des ouvriers occupés aux marais salants a été, en 1852, de 15108.

Le produit total des mines de sel et des sources salées a donné :

	Quint. métriq.		Quint. métriq.
1847............	738,141	1850............	655,639
1848............	642,339	1851............	675,957
1849............	777,110	1852............	724,002

Le nombre d'ouvriers employés à cette extraction était, en 1847, de 573 ; en 1848, de 552 ; en 1849, de 665 ; en 1850, de 655 ; en 1851, de 546, et en 1852, de 542.

Le département qui fournit la plus grande quantité de minerai de bitume est celui de Saône-et-Loire ; en 1852, la quantité extraite y a été de 298,201 quintaux métriques, pendant que l'exploitation des Landes ne s'élevait qu'à 240,000 quintaux métriques, et celle du département de l'Ain à 98,398 quintaux métriques. Pendant quelques semaines, chaque année, l'extraction de la tourbe occupe moyennement de 50 à 55 000 ouvriers. Les six années de 1847 à 1852 donnent les résultats suivants :

Années.	Tourbe extraite.	Années.	Tourbe extraite.
1847..........	5,219,223	1850..........	4,557,893
1848..........	4,963,282	1851..........	4,300,942
1849..........	4,405,585	1852..........	4,668,223

Les départements dans lesquels l'extraction de la tourbe est la plus considérable sont ceux de la Somme, du Pas-de-Calais, de la Loire-Inférieure.

ART. II. — Accidents constatés (1).

En 1842, sur un nombre de 178 245 ouvriers employés dans les exploitations minérales de la France, il y en a eu 1196 atteints d'accidents, soit 6,70 pour 1000 ; 270 ont été tués et 966 seulement blessés. Sur 1196 ouvriers tués ou blessés, 1023 l'ont été dans les mines, 9 dans les minières de fer, et 164 dans les carrières ; c'est-à-dire que, sur 100 accidents, 86 environ sont arrivés dans les mines, 13 dans les carrières et 1 à peine dans les minières ; les tourbières n'ont été, en 1842, le théâtre d'aucun accident. Les 1023 accidents se répartissent ainsi :

Mines de houille......................	595
— d'anthracite......................	329
— de lignite......................	7
Total pour les mines de combustible...	931
Mines de plomb et d'argent.............	16
— de cuivre......................	2
— de manganèse......................	1
— de fer......................	73
Total général......................	1023

(1) *Documents officiels du ministère des travaux publics.*

C'est-à-dire que, sur 100 accidents de mines, 91 sont arrivés dans les mines de combustible minéral, 7,1 dans les mines de fer, 1,5 dans les mines de plomb, argent, etc., et 0,4 environ dans les mines d'autre nature. En rapprochant le nombre d'accidents du nombre total des ouvriers employés dans les mines, on trouve que, en 1842, 32846 ouvriers étaient employés aux travaux de mines; à raison de 1023 accidents, la proportion par 1000 ouvriers est de 31,12. Pour les mines de combustible minéral, le nombre d'ouvriers employés était de 28149, le nombre d'accidents de 934, c'est-à-dire de 33,07 pour 1000. En distinguant les mines de chaque nature, on arrive à ce résultat, qui mérite d'être signalé :

	Nombre d'ouvriers.	Nombre d'accidents.	Pour 1000.
Houille	25303	595	23,51
Anthracite	1000	329	235,00
Lignite	1446	7	4,84

Il convient de remarquer que, dans quelques-unes des localités où s'exploite l'anthracite, on a compté comme accidents les blessures les plus légères, de simples contusions.

Pour les mines de plomb, argent, etc., sur 1389 ouvriers employés, il y a eu 16 accidents, ou 11,51 sur 1000. Sur 139 ouvriers ayant travaillé aux mines de cuivre, il y a eu 2 accidents, ou 15,33 pour 1000. Pour les mines de manganèse, 239 ouvriers, 1 accident, ou 4,18 pour 1000. Enfin, pour les mines de fer, 2364 ouvriers, 73 accidents, ou 30,88 pour 1000. Sur les 1196 ouvriers atteints en 1842, 230 avaient été tués, 966 seulement blessés. Les ouvriers tués se répartissent ainsi :

Mines de houille	112
— d'anthracite	4
— de lignite	6
Total pour les mines de charbon	122
Mines de plomb	1
— de cuivre	1
— de fer	3
Total pour les mines	127
Minières de fer	8
Carrières	93
Total général	230

Ainsi, sur 100 ouvriers tués, 56 l'ont été dans les mines proprement dites, 3 dans les minières et 41 dans les carrières.

Parmi les ouvriers tués dans les mines, 96 pour 100 appartiennent aux mines de combustible et 4 aux mines métalliques. Enfin, en ne considérant que les mines de combustible, 5 pour 100 proviennent des mines de lignite, 3 pour 100 des mines d'anthracite, et 92 des mines de houille.

Les simples blessures se divisent ainsi :

Mines de houille	483
— d'anthracite	325
— de lignite	1
Total pour les mines de charbon	809
Mines de plomb, etc	15
— de cuivre	1
— de manganèse	1
— de fer	70
Total pour les mines	896
Minières de fer	1
Carrières	69
Total général	966

Sur 100 blessures, 93 proviennent donc des mines, 7 des carrières ; et, à ne considérer que les mines, 90 sur 100 appartiennent aux mines de combustible, 8 aux mines de fer, et 2 aux mines de plomb et autres métaux ; enfin, les blessures reçues dans l'exploitation des mines de combustible se répartissent dans les proportions suivantes : 60 pour 100 pour les mines de houille, et 40 pour 100 pour les mines d'anthracite.

Les causes des 1196 accidents de 1842 se classent ainsi :

	Nombre d'accidents.	Tués.	Blessés.	Pour 100.
Par éboulements	642	138	504	55,0
Explosions de gaz carboné	77	23	54	6,5
Coups de mines	63	8	55	5,2
Asphyxies	9	6	3	0,8
Inondation	1	1	»	»
Ruptures de machines, engins, câbles, chute de bennes	150	23	127	12,5
Chutes d'ouvriers dans les puits	254	31	223	20,0
Total égal	1,196	230	966	100,0

Sur les 642 ouvriers tués ou blessés par éboulement, 527, dont 65 morts, l'ont été dans les mines ; 8, dont 7 morts, dans les minières ; et 107, dont 66 morts, dans les carrières. Les 77 cas d'explosion de gaz hydrogène carboné appartiennent tous aux mines de houille, sauf 4 aux mines d'anthracite. Les 63 coups de mines ont causé 8 morts et 55 blessures, appartenant pour 41, dont 2 morts, aux mines, et pour le surplus, dont 6 morts, aux carrières. Les 9 cas d'asphyxie, dont 6 ont causé la mort, ont été signalés, savoir : 8, dont 5 morts, dans les mines et 1 dans les carrières. Le cas unique d'inondation qui a causé la mort d'un ouvrier appartient aux mines de houille. Sur les 150 accidents dus à des ruptures de câbles et d'engins, etc., 131, dont 11 morts, ont eu lieu dans les mines de combustible, 1 dans les mines métalliques, et 18, dont 12 morts, dans les carrières. Enfin, sur 254 accidents, dont 31 morts, causés par des chutes d'ouvriers dans les puits, etc., 237, dont 20 morts, appartiennent aux mines de combustible, 1 mort aux minières, et 16, dont 10 morts, aux carrières.

Pour l'année 1844, le nombre total des accidents a diminué de 130 ; il n'est plus que de 1096 ; mais le nombre des ouvriers employés est descendu de 178 245 à 173 151 ; de sorte que le rapport entre le nombre d'accidents et le nombre des ouvriers est resté à peu près le même : il est de 6 pour 100, tandis qu'il était de 6,70 en 1842. La diminution des accidents a porté tout entière sur les mines. Le nombre d'accidents de minières et de carrières s'est augmenté : pour les minières, de 8, et pour les carrières, de 9 ; le nombre d'accidents de mines a donc été réduit de 147 par rapport à 1842 ; il n'a été que de 876, tandis qu'il était de 1023 en 1842. Le nombre d'accidents des minières a été de 17, et celui des carrières de 173.

Les 876 accidents arrivés en 1844 dans les exploitations minérales, et dont 203 ont causé la mort, se répartissent ainsi entre les exploitations de diverses natures :

	Tués.	Blessés.	Total.
Houille	83	351	434
Anthracite	7	341	348
Lignite	1	»	1
Total pour les mines de charbon.	91	692	783
Mines de plomb, argent, etc.	2	9	11
— de cuivre	»	1	1
— de manganèse	»	3	3
— de bitume	»	2	2
— de fer	11	65	76
Total pour les mines	104	772	876
Minières	7	10	17
Carrières	92	81	173
Total général	203	863	1066

Ainsi, en 1844, sur 100 accidents, 82 sont arrivés dans les mines, 16,5 dans les carrières, et 1,5 dans les minières.

La proportion des accidents entre les mines de diverses natures est restée à peu près la même qu'en 1844; mais, en comparant le nombre d'accidents avec le nombre des ouvriers employés, on trouve que la proportion est moindre pour les mines de combustible qu'en 1842. Ainsi elle n'est plus, pour ces mines, que de 29 au lieu de 33 pour 1000. De même, pour les mines de plomb et argent, elle n'est plus que de 7 au lieu de 11,50 pour 1000, mais elle est augmentée pour les autres mines métalliques; elle est : pour les mines de cuivre, de 29 au lieu de 15,33 pour 1000; pour les mines de manganèse, de 32 au lieu de 4,18 pour 1000; et enfin pour les mines de fer, de 34 pour 1000 au lieu de 30,88.

Les causes des accidents se répartissent à peu près de même qu'en 1842, savoir :

	Tués.	Blessés.	Total.	Pour 100.
Éboulements	141	457	598	56,5
Explosions de gaz hydrogène carboné	2	25	27	2,3
Coups de mines	5	62	67	6,2
Asphyxies	4	1	5	0,5
Inondation	1	»	1	»
Ruptures de machines, engins, etc.	18	197	215	20,0
Chutes des ouvriers dans les puits, etc.	32	121	153	14,5
Totaux	203	863	1066	100,00

Les accidents de 1850 se répartissent ainsi :

	Tués.	Blessés.	Total.
Houille	117	395	512
Anthracite	2	77	79
Lignite	3	4	7
Total pour les mines de charbon	122	476	598
Plomb, argent	5	12	47
Étain	»	2	2
Manganèse	1	»	1
Fer	6	41	47
Total pour les mines	134	531	665
Minières	3	19	22
Carrières	70	68	138
Tourbières	4	1	5
Total général	211	619	830

Comparé au nombre d'ouvriers employés en 1850, le nombre des accidents donne pour les mines de combustible la proportion de 19 pour 1000; pour les mines de plomb, argent, etc., de 12 pour 1000; pour l'étain, de 30; pour le manganèse, de 15, et pour le fer, de 21.

Quant aux minières, la proportion a été de 3 pour 1000; pour les carrières souterraines, de 3; pour les carrières à ciel ouvert, de 1, et de 1 également pour les tourbières.

Les causes des accidents constatés en 1850 se répartissent ainsi :

	Tués.	Blessés.	Total.	Pour 100.
Éboulements	140	359	499	60,0
Explosions de gaz	14	8	22	2,6
Coups de mines	9	49	58	7,0
Asphyxies	6	1	7	0,9
Inondations	7	1	7	0,9
Ruptures d'engins, câbles, etc.	10	144	154	18,6
Chutes des ouvriers dans les puits	25	58	83	10,0
Totaux	211	619	830	100,00

Sur les 211 décès causés par éboulements, 58 appartiennent aux carrières, savoir : 23 dans les carrières souterraines et 35 dans les carrières à ciel ouvert ; 6 autres décès ont été constatés dans les carrières souterraines, 3 par rupture de câbles ou d'engins et 3 par chutes d'ouvriers dans les puits, etc. ; 6 autres morts ont également eu lieu dans les carrières à ciel ouvert, savoir : 2 par coups de mines, 1 par asphyxie et 3 par chutes sur les travaux.

En 1842, le nombre total de jours de chômage a été de 23 714 ou de 25,63 par ouvrier ; en 1844, il a été de 20 658 ou de 24,62 par individu blessé ; en 1850, enfin, de 23 517 ou de 37,99 par ouvrier.

Les 830 cas de mort ou de blessures constatés en 1850 sont résultés de 744 accidents, c'est-à-dire qu'en moyenne il y a eu par 100 accidents 111,5 ouvriers tués ou blessés.

Pour les mines de houille exploitées dans 29 départements, où il a été constaté 512 cas de mort ou de blessures, 154 appartiennent au département du Nord, 77 au département de la Loire, 69 au Pas-de-Calais, 52 au Gard, 47 à Saône-et-Loire, et 34 à Maine-et-Loire ; c'est-à-dire que le nombre afférent aux 6 départements ci-dessus est de 433, ou de près des 7/8es du total.

Les mines de lignite ont été exploitées dans 14 départements : 11 n'ont pas eu d'accidents ; il n'y a eu d'ouvriers tués ou blessés que dans 3, savoir : l'Isère 4, les Bouches-du-Rhône 2, et le Bas-Rhin 1. Six départements ont eu, en 1850, des mines d'anthracite en exploitation ; 3 seulement ont eu des accidents : les Hautes-Alpes 1, la Mayenne 37, et la Sarthe 40. Sur ce nombre total de 78 accidents, il n'y a eu que 2 tués, 1 dans la Mayenne et 1 dans la Sarthe. Il y a eu des mines de plomb, argent, etc., exploitées dans 12 départements ; il n'y a eu d'accidents que dans 5, savoir : dans les Hautes-Alpes 4, dans le Finistère 6, dans la Haute-Loire 1, dans la Lozère 1, et dans le Puy-de-Dôme 2. Total, 14 accidents, qui ont tué 5 ouvriers et en ont blessé 12. Les 5 ouvriers tués appartiennent : 1 au département des Hautes-Alpes, 1 au Finistère, 1 à la Haute-Loire et 2 au Puy-de-Dôme. Un seul département a eu des mines d'étain exploitées en 1850 : 2 accidents ont eu lieu sur ces mines et 2 ouvriers ont été blessés. Il y a eu des mines de fer exploitées dans 21 départements ; 8 seulement ont eu des accidents. Des exploitations ont eu lieu, en 1850, dans les mines de zinc, de cuivre, d'arsenic, d'antimoine, de manganèse, de bitume, de sel gemme et de terres pyriteuses et alumineuses, sans avoir donné lieu à aucun accident. Les minières de fer ont fourni 22 accidents, ayant causé 3 morts et 19 blessures.

Les carrières se divisent en carrières souterraines et en carrières à ciel ouvert ; les dernières sont au moins aussi dangereuses que les premières, bien qu'on ait dans le public une opinion contraire et que les règlements eux-mêmes paraissent avoir été rédigés d'accord avec cette opinion. Il y a eu, en 1850, exploitation de carrières souterraines dans 50 départements. Les 47 accidents constatés ont occasionné 29 morts et 27 blessures.

LIVRE TROISIÈME.

HYDROLOGIE MÉDICALE (1).

CHAPITRE PREMIER.

PROPRIÉTÉS PHYSIQUES.

ART. Ier. — Étendue, saveur, odeur, poids, chaleur spécifique, états divers.

L'eau recouvre les trois quarts de la surface de notre globe, et elle entre, à l'état de vapeur, dans la composition de l'atmosphère qui l'entoure. Dans le corps humain, l'eau s'élève à 0,666, soit aux deux tiers du poids total. Certains végétaux n'en contiennent pas moins de 90 et même 95 centièmes de leur poids. Elle se compose de 2 volumes d'hydrogène et de 1 volume d'oxygène, ou, en poids, de 11,13 hydrogène et 88,87 oxygène.

(1) Voy. Boudin, *Études sur l'eau en général, et sur les eaux potables en particulier*. (*Ann. d'hygiène publique*. Paris, 1854, t. I, p. 102.)

L'eau pure n'a ni saveur, ni odeur; sous une petite épaisseur, elle est incolore; elle prend sous une grande épaisseur une nuance verdâtre prononcée. Pure ou chargée de sels, l'eau est mauvais conducteur du calorique; elle pèse 770 fois plus que l'air; à la température de 4 degrés centigrades, sa chaleur spécifique est à celle d'un même poids d'air comme 3746 à 1000, c'est-à-dire que la chaleur contenue dans un poids déterminé d'eau est à celle que renferme le même poids d'air à la même température comme 3746 : 1000. Un kilogramme d'eau à 100 degrés peut donc, en abandonnant son calorique, élever à 100 degrés un poids d'air 3746 fois plus considérable. La température à laquelle l'eau se congèle sous une pression atmosphérique de $0^{m},76$ est le zéro du thermomètre centigrade. Le second point fixe est la température à laquelle l'eau entre en ébullition, sous la même pression. Pour chaque atmosphère, son volume diminue d'une quantité estimée à 45 millionièmes par Œrstedt, à 48 par Parkins, à 50 par M. Pouillet, à 51,3 par M. la Bèche. De zéro à 100 degrés, l'eau se dilate de 0,0435 ou de 1/23 de son volume. Fahrenheit a montré que l'eau peut être amenée à 10 ou 12 degrés au-dessous de zéro sans se congeler. La glace à zéro occupe, d'après Mairan, en volume, un quatorzième de plus que l'eau à la même température. Le poids de la glace serait donc à celui de l'eau : : 14 : 15. Si l'on mêle 1 kilogramme d'eau à zéro avec 1 kilogramme d'eau à 79°,25, les 2 kilogrammes du mélange seront à 39°,625, c'est-à-dire à la température moyenne des deux liquides composants. L'eau chaude a conservé 39°,625 de son ancienne température et en a cédé autant à l'eau froide. Si, au contraire, on mélange 1 kilogramme de glace à zéro avec 1 kilogramme d'eau à 79°,25, on obtient 2 kilogrammes d'eau à zéro; et il ne reste aucune trace des 79°,25 de chaleur que le kilogramme d'eau possédait. Il est donc évident que l'eau liquide renferme, de plus que l'eau solide, 79°,25 de chaleur latente. La comparaison de l'eau bouillante, de l'eau à 100 degrés, avec la vapeur à 100 degrés, conduit à des résultats analogues, mais sur une plus large échelle. Si l'on fait traverser $5^{kil},36$ d'eau à zéro par un seul kilogramme de vapeur à 100 degrés, cette vapeur se liquéfie, et les $6^{kil},36$ résultant du mélange sont à 100 degrés de température. En passant à l'état de vapeur, l'eau acquiert un volume 1698 fois plus considérable. Elle présente son maximum de densité :

D'après de M. Despretz................ à 3°,997
D'après Halstrœm..................... à 3°,108

Au-dessous de cette température, l'eau se dilate ; la glace, au contraire, se contracte par le froid. Les diverses expériences donnent pour coefficient de contraction linéaire de la glace, pour 1 degré centigrade, 0,000037 ou 1/26700. La contraction de la glace par l'abaissement de la température est donc plus forte que celle de tous les autres corps solides étudiés sous ce point de vue. Dans la neige, on constate des prismes réguliers à six faces, allongés, se groupant en étoiles autour du centre, de manière à former toujours des angles de 60 et de 120 degrés ; la glace appartient donc au système rhomboédrique. La neige est six fois plus légère que l'eau.

La congélation de l'eau de mer est facilitée par la diminution de sa salure ; d'après M. Ure, elle s'effectue aux températures ci-après :

Sel marin sur 100 parties d'eau.	Température de congélation.
4,1	— 2°,50
6,2	— 3°,66
10	— 10°,27
16,1	— 12°,50
22,2	— 13°,77
25	— 15°,55

ART. II. — Point d'ébullition à diverses altitudes.

Le point d'ébullition de l'eau varie selon la pression qu'elle supporte. Sous la pression de 760 millimètres, l'eau bout à 100 degrés ; à Pontarlier, à 828 mètres d'altitude, où la pression atmosphérique est de 685 millimètres, l'ébullition a lieu à 97°,1 ; elle s'opère déjà, au-dessous de 93 degrés à l'hospice du Saint-Gothard, à 2075 mètres d'altitude ; elle se présente même au-dessous de 87 degrés à la métairie d'Antisana. Il résulte de là que l'eau bouillante n'est pas également chaude sur les divers points du globe, et qu'elle n'est pas également propre aux divers usages domestiques, aux diverses industries. La pression barométrique éprouvant des oscillations continuelles dans un même lieu, le point d'ébullition y change aussi d'une manière incessante. Ainsi, à Paris, où depuis une trentaine d'années les pressions barométriques extrêmes ont été 719 et 781 millimètres, le point d'ébullition a dû varier aussi entre 98°,5 et 100°,8. Voici, pour un certain nombre de points élevés du globe, les températures correspondantes des points d'ébullition :

LOCALITÉS.	Élévation en mètres au-dessus de l'Océan.	Hauteur barométrique moyenne en millimètres.	Température des points d'ébullition de l'eau.
Métairie d'Antisana	4101	451	86°,3
Ville de Micuipampa (Pérou)	3618	483	87,9
— de Quito	2908	527	90,1
— de Caxamarca (Pérou)	2860	531	90,3
Bogota	2661	544	90,9
Ville de Cuença (province de Quito)	2633	546	91,0
Mexico	2277	572	92,3
Hospice du Saint-Gothard	2075	586	92,9
Village de St-Véran (Alpes maritimes)	2040	588	93,0
— de Breuil (vallée du M. Cervin)	2007	591	93,1
— de Maurin (Basses-Alpes)	1902	599	93,5
— de Saint-Remi	1604	624	94,5
— de Heas (Pyrénées)	1465	632	94,9
— de Gavarnie (Pyrénées)	1444	634	95,0
Briançon	1306	645	95,5
Village de Baréges (Pyrénées)	1269	648	95,6
Palais de Saint Ildefonse	1155	657	96,0
Bains du Mont-Dore	1040	657	96,5
Pontarlier	828	685	97,1
Madrid	608	704	97,8
Inspruck	566	708	98,0
Munich	538	710	98,1
Lausanne	507	713	98,3
Augsbourg	475	716	98,4
Salzbourg	452	718	98,4
Neuchâtel	438	719	98,5
Plombières	421	721	98,5
Clermont-Ferrand (préfecture)	411	722	98,5
Genève et Freyberg	372	725	98,6
Ulm	369	726	98,7
Ratisbonne	362	726	98,7
Moscou	300	732	99,0
Gotha	285	733	99,0
Turin	230	738	99,1
Dijon	217	740	99,2
Prague	179	743	99,3
Mâcon	168	744	99,4
Lyon	162	745	99,4
Cassel	158	745	99,4
Gœttingue	134	747	99,5
Vienne (Autriche)	133	747	99,5
Milan (jardin botanique)	128	748	99,5
Bologne	121	749	99,5
Parme	93	751	99,6

LOCALITÉS.	Élévation en mètres au-dessus de l'Océan.	Hauteur barométrique moyenne en millimètres.	Température des points d'ébullition de l'eau.
Dresde	90	752	99°,6
Paris (Observatoire, 1er étage)	65	754	99,7
Rome (Capitole)	46	756	99,8
Berlin	40	756	99,8

CHAPITRE II.

COMPOSITION DES EAUX.

ART. Ier. — Eaux de pluie.

La composition de l'eau de pluie diffère selon l'élévation des lieux à laquelle on la recueille. Voici les différences constatées dans l'eau pluviale de la cour et de la terrasse de l'Observatoire de Paris :

	Terrasse. gr.	Cour. gr.
Azote	63,470	79,390
Ammoniaque	3,324	2,769
Acide azotique	14,069	21,800
Chlore	2,801	1,940
Chaux	6,220	5,397
Magnésie	2,100	3,306

La pluie qui lave l'atmosphère d'une grande cité contient plus d'ammoniaque que celle qui tombe en rase campagne. La quantité d'ammoniaque trouvée au commencement d'une pluie a été de 0milllig,5 par litre; plus tard, elle tomba à 0,4 et même à 0,06. La pluie se montre plus riche en ammoniaque après une forte sécheresse.

ART. II. — Eaux de rivières, de puits et de sources.

Le carbonate de chaux domine dans les eaux de rivières et dans les eaux de sources, où il est tenu en dissolution par l'acide carbonique en excès. La silice se trouve dans toutes les eaux potables, et le sulfate de magnésie se rencontre dans la grande majorité des eaux ; les autres substances ne se rencontrent qu'en de faibles proportions. Dans les eaux de rivières de la France, les substances minérales sont contenues dans la proportion de 13 grammes et demi à 25 grammes sur 100 litres. Les eaux de sources contiennent plus de substances minérales, et cet excédant se rattache souvent à une augmentation de sulfate de chaux. Les eaux de puits sont plus chargées encore; elles contiennent moins d'air, plus de sulfate de chaux, d'azotate et de matière organique. Voici, d'après les analyses de M. H. Deville, les proportions de matières minérales contenues dans plusieurs rivières de la France, sur 100 litres d'eau.

Cent litres d'eau.	Garonne.	Seine.	Rhin.	Loire.	Rhône.	Doubs.	Marne[1].
Silice	4,01	2,44	4,88	4,50[2]	2,38	1,59	3,00
Alumine	0,00	0,05	0,25	0,71	0,39	0,21	3,00
Oxyde de fer	0,31	0,25	0,58	0,55	»	0,30	»
Carbonate de chaux	6,45	16,55	13,56	4,81	7,89	19,10	30,10
Carbonate de magnésie	0,64[3]	0,27	0,50	0,61	0,49	0,28[4]	12,00
Sulfate de chaux	»	2,69	1,47	»	4,66	»	2,20
Sulfate de magnésie[5]	»	»	»	»	0,63	»	1,80
Chlorure de sodium	0,32	1,23	0,20	0,48	0,17	0,23	2,00
Carbonate de soude	0,65	»	»	1,46	»	»	»
Sulfate de soude	0,53	»	1,35	0,34	0,74	0,51	»
Sulfate de potasse	0,76	0,50	»	»	»	»	»
Azotate de potasse	»	»	0,38	»	0,40	0,41	»
Azotate de soude	»	0,94	»	»	0,45	0,39	»
Azotate de magnésie	»	0,52	»	»	»	»	»
Poids total (en grammes).	13,67	25,44	23,17	13,46	18,20	23,02	51,10

Dans les eaux de sources de Belleville et de Ménilmontant, MM. Boutron et Henry ont trouvé jusqu'à 2gr,5 de matière fixe par litre.

ART. III. — Iode contenu dans les eaux.

D'après M. Chatin, les eaux de la Seine sont, à une époque donnée, plus iodurées près de leurs sources (Châtillon) qu'aux environs de Paris (Corbeil, Charenton). Pendant que la proportion de l'iode diminue, celle des autres matières dissoutes dans l'eau augmente, quoique dans un rapport inverse moindre. A Charenton, au-dessus de la Marne, la Seine est l'une des rivières dont l'eau est à la fois la plus légère et la plus riche en iode. En aval de Paris, les eaux de la Seine ne sont pas beaucoup plus iodées qu'en amont; la masse du résidu y est au contraire notablement

(1) Analysée par MM. Boutron et Henry.

(2) Y compris 0,44 de silicate de potasse.

(3) Dans ces 0,64 se trouvent 0,30 de carbonate de manganèse.

(4) Ces 0,28 comprennent 0,05 de chlorure de magnésium. Il faut admettre dans toutes ces eaux une petite quantité de matières organiques parmi lesquelles j'ai toujours rencontré une substance colorante jaune.

(5) Et de soude.

augmentée. Mais ce qui distingue le plus les eaux de la Seine à leur sortie de Paris, c'est moins la quantité de matières dissoutes que leur qualité. La proportion des matières organiques et des chlorures est notablement accrue, et les sels d'ammoniaque, dont des traces existent dans la plupart des eaux, sont ici très appréciables; on peut aussi quelquefois trouver des indices d'hydrogène sulfuré et de l'urée apportée par les égouts. A l'exception de l'Yonne, dont les eaux sont sensiblement pareilles à celles de la haute Seine, tous les affluents de cette rivière tendent, à partir de Montereau, à accroître la somme des matières fixes, et à faire baisser la proportion de l'iode. En raison du grand volume de ses eaux, du poids des matières terro-salines tenues en dissolution, de la faible proportion d'iode, des troubles fréquents qui nécessitent, pour beaucoup d'usages, la filtration ou le repos, la Marne doit être regardée comme le moins bon des affluents de la Seine. Des affluents du canal de l'Ourcq, la rivière d'Ourcq, à Mareuil, est celui qui se rapproche le plus de la Seine par sa légèreté, sa forte ioduration, et la petite quantité de matières organiques. Tous les autres cours d'eau tributaires du canal ont pour effet d'accroître la proportion de la somme des matières dissoutes et de diminuer celle de l'iode. L'eau du puits de Grenelle est sensiblement ferrugineuse, aussi iodurée et plus légère que celle de la Seine, prise même au-dessus de la Marne. L'eau d'Arcueil contient très sensiblement quatre fois moins d'iode que celle de la Seine.

La proportion de l'iode s'élève ou s'abaisse dans la Seine avec le niveau des eaux. Le maximum d'iode a répondu, pendant la période d'observations, à une hauteur de $3^m,95$ à l'échelle du pont de la Tournelle; le minimum à une hauteur de $0^m,15$ à la même échelle. La quantité de pluie tombée à Paris est sans rapport avec la proportion d'iode dans la Seine, à moins que cette quantité ne coïncide avec un changement dans le niveau des eaux, c'est-à-dire avec des pluies dans le bassin supérieur du fleuve. Alors le rapport de l'iode de la Seine à la quantité de pluie tombée se confond avec celui donné par le niveau des eaux. La proportion de l'iode s'élève ou s'abaisse dans le même sens que la température. Ce rapport ressort bien de la comparaison des eaux pendant les mois froids de l'hiver et les mois de l'été, la hauteur à l'étiage étant la même. La nature des vents, défalcation faite de la température et de la hauteur des eaux, etc., ne se lie pas très visiblement à la proportion d'iode dans les eaux de la Seine. La proportion de l'iode dans l'eau de la Seine est à peu près en raison de la hauteur des eaux à l'étiage et de l'abaissement de la température. A niveau égal, c'est donc en hiver que la Seine contient le plus d'iode. La proportion de l'iode a varié de 5 à 2. La proportion moyenne correspond sensiblement, toutefois en oscillant en raison de la température, à $1^m,20$ à l'échelle du pont de la Tournelle, qui est la hauteur moyenne des eaux dans le cours de l'année. Le poids de la somme du résidu terro-salin contenu dans l'eau de la Seine, à Paris, a varié de 4 à 3 ; il est généralement en raison inverse de l'élévation du niveau des eaux et en raison directe de la température. Quand la proportion de ce résidu s'élève dans les eaux, celle de l'iode s'abaisse, et réciproquement. A égalité des eaux à l'étiage pendant l'hiver et l'été, c'est donc à cette dernière saison que correspond le maximum de résidu, comme le minimum d'iode.

La comparaison des eaux de la Seine aux eaux pluviales semble montrer que la proportion de l'iode est, en moyenne, plus élevée dans l'eau de la pluie que dans celle du fleuve ; la différence entre les eaux de la pluie et celles qui sourdent du sol est accrue : 1° par un sol argileux qui retient l'iode ; 2° par la dissolution d'une quantité considérable de sels terreux ; 3° par le long parcours des eaux à la surface du sol ; 4° par l'élévation de la température ; que les matières organiques sont, comme l'iode, plus abondantes dans l'eau de pluie que dans l'eau de Seine ; que les chlorures sont, par rapport à l'iode et à la somme des matières fixes, plus abondants dans l'eau de la pluie que dans celle de la Seine, etc. ; que les carbonates et les sulfates sont, par rapport à l'iode, plus rares dans l'eau de rivière et de source ; que la magnésie est, relativement à la chaux, ordinairement plus abondante dans l'eau de pluie que dans l'eau de source ou de rivière ; que l'eau de rivière contient souvent moins d'acide carbonique que l'eau de pluie.

La Seine, dont les eaux réunissent toutes les qualités les plus rares jusqu'au pont de Charenton, perd successivement une partie de ses qualités par le mélange des eaux de la Marne, du canal de l'Ourcq, et surtout par la décharge des égouts.

Les analyses faites en 1852 par M. Chatin, pendant un voyage dans le Jura, le Valais, la Lombardie, l'Allemagne et la Belgique, lui ont fourni les résultats suivants : A Auxonne et à Dôle, la proportion de l'iode commencerait à s'abaisser au-dessous de celle observée à Dijon, et quelques cas de goître se montrent. Dans le Jura, les petites vallées groupées de Lons-le-Saulnier à Salins ont des eaux calco-magnésiennes pauvres en iode et un nombre de goîtreux assez considérable ; le contraire a lieu sur les plateaux élevés. La proportion de l'iode va en s'abaissant à Genève, à Thonon, à Évian, à Monthey, à Martigny, à Sion, à Brigue, et des différences à peu près correspondantes se montrent dans la population, chez laquelle des crétins s'ajoutent aux goîtreux. Pavie, Milan, Bergame, Lodi, Crémone, Mantoue, Brescia, Peschiera, Vérone, Padoue et Vicence, ont une atmosphère et un sol plus iodurés que la vallée du Rhône; mais les eaux y sont à peine meilleures, et le goître y atteint encore, en moyenne, un cinquième des femmes. Cependant, d'après les assurances de beaucoup d'habitants, les goîtreux seraient étrangers à la population propre à chacune de ces villes : les Milanais disent que leurs goîtreux sont des Bergamasques, et Vérone assure que les siens viennent de Milan.

Inconnu à Venise, le goître serait assez fréquent à Trieste, qui reçoit les eaux peu iodurées de la montagne. Cette maladie devient très commune à Laybach, frappe presque toutes les femmes de la belle ville de Graetz, qu'on peut regarder comme étant le quartier général des goîtreux de l'Allemagne, diminue à Bruck, à Vienne, où l'on compte cependant encore beaucoup de personnes atteintes, bien que la ville, située dans la grande plaine sèche et à peine ondulée du Danube, soit admirablement percée. Brunn et Prague ne sont pas mieux partagées que Vienne. Les goîtreux, encore assez communs à Dresde, deviennent plus rares à Berlin et disparaissent à Hambourg; de cette ville à Paris, on n'en trouve presque plus.

Presque partout, après avoir fait la part de quelques conditions générales et surtout de l'humidité des lieux, M. Chatin arrive à ce résultat, qu'il y a correspondance, parallélisme entre l'état d'ioduration de l'air, des eaux, du sol et de ses produits, et le chiffre des individus atteints par le goître. Cependant, à la latitude semble correspondre un ensemble de conditions agissant dans le même sens que l'altitude; de telle sorte qu'à altitude et à ioduration pareilles, il y aurait moins de goîtreux au nord qu'au midi. C'est un point à vérifier. De l'ensemble de ces observations, dont un grand nombre ont porté sur les eaux minérales, M. Chatin conclut que l'insuffisance de la proportion d'iode qui entre dans le régime des habitants serait la cause principale du goître et du crétinisme, et qu'il serait quelquefois facile d'approprier aux besoins des populations les eaux minérales iodurées qui, par une circonstance remarquable, jaillissent en grand nombre des contrées où les eaux potables sont le moins chargées d'iode.

ART. IV. — Eau de mer.

La connaissance de la densité de l'eau de chaque mer est d un intérêt majeur pour la marine. Plus l'eau est dense, plus on peut sortir de voiles pour marcher sous le vent, le navire trouvant une assiette plus solide. Un bateau à vapeur déploie une force proportionnée à la densité. Un navire trop chargé à Toulon risquerait de couler dans la mer Noire. Dans la mer Morte, qui renferme 267 parties de sel sur 1000, les chevaux ne réussissent pas à nager. Le lac Teltang contient jusqu'à 291 parties de sel sur 1000 : aussi fournit-il presque tout le sel qui se consomme en Russie.

D'après Marcet, la densité de l'eau distillée est à celle des mers comme 1 est à :

Océan arctique......	1,02264	Équateur...........	1,02829
Hémisphère nord....	1,02829	Hémisphère sud.....	1,02882

Des expériences faites dans le voyage de *la Bonite*, il résulte qu'un litre d'eau de mer pris dans l'océan Atlantique, l'océan Indien, le golfe du Bengale ou l'océan Pacifique, et à des profondeurs variables, entre la surface et 450 brasses, laisse un résidu anhydre qui peut varier de 32^{gr},18 à 36^{gr},69. Cette fixité dans la composition de l'eau de mer n'existe plus près des côtes et dans les régions polaires, ou dans de petites mers intérieures, comme le montrent les nombres suivants, qui résument, d'après Marcet, les pesanteurs spécifiques (1) :

Mer Glaciale........	1,00057	Mer de Marmara....	1,01915
Mer Baltique........	1,01523	Mer Jaune..........	1,02291
Mer Blanche........	1,01901	Méditerranée.......	1,02930
Mer Noire..........	1,01418		

Dans les régions polaires et dans les mers intérieures, la diminution de salure s'explique par la fusion des glaces éternelles et par l'abondance des eaux douces que reçoivent les dernières. Le maximum de densité de la mer ne coïncide ni avec le maximum de température, ni avec l'équateur géographique. Lenz a trouvé les eaux les plus denses par 22 degrés de latitude nord et par 18 degrés de latitude sud ; la zone des eaux les moins salées était de quelques degrés au sud de l'équateur.

A l'embouchure des fleuves, l'eau douce, à raison de sa légèreté spécifique, se maintient à la surface de l'eau de mer. D'après M. Stevenson, la salure du fond de la Tamise commence à se faire sentir entre Londres

(1) Le *Moniteur universel* du 13 mars 1855 donne les chiffres suivants comme représentant le degré de salure de diverses mers :

Eau douce............	1000	Mer de Marmara......	1013
Océan................	1028	Mer Noire...........	1014
Méditerranée.........	1030	Mer d'Azof..........	1012
Adriatique...........	1029	Mer Caspienne.......	1025
Mer Ionienne.........	1018		

et Woolwich, et la marée montante soulèverait les eaux douces *tout d'une pièce*, les ferait remonter le lit du fleuve, tandis qu'à la surface les eaux douces continueraient de couler vers la mer.

On a proposé différentes hypothèses sur la cause de la salure des eaux de la mer : on les a considérées comme le résidu d'un fluide primitif, qui a dû tenir en dissolution dans l'origine toutes les substances dont le globe est composé, et qui, après avoir déposé tous les principes alcalins et métalliques dont elles étaient chargées, n'ont retenu que ceux qui leur étaient trop intimement unis pour s'en échapper. Mais le célèbre chimiste suédois Cronstædt semble avoir mieux compris la marche de la nature : selon lui, le sel marin se forme journellement au sein des mers. Il paraîtrait d'abord que l'acide chlorhydrique que l'on tire du sel est le produit de l'atmosphère, puisqu'on le trouve libre à la surface de l'Océan, tandis qu'on ne le trouve point dans les eaux marines, à quelque profondeur qu'on les prenne.

L'analyse de l'eau de la mer Caspienne a fourni à M. H. Rose les substances ci-après (1) :

Chlorure de sodium	0,0754
Sulfate de soude	0,0036
Sulfate de chaux	0,0406
Bicarbonate de chaux	0,0018
Bicarbonate de magnésie	0,0440
Eau contenant une très petite quantité de matière organique	99,8346
	100,000

Les eaux de la Manche, de l'océan Atlantique et de la Méditerranée ont donné à Bouillon-Lagrange et à Vogel, sur 1000 grammes d'eau, les substances et les quantités suivantes (2) :

	Manche.	Océan Atlantique.	Méditerranée.
Acide carbonique	0,23	0,23	0,11
Chlorure de sodium	25,10	25,10	25,10
Chlorure de magnésium	3,50	3,50	5,25
Sulfate de magnésie	5,78	5,78	6,25
Carbonate { de chaux / de magnésie }	0,20	0,20	0,15
Sulfate de chaux	0,15	0,15	0,15
Le résidu fixe est de	34,73	34,73	36,90

(1) *Ann. der Phys. und Chem.*

(2) Huot, *Géographie physique*. Paris, 1839, p. 93.

Le cuivre servant de doublage aux navires se détruit très rapidement par l'eau de mer. Davy a cherché à neutraliser cette destruction, qu'il attribuait à une action électrique particulière du cuivre, en créant une action électrique contraire au moyen du zinc et de la fonte ; malheureusement jusqu'ici, et malgré l'exactitude de la théorie, le doublage s'est trouvé trop positif, et le cuivre, trop bien conservé, n'a pas tardé à se ternir, à se couvrir d'herbes et de coquillages, et à rendre ainsi les navires lourds et mauvais marcheurs.

Depuis quelques années on est parvenu à distiller économiquement, à bord des navires, l'eau de mer, en utilisant pour la cuisson des aliments la chaleur abandonnée par la vapeur d'eau au moment de la condensation. L'eau de mer ainsi distillée sert au savonnage et au rinçage du linge, et prévient le rationnement des matelots à une quantité d'eau insuffisante.

CHAPITRE III.

GISEMENT DES EAUX SOUTERRAINES.

ART. Ier. — Influence du sol.

Les sources sont nombreuses, mais peu abondantes, dans les terrains primitifs où elles sourdent ordinairement à une faible distance du lieu d'infiltration des eaux pluviales. Ces terrains n'étant pas stratifiés, leurs fentes, leurs fissures et leurs crevasses ont, en général, peu d'ampleur et peu de communication entre elles. Les terrains secondaires, disposés par couches, se relèvent vers les extrémités des bassins, se présentent à nu sur les flancs des collines ou des montagnes pour recevoir l'infiltration des pluies, et se prêtent d'une manière particulière à la formation de nappes souterraines. Le calcaire crayeux, sillonné par des milliers de fissures, présente les dispositions les plus favorables. Dans la série des feuillets qui composent les terrains tertiaires, on trouve, à plusieurs étages, des couches de sables perméables qui reçoivent les eaux pluviales; il se forme autant de nappes liquides souterraines qu'il existe de couches sablonneuses reposant sur des couches imperméables. Les terrains secondaires et tertiaires se ressemblent donc sous le rapport du gisement des eaux, avec cette différence que, dans les premiers, les sources naturelles sont à la fois plus rares et plus abondantes. Un des exemples les plus curieux de ces nappes d'eau souterraines est celui du lac de Zirknitz, en Carniole, qui a près de deux lieues de long sur une lieue de large, et dans lequel on trouve non-seulement une très grande variété de poissons, mais encore des canards presque nus et complétement aveugles. Des lacs analogues se rencontrent, dit-on, en France, près de Sablé, en Anjou, et dans le département de la Haute-Saône. Des nappes liquides distinctes se retrouvent souvent, dans les terrains stratifiés, à diverses profondeurs; tantôt elles y sont stationnaires, tantôt elles constituent de véritables rivières souterraines.

Les cours d'eau du sol schisteux cristallin se font remarquer par leur nombre, par leurs bifurcations et leurs ondulations infinies. Dans les terrains calcaires, les cours d'eau sont rares et moins ondulés. L'hydrographie des bassins tertiaires diffère totalement de celle de la craie, des terrains jurassiques ou des grès secondaires. Tous les grands fleuves présentent des deltas d'alluvion; seuls les petits cours d'eau se jettent à la mer par une ouverture étroite de montagnes : le Pô et l'Arno peuvent servir d'exemple. De brusques changements dans le cours des fleuves indiquent une variation dans la nature du sol. Les lacs des terrains primaires sont caractérisés par leur forme oblongue, par leur contour ondulé, par leurs îles.

ART. II. — Profondeur des nappes.

Quelquefois des percements du sol, voisins les uns des autres, donnent des résultats complétement différents. Dans un faubourg de Béthune, un trou de sonde, après avoir traversé 20 à 25 mètres de terrains de nouvelle formation, et 10 mètres de calcaire, tomba dans une source dont les eaux s'élevèrent à la surface du sol. Un propriétaire voisin, voulant aussi se procurer une fontaine jaillissante, fit percer d'abord 25 mètres de terrains composés de sable et d'argile grise, contenant une grande quantité de pyrites, puis 31 mètres de calcaire, à la même profondeur que dans le premier sondage. On ne put trouver de l'eau, même à 56 mètres de profondeur.

Dans le puits foré de la brasserie de la Maison-Blanche, à la barrière de Fontainebleau, on a reconnu, sur une hauteur de 39^{m},50, les différentes couches qui recouvrent le calcaire crayeux composant le fond du bassin de Paris. Ces couches se succèdent ainsi :

Marnes calcaires et formation du calcaire marin.

	Mètres.
Terre, sable et gravier	3,82
Marnes spathiques	0,81
Marnes à coquilles marines	1,22
Roches	0,65
Haut banc	0,65

	Mètres.
Bancs exploités par les carriers................	2,60
Lambourdes............................	3,41
Grand coquillier blanc......................	2,53
Grand coquillier rouge......................	2,08
Banc coquillier nacré.......................	1,46
Banc coquillier chlorité.....................	1,11

Glaises et sables de la formation des glaises.

	Mètres.
Glaise bleue, dite reteinte...................	3,25
Glaise blanchâtre........................	1,95
Glaise verdâtre..........................	1,62
Glaise grise rouge panachée..................	1,62
Glaise rouge, dite la belle...................	1,62
Glaise noire pyriteuse......................	0,97
Banc gris noir pyriteux.....................	0,33
Sable siliceux argileux, alternant avec des veines de glaise sableuse d'un gris noirâtre.........	7,47
Total..............	39,50

Immédiatement au-dessous de ces terrains existe la grande formation de calcaire crayeux dont l'épaisseur est inconnue. Les travaux entrepris pour chercher la houille, près de Saint-Nicolas d'Aliermont, aux environs de Dieppe, y ont constaté sept nappes d'eau abondantes, ainsi disposées :

La 1re..........	de 25 à 30 mètres de profondeur.
La 2e...........	à 100 mètres.
La 3e...........	de 175 à 180 mètres.
La 4e...........	de 210 à 215 mètres.
La 5e...........	à 250 mètres.
La 6e...........	à 287 mètres.
La 7e...........	à 333 mètres.

Toutes ces nappes étaient douées d'une force ascensionnelle remarquable. Pendant le percement des puits de la gare de Saint-Ouen, on a trouvé cinq nappes d'eau distinctes :

La 1re..........	à 36 mètres de profondeur.
La 2e...........	à 45 mètres et demi.
La 3e...........	à 51 mètres et demi.
La 4e...........	à 59 mètres et demi.
La 5e...........	à 66 mètres et demi.

A Tours, les trois nappes ascendantes se trouvèrent sous le terrain de la place de la Cathédrale :

La 1re.......... à 95 mètres de profondeur.
La 2e........... à 112 mètres.
La 3e........... à 125 mètres.

Au sein des massifs stratifiés on trouve parfois des nappes d'eau courante, plus ou moins profondément dans les intervalles compris entre certaines couches imperméables. On rencontre de ces rivières souterraines même sous le sol de Paris. Lors du forage d'un puits artésien à la barrière de Fontainebleau, on perçait lentement un banc noir, argilo-pierreux et pyriteux, de 33 centimètres d'épaisseur, et d'une extrême dureté. Dès qu'on l'eut traversé, la sonde s'échappa des mains des ouvriers, et s'enfonça brusquement de 7m,50. Sans la manivelle placée dans l'œil de la première tige, et qui ne put passer par le trou déjà fait, la chute eût été probablement plus considérable encore. En effet, la sonde ne reposait pas sur un terrain ferme et se trouvait fortement agitée par un courant. Ce ne fut qu'avec peine que les ouvriers parvinrent à la retirer. Déjà l'eau les gagnait et gênait les manœuvres; mais aussitôt qu'ils eurent enlevé la sonde et qu'ils l'eurent entièrement dégagée de l'orifice du coffre, il jaillit tout à coup dans le puits, par-dessus leur tête, à près de 10 mètres de hauteur, un volume d'eau considérable. De semblables courants ont été constatés à la gare de Saint-Ouen; à Stains, près de Saint-Denis, à 64 mètres de profondeur; à Corneilles (Seine-et-Marne), à 72 mètres; à Tours, à 109 mètres. La célèbre fontaine de Nîmes ne donne, dans les grandes sécheresses, que 1330 litres d'eau par minute; s'il vient à pleuvoir fortement dans le nord-ouest, le débit de la fontaine est porté rapidement à 10,000 litres.

La profondeur des nappes liquides ascendantes varie suivant les localités. A Saint-Nicolas d'Aliermont, la septième nappe s'est trouvée à 333 mètres. A Genève, un sondage poussé jusqu'à 221m,50 n'a rencontré aucune nappe ascendante. A Suresnes, le résultat d'un sondage s'est montré également négatif jusqu'à 215 mètres. A Chewick, dans le parc du duc de Northumberland, de l'eau provenant de 189 mètres jaillit à 1 mètre au-dessus du sol. Dans le département du Pas-de-Calais, la fontaine la plus profonde jaillit à 2m,6 du sol et vient d'une profondeur de 150 mètres. A Tours, le puits de la caserne de cavalerie est alimenté par une nappe liquide située à 133 mètres de profondeur.

Mais au fond de l'Océan, il se trouve des sources d'eau douce jaillissant verticalement jusqu'à la surface, et provenant évidemment de terre par des canaux naturels situés au-dessous du lit de la mer. Un convoi anglais, sur lequel Buchanan se trouvait embarqué, rencontra par un calme plat, dans les mers de l'Inde, une abondante source d'eau douce à 45 lieues de Chittagong et à environ 36 lieues du point de la côte le plus voisin. Ce cours d'eau souterrain avait donc plus de 36 lieues d'étendue.

De même que l'on creuse le sol pour en extraire de l'eau, de même on le creuse parfois pour lui en donner. La plaine des *Paluns*, près de Marseille, était un grand bassin marécageux qu'il paraissait impossible de dessécher par des canaux superficiels. Le roi René y fit creuser un grand nombre de puisards. Ces trous jettent encore aujourd'hui dans des couches perméables profondes des eaux qui rendaient toute la contrée improductive et malsaine : ce sont les eaux absorbées aux *embugs* des Paluns qui, après un cours souterrain, forment, dit-on, les sources jaillissantes du port de Mion, près de Cassis. Citons un autre exemple emprunté aux environs de Paris. Une fontaine creusée sur la place de la Poste-aux-Chevaux, à Saint-Denis, fournissait en été un excellent moyen de propreté ; mais en hiver les glaces s'accumulaient sur la voie publique et nuisaient à la circulation. Voici comment il fut remédié à cet inconvénient. De l'eau de bonne qualité, provenant d'une couche située à 65 mètres de profondeur, monte dans un tube métallique. Un tube plus grand enveloppe le premier et va se saisir, à 55 mètres de profondeur, d'une nappe d'eau encore potable et qui monte dans l'espace annulaire compris entre les deux tubes. Un troisième tube, notablement plus grand que le second, descend en l'enveloppant jusqu'à la profondeur d'une couche absorbante. L'espace annulaire compris entre le tube moyen et le tube extérieur ne donne rien ; mais il sert en hiver à ramener au sein de la terre la partie non employée des eaux.

Les habitants du Sahara paraissent avoir connu depuis longtemps l'art de forer le sol pour obtenir de l'eau. « Les villages du Oued-Rig, dit Shaw, situés fort avant dans le Sahara, n'ont ni sources ni fontaines. Les habitants se procurent de l'eau d'une manière fort singulière, en creusant des puits à cent, quelquefois à deux cents brasses de profondeur, où ils ne manquent jamais de trouver de l'eau en grande abondance. Ils enlèvent à cet effet diverses couches de sable et de gravier, jusqu'à ce qu'ils rencontrent une espèce de pierre qui ressemble à de l'ardoise, et que l'on sait être précisément au-dessus de ce qu'ils appellent *Bahar taht el erd*, ou la mer au-dessous de la terre. Cette pierre se perce aisément, après quoi l'eau sort si subitement et en si grande abondance, que les hommes qui descendent pour cette opération sont quelquefois surpris et noyés. »

ART. III. — Volume des eaux.

Parmi les sources les plus remarquables par le volume de leurs eaux, on cite la fontaine de Siros, dans le département de l'Ain, comme débitant 600 litres par seconde ; la source du Loiret, comme donnant 500 litres ; et une source près de Cahors, comme en donnant 2000 litres par seconde. En général, ces sources si abondantes se rencontrent dans les pays calcaires. Pendant la grande sécheresse de l'an IX, l'une des plus grandes dont les annales météorologiques aient conservé le souvenir, le *Bouillon* ou *source du Loiret*, près d'Orléans, fournissait encore 3300 litres d'eau par minute. Les puits artésiens forés à Bages, près de Perpignan, donnent 2000 litres d'eau par minute. Voici les quantités d'eaux fournies par divers autres puits :

Puits du quartier de cavalerie, à Tours...	110	litres par minute.
Puits de Rivesaltes....................	800	—
Puits de Lellers......................	700	—

ART. IV. — Eaux minérales.

Sur un millier environ de sources minérales signalées en France, huit cents au moins appartiennent aux régions montagneuses et sortent de roches d'origine ignée ou de terrains sédimentaires. Les eaux acidulées sont aussi abondantes dans le massif central que les sources dites sulfureuses le sont dans la chaîne des Pyrénées. Les pays de plaines ne présentent en général que des sources provenant des infiltrations des eaux pluviales. La majeure partie des sources des Pyrénées, sortant de terrains primitifs ou de terrains de transition, présentent constamment dans leur trajet les caractères des eaux sulfureuses, et leur température, dans chaque localité, est en rapport direct avec leur degré de sulfuration. Ces sources contiennent une substance azotée appelée *barégine*, et dégagent spontanément de l'azote pur. Leur principe minéralisateur est le sulfure de sodium. Ces eaux sont appelées *sulfureuses naturelles*. Au contraire, les sources de l'Allemagne, de la Belgique, de la Suisse, de la Savoie, sortant de terrains secondaires ou tertiaires, sont sulfureuses à leur arrivée à la surface du sol ; mais on trouve toujours dans leur voisinage des sources contenant pour la plupart du sulfate de chaux et de magnésie avec des chlorures de ces bases. Ces sources, traversant des bancs de tourbe, se mettent en contact avec des matières organiques, se décomposent, et, de salines qu'elles étaient, deviennent sulfureuses. Leur température est en raison inverse de leur sulfuration. Elles ne contiennent pas de barégine et dégagent un mélange d'acide carbonique, d'hydrogène sulfuré et d'azote. Leur principe minéralisateur est ordinairement du sulfure de calcium. Ce sont les eaux appelées *sulfureuses accidentelles*.

CHAPITRE IV.

TEMPÉRATURE DES EAUX.

ART. Ier. — Température du sol.

La température des eaux étant plus ou moins subordonnée à celle du sol, il est nécessaire de dire un mot de cette dernière. Dès l'année 1671, Cassini avait constaté que la température des caves de l'Observatoire de Paris n'éprouve aucune variation, et qu'elle se maintient à 11°,82. Les observations, poursuivies par Bouvard pendant trente-deux ans, n'ont signalé qu'un changement de 25/100es de degré au-dessus ou au-dessous du chiffre précité, changement que l'on peut attribuer à un courant d'air accidentellement établi dans les souterrains par les travaux des carrières. En général, la *couche invariable* se trouve dans nos climats à une profondeur de 24 à 27 mètres; sous les tropiques, elle se rencontre déjà à 1 mètre au-dessous de la surface du sol, et cette profondeur semble augmenter avec la latitude. Voici quelques observations relatives à la zone tropicale, que nous empruntons à M. Boussingault :

Stations dans la zone tropicale.	1 pied (0m,32) au-dessous de la surface de la terre.	Température moyenne de l'atmosphère.	Elévation au-dessus du niveau de la mer.
	°	°	Mètres.
Guyaquil	26,0	25,6	»
Anserma Nuevo	23,7	23,8	1050
Zapia	21,5	21,5	1225
Popayan	18,2	18,7	1807
Quito	15,5	15,5	2915

Dans nos climats, la température moyenne de l'année peut se déduire de celle du sol : 1° Par une seule observation, en prenant la température de la terre à une vingtaine de mètres de profondeur et en la corrigeant de l'élévation de température en raison de cette profondeur, que l'on peut évaluer à 1 degré pour 30 à 35 mètres; 2° par les observations de 2 mois séparés d'une demi-année, en prenant la température à quelques mètres de profondeur seulement ; 3° par les observations de 4 mois également espacés, en lisant les thermomètres placés à l'air libre ou à la surface de la terre.

La température de l'écorce terrestre augmente dans le sens vertical, à raison de 1 degré centigrade pour 30 mètres de profondeur. Si cette loi s'appliquait à toutes les profondeurs, le granit serait en pleine fusion à une profondeur de 4 myriamètres, environ quatre fois la hauteur du plus haut sommet de l'Himalaya. La température s'élève parfois de 1 degré pour 16 mètres, et, dans d'autres cas, cette élévation correspond à plus de 40 mètres, comme le montre le tableau suivant (1) :

LIEUX D'OBSERVATION.	Profondeur.	Accroissement de 1 degré pour
	Mètres.	Mètres.
Mine de Litry (Calvados)	99	19,3
— de Decize (Nièvre	139	15,1
— de Poullaouen (Finistère)	140	50
— des Carmeaux (Tarn)	187	35,8
— d'Huelgoat (Finistère)	235	35
— de Sainte-Cécile, près Mons	300	38
— de Giromagny (Vosges)	433	32
Puits de Marquette (Nord)	56	25,5
— d'Aire (Pas-de-Calais)	63	21
— de Saint-Ouen (Seine)	66	26,5
— d'Épinay (Seine-et-Oise)	67	18,3
— de Saint-Venant (Pas-de-Calais)	100	27
— de la Rochelle	123	19,7
— de Paris (École militaire)	137	30,8
— de Tours	140	23
— de Rouen	183	26
— de Prégny, près Genève	220	29,7
— de Saint-André (Eure)	253	31
— de Grenelle, près Paris	505	32

Les différences dans la rapidité de l'accroissement de la température dépendent plus ou moins du degré de conductibilité du sol, de la circulation des eaux thermales, de l'épaisseur de l'écorce terrestre et de la différence de latitude.

De nombreuses observations faites à Bruxelles, de 1834 à 1839, sur la température du sol, M. Quetelet déduit les conclusions générales suivantes : 1° La vitesse moyenne pour la transmission de la chaleur à partir de la surface du sol a été de 144 jours pour $7^m,80$, ce qui donne 3 décimètres parcourus en 6 jours. 2° En comparant les observations de Paris,

(1) Voy. Bravais, *Physique du sol de la France* (*Patria*, t. I, p. 145).

Strasbourg, Zurich et Bruxelles, il trouve que les variations annuelles sont nulles à une profondeur de 24 mètres. Les amplitudes observées à Bruxelles de 1834 à 1837 ont été :

Profondeur.	Variations annuelles.
m	°
0,19	13,28
0,45	12,44
0,75	11,35
1,00	10,58
1,95	7,59
3,90	4,49
7,80	1,13

3° La vitesse avec laquelle les variations *diurnes* des températures se transmettent à l'intérieur de la terre est de 3 heures environ pour une couche de terre d'un décimètre d'épaisseur. 4° Les variations diurnes peuvent être considérées comme à peu près nulles à la profondeur de $1^m,3$, c'est-à-dire à une profondeur 19 fois moindre que celles où s'éteignent également ces variations annuelles. A $8^m,5$ de profondeur, M. Bravais a observé à Bosekop une variation qui ne dépassait pas 1 degré.

Voici les résultats constatés à Iakoutsk (1), en Sibérie, par 62 degrés de latitude et une température moyenne de l'air de — 9°,7 :

Profondeur.	Température du sol.
m	°
15,2	— 7,5
23,5	— 6,9
36,3	— 5,0
116,5	— 0,6

On voit qu'à Iakoutsk le sol est encore gelé à une profondeur de 116 mètres.

Près d'Édimbourg, M. Forbes a étudié comparativement la température du sol de divers terrains; nous donnons ici le résultat de ses observations; ils sont corrigés de la dilatation et de la contraction de la partie enterrée et de la partie libre des tiges thermométriques (2).

ROCHES.	Profondeur en mètres.				Époques des maxima de température.			
	m 1,0	m 1,9	m 3,9	m 7,8	m 1,0	m 1,9	m 3,9	m 7,8
Trapp...	10°,53	6°,61	3°,5	0°,80	6 août.	2 sept.	17 octob.	8 janv.
Sable...	11,23	8,30	4,19	1,16	31 juill.	21 août.	7 octob.	30 déc.
Grès....	9,58	1,72	5,22	2,28	5 août.	19 août.	11 sept.	11 nov.

(1) Voyez *Carte phys. et météorol. du globe terrestre*, 3ᵉ édition. 1855.

(2) *Comptes rendus de l'Académie des sciences*, t. VIII, p. 85. 1839.

ART. II. — Température des puits.

Au premier abord, les puits ordinaires s nbleraient devoir fournir des indications exactes sur la température de la couche moyenne où se trouve l'eau qu'ils contiennent ; mais ils subissent l'influence d'une cause particulière de refroidissement : l'introduction de l'air froid ou même de la neige en hiver, alors que l'air chaud de l'été ne peut y pénétrer en raison de sa légèreté spécifique. M. Bravais a trouvé, pour la température moyenne de cinq puits des environs de Paris, à une profondeur moyenne de 12^{m},5, 9°,61 au lieu du nombre 10°,4 ou 10°,5 qu'indiquaient les théories admises. Une source placée à petite distance a même offert une température moyenne de 10°,7. Un sixième puits, au contraire, à une profondeur de 29^{m},4, a donné une température moyenne de 11°,12, à peu près conforme à la théorie ; mais aussi sa variation annuelle n'a pas dépassé 0°,15. Les observations de M. Mérian sur les puits de Bâle mènent aux mêmes résultats. Les moyennes des 13 janvier et 18 juillet donnent 9°,24 pour la température des sept puits qu'il a examinés ; celles du 14 avril et du 13 octobre donnent 9°,72. La température moyenne de l'air est à Bâle de 9°,8, et la moyenne des amplitudes de l'oscillation annuelle des sept puits est égale à 2°,8. M. Guérin a trouvé, à des profondeurs de 13 mètres, dans trois puits de la ville d'Apt, des températures inférieures de 0°,7, de 1°,3 et même de 3°,2, à la température moyenne de l'air. En déterminant la température moyenne du sol par celle des puits, on ne saurait donc faire trop attention à l'amplitude de la variation annuelle de leur température.

ART. III. — Température des sources.

Entre les tropiques, la température moyenne des sources est un peu inférieure à celle de l'air ; entre les parallèles de 30 et 50 degrés nord, les deux températures tendent à se mettre en équilibre ; dans les hautes latitudes, c'est la température des sources qui se montre plus élevée que celle de l'air. Il est extrêmement rare que les deux températures diffèrent de plus de 3 degrés centigrades. La température moyenne des sources est inférieure à la moyenne de l'atmosphère quand les sources descendent des hauteurs ; elle augmente avec la profondeur des couches traversées. Si les eaux provenant des hauteurs se mêlent avec celles de l'intérieur de la terre, la température est subordonnée à celle du mélange. En thèse générale, la température des sources dépend de celle de la couche terrestre où elle jaillit, de la chaleur spécifique du sol, enfin de la quantité et de la température des eaux pluviales ; or, ce dernier élément diffère essentiellement de la température des couches inférieures de l'atmosphère. Pour exprimer la température moyenne de l'atmosphère, les sources froides doivent être pures de tout mélange avec les eaux qui descendent des hauteurs et avec celles qui proviennent de grandes profondeurs : elles doivent aussi parcourir un long trajet souterrain à une profondeur constante de 13 à 19 mètres dans nos climats, et de 1 mètre seulement dans les contrées équinoxiales ; ce n'est, en effet, que dans ces couches que les variations de l'atmosphère cessent d'exercer leur action.

Entre la température moyenne des sources non thermales d'un lieu et celle de l'air, il existe une légère différence qui varie suivant la latitude. A l'équateur, la température des sources et du sol est un peu inférieure à celle de l'air ; en France, elle la dépasse d'environ 0°,5, et cet excès va en croissant à mesure que l'on se rapproche du pôle, ou, sur le flanc de hautes montagnes, de la ligne des neiges perpétuelles. D'après M. de Buch, les différences observées entre la température des sources et celle de l'air proviendraient surtout de la température de la pluie, et elles varieraient d'un lieu à un autre, selon la prédominance des pluies d'été ou d'hiver.

La connaissance de la température des sources est d'un grand intérêt au point de vue de l'hygiène publique, en même temps qu'elle donne une idée de la chaleur terrestre et de la moyenne atmosphérique annuelle. Cette température varie souvent dans une même contrée et dans des conditions géologiques identiques, suivant la profondeur des filets d'eau dans le sol, l'altitude du point de départ, le volume de l'eau, le boisement des massifs, etc. On estime qu'il faut une série de douze observations par chaque mois de l'année pour arriver à une notion satisfaisante sur la température des sources. Voici la température mensuelle comparative de trois sources de Porentruy (Jura bernois), observée par M. Thurmann, et celle de sept sources de Bâle, observée par M. Mérian :

Mois.	Bâle.	Porentruy.
Décembre................	9°,76	10°,00
Janvier.................	8,81	9,71
Février.................	8,33	9,67
Mars....................	8,33	9,82
Avril...................	8,67	8,65
Mai.....................	1,07	10,18
Juin....................	9,37	10,38
Juillet.................	9,67	10,55

Mois.	Bâle.	Porentruy.
	°	°
Août..................	10,00	10,78
Septembre..............	11,00	11,17
Octobre................	10,77	10,00
Novembre..............	10,06	10,49
Moyenne..............	9,42	10,26

Ce tableau montre : 1° Qu'à Bâle les mois de janvier à juin sont inférieurs à la moyenne ; ceux de juillet à décembre, supérieurs. A Porentruy, les mois de décembre à mai sont au-dessous, les autres au-dessus. 2° L'oscillation totale, qui n'est que de 1°,31 à Porentruy, s'élève pour Bâle à 2°,67. 3° Les mois les plus rapprochés de la moyenne sont, pour Porentruy, juin, mai et novembre ; pour Bâle, juin, mai et décembre.

En rapprochant un grand nombre d'observations faites dans le Jura, M. Thurmann a trouvé une décroissance de 1 degré, dans la température des sources, par 150 mètres environ d'élévation verticale, règle qui subit toutefois une foule d'exceptions de détail. Dans les Alpes, M. Hegetschweiler indique l'échelle décroissante suivante :

Vers	325	mètres d'altitude......	8 degrés.
	650	—	7 —
	975	—	6 —
	1,300	—	5 —
	1,625	—	4 —
	[illegible],950	—	3 —
	[illegible],275	—	2 —

Peut-être la constitution, souvent clastique ou cristalline des Alpes, est-elle pour quelque chose dans la différence de température des Alpes et du Jura.

Aux mois d'août et de septembre, M. Fraas de Balingen constatait les températures ci-après :

	Altitude.	Température.
		°
Dans le Schwarzwald, moyenne de six sources sortant des granits et grès bigarrés..................	750	8,07
Six sources, parmi lesquelles celles du Necker, sortant du conchylien et du terrain keuprique.........	600	9,47
Quatre sources sortant des calcaires et schistes liasiques..............................	500	9,43
Dans l'Alba, cinq sources sortant du Jura Blanc....	800	10,21

Ainsi, à niveau presque égal, les sources de l'Albe calcaire offrent une température bien supérieure à celle des sources sortant des roches cristallines du Schwarzwald, et les dernières présentent une température à peu près égale à celle des Vosges. Tout égal d'ailleurs, les sources paraissent être plus froides dans les terrains poreux et hygroscopiques que dans les terrains compactes.

La moyenne annuelle de la température des sources est d'autant plus rapprochée de celle de l'air, que les sources sont plus dépendantes des variations atmosphériques. Ainsi on trouve sur mollasse, c'est-à-dire sur terrain hygroscopique :

	Température de l'air.	Température des sources.
	°	°
Chaux-de-Fonds	7,32	7,72
Bâle	9,10	9,42
Stuttgard	9,78	10,26
Berne	7,76	8,22
Salins	10,16	10,33
Bourg	11,10	11,57

Sur des terrains calcaires plus ou moins compactes au contraire, on trouve :

	Température de l'air.	Température des sources.
	°	°
Tubingen	8,85	9,94
Genkingen	6,77	7,76
Pontarlier	8,20	9,30
Neufchâtel	9,06	10,00
La Ferrière	6,34	7,07
Saint-Rambert	11,50	10,43

Il résulterait de ces documents que, dans les sols poreux, la température moyenne des sources ne dépasserait celle de l'atmosphère que de 0°,39, alors que la différence serait de 0°,99 sur des calcaires compactes.

ART. IV. — Température des lacs.

De Saussure, observant en février le lac de Genève, a trouvé, à une profondeur de 100 à 200 mètres, une température à peu près constante de 5°,2. M. de la Bèche a constaté, de 120 à 150 mètres de profondeur, dans le même lac et vers le 25 septembre, une température constante de 6°,4 : ainsi la température moyenne du fond du lac serait d'environ 6 degrés. La température de la surface varie au contraire beaucoup de l'été à l'hiver, et sa moyenne surpasse celle de l'air. Au lac de Joux, très voisin de la frontière française, de Saussure a trouvé, le 15 juillet, 13 degrés à la surface, et 10°,7 à 26 mètres de profondeur. Au fond des lacs du Bourget et d'Annecy (78 mètres et 53 mètres), la température a été trouvée de 5°,6. Pendant la saison froide, la couche supérieure se refroidit sous la double influence du contact avec l'air froid et du rayonnement. Cette couche se contracte, acquiert une densité plus considérable, et descend pour être remplacée par une autre couche qui se refroidit à son tour. Lorsque toute la masse d'eau est arrivée à la température limite de 4 degrés, si le froid continue, la couche supérieure ne pouvant plus tomber puisqu'elle devient plus légère en se refroidissant, la congélation se fait alors à la surface.

ART. V. — Température des fleuves et des rivières.

Elle est à peu près égale à celle de l'atmosphère : les sources provenant d'un niveau supérieur à celui des bords tendent cependant à refroidir le fleuve qu'elles alimentent ; mais les eaux froides occupant de préférence le fond du lit, les bords ont toujours une température plus élevée. Voici pour le Rhône, la Saône et l'air atmosphérique, à Lyon, l'indication de leurs températures moyennes mensuelles :

Mois.	Rhône.	Saône.	Air.
Janvier	4,2	2,1	— 1,5
Février	4,6	3,3	+ 3,9
Mars	6,1	5,0	7,2
Avril	10,0	10,0	9,0
Mai	15,2	16,8	16,5
Juin	18,7	20,9	21,2
Juillet	19,2	21,1	21,9
Août	19,6	21,0	20,3
Septembre	17,5	18,7	16,9
Octobre	13,9	13,6	12,2
Novembre	10,1	8,6	9,5
Décembre	6,0	4,5	4,5
Moyenne	12,1	12,1	11,9

Des expériences faites à Lyon, du 17 au 25 juin 1839, entre une heure et cinq heures du soir, ont fourni les données thermométriques suivantes :

Air atmosphérique, à l'ombre	32°
Eau du Rhône, dans le courant	23,7
Eau du Rhône, au sortir de onze fontaines	21,5
Eau du Rhône, dans le bassin du jardin des plantes	25,5

Le 23 juin de la même année, et par une température de 27 degrés à dix heures du matin, et de 30 degrés à deux heures de l'après-midi, les eaux de quatre sources de la rive gauche de la Saône marquaient :

Source de Royc........	13°	Source de Fontaine.......	12°
Source de Ronzier......	12,2	Source de Neuville.......	13

La température du Rhône, dans le courant, qui était de 23°,7 en juin, s'est élevée en juillet à 24°,3, et s'est abaissée en août à 22°,9. La moyenne de ces trois observations était de 23°,6, et la moyenne des températures des eaux des quatre sources ci-dessus mentionnées étant de 12°,5, il s'ensuit que, pour ramener l'eau du Rhône à la température des sources, il faudrait l'abaisser de *onze* degrés.

ART. VI. — Congélation des rivières.

Dans le phénomène de la congélation des rivières, on doit examiner, outre l'intensité du froid et sa durée, la hauteur des eaux et leur vitesse, quelques autres influences, parmi lesquelles il faut citer l'abondance des eaux et le rayonnement nocturne. On assure que le Rhône, qui gèle à Lyon par une température de — 15 degrés, exige — 18 degrés pour geler à Arles. En décembre 1762, la Seine fut totalement prise à la suite de six jours de gelée, dont la température moyenne était de — 3°,9, et sans que le thermomètre fût descendu au-dessous de — 9°. En 1748, au contraire, la Seine coulait encore après huit jours d'une température moyenne de — 4°,5, bien que, dans cette période, le thermomètre fût descendu jusqu'à — 12 degrés. Or, aux deux époques, la hauteur des eaux au-dessus du zéro du pont de la Tournelle, qui règle la vitesse de la rivière, était la même. Il est à remarquer qu'en 1762 les six jours qui précédèrent la congélation totale furent *parfaitement sereins ;* tandis qu'en 1748 le ciel était ou nuageux, ou constamment couvert. Or, si l'on ajoute 10 ou 12 degrés, comme effet du rayonnement de l'eau vers le ciel, au froid de 1762, on trouve que l'eau a éprouvé, au moins à sa surface, un froid beaucoup plus intense qu'en 1748, ce qui explique la contradiction apparente. En 1773, après cinq jours d'une température moyenne de — 6 degrés centigrades et un froid extrême de — 10°,6, la Seine charriait le 6 février; en 1776, les glaçons flottants ne parurent que le 19 janvier, bien qu'il gelât depuis le 9, et que, du 15 au 19 inclusivement, la température moyenne eût été de — 8°,3, et le froid extrême de — 13°,1. Quant à la hauteur des eaux, elle ne saurait expliquer le phénomène; car elle était de 4 pieds 1/2 en 1776, et de 8 pieds en 1773. En revanche, les 3, 4, 5 et 6 février 1773, le ciel fut presque constamment serein, et le contraire eut lieu en 1776. Enfin, en 1709, par des froids de — 23 degrés centigrades, la Seine resta constamment fluide dans son milieu. L'ensemble de ces faits conduit à penser que l'abondance des eaux et le rayonnement nocturne pourraient bien jouer un rôle considérable dans le phénomène de la congélation.

A 4 centimètres d'épaisseur, la glace supporte un homme isolé; à 8 centimètres, l'infanterie la traverse; de 11 à 16 centimètres, elle comporte le passage de la cavalerie et des pièces légères. Au delà de 16 centimètres, elle porte les plus lourdes voitures (1).

Dans le cours du XVIIIe siècle, la congélation de la Seine, à Paris, a coïncidé avec les froids ci-après :

En 1740.....	— 14°	centigrades.		En 1767......	— 16°	centigrades.
1742.....	— 10°	—		1776......	— 12°	—
1744.....	— 9°	—		1788......	— 12°,9	—
1766.....	— 9°	—				

Il résulterait de l'ensemble de ces faits que, pendant le cours du XVIIIe siècle, la congélation de la Seine à Paris ne s'effectuait guère à moins d'un froid de 9 degrés.

Dans toute nappe d'eau stagnante, la congélation s'effectue de l'extérieur à l'intérieur; la surface de l'eau se prend d'abord, et la glace augmente ensuite de haut en bas. Longtemps les physiciens ont cru qu'il en était de même des eaux courantes, alors que les pêcheurs et les mariniers, c'est-à-dire les praticiens, affirmaient que les glaçons des rivières viennent du fond, imprégnés de fange et incrustés de gravier, bref, portant le cachet de leur origine, d'où le mot allemand *Grundeis*, glace du fond. En décembre 1780, Desmarets, de l'Académie des sciences, constata que le lit de la Dieume, à Annonay, se couvrait d'une glace spongieuse, partout où se trouvaient des amas de sable. « C'était par la partie inférieure qui touchait le fond que les glaçons prenaient leurs accroissements successifs. Quelques-uns, en une seule nuit, étaient soulevés de 5 à 6 pouces, et, par des additions journalières et assez égales, croissaient de manière à former des îles au-dessus de l'eau courante. » En 1788, Braun observa le même phénomène dans l'Elbe, et il s'assura que certains corps placés

(1) Selon Olaus Magnus, la glace du Nord porte un homme si elle a deux pouces; n cavalier armé, si elle en a trois; une compagnie, si elle en a quatre ou cinq; une armée, si elle a trois à quatre palmes. Lorsqu'en 1683 des voitures traversaient la Tamise gelée, la Société royale de Londres constata une épaisseur de onze pouces anglais. (Toaldo, *Essai météorologique*, trad. française, Chambéry, 1784, p. 253.)

au fond de la rivière, tels que la laine, les cheveux, la mousse et l'écorce d'arbre, favorisaient la formation de la glace, tandis que les métaux ne présentaient pas cette propriété au même degré. Le 11 février 1816, l'air libre marquait — 12 degrés, et l'eau du Rhin étant à zéro à toutes les profondeurs, les ingénieurs des ponts et chaussées de Strasbourg virent une glace spongieuse se détacher de la partie pierreuse du fond du fleuve pour venir flotter à la surface. Le fait de la formation de la glace au fond des eaux courantes est donc parfaitement démontré ; les diverses théories émises sur ce phénomène laissent encore beaucoup à désirer.

ART. VII. — Température des eaux thermales.

Elle est indépendante de la latitude, car on trouve des sources froides dans la zone équatoriale, et des eaux bouillantes dans la région polaire. Les physiciens ne sont pas d'accord sur les causes de la chaleur des eaux thermales. On a remarqué que la température de certaines eaux s'abaisse sous l'influence de la fonte des neiges et à la suite de pluies abondantes. Le tableau suivant résume la température de soixante-sept sources d'eaux thermales :

	Température évaluée en degrés du thermomètre centigrade.
Geyser d'Islande	109°
Sources de las Trincheras	96,6
Hamman-Meskoutin (Algérie)	95
Chaudesaigues (Cantal)	88
Brousse (Asie Mineure)	84
Ax (Ariége)	82,5
Olette (Pyrénées-Orientales)	75
Carlsbad	75
Dax (Landes)	72,5
Préhacy (Landes)	72,5
L'Étude, au Tech (Pyrénées-Orientales)	70,5
Plombières (Vosges)	68
Baden-Baden	65
Wiesbaden (Nassau)	62
Bagnères-de-Luchon (Saint-Bayen)	66,3
Bagnères (Source de la Grotte supérieure)	59,6
Bagnères (Source de la Grotte inférieure)	56,3
Bagnères (Source de la Reine)	54,4
Bourbonne-les-Bains	65
Arles-les-Bains	63
La Preste	61
Escaldadou (Pyrénées-Orientales)	61,2

	Température évaluée en degrés du thermomètre centigrade.
Escouloubre (Aude)	60°
Puits de César (Évaux, Creuse)	59
Lamotte (Isère)	59
Vernet (Pyrénées-Orientales)	56,9
Vernet (2e source)	53,7
Luxeuil (Haute-Saône)	56,2
Limbe (Bourbon-Lancy)	56,2
Pietrapola (Corse)	55
Civita-Vecchia (Romagne)	55
Saint-Laurent (Ardèche)	54,5
La Bourboule (Puy-de-Dôme)	52
San-Antonio (Corse)	52
Bourbon-l'Archambault	51,5
Rainfort, aux bains de Rennes	51,2
Bagnères-de-Bigorre	51
Bains (Vosges)	51
Néris (les trois sources)	50,5
Balaruc (Hérault)	50
Baréges (Hautes-Pyrénées)	50
Ems (Allemagne)	50
Tœplitz	48
Aix en Savoie	47,1
Espergnols, à Cauterets	47,5
Puits de César (Mont-Dore)	45
Bagnols (Lozère)	42,5
Digne (Basses-Alpes)	40
Saint-Nectaire (Puy-de-Dôme)	39
Barbotan (Gers)	39
Sylvanès (Aveyron)	38
Aix en Provence (Bains de Sextius)	37
Schinznach (Suisse)	33
Uriage (Isère)	27
Enghien (Seine-et-Oise)	14
Hombourg (Allemagne)	10
Kreuznach (Prusse rhénane)	9

ART. VIII. — Température des mers.

Depuis l'équateur jusqu'à 48 degrés de latitude boréale et australe, la température de la mer est un peu supérieure à celle de l'atmosphère. Dans la zone torride, et seulement entre les parallèles du 10e degré au nord et au sud de l'équateur, elle se montre uniforme et constante sur une étendue de milliers de myriamètres carrés.

Entre les tropiques, la température de la mer diminue avec la profondeur; elle augmente au contraire dans les mers polaires; entre 30 et 70 degrés de latitude, elle décroît d'autant moins que la latitude devient plus grande, et, près de 70 degrés, elle commence à devenir croissante.

L'influence du soleil sur la température de la mer ne se fait sentir que jusqu'à une certaine profondeur. Ainsi elle n'agit dans les régions équatoriales que jusqu'à environ 1200 brasses, et seulement jusqu'à 600 brasses à 45 degrés latitude sud. Au delà de cette profondeur, l'Océan possède une température constante de 4 degrés. Vers 56 degrés un quart de latitude sud, la surface des eaux de l'Océan offrant cette température moyenne de 4 degrés, il s'ensuit que le soleil est ici sans influence aucune sur la température de la mer. Plus au sud, il résulte d'une plus grande absence de la chaleur solaire que la mer est plus froide. De là deux grands bassins thermiques dans les couches supérieures de l'Océan, l'un d'une température supérieure, l'autre d'une température inférieure à la moyenne de 4 degrés.

Sous aucune latitude et dans aucune saison, la température de l'eau de la mer ne semble s'élever au-dessus de + 30° centigrades. Voici les *maxima* de température de la mer observés à sa surface (1):

	Latitude.	Longitude de Paris.	Température.	Dates.
Océan Atlantique.....	7° N.	20° ¾ O.	+ 26°,9	1772 23 août (2).
Mer du Sud..........	17° ½ S.	208° E.	+ 28°,9	1773 18 août (3).
Océan Atlantique.....	42 N.	24° E.	+ 28°,3	1774 23 mai (4).
Océan Atlantique.....	6° ½ N.	22° ½ O.	+ 28°,7	1788 octobre (5).
Océan Atlantique.....	2° S.	28° ¾ O.	+ 28°,6	1803 avril (6).
Océan Atlantique.....	7° N.	25° ½ O.	+ 28°,8	1803 novembre (7).
Océan Atlantique.....	0° ½ O.	22° ½ O.	+ 28°,2	1804 mars (8).
Océan Atlantique.....	4° N.	21° O.	+ 28°,6	1816 mars (9).
Océan Atlantique.....	5° N.	26° O.	+ 27°,5	1816 10 mai (10).
Mer de Chine........	13° ½ N.	110° ½ E.	+ 29°,1	1816 14 juillet (11).

(1) Voyez *Ann. du Bureau des longitudes pour l'année* 1825, p. 183.
(2) W. Bayley.
(3) *Idem.*
(4) *Idem.*
(5) Churruca.
(6) Quevedo.
(7) Rodman.
(8) Perrins.
(9) John Davy.
(10) Lamarche.
(11) Basil Hall.

Océan Atlantique.....	7° ½ N	21° ½ O.	+ 27°,3	1816	14 juillet (1).
Mer de Ceylan.......	2° ½ N.	75° ½ E.	+ 28°,9	1816	9 août (2).
Océan Atlantique.....	10° N.	20° ½ O.	+ 29°,1	1816	18 octobre (3).
Mer des Indes........	1° N.	91° E.	+ 29°,6	1816	25 novemb. (4).
Au nord de Sumatra...	5° ½ N.	98° E.	+ 28°,9	1817	8 mars (5).

La mer exerce sur la température de l'atmosphère une influence considérable ; la différence entre le maximum et le minimum du jour, qui, dans les régions équatoriales, est de 5 à 6 degrés sur les continents, n'excède guère 2 degrés dans l'atmosphère maritime. Entre les parallèles de 25 et de 50 degrés nord, cette même différence dépasse souvent 15 degrés à terre, alors qu'elle atteint sur mer à peine 3 degrés. La température minimum est, comme à terre, celle du soleil levant ; le maximum correspond, dans plusieurs observations, à midi, au lieu de coïncider avec deux ou trois heures.

Les différences suivantes ont été constatées à Alger, par M. Aimé, entre la température moyenne de la mer et celle de l'air atmosphérique :

	Mer.	Air.		Mer.	Air.
Hiver..........	14°,4	12°,4	Été...........	22°,2	23°,0
Printemps......	15°,5	16°,3	Automne......	20°,6	20°,0

Sur le même point et au mois d'avril, on a trouvé :

18°,2......................		à la surface de la mer.
16°,3..................	à 25	mètres de profondeur.
14°,4..................	à 50	—
13°,7..................	à 100	—
13°,0..................	à 200	—
12°,6..................	à 350	—

ART. IX. — Courants océaniques.

Les courants traversent la mer comme des fleuves dont les bords seraient formés par des eaux en repos : les uns, tels que le *Gulf-Stream*, partant de l'équateur, portent des eaux chaudes vers les hautes latitudes, dont ils échauffent les continents ; les autres, partant du voisinage des pôles, amènent des eaux froides vers les régions tropicales et dont elles tempèrent le climat.

(1) Ch. Baudin.
(2) John Davy.
(3) Lamarche.
(4) Ch. Baudin.
(5) Basil Hall.

Les courants océaniques exercent une influence notable sur le climat des contrées voisines des côtes et sur les relations des peuples. Les marins ont le plus grand intérêt à en connaître la température, la direction et la vitesse, afin de pouvoir les utiliser ou les éviter dans leurs traversées. On a calculé, d'après une moyenne de six années, que la durée ordinaire de la traversée des navires à voile, se rendant d'Angleterre aux États-Unis, avait été de quarante jours, alors qu'elle n'était que de vingt-trois jours pour le retour.

Les causes auxquelles il est permis de les attribuer sont la propagation successive de la marée dans son mouvement autour de la terre; la durée et la force des vents régnants; les variations de la pesanteur spécifique des eaux selon la latitude; la profondeur, la température et le degré de salure; enfin les variations horaires de la pression atmosphérique (1).

En présence de la température des courants, on comprend que, dans certaines circonstances, le thermomètre puisse aider les navigateurs à reconnaître la latitude. Entre les 40° et 41° degrés de latitude nord, M. de Humboldt a trouvé la température du Gulf-Stream de 22°,5, alors que, en dehors du courant, celle de la mer n'était qu'à 17°,5 ; par 36° 14′ nord, et 74° de longitude ouest, Sabine a vu le thermomètre, en sortant du courant, descendre, dans l'espace de deux heures, de 23°,3 à 16°,9.

L'origine et les premières traces du Gulf-Stream semblent devoir être cherchées au sud du cap de Bonne-Espérance. Après avoir pénétré dans la mer des Antilles, il parcourt le golfe du Mexique, débouche par le détroit de Bahama, pour se diriger du S.-S.-O. au N.-N.-E., vers les îles Feroë, qu'il enveloppe de ses eaux et qu'il échauffe à tel point que les eaux intérieures n'y gèlent jamais (2). L'influence échauffante exercée par les courants sur la côte occidentale de l'Europe peut se déduire du tableau suivant :

Température.	Côte d'Amérique.	Côte d'Europe.	Norwége.
25°	24° 21′	18° 49′	»
20°	32 20	31 27	»
15°	38 24	41 33	»
10°	41 30	52 3	»
5°	44 51	60 7	63° 23′
0°	51 57	66 48	70 56

(1) Voy. *Cosmos*, t. I, p. 360.

(2) La température moyenne de l'hiver aux îles Feroë est de 3°,9 centigrades; celle de Paris n'est que de 3°,3. Voy. *Carte physique et météorologique du globe*.

En sortant du détroit de Bahama, les eaux du Gulf-Stream ont une couleur foncée d'indigo, et leur ligne de séparation d'avec les eaux vertes de l'Océan se dessine sur un espace d'une centaine de milles. Depuis son départ du golfe du Mexique jusqu'à l'ouest des Açores, ce courant présente une étendue de 3000 milles environ, et il traverse dans sa course une vingtaine de degrés, du parallèle de 23° à celui de 43° (1).

D'après les observations faites sur ce courant, sa vitesse moyenne, de l'entrée du canal de Bahama à l'île de Bemini jusqu'au 31e degré de latitude nord, serait de 70 milles en vingt-quatre heures. Une vitesse moyenne de 80 milles en vingt-quatre heures a été trouvée entre les parallèles de 26 et 27 degrés de latitude nord, quoique le vent du nord soufflât avec violence. A la sortie du détroit de la Floride par le détroit du cap Cannaveral, sa rapidité ressemble à celle d'un torrent, et atteint, parfois, 120 milles en vingt-quatre heures. Elle décroît ensuite graduellement dans sa marche vers l'est ; entre les méridiens de 65 et de 66 degrés de longitude ouest elle est de 55 milles par jour ; et sur celui de 42° 30′, où elle n'est que de 30 ou 35 milles seulement. Le Gulf-Stream diminue ensuite plus rapidement de vitesse dès qu'il tourne au sud ; et dans l'ouest des Açores, près de ces îles, il n'a pas plus de 10 milles de vitesse par jour.

Le maximum de température observé dans les eaux du Gulf-Stream a été de 30 degrés, ce qui fait 5 degrés au-dessus de celle de l'Océan sous le même parallèle. A 10 degrés plus au nord, on l'a trouvée de 28°,9, ayant, dans cet espace, diminué de 1 degré à peu près. A 63 degrés de longitude ouest, elle a été observée de 27°,2 dans l'été, de 19°,4 dans l'hiver ; à 45 degrés de longitude ouest, de 23°,9 ; par 40 degrés de longitude ouest, de 22°,8. Ainsi la température paraît décroître comme la vitesse, mais non aussi rapidement, à mesure que les eaux s'avancent vers l'est ; car elles ont encore, au moment où elles tournent vers le sud, une température fort élevée.

Voici les vitesses moyennes des courants de l'océan Atlantique, dans les deux hémisphères et dans l'hémisphère sud.

Hémisphère nord.

Courant équatorial...........................	46	milles en 24 heures.
Courant de la Guyane..........................	30	—
Gulf-Stream...................................	35	—

(1) Ch. Ph. de Kerhallet, *Considérations générales sur l'océan Atlantique*. Paris, 1852, p. 74, 79, 83.

Courant dérivé des vents alizés du N.-E.	10 milles en 24 heures.
Courant de Rennel	18 —
Courant de l'Afrique et de la Guinée du nord	20 —

Hémisphère sud.

Courant atlantique du sud	15 milles en 24 heures.
Courant du Brésil	20 —
Courant traversier de l'océan Atlantique	15 —
Courant du cap des Aiguilles	80 —
Contre-courant du cap de Bonne-Espérance	30 —
Courant dérivé des vents alizés du S.-E.	10 —
Courant de la Guinée du sud	10 —

Dès 1802 M. de Humboldt a signalé dans l'océan Pacifique un courant d'eau froide qui, des hautes latitudes australes, se dirige vers la côte occidentale de l'Amérique du Sud ; après avoir longé du sud au nord, la côte du Chili et du Pérou, il prend, à partir de la baie d'Arica, une direction différente, du S.-S.-E. au N.-N.O. Entre les tropiques, sa température n'est que de 15°,6, alors que celle des eaux voisines s'élève jusqu'à 27°,5 et même à 28°,7. Voici les vitesses moyennes des courants de l'océan Pacifique dans les deux hémisphères (1) :

Hémisphère sud.

Courant équatorial du sud	24 milles par 24 heures.
Courant traversier de l'océan Pacifique	20 —
Courant du cap Horn	18 —
Courant de Humboldt	15 —
Courant du Mentor	16 —
Courant général de la Nouvelle-Hollande	12 —
Courants périodiques de la Nouvelle-Hollande	6 près de la terre. 16 au large.

Hémisphère nord.

Courant équatorial du nord	30 milles par 24 heures.
Contre-courant équatorial	18 —
Courant de mousson des Carolines	3 —
Courant du Japon	31 —
Courant de la Californie	16 —
Courant du Kamtschatka	8 —
Courant de Behring	14 —

Le tableau suivant met en évidence l'influence réfrigérante exercée sur la mer par le courant polaire de l'océan Pacifique :

(1) De Kerhallet, *Considérations générales sur l'océan Pacifique.* Paris, 1852, p. 62 et 63.

	Température de la mer à Callao.	Température de l'air à Lima.
Décembre	20,8	23,8
Janvier	22,5	25,6
Février	17,7	26,6
Mars	19,4	27,7
Avril	»	25,2
Mai	18,3	23,0
Juin	18,7	20,2
Juillet	»	20,3
Août	16,3	19,6
Septembre	16,0	19,0
Octobre	»	20,0
Novembre	15,5	22,2
Moyenne	18,3	22,7

Voici, d'après M. Petermann, la température des trois océans de 10 en 10 degrés de latitude, dans les deux hémisphères (1) :

Latitude.	Hémisphère nord. Océan Atlantique.	Océan Indien.	Océan Pacifique.	Hémisphère sud. Océan Atlantique.	Océan Indien.	Océan Pacifique.
60°	5,8	»	5,4	»	»	0,76
50°	12,2	»	9,6	8,8	3,4	6,2
40°	16,7	»	15,2	14,6	13,5	13,4
30°	20,6	»	21,1	20,6	20,7	18,9
20°	23,5	»	24,6	22,9	24,5	23,9
10°	25,6	30°,0	27,4	25,2	26,3	26,8
Équateur	26,1	28°,4	28,3	26,1	28,4	28,3

CHAPITRE V.

ÉTANGS ET MARAIS.

ART. Ier. — Des étangs.

On appelle ainsi des lacs dépourvus d'écoulement. Cependant cette règle présente des exceptions : ainsi l'étang de Lindre (Meurthe) donne naissance à la Seille ; l'étang de l'Aude, à la rivière du même nom. Un amas d'eau dépourvu d'écoulement ne peut recevoir que des affluents très fai-

(1) Petermann, *Physical Atlas*. London, 1851, p. 117.

bles, à moins d'avoir une issue souterraine. D'après les travaux du cadastre, la superficie totale des étangs est, en France, de 177 168 hectares.

Les plantes des étangs de la France appartiennent en majorité aux parties moyennes de l'Europe. Elles peuvent se résumer ainsi (1) :

Ranunculus aquatilis, *R. lingua*. — *Nymphæa alba*. — *Nuphar lutea*, *N. pumila*. — *Nasturtium palustre*. — *Subularia aquatica*. — *Aldrovanda vesiculosa*. — *Lychnis flos-cuculi*. — *Stellaria latifolia*. — *Arenaria uliginosa*. — *Cerastium aquaticum*. — *Isnardia palustris*. — *Trapa natans*. — *Myriophyllum pectinatum*, *M. alternifolium*, *M. verticillatum*. — *Callitriche pedunculata*, *C. autumnalis*. — *Hippuris vulgaris*. — *Ceratophyllum demersum*, *C. submersum*. — *Peplis portula*. — *Montia fontana*. — *Helosciadium bulbosum*, *H. inundatum*. — *Œnanthe phellandrium*, *Œ. globulosa*. — *Cicuta virosa*. — *Hydrocotyle vulgaris*. — *Cirsium palustre*. — *Menyanthes trifoliata*. — *Villarsia nymphoides*. — *Utricularia minor*, *U. intermedia*, *U. vulgaris*. — *Hottonia palustris*. — *Lysimachia thyrsiflora*. — *Rumex palustris*. — *Polygonum amphibium*, *P. hydropiper*. — *Stratiotes aloides*. — *Hydrocharis morsus-ranæ*. — *Alisma ranunculoides*, *A. natans*, *A. plantago*, *A. parnassifolia*, *A. damasonium*. — *Sagittaria sagittæfolia*. — *Triglochin palustre*. — *Potamogeton natans*, *P. perfoliatum*, *P. heterophyllum*, *P. compressum*, *P. pusillum*, *P. pectinatum*. — *Zanichellia palustris*. — *Naias minor*, *N. major*. — *Malaxis Loeselii*. — *Iris pseudacorus*. — *Juncus communis*, *J. fluitans*, *J. bulbosus*. — *Caltha palustris*. — *Acorus calamus*. — *Typha latifolia*, *T. angustifolia*, *T. media*. — *Sparganium natans*, *S. simplex*, *S. ramosum*. — *Schœnus nigricans*, *S. mariscus*. — *Scirpus palustris*, *S. multicaulis*, *S. fluitans*, *S. acicularis*, *S. setaceus*, *S. supinus*, *S. lacustris*, *S. maritimus*. — *Carex paniculata*, *C. filiformis*, *C. stricta*, *C. paludosa*. — *Alopecurus geniculatus*. — *Arundo phragmites*. — *Poa airoides*. — *Glyceria fluitans*. — *Lemna minor*, *L. gibba*, *L. polyrhiza*, *L. arhiza*, *L. tomentosa*, *L. hispida*. — *Chara canescens*, *C. hyalina*. — *Equisetum fluviatile*, *E. limosum*. — *Salvinia natans*. — *Marsilea quadrifolia*. — *Pilularia globulifera*. — *Isoetes lacustris*. — *Lycopodium inundatum*.

ART. II. — Des marais.

Ils diffèrent des étangs par leur faible profondeur et par les plantes qui y

(1) Martins, *Géogr. botan. de la France* (*Patria*, t. I, p. 166).

croissent ; leurs eaux sont presque toujours saumâtres, impropres à l'agriculture et à la pêche. Au point de vue médical, il y a lieu de considérer également comme marais, les eaux plus ou moins stagnantes, infiltrées dans la portion déclive du sol, ou formant des nappes souterraines.

En France, c'est surtout dans la Brenne, dans la plaine de Forez, et dans la Sologne, que les marais sont le plus répandus ; le plus grand de tous est probablement celui de Montoire, sur la rive droite de la Loire, près de son embouchure.

Les plantes des marais peuvent vivre sans que leur tige plonge dans l'eau : une terre humide leur suffit ; aussi les trouve-t-on souvent dans les prairies basses, les lieux ombragés des forêts, les haies, les fourrées, etc. Quelques-unes même vivent sur des terrains qui ne sont inondés que pendant l'hiver et qui sont à sec pendant l'été, mais toutes ont besoin d'un certain degré d'humidité. Les genres *Carex*, *Juncus*, *Rumex*, *Elatine*, *Cyperus*, *Scirpus*, dominent dans la flore des marais, et l'on peut remarquer que, dans les parties les plus déclives des prairies, et par conséquent les plus humides, les Cypéracées et les Joncées se substituent aux Graminées, qui forment le fond de la végétation. M. Martins a donné le catalogue suivant des plantes des marais de la France (1) :

Thalictrum simplex. — *Ranunculus hederaceus*, *R. tripartitus*, *R. gramineus*, *R. ophioglossifolius*, *R. nodiflorus*, *R. sceleratus*. — *Caltha palustris*. — *Nasturtium amphibium*. — *Viola palustris*. — *Drosera anglica*. — *Parnassia palustris*. — *Lychnis læta*. — *Elatine hydropiper*, *E. hexandra*, *E. alsinastrum*. — *Spergula nodosa*. — *L[illegible]a aquatica*. — *Stellaria latifolia*. — *Cerastium aquaticum*. — *Sida abutilon*. — *Hypericum quadrangulum*, *H. elodes*. — *Lathyrus palustris*. — *Comarum palustre*. — *Epilobium palustre*, *E. tetragonum*. — *Lythrum salicaria*, *L. hyssopifolia*, *L. thymifolia*. — *Peucedanum palustre*. — *Selinum carvifolia*. — *Sium latifolium*. — *Carum verticillatum*. — *Apium graveolens*. — *Heliosciadium repens*. — *Œnanthe fistulosa*, *Œ. pimpinelloides*, *Œ. peucedanifolia*. — *Galium palustre*. — *Valeriana dioica*. — *Eupatorium cannabinum*. — *Cineraria sibirica*, *C. palustris*. — *Senecio aquaticus*. — *Gnaphalium uliginosum*. — *Bidens tripartita*, *B. cernua*. — *Cirsium oleraceum*, *C. anglicum*. — *Sonchus palustris*. — *Taraxacum palustre*. — *Exacum Candollii*, *E. pusillum*. — *Gratiola officinalis*. — *Lyndernia pyxidaria*. — *Pedicularis palustris*. —

(1) *Géograph. bot. de la France* (*Patria*, t. I, p. 167).

Bartsia viscosa — *Veronica scutellata*, *V. anagallis*. — *Lycopus europæus*. — *Teucrium scordium*. — *Stachys palustris*. — *Mentha rotundifolia*, *M. hirsuta*. — *Scutellaria minor*, *S. galericulata*. — *Centunculus minimus*. — *Anagallis tenella*. — *Samolus Valerandi*. — *Littorella lacustris*. — *Rumex acutus*, *R. nemolapathum*, *R. sanguineus*, *R. aquaticus*. — *Polygonum persicaria*. — *Euphorbia palustris*. — *Salix lanceolata*. — *Orchis palustris*. — *Juncus squarrosus*, *J. ericetorum*, *J. supinus*, *J. bufonius*, *J. acutiflorus*, *J. obtusiflorus*. — *Cyperus longus*, *C. fuscus*, *C. flavescens*. — *Scirpus Bæotryon*, *S. cespitosus*, *S. triqueter*. — *Eriophorum polystachium*, *E. gracile*. — *Carex pulicaris*, *C. disticha*, *C. vulpina*, *C. ovalis*, *C. cespitosa*, *C. pseudocyperus*, *C. hordeistichos*, *C. vesicaria*. — *Leersia oryzoides*. — *Phalaris aquatica*. — *Avena odorata*. — *Poa serotina*, *P. aquatica*. — *Polypodium callipteris*.

CHAPITRE VI.

DESSÉCHEMENTS ET COLMATAGE.

ART. Ier. — Desséchement du lac de Harlem.

Au commencement du XVIe siècle, le lac de Harlem occupait moins de 4000 hectares de superficie. Depuis lors il n'a cessé de s'agrandir avec une effrayante rapidité; en 1641, il occupait déjà une étendue de près de 14 000 hectares, lorsque Jan Adriaanszen Leegwater fit un projet complet de desséchement auquel il ne fut pas donné suite. Les envahissements successifs du lac continuaient leurs ravages, lorsque, en 1838, le gouvernement hollandais, après bien des tentatives infructueuses et des projets restés sans résultat, se décida à supprimer de l'intérieur du pays cette plaie dévorante. Les ouvrages furent commencés en 1840; ils touchent aujourd'hui à leur terme.

La masse d'eau contenue dans le lac, au commencement du desséchement, était de 700 millions de mètres cubes environ. La plus grande différence entre l'épaisseur de la couche tombée et l'eau évaporée a été en un mois, sur une période de quatre-vingt-dix-huit ans, 0m,1657; on a ajouté à cette couche d'eau, pour tenir compte des infiltrations possibles à travers les digues, une épaisseur de 0m,0343, de sorte que les machines d'épuisement ont été établies de manière à pouvoir enlever après le desséchement, par mois, un volume d'eau égal à la surface du lac multipliée par $0^m,20$: c'est-à-dire 181 000 000 mètres cubes $\times$ $0^m,20$ = 36 200 000 mètres cubes d'eau. Le volume total à enlever chaque année, déduction faite de l'évaporation, était estimé à 54 845 000 mètres cubes (1).

ART. II. — Colmatage.

On procède quelquefois au dessèchement des marais en élevant la surface du terrain au moyen de remblais fournis par les dépôts de divers cours d'eau. Cette opération a reçu en Italie le nom de *colmatage*. On produit aussi des remblaiements de terrains bas, au moyen des eaux troubles chargées de limons très fertiles, que le flot soulève à chaque marée, à l'embouchure de la plupart des rivières qui arrivent à la mer.

Toutes les opérations de colmatage, quelle que soit l'origine des eaux que l'on emploie, consistent à faire arriver les eaux troubles sur le terrain en couche aussi épaisse que possible, à laisser déposer les parties solides, puis à faire écouler les eaux éclaircies, pour recommencer ensuite la même série d'opérations.

Le terrain à colmater est entouré d'une digue, élevée jusqu'à la hauteur à laquelle on peut maintenir les eaux. Cette digue est coupée d'un côté pour recevoir le canal d'amenée, et interrompue, du côté d'aval, par une ouverture garnie de poutrelles. Ces poutrelles forment un barrage provisoire qui communique avec un canal de décharge, et doivent être disposées de telle sorte qu'il soit facile de les enlever successivement pour faire écouler par déversement les eaux éclaircies. Quand on opère sur les côtes avec les eaux soulevées par la marée, les ouvrages sont un peu plus compliqués, et peuvent même prendre une très grande importance, s'il s'agit de surfaces considérables. Les digues d'enceinte du terrain sont percées par des aqueducs ou canaux éclusés garnis de vannes, et quelquefois de portes d'ebbe et de flot que l'on manœuvre en temps utile pour faire entrer les eaux troubles à marée haute et faire sortir les eaux éclaircies à marée basse.

Avant d'entreprendre une opération de colmatage, on doit se rendre compte de la quantité de matières solides tenues en suspension dans l'eau, et, quand on opère avec des eaux torrentielles, du nombre de jours de crues par an. La détermination de la quantité totale des matières solides peut s'obtenir en filtrant un peu d'eau à travers un papier sans colle :

(1) *Dictionnaire des arts et manufactures, de l'agriculture, des mines, etc.*, 2e édit., Paris, 1853. t. I, art. AGRICULTURE.

mais il est plus simple, et peut-être plus conforme aux besoins de la pratique, de se borner à laisser déposer l'eau dans une éprouvette graduée ou tout autre vase, de décanter l'eau arrivée au degré de limpidité dont on devra, plus tard, se contenter, de recueillir et de peser le dépôt.

On possède peu de données positives sur la quantité de troubles contenus dans les eaux de nos rivières. L'eau de la Durance, en grandes crues, contient 4^{kil},179 de matières solides par mètre cube, et 0^{kil},279 seulement en moyenne. L'eau du Rhin en renferme, dit-on, 0^{kil},02 ; celle de certaines rivières d'Angleterre, de la Trent par exemple, jusqu'à 0^{kil},08. On ne saurait toutefois garantir l'exactitude de ces derniers chiffres.

Les eaux du Rhône, en 1844, d'après les observations de la commission hydrométrique de Lyon, renfermaient, au maximum, 493 grammes de dépôt par mètre cube, au minimum 7 grammes, en moyenne 138^{gr},8. L'eau de la Saône contient, au plus, 100^{gr},4 de dépôt par mètre cube ; au moins, 8^{gr},4, et en moyenne 40 grammes.

CHAPITRE VII.

EAUX POTABLES.

ART. Ier. — Caractère des eaux potables.

Tous les êtres organisés, vivant au milieu de l'atmosphère, exhalent continuellement de la vapeur d'eau ; les animaux supérieurs et l'homme éprouvent, en outre, une déperdition d'eau par les urines, qui, chez l'homme adulte, paraît atteindre la quantité moyenne de 1450 grammes par jour. Toutes ces pertes doivent être incessamment réparées par une introduction d'eau proportionnelle aux déperditions.

Pour être potable, l'eau doit être tempérée en hiver, fraîche en été, limpide, inodore, d'une très faible saveur ; elle doit conserver une certaine quantité d'air et renfermer le moins possible d'acide carbonique, de matière minérale, dissoudre le savon sans former de grumeaux, et bien cuire les légumes. On ne peut considérer comme bonne l'eau qui renferme au delà de 5 dix-millièmes de principes minéraux fixes.

Plus l'eau est pure, plus elle mérite d'obtenir la préférence au double point de vue de l'hygiène et des besoins industriels. Sous ce rapport, les eaux de puits, de sources et de rivières sont généralement inférieures aux eaux pluviales et aux eaux provenant de sources artificielles. Voici le résultat obtenu sur ce point par la commission d'enquête en Angleterre (1).

	Nombre de grains de matière minérale par gallon d'eau.
Eaux de puits et de sources (264 échantillons)..........	25,86
Eaux de rivières (111 échantillons)......................	13,05
Eaux de sources artificielles obtenues au moyen du drainage du sol (49 échantillons)...........................	4,94

Deux qualités différentes d'eaux, employées comparativement pour le blanchissage du linge, ont donné lieu aux dépenses ci-après (2) :

Eau douce.

	shil.	den.
Savon, une demi-livre =	»	3
Soude, un quart..... =	»	3/8
Main-d'œuvre..........	5	»
Total.......	5	3 3/8

Eau dure.

	shil.	den.
Une livre et demie =	»	9
Une livre et quart.. =	»	1 7/8
	10	»
Total.......	10	10 7/8

Ainsi la dépense a été deux fois plus forte en employant de l'eau dure.

ART. II. — Moyens d'analyse des eaux.

Pour reconnaître la présence, dans les eaux potables, de substances inorganiques simples ou composées, on a recours à divers réactifs dont le choix et les effets sont résumés dans le tableau suivant (3) :

SUBSTANCE contenue dans l'eau.	RÉACTIFS employés.	EFFETS PRODUITS.
AIR ATMOSPHÉRIQUE.	Acide gallique et potasse. *Mieux* acide pyrogallique.	Coloration rosée, tournant ensuite au violet plus ou moins foncé.
ACIDE CARBONIQUE.	Papier bleu de tournesol.	Passe au rouge plus ou moins violacé.
CARBONATES.	Papier rouge de tournesol.	Vire au bleu dans l'eau dépouillée par la chaleur de l'excès d'acide carbonique.
Idem.	Acide sulfurique, — azotique, — chlorhydrique } dilués.	Effervescence et dégagement de gaz acide carbonique avec les dépôts.
SULFATES.	Chlorure de baryum.	Précipité blanc, insoluble dans les acides chlorhydrique et azotique dilués.

(1) *Report of the general Board of health on the supply of water to the metropolis.* London, 1850, p. 6, 7, 8.

(2) *Report of the general Board of health on the supply of water*, p. 79.

(3) Guérard, *Du choix et de la distribution des eaux*, etc. Paris, 1851, p. 50.

SUBSTANCE contenue dans l'eau.	RÉACTIFS employés.	EFFETS PRODUITS.
CHLORURES.	Azotate d'argent.	Teinte louche, d'un blanc légèrement opalin, noircissant à la lumière, accompagnée, si la proportion de chlorure est assez considérable, d'un précipité blanc caillebotté. L'un et l'autre disparaissent par l'addition de l'ammoniaque, mais ils persistent malgré celle de l'acide azotique.
AZOTATES.	Or en feuilles, avec acide sulfurique et chlorure de sodium purs.	Ce mélange, ajouté au résidu soluble et concentré de l'évaporation d'une eau contenant un *azotate*, produit une dissolution d'or, qu'on traite ensuite par les réactifs appropriés.
IODURES ET BROMURES.	Acide hypoazotique, puis chloroforme.	Verser dans un litre d'eau contenant des iodures environ 0gr,5 d'acide hypoazotique, et, après avoir opéré le mélange, ajouter 0gr,5 de chloroforme, et agiter fortement. — Le chloroforme se charge de l'iode mis en liberté par l'acide, et se colore en rose violacé. — On le recueille, et l'on peut le traiter par la solution de potasse pour avoir d'autres réactions. — Le brome s'obtient en traitant le liquide décanté par l'acide azotique et le chloroforme.
SELS DE CHAUX.	Oxalate d'ammoniaque.	Précipité blanc, apparaissant instantanément.
Idem.	Solution de savon.	Teinte opaline, nuages, dépôt ou précipité caillebotté, suivant la proportion de sel calcaire, à l'exception du carbonate.
Idem.	Phosphate de soude.	Précipité blanc.
SELS DE MAGNÉSIE.	Phosphate d'ammoniaque.	Précipité floconneux dans l'eau préalablement traitée par le phosphate de soude pour en séparer la chaux.
Idem.	Ammoniaque liquide.	Précipité blanc floconneux.
ALUMINE.	Ammoniaque liquide.	Précipité blanc floconneux.
Idem.	Sulfate d'alumine et de potasse.	Flocons blancs d'alumine et de sulfate calcaire.
FER.	Ferrocyanure de potassium.	Coloration bleue avec la dissolution dans les acides du résidu insoluble de l'évaporation.
MATIÈRES ORGANIQUES.	Papier de tournesol rouge et bleu.	Calciner dans un tube fermé à un bout le résidu de l'évaporation de l'eau, après introduction des papiers réactifs, qui, après la calcination, se trouvent tous deux bleus, s'il s'est formé des produits ammonicaux, et rouges dans le cas contraire.

On ne doit se décider, dans le choix des eaux, qu'après une analyse rigoureuse, répétée à diverses époques de l'année, et en tenant compte de l'usage spécial auquel les eaux sont ou pourraient être ultérieurement affectées. Les eaux reconnues bonnes sous le rapport de l'hygiène le sont assez généralement aussi au point de vue industriel. Pour être employée aux travaux de l'industrie, et particulièrement au blanchiment, à la teinture et à l'impression sur étoffes, les eaux doivent être limpides en tout temps, présenter une température et une composition constantes, et dissoudre parfaitement le savon, s'il s'agit de blanchiment. Pour donner des blancs parfaits sur soie, pour aviver les couleurs et économiser les matières tinctoriales, on paraît préférer à Lyon des eaux contenant une certaine quantité de sels calcaires; fait qui tendrait à infirmer l'opinion de Berthollet, d'après laquelle les eaux ne seraient propres à la teinture qu'autant qu'elles dissolvent parfaitement le savon (1).

ART. III. — Collection des eaux.

La manière de recueillir les eaux varie selon la nature du sol. Si le sol est sablonneux, le drainage est tout; s'il est rocheux, on recueille les eaux de surface, et un barrage devient nécessaire. Les tuyaux principaux se placent selon la pente du terrain; les embranchements sont dirigés à droite et à gauche. On peut entourer une colline d'un tuyau collecteur, qui suit les contours de la base, et envoie un embranchement vers le sommet.

Il y a intérêt à se ménager, en amont des drains, un plateau sablonneux convenablement incliné. La pluie qui s'y infiltre étant dirigée vers les tuyaux, le drainage d'un seul hectare sert à recueillir l'eau due à une surface deux ou trois fois plus grande. L'influence de cette circonstance s'est manifestée d'une manière très frappante à Rugby et à Sandgate.

L'étendue du réseau collecteur varie suivant la nature et la disposition du terrain. A Farnham, où, de même qu'à Rugby et Sandgate, le terrain collecteur est sablonneux, le rendement d'un hectare suffit aux besoins d'une population de 1500 personnes. Le terrain est rocheux à Stirling, à Paisley, à Glasgow; aussi y recueille-t-on surtout des eaux de surface. Voici l'étendue du terrain collecteur dans ces trois localités :

Stirling............	10000	habitants,	60	hectares.
Paisley............	60000	—	283	—
Glasgow (côté du sud).	75000	—	1111	—

(1) Dupasquier, *Des eaux de sources et de rivières*. Paris, 1840, p. 115.

Quand le terrain est sablonneux, l'emmagasinage a lieu gratuitement dans le sable lui-même. A Farnham, l'emmagasinage est tellement complet, que le service de toute la ville se fait au moyen d'une simple citerne régulatrice de 250 mètres de capacité. Lorsqu'on recueille l'eau de surface de rochers primitifs, comme à Stirling, Paisley et Glasgow, il y a nécessité de construire des réservoirs. Dans ces trois villes, les eaux, très abondantes en temps de pluie, sont dirigées dans des réservoirs vastes et profonds qui peuvent contenir la provision de plusieurs mois. Ces réservoirs doivent être d'une profondeur considérable pour que l'eau y conserve sa fraîcheur et sa pureté. Ceux de Paisley ont 9^{m},55 de profondeur; ceux de Glasgow ont 15^{m},84.

Il convient de recueillir les eaux, autant que possible, à leur source et dans les lieux de chute pluviale, de préférence sur un sol sablonneux, à l'aide de tuyaux de drainage, de digues et de réservoirs. Une surface de 500 hectares peut donner dans nos climats de 16 à 18 millions d'hectolitres d'eau par an. L'eau destinée aux usages domestiques doit être élevée jusqu'aux étages supérieurs, afin qu'une prise d'eau séparée soit affectée à chaque ménage. Toutes choses égales d'ailleurs, on doit préférer l'élévation naturelle de l'eau à son élévation par des moyens artificiels. Les eaux sont conduites par des canaux couverts, par la ligne la plus courte et avec une pente suffisante, traversant les vallées sur des remblais ou des arcades, et les hauteurs au moyen de tunnels. Les réservoirs doivent être couverts et citernés. Les tuyaux, polis ou vernissés à l'intérieur, sont de fer, de forte poterie, de grès ou de verre; ils doivent être constamment remplis et placés à l'abri de la gelée.

Si la pente du terrain est suffisante, le transport de l'eau s'opère gratuitement par la gravitation, qui peut même, en certaines circonstances, se charger de conduire l'eau aux différents étages des maisons. Si, au contraire, le terrain collecteur est de niveau avec la ville, et à plus forte raison s'il est plus bas que celle-ci, il faut faire intervenir une force mécanique. Dans ce cas, on supplée au défaut de pente naturelle par une pente artificielle; on commence l'aqueduc à fleur de terre, et l'on descend graduellement à mesure que l'on avance vers la ville, où une machine distribue enfin l'eau aux divers quartiers et la monte dans les maisons.

ART. IV. — Approvisionnement des villes.

L'approvisionnement d'eau doit être en rapport avec le nombre des habitants et la spécialité de leurs besoins, avec les exigences de l'industrie et des services publics considérés sous le triple rapport du nettoyage et de l'arrosement des rues et des places, du lavage des égouts et de l'éventualité des incendies. Cet approvisionnement doit être permanent, sans intermittence, et indépendant de la sécheresse et de l'humidité du temps.

A Paris, l'eau concédée pour les bains sur place et à domicile est de 18 185 hectolitres par jour ; les lavoirs autres que ceux des bateaux consomment journellement 10 815 hectolitres, soit pour ces deux objets, 3 litres 1/2 par jour et par individu, à raison de 950 000 habitants. La difficulté de mesurer la quantité d'eau consommée a fait substituer à l'ancien mode de jaugeage un système d'abonnement fondé sur la consommation présumée de chaque maison, et d'après les bases suivantes (1) :

Par personne	20 litres.
Par cheval	75
Par voiture de luxe à deux roues	40
Par voiture de luxe à quatre roues	75
Par mètre carré de jardin	1,50

A Londres, l'approvisionnement moyen se monte à 164 gallons, soit (à raison de $4^{lit},543$ par gallon) à 745 litres d'eau par maison, chaque maison renfermant une moyenne de 7,4 habitants. En représentant par 100 l'approvisionnement total, on trouve la répartition ci-après :

Consommation domestique	89,20
Consommation industrielle	7,71
Arrosement des rues	1,69
Curage des égouts	1,10
Extinction des incendies	0,30
Total	100,00

Dans la ville de Wolverhampton, l'approvisionnement est de 128 gallons par maison, ainsi répartis d'après M. Martens, ingénieur civil de la localité :

Consommation domestique	35
Consommation industrielle	42
Curage des égouts	31
Arrosement des rues et services publics	20
Total	128

Le tableau suivant donnera une idée approximative de la quantité d'eau exigée pour les besoins d'une ville (2).

(1) On consomme annuellement, à Paris, 300 000 quintaux de glace, dont un tiers est fourni par la glacière de Saint-Ouen.

(2) Voyez Guérard, *Du choix et de la distribution des eaux*, p. 58.

NOMS DES VILLES.	Origine des eaux.	Nombre de pouces d'eau potable distribués par jour.	Nombre de litres par jour et par habitant.
Angoulême (Charente).......	Rivière.	Environ 30	35 à 40
Béziers (Hérault)............	Rivière.	Moyenne 10	12 à 14
Carcassonne (Aude)..........	Rivière.	Moyenne 300	300 à 400
Chaumont (Haute-Marne).....	Rivière.	10 à 12	30 à 35
Clermont (Puy-de-Dôme)......	Source.	Moyenne 75	50 à 55
Dijon (Côte-d'Or)............	Source.	252 à 900	198 à 618
Dôle (Jura)................	Rivières.	Environ 10	15 à 20
Edimbourg (Écosse).........	Sources.	»	50
Gênes (Sardaigne)...........	Sources.	»	100 à 120
Genève (Suisse).............	Rivière.	»	74
Glasgow (Écosse)............	Rivière.	»	100
Gray (Haute-Saône)..........	Rivière.	18 à 20	40 à 45
Greenock (Écosse)...........	Rivière.	»	57
Grenoble (Isère).............	Source.	Moyenne 80	60 à 65
Le Havre (Seine-Inférieure)....	Sources.	Moyenne 75	40 à 45
Liverpool (Angleterre).......	Sources.	»	28
Londres (Angleterre).........	Rivières.	»	95
Lons-le-Saulnier (Jura).......	Sources.	Environ 20	40 à 45
Manchester (Angleterre)......	Rivières.	»	44
Metz (Moselle)..............	Source.	40 à 45	20 à 25
Montpellier (Hérault)........	Sources.	Environ 100	50 à 60
Narbonne (Aude)............	Rivière.	*Maximum* 100	80 à 85
Paris (Seine)...............	Sources et rivière.	3,197	67
Philadelphie (États-Unis).....	Rivières.	»	60 à 70
Rome (États romains).......	Sources.	7,500	944
Saint-Chamond (Loire).......	Rivière.	15	50 à 55
Saint-Étienne (Loire).........	Rivière.	Moyenne 40	20 à 25
Toulouse (Haute-Garonne).....	Rivière.	208 à 260	62 à 78
Vienne (Isère)..............	Sources.	Environ 40	60 à 65
Voiron (Isère)...............	Sources.	18	50 à 60

ART. V. — Fabrication de la glace dans les pays chauds.

Il existe au Bengale, par des latitudes où le thermomètre à l'air ne descend jamais à zéro, des fabriques qui produisent journellement de grandes quantités de glace. Cette congélation artificielle est presque en totalité l'effet du rayonnement nocturne. Voici la description d'une manufacture visitée par M. William, et qui emploie trois cents personnes : Un terrain assez bien nivelé, d'environ 4 acres, est divisé en carrés de 1 mètre à 1 mètre 1/2 de côté, entourés d'un petit rebord de terre d'environ 1 décimètre de hauteur. Dans ces compartiments, couverts de paille ordinaire ou de cannes à sucre sèches, on place autant de terrines remplies d'eau qu'ils peuvent en contenir. Ces terrines ne sont pas vernies, mais on graisse leurs parois intérieures ; elles ont beaucoup de largeur et peu de profondeur ; la glace se forme à leur surface.

D'après les témoignages de MM. Baker et William, le vent, qui favorise tant l'évaporation, est au Bengale un tel obstacle à la production de la glace, que pour peu qu'il soit fort, la congélation cesse entièrement. La cause d'affaiblissement la plus efficace du rayonnement nocturne, c'est-à-dire la présence d'une grande quantité de nuages, empêche aussi l'eau de se glacer. Un thermomètre placé sur la paille entre les terrines ne descend pas à zéro à l'instant où la glace se forme, ce qui prouve que les parois extérieures de ces vases ne sont jamais très froides, et qu'elles n'agissent pas à la manière des alcarazas ou cruches poreuses et refroidissantes de l'Orient : conséquence qu'on pouvait au reste prévoir, puisque les parois intérieures des terrines sont graisseuses. En admettant que l'évaporation fût la cause de la première lame de glace dont l'eau se recouvre, il faudrait toujours chercher comment l'épaisseur s'augmente graduellement pendant la nuit, lorsque toute évaporation est supprimée. Enfin, depuis qu'il est reconnu que ce phénomène de congélation nocturne n'est pas particulier à l'Inde, M. Wells a prouvé qu'à Londres, et ceci tranche toute difficulté, l'eau se congèle quelquefois à une température supérieure à zéro, sans rien perdre de son poids, comme cela devrait être si l'évaporation avait quelque part au phénomène (1).

CHAPITRE VIII.

DES EAUX CONSIDÉRÉES COMME CAUSE DE MALADIE.

ART. Ier. — Fièvres paludéennes et fièvre jaune.

La pureté de l'eau joue un rôle important dans l'hygiène des populations, sans que l'on puisse admettre toutefois comme démontrés les divers accidents que les auteurs attribuent à l'altération de cette boisson.

(1) Les Romains paraissent avoir connu les moyens de transformer l'eau en glace. « Il y a, dit Pline, des eaux privilégiées, et l'argent a su mettre des distinctions même entre les éléments de la nature. Les uns boivent de la neige et les autres de la glace. Le fléau des montagnes est devenu une jouissance pour la sensualité. On conserve la glace pour les feux de l'été. On a le secret de faire durcir la neige dans les mois les plus brûlants. D'autres font bouillir l'eau pour la transformer en glace un moment après. »

On lit dans Hippocrate : « Ceux qui font usage d'eaux marécageuses ont toujours la rate très volumineuse et dure. » Galien dit à son tour : « Potest » tamen efficere morbum universalem haustus aquæ infectæ (1). » Rhazès tient un langage analogue : « Aqua vero stans et putrida splenem augmen- » tat, et complectionem corrumpit, et generat febres (2). »

Pendant l'été et l'automne de l'année 1731, plusieurs maladies, et notamment des fièvres opiniâtres, régnèrent à Paris, et furent attribuées par Antoine de Jussieu à l'altération considérable des eaux de la Seine et de la Marne, par suite d'une sécheresse extrême. L'auteur trouvait l'eau de ces rivières semblable, en quelque sorte, à celles de marais et de lacs, qui sont chargées de la qualité des plantes qui s'y pourrissent. Son observation le conduisit à regarder comme cause de l'infection l'*hippuris* et la *conferva* qui remplissaient les petites mares du rivage et se corrompaient ensuite sur pied, faute d'eau (3).

Rochard, ancien médecin du roi, à Pondichéry, rapporte le fait suivant (4) : « En 1778, la frégate *la Consolante* fit une relâche de huit jours, et ne put remplir ses tonneaux que d'une eau saumâtre à San-Iago du cap Vert. A cette époque, les habitants venaient d'éprouver une épidémie de fièvre jaune. Quelques jours après le départ de la frégate, au passage de la ligne, la fièvre jaune fit irruption sur l'équipage avec une telle violence, que les deux tiers des hommes en furent atteints, et que 150 soldats ou matelots succombèrent dans l'espace de cinq semaines. La preuve que la qualité de l'eau en fut la seule cause, ajoute Rochard, c'est que les personnes composant la table du capitaine et qui avaient à elles des jarres remplies d'eau d'Europe en furent préservées. »

Cette conclusion de Rochard est loin d'être rigoureuse, car rien ne prouve que la fièvre jaune ne se fût point déclarée à bord, si l'équipage, qui avait relâché dans un pays envahi par la maladie, eût fait usage d'une eau de bonne qualité. Quant à l'immunité des personnes composant la table du capitaine, elle peut s'expliquer par la seule supériorité du régime alimentaire, jointe à celle du logement.

Pour nous, sans nier absolument l'exactitude de toutes ces opinions, nous nous bornons à leur contester une base expérimentale. Le fait suivant, dont nous avons été témoin au lazaret de Marseille, en 1834, pourra

(1) *De morb. vulg. comment.*, lib. I.
(2) *De art. med. ad Mansor.*, lib. III, cap. IV.
(3) *Mém. de l'Acad. des sciences*, 1733, p. 351.
(4) Rochard, *Programme d'un cours sur les maladies épidémiques*, 1828, p. 57.

paraître concluant au premier abord, et pourtant, en y regardant de près, on est contraint de rester dans le doute.

Au mois de juillet 1834, par un temps superbe, 800 militaires, tous en bonne santé, sont embarqués à Bone sur trois navires, pour rentrer en France. Sur 120 hommes placés sur le navire sarde l'*Argo*, 13 succombèrent pendant la courte traversée à des fièvres pernicieuses ; des 107 survivants, 98 furent débarqués au lazaret de Marseille, offrant toutes les nuances, tous les degrés, les types les plus variés des fièvres paludéennes. Les deux autres navires arrivèrent le même jour, mais sans un seul malade. Parmi les malades de l'*Argo*, quatre succombèrent à des fièvres pernicieuses, les autres se rétablirent sous l'influence du sulfate de quinine largement administré. Une enquête médicale prescrite par l'autorité militaire, et à laquelle nous prîmes une part active, démontra qu'au départ de la rade de Bone, dans un moment de précipitation, plusieurs tonneaux d'eau puisée dans un lieu marécageux avaient été placés à bord de l'*Argo*, pour être affectés aux besoins des passagers militaires qui, en effet, se plaignaient tous de la saveur repoussante et de l'odeur nauséabonde de l'eau. L'équipage, au contraire, qui continua de faire usage de l'eau pure de son approvisionnement spécial, n'eut pas un seul malade.

Au premier abord, les faits qui précèdent paraissent décisifs, et il semble impossible d'attribuer les fièvres paludéennes de l'*Argo* à une cause autre que l'usage d'une mauvaise eau. Cependant, on voit que les passagers militaires de l'*Argo* quittaient un foyer marécageux, dans lequel ils avaient séjourné plus ou moins longtemps et dans lequel ils avaient puisé au moins une prédisposition aux fièvres paludéennes. Dès lors, n'y a-t-il pas lieu de se demander si la mauvaise eau, au lieu de s'élever au rôle de cause efficiente, n'aurait pas, dans le cas particulier, agi comme cause simplement occasionnelle ? Pour être en droit d'attribuer à l'eau la production des fièvres paludéennes de l'*Argo*, on comprend qu'il aurait fallu qu'elles se fussent manifestées chez des individus exempts de toutes influences antérieures.

ART. II. — Goître et crétinisme.

La science est-elle plus avancée en ce qui regarde certaines eaux considérées comme cause de goître ? Nous pensons qu'ici encore une démonstration rigoureuse manque. Le fait suivant, rapporté par M. Chatin, n'échappe peut-être pas complétement à notre objection. « Fully et Saillon, dit ce chimiste, sont deux villages contigus, et placés au milieu des vignobles qui s'étendent sur la rive droite du Rhône. Fully, où toute la population a le goître, est cité pour le grand nombre de ses crétins; Saillon est, au contraire, renommé dans le Valais pour la belle santé de ses habitants, rarement atteints de goître, plus rarement encore de crétinisme. Le contraste est d'autant plus remarquable, que les conditions d'altitude, d'aération, d'exposition, etc., sont aussi semblables que possible dans les deux villages. Mais depuis quelques années, Saillon a perdu l'heureux privilége dont il jouissait : le goître et le crétinisme frappent ses habitants, auxquels ceux de Fully n'auront bientôt plus rien à envier. Les observations faites par M. Moulin établissent que les progrès du goître et du crétinisme datent de l'époque où, malgré les conseils de M. Barman, la commune a remonté la prise d'eau, destinée au village, de la partie inférieure du torrent (la Salente), au point où celui-ci se précipite en cascade des glaciers de la montagne. Entre les deux prises d'eau se trouve une source thermale (environ 28° centigr.) abondante qui se jette dans le torrent, dont elle forme à peu près la soixantième partie. Or il résulte des analyses : que l'eau du torrent détourné en amont de la source chaude, et qui n'est autre que celle actuellement consommée à Saillon, est privée d'iode, comme celle de Fully et de la plupart des contrées du Valais; que l'eau du torrent recueillie sur le point où était l'ancienne prise d'eau est plus iodée que l'eau bue à Paris; que l'eau de source thermale qui se jette dans le torrent entre la prise d'eau ancienne et la nouvelle est une véritable eau minérale qui contient au moins soixante fois plus d'iode que l'eau de Paris et de la plupart des contrées où le goître est inconnu. »

CHAPITRE IX.

DES FLEUVES ET DES RIVIÈRES.

ART. Ier. — Lit et pente des fleuves.

Les formes du lit des rivières offrent divers aspects. Les rivières à cours paisible coulent souvent dans des lits encaissés, comme les eaux d'un canal coulent dans un bief : telles sont, entre autres, la Somme, dont les berges ont environ un mètre d'élévation; la Saône, dont les rives sont plates et se terminent par des berges d'une hauteur moyenne de quatre mètres et à pente très roide vers la rivière. D'autres, plus torrentielles, tendent à s'éparpiller dans les plaines et façonnent leurs bords en grèves inclinées à pente douce : tels sont la Loire, le Rhin, le Rhône, la Durance. Les vrais torrents ont rarement des berges ; le plus souvent ils tendent à exhausser les alluvions sur lesquelles ils coulent, surtout à l'issue d'un défilé, et lorsqu'ils débouchent dans une vallée moins étroite, leur lit prend alors la forme d'un delta incliné à base arquée ou demi-circulaire (1).

Le tableau suivant met en évidence les pentes longitudinales du Volga, du Gange, du Danube, de l'Elbe, du Rhin et du Rhône, qui, depuis leur source dans des chaînes de montagnes élevées, ont un courant avec une chute rapide. Le profil du Danube, aux frontières communes de l'Allemagne et de la Hongrie, est identique avec celui du Gange dans le bas Indoustan, auprès d'Allahabad. Le Volga, dans tout son développement, coule à une faible hauteur au-dessus du niveau de l'Océan et débouche dans la mer Caspienne, dont le niveau est inférieur de 26m,045 à celui de la mer Noire (2).

Les chiffres du tableau correspondent aux localités ci-après :

VOLGA.

1. Lac de Waldai.
2. Nijnigorod.
   Kasan.
3. Saratof.
4. Zaritzin.
   Mer Caspienne.

GANGE.

5. Source du Bhagiretti.
6. Gangotri.
7. Embouchure du Djanavi.
8. Diri.
9. Deoprag
10. Embouchure du Nyar.
11. Hurdwar.
22. Allahabad.

DANUBE.

12. Source supérieure.
13. Donaueschingen.
14. Tuttlingen.
15. Sigmaringen.
    Ulm.
16. Donawerth.
17. Ingolstadt.
18. Ratisbonne.
19. Passau.
20. Linz.
    Vienne.
21. Embouchure de la March.
    Bade.
    Belgrade.

ELBE.

23. Elb-Brunnen.
24. Hohenelbe.
25. Kœniggraetz.
26. Podiebrad.
27. Melnik.
28. Tetschen.
29. Wittenberg.
    Magdebourg.

(1) Bravais, *Géogr. phys. et mathémat. de la France* (*Patria*, t. I, p. 114).
(2) Voy. *Carte phys. et météorol. du globe terrestre.*

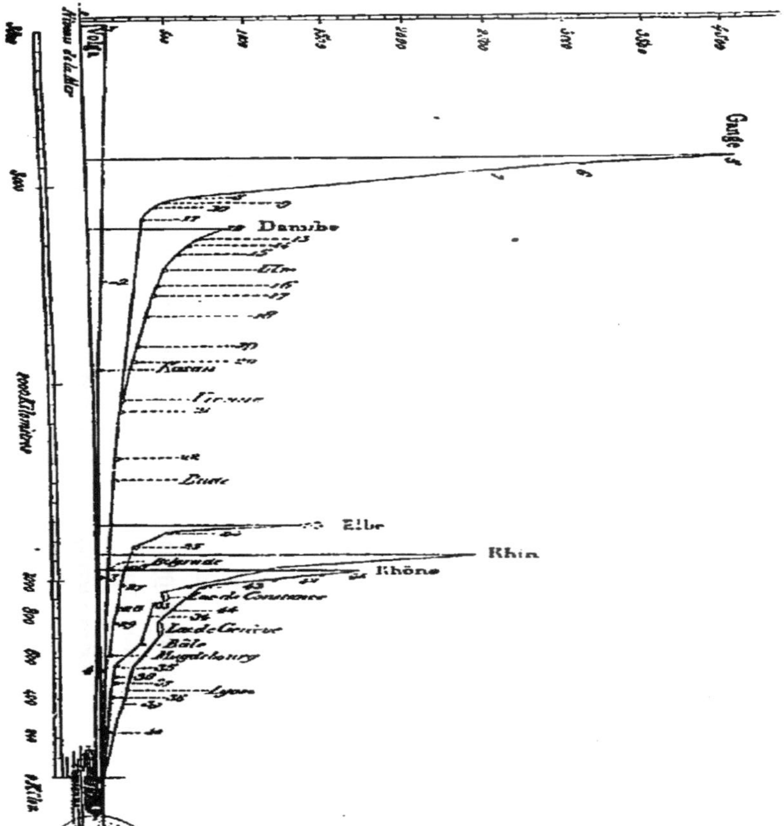

PROFIL LONGITUDINAL DE PLUSIEURS FLEUVES.

Rhin.

30. Rin de Toma.
31. Dissentis.
32. Reichenau.
Lac de Constance.
33. Laufen.
34. Embouchure de l'Aar.
Bâle.
35. Mannheim.
36. Mayence.
37. Bingen.
38. Coblentz.
39. Kœnigswinter.
40. Emmerich.

Rhône.

41. Oberwald.
42. Wiesch.
43. Brieg.
44. Martigny.
Lac de Genève.
45. Saint-Genis.
Lyon.

ART. II. — Quantité d'eau portée aux diverses mers.

En représentant par 1000 l'ensemble des eaux charriées par tous les fleuves de l'Europe, M. Berghaus évalue ainsi la répartition proportionnelle des eaux portées aux diverses mers :

Mer Noire	270
Mer Caspienne	160
Méditerranée	140
Océan Atlantique	130
Baltique	130
Mer du Nord	110
Océan Arctique	60
	1000

Le même géographe admet que la quantité totale des eaux fluviales de l'Europe étant représentée par 100, les six plus grands fleuves dont les noms suivent fournissent le contingent proportionnel ci-après :

Volga	14
Danube	12
Dnieper	6
Don	5
Rhin	3
Dwina	2

ART. III. — Perte des eaux par évaporation et par infiltration dans le sol.

On admet assez généralement que, dans nos climats, les rivières ne portent à la mer que 3 à 4 dixièmes des eaux recueillies dans leurs bassins. En comparant le volume d'eau débité dans une année par les principaux bassins français, à leur issue inférieure, avec la superficie totale de chacun des bassins, M. Lortet a trouvé que ce volume d'eau, également réparti sur tout le bassin, y formerait une couche :

De 0,17 pour la Garonne;
0,12 pour la Seine;
0.41 pour le Rhin;
0,43 pour le Rhône, avant le confluent;
0,10 pour la Saône.

Le bassin de la Seine, depuis la source de cette rivière jusqu'à Paris, présente une superficie de 4 327 000 hectares. L'eau qui tombe dans ce bassin, si elle ne s'évaporait pas, et si elle ne pénétrait pas dans le sol, enfin si le terrain était partout horizontal, y formerait, au bout de l'année, une couche de 53 centimètres, donnant en volume 22 933 000 mètres cubes d'eau. Or, au pont de la Concorde, le débit moyen de la Seine est de 255 mètres cubes par seconde. Il résulte de là que la quantité d'eau charriée par la Seine au pont de la Concorde est à la pluie annuelle du bassin de la rivière comme 100 : 285, ou presque comme 1 : 3. Ainsi le volume d'eau qui passe annuellement sous les ponts de Paris n'est guère que le tiers de celui qui tombe en pluie dans le bassin de la Seine. Deux tiers de cette pluie, ou retournent dans l'atmosphère par voie d'évaporation, ou entretiennent la végétation et la vie des animaux, ou s'écoulent dans la mer par des communications souterraines.

D'après M. Glaisher, de l'observatoire de Greenwich, une surface aqueuse, exposée à l'air, perd à Londres, dans une année, 30 pouces d'eau, ce qui donne par acre 678 505 gallons par an, ou 1857 $\frac{6}{10}$ gallons par jour. La superficie de la Tamise, à Londres, est évaluée à 2245 acres; il suit de là que ce fleuve donnerait lieu à une évaporation quotidienne de 4 170 000 gallons d'eau, qui se mêlent à l'atmosphère.

Voici les nombres obtenus par Dalton :

Années.	Pluie.	Evaporation.	Filtration.	Rapport de la filtration à la pluie.
1796..........	778 millim.	603 millim.	175 millim.	0,22 centim.
1797..........	985	706	279	0,28
1798..........	794	606	188	0.24
Moyenne......	852	638	214	0,25

Pendant les mois de juin, juillet, août et septembre, au contraire, la filtration est, pour ainsi dire, nulle, et l'eau s'évapore presque entièrement. Voici la moyenne des observations faites par Dalton et Dickinson :

Observateurs.	Juin, juillet, août et septembre.			Rapport de la filtration à la pluie.
	Moyenne de la pluie.	Moyenne de l'évaporation.	Moyenne de la filtration.	
Dalton.........	342 millim.	320 millim.	22 millim.	0,06 centim.
Dickinson......	243	231	12	0,05

M. Charnock a fait des expériences analogues à celles de Dalton, mais plus complètes, en ce sens qu'il a également mesuré l'évaporation. Voici les résultats obtenus par lui :

	1842. m	1846. m
Hauteur d'eau tombée	0,663	0,638
Hauteur d'eau filtrée à travers le sol	0,115	0,171
Hauteur d'eau évaporée d'un sol drainé	0,548	0,467
Hauteur d'eau évaporée d'un sol saturé	0,762	0,845
Hauteur d'eau évaporée dans un vase exposé au vent et au soleil	0,854	0,881

La perte par évaporation diffère notablement suivant les mois de l'année. Voici, sur ce point, les résultats constatés en Angleterre (1) :

	Maximum.	Minimum.	Moyenne.	Perte par évaporation sur 100 parties.	Restant sur 100 parties d'eau.
Janvier	11,1	—11,6	2,2	29,3	70,7
Février	11,6	— 6,1	3,3	21,6	78,4
Mars	18,8	— 4,4	6,5	33,4	66,6
Avril	23,3	— 1,6	9,9	79,0	21,0
Mai	21,1	+ 0,5	12,2	94,2	5,8
Juin	32,2	+ 2,7	14,8	98,3	1,7
Juillet	24,4	+ 5,5	16,1	98,2	1,8
Août	27,7	+ 5,0	16,4	98,6	1,4
Septembre	24,4	+ 2,2	14,0	80,1	13,9
Octobre	20,0	— 2,7	9,1	50,5	49,5
Novembre	16,6	— 5,0	6,0	15,1	84,9
Décembre	12,7	— 8,3	4,0	00,0	100,0
				57,6	42,4

On voit que l'évaporation qui, dans les mois de juillet et d'août, dépasse 98 pour 100, se trouve, en décembre, réduite à 0.

ART. IV. — Détermination de la vitesse.

De même que le médecin voyageur doit être en état de mesurer la hauteur des montagnes, de même il importe qu'il puisse, dans une circonstance donnée, déterminer la vitesse d'un fleuve, d'une rivière. Pour mesurer cette vitesse à la surface, on jette dans l'eau un corps flottant dont la densité soit un peu moindre que celle de ce fluide, et qui n'offre pas de prise au vent, tel qu'un morceau de liége, de bois blanc, ou une petite bouteille en partie remplie d'eau et bien bouchée. Lorsque ce

(1) Voy. Drysdale Dempsey, *Drainage of districts and lands*. London, 1849. p. 16.

corps est parvenu à une vitesse uniforme, on observe, à l'aide d'une montre à secondes, le temps qu'il met à parcourir une certaine distance mesurée sur la rive, et le rapport de l'espace parcouru au temps employé exprime la vitesse cherchée. A défaut de montre à secondes, on se sert d'une pendule que l'on fait au moyen d'une balle de plomb suspendue par un fil à une vrille ou à un clou fixé à un arbre, de manière que la distance du centre de la balle au point de suspension soit de 0m,994. On pourrait encore, à l'exemple de la marine, mesurer la vitesse d'une rivière à la surface, en se servant d'un *loch* que l'on jetterait d'une nacelle attachée à l'ancre au milieu du thalweg.

Voici la vitesse de quelques fleuves et rivières de l'Europe (1) :

	m
Danube, vitesse moyenne	1,50
Durance, au-dessous de Sisteron	2,65
Elbe, à Jaromitz	2,00
— à Boitzenbourg	1,20
Moselle, à Metz, vitesse ordinaire	0,90
— à Metz, aux endroits rapides	2,00
Oder, en Silésie	1,00
— à Stettin	0,65
Rhin, au pont de Kehl, vitesse moyenne, près de	2,00
— à Gueldern	1,20
— à Mayence	1,25
— à Mayence, dans les crues, jusqu'à	2,00
— à Dusseldorf	1,50
— au-dessous de Coblentz	1,54
Rhône, à Arles	1,45
— à Seyssel	2,00
— à Lyon	2,10
Seine, à Paris	1m,05 à 1,90
— de Paris à Rouen	0,65
Tessin, vitesse moyenne	2,33

La vitesse d'une même rivière, et au même endroit de son cours, varie notablement avec la hauteur de ses eaux.

Pour que la navigation des rivières soit facile, il faut qu'elles aient une pente d'environ $\frac{1}{4000}$. On ne peut remonter, avec le secours de la voile seule, des rivières dont la pente a plus de $\frac{1}{2000}$: le halage devient alors nécessaire. On ne remonte pas les rivières dont la pente excède $\frac{1}{500}$.

Seine, de Paris à Rouen, pente de	$\frac{1}{14000}$
Rhône, de Lyon à Valence	$\frac{1}{2500}$
— de Valence à Avignon	$\frac{1}{1400}$

(1) J. Laisné, *Aide-mémoire portatif à l'usage des officiers du génie*, 3e édition. Paris, 1855, p. 235.

On entend en général par :

	m
Peu de courant, une vitesse de....	0,50 par seconde.
Courant ordinaire..............	0,80 à 1 mètre.
Courant rapide................	1,50 à 2 mètres.
Courant très rapide...........	2,00 à 3 mètres.
Courant impétueux, auquel rien ne résiste....................	3 mètres et au delà.

ART. V. — Régime des fleuves et des rivières ; étiage.

Le régime des eaux offre une grande importance en géographie physique, en même temps qu'il touche aux questions de barrages et de digues à opposer aux inondations. On se sert, pour mesurer les eaux, d'échelles graduées de bas en haut, placées ordinairement aux piles des ponts.

En France, ces échelles ont leur zéro au niveau des eaux prises à l'époque des plus grandes sécheresses connues, niveau qui porte le nom d'*étiage*. Ce qui prouve que ce point est loin d'être fixé d'une manière rigoureuse, c'est qu'à Paris, il arrive parfois que les basses eaux descendent au-dessous du niveau de l'échelle. Nous nous bornerons ici à l'examen du régime des grands cours d'eau de la France (1).

Garonne. — A Toulouse, la Garonne, à l'étiage, roule 60 mètres cubes d'eau par seconde : dans l'état moyen de ses eaux, son débit est de 150 mètres cubes par seconde. Dans les grandes eaux, le niveau peut s'élever à Toulouse à 7 mètres au-dessus de l'étiage. Le Tarn et le Lot, pendant leur étiage, débitent chacun 20 mètres cubes à leur embouchure dans la Garonne. Les principales inondations de la Garonne ont eu lieu en 1678, 1783, 1827, 1840. La crue de juillet 1678 fut si subite, que plusieurs naturalistes crurent ne pouvoir l'expliquer que par la rupture des barrières de quelque lac souterrain et son épanchement dans les réservoirs des sources des Pyrénées. La crue de 1840 a atteint à Langon 13 ,5. La Gironde, à Bordeaux, est en grande partie sous l'influence des marées de l'Océan ; les eaux moyennes sont à 3 mètres sur l'étiage, et les fortes crues s'élèvent à 6^m,50 ou 7 mètres.

Loire. — A l'étiage, la Loire offre les débits suivants : à Saint-Just et Andrezieux, 6 mètres cubes ; à Roanne, 7 mètres cubes ; à Briare et à Orléans, 20 mètres cubes suivant M. Dausse. Dans ses grandes crues, il paraît que son débit, à Roanne, peut s'élever à 4000 mètres cubes, et à 10 000 mètres cubes à Ancenis. Les débordements les plus remarquables

(1) Voy. Bravais, *Géographie physique de la France* (*Patria*, t. I, p. 106).

de cette rivière ont eu lieu en 580, 1037, 1414, 1428, le 3 janvier 1496, 15 mars 1515, en 15[illegible]7, en janvier 1561, en 1570, en septembre 1586, en 1608, en mars 1615, époque où les eaux à Saumur dépassèrent de 0^{m},65 le seuil de l'église des Capucins; le 19 février 1618, le 2 décembre 1628 et le 13 février 1629, en 1641, le 13 janvier 1649, le 17 janvier 1651, le 11 janvier 1661, en 1707, 1709, 1710, 1733, 1756, en janvier et en novembre 1790, le 5 février 1799, en 1804, le 9 octobre 1807, le 11 novembre 1810, en 1823, le 7 décembre 1825 et en février 1841. En décembre 1755, la Loire s'éleva à Tours à 7^{m},4 au-dessus de l'étiage. Le 12 novembre 1790, la Loire s'éleva à 7 mètres au-dessus de l'étiage, à Roanne; à 5^{m},5, à Digoin et à 5 mètres à Nevers. Le même jour l'Allier, à Moulins, était à 6^{m},35. Le 18 février 1811, la Loire était à Roanne à 6^{m},6 sur l'étiage. Le 8 août 18[illegible]5, très basses eaux, la Loire à 0^{m},00 de son échelle, à l'écluse du canal de Digoin. Les eaux moyennes sont à 0^{m},97 de la même échelle, et sont ainsi réparties suivant les saisons : hiver (décembre, janvier, février), 0^{m},99; printemps, 0^{m},97 : été, 0^{m},55; automne, 0^{m},90. Ces chiffres montrent que c'est surtout en hiver que les inondations de ce fleuve sont à craindre.

Seine. — A Paris, cette rivière donne à l'étiage 75 mètres cubes; dans son état moyen, 250 mètres cubes, et dans ses grandes crues (juillet 1615) elle a débité, suivant M. Dausse, 1400 mètres cubes. L'échelle qui sert à mesurer la hauteur des eaux est placée au pont de la Tournelle; en 1799, l'ancienne échelle fut remplacée par l'échelle métrique actuelle. Le zéro de l'ancienne échelle est à 0^{m},01 de la nouvelle. Les calculs de Lalande donnent, pour la hauteur moyenne des eaux (1778 à 1793), 1^{m},25; les mesures les plus récentes donnent 1^{m},24. Il ne paraît donc pas que le régime des eaux ait changé depuis le siècle passé. La hauteur des eaux est ainsi répartie suivant les saisons : hiver (décembre, janvier et février), 2^{m},01; printemps, 1^{m},51; été, 0^{m},65; automne, 0^{m},83. L'histoire mentionne les inondations suivantes de cette rivière : années 583, 821, 886, 1196, 1288, 1296, 1540, le 11 juillet 1615, les eaux à 8^{m},4 à Paris, 1649, 1651, février 1658, très forte, les eaux à 8^{m},95 à Paris, 1665, 1667, été de 1690, très forte, les eaux à 8^{m},4, 1751 les eaux à 7^{m},8, 1764 les eaux à 8^{m},2, 1784, les eaux à 7^{m},40, 28 octobre au 13 novembre 1788, 1799, 3 janvier 1802 à 7^{m},75, 1804, 1807, 1819 à 5^{m},70 et à 6^{m},40 mai 1836. Les plus bas étiages connus de la Seine sont ceux du 23 octobre 1731, à —0^{m},15; du 10 septembre 1742, à —0^{m},09; du 1er janvier 1757, à —0^{m},10; de 1767, à —0^{m},27; de 1788, à —0^{m},11; du 20 août 1800, à — 0m,17; du 13 septembre 1803, à — 0m,26; et de 1822, à — 0m,15.

Meuse. — A l'étiage, ce fleuve débite les volumes d'eau suivants : en amont de l'embouchure du Chiers, 9 mètres cubes à Sedan; 14 mètres cubes à Mézières, 17 mètres cubes à Givet; à sa sortie du territoire français, 27 mètres cubes. Dans ses grandes eaux ordinaires, par exemple dans celles de l'année 1825, la Meuse roulait à Flèze 450 mètres cubes par seconde, et à Givet 600 mètres cubes. Les grandes inondations élèvent son niveau jusqu'à 6 mètres au-dessus de l'étiage. Le niveau moyen des eaux, au-dessus du zéro de l'échelle de Maestricht, paraît être de 0m,80; mais les basses eaux descendent assez souvent au-dessous de ce zéro.

Rhin. — A Bâle, à l'étiage, le débit est de 330 mètres cubes, il serait de 390 mètres cubes, d'après les calculs de M. Escher. Au pont de Kehl, vis-à-vis Strasbourg, le débit est de 380 mètres cubes, et la vitesse des eaux, à la surface, de 1m,50 par seconde. Au même lieu, dans les eaux moyennes, débit 960 mètres cubes, vitesse 2m,15. A Bâle, d'après M. Escher, le débit des eaux, de hauteur moyenne, serait de 1020 mètres cubes par seconde, et le débit moyen (toujours plus fort que le débit aux eaux moyennes), serait environ 1150 mètres cubes. Ce débit serait de 865 mètres cubes d'après M. Defontaine, et de 1100 mètres cubes à Lauterbourg. A Nimègue, le Rhin, dans son état moyen, roule environ 1700 mètres cubes d'eau. Dans les hautes eaux, à Kehl, le débit est d'environ 4700 mètres cubes, et la vitesse de 2m,85. A Bâle, le Rhin est encore sous l'influence des hautes montagnes de la Suisse, et sa période de hautes eaux correspond à celle de la fonte des neiges; le maximum des eaux a lieu en juillet. Ce même maximum se retrouve encore dans les observations de Cologne; mais comme le fleuve a reçu les eaux du Necker, du Main, de la Moselle et d'autres rivières dont l'allure annuelle dépend, non de la fonte de la neige, mais de l'eau pluviale, ces affluents produisent un second maximum, qui est observé en février. A Kehl, les eaux moyennes sont à 1m,53 sur l'étiage, c'est-à-dire au-dessus du zéro de l'échelle; mais le lit du Rhin est plus large dans cette localité. Dans la crue de novembre 1824, l'observation a donné les rapports suivants pour le niveau du fleuve, savoir : à Bâle, 5m,40; à Kehl, 4m,03; à Cologne, 8m,10; à Emmerich, 7m,40.

Saône. — La Saône, à Lyon, débite 60 mètres cubes à l'étiage, et 250 mètres cubes dans les eaux moyennes. Dans la grande inondation de 1840, son débit s'est élevé au moins à 4000 mètres cubes. En octobre 1832, la Saône est descendue à — 0m,29 de son échelle; en novembre 1840, pendant la célèbre inondation de Lyon, son niveau s'est élevé à 9m,81, ce qui fait un parcours total de 10m,10, dont aucun autre fleuve français, si ce n'est la Garonne, ne pourrait offrir l'équivalent. Ses eaux moyennes sont à 1m,56 au-dessus de l'étiage. La période annuelle du niveau de ses eaux est celle d'un fleuve soumis à l'influence des chutes de pluie. Le régime des eaux de la Saône, à Châlons, est à peu près le même qu'à Lyon. La hauteur moyenne des eaux est de 1m,65 sur l'étiage. On a vu la rivière à — 0m,20 de l'échelle de cette ville, les 28 janvier et 1er septembre 1826. Les crues les plus mémorables sont les suivantes : celle du 18 septembre 1602, celle du 21 février 1711, qui fit monter les eaux à 6m,80 de l'échelle de Châlons, celle du 15 janvier 1783, celle du 10 décembre 1826, pendant laquelle elles atteignirent 5m,90 et celle de 1840.

Rhône. — A son étiage, ce fleuve roule au pont du Sault, 220 mètres cubes par seconde ; à Lyon, 250 mètres cubes. Ce nombre s'élève à 320 mètres cubes, après sa réunion avec la Saône ; il est de 415 au Pouzin, après avoir reçu l'Isère et la Drôme ; de 426 mètres cubes à Viviers ; de 460 mètres cubes à Avignon (430 d'après M. d'Armand), et seulement de 430 mètres cubes à Arles, à cause de la dérivation du petit Rhône, qui lui enlève environ le quart de ses eaux. Son débit, dans les eaux moyennes, est, au pont du Sault, de 620 mètres cubes ; à Lyon, en amont de la Saône, d'environ 650 mètres cubes, et par ses deux embouchures (le grand et le petit Rhône) ce fleuve verse à la mer 2200 mètres cubes. Sa hauteur est alors de 1m,65 sur l'étiage au pont du Sault, de 1m,14 à Lyon, et de 1m,33 à Arles. Dans les hautes eaux ordinaires, le niveau étant à 3m,5 sur l'étiage, le Rhône à Lyon verse 2000 à 2500 mètres cubes par seconde, et l'on a calculé que pendant la crue du 12 février 1815 son débit s'était élevé à 5800 mètres cubes, et à 6000 pendant celle de 1840. La Durance, qui est le principal affluent du Rhône en aval de la Saône, débite 70 mètres cubes à l'étiage, à son embouchure ; mais ce débit s'élève à 350 mètres cubes dans les eaux moyennes ; une partie notable de ses eaux est d'ailleurs dérivée par les prises d'eau de Boisgelin et de Crapone, et par le nouveau canal d'irrigation de Marseille. Le Rhône à Lyon, comme le Rhin à Bâle, est influencé dans le régime de ses eaux par la fusion des glaciers de la Suisse ; sa source est même enclavée entre celles du Rhin et de deux de ses affluents, l'Aar et la Reuss. Les principales inondations du Rhône sont les suivantes : celles de 580 (très forte), de 1358, de 1476, du 28 juillet 1501, de 1529, du 11 novembre 1544, du 2 décembre 1570, pendant laquelle le Rhône alla joindre la

Saône vers la place du Confort, de l'hiver 1578 à 1579, de 1583, de 1651 (cette année reçut le nom d'année du déluge), de 1674, de 1706, de février 1711, de 1755, époque à laquelle le Rhône s'éleva à Avignon à 6m,80 sur l'étiage, et à Arles à 5m,88 ; celles de 1787, du 30 décembre 1801, du 17 février 1812, du 22 octobre 1825 et de novembre 1840 : dans ces deux dernières, il atteignit à Avignon 6m,0 et 8m,30 de hauteur. La Durance est aussi très sujette aux inondations ; on mentionne celles de 1358, 1440, 1651, et celle toute récente de 1843. Le Rhône, à Lyon, est moins sujet aux fortes crues que dans le Midi, à cause du lac de Genève, qui fait l'office de régulateur des eaux. La plus forte crue connue (novembre 1840) n'a pas dépassé 5m,54 à l'échelle du pont la Fayette. L'étiage du Rhône a eu lieu à 0m,04 en janvier 1829. La moyenne de la plus grande crue annuelle n'y est que de 3m,92, tandis que la crue annuelle est de 5m,35 pour la Saône dans la même ville. Les grandes crues du Rhône ne font pas monter également haut les eaux du Rhône aux différents points de son parcours, à cause des pentes plus ou moins rapides, de la grandeur variable de sa section et de l'inclinaison des berges et des campagnes voisines. En outre, dans chaque cas particulier, les niveaux sont modifiés suivant que tel affluent donne avec plus ou moins de force. La moyenne vitesse du Rhône de Lyon à Avignon est de 1m,5 à 2m,5 par seconde au milieu du lit, savoir : 1m,4 à Vienne, 2m,4 entre la Voulte et Viviers, 1m,2 à Avignon, et 0m,7 à Arles. Dans les grandes crues, cette moyenne vitesse s'élève à 4 mètres. L'expérience prouve qu'en temps calme un bateau chargé fait cette route avec une vitesse moyenne de 2m,87 (1).

ART. VI. — Inondations.

A la question du régime des eaux se rattache naturellement celle des inondations et des accidents qu'elles peuvent occasionner. Nous nous bornerons à indiquer ici quelques-unes des inondations les plus remarquables observées depuis la fin du XVe siècle jusqu'au commencement du XIXe.

En janvier 1493, inondation très considérable à Paris : les eaux pénètrent jusque dans la rue Saint-André-des-Arts. En 1471, grande inondation en Hollande : 72 villages sont submergés aux environs de Dordrecht. En 1499, le pont Notre-Dame à Paris est emporté par les eaux, ainsi que 60 maisons qui y avaient été construites quatre-vingt sept ans auparavant. Inondations en Hollande, dans les années 1508 et 1509. En 1521, rupture

(1) Bravais, *Géographie physique de la France* (*Patria*, t. I, p. 113).

de plusieurs digues dans le même pays. Autre inondation désastreuse le 5 novembre 1530 : toute la Zélande est submergée ; la mer de Harlem se forme par la réunion de quatre grands lacs ; 404 villages sont détruits en Hollande, en Zélande, en Frise et en Flandre.

En 1530, violents tremblements de terre en Portugal, suivis d'inondations désastreuses ; débordement subit du Tage : environ 30 000 personnes sont noyées ou périssent sous les ruines des édifices renversés. Le roi Jean III et la reine de Portugal quittent leur palais, et campent sous des tentes.

En 1570, le 2 décembre, débordement du Rhône à Lyon, et dans plusieurs cantons du Dauphiné et du Languedoc. Le 1er novembre, même année, inondation très désastreuse en Hollande et en Flandre : ce dernier pays souffre encore plus que la Hollande, où cependant tous les environs d'Amsterdam sont submergés ; on évalue à 20 000 le nombre des habitants qui perdent la vie. Les premières digues des provinces de Frise et de Groningue sont construites dans cette année même (1570), par ordre du gouverneur espagnol Gaspard Reblès. Les inondations qui ravagent, à la même époque, le Danemarck et les bords de la mer Baltique y font périr, selon quelques historiens, plus de 100 000 individus.

Grande inondation en Gascogne, en 1678, « causée, dit Buffon, par l'affaissement de quelques morceaux de montagnes dans les Pyrénées, qui firent sortir les eaux contenues dans les cavernes souterraines de ces montagnes. »

Inondations désastreuses en France, en Italie, en Allemagne et en Espagne, en 1762 ; à Venise, à Naples et à Calcutta, aux Indes orientales, en 1773. Inondation extraordinaire en Hollande, en 1775. Les 14 et 15 novembre, les digues s'entrouvrent dans plusieurs cantons de ce pays : les eaux de la mer submergèrent une grande étendue de territoire ; dans la province de Frise, la mer se fraie un passage de plus de 100 pieds ; les habitants d'Assendeft, après avoir sacrifié tout ce qu'ils possédaient pour arrêter les flots, mettent en pièces les voiles de quelques bâtiments destinés à la pêche de la baleine, et les emploient à boucher les crevasses et à fermer les ouvertures.

Le 1er novembre 1814, la rivière Bermudda, aux Indes, ayant débordé, inonde 15 villages et fait périr 30 000 personnes ; 16 villages sont submergés aux environs d'Elbing, en mars 1816 (1).

(1) Voyez *Mémorial portatif de chronologie*, t. II, p. 814.

LIVRE QUATRIÈME.

DE L'AIR ATMOSPHÉRIQUE.

CHAPITRE PREMIER.

PROPRIÉTÉS PHYSIQUES ET COMPOSITION.

ART. Ier. — Forme, hauteur, volume et poids de l'atmosphère.

Après la croûte terrestre, l'atmosphère représente une seconde enveloppe extérieure, et l'homme habite les bas-fonds (plateaux et montagnes) de cet océan aérien. L'air ne renferme pas seulement le premier élément de la vie animale, l'oxygène, mais il est encore le véhicule du son, et, comme tel, il devient, pour les peuples, véhicule du langage, des idées et des relations sociales. Si l'atmosphère manquait à la terre, comme elle manque à la lune, le silence régnerait sur toute son étendue.

Semblable au globe terrestre qu'elle enveloppe de toutes parts et qu'elle accompagne dans son double mouvement, l'atmosphère présente très probablement, comme lui, la forme d'un sphéroïde renflé à l'équateur et aplati aux pôles. Faisant équilibre, au niveau de la mer, à une colonne de mercure à 0°, de 0m,76, ou à une colonne d'eau de 10m,336, sa hauteur ne serait que de 7950 mètres, si sa densité était constante ; mais, si l'on tient compte de la diminution de 1/267e du volume de l'air par chaque degré de refroidissement, on trouve une hauteur probable de 43 000 à 47 000 mètres.

A Paris, le poids de l'air atmosphérique sec, à la température de la glace fondante et sous la pression de 0m,76, est à volume égal, 1/773,28 de celui de l'eau distillée. A 0° de température et sous la pression de 0m,76, le rapport du poids de l'air à celui du mercure est de 1 à 10513,5 à Paris, à environ 60 mètres au-dessus du niveau de la mer. Au niveau de la mer et à la latitude de 45°, le rapport devient celui de 1 à 10517,3.

A 60 mètres au-dessus du niveau de la mer, à la température 0° et sous la pression 0m,76, le litre d'air atmosphérique pèse à Paris, d'après M. Regnault (1), 1gr,293187. On en conclut 1gr,292743 pour le poids du

(1) *Annuaire du Bureau des longitudes pour l'année* 1835, p. 267.

litre d'air sous le parallèle de 45° et au niveau de la mer. La température centigrade t, sous la pression p, et la latitude L et à la hauteur h au-dessus du niveau de la mer, le rayon de la terre étant R, le poids du décimètre cube d'air ou du litre d'air est donné par la formule :

$$1^{gr},292743 \frac{p}{(1+t\,0,00366)\,76}(1-0,00265\cos 2\,\mathrm{L})\left(1-\frac{2h}{\mathrm{R}}\right).$$

D'après MM. Delaroche et Bérard, la chaleur spécifique de l'air est à celle d'un même poids d'eau comme 1000 : 3746. En d'autres termes, 1 calorie élève de 1 degré centigrade $3^{kil},74$ d'air. $3,74 \times 0^{mc},769 = 2^{mc},87606$.

ART. II. — Composition chimique.

L'air atmosphérique renferme en moyenne :

	En volume.	En poids.
Oxygène...............	20,81	23,105
Azote.................	79,19	76,990
	100,00	100,000

L'eau renferme de 1/20ᵉ à 1/30ᵉ de son volume d'air, mais cette proportion diminue à mesure qu'on s'élève; de telle sorte que dans les eaux à 3600 mètres d'altitude, les poissons ne se montrent plus dans les étangs. L'air atmosphérique contenu dans l'eau présente en volume :

Oxygène....................	32,0
Azote......................	68,0
	100,0

Cette variation de composition montre que les deux gaz qui le composent sont simplement juxtaposés, et non combinés l'un avec l'autre.

Sous l'influence de la radiation solaire, l'air recueilli à la surface des flaques d'eau de mer recouvertes d'une abondante végétation peut contenir jusqu'à 23,67 d'oxygène pour 100 en volume, phénomène attribué par M. Morren, non-seulement à la décomposition de l'acide carbonique par les végétaux, mais encore à cette circonstance, que certains animalcules de couleur verte ou rouge, qui se développent à la surface de la mer, respirent à la manière des végétaux. A la surface de la mer, là où les êtres organisés dont il s'agit n'existent pas, M. Lewy a trouvé l'oxygène tombé à 22,6 sur 100 parties d'air en poids.

La densité de l'azote étant de 0,972 et celle de l'oxygène de 0,057, il est assez rationnel de supposer que l'air qui résulte du mélange de ces deux gaz doit les renfermer en proportions variables suivant les altitudes. Voici quelle serait, selon M. Babinet, la proportion de l'oxygène sur 100 parties d'air en volume, à diverses hauteurs (1) :

Au niveau de la mer................	21
A 2000 mètres	20,16
A 6000 mètres....................	19,42
A 10000 mètres	18,42

De Saussure a trouvé en moyenne 4,9 d'acide carbonique sur 10000 parties d'air ; 6,9 comme maximum, et 3,7 comme minimum (2).

MM. Boussingault et Lewy n'ont trouvé que :

2,909 à Andilly, près Montmorency.
3,190 à Paris.

Une différence analogue a été constatée également entre le jour et la nuit. Voici les proportions obtenues évaluées en dix-millièmes :

	Nuit.	Jour.
De Saussure	4,32	3,18
M. Boussingault............	4,2	3,9

Sur 1 million de parties d'air en poids, M. Frésénius a trouvé :

0,169 d'ammoniaque pendant le jour.
0,098 — pendant la nuit.

L'air renferme encore des atomes d'hydrogène carboné, et, selon M. Chatin, des traces de vapeur d'iode (à Paris, 1/500e de milligramme pour 4000 litres d'air) (3). Enfin, M. Daniell a trouvé dans l'air des traces d'hydrogène sulfuré à l'embouchure des rivières de la côte occidentale de l'Afrique.

Quant à l'iode de l'air atmosphérique, M. Chatin en évalue à 1/45e de milligramme la proportion répandue dans les 4000 litres d'air qu'un homme fait passer en douze heures par ses poumons. C'est une quantité d'iode égale à celle que renferme un litre d'eau potable médiocrement iodurée. La proportion d'iode qui entre dans le volume (8000 litres) d'air respiré en un jour par un homme est sensiblement égale, à Paris, à celle con-

(1) *Annales de chimie et de physique*, t. XXXVIII, p. 411.

(2) *Comptes rendus hebdomadaires de l'Académie des sciences*, t. XII, p. 1006.

(3) Selon M. Chatin, l'air expiré ne renfermerait plus que le cinquième de l'iode contenu dans l'air normal.

tenue dans une ration (2 litres) d'eau douce médiocrement iodurée. L'iode est fixé par l'homme dans l'acte de la respiration. Les gaz expirés ne renferment plus que la cinquième partie environ de l'iode contenu dans l'air inspiré. L'air des lieux mal aérés et surhabités est en partie privé de son iode. Les eaux pluviales sont beaucoup plus riches en iode que les autres eaux douces. La proportion de l'iode dans ces eaux indique approximativement l'état d'ioduration de l'air dans un pays donné, et peut ainsi servir de moyen indirect d'analyse. La pluie est notablement plus iodurée à l'intérieur des terres que dans le voisinage des mers; circonstance qui est en rapport avec la dispersion spontanée et complète de l'iode contenu dans les eaux douces, tandis qu'elle n'est que partielle pour l'iode des mers. Des différences assez grandes et dont les causes n'ont pu encore être saisies existent dans la proportion d'iode que contient la pluie dans une même contrée. Il paraît toutefois être constant qu'à la suite de pluies longtemps continuées, les premières eaux sont plus iodurées que les dernières.

A partir du moment de sa chute, la pluie perd de son iode, que l'on peut fixer utilement dans les citernes par l'addition d'un millionième ou même d'un demi-millionième de carbonate de potasse. La neige est iodurée, mais moins que la pluie, dans des conditions d'ailleurs égales. La rosée contient de l'iode. La grande, la principale source de l'iode de l'air est représentée par les eaux qui tendent continuellement à se dépouiller en tout (eaux douces) ou en partie (mer) de celui qu'elles contiennent. Un double courant existe continuellement dans l'atmosphère, où il s'accumulerait s'il n'était périodiquement précipité par la pluie, la neige et la rosée; d'où il disparaîtrait, s'il ne s'élevait incessamment de la surface du globe. Sur le sommet et dans les vallées des Alpes, l'air et les eaux douces, tant les eaux légères que celles où dominent les sels terreux, sont également pauvres en iode. A une certaine distance des massifs montagneux, l'air et les eaux légères sont médiocrement, mais simultanément iodurés. Loin des Alpes, à Paris, par exemple, l'air et les eaux légères sont riches en iode. Les eaux dures sont toujours peu ou point iodurées, quel que soit l'état de l'air; par conséquent, il y a toujours parallélisme entre l'air et les eaux potables légères, à l'exclusion des eaux dures; d'où l'on déduit comme corollaire, la possibilité de déterminer l'état de l'air par celui des eaux légères, et réciproquement. Enfin, les eaux minérales, celles du moins qui paraissent se charger de leurs principes au-dessous de la zone de terre perméable aux eaux communes, sont indépendantes et de l'état d'ioduration de ces dernières et de celui de l'atmosphère, observation qui fournit un caractère pour distinguer les eaux minérales profondes ou vraies de celles qui sont superficielles ou accidentelles (1).

ART. III. — Ozone.

M. Schœnbein a donné ce nom à l'oxygène que l'on recueille au pôle positif de la pile avec un électrode d'or ou de platine. L'ozone concentré a l'odeur du chlore ; mêlé d'air, il a l'odeur qui se dégage quand on tourne le plateau d'une machine électrique. L'air fortement chargé d'ozone gêne la respiration et produirait, suivant M. Schœnbein, des affections catarrhales ; des petits animaux qu'on y plonge y périssent promptement. L'ozone est insoluble dans l'eau ; il détruit promptement les matières colorantes organiques, ainsi que les matières ligneuses et albumineuses ; il est l'agent oxydant le plus puissant de la nature. L'ozone se formant invariablement dans l'air par l'action des décharges électriques artificielles, doit se produire également dans l'atmosphère sous l'influence de la foudre.

On constate la présence de l'ozone dans l'atmosphère, et les variations des quantités produites, avec un papier imprégné de sulfate ou de chlorure de magnésie. L'ozone décompose rapidement le sel de magnésie, et le papier brunit. En général, la réaction est plus grande en hiver qu'en été ; pendant la chute de la neige, elle est beaucoup plus forte que dans tout autre temps. Jusqu'à présent, ce corps a échappé à tous les moyens d'analyse. M. Marignac le considère comme une modification particulière de l'oxygène qui exalte ses affinités chimiques, et M. Schœnbein comme un degré supérieur d'oxydation de l'hydrogène, c'est-à-dire comme un corps renfermant probablement plus d'oxygène que l'eau oxygénée.

D'après M. Wolf, directeur de l'observatoire de Berne, la marche annuelle des réactions de l'ozone est représentée par une courbe dont la plus grande ordonnée appartient au mois de février, la plus petite au mois d'août ou au mois de septembre. Relativement aux anomalies, qui sont assez fréquentes, la comparaison des diverses colonnes des tableaux météorologiques fait tout d'abord reconnaître que l'humidité de l'air, que la pluie, la neige, le vent du sud, augmentent les réactions ; un air sec, le vent du nord, les diminuent au contraire. Ces anomalies paraissent à M. Wolf avoir une conséquence importante au point de vue hygiénique. M. Bockel, de Strasbourg, a cru observer que les réactions de l'ozone diminuaient extrê-

(1) Voyez page 99, article III, *Iode contenu dans les eaux*.

mement avec l'apparition du choléra, à Strasbourg, et qu'elles augmentaient graduellement quand le choléra commençait à disparaître. Selon M. Wolf, la diminution des réactions observée par Bockel, depuis le 17 juillet jusqu'au 4 septembre, surpassait tout ce que les observations simultanées de Berne auraient pu faire présumer, et une diminution analogue aurait été constatée à Berne vers le milieu du mois de septembre, époque où le choléra faisait irruption dans plusieurs contrées de la Suisse. Il pense que (dans le plus grand nombre des cas, au moins) une inflexion rapide de la courbe de l'ozone est suivie d'une augmentation considérable de la mortalité (1).

CHAPITRE II.

DE LA RESPIRATION.

ART. Ier. — De la respiration en général.

L'homme respire le même volume d'air en été et en hiver, sous l'équateur et au pôle, mais le poids de l'air respiré en hiver, et par conséquent aussi celui de l'oxygène, est plus considérable que celui de l'été. Dans un même nombre d'inspirations, l'homme absorbe une plus grande quantité d'oxygène au niveau de la mer que sur le haut des montagnes; la quantité d'acide carbonique expiré croît aussi avec la pression atmosphérique. Il résulte de là que l'alimentation de l'homme doit renfermer plus de carbone dans le nord que dans le sud, en hiver qu'en été. En thèse générale, la quantité des aliments est subordonnée au nombre des inspirations, à la température de l'air inspiré, et à la quantité de chaleur abandonnée par le corps au milieu ambiant.

Si l'on admet avec Lavoisier et Seguin, qu'un homme adulte absorbe par jour 1015 grammes d'oxygène, et que l'on suppose d'ailleurs à cet homme 12 000 grammes de sang, contenant 80 pour 100 d'eau; pour transformer complétement son carbone et son hydrogène en acide carbonique et en eau, il faut 4271 grammes d'oxygène, quantité qui pénètre dans le corps d'un adulte en 4 jours et 5 heures. D'autre part, en déterminant les quantités de carbone ingéré par les aliments, ou rejeté par les fèces et les urines à l'état non brûlé, on trouve qu'un homme adulte consomme par jour 435 grammes de carbone qui, pour s'échapper par la peau et le poumon à l'état d'acide carbonique, exigent 1157 grammes d'oxygène. Un

(1) Séance de l'Académie des sciences du 19 février 1855.

cheval consomme en 24 heures, selon M. Boussingault, 2465 grammes de carbone; une vache laitière, 2212 : ces quantités de carbone, pour se transformer en acide carbonique, exigent respectivement 6504 et 5833 grammes d'oxygène.

D'après les expériences de Herbst, de Gœttingue (1), un homme adulte et de taille ordinaire aspire et expire alternativement en santé, 20 à 25 pouces cubes d'air, dans la respiration calme. Dans l'expiration forcée, cette quantité s'est élevée à un minimum de 90 pouces cubes, et à un maximum de 240.

L'homme adulte brûle par heure 11gr,3 de carbone, ou 271 grammes par 24 heures, qui (à raison de 1lit,85 d'acide carbonique à 0° par gramme de carbone) représentent 502 litres d'acide carbonique par jour, et par heure 20, ou 21 litres à 0°.

Diverses expériences entreprises en vue de déterminer les quantités de carbone brûlé en une heure par l'homme et par quelques animaux ont donné les résultats suivants :

	Carbone brûlé en 1 heure. gr.
Homme adulte (2)	11,3
Cheval (3)	187,1
Taureau (4)	146
Chèvre (4)	29,83
Chevreau (4)	11,60
Chien (4)	9,88

Quant à la quantité d'acide carbonique exhalée par heure, voici encore les résultats fournis par l'expérience :

	Litres d'acide carbonique exhalés par heure.
Homme adulte	22
Cheval	?
Taureau	271,1
Bélier de 8 mois	35,25
Chèvre de 8 ans	21,45
Chevreau de 5 mois	11,60
Chien de chasse	18,31

(1) *Archiv für Anatomie und Physiologie*, 1828.

(2) MM. Andral et Gavarret.

(3) M. Lassaigne, *Gazette des hôpitaux*, 1849, p. 225.

(4) M. Lassaigne, *Union médicale*, 1849, p. 80.

La proportion d'acide carbonique contenue dans 100 parties d'air expiré a été estimée aux quantités ci-après par divers expérimentateurs :

	Acide carbonique sur 100 parties d'air expiré.
Goodwin	11
Allen et Pepys	8,5
Menzies (1)	5
Davy et Gay-Lussac	3 à 4
M. Prout (2)	3,45 { minimum 3,3 / maximum 4,1
M. Apjohn (3	3,6
M. Dumas (4)	3 à 5
M. Horn (5)	3,8

En laissant de côté les données plus ou moins hypothétiques de Goodwin, Allen, Pepys et Menzies, et en s'en tenant aux analyses modernes les mieux faites, on peut admettre que l'air expiré contient en moyenne 4 parties d'acide carbonique sur 100 d'air en volume. Or, comme l'air normal renferme en moyenne 4 sur 10 000, on doit conclure que l'acide carbonique de l'air expiré est à celui que renferme l'air normal comme 400 : 4 ou comme 100 : 1.

Les vésicules pulmonaires, les bronches, le larynx, le pharynx, les fosses nasales et la bouche, abandonnent à l'air expiré une quantité de vapeur d'eau d'une évaluation difficile, et qui a été estimée pour 24 heures (6) :

Par Floyer, à trois onces ;
Par Sanctorius, à une demi-livre;
Par Hales, à un litre 39 centièmes ;
Par Home, à vingt-trois onces;
Par Seguin, à quinze onces.

(1) *Tentam. inaug. de respiratione*, 1790.

(2) *Annals of philosophy*, t. II et IV.

(3) *Dublin hospital reports*, t. V.

(4) *Traité de chimie*. Paris, 1846, t. VIII, p. 457.

(5) *Gazette médicale*. 1831. D'après M. Horn, l'acide carbonique peut s'élever jusqu'à 7,2, si la respiration est suspendue pendant seize secondes. Le maximum de l'exhalation d'acide carbonique est atteint entre onze heures et midi, le minimum se présente entre cinq heures du soir et minuit.

(6) Voy. Boudin, *Nouvelles études sur la ventilation, le chauffage et la réfrigération des hôpitaux, des églises et des prisons* (*Ann. d'hyg. publ.*, 2e série, 1854, t. I, p. 332 et suiv.).

ART. II. — Effets et mode d'action de l'acide carbonique.

L'acide carbonique doit être étudié sous deux points de vue : 1° par rapport à la sensation de chaleur qu'il produit; 2° sous le rapport de la respiration.

A. *Sensation de chaleur.* — Tout le monde connaît la sensation de chaleur insolite que l'on éprouve dans l'air combiné, mais on s'était peu arrêté jusqu'ici à sa cause, qui, à notre avis, pourrait bien se trouver dans la proportion exagérée de l'acide carbonique fourni par la respiration.

On lit dans Breislak, à l'occasion de la grotte du Chien, près de Naples : « L'entrée dans la mofette s'annonce par une sensation de chaleur aux pieds et à l'extrémité des jambes, qui n'a rien d'incommode. Le même effet se fait sentir dans les grandes mofettes de Latera, du duché de Castro. Nombre d'observations faites dans la grotte du Chien m'ont assuré que l'exhalaison y avait une chaleur propre diverse de celle de l'atmosphère, et que j'ai trouvé répondre à environ 3 degrés Réaumur. J'ai répété plusieurs fois cette observation en faisant usage de thermomètres différents, sachant que M. Murray, lorsqu'il fit ses expériences dans la grotte du Chien, avait trouvé que cet air n'exerçait aucune action sur le mercure du thermomètre (1). »

Dans une notice communiquée le 26 mars 1855 à l'Académie des sciences, et relative aux douches de gaz acide carbonique employées depuis peu dans quelques établissements thermaux de l'Allemagne, M. Herpin signale comme première impression éprouvée en pénétrant dans la couche de gaz, une sensation de chaleur douce et agréable, analogue à celle que produirait un vêtement épais de laine fine ou d'ouate. A cette sensation succèdent un picotement, un fourmillement, et, plus tard, une sorte d'ardeur comparable à celle que détermine un sinapisme lorsqu'il commence à agir. A Marienbad, Carlsbad, Kinsingen, etc., on emploie le gaz carbonique, tantôt pur, tantôt mélangé, en proportion plus ou moins forte avec de l'air ou avec du gaz sulfhydrique. Enfin, à l'occasion d'une excursion faite en décembre 1826, à une soufrière située dans le Quindiu (Nouvelle-Grenade), M. Boussingault s'exprime ainsi :

« L'*azufral* est situé dans une gorge profonde, creusée dans un schiste fortement imprégné de graphite. Près d'un torrent est élevé un hangar où se trouvent tous les ustensiles nécessaires pour la fusion et la purification

(1) Breislak, *Voyages dans la Campanie*, t. II, p. 54.

du soufre, que l'on exploite dans les nombreuses fissures de la roche, où il est déposé à l'état pulvérulent. Ces fissures exhalent un gaz à odeur d'acide sulfhydrique. L'exploitation a lieu à ciel ouvert, quelquefois par galeries dont la longueur n'atteint jamais plus de 2 mètres, par la raison qu'une fois engagé dans les travaux, le mineur est obligé de retenir sa respiration. Dans les excavations faites à la surface du sol, on voyait des insectes, des serpents, des oiseaux, qui avaient été tués par les vapeurs méphitiques. Dans une ancienne fouille ouverte un peu au-dessus du torrent, ayant 1^m,6 de longueur, 0^m,07 de largeur et une profondeur de 1^m,7, j'ai porté un tube gradué disposé pour recueillir du gaz, et un thermomètre. En descendant et pendant le temps très court que j'employai à établir les instruments, je ressentis une chaleur suffocante que j'évaluai à 40 degrés centigrades, et un picotement très vif dans les yeux. Mon visage était devenu fortement coloré : lorsque je sortis, je transpirai abondamment.

» Après que les instruments eurent séjourné pendant une heure dans l'excavation, je redescendis pour les retirer. J'éprouvai précisément la même sensation pénible occasionnée par la chaleur, le même picotement dans les yeux ; mais quelle ne fut pas ma surprise lorsque je reconnus que le thermomètre indiquait seulement 19°,5. Au même instant, sur un thermomètre exposé à l'air libre et à l'ombre, M. Goudot lisait 22°,2. Ainsi l'atmosphère dans laquelle, d'après mes sensations, j'avais éprouvé une chaleur accablante, était, en réalité, moins chaude que l'atmosphère extérieure.

» Une analyse, faite sur place, a donné pour la composition du gaz que j'avais puisé dans l'excavation :

Acide carbonique................	95
Air atmosphérique................	5
Acide sulfhydrique...............	traces.
	100

» A peu de distance du lieu où cette première observation avait été faite, je remarquai une autre fouille dirigée sur une fissure d'où sortait du gaz acide carbonique. Dans l'espèce de tranchée pratiquée par les *azufreros*, il y avait beaucoup de soufre déposé sur la roche, et sur des feuilles sèches, des débris de branches que le vent avait poussés en cet endroit. Lorsqu'on plongeait le bras dans cette cavité, on ressentait une chaleur que l'on estimait à 40 degrés. Cependant, au fond de la tranchée, la température ne dépassait pas 18°,2, tandis qu'à l'air libre et à l'ombre un thermomètre indiquait 23°,3.

» A 30 ou 40 mètres plus haut, sur un point où la roche n'a plus le brillant du graphite, elle est en couches verticales et ses feuillets sont contournés autour de nombreux nodules de quartz blanc. La crevasse où j'étais parvenu est ouverte dans le plan de la stratification du schiste ; elle avait alors 1 mètre de hauteur, $0^m,65$ de largeur, et $2^m,6$ de profondeur. En pénétrant par cette étroite ouverture, j'eus la même sensation de chaleur, le même picotement dans les yeux, que j'avais éprouvés dans la première excavation ; l'effet était même plus prononcé lorsque l'on tenait seulement la partie inférieure du corps dans la crevasse : on s'imaginait alors prendre un bain d'air chauffé à 45 ou 48 degrés. Mais je ne ressentis pas, et M. Goudot ne ressentit pas davantage cette sorte d'ardeur que M. Herpin compare à celle qui accompagne les désagréables commencements d'un sinapisme.

» Peut-être le bain n'avait-il pas été suffisamment prolongé, peut-être aussi, et c'est là le plus probable, que la vie des Cordillères, que les habitudes que l'on contracte en résidant au milieu d'un monde très intéressant sans doute, mais chez lequel le vêtement le plus indispensable est considéré comme un objet de luxe, font perdre à la peau une partie de sa sensibilité.

» Le 26 mai 1826, j'étais de nouveau à l'azufral. Dans deux des excavations que n'avaient pas bouleversées les travaux des mineurs, le thermomètre marqua 18°,3 et 19°,4, la température de l'air étant de 20 degrés. Pour arriver à la soufrière, j'avais été obligé de traverser, non sans peine, le torrent de l'étroite vallée ; les eaux, très hautes en ce moment, étaient à 14 degrés, température relativement froide si on la rapporte à celle de la vallée de la Magdalena (27 à 28 degrés), que je venais de parcourir. En sortant du torrent, je m'empressai de me réchauffer en prenant un bain froid de gaz acide carbonique ; j'en éprouvai l'effet le plus agréable.

» En janvier 1830, je retournai à l'azufral du Quindiu pour en faire une étude toute spéciale au point de vue géologique. Après une heureuse tentative, qui néanmoins exigea huit jours de pénibles efforts, j'eus le bonheur d'atteindre les neiges éternelles du pic Tolima, et de constater que le volcan qu'elles recouvrent est encore en pleine activité. En descendant vers la quebrada de San-Juan, je pus suivre les trachytes, depuis le sommet de la Cordillère jusqu'à leur contact avec les micaschistes de l'azufral que la masse trachytique a évidemment redressés en les brisant, lors de sa tuméfaction ou de son soulèvement. L'apparition des vapeurs sulfureuses et du gaz acide carbonique dans les roches schisteuses de l'azufral du Quindiu est donc due tout simplement à un phénomène volcanique dont l'action réside dans les trachytes du Tolima.

» Près du volcan, j'ai observé une production très abondante de soufre que les azufreros se sont empressés d'exploiter, circonstance heureuse en ce qu'elle a mis les ouvriers à l'abri des inconvénients graves qui paraissent les assaillir lorsqu'ils travaillent dans une atmosphère de gaz acide carbonique. En effet, les azufreros du Quindiu m'ont assuré qu'ils finissent, pour la plupart, par éprouver un affaiblissement des organes de la vue, qui, chez quelques-uns, va jusqu'à la cécité. J'ai, en effet, rencontré plusieurs aveugles parmi les anciens mineurs de l'azufral du Quindiu. »

B. *Action de l'acide carbonique absorbé.* — L'acide carbonique a-t-il une action toxique ou bien une action négative par privation d'air atmosphérique? Seguin, Rolando, Collard de Martigny, Ollivier d'Angers, d'Arcet, se sont prononcés pour la première de ces opinions. Selon Orfila, « l'empoisonnement que déterminent le charbon de bois ou celui de houille enflammés, la carbonisation des poutres, ou l'air vicié que respirent les individus rassemblés en grand nombre dans des locaux resserrés, où l'air ne se renouvelle pas seulement, est principalement occasionné par le gaz acide carbonique, qui est délétère par lui-même (1). »

Bichat, Nysten, MM. Malgaigne et Bérard, se prononcent pour la négative. On sait d'ailleurs que MM. Regnault et Reiset ont fait séjourner divers animaux pendant plusieurs heures dans un air contenant jusqu'à 7 pour 100 d'acide carbonique.

On objecte l'histoire si commune de la grotte du Chien; mais la mort du chien peut dépendre d'une simple asphyxie.

On assure que, pour faire périr un chien, l'air doit contenir de 30 à 40 pour 100 d'acide carbonique; 3 à 4 pour 100 suffiraient, dit-on, sous l'influence de la combustion, par suite de la présence de l'oxyde de carbone qui tuerait à la proportion de 1 pour 100. Si l'on plonge dans de l'air contenant 30 pour 100 d'acide carbonique un chien et une bougie, celle-ci s'éteint avant la mort de l'animal; le contraire a lieu quand l'air est vicié par la combustion du charbon.

(1) *Traité de toxicologie*, 5e édition, 1852, t. II, p. 738.

CHAPITRE III.

MOUVEMENT DE L'ATMOSPHÈRE.

ART. Ier. — Distribution géographique, force, vitesse, direction, influence sur la température.

Dès que l'air perd l'équilibre de sa densité, il se produit un mouvement de l'atmosphère qui prend le nom de *vent*, et dont les causes se réduisent peut-être à de simples différences de température entre des pays plus ou moins rapprochés. Lorsque deux régions voisines se trouvent inégalement échauffées, l'air de la région chaude se transporte, dans les couches supérieures, à la région froide, et il se produit, à la surface du sol, un courant contraire.

Sur les bords de la mer, et particulièrement entre les tropiques, une brise marine se manifeste à certaines heures. La brise du jour commence quelques heures après le lever du soleil, et cesse vers quatre ou cinq heures du soir. Alors, il y a interruption jusqu'au coucher du soleil, où a commencé la brise de nuit qui se prolonge jusqu'au retour de l'aurore. On entre dans les ports par la brise du matin ; on en sort à la faveur de la brise du soir. Sur l'Atlantique et l'océan Pacifique, le long de la ligne équatoriale, les vents soufflent du même point de l'horizon pendant toute l'année : ceux qui viennent de l'est sont les *alizés* (1). Dans l'Inde et les mers avoisinantes, les *moussons* soufflent pendant six mois d'un point de l'horizon, et, pendant les six autres mois, d'un autre point. L'alternance des vents de la côte a sa raison dans l'inégal échauffement de la terre et de la mer.

Vitesse et force du vent. — L'action impulsive du vent est proportionnelle aux carrés des vitesses. Avec une vitesse donnée et des surfaces différentes, l'impulsion croît dans un plus grand rapport que les surfaces. Le rapport des surfaces doit être multiplié par le coefficient 1,19 pour donner le rapport des impulsions. La valeur des impulsions obliques du vent n'est pas bien connue ; on sait seulement qu'elle est à peu près proportionnelle au sinus de l'angle d'incidence, lorsque cet angle est compris entre 30° et 45° (2).

(1) Voy. *Carte phys. et météorol. du globe.*

(2) Laisné, *Aide-mémoire portat. des officiers du génie*, 3e édition. Paris, 1853, p. 40.

Vitesse du vent, et impulsion qui en résulte sur une surface de 1 mètre carré exposée perpendiculairement à son action.

DÉNOMINATION DES VENTS.	VITESSE par seconde.	VITESSE par heure.	EFFORT sur 1 mètre carré.
	Mètres.	Kilom.	Kilogr.
Vent à peine sensible	1	4	0,14
Brise légère	2	7	0,54
Vent frais	4	14	2,17
Vent bon frais	6	22	4,87
Forte brise	8	29	8,67
Très forte brise	10	36	13,54
Vent impétueux	15	54	30,47
Tempête	20	72	54,16

Succession des vents de l'équateur au pôle. — En allant de l'équateur vers les pôles, on trouve successivement : 1° la zone des calmes ; 2° la zone des vents alizés jusque vers le 30e degré de latitude ; 3° la zone des vents variables, où le vent alizé va être remplacé par la partie du vent tropical qui s'abaisse ; 4° la zone des vents S.-O., dans l'hémisphère nord, et des vents N.-O. dans l'hémisphère sud ; elle s'élève jusqu'au 65e ou 70e degré de latitude ; 5° la zone des brises polaires (1).

VENTS ALIZÉS. — A partir du 30e parallèle dans l'hémisphère nord et sud, la direction des vents n'offre que très peu de changements : ils varient du N.-N.-E. au N.-E. ou à l'E.-N.-E. ; dans le voisinage de l'équateur, ils sont à l'E. (2).

Dans le grand Océan, l'alizé du N.-E. règne entre le 2e et le 25e degré de latitude N. ; l'alizé du S.-E. souffle aussi régulièrement au sud de l'équateur ; ses limites sont moins bien connues, mais on s'éloignera peu de la vérité en disant qu'il s'étend du 10e au 21e degré de latitude S. Dans l'océan Atlantique, l'alizé du N.-E. ne se trouve plus en pleine mer au delà du 28e au 30e degré. Sa limite méridionale est en moyenne par 8° N. ; puis vient la région des calmes jusqu'à 3° N., où commence l'alizé du S.-E. qui s'étend jusqu'au 28e de latitude S. L'étendue de la région des calmes dépend aussi de la saison ; en août, elle s'étend de 3° 15′ N. à 13° N. ; en février, de 1° 15′ N. à 6° N. (3).

(1) *Notice sur la vie et les travaux scientifiques de J.-C.-A. Peltier.* Paris, 1847, p. 131.

(2) Voy. *Carte phys. et météorol. du globe terrestre.*

(3) Voy. Kaemtz, *Météorologie*, trad. franç. par Ch. Martins. Paris, 1843, p. 38.

Dans les régions supérieures, il règne entre les tropiques des vents d'ouest dont l'existence se révèle par des phénomènes nombreux. C'est ainsi que s'expliquent les cendres du volcan de Saint-Vincent transportées à la Barbade ; les cendres du volcan de Cosiguina, dans le Guatemala, tombées en 1835 jusque dans les rues de Kingston, à la Jamaïque.

Dans les latitudes moyennes de l'hémisphère nord on rencontre, au sortir des vents alizés, des vents de S.-O. qui expliquent, en partie, comment, d'après une moyenne de six années, les paquebots ont mis 40 jours pour aller de Liverpool à New-York, et seulement 23 jours pour le retour.

Le tableau suivant résume la fréquence relative, la direction, la force et les rapports moyens des vents dans différents pays (1).

PAYS.	DIRECTION.	FORCE.	RAPPORT de l'ouest à l'est.	RAPPORT du sud au nord.
Angleterre.........	S. 66° O.	0,193	1,77	1,33
France............	S. 88° O.	0,133	1,52	1,03
Allemagne.........	S. 76° O.	0,177	1,69	1,18
Danemarck.........	S. 62° O.	0,170	1,54	1,31
Suède............	S. 50° O.	0,200	1,61	1,44
Russie............	N. 87° O.	0,167	1,66	0,97
Amérique du Nord...	S. 86° O.	0,182	1,86	1,01

Ainsi les vents d'ouest dominent sur les vents d'est, et la direction moyenne vient d'une région située entre le sud et l'ouest. La France appartient à la grande zone du vent de sud-ouest ; sa direction moyenne, pour la France entière, est S. 88° O.

Les vents sont les principaux arbitres de la température ; mais dans chaque saison, dans chaque pays, c'est un autre vent qui en détermine l'élévation ou l'abaissement. Ainsi, en hiver, le N.-E. est le vent le plus froid à Paris ; c'est le N. 11° E. à Londres ; à Stockholm, le N. 10° E. ; et à Bude, en Hongrie, le N. plein. En été, au contraire, le vent le plus froid à Paris, c'est le N.-O ; à Londres, le N. 54° O. ; à Stockholm, le N. 21° O., et à Bude, le N. 25° O.

Voici, d'après M. Kaemtz, l'abaissement produit par un vent oriental sur la température d'un jour quelconque de l'hiver, dans un grand nombre de villes de l'Europe :

(1) Kaemtz, *Op. cit.*, p. 47.

	°		°
Naples...........	— 0,17	Vienne...........	— 3,20
Penzance........	+ 0,16	Odessa...........	— 2,83
Venise...........	— 0,35	Hambourg.	— 3,98
Bologne..........	— 0,37	Brunswick.........	— 3,83
Milan............	— 0,34	Prague...........	— 3,47
Londres..........	— 1,94	Memel............	— 4,45
Paris............	— 2,37	Dantzig..........	— 4,64
Zurich...........	— 1,43	Kœnigsberg.......	— 5,05
Pétersbourg......	— 2,40	Stettin..........	— 4,20
Stockholm........	— 2,20	Halle............	— 4,48
Karlsruhe........	— 2,79	Berlin...........	— 4,50
Stuttgard........	— 2,39	Cracovie.........	— 4,47
Francfort-sur-le-Mein	— 2,88	Breslau..........	— 4,83
Cologne..........	— 3,35	Varsovie.........	— 5,12

Ainsi, quand les vents d'est règnent, c'est dans une zone dont Varsovie occupe le centre, Kœnigsberg, Berlin, Cracovie et Minsk la circonférence, que leur influence se fait sentir avec le plus d'énergie, puisque la température est abaissée de 5° au-dessous de la moyenne de l'époque. A mesure qu'on s'éloigne de Varsovie en marchant dans une direction quelconque, l'influence de ces vents s'affaiblit, et la température observée avec les vents orientaux en hiver se rapproche de la moyenne générale. Leur pouvoir réfrigérant expire sur les côtes occidentales de l'Irlande, dans le midi de la France, le nord de l'Italie et de la Turquie d'Europe. Ce pôle temporaire du froid se déplace, si le vent souffle du nord-est : il se rapproche alors du golfe de Riga.

ART. II. — Des vents considérés comme véhicule de corps étrangers.

Les navigateurs rencontrent souvent, à la hauteur du cap Vert, et même à 380 milles marins de la côte d'Afrique, une pluie de poussière contenant, d'après M. Ehrenberg, les débris de dix-huit espèces d'infusoires à carapaces siliceuses. Le 25 août 1842, un vaste nuage de poussière est tombé sur les communes situées au confluent du Necker et du Rhin, et y a couvert de sable une surface de plus de 500 kilomètres carrés. Les cendres du Vésuve ont été transportées à Venise et en Grèce. Le 1er mai 1812, toute la Barbade fut couverte des cendres du volcan de Saint-Vincent, situé à plus de 20 lieues. En 1794, les cendres du Vésuve enveloppèrent d'un nuage épais le fond de la Calabre, distante de 50 lieues. En 1765, les cendres du mont Hécla produisirent une telle obscurité à Glaumba, placée à 50 lieues, qu'on ne pouvait s'y conduire qu'à tâtons (1). Les cendres

(1) Olaffen, *Voyage en Islande*.

du volcan de Cosiguina, dans le Guatemala, ont été transportées, en janvier 1835, jusqu'à la Jamaïque, éloignée de 1200 kilomètres, et celles du volcan de Tomboro, dans l'île de Sumbawa, sont tombées à 1700 kilomètres, dans l'île de Sumatra. Le 7 mai 1842, presque immédiatement après la manifestation du grand incendie de Hambourg, une odeur empyreumatique prononcée, venant de cette ville, se fit sentir jusqu'à 60 lieues de distance, à Potsdam. A sept milles de Hambourg on voyait tomber des flammèches provenant de tapisseries consumées dans l'incendie (1).

La côte de Bretagne, dit de Candolle, est habituellement battue par les vents du sud-ouest, et j'ai trouvé sur les arbres de Quimper-Corentin deux lichens (le *Stricta crocata* et le *Physcia flavicans*), qui n'avaient encore été trouvés qu'à la Jamaïque, et qu'on ne retrouve point dans le reste de la France (2).

Les vents de sable peuvent donner lieu aux plus grands désastres; des caravanes ont été ainsi ensevelies, et des armées entières, notamment celle de Cambyse, ont péri sous leur influence.

Au point de vue médical, les vents jouent un rôle important, tantôt en dissipant les miasmes, tantôt aussi en leur servant de véhicule. Sous ce dernier rapport, cependant, la science manque encore de faits bien observés, et ce n'est que sous toutes réserves que nous reproduisons le document suivant, extrait d'une relation de l'épidémie cholérique d'Aix, en 1836, par MM. Dubreuil et Rech. « Le 16 juillet au matin, les soldats venaient de faire l'exercice sous l'action d'un vent qui les avait fatigués. En rentrant dans leurs chambres, ils ouvrirent les portes et les fenêtres, et ils établirent ainsi un courant d'air très vif. Ils se déshabillèrent et ils allaient se reposer, quand un vent brûlant pénétra dans toutes les issues, et produisit une impression telle, que la suffocation suivit immédiatement. Plusieurs militaires tombèrent de leur lit presque asphyxiés. Le colonel, le lieutenant-colonel, le chirurgien-major et d'autres officiers éprouvèrent un sentiment subit de gêne dans la respiration. Dès ce moment l'épidémie se déclara; elle attaqua surtout les hommes qui avaient été exposés à l'action de cet air brûlant. La plupart moururent, et entre autres le lieutenant-colonel. La compagnie de grenadiers qui avait fait l'exercice et dont les soldats avaient aussi quitté la veste, ouvert les portes et les fenêtres, n'eut de malades que plus tard. La compagnie hors rang,

(1) Voy. Boudin, *Essai de géographie médicale*. Paris, 1843, p. 69.
(2) *Dictionn. classique d'hist. nat.*, article GÉOGRAPHIE BOTANIQUE.

logeant dans des chambres fermées au moment de l'événement, n'éprouva pas cette fatale influence et ne perdit qu'un seul homme. »

CHAPITRE IV.

PRESSION DE L'ATMOSPHÈRE.

ART. Ier. — Pression selon la latitude, l'altitude, les heures et les phases de la lune.

Pendant longtemps on a supposé la hauteur barométrique égale à toutes les latitudes au bord de la mer. On sait aujourd'hui qu'en moyenne la pression atmosphérique au bord de la mer est de 761m,35 ; à l'équateur, elle n'est guère que de 758 ; à la latitude de 10 degrés, la pression augmente ; entre le 30e et le 40e degré, elle s'élève à 762 et même à 764 millimètres ; elle diminue à partir de cette zone, et elle n'est plus que de 760 vers le 50e degré de latitude, et dans les contrées septentrionales elle descend à 756. Voici, d'après Schouw, la hauteur moyenne du baromètre au niveau de la mer, sous diverses latitudes (1).

LIEUX.	LATITUDE.	HAUTEUR DU BAROMÈTRE au niveau de la mer, à 0°.	
		Non corrigée de la pesanteur.	Corrigée de la pesanteur.
		mm.	mm.
Cap	33° S.	763,01	762,20
Rio-Janeiro	23°	764,03	762,65
Christianborg	5° 30′ N.	760,10	758,16
La Guayra	10°	760,17	758,32
Saint-Thomas	19°	760,51	758,95
Macao	23°	762,99	761,61
Ténériffe	28°	764,21	763,10
Madère	32° 30′	765,18	764,34
Tripoli	33°	767,41	766,60
Palerme	38°	762,95	762,47
Naples	41°	762,34	762,06
Florence	43° 30′	761,93	761,81
Avignon	44°	762,02	761,95
Bologne	44° 30′	762,18	762,13
Padoue	45°	762,18	762,18
Paris	49°	761,41	761,68
Londres	51° 30′	760,96	761,41

(1) *Comptes rendus hebdom. de l'Acad. des sciences*, t. II, p. 573.

LIEUX.	LATITUDE.	HAUTEUR DU BAROMÈTRE au niveau de la mer, à 0°. Non corrigée de la pesanteur.	Corrigée de la pesanteur.
		mm.	mm.
Altona	53° 30′ N.	760,42	761,01
Dantzig	54° 30′	760,10	760,76
Kœnigsberg	54° 30′	760,49	761,14
Apenrade	55°	759,58	760,71
Edimbourg	56°	758,25	759,00
Christiania	60°	758,64	759,63
Hardanger	60°	756,94	757,04
Bergen	60°	757,01	758,00
Reikiavig	64°	752,00	753,20
Godthaab	64°	751,94	753,13
Eyafiord	66°	753,58	754,89
Godhaven	68°	753,76	755,16
Upenavik	63°	755,18	756,80
Ile Melville	74° 30′	757,08	758,75
Spitzberg	75° 30′	756,76	758,48

Dans nos climats, le baromètre oscille continuellement au-dessus et au-dessous de la moyenne annuelle, et parfois des secousses soudaines le font monter ou descendre de plusieurs centimètres. A Paris, il s'est élevé en 1821 à 781 millimètres, et, dans la même année, il est tombé à 709. Dans toute la zone équatoriale, le baromètre se montre insensible aux secousses atmosphériques, et il n'éprouve que des variations horaires.

La pression de l'air diminue avec l'altitude. Voici quelques exemples de cette diminution :

LIEUX.	Pression par centimètre carré.	Hauteur barométrique.
Niveau de la mer	1033 gram.	760 millim.
Paris	1028	756
Mexico	793	583
Quito	752	553
Antisana	639	470

A Paris, où la hauteur moyenne du baromètre est de 756 millimètres, la pression atmosphérique moyenne est de 1028 grammes par centimètre carré de surface. Elle s'y est élevée à 1032 grammes en 1821, lorsque la hauteur barométrique était de 781 millimètres ; elle s'est abaissée en 1822 à 970 grammes, lorsque le baromètre marquait 713.

Variations horaires. — Sous l'équateur, le maximum de hauteur du baromètre correspond à 9 heures ou 9 heures 1/4 du matin ; il descend ensuite jusque vers 4 heures ou 4 heures 1/4, où il atteint son minimum. Il remonte alors, et arrive vers 10 heures 1/2 ou dès 10 heures 3/4 du soir, à son second maximum, pour redescendre jusqu'à 4 heures du matin, heure de son second minimum. Ces mouvements se produisent avec une telle régularité, qu'ils pourront servir à indiquer l'heure sans exposer à une erreur moyenne de plus de 15 à 17 minutes; ni la tempête, ni l'orage, ni la pluie, ni les tremblements de terre, ne les troublent. Dans nos climats, le maximum est à 9 heures du matin en hiver, le minimum à 3 heures du soir, et le second maximum à 9 heures du soir. En été, le maximum se produit à 8 heures du matin, le minimum à 4 heures du soir, et le second maximum à 11 heures du soir. Dans les latitudes plus élevées, la science manque jusqu'ici d'observations suffisantes.

En thèse générale, un abaissement du baromètre est indice de pluie, et son élévation annonce le beau temps. Sur 100 pluies initiales, c'est-à-dire suivant à plusieurs jours de beau temps, Prévost en a trouvé, à Genève, 85 précédées d'un abaissement barométrique d'au moins $0^m,00015$.

Depuis la nouvelle lune jusqu'au deuxième octant, la hauteur du baromètre semble décroître, pour devenir croissante ensuite et atteindre son maximum, au deuxième quartier. On trouve aussi, pour le périgée, 754,73 et pour l'apogée, 755,73.

ART. II. — Pression atmosphérique supportée par l'homme.

On estime ordinairement à $1^m,54$ carrés, la superficie du corps de l'homme adulte. Chez un homme de $1^m,73$ de hauteur, M. Quetelet a trouvé cette superficie de $1^m,645$, divisée ainsi :

Tête	0,100
Cou	0,031
Tronc	0,484
Membres abdominaux	0,670
Membres thoraciques	0,360
	1,645

On peut donc représenter la superficie de l'homme par un rectangle ayant 1 mètre de base, et, pour hauteur, la taille de l'homme.

En admettant une surface de 15 000 à 20 000 centimètres carrés, on peut évaluer entre 15 500 et 20 600 kilogrammes le poids de l'air atmosphérique supporté par l'homme, sous la pression barométrique de $0^m,760$. En effet, chaque centimètre carré supporte une pression représentée par une colonne de 76 centimètres cubes de mercure, et, comme chaque centimètre cube de mercure pèse 13^{gr},598, les 76 centimètres cubes pèsent 1033 grammes.

CHAPITRE V.

DIMINUTION DE LA PRESSION ATMOSPHÉRIQUE.

Cassini pensait qu'aucun animal ne peut vivre au delà de 2446 toises ou 4767 mètres au-dessus du niveau de la mer. On sait aujourd'hui que l'homme habite des lieux situés à près de 4800 mètres d'altitude, que M. de Humboldt s'est élevé sur le Chimborazo jusqu'à 5878 mètres, et M. Boussingault jusqu'à 6004; enfin, dans leurs voyages aéronautiques, Gay-Lussac ainsi que MM. Barral et Bixio ont poussé leurs ascensions au delà de 7000 mètres d'altitude (1).

Les effets de la diminution de la pression atmosphérique sur l'homme doivent être étudiés : 1° dans l'ascension des montagnes; 2° dans les ascensions aéronautiques.

Ascension des montagnes. — Dès le XVe siècle, Dacosta avait signalé sous le nom de *mal des montagnes*, l'ensemble des phénomènes éprouvés par l'homme sur les parties élevées du globe. Ces mêmes phénomènes furent décrits par Bouguer dans la Relation de son voyage au Pérou, en 1745. Nous allons examiner successivement l'ascension des montagnes en Europe, en Amérique et en Asie.

ART. Ier. — Ascensions européennes.

A l'occasion d'une ascension sur le Mont-Blanc, de Saussure s'exprime ainsi : « A la hauteur de 12 000 pieds (3 898 mètres), mes guides, hommes robustes, n'avaient pas soulevé cinq ou six pelletées de neige qu'ils se trouvaient dans l'impossibilité de remuer; il fallait qu'ils se relevassent d'un moment à l'autre; l'un d'eux se trouva mal et passa la nuit dans les angoisses les plus pénibles... Près de la cime, l'air est si rare, que je ne pouvais faire quinze ou seize pas sans perdre haleine; j'éprouvais même de temps en temps un commencement de défaillance qui me forçait à

(1) Nous nous abstenons de mentionner les altitudes qui manquent du cachet scientifique. En effet, comment s'assurer que l'aéronaute Charles Green s'est réellement élevé jusqu'à 27 146 pieds anglais?

m'asseoir. Tous mes guides, proportion gardée de leurs forces, étaient dans le même état. Arrivé sur la cime, quand il fallut me mettre à disposer mes instruments et les observer, je me trouvai à chaque instant obligé d'interrompre mon travail pour ne m'occuper que du soin de respirer... Toute observation faite avec soin dans cet air rare fatigue, parce que, sans y penser, on retient son souffle, et comme il faut suppléer à la rareté de l'air par la fréquence des inspirations, cette suspension me causait un malaise sensible : j'étais obligé de me reposer et de souffler après avoir observé un instrument quelconque, comme après avoir fait une montée rapide...

» Le genre de fatigue qui résulte de la rareté de l'air est absolument insurmontable : c'est un épuisement total, une impuissance complète de continuer sa marche, jusqu'à ce que le repos ait réparé les forces. Un homme fatigué, dans la plaine ou sur des montagnes peu élevées, l'est rarement assez pour ne pouvoir absolument aller en avant; au lieu que sur une haute montagne, on l'est quelquefois à tel point que, pour éviter le danger le plus imminent, on ne ferait pas, à la lettre, quatre pas de plus, et peut-être pas un seul : car, si l'on persiste à faire des efforts, on est saisi de palpitations et de battements si forts et si rapides dans toutes les artères, que l'on tomberait en défaillance, si on les augmentait encore en continuant de monter. Cependant, et ceci fait le second caractère de ce singulier genre de fatigue, les forces se réparent aussi promptement et en apparence aussi complétement qu'elles ont été épuisées. La seule cessation du mouvement, même sans que l'on s'asseye, et dans le court espace de trois ou quatre minutes, semble restaurer si parfaitement les forces, qu'en se remettant en marche, on est persuadé qu'on montera, tout d'une haleine jusqu'à la cime. » (*Voyage dans les Alpes.*)

D'après de Saussure, les effets de la raréfaction de l'air se manifestent tout à coup, et non graduellement, mais à des hauteurs qui diffèrent selon les individus. Quelques personnes les ressentent déjà à une altitude de 1600 mètres; très peu d'individus en sont complétement exempts à 3900 mètres.

En 1825, le capitaine Sherwill, accompagné du docteur Clarke, fit à son tour l'ascension du Mont-Blanc. Arrivé à la hauteur des *Grands-Mulets*, il fut pris, ainsi que toute sa nombreuse escorte, d'une soif ardente; ils ne pouvaient plus parler sans prendre de la neige mêlée à du raisin, soit pour se rafraîchir la bouche, soit pour s'humecter le gosier, tandis que le besoin de manger fut à peu près nul. En revenant de la cime pour coucher aux *Grands-Mulets*, sept guides, hommes forts et vigoureux, n'avaient mangé entre eux qu'une livre et demie de pain et deux poulets. La consommation générale du vin n'avait pas été au delà de trois bouteilles.

M. Clarke ne put séjourner plus de trois minutes au sommet du Mont-Blanc, et un malaise prononcé le contraignit de redescendre en toute hâte aux Grands-Mulets. Plus tard, il fut frappé d'aliénation mentale et mourut. Il est digne de remarque que, sur six Anglais qui, avant M. Sherwill, avaient atteint la cime du Mont-Blanc, deux déjà étaient devenus fous, et l'un d'eux, M. Andrell, avait succombé.

Ainsi, sur huit voyageurs anglais, trois aliénations mentales! On a dit ou répété, à cette occasion, que faire une ascension des hautes montagnes est déjà un acte de folie; une telle interprétation n'est pas sérieuse, et peut-être serait-il plus sage de reconnaître que la cause du mal échappe ici à l'appréciation médicale. Ajoutons seulement que rien de semblable n'a été observé jusqu'ici dans les ascensions de montagnes autres que les Alpes.

En 1844, MM. Bravais, Martins et Le Pileur parvinrent encore au sommet du Mont-Blanc; le récit de leurs sensations se trouve exposé dans les *Comptes rendus de l'Académie des sciences*, du 27 avril 1845 (1). Chez M. Le Pileur, à 3045 mètres, pendant la première heure de l'arrivée, fatigue, vertige, lorsqu'on lève la tête dans la station; appétit presque nul, dégoût pour la viande. A 3700 mètres, en marchant contre le vent, étouffement avec sensation nauséeuse. A 4500 mètres, malaise général, épuisement, soif, quelques battements dans les carotides. A 4790 mètres, même effet produit par le vent qu'à 3700 mètres; impossibilité de faire en marchant doucement plus de quarante pas. A 4811 mètres, dans la nuit, douleur sciatique violente pendant quatre heures; le lendemain, l'appétit reparaît dans la journée. Des symptômes plus graves se manifestèrent chez M. Martins dans le cours de cette ascension. A 3911 mètres, besoin impérieux de sommeil après s'être installé sous la tente; dans la soirée et dans la nuit, frissons violents et courts, appétit nul, besoin fréquent d'aller à la selle, sans diarrhée ni coliques. A 4400 mètres, anhélation, battements dans les carotides; au bout de dix à douze pas, fatigue douloureuse dans le muscle droit antérieur de la cuisse; impossibilité de faire plus de cent pas de suite, et les vingt derniers très pénibles. A 4500 mètres, anhélation plus grande, battements continuels dans les carotides, palpitations. A 4811 mètres, état analogue au mal de mer pendant la première heure de

(1) Le Pileur, *Mém. sur les phénom. physiol. que l'on observe en s'élevant à une certaine hauteur dans les Alpes*. Paris, 1845.

l'arrivée, nausées, vomissements, malaise arrivant au plus haut point dans la station, moindre dans le décubitus; mieux pendant la seconde heure; état presque normal pendant les trois dernières. M. Bravais paraît avoir mieux supporté que ses compagnons l'influence de la raréfaction de l'air pendant cette ascension. Ainsi à 3800 mètres, il éprouva seulement le besoin de sommeil en marchant et une soif intense. A 4400 mètres, fatigue douloureuse dans le muscle droit antérieur de la cuisse; impossibilité de faire plus de cent pas de suite. A 4790 mètres, la lassitude fut encore plus prononcée et ne permit pas de faire plus de quarante pas d'une seule haleine. A 4811 mètres (sans doute après quelque temps de repos), santé parfaite; très peu ou point d'appétit, sans dégoût.

ART. II. — Ascensions américaines.

Sur le pic de Ténériffe, à 3710 mètres d'altitude, M. de Humboldt n'avait éprouvé ni malaise, ni gêne dans la respiration. Le 23 juin 1802, il entreprit l'ascension du Chimborazo. Après un long séjour sur le plateau de Quito, il resta quelque temps avec ses compagnons de voyage, MM. de Bonpland et Carlos Montufar, dans la plaine de Tapia (2890 mètres), passa ensuite une nuit à Calpi (3157 mètres), et le 23 il commença à s'élever sur les gradins inférieurs de la montagne; il monta à mulet jusqu'à 3800 mètres. A 4385 mètres, il rencontra de la neige fraîchement tombée; enfin, il parvint à 5574 mètres, sans avoir souffert, non plus que ses compagnons. Les Indiens de sa suite l'avaient quitté, sauf un seul, à 5067 mètres, en disant qu'ils souffraient beaucoup plus que lui. « Lorsque nous eûmes grimpé pendant une heure (à partir de 5574 mètres), dit M. de Humboldt (1), nous commençâmes tous par degrés à nous trouver très mal à notre aise. L'envie de vomir était accompagnée de vertiges, et bien plus pénible que la difficulté de respirer. Un métis de San-Juan, très robuste, souffrait plus que nous. Nos gencives et nos lèvres saignaient. La conjonctive oculaire était chez tous, sans exception, gorgée de sang... Sur l'Antisana, don Carlos Montufar saigna beaucoup des gencives. Tous ces phénomènes sont très dissemblables, suivant l'âge, la constitution, la finesse de la peau, les efforts antérieurs de force musculaire qu'on a exercés; cependant ils sont pour chaque individu une sorte de mesure de la raréfaction de l'air et de l'altitude à laquelle on est parvenu. D'après

(1) A. de Humboldt, *Mélanges de géologie et de physique générale*, traduits par Ch. Galusky. Paris, 1854, t. I, p. 150.

mes observations, ils se manifestent dans les Andes chez l'homme blanc quand le baromètre se tient entre $0^m,379$ et $0^m,428$. La portion du voyage au delà des neiges éternelles avait duré trois heures et demie, pendant lesquelles, malgré la raréfaction de l'air, nous n'avions pas eu besoin de nous asseoir pour nous reposer. » Ils étaient parvenus à 5878 mètres de hauteur absolue ; le thermomètre à cette hauteur marquait — 1°,6, ou plus exactement 18 096 pieds (1).

« Les derniers cryptogames que je recueillis, continue M. de Humboldt, étaient le *Lecidea atrovirens* (*Lichen geographicus*, Web.), et une nouvelle espèce du *Gyrophora* d'Acharius, le *Gyrophora rugosa:* j'étais alors à 5500 mètres environ. La dernière mousse, le *Grimnia longirostris*, végétait 800 mètres plus bas. M. Bonpland avait pris un papillon du genre Sphinx, à 4880 mètres de hauteur ; nous aperçûmes une mouche 520 mètres plus haut. »

Ascension de M. Boussingault.

Le 16 décembre 1831, M. Boussingault, accompagné du colonel anglais Hall, fit une nouvelle tentative pour atteindre la cime du Chimborazo, en partant de Mocha, de Chilapullu et d'Arenal. Ils cessèrent de monter quand le baromètre ne marqua plus que 0,35, la température étant de 7°,8 au-dessus de zéro. Ils atteignirent non la cime, mais seulement une hauteur de 6004 mètres. Ils ressentirent dans cette ascension plusieurs des effets ordinaires de la grande raréfaction de l'air, mais à un degré très modéré. « Ainsi, trois quarts d'heure après notre arrivée, dit M. Boussingault, le pouls de mon guide, comme celui du colonel Hall, battait 106 pulsations dans une minute ; nous avions soif, nous étions évidemment sous une légère influence fébrile, mais cet état n'était nullement pénible (2).

» Nous avions, à la vérité, éprouvé de la difficulté à respirer, une lassitude extrême, pendant que nous nous élevions ; mais ces inconvénients cessèrent avec le mouvement : une fois en repos, nous croyions être dans notre état normal. Peut-être faut-il attribuer notre insensibilité aux effets de l'air raréfié, à notre séjour prolongé dans les villes élevées des Andes. Quand on a vu le mouvement qui a lieu dans des villes comme Bogota,

(1) La Condamine et Bouguer disent expressément n'avoir pas dépassé, sur le Chimborazo, 14 400 pieds. M. Boussingault s'est élevé jusqu'à 6004 mètres. Voyez notre *Carte phys. et météorol. du globe*, 3e édit. Paris, 1855.

(2) Voy. la lettre adressée par M. Boussingault à M. de Humboldt, dans *Mélanges de géologie et de phys. génér.*, t. I, p. 185.

Micuipampa, Potosi, etc., qui atteignent 2600 à 4000 mètres de hauteur; quand on a été témoin de la force et de la prodigieuse agilité des toréadors dans un combat de taureaux de Quito, élevé de 3000 mètres; quand on a vu, enfin, des femmes jeunes et délicates se livrer à la danse pendant des nuits entières dans des localités presque aussi élevées que le Mont-Blanc, là où le célèbre de Saussure trouvait à peine assez de force pour consulter ses instruments, et où ses vigoureux montagnards tombaient en défaillance en creusant un trou dans la neige; si j'ajoute encore qu'un combat célèbre, celui de Pichincha, s'est donné à une hauteur peu différente de celle du Mont-Rose (4736 mètres), on m'accordera, je pense, que l'homme peut s'accoutumer à respirer l'air raréfié des plus hautes montagnes.

» Dans toutes les excursions que j'ai entreprises dans les Cordillères, j'ai toujours éprouvé, à hauteur égale, une sensation infiniment plus pénible en gravissant une pente couverte de neige qu'en m'élevant sur une roche nue. Nous avons beaucoup plus souffert en escaladant le Cotopaxi qu'en montant sur le Chimborazo. C'est que sur le Cotopaxi nous sommes restés constamment sur la neige.

» Les Indiens de l'Antisana nous assuraient aussi qu'ils éprouvaient un étouffement (*ahogo*) lorsqu'ils marchaient pendant longtemps sur une plaine neigeuse, et j'avoue qu'en considérant bien les incommodités auxquelles de Saussure et ses guides furent exposés en bivouaquant sur le Mont-Blanc, à la simple hauteur de 3888 mètres, je suis disposé à les attribuer, au moins en partie, à l'action encore inconnue de la neige. En effet, ce bivouac n'atteignait pas même la hauteur des villes de Calamarca et de Potosi.

» La suffocation que j'ai éprouvée plusieurs fois moi-même en gravissant sur la neige, quand elle était frappée par les rayons du soleil, m'a fait supposer qu'il pourrait s'en dégager, par l'action de la chaleur, de l'air sensiblement vicié. Ce qui me soutenait dans cette idée singulière, c'était une ancienne expérience de de Saussure, par laquelle il crut reconnaître que l'air dégagé des pores de la neige contenait moins d'oxygène que celui de l'atmosphère. L'air soumis à l'examen avait été recueilli dans les interstices de la neige du col du Géant. »

ART. III. — Ascensions asiatiques.

Le naturaliste anglais Moorcroft rapporte qu'un peu au-dessous du Nitighat, dans l'Himalaya, à 15 600 pieds, il sentit sa respiration s'accélérer, et il était obligé de s'arrêter de cinq en cinq pas. En montant le col de Gôt, la difficulté de s'élever s'accrut, l'oppression, le besoin de dormir survinrent, et, enfin, une forte angoisse le forçait à soupirer fréquemment et profondément. Le capitaine Webb, dans les mêmes lieux, éprouva les mêmes symptômes et une tendance à l'apoplexie. Il rapporte que les chevaux et les yaks (taureaux du Thibet) ne sont point exempts de ces indispositions. Le lieutenant Gérard s'est élevé, dans trois endroits différents de l'Himalaya, à 15600 pieds, à 17500 pieds et à 18500 pieds. Dans toutes ces expéditions, lui et son monde éprouvèrent une fatigue extrême, une grande faiblesse et de violents maux de tête. Le capitaine Fraser, dans le col de Bamsourou, par lequel on franchit une des épaules du Djamnotri, éprouva également une fatigue extrême, une tendance à l'apoplexie et des nausées.

Enfin, Victor Jacquemont, campé à 2615 mètres de hauteur absolue dans la vallée de la Jumna, n'éprouvait aucun malaise; mais, après s'être élevé pendant deux heures au-dessus de la limite des neiges perpétuelles, il dit qu'il « en coûte de gravir sur les neiges molles, au-dessus d'un certain niveau où la rareté de l'air rend la respiration précipitée et pénible, et épuise au bout de trente pas. »

La limite des neiges perpétuelles sur le versant sud de l'Himalaya est à 3900 mètres. En admettant que Jacquemont se fût élevé de 150 mètres par heure, il devait se trouver à 4200 mètres au moment dont il parle. Ailleurs il dit, en parlant des courriers qui viennent lui apporter ses lettres à une hauteur d'environ 4000 mètres, que ces courriers grimpent dans les rochers en s'arrêtant tous les trente pas pour reprendre haleine. Il est bon d'observer qu'alors Jacquemont s'élevait pour la première fois dans l'Himalaya. Quelque temps après, il campait avec une suite nombreuse sur le versant thibétain, dans des villages situés à 4000 et 5000 mètres de hauteur absolue; il passait et séjournait sur des points élevés de 5500 à 6200 mètres, et il dit positivement que ni lui ni les gens de sa suite ne souffrirent alors sérieusement (1).

ART. IV. — Phénomènes physiologiques observés dans les ascensions des hautes montagnes.

On peut les résumer ainsi : 1° Effets sur le système nerveux : vertige, céphalalgie, somnolence; 2° respiration et circulation : dyspnée, fré-

(1) Voy. Jacquemont, *Correspondance pendant son voyage dans l'Inde*, t. I, p. 275, et Le Pileur, *Op. cit.*, p. 12.

quence de la respiration, constriction thoracique, transsudation du sang par les surfaces muqueuses, tendance syncopale, palpitations, accélération du pouls, battement des artères intracrâniennes; 3° fonctions digestives : anorexie, nausées, vomissements, soif, constriction sous-épigastrique, langue blanche; 4° locomotion : douleurs musculaires, affaiblissement des membres abdominaux; 5° système cutané : peau rugueuse, suppression de la transpiration, pâleur de la peau, cyanose de la face.

Dans une note adressée le 18 août 1853 à l'Académie des sciences, M. Payerne a cherché à démontrer que dans les ascensions sur les hautes montagnes, la lassitude et l'anhélation éprouvées par la plupart des explorateurs n'ont pas pour cause une insuffisance d'oxygène dans l'air respiré, comme l'ont pensé quelques physiologistes. M. Payerne dit avoir observé des effets semblables produits par des causes diamétralement opposées, qui lui semblent propres à faire envisager la question sous un autre point de vue. C'est en descendant sous l'eau à des profondeurs qui ont quelquefois atteint 41 mètres qu'il a pu observer les faits dont il rend compte.

M. Payerne a opéré des descentes à l'aide de trois appareils différents : la cloche ordinaire du plongeur, la cloche qu'il a perfectionnée et son bateau sous-marin. Ces trois appareils affectent le conduit auditif d'une manière différente. Le premier occasionne une sensation désagréable, presque douloureuse, pendant tout la durée de l'immersion; le deuxième y donne lieu uniquement pendant qu'on descend ou qu'on remonte; et le troisième pendant le temps nécessaire à l'établissement de l'équilibre avec le milieu dans lequel on se trouve. Sous tous les autres points de vue, les effets physiologiques sont identiques. Cette identité d'effets, dit M. Payerne, rend la description des appareils inutile à la mise en lumière du sujet traité, lequel a pour but de démontrer que les explications trouvées si naturelles devront perdre ce cachet dès que l'on connaîtra les effets que certaines pressions produisent sur nos organes.

A 30 mètres de profondeur d'eau, pourvu que la température de l'air qu'on y respire ne dépasse pas 10 degrés centigrades, et à moins de 30 mètres, lorsque la température dépasse cette limite, les hommes livrés au travail sont obligés de se reposer plus souvent que lorsqu'ils travaillent à l'air libre. Les pulsations artérielles sont notablement accélérées.

La descente et le séjour sous l'eau ne donnent lieu à aucun saignement; mais le trajet pour revenir à la surface avec les cloches, et l'épanchement de l'air comprimé du bateau sous-marin au moment d'en ouvrir la porte pour rentrer dans l'atmosphère terrestre, font éprouver à quelques personnes un saignement de nez particulier. Ce ne sont pas des gouttes de sang d'un rouge plus ou moins vif, qui tombent successivement comme dans les hémorrhagies ordinaires : c'est un suintement non interrompu, de couleur safranée et d'une consistance moindre que celle du sang. M. Payerne considère ce suintement comme une simple exsudation, sans rupture aucune des vaisseaux capillaires, dont la dilatation s'opère moins vite que celle des fluides qu'ils renferment.

On ne saurait supposer que ces effets résultent d'une insuffisance d'oxygène, puisqu'un volume d'air en possède un poids proportionnel au degré de pression à laquelle il est soumis ; qu'à 41 mètres d'eau, par exemple, un mètre cube d'air contient $1^{gr},480$ d'oxygène, au lieu de 296 grammes que le même volume possède à la pression ordinaire.

Sur les cimes les plus élevées auxquelles on est parvenu, la pression égale au moins $0^{m},32$ de mercure. L'air y renferme encore 125 grammes d'oxygène par mètre cube, soit 100 grammes pour 800 litres, qu'un homme respire par heure. Or des expériences dont on ne saurait suspecter l'exactitude ont récemment démontré qu'un homme en repos convertit seulement 50 grammes d'oxygène en acide carbonique. En supposant qu'au travail il en convertisse 5 et même 10 grammes de plus, il sera loin d'en manquer dans un lieu où le baromètre accuse $0^{m},32$.

M. Payerne dit avoir observé, tant avec les cloches qu'avec le bateau sous-marin, qu'à de faibles profondeurs, entre autres à celle d'un mètre seulement, quand on élimine avec soin l'acide carbonique expiré et que la température ne dépasse pas 10 degrés centigrades, un mètre cube d'air suffit facilement pendant une heure à la respiration de quatre hommes, et qu'il a parfois suffi à la respiration de cinq hommes. Or, si l'on retranche la moyenne de 210 grammes d'oxygène convertis en une heure par quatre hommes seulement en acide carbonique, de la quantité contenue dans un mètre cube d'air à la pression d'un mètre d'eau en sus de la pression atmosphérique, il ne reste que 116 grammes d'oxygène dans le volume énoncé, et cependant l'anhélation ne se fait pas encore sentir.

La lassitude et l'anhélation dans les lieux élevés ne paraissent donc pas à M. Payerne provenir d'une insuffisance d'oxygène, mais bien de la rupture de l'équilibre entre la tension des fluides contenus dans nos organes et celle de l'air ambiant, n'importe dans quel sens la rupture s'effectue. Il pense que les limites barométriques que l'homme ne doit pas chercher à franchir sans s'être entouré de certaines précautions sont entre $8^{m},30$ et

4^{m},56, c'est-à-dire, pour cette dernière limite, 3^{m},80 en sus de la pression atmosphérique.

Selon l'auteur cité, les explorateurs qui voudront essayer de dépasser ces limites « ne devront le faire que renfermés dans une chambre résistante, hermétiquement close, de l'intérieur de laquelle se pourront voir au dehors, et même expérimenter aussi au dehors, dans certaines mesures, à l'aide d'instruments dont les pièces motrices, s'il y a lieu, passeront par des boîtes à étoupes. Il est superflu d'ajouter que, dans les hautes régions atmosphériques, la chambre close devra résister à la force d'écartement, tandis que, dans les profondeurs de la mer, elle devra résister à une force inverse. »

ART. V. — Ascensions aéronautiques.

Le principe d'Archimède est aussi vrai pour les gaz que pour les liquides. Plongés dans les gaz, les corps y perdent une partie de leur poids, égale à celui du volume de gaz qu'ils déplacent. Si l'air avait un poids deux à trois fois plus considérable que celui de l'eau, l'homme ainsi qu'une foule d'autres corps se trouveraient soulevés dans l'atmosphère.

Vers la fin du XVIIIe siècle, les frères Montgolfier annoncèrent qu'au moyen d'un globe de leur invention ils pouvaient s'élever dans les airs et y naviguer. Le 5 juin 1783, ils démontrèrent l'exactitude de leur proposition par une expérience faite à Annonay, en présence des états généraux et d'un immense concours de peuple. Le gaz dont se servaient les frères Montgolfier était l'air atmosphérique raréfié par la chaleur. Quelque temps après, Charles, professeur à Paris, eut l'heureuse idée de substituer à l'air le gaz hydrogène que Cavendish avait démontré, dès 1766, être quatorze fois plus léger que l'air. Parmi les voyages aéronautiques entrepris dans un but scientifique, nous nous bornerons à signaler les plus importants.

A. *Voyage aéronautique de MM. Biot et Gay-Lussac, exécuté le 6 fructidor an XII* (24 août 1804) (1).

« Nous partîmes du Conservatoire, disent les deux physiciens, le 6 fructidor, à 10 heures du matin, en présence d'un petit nombre d'amis. Le baromètre était à 0^{m},765 (28 pouces 3 lignes), le thermomètre à 16°,5 de la division centigrade (13°,2 Réaumur), et l'hygromètre à 80°,8, par conséquent assez près de la grande humidité. M. Conté, que le ministre de l'intérieur avait chargé, dès l'origine, de tous les préparatifs, avait pris

(1) D'après le *Moniteur universel* du 12 fructidor an XII.

toutes les mesures imaginables pour que notre voyage fût heureux; et il le fut en effet.

» Nous l'avouerons, le premier moment où nous nous élevâmes, ne fût pas donné à nos expériences. Nous ne pûmes qu'admirer la beauté du spectacle qui nous environnait. Notre ascension, lente et calculée, produisait sur nous cette impression de sécurité que l'on éprouve toujours quand on est abandonné à soi-même avec des moyens sûrs. Nous entendions encore les encouragements qui nous étaient donnés; mais nous n'en avions pas besoin : nous étions parfaitement calmes et sans la plus légère inquiétude.

» Nous arrivâmes bientôt dans les nuages : c'étaient comme de légers brouillards, qui ne nous causèrent qu'une faible sensation d'humidité. Notre ballon s'étant gonflé entièrement, nous ouvrîmes la soupape pour abandonner du gaz, et en même temps nous jetâmes du lest pour nous élever plus haut. Nous nous trouvâmes aussitôt au-dessus des nuages, et n'y rentrâmes qu'en descendant.

» Ces nuages, vus de haut, nous parurent blanchâtres, comme lorsqu'on les voit de la surface de la terre. Ils étaient tous exactement à la même élévation; et leur surface supérieure, toute mamelonnée et ondulante, nous offrait l'aspect d'une plaine couverte de neige.

» Vers 2724 mètres, nous observâmes les animaux que nous avions emportés; ils ne paraissaient pas souffrir de la rareté de l'air; cependant le baromètre était à vingt pouces huit lignes; ce qui donnait une hauteur de 2622 mètres. Une abeille violette (*Apis violacea*), à qui nous avions donné la liberté, s'envola très vite et nous quitta en bourdonnant. Le thermomètre marquait 13 degrés de la division centigrade (10°,4 Réaumur). Nous étions très surpris de ne pas éprouver de froid; au contraire, le soleil nous échauffait fortement : nous avions ôté les gants que nous avions mis d'abord, et qui ne nous ont été d'aucune utilité. Notre pouls était fort accéléré : celui de M. Gay-Lussac, qui bat ordinairement 62 pulsations par minute, en battait 80; le mien, qui donne ordinairement 79 pulsations, en donnait 111. Cette accélération se faisait donc sentir pour nous deux à peu près dans la même proportion. Cependant notre respiration n'était nullement gênée, nous n'éprouvions aucun malaise, et notre situation nous semblait extrêmement agréable.

» Nous avons observé nos animaux à toutes les hauteurs; ils ne paraissaient souffrir en aucune manière. Pour nous, nous n'éprouvions aucun effet, si ce n'est une accélération de pouls dont j'ai parlé. A 3400 mètres de hauteur, nous donnâmes la liberté à un petit oiseau que l'on nomme un verdier ; il s'envola aussitôt, mais revint presque à l'instant se poser sur nos cordages ; ensuite, prenant de nouveau son vol, il se précipita vers la terre en décrivant une ligne tortueuse peu différente de la verticale. Nous le suivîmes des yeux jusque dans les nuages, où nous le perdîmes de vue. Mais un pigeon que nous lâchâmes de la même manière et à la même hauteur, nous offrit un spectacle beaucoup plus curieux : remis en liberté sur le bord de la nacelle, il y resta quelques instants comme pour mesurer l'étendue qu'il avait à parcourir, puis il s'élança en voltigeant d'une manière inégale, en sorte qu'il semblait essayer ses ailes ; mais, après quelques battements, il se borna à les étendre, et s'abandonnant tout à fait, il commença à descendre vers les nuages, en décrivant de grands cercles, comme font les oiseaux de proie. Sa descente fut rapide, mais réglée ; il entra bientôt dans les nuages, et nous l'aperçûmes encore au-dessous.

» Nos observations du thermomètre nous ont indiqué une température décroissante de bas en haut, et qui est conforme aux résultats connus. Mais la différence a été beaucoup plus faible que nous ne l'aurions attendu : car en nous élevant à 2000 toises, c'est-à-dire bien au-dessus de la limite des neiges éternelles à cette latitude, nous n'avons pas éprouvé une température plus basse que 10°,5 centigrades (8°,4 Réaumur), et au même instant la température de l'Observatoire, à Paris, était de 17°,5 centigrades (14 Réaumur).

» Un autre fait assez remarquable qui nous est aussi donné par nos observations, c'est que l'hygromètre a constamment marché vers la sécheresse, à mesure que nous nous sommes élevés dans l'atmosphère, et, en descendant, il est graduellement revenu vers l'humidité. Lorsque nous partîmes, il marquait 80°,8 à 16°,5 du thermomètre centigrade ; et à 4000 mètres de hauteur, quoique la température ne fût qu'à 10°,5, il ne marquait plus que 30 degrés. L'air était donc beaucoup plus sec dans ces hautes régions qu'il ne l'est près de la surface de la terre. »

Pour s'élever à ces hauteurs, MM. Biot et Gay-Lussac avaient jeté à peu près tout leur lest ; ayant atteint la hauteur à laquelle l'aérostat pût s'élever avec deux personnes, force leur fut d'opérer leur descente.

B. *Voyage aéronautique de M. Gay-Lussac, le 29 fructidor de la même année.*

Le 16 septembre 1804, M. Gay-Lussac fit à lui seul une nouvelle ascension, dont nous allons donner une relation succincte d'après le récit même de ce savant (1).

(1) *Ann. de chim.*, 1re série, t. LII.

« Tous nos instruments étant prêts, le jour de mon départ fut fixé au 29 fructidor. Je m'élevai en effet, ce jour-là, du Conservatoire des arts et métiers, à 9 heures 40 minutes; le baromètre étant à 765^{mm},25, l'hygromètre à 57°,5 et le thermomètre à 27°,75, M. Bouvard, qui fait tous les jours des observations météorologiques à l'Observatoire de Paris, avait jugé le ciel très vaporeux, mais sans nuages. A peine me fus-je élevé de 1000 mètres, que je vis, en effet, une légère vapeur répandue dans toute l'atmosphère au-dessous de moi, et qui me laissait voir confusément les objets éloignés. Parvenu à la hauteur de 3032 mètres, je commençai à faire osciller l'aiguille horizontale, et j'obtins, cette fois, 20 oscillations en 83 secondes, tandis qu'à terre, et d'ailleurs dans les mêmes circonstances, il lui fallait 84^{s},33 pour en faire le même nombre. Quoique mon ballon fût affecté du mouvement de rotation que nous avions déjà reconnu dans notre première expérience, la rapidité du mouvement de notre aiguille me permit de compter 20, 30, et même 40 oscillations. A la hauteur de 3863 mètres, j'ai trouvé que l'inclinaison de mon aiguille, en prenant le milieu de l'amplitude de ses oscillations, était sensiblement de 31 degrés, comme à terre.

» La température à terre étant de 27°,75, et à la hauteur de 3691 mètres de 8°,5, si l'on divise la différence des hauteurs par celle des températures, on obtient d'abord 191^{m},7 d'élévation pour chaque degré d'abaissement de température. En faisant la même opération pour les températures 5°,25 et 0°,5, ainsi que pour celles 0°,0 et — 9°,5, on trouve, dans l'un et l'autre cas, 141^{m},6 d'élévation pour chaque degré d'abaissement de température : ce qui semble indiquer que vers la surface de la terre la chaleur suit une loi moins décroissante que dans le haut de l'atmosphère, et qu'ensuite, à de plus grandes hauteurs, elle suit une progression arithmétique décroissante. Si l'on suppose que depuis la surface de la terre, où le thermomètre était à 30°,75 jusqu'à la hauteur de 6977 mètres, où il était descendu à — 9°,5, la chaleur a diminué comme les hauteurs ont augmenté, à chaque degré d'abaissement de température correspondra une élévation de 173^{m},3. L'hygromètre a eu une marche assez singulière. A la surface de la terre il n'était qu'à 57°,5, tandis qu'à la hauteur de 3032 mètres, il marquait 62 degrés : de ce point, il a été continuellement en descendant jusqu'à la hauteur de 5267 mètres, où il n'indiquait plus que 27°,5, et de là à la hauteur de 6884 mètres, il est remonté graduellement à 34°,5.

» Parvenu à la hauteur de 4511 mètres, j'ai présenté à une petite aiguille aimantée, et dans la direction de la force magnétique, l'extrémité inférieure d'une clef; l'aiguille a été attirée, puis repoussée par l'autre extrémité de la clef que j'avais fait descendre parallèlement à elle-même. La même expérience, répétée à 6107 mètres, a eu le même succès : nouvelle preuve bien évidente de l'action du magnétisme terrestre.

» A la hauteur de 6561 mètres, j'ai ouvert un de mes deux ballons de verre, et à celle de 6636 mètres, j'ai ouvert le second; l'air est entré dans l'un et dans l'autre avec sifflement. Enfin à 3 heures 11 minutes, l'aérostat étant parfaitement plein et n'ayant plus que 15 kilogrammes de lest, je me suis déterminé à descendre. Le thermomètre était alors à 9°,5 au-dessus de la température de la glace fondante, et le baromètre à $328^{mm},8$; ce qui donne, pour une plus grande élévation au-dessus de Paris, $6977^{m},37$, ou 7016 mètres au-dessus du niveau de la mer.

» Quoique bien vêtu, je commençais à sentir le froid, surtout aux mains, que j'étais obligé de tenir exposées à l'air. Ma respiration était sensiblement gênée; mais j'étais encore bien loin d'éprouver un malaise assez désagréable pour m'engager à descendre. Mon pouls et ma respiration étaient très accélérés : aussi respirant très fréquemment dans un air très sec, je ne dois pas être surpris d'avoir eu le gosier si sec, qu'il m'était pénible d'avaler du pain. Avant de partir j'avais un léger mal de tête, provenant des fatigues du jour précédent et des veilles de la nuit, et je le gardai toute la journée, sans m'apercevoir qu'il augmentât. Ce sont là toutes les incommodités que j'ai éprouvées.

» Dès que je m'aperçus que je commençais à descendre, je ne songeai plus qu'à modérer la descente du ballon et à la rendre extrêmement lente. A 3 heures 45 minutes, mon ancre toucha terre et se fixa, ce qui donne 34 minutes pour le temps de ma descente. »

C. *Voyage aéronautique de MM. Barral et Bixio, exécuté à Paris, le 27 juillet* 1850.

Les questions recommandées à l'attention de ces observateurs étaient les suivantes : 1° Loi du décroissement de la température atmosphérique avec la hauteur ; 2° influence du rayonnement solaire, dans les diverses régions de l'atmosphère, déduites d'observations faites sur des thermomètres dont les réservoirs étaient doués de pouvoirs absorbants très différents; 3° détermination de l'état hygrométrique de l'air dans les diverses couches atmosphériques, et comparaison des indications du psychromètre avec le point de rosée dans les très basses températures; 4° analyse de l'air atmosphérique à différentes hauteurs; 5° détermination de la quantité d'acide carbonique contenue dans les hautes régions de l'atmosphère; 6° examen de la polarisation de la lumière sur les nuages; 7° observation des divers phénomènes optiques produits par les nuages.

Le départ eut lieu à 4 heures du soir, par un temps nuageux et après une pluie torrentielle. Ici encore, nous laisserons la parole aux deux voyageurs (1):

« A 4 heures 25 minutes, oscillations du baromètre entre 347,75 et 367,04; le thermomètre varie de — 10°,5 à — 9°,8; hauteur variant de 6330 à 5902 mètres. Le brouillard, beaucoup moins intense, laisse apercevoir une image blanche et affaiblie du soleil. Oscillations du baromètre. Nous sommes couverts de petits glaçons, en aiguilles extrêmement fines, qui s'accumulent dans les plis de nos vêtements. Dans la période descendante de l'oscillation barométrique, par conséquent pendant le mouvement ascendant du ballon, le carnet ouvert devant nous les ramasse de telle façon qu'ils semblent tomber sur lui avec une sorte de crépitation. Rien de semblable ne se manifeste dans la période ascendante du baromètre, c'est-à-dire pendant la descente de l'aérostat.

Le thermomètre horizontal vitreux marque		— 4°,69
Le thermomètre argenté	—	— 8°,95

» Nous voyons distinctement le disque du soleil à travers la brume congelée; mais, en même temps, dans le même plan vertical, nous apercevons une seconde image du soleil, presque aussi intense que la première; les deux images paraissent disposées symétriquement au-dessus et au-dessous du plan horizontal de la nacelle, en faisant chacune avec ce plan un angle d'environ 30 degrés. Ce phénomène s'observe pendant plus de 10 minutes.

» La température baisse très rapidement; nous nous disposons à faire une série complète d'observations sur les thermomètres à rayonnement et sur les thermomètres du psychromètre; mais les colonnes mercurielles sont cachées par les bouchons, parce que l'on n'avait pas prévu un abaissement aussi brusque de température. Le thermomètre à enveloppes concentriques de fer-blanc marque — 23°,79.

» A 4 heures 32 minutes, les nuages s'écartent au-dessus de nous, et nous voyons dans le ciel une place d'un bleu d'azur clair, semblable à celui que l'on voit de la terre par un temps serein. Le polariscope n'in-

(1) Voy. *Ann. météorologique de la France, pour* 1851, p. 311.

dique de polarisation dans aucune direction sur les nuages en contact ou plus éloignés ; le bleu du ciel est, au contraire, fortement polarisé.

» Oscillations du baromètre. On jette du lest, ce qui détermine un nouveau mouvement ascendant.

4h 45m. Baromètre 338,05 ; thermomètre du baromètre — 35° ; hauteur = 6512m.

» Nos doigts sont roidis par le foid, mais nous n'éprouvons aucune douleur d'oreilles et la respiration n'est nullement gênée. Le ciel est de nouveau couvert de nuages, mais laisse encore apercevoir le soleil voilé et son image. Nous jetons du lest, ce qui détermine une nouvelle ascension.

» 4 heures 50 minutes. Baromètre 315,02. L'extrémité de la colonne du thermomètre du baromètre est inférieure, de 2 degrés environ, à la dernière division tracée sur l'instrument. Cette division est — 37 degrés ; la température était donc de — 39 degrés environ, hauteur = 7016 mètres.

» Le baromètre oscille de 315,02 à 326,20 ; ainsi l'aérostat oscille de 7016 mètres à 6765. Il ne nous reste plus que 4 kilogrammes de lest, que nous jugeons prudent de conserver pour la descente. Nous espérions nous maintenir quelque temps à cette hauteur, mais, bien que l'appendice fût relevé pour éviter la sortie du gaz par son orifice, le ballon commence son mouvement descendant. Nous faisons nos prises d'air. Le tube de l'un de nos ballons se casse sous les efforts que nous faisons pour tourner le robinet ; le second se remplit d'air sans accident.

5h 2m. Baromètre 436,40 ; température — 9° ; hauteur = 4502m.

» Nous rencontrons encore les petites aiguilles de glace.

» 5 heures 16 minutes. Baromètre de 598,5 à 618,0 ; température + 1°,8 ; hauteur variant de 1973 à 1707.

» A 5 heures 30 minutes, arrivée à terre, au hameau des Peux, commune de Saint-Denis-les-Rabais, arrondissement de Coulommiers (Seine-et-Marne), à quelques pas de la demeure de M. Brulfert, maire de cette commune, située à 70 kilomètres de Paris.

» Nous avons eu le bonheur de ne casser aucun instrument à la descente. Nous ne trouvons au village qu'une charrette pour nous transporter à la station la plus voisine du chemin de fer de Strasbourg, éloignée de 18 kilomètres. Le trajet fut pénible dans les chemins de traverse ; le cheval s'abattit. Deux des appareils que nous tenions le plus à rapporter intacts à Paris furent brisés ou mis hors de service : le ballon à air et l'instrument indicateur du minimum de pression barométrique. Heureusement, le thermomètre à minima de Walferdin fut rapporté intact, avec son cachet, au collége de France. »

Le cachet ayant été enlevé par MM. Regnault et Walferdin, le minimum de température déterminé par des expériences directes fut trouvé de — 39°,67, par conséquent peu différent de la plus basse température observée par les deux aéronautes mêmes sur le thermomètre du baromètre.

CHAPITRE VI.

AUGMENTATION DE LA PRESSION ATMOSPHÉRIQUE ; DESCENTE DANS LES MINES ET DANS LA CLOCHE A PLONGEUR.

Par 36°49′ de latitude et 39°26′ de longitude ouest, le capitaine Denham a sondé, le 30 octobre 1852, jusqu'à 14 092 mètres (8 milles 3/4 anglais) de profondeur (1). D'autre part, les mines de Neu-Salzwerk, près de Preussisch Minden, descendaient, en 1840, jusqu'à 607^{m},4 au-dessous du niveau de l'Océan. Quant aux lieux les plus profonds où l'homme ait fixé sa demeure, il faut évidemment les chercher sur les bords de la mer Caspienne et, dans la Palestine, sur les rives du Jourdain et de la mer Morte. En 1849, M. Struve a trouvé le niveau de la mer Caspienne à 26^{m},045 au-dessous du niveau de la mer Noire. Le Jourdain a sa source à 183 mètres *au-dessus* du niveau de la Méditerranée ; mais, déjà le lac Merom est à 6 mètres, et le lac Tibériade à 173 au-dessous de la Méditerranée. Le niveau de la mer Morte est indiqué ainsi :

Par de Berton.............	406 mètres au-dessous du niveau	de la	Méditerranée.
Par Wilkie...............	365	—	—
Par Symonds...............	427	—	—
Par Russegger.............	434	—	—

Ces chiffres donnent une moyenne de 408 mètres.

Mais, si l'on s'est beaucoup occupé depuis 1835, de la constatation des *altitudes négatives*, leur influence sur l'organisme est restée complétement oubliée ; c'est un problème scientifique d'un haut intérêt dont nous recommandons l'étude aux voyageurs, et surtout aux médecins.

Le tableau suivant résume les augmentations de pression qui résultent, pour l'homme, de la descente à diverses profondeurs au-dessous du niveau de l'Océan (2) :

(1) *Ann. hydrogr.*, 1853, 1er semestre, p. 165.

(2) Voy. Guérard, *Note sur les effets physiol. et pathol. de l'air comprimé* (*Ann. d'hygiène publique*, 2e série. Paris, 1854, t. I, p. 292).

Pressions totales.	Excès sur la pression ordinaire de l'atmosphère.	Efforts exercés sur la surface du corps.	Augmentation sur l'effort ordinaire.
Mètr.	Mètr.	Kil.	Kil.
0,76	0,00	15,500 à 20,600	» »
0,86	0,10	17,540 à 23,320	2,040 à 2,720
0,91	0,15	18,560 à 24,680	3,060 à 4,080
0,96	0,20	19,580 à 26,040	4,080 à 5,440
1,06	0,30 ou 2/3 d'atm.	21,620 à 22,760	6,120 à 8,140
1,16	0,40	23,660 à 31,480	8,160 à 10,880
1,26	0,50 ou 2/3 d'atm.	25,700 à 34,200	10,200 à 13,600
1,52	0,76 ou 1 atm.	31,000 à 41,200	15,500 à 20,600
2,28	1,52 ou 2 atm.	46,500 à 60.800	31,000 à 41,200
3,04	2,28 ou 3 atm.	62,000 à 82,400	46,500 à 60,800
3,80	3,04 ou 4 atm.	77,500 à 103,000	62,000 à 82,400
4,56	3,80 ou 5 atm.	93,000 à 123,600	77,500 à 103,000

ART. Ier. — Descente dans les mines.

En décembre 1845, M. Potter, ingénieur des mines à Newcastle, sur la Tyne, a fait, à la demande du docteur Hutchinson, quelques expériences dans les mines de Sud-Hetton, dont le fond est à 1488 pieds anglais au-dessous du niveau de l'Océan. A la surface, le thermomètre marquait 39° Fahrenheit; le baromètre 28p,72; au fond de la mine, ces deux instruments donnaient 49° Fahrenheit et 30p,26. Six personnes étant descendues au fond de la mine, on constata les résultats suivants :

	EN HAUT.		EN BAS.	
	Pulsations.	Respirations.	Pulsations.	Respirations.
M. P.............	65	15	59	16
M. S.............	98	20	98	24
M. H.............	72	16	68	19
M. L.............	90	14	88	15
M. W.............	88	18,5	93	22
M. T.............	85	18	100	20
Moyenne.......	83	16,9	84,3	19,3

Il résulte de ces faits, que la descente dans la mine, opérée sans la moindre fatigue, a été suivie d'un accroissement dans le nombre des pulsations et dans celui du mouvement respiratoire. Toutefois il est à remarquer, comme le montre le tableau suivant, que si l'accélération a été constante du côté de la respiration, elle ne l'a pas été pour la circulation. Voici, en effet, l'accroissement et la diminution constatées par minute chez chacun des six expérimentateurs :

	Pulsations par minute.	Respirations par minute.
M. P....................	— 6	+ 1,0
M. S....................	0	+ 4,0
M. H....................	— 4	+ 3,0
M. L....................	— 2	+ 1,0
M. W....................	+ 5	+ 3,5
M. T....................	+ 15	+ 2,0

D'autres observateurs ont signalé des douleurs d'oreilles, et notamment le docteur Hamel (1) ainsi que M. Triger (2).

ART. II. — Descente dans la cloche à plongeur.

Le 8 septembre 1820, le docteur Colladon descendit à Howth près de Dublin, et s'y embarqua par un beau temps, à onze heures du matin, sur un bâtiment sur lequel était placée la cloche (3).

« Les ouvriers, dit M. Colladon, étaient alors au fond de la mer, occupés à déblayer l'entrée du port ; la cloche dans laquelle nous devions descendre présentait les particularités suivantes. C'était une espèce de caisse oblongue, formée d'une seule pièce de fer fondu ouverte par le bas ; elle avait six pieds de longueur, quatre de largeur et cinq de hauteur ; son poids était de quatre tonnes (quatre-vingts quintaux) ; son épaisseur dans le bas était de trois pouces, et dans le haut d'un pouce et demi. Elle a été fondue à Londres et a coûté environ 200 livres sterling, en y comprenant les accessoires nécessaires à son usage, et une pompe foulante. La cloche, étant beaucoup plus pesante que l'eau qu'elle déplace, descendait par son propre poids. La partie supérieure de la cloche est percée de huit à dix trous, auxquels sont fixés autant de verres convexes fort épais qui donnent passage à la lumière ; ces verres sont fixés à la cloche de la manière suivante : 1° On a des anneaux de cuivre fortement vissés contre les verres ; 2° on place une couche de ciment entre ces anneaux et la partie de la cloche correspondante ; on visse le tout fortement de nouveau, de manière à fermer la cloche hermétiquement. Le sommet est percé d'un autre trou, d'environ un ou deux pouces de diamètre ; ce trou reçoit un long tuyau de cuir destiné à introduire dans la cloche l'air refoulé d'en haut par une pompe foulante. A l'issue de ce tuyau, dans l'intérieur de la cloche, est placée une soupape qui sert à fer-

(1) *Biblioth. univ. de Genève*, 1820, t. XIII, p. 230.

(2) *Comptes rendus de l'Acad. des sciences*, t. XIII.

(3) Colladon, *Relation d'une descente en mer dans la cloche à plongeur*. Paris. 1826.

mer le trou et à empêcher l'air de s'échapper; dans l'intérieur, et des deux côtés de la cloche, sont de petits bancs avec un marche-pied entre deux. Il n'y avait place que pour quatre personnes. Du milieu du plafond descendaient de fortes chaînes destinées à porter une espèce de panier de fer, dans lequel les ouvriers placent les pierres ou tels objets qu'ils ont intention de transporter hors de l'eau.

» La cloche dans laquelle nous descendîmes était suspendue à de fortes cordes, et mise en mouvement par une espèce de grue ou tour mobile établi sur le pont d'un vaisseau de moyenne grandeur; nous arrivâmes dans l'intérieur au moyen d'un bateau placé au-dessous de la cloche, élevée suffisamment au-dessus de l'eau pour en permettre l'entrée. Nous avions avec nous deux ouvriers; nous descendions si lentement, que nous ne nous apercevions point du mouvement de la cloche; mais, aussitôt qu'elle fut plongée dans l'eau, *nous ressentîmes dans les oreilles et sur le front un sentiment de pression* qui alla en augmentant pendant quelques minutes. Je n'éprouvais cependant pas de douleurs dans les oreilles; mais mon compagnon souffrait tellement, que nous fûmes obligés de suspendre la descente pendant quelques minutes.

» Pour remédier à cet inconvénient, les ouvriers nous conseillèrent d'avaler notre salive après avoir fermé fortement les narines et la bouche, et de retenir pendant quelques instants notre respiration, afin que, par cet exercice, l'air intérieur pût agir sur la trompe d'Eustache. Mon compagnon se trouva peu soulagé par ce procédé. Lorsque nous nous remîmes en mouvement, il souffrait beaucoup; il était pâle et ses lèvres étaient décolorées; on l'eût cru près de se trouver mal. Son abattement était dû, sans doute, à la violence de la douleur, jointe à un sentiment de crainte qu'il n'était pas le maître de surmonter. Cette expérience produisit sur moi un effet contraire: j'étais dans un état d'excitation, comme si j'eusse bu quelque liqueur spiritueuse; je ne souffrais point; je n'éprouvais qu'une forte pression autour de la tête, comme si un cercle de fer y eût été attaché fortement. En parlant avec les ouvriers, j'avais quelque peine à les entendre; cette difficulté de l'ouïe devint si forte, que, pendant trois ou quatre minutes, je ne les entendis plus parler. Je ne m'entendais pas moi-même, quoique je parlasse aussi haut qu'il m'était possible; et bientôt le bruit causé par la violence du courant contre les parois de la cloche ne parvint pas à mon oreille. Enfin, nous arrivâmes au fond de la mer, où toute sensation désagréable cessa presque entièrement. Nous étions alors à la profondeur de trente pieds, et j'avoue que l'idée de cette colonne liquide au-dessus de ma tête, jointe à la possibilité que la moindre substance, arrêtant le jeu de la soupape, laissât monter l'eau dans la cloche, me donna quelques moments d'inquiétude.

» Dans ce moment, un ouvrier à qui je manifestais mes craintes m'invita en souriant à regarder l'un des verres placés au-dessus de ma tête ; il était tellement fendu par le milieu, qu'un courant de bulles d'air se faisait constamment un passage. *Nous respirâmes avec beaucoup de facilité pendant tout le temps de notre visite sous l'eau; nous éprouvions souvent beaucoup de chaleur; par moments, notre transpiration était très forte*, et la cloche se remplissait quelquefois de vapeurs si épaisses, que je pouvais à peine distinguer les ouvriers placés vis-à-vis de moi ; mais au moyen de leurs signaux, l'air était si facilement renouvelé par celui qu'on envoyait d'en haut, que cet inconvénient ne tardait pas à disparaître.

» Notre pouls n'éprouva aucune altération. M. Bald, qui était descendu deux jours avant moi dans une des cloches employées à Howth, s'étant muni d'un thermomètre, trouva la température de l'air, à la surface et dans l'intérieur de la cloche, à 63° Fahrenheit (13°,8 R.); il trouva celle de l'eau à un pied au-dessus du fond de la mer (c'est-à-dire dix-neuf pieds au-dessous de la surface), à 56° Fahrenheit (10°,7 R.). La lumière qui arrivait au fond de la mer était vive ; le soleil brillait d'un grand éclat ; je pouvais lire et écrire aisément. M. Bald vit des légions de poissons, de crabes et d'autres habitants de l'onde, fuir à l'approche de la cloche ; nous recueillîmes plusieurs fucus qui étaient attachés à des rochers et nous prîmes aussi quelques animaux marins. La partie du fond de la mer qui ne présentait pas de rochers était composée de sable, de cailloux roulés ou de boue noirâtre. Le courant était très violent ; la couleur de l'eau, vue à travers le verre, nous paraissait d'un vert pâle ; dans la cloche, où nous en avions environ neuf à dix pouces, elle était sans couleur et tout à fait transparente.

» Après avoir passé *plus d'une heure* au fond de la mer, et avoir vu les ouvriers travailler avec autant de facilité qu'en plein air, ils firent des signaux, et nous remontâmes, très satisfaits de ce que nous avions vu, admirant la facilité et la sûreté de leur travail sous l'eau. Avant que nous fussions descendus, ils avaient perdu leur panier dans le fond de la mer, et, pour le retrouver, ils furent obligés, à l'aide de leurs signaux, de faire mouvoir la cloche dans tous les sens, ce qui nous procura l'avantage de bien connaître la méthode qu'ils emploient pour se faire comprendre. *En remontant*, nos sensations furent très différentes de celles que nous avions éprouvées en descendant; *il nous semblait que nos têtes devenaient beaucoup plus grosses, que tous les os étaient sur le point de s'en séparer*. Cet inconvénient ne fut pas de longue durée; nous arrivâmes en peu de temps au-dessus de la surface de l'eau, non-seulement charmés de ce que nous avions vu, mais très contents aussi, je l'avoue, d'être sortis sains et saufs de notre étroite prison.

» A Howth, les ouvriers sont principalement occupés à déblayer l'entrée du port. La moyenne du nombre de tonnes de rocs par jour pour quatre hommes est de trois et demie, et celle des pierres détachées est de cinq tonnes et demie.

» Voici le procédé suivi en Irlande pour faire sauter les rochers sous l'eau. Trois hommes sont employés dans la cloche à cet usage; l'un tient l'instrument de fer propre à creuser le rocher, tandis que les deux autres frappent sur l'instrument à violents coups de marteau qui se suivent rapidement. Quand le rocher est creusé à la profondeur nécessaire, ils introduisent dans son intérieur une cartouche d'étain de deux pouces de diamètre et d'un pied de long, remplie de poudre; au-dessus, ils placent une certaine quantité de sable; au haut de la cartouche, ils soudent un tuyau d'étain qui porte une vis de cuivre à son extrémité supérieure; ils haussent ensuite la cloche lentement, et fixent de nouveaux tuyaux d'étain au premier, avec des vis de cuivre, jusqu'à ce que le tube s'élève à environ deux pieds au-dessus de la surface de l'eau. Dans l'ancienne méthode, on remplissait le tuyau avec une traînée de poudre et l'on y mettait le feu; mais, dans plusieurs cas, la chaleur fondait la soudure du tuyau, et l'eau pénétrant à l'intérieur, le feu était éteint. Le perfectionnement introduit dans le nouveau procédé est de laisser le tuyau entièrement vide. L'homme qui doit mettre le feu à la charge se place dans un bateau, près du tuyau, à l'extrémité duquel est attachée une corde qu'il tient dans sa main gauche. Il a dans le bateau un fourneau dans lequel sont de petits morceaux de fer incandescents; au moyen d'une pincette, il prend un de ces morceaux et le laisse tomber dans le tuyau; il met ainsi immédiatement le feu à la poudre et fait sauter le rocher. Une petite portion du tuyau qui se trouve près de la cartouche est détruite; mais la plus grande partie, qui est retenue par le moyen de la corde, sert de nouveau au même usage. L'ouvrier, dans le bateau, n'éprouve aucun choc par l'explosion; le seul effet produit est une violente ébullition de l'eau; mais les personnes qui se trouvent sur le bord de la mer, ou sur quelque portion de rocher attenant à celui qu'on fait sauter, éprouvent une très forte secousse, semblable à celle que produit un tremblement de terre. Une certaine profondeur d'eau est nécessaire pour qu'on soit à l'abri de tout danger, et elle ne doit pas être moindre de douze pieds.

» Les ouvriers ne peuvent point travailler quand la mer est très agitée, parce que le mouvement des vagues les troublerait au fond de l'eau ; et ils sont fréquemment incommodés par une grande agitation de l'eau au fond de la mer, quand la surface est parfaitement tranquille : ils l'appellent, *ground swell.* Ceci annonce toujours une forte brise du vent d'est, qui manque rarement d'avoir lieu peu de moments après, ou qui s'est fait sentir peu de temps auparavant de l'autre côté du canal. La basse mer est le moment le plus convenable et le plus facile pour descendre ; il y a alors moins de pression ; mais les amateurs préfèrent descendre pendant la haute mer, afin de pouvoir dire qu'ils se sont trouvés à vingt ou trente pieds au-dessous de l'eau dans une cloche à plongeur.

» En hiver, les ouvriers passent en général cinq heures par jour dans la cloche sans remonter; en été, un certain nombre d'hommes travaillent au fond de la mer pendant dix heures le premier jour, et pendant cinq heures le second, et ainsi alternativement. Ils travaillent dans toutes les saisons de l'année, et trouvent peu de différence dans la température. L'eau est plus froide en hiver, et lorsqu'ils reviennent dans l'air atmosphérique ils s'aperçoivent alors de la fraîcheur, après s'être échauffés par leur travail au fond de l'eau. Quelquefois, à la fin de ce travail, les ouvriers se sentent comme épuisés ; ils prennent alors un verre d'eau-de-vie et un morceau de pain, ce qu'ils regardent comme le meilleur moyen de recouvrer leurs forces.

» Les individus nouvellement employés à ces travaux sont en général affectés de douleurs de tête et des oreilles ; mais cet inconvénient ne dure que peu de temps. Ils sont fréquemment attaqués de coliques dues, sans doute, à ce que leurs pieds sont constamment mouillés et froids. Un des ouvriers a souffert dernièrement d'une violente diarrhée, qui augmentait chaque fois qu'il descendait dans la cloche. Quand M. Souter descend, il est presque toujours atteint de ce mal ; ses urines et son appétit augmentent considérablement ; dans ce cas, il se trouve fort bien de prendre une certaine quantité de liqueur spiritueuse. Le temps ne lui paraît jamais long lorsqu'il est au fond de la mer, et il lui est arrivé d'y demeurer pendant sept heures, croyant n'y avoir passé que trois heures au plus. *Aucun des ouvriers ne devient sourd ; il semblerait plutôt que, dans certains cas, l'action de la cloche sur les oreilles pourrait servir de remède à la surdité. Un des ouvriers, respirant habituellement avec une grande difficulté, se trouva complétement guéri peu de temps après avoir entrepris le travail de la cloche*. Ces hommes sont en général robustes et d'une bonne santé ; leur vie pénible exige trois solides repas par jour. Du thé, du pain, du beurre, des œufs, du jambon, des pommes de terre et du poisson, telle est leur nourriture ordinaire. Ils ne font point excès de liqueurs spiritueuses ; il leur est nécessaire d'en prendre une certaine quantité, mais il faudrait que la dose fût bien forte pour avoir quelque mauvais effet sur eux (1). »

ART. III. — Limite des variations barométriques ; action de la pression atmosphérique sur les articulations arthrodiales.

La Condamine et Bouguer affirment avoir vu, sur le Chimborazo, le baromètre se soutenir à 15 pouces 10 lignes, et ils ajoutent : « Personne n'a vu le baromètre si bas dans l'air libre. » M. de Humbòldt a constaté, dans son ascension, une pression plus faible encore de 2 pouces. D'autre part, il est resté, en Angleterre, pendant près d'une heure dans une cloche à plongeur, soumis à une pression atmosphérique de 45 pouces. Ainsi, les variations barométriques auxquelles l'organisme de l'homme est capable de se plier peuvent monter ou descendre une échelle de 31 pouces.

Les expériences de MM. Weber frères ont démontré que les surfaces de l'articulation coxo-fémorale sont maintenues en rapport immédiat, principalement par la pression atmosphérique. M. J. Guérin, à son tour, a prouvé expérimentalement que l'influence contentive de cette pression est un fait général commun à toutes les articulations arthrodiales, et que les cavités articulaires et séreuses présentent périodiquement ou temporairement des ampliations des espaces qu'elles circonscrivent. De ces ampliations résulte, au sein de ces cavités, une tendance au vide, et par conséquent une certaine influence de la pression atmosphérique sur les exhalations qui sourdent à leur intérieur (2).

(1) L.-T.-F. Colladon, *Relation d'une descente en mer dans la cloche à plongeur*. Paris, 1826, p. 15.

(2) *Mémoire sur l'intervention de la pression atmosphérique dans le mécanisme des exhalations séreuses*. Paris, 1840.

CHAPITRE VII.

DE L'INFLUENCE DES LIEUX ÉLEVÉS SUR L'ÉTAT SANITAIRE ET SUR QUELQUES MALADIES.

Dès la plus haute antiquité, les peuples attachèrent une importance hygiénique spéciale à l'occupation des lieux élevés, et il est digne de remarque que les premiers temples d'Esculape étaient construits sur des hauteurs. On lit dans Plutarque : Ἕλληνες ἐν τόποις καθαροῖς καὶ ὑψηλοῖς ἐπιεικῶς ἱδρυμένα τα Ἀσκλήπια ἔχουσιν (*Quæst. roman.*). Dans le chapitre intitulé *De electione locorum salubrium*, Vitruve s'exprime ainsi : « Primum » electio loci saluberrimi. Is autem erit excelsus (1). » Tite-Live considérait l'installation de la cité éternelle sur les sept collines comme une inspiration divine : « Non sine causa, Dii hominesque hunc urbi con» dendæ locum elegerunt, saluberrimos colles (2). »

On peut affirmer que, dans un grand nombre de circonstances, l'habitation des lieux élevés est le plus puissant des moyens auxquels il soit donné à l'homme de recourir pour se garantir contre l'action des maladies endémiques ou épidémiques. Dans sa statistique du département de l'Ain, M. Bossi, ancien préfet, signale l'échelle décroissante ci-après, dans la mortalité de ce département :

Pays d'étangs et marais	1 décès sur	20,8	habitants.
Plaine emblavée	—	24,6	—
Rivage	—	26,6	—
Montagne	—	38,3	—

Dans les contrées les plus fiévreuses de l'Italie, on voit certains lieux situés entre 400 et 800 mètres d'altitude échapper complétement à l'action des marais. « Generalmente, dit M. Puccinotti, fra 120 e 130 metri » al di sopra del livello del piano, comincia sempre una zona meno insalu» bre... Si potrebbe costruire una carta indicante i gradi di salubrita simile » a quelle de' geologhi che indicano i gradi di produzione vegetabile (2). »

C'est sur le principe de cette salubrité proportionnelle à l'altitude que

(1) Vitruve termine ainsi l'éloge de la situation de Rome : « *Ita divina mens civitatem populi Romani egregia, temperataque regione collocavit, uti orbis terrarum imperio potiretur.* »

(2) Puccinotti, *Storia delle febbre intermittenti perniciose di Roma*. Pisa, 1839.

sont basés les grands établissements de convalescence de l'Inde anglaise, dont nous avons rendu compte dans un autre travail (1).

Plusieurs maladies ont une limite altitudinale manifeste. Le crétinisme s'élève :

En Suisse	jusqu'à	3000 pieds.
En Piémont		6000
Dans l'Amérique du Sud		11000

L'enquête du gouvernement sarde a signalé sur 10 000 habitants : 100 goîtreux et 35 crétins dans les montagnes ; 16 goîtreux et 4 crétins dans les plaines.

D'après M. de Humboldt, la fièvre jaune, au Mexique, ne dépasserait pas 924 mètres d'altitude. Des remarques analogues ont été faites sur la peste : ainsi, dans plusieurs épidémies, cette maladie, qui causait de grands ravages au Caire, n'a pu s'élever jusqu'à la citadelle de cette ville (2).

La maladie appelée *matlazahuatl*, qui frappe au Mexique les indigènes, paraîtrait, selon M. de Humboldt, ne se manifester qu'entre 1200 et 1300 toises d'altitude. D'après M. Tschudi, les *verugas*, espèce de *frambœsia* endémique sur le seul versant occidental des Andes du Pérou, ne se rencontrent qu'entre 2000 et 5000 pieds au-dessus du niveau de la mer, jamais au delà ni en deçà.

En examinant les divers quartiers de Londres au point de vue de leur élévation au-dessus du niveau de la Tamise, et en les divisant en terrasses successives de 20 en 20 pieds, on trouve les nombres ci-après de décès causés par choléra en 1849 :

	Sur 10 000 habitants.
Jusqu'à 20 pieds de hauteur	102 décès.
De 20 à 40	65
De 40 à 60	34
De 60 à 80	27
De 80 à 100	22
De 100 à 120	17
De 340 à 360	6

Non-seulement la décroissance de la mortalité est constante, mais encore elle se montre, pour ainsi dire, rigoureusement proportionnelle à l'éléva-

(1) *Statistique de l'état sanitaire, etc., des armées*, p. 50 à 54. Paris, 1846.

(2) Dans un rapport du 30 germinal an IX, Desgenettes signale au général Bonaparte l'absence complète de cas de peste dans cette citadelle (*Hist. méd. de l'armée d'Orient*). En 1835, M. Clot-Bey a constaté le même fait.

tion. En effet, en divisant le chiffre initial de 102 décès par le nombre des terrasses de 20 pieds que renferme chaque niveau, on obtient :

$\frac{102}{1} = 102$	$\frac{102}{5} = 20$
$\frac{102}{2} = 51$	$\frac{102}{6} = 17$
$\frac{102}{3} = 34$	$\frac{102}{16} = 6$
$\frac{102}{4} = 26$	

On voit que ces nombres obtenus par le calcul sont très sensiblement ceux que donne l'observation, et la faible distance qui les sépare s'explique, au moins en partie, par la différence de bien-être, ainsi que par quelques autres circonstances que le tableau suivant contribuera à mettre en lumière :

Nombre de districts.	Élévation en pieds au-dessus de la Tamise.	Mortalité annuelle sur 10 000 personnes. Par choléra, 1849.	Toutes les causes réunies, de 1838 à 1844.	Nombre de personnes. Par acre.	Par maison.	Loyer annuel moyen des maisons en livres sterling.
16	0 à 20	102	251	74	6,8	31
7	20 à 40	65	237	105	7,6	56
8	40 à 60	34	235	184	8,5	64
3	60 à 80	27	236	152	8,8	52
2	80 à 100	22	211	44	7,7	38
1	100	17	227	102	9,8	41
1	350	8	202	5	7,2	40
Moyenne de 38 districts...		66	240	107	7,6	46
Tout Londres...........		62	252	29	7	40

Le dessin ci-joint représente graphiquement la mortalité causée à Londres par le choléra de 1849, depuis le niveau de la Tamise jusqu'à 350 pieds au-dessus. Les chiffres du milieu indiquent la proportion des décès sur 10 000 habitants ; les chiffres latéraux donnent l'élévation en pieds ; enfin la largeur des lignes horizontales donne une idée de l'intensité relative de la mortalité (1).

(1) Voyez la remarquable introduction du docteur Farr, dans le rapport officiel ayant pour titre : *Report on the mortality of cholera in England*, 1848-1849. London, 1852.

DÉCROISSANCE DU CHOLÉRA A LONDRES, EN 1849, AVEC L'ÉLÉVATION AU-DESSUS DU NIVEAU DE LA TAMISE.

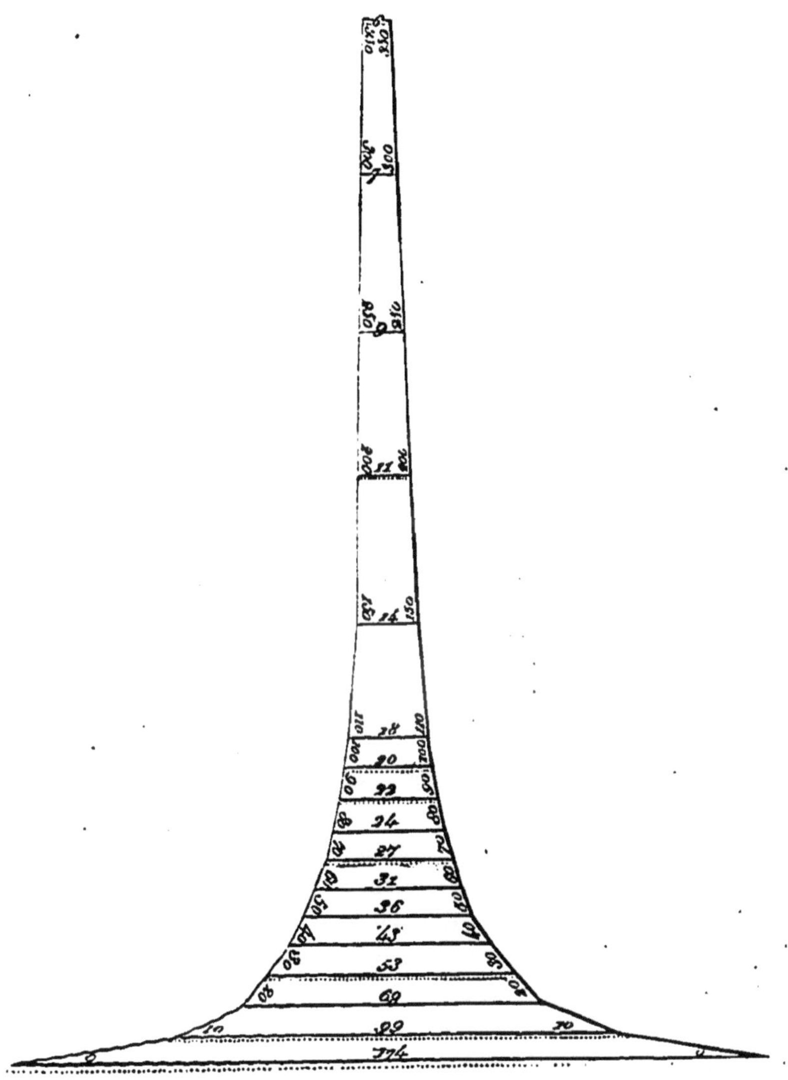

A Leblond (1), médecin français, appartient l'honneur d'avoir le premier insisté sur l'influence prophylactique et curative de l'altitude du

(1) Leblond, *Observations sur les maladies des tropiques*. Paris, an XIII, p. 131.

séjour, spécialement dans les contrées tropicales. En 1824, un chirurgien militaire anglais, le docteur Jeffreys (1), fit l'ingénieuse proposition de substituer aux dispendieuses et difficiles évacuations des malades sur le cap de Bonne-Espérance, ou même sur l'Europe, leur simple placement sur quelques points élevés de l'Himalaya. Une belle application de cette idée a été faite, il y a quelques années, dans la province de Madras, à 11 degrés au nord de l'équateur, sur les monts Neilgherries, qui s'élèvent en amphithéâtre jusqu'à une hauteur de 2000 et de 3000 mètres au-dessus du niveau de la mer. Voici quelques données météorologiques sur ce lieu délicieux comparé avec l'Angleterre :

	Monts Neilgherries	Angleterre.
Température moyenne.......	13°,70	13°,50
Températures extrêmes......	22°,78 et — 0°,56	32°,22 et — 11°,7
Jours sans pluie.....	265	220
— ciel couvert..........	28	60
— ciel serein............	237	160
Quantité annuelle de pluie....	1m,193	

Voici l'échelle de décroissance de la mortalité de l'armée à mesure que du niveau de la mer on s'élève au *Sanatorium* des monts Neilgherries :

	Sur 1000 hommes.
Bellary..............................	94 décès.
Arnee et Arcot.......................	56
Cananore.	52
Trichinopoli.........................	40
Bangalore............................	29
Neilgherries.	20

Un point important dans le choix des lieux consiste à ne pas s'arrêter à de faibles élévations, qui, loin de modérer, accroissent souvent le chiffre de la mortalité des Européens. Ainsi la garnison anglaise de Sierra-Leone, à 400 pieds au-dessus du niveau de l'Océan, a perdu encore près de 500 hommes sur 1000 ; celle de Stony-Hill (Jamaïque), à 1360 pieds d'élévation, perdait 96 ; enfin celle de Kandy à Ceylan, à 1670 pieds, a éprouvé une mortalité de plus de 97 décès sur 1000, année moyenne.

Une circonstance qui ajoute encore (2) à l'importance militaire des monts

(1) *A brief dissertation on the climate of the Hill provinces as connected with pathology*. Calcutta, 1824.

(2) Voy.: 1° Boudin, *Hygiène militaire comparée et statistique médicale des armées de terre et de mer*. Paris, 1848, p. 127. — 2° Notre mémoire ayant pour titre : *Statistique de l'état sanitaire des armées*, Paris, 1846, chap. X, *Établissements destinés aux convalescents dans les pays chauds*. — 3° Un autre travail : *Sur les moyens*

Neilgherries, c'est qu'ils sont situés au centre d'une ceinture de postes occupés par 14 000 hommes de troupes, et que leur accès est des plus faciles.

Dans la présidence de Bombay, un dépôt de convalescents a été formé à Malcolmpett, sur le plateau de Mahabaliwar, à 17° 56′ de latitude nord, et à 4500 pieds au-dessus du niveau de l'Océan.

Le *Sanatorium* de la province de Delhi a été établi à Landur, à 7900 pieds au-dessus du niveau de la mer, dont la température annuelle oscille entre 8 et 20 degrés du thermomètre centigrade. En descendant vers la mer, on trouve successivement les dépôts suivants de convalescents :

Massura.................	à 7129 pieds d'altitude.
Giri Pani................	6100
Raypour.................	3200

Dans la présidence du Bengale, des dépôts de convalescents et des stations militaires ont été établis à diverses hauteurs sur les monts Himalaya. On trouve aujourd'hui un régiment européen à Bareilly, à 4456 pieds d'élévation ; deux corps d'artillerie et deux régiments indigènes à Almora, à 5400 pieds. Enfin, on rencontre un dépôt de convalescents à Sumla, à 7000 pieds au-dessus du niveau de l'Océan.

LIVRE CINQUIÈME.

DES HYDROMÉTÉORES.

CHAPITRE PREMIER.

HUMIDITÉ ATMOSPHÉRIQUE ET SES EFFETS SUR L'ORGANISME.

ART. Ier. — Humidité atmosphérique.

Les quantités de vapeurs contenues dans l'atmosphère vont en diminuant de l'été à l'hiver et de l'équateur au pôle. Dalton a trouvé que la quantité de vapeur aqueuse varie de 0°,0166 à 0°,0033 du volume de l'air, depuis l'air de la zone équatoriale jusqu'à l'air de l'Angleterre en hiver. En pleine mer, l'air paraît saturé à toutes les latitudes, et la vapeur diminue à

de diminuer la mortalité en Algérie, par l'occupation des points élevés (*Annales d'hyg. publ.*, t. XLI, p. 93. — Voy. aussi Périer, *De l'hygiène en Algérie*. Paris, 1847.

mesure qu'on s'avance dans les continents; les couches supérieures de l'atmosphère sont aussi humides que les couches inférieures. La force élastique de la vapeur d'eau contenue dans l'atmosphère de la zone tempérée atteint, selon M. Vars, son maximum par le vent de S.-O. et son minimum par le vent de N.-E. Elle diminue à l'ouest de la zone des vents et augmente dans la région orientale. En effet, du côté de l'ouest, un courant d'air froid et sec repousse le courant chaud et humide; du côté opposé, le second courant repousse le premier (1).

Sur les côtes, la quantité de vapeur est, à latitude égale, la plus grande possible; elle diminue à mesure qu'on pénètre dans les continents. Cette règle se confirme dans l'intérieur des États-Unis d'Amérique, au milieu des plaines de l'Orénoque ou des steppes de la Sibérie, dans les déserts de l'Afrique et de l'Asie, ainsi que dans l'intérieur de la Nouvelle-Hollande, où l'air est habituellement très sec. On voit comment tous les phénomènes météorologiques s'enchaînent réciproquement. Les déserts de l'Afrique, étant tout à fait arides, ne sont le siége d'aucune évaporation; en outre, l'extrême chaleur, accrue encore par la réverbération du sable, s'oppose aux précipitations aqueuses, et par conséquent cette contrée est condamnée à une éternelle stérilité (2).

L'humidité de l'air varie avec les vents. Dans l'Europe centrale, elle est aussi faible que possible lorsque le vent souffle entre le nord et le nord-est; elle augmente quand il tourne à l'est, au sud-est et au sud, et atteint son maximum entre le sud et le sud-ouest, pour diminuer de nouveau en passant à l'ouest et au nord-ouest. En effet, avant d'arriver à nous, les vents d'ouest passent sur l'Atlantique et se chargent de vapeurs, tandis que ceux qui soufflent de l'est viennent de l'intérieur des continents de l'Europe ou de l'Asie. Ces vapeurs se résolvent déjà en pluie lorsque les vents occidentaux arrivent en France; mais cette eau se vaporise presque immédiatement, et il en résulte qu'en Allemagne ces vents seront toujours plus chargés de vapeur que ceux de l'est. Le vent de ouest-sud-ouest, venant à la fois de la mer et de contrées plus chaudes, peut se charger d'une plus grande proportion de vapeur d'eau que le vent d'ouest, qui est plus froid. Aussi, quoique ce dernier ait moins de chemin à faire pour arriver depuis la mer jusqu'à Halle, contient-il une moindre proportion de vapeur que le sud-ouest.

(1) *Cosmos*, t. I, p. 399.

(2) Voy. L.-F. Kaemtz, *Cours complet de météorologie*, trad. franç. Paris, 1842, p. 92 et 98.

En se précipitant dans l'atmosphère, la vapeur d'eau trouble la transparence de l'air : à la surface de la terre, elle prend le nom de *brouillard* ; elle est appelée *nuage*, quand elle est suspendue à une certaine hauteur.

Les quantités d'eaux contenues dans l'atmosphère varient avec la température. Voici le poids de la vapeur contenue dans 1 mètre cube d'air, avec indication de la force élastique.

Température du point de rosée.	Force élastique correspondante.	Poids de la vapeur.	Température du point de rosée.	Force élastique correspondante.	Poids de la vapeur.
	mm.	gr.		mm.	gr.
— 20°	1,3	1,5	19°	16,3	16,2
— 15°	1,9	2,1	20°	17,3	17,1
— 10°	2,6	2,9	21°	18,3	18,1
— 5°	3,7	4,0	22°	19,4	19,1
+ 0°	5,0	5,4	23°	20,6	20,2
1°	5,4	5,7	24°	21,8	21,3
2°	5,7	6,1	25°	23,1	22,5
3°	6,1	6,5	26°	24,4	23,8
4°	6,5	6,9	27°	25,9	25,1
5°	6,9	7,3	28°	27,4	26,4
6°	7,4	7,7	29°	29,0	27,9
7°	7,9	8,2	30°	30,6	29,4
8°	8,4	8,7	31°	32,4	31,0
9°	8,9	9,2	32°	34,3	32,6
10°	9,5	9,7	33°	36,2	34,3
11°	10,1	10,3	34°	38,3	36,2
12°	10,7	10,9	35°	40,4	38,1
13°	11,4	11,6	36°	42,7	40,2
14°	12,1	12,2	37°	45,0	42,2
15°	12,8	13,0	38°	47,6	44,4
16°	13,6	13,7	39°	50,1	46,7
17°	14,5	14,5	40°	53,0	49,2
18°	15,4	15,3	»	»	»

ART. II. — Influence de l'humidité sur l'organisme.

Delaroche a déterminé les effets comparables de l'air sec et de l'air humide sur l'homme, mais seulement à de hautes températures, condition qui en change beaucoup les effets. D'autres savants qui se sont occupés de recherches statistiques sur la transpiration, ont aussi fait des observations à ce sujet, à des températures modérées, mais dans des conditions si compliquées, qu'on pourrait attribuer les résultats à d'autres causes qu'à celles qu'ils leur assignent. Pour comparer les effets de l'air sec et de l'air humide, il faut que toutes les autres conditions de température, de pression, etc., soient égales. Pour y réussir plus facilement, il faut faire les expériences simultanément. Quant à l'air humide, il convient que la vapeur soit transparente, et non à l'état de vapeur visible, que les physiciens appellent vapeur vésiculaire, condition dans laquelle elle se trouve dans les brouillards. L'autre état de l'atmosphère est le plus ordinaire, et par conséquent le plus important à connaître.

En soumettant des oiseaux, par une température extérieure de 13 degrés, comparativement à un air sec et à un air humide, M. W.-F. Edwards a constaté chez ces animaux les pertes ci-après (1) :

AIR SEC.	Pertes.	AIR HUMIDE.	Pertes.
N° 1, pesant....... 20gr,3		N° 1, pesant....... 21gr,5	
En 4 heures, a perdu........	1, 2	En 4 heures, a perdu.........	0,7
N° 2, pesant....... 25gr,7		N° 2, pesant....... 24gr,7	
En 6 heures, a perdu........	1,65	En 6 heures, a perdu.........	0,7
N° 3, pesant....... 24gr,2		N° 3, pesant........ 26gr,7	
En 6 heures a perdu.........	1, 8	En 6 heures, a perdu........	0,9
N° 4, pesant....... 23gr,2		N° 4, pesant....... 24gr,7	
En 8 heures, a perdu........	4,50	En 8 heures, a perdu........	3,8

Huit expériences ont été faites à l'air libre, en prenant une note exacte des évacuations alvines pendant six heures. En défalquant le terme moyen de ces pertes (0,68) de la perte totale de poids, on a approximativement le rapport de la transpiration dans l'air sec et humide, dans des vases clos. En faisant l'opération indiquée sur les résultats des expériences numéros 2 et 3, dont la durée est la même (6 heures), on a le terme moyen suivant : 1,04 dans l'air sec, et 0,17 dans l'air humide.

CHAPITRE II.

DES PLUIES.

ART. Ier. — Distribution géographique.

La condensation et le refroidissement de la vapeur aqueuse de l'atmosphère déterminent la formation de la pluie, dont la quantité décroît, comme celle de la vapeur, de l'équateur aux pôles et des côtes maritimes à l'intérieur des terres ; elle diminue également de bas en haut avec l'accroissement de l'altitude, à moins que la disposition spéciale des lieux élevés ne favorise la rencontre et le mélange de couches atmosphériques de températures différentes. Les hauts plateaux entourés de montagnes plus élevées

(1) W.-F. Edwards, *De l'influence des agents physiques sur la vie*. Paris, 1824, p. 217.

sont assez généralement peu riches en pluie. Ainsi, tandis que sa quantité est, sur les côtes d'Espagne et de Portugal, de 25 à 30 pouces, et qu'elle s'est élevée à Coïmbre, pendant deux années d'observations, jusqu'à 224 pouces, elle n'est guère que de 10″ sur le plateau des Castilles, situé à 380 toises au-dessus du niveau de l'Océan. Les grands déserts, quelle que soit leur élévation, tels que ceux du Sahara en Afrique, et de Gobi en Asie, sont dépourvus de pluies ; il en est de même de l'Égypte, de l'Arabie, de la province de Mékran, dans le Béloutchistan ; en Amérique, du plateau mexicain, et d'une portion du Guatemala, de la Californie et du Pérou (1).

Dans la zone tempérée, les pluies sont plus rares sur les côtes orientales que sur les côtes occidentales, exposées, comme on sait, aux vents de l'ouest, toujours chargés de vapeurs aqueuses; le contraire a lieu dans les régions tropicales, et notamment en Amérique, où les côtes orientales sont exposées à l'influence humide des vents alizés. Les vapeurs aqueuses de ces vents se résolvent dans l'Amérique du Sud en pluies sur le versant oriental des Cordillères, d'où il résulte que la zone située entre l'océan Pacifique et le versant ouest des Cordillères est exempte de pluies. Les terres situées dans les mers de l'Inde s'écartent de cette dernière règle, en raison de la variation semestrielle des moussons dans cette contrée du globe, variation qui a pour résultat que les côtes occidentales reçoivent leurs pluies sous l'empire des moussons du sud-ouest, et les côtes orientales sous l'influence des moussons du nord-est.

Voici, d'après M. Berghaus, la quantité approximative des pluies dans la région équatoriale et dans les deux zones tempérées :

Région intertropicale	2m,436
Région tempérée, hémisphère nord	0m,947
Région tempérée, hémisphère sud	0m,676

Quantité de pluie dans les différentes régions de l'Europe.

RÉGIONS.	Quantité de pluie annuelle exprimée en millimètres.	Quantité de pluie pendant l'hiver.	Rapport de cette dernière quantité à la première, exprimé en centièmes.
Angleterre occidentale	950	251	26,4
France occidentale	680	159	23,4
France orientale	650	127	19,5
Plaines de l'Allemagne	540	98	18,2
Russie occidentale	480	82	17
Kazan	350	52	15
Iakoutsk	250	25	10

(1) Voy. *Carte physique et météorologique du globe*, 3e édition.

Nombre de jours de pluie en Europe à diverses longitudes.

RÉGIONS.	Nombre des jours de pluie. dans l'automne.	Nombre des jours de pluie en hiver.	Rapport de cette dernière quantité à la première, exprimé en centièmes.
Angleterre	152	40,3	26,5
France occidentale	152	37	24,3
Intérieur de la France	147	35,6	24,2
Plaines d'Allemagne	141	32,6	23,1
Russie occidentale	138	29	21
Kazan	90	16	17,5
Iakoutsk	60	6	10

Voici les quantités annuelles de pluie constatées sur divers points du globe pris en particulier :

	Centim.		Centim.
Cap Français (Saint-Domingue)	308	Alger	88
La Grenade (Antilles)	284	Liverpool	86
La Havane	270	Manchester	84
Calcutta	205	Venise	81
Gênes	140	Lille	76
Charlestown	130	Utrecht	73
Pise	124	Londres	53
Naples	95	Paris	53
Douvres	95	Pétersbourg	46
Milan	94	Upsal	43
Lyon	89		

La quantité d'eau recueillie dans l'udomètre le plus élevé étant représentée par 1, les quantités reçues dans l'instrument le moins élevé sont représentées :

A Paris	pour une différence	de niveau de	23 mètres,	par 1,43
Copenhague	—	—	32 —	1,27
Manchester	—	—	25 —	1,60
York	—	—	53 —	1,72
Pavie	—	—	14 —	1,01

Quand un udomètre est nouveau, surtout s'il a été peint à l'huile, il perd une petite quantité de l'eau qu'il devait recueillir. Il se forme des gouttelettes qui, à la suite des pluies, séjournent sur les parois et finissent par s'évaporer. Les pertes sont d'autant plus sensibles que les pluies sont moins abondantes et plus tranquilles. Voici les résultats constatés à Bruxelles, par M. Quetelet, après trois mois d'expérience :

Quantité d'eau tombée.	Dans l'udomètre non peint.	Dans l'udomètre peint.	Rapport.
	QUANTITÉ D'EAU RECUEILLIE EN MILLIMÈTRES.		
De 1 à 10 millimètres.	79	35	2,26
10 à 20 —	107	57	1,88
20 à 40 —	144	107	1,34
40 à 60 —	389	307	1,27
60 et davantage.	544	439	1,24

Dans la région tropicale et sur terre, l'année se partage en saison humide et en saison sèche. Les plus grandes quantités de pluie tombent pendant que le soleil est au zénith, c'est-à-dire dans une saison qui correspond à notre été ; au nord des tropiques, c'est surtout en hiver qu'il pleut abondamment. Voici quelle est la répartition proportionnelle de la quantité annuelle des pluies sous les tropiques :

Hiver............	30,6	Été...............	2,8
Printemps........	16,3	Automne..........	30,3

L'Europe se divise en trois zones. Celle à pluies d'hiver, comprend la pointe occidentale de la Péninsule ibérique, la pointe méridionale de la Sicile et le Péloponèse. La seconde, où la plus grande quantité de pluie tombe en automne, s'étend le long des côtes occidentales de l'Europe, depuis le cap Nord jusqu'à Coïmbre, et sur tout l'archipel des îles Britanniques. La troisième région, où les pluies d'été sont les plus abondantes, embrasse l'Europe continentale et forme une pointe qui s'avance au milieu de la France, jusqu'au 46e degré de latitude. Les provinces du nord-est et du centre appartiennent à cette région (1).

Voici, pour l'Australie, la répartition des pluies entre les diverses saisons :

	Quantité annuelle. m.	Hiver.	Printemps.	Été.	Automne.
		RÉPARTITION ENTRE LES SAISONS.			
Paramatta (Nouvelle-Galles du Sud).	0,730	0	14	38	48
Sidney (*id.*)............	0,676	18	23	24	35
Hobart-town (terre de Diémen)......	0,568	32	25	25	18
Albany (*id.*).............	0,812	60	20	3	17

ART. II. — Répartition des pluies selon les heures du jour.

Les deux tableaux suivants, dont nous sommes redevable à l'obligeance de M. Quetelet, sont destinés à mettre en lumière la réparution des pluies et de leur durée selon les heures du jour :

(1) Voy. *Carte physique et météorologique du globe.*

Heures.	HEURES DU COMMENCEMENT DE LA PLUIE A BRUXELLES. Hiver.	Printemps.	Été.	Automne.	Années.	Nombres proportionnels.
0 à 3....	37	36 min.	44	47 min.	164 min.	56 min.
3 à 6....	38	48	43 min.	60	189	63
6 à 9....	37	50	49	59	195	66
9 à 12....	46	62	59	41	208	70
12 à 15....	50 max.	65 max.	94 max.	88 max.	297 max.	100 max.
15 à 18....	41	61	86	75	263	88
18 à 21....	41	55	74	57	227	76
21 à 24....	31 min.	42	49	58	183	62

SAISONS.	HEURE MOYENNE. du commencement.	de la fin.	Durée de la pluie.
Hiver....................	$12^h 23^m$	$16^h 6^m$	$3^h 43^m$
Printemps	12 7	15 44	3 37
Été......................	12 59	15 40	2 41
Automne	12 57	15 59	3 22
L'année	12 31	15 52	3 21

ART. III. — Influence de la pluie sur la température.

Dans le nord de la France et en Belgique, la pluie élève, en hiver, la température normale de deux degrés ; elle l'abaisse, au contraire, d'un peu plus d'un demi-degré au printemps. L'abaissement subsiste encore, bien qu'un peu moindre, en été; puis la température normale est encore dépassée d'un demi-degré en automne. L'effet général produit sur l'année entière une élévation de 0°,43 au-dessus de la température ordinaire. En représentant par une ligne les fluctuations autour de la température normale qu'éprouve, pendant les différents mois, la température occasionnée par les pluies, on voit que cette ligne atteint son excursion maximum en décembre, au solstice de l'hiver; elle descend lentement jusqu'en février; à l'époque de l'équinoxe de printemps, elle traverse rapidement l'axe des abscisses, pour atteindre son excursion minimum entre avril et mai; puis elle se relève lentement, pour aller couper encore l'axe des abscisses au second équinoxe. Les pluies sont, en conséquence, comparativement chaudes en hiver, froides en été, et elles ont la température normale de l'air aux époques de l'équinoxe.

Voici, d'après M. Quetelet, les différences de température constatées à Bruxelles sous l'influence des pluies :

SAISONS.	PÉRIODES TRIENNALES.			Neuf années.
	1841-44.	1845-47.	1848-50	
Hiver................	+ 2,2	+ 2,0	+ 2,0	+ 2,1
Printemps............	— 0,6	— 0,7	— 0,4	— 0,6
Été..................	— 0,3	— 0,1	— 0,4	— 0,3
Automne..............	+ 0,1	+ 0,9	+ 0,5	+ 0,5
L'année..............	+ 0,35	+ 0,52	+ 0,42	+ 0,43

La constance des nombres montre suffisamment qu'elle est le résultat d'une loi.

ART. IV. — Pluies de soufre, de sang, d'animaux.

Il est reconnu aujourd'hui que le phénomène qualifié autrefois de pluie de soufre n'est autre chose que le pollen de certaines fleurs, et des pins en particulier, qui a été balayé par les vents et précipité avec la pluie. Elsholtz l'avait déjà dit en 1676. La nature du pollen dépend de celle des végétaux qui croissent à une certaine distance. Schmieder admet qu'en mars et en avril c'est le pollen des aunes et des noisetiers; en mai et en juin, celui des pins, des sureaux et du bouleau; en juillet, en août et en septembre, celui des lycopodes, des *Typha* et de plusieurs espèces d'*Equisetum.* Quand des étangs sont couverts de cette poussière, on trouve ordinairement ces végétaux dans le voisinage; dans les bois, on les observe aux endroits exposés aux vents (1).

En ce qui concerne les *pluies de sang*, des recherches microscopiques ont prouvé que la coloration rouge provient de végétaux ou d'animaux innombrables qui remplissent quelquefois les eaux. Souvent cependant il tombe, avec la pluie, une poussière rouge contenant des principes inorganiques colorés par le fer ou par le chlorhydrate de cobalt.

On s'est beaucoup occupé de la neige rouge. Déjà de Saussure, Ramond et d'autres observateurs l'avaient vue sur les Alpes et sur les Pyrénées. Dans la baie de Baffin, Ross trouva que la neige était pénétrée, quelquefois à plusieurs décimètres, de la substance colorante; dans les Alpes on l'observe sur des pentes peu inclinées. Au microscope, on voit que ce sont des granules rouges dont la nature n'est pas encore parfaitement connue. Selon M. Martins, on peut considérer ces granules comme des végétaux réduits à leur plus simple expression, savoir, à une cellule remplie de liquide. Un grand nombre d'infusoires circulent au milieu de ces utricules, qui leur servent de nourriture : la couleur rouge est la plus ordinaire, cependant ces utricules peuvent verdir comme tous les autres végétaux.

(1) Kaemtz, *Cours complet de météorologie*, trad. franç., p. 164.

Les *pluies d'animaux*, tels que grenouilles, crapauds, poissons, sont parfaitement admissibles, si l'on considère que souvent des trombes enlèvent dans l'air toute l'eau et les poissons des étangs. Citons quelques exemples :

Le vendredi saint 1666, pendant une tempête accompagnée de tonnerre, *il tomba un grand nombre de petits merlans de la grosseur du petit doigt* dans un champ, à Cranstead, près Wrotham, dans le comté de Kent. Cet endroit est éloigné de la mer et de toute grande pièce d'eau (1).

Le 5 août 1795, une trombe, observée à Repshalt, enleva toute l'eau d'un étang avec ses poissons, et les transporta à quelque distance de là (2). Le 13 septembre 1835, une trombe ravagea les communes de Caux, canton de Couché, et de Champagne-Saint-Hilaire. Sa marche était du sud-ouest au nord-est, et elle y causa les dégâts habituels d'arbres arrachés et brisés, et de maisons renversées. Dans la dernière commune, elle enleva *toute l'eau d'une mare et les poissons qu'elle contenait; elle les rejeta à une lieue et demie de là*, au grand étonnement des personnes témoins de cette pluie (3).

CHAPITRE III.

DE LA NEIGE.

ART. Ier. — Formation de la neige ; influence exercée sur le sol.

Quand l'air renferme une quantité de vapeur d'eau supérieure à celle que comporte son état de saturation, une partie de la vapeur se liquéfie ou se transforme en neige. Si la température est voisine de zéro ou plus basse encore, c'est en général de la neige qui se forme. Mais, plus la température est basse, plus la quantité de vapeur diminue, et, avec elle, la quantité de neige.

Le froid des hivers pénètre le sol d'autant moins qu'il est plus abondamment recouvert de neige. La terre nue éprouve les effets directs du vent ; si elle est couverte, le refroidissement immédiat porte sur l'enveloppe. Mais la neige n'agit pas seulement en mettant obstacle à l'action du

(1) *Lettres du docteur R. Conny* (*Philos. Transact.*, 1816, vol. XX et XXI, p. 289).

(2) *Relation du professeur Wolke* (*Gilbert's Annalen*, t. X, p. 482).

(3) Voy. Mauduyt, article ICHTHYOLOGIE, *Monde savant*, 1835, nos 80 et 83, et A. Peltier, *Observ. et recherches expérim. sur les trombes*. Paris, 1840, p. 42.

froid atmosphérique sur la terre ; elle fait encore l'office d'écran, et prévient ainsi le rayonnement nocturne de la terre, quand le ciel est serein. Dans l'hiver rigoureux de 1789, Teissier constata que la terre s'était gelée jusqu'à la profondeur de 22 pouces sur les points restés couverts de neige, tandis que la gelée était descendue 12 pouces plus bas, dans les endroits voisins d'où le vent avait emporté la neige.

Dans la vallée de Chamounix, les cultivateurs recouvrent la neige de terre noire afin d'en accélérer la fusion et de hâter le moment de la culture des champs.

Tempêtes de neige. — Les tempêtes de neige constituent un des phénomènes les plus désastreux. En Sibérie, elles durent souvent pendant trois jours. En 1827, une de ces tempêtes chassa tous les troupeaux de la horde intérieure des Kirghiz vers Saratow, et détruisit 280 500 chevaux, 30 400 bêtes à cornes, au delà d'un million de brebis et 10 000 chameaux. En 1846, une colonne expéditionnaire de 1800 hommes perdit, en Algérie, près du Bou-Thaleb, 208 hommes en deux jours, sous l'influence du froid causé par une chute subite de neige (1).

ART. II. — Limite inférieure des neiges perpétuelles.

La limite inférieure des neiges est un effet complexe de la température, de l'état hygrométrique de l'air et de la conformation des montagnes. Parmi les causes capables d'influencer cette limite, M. de Humboldt signale la différence des températures propres de chaque saison ; la direction des vents régnants et leur contact, soit avec la mer, soit avec la terre ; le degré habituel de sécheresse ou d'humidité des couches supérieures de l'atmosphère ; l'épaisseur absolue de la masse de neige qui est tombée ou qui s'est accumulée ; le rapport entre la hauteur de la limite inférieure des neiges et la hauteur totale de la montagne ; la position relative de cette dernière dans la chaîne dont elle fait partie ; l'escarpement des versants ; le voisinage d'autres cimes également couvertes de neige perpétuelle ; l'étendue et la hauteur absolue des plaines au sein desquelles la cime neigeuse s'élève comme un pic isolé, ou sur la croupe d'une chaîne de montagnes (2).

Le tableau suivant résume la limite inférieure des neiges perpétuelles sur un grand nombre de points du globe, dans les deux hémisphères (3) :

(1) Voy. Shrimpton, *Relation médico-chirurgicale de l'expédition du Bou-Thaleb*, etc. Constantine, 1846.

(2) *Cosmos*, t. I, p. 396.

(3) A. de Humboldt, *Asie centrale*, t. III, p. 359.

Chaînes de montagnes.	Latitudes.	Limite inférieure des neiges perpétuelles.	Températures moyennes des plaines aux mêmes latitudes. Ann. entière.	Été seul.
I. *Hémisphère boréal.*		mètres.	°	°
Norwége, littoral, île Mageroe...	71° 15′ N.	720	0,2	6,4
Norwége intérieure...........	70°-70° 15′	1072	3,0	11,2
Norwége intérieure...........	66°-67′ 30′	1266	»	»
Islande, Oosterjoekull.........	65°	936	4,5	12,0
Norwége intérieure...........	60° 62′	1560	4,2	16,3
Sibérie, chaîne d'Aldan........	60° 55′	1364	»	»
Oural septentrional...........	59° 40′	1460	1,2	16,7
Kamtschatka, volc. de Chevelutch	56° 40′	1600	2,0	12,6
Ounalaschka..............	53° 44′	1070	4,1	10,5
Altaï.................	49° 15′-51°	2144	2,8	17,8
Alpes.................	45° 45′-46°	2708	11,2	18,4
Caucase, Elbrouz............	43° 21′	3372	13,8	21,6
Caucase, Kasbek............	»	3235	»	»
Pyrénées..............	42° 30′-43°	2728	15,7	24,
Ararat................	39° 42′	4318?	17,4	25,6
Asie Mineure, mont Argæus....	38° 33′	3262	»	»
Bolor................	37° 20′	5185	»	»
Sicile, Etna..............	37° 30′	2905	18,8	25,1
Espagne, Sierra-Nevada de Grenade..............	37° 10′	3410?	»	»
Hindou-Kho..............	34° 30′ N.	3956	»	»
Himalaya, versant septentᵃˡ.	30° 15′-31°	5067	»	»
Versant méridional...........	»	3956	20,2	25,7
Mexique...............	19°-19° 15′	4500	25,0	27,8
Abyssinie...............	13° 10′	4287	»	»
Amérique méridionale, Sierra-Nevada de Merida..........	8° 5′	4550	27,2	28,3
Amérique méridionale, volcan de Tolima.............	4° 46′	4670	»	»
Amérique méridionale, volcan de Puracé..............	2° 18′	4688	»	»
II. *Équateur.*				
Quito................	0° 0′	4818	27,7	28,6
III. *Hémisphère austral.*				
Andes de Quito............	1°- 1° 30′ S.	4812	»	»
Chili................	14° 30′-18°	»	»	»
Cordillère orientale..........	»	4853	»	»
Cordillère occidentale........	»	5646	»	»
Chili, Portillo et volcan de Peuquenes..............	33°	4483	»	»
Chili, Andes du littoral.......	41°-44°	1832	»	»
Détroit de Magellan..........	53°-54°	1130	»	»

En ce qui regarde la limite polaire des neiges, au niveau de la mer, on en trouvera le dessin graphique pour chaque hémisphère, dans notre *Carte physique et météorologique du globe* (3e édition).

LIVRE SIXIÈME.

DE LA TEMPÉRATURE A LA SURFACE DU GLOBE.

CHAPITRE PREMIER.

DES CLIMATS.

ART. Ier. — Définition.

M. de Humboldt définit le climat, « l'ensemble des variations atmosphé-
» riques qui affectent nos organes d'une manière sensible : la température,
» l'humidité, les changements de la pression barométrique, le calme de l'at-
» mosphère, les vents, la tension plus ou moins forte de l'électricité atmos-
» phérique, la pureté de l'air ou la présence des miasmes plus ou moins
» délétères, enfin le degré ordinaire de transparence et de sérénité du
» ciel (1). »

Le principal rôle est départi à la température, qui, à ce titre, mérite une étude spéciale. Une foule de causes exercent une influence sur sa répartition à la surface du globe.

Celles qui servent à élever la température comprennent : dans la zone tempérée, le voisinage d'une côte occidentale ; la configuration des terres en presqu'îles nombreuses ; les mers intérieures et les golfes pénétrant profondément dans les continents ; l'orientation d'une terre relativement à une mer libre de glaces, qui s'étend au delà du cercle polaire, ou par rapport à un continent d'une grande étendue, placé sur le même méridien, à l'équateur, ou du moins à l'intérieur de la zone tropicale ; la direction sud et ouest des vents régnants, pour la bordure occidentale d'un continent dans la zone tempérée ; les montagnes servant d'abri contre les vents venant de contrées plus froides ; la rareté des marécages dont la surface reste longtemps couverte de glace ; l'absence de forêts sur un sol sec et sablonneux ; la sérénité constante du ciel pendant l'été ; enfin, le voisi-

(1) *Cosmos*, Paris, 1846, t. I, p. 377 et 380.

nage d'un courant maritime à eaux plus chaudes que celles de la mer ambiante.

Parmi les causes qui abaissent la température moyenne, M. de Humboldt range : la hauteur, au-dessus du niveau de la mer, d'une région dépourvue de plateaux considérables ; la proximité d'une côte occidentale, pour les hautes et les moyennes latitudes ; la configuration compacte d'un continent dont les côtes sont dépourvues de golfes ; une grande extension des terres vers le pôle ; des montagnes gênant l'accès des vents chauds, ou le voisinage de pics isolés ; les marécages nombreux, formant, dans le nord, jusqu'au milieu de l'été, de véritables glacières au milieu des plaines ; enfin, un ciel d'hiver pur, ou un ciel d'été nébuleux.

ART. II. — Climats marins et climats continentaux.

A mesure que l'on s'éloigne de la mer pour pénétrer dans l'intérieur des continents, on constate une différence toujours croissante entre la température de l'été et celle de l'hiver. Cette différence, qui n'est pour les Feroë que de 6°,7 et de 8°,7 pour Penzance, s'élève pour Paris à 14°,4 ; pour Berlin à 18°,1 ; pour Vienne à 20°,1 ; enfin, à 23°,6 pour Saint-Pétersbourg, et à 56°,1 pour Iakoutzk (1). Dans les climats éminemment marins, on voit végéter en plein air un grand nombre de plantes originaires des pays chauds. Ainsi le chêne vert, le myrte et l'arbousier du midi de la France, le laurier d'Italie, les camellias du Japon, les fuchsias et les budleia de l'Amérique passent sans abri l'hiver en pleine terre dans le sud de l'Angleterre et en Bretagne, tandis qu'ils périssent souvent dans les hivers de Paris, et ne supportent jamais ceux de Vienne. En revanche, les hivers sans rigueur ne tuent point les végétaux, mais aussi les étés sans chaleur ne mûrissent pas leurs fruits. Ainsi, en Vendée, on ne récolte que du mauvais vin, et dans la Bretagne, entre le 48e et le 49e degré de latitude, le raisin en espalier ne mûrit pas tous les ans. Sous le méridien de Paris, la vigne en pleine terre ne dépasse pas le 49e ; sur les bords du Rhin, au contraire, elle remonte jusqu'à Dusseldorf, et, dans le centre de l'Allemagne, on la trouve encore à Dresde au delà du 51e degré de latitude. En Hongrie, la vigne s'arrête au 49e, parce qu'elle ne saurait résister à la rigueur des hivers, qui deviennent d'autant plus froids qu'on s'éloigne davantage des côtes de l'Océan. Tandis que l'Angleterre se contente de pommes vertes et

(1) Voy. *Carte physique et météorologique du globe.*

de cerises sans saveur, on obtient les fruits les plus savoureux dans presque toute l'Allemagne.

Côtes orientales et occidentales des deux zones tempérées.

Dans les deux zones tempérées, il règne des vents qui, dans l'hémisphère nord, soufflent du sud-ouest, et, dans l'hémisphère sud, du nord-ouest. Ils représentent donc des vents de terre pour les côtes orientales, et des vents de mer pour les côtes occidentales. Ces vents tendent à échauffer ces dernières, puisqu'ils ont passé sur une zone maritime qui, à raison de l'énorme masse des eaux et de la constante précipitation des particules refroidies, ne subit jamais un refroidissement égal à celui des continents. Il résulte de là qu'à latitude égale, la température des côtes occidentales est plus élevée que celle des côtes orientales. Ainsi, la température moyenne de Pékin n'est que de 12°,7, alors que celle de Naples est de 16°,4. Même dans le nord de l'Amérique, on trouve sur la côte occidentale une température moyenne de 6°,9 à Neu-Archangelesk, tandis que, sur la côte orientale, à Nain, cette température est de 3°,8 au-dessous de zéro (1).

CHAPITRE II.

DISTRIBUTION GÉOGRAPHIQUE DE LA TEMPÉRATURE.

ART. Ier. — Influence de la latitude.

Dans l'hémisphère nord, et dans le système de l'Amérique orientale, la température augmente de 0°,88 pour chaque degré de latitude, depuis la côte du Labrador jusqu'à Boston ; de Boston à Charleston, de 0°,95 ; de Charleston au tropique du Cancer, de 0°,66 ; dans la zone tropicale, de la Havane à Cumana, cette augmentation n'est plus que de 0°,20. Dans l'Europe centrale, au contraire, entre les parallèles de 71° et 38°, la température s'élève uniformément à raison d'un demi-degré du thermomètre centigrade pour chaque degré de latitude. La température de l'Océan austral est plus froide que celle de la mer septentrionale.

Pôles de froid. — Les pôles de froid ne coïncident pas avec les pôles géographiques ; nous avons donné, dans notre *Carte physique du globe*, leur situation et leur température, selon MM. Brewster et Berghaus. Arago assigne au pôle nord géographique une température de — 32° ou de

(1) Voy. *Carte physique et météorologique du globe.*

— 18°, selon que la terre ferme s'étendrait jusqu'à ce pôle ou qu'il serait environné d'eau. M. Kaemtz pense que la température du pôle sud est un peu plus basse que celle du pôle nord.

Équateur thermal. — En examinant la température de plusieurs points situés près de la ligne, on trouve les nombres ci-après :

Côte O. de l'Afrique (hémisphère boréal)	27°,85
Côte E. de l'Amérique (hémisphère boréal et austral)	27,74
Indoustan et Ceylan	27,29
Côte orientale de l'Asie	27,66
Grand Océan	27,27
Côte orientale de l'Amérique	27,40
La moyenne de ces nombres est de	27,53

ART. II. — Influence de la longitude.

La température d'un lieu ne dépend pas seulement de sa latitude; elle est aussi subordonnée à sa longitude géographique. Ainsi, Halifax, sur la côte orientale de l'Amérique, et Bordeaux, sur la côte occidentale de l'Europe, bien que situées toutes deux vers le 45e degré de latitude, présentent deux températures annuelles moyennes fort différentes : celle de la première de ces villes est de 6°,2, tandis que celle de Bordeaux est de 13°,9. A mesure que de la côte occidentale de l'Europe on s'avance vers l'est, la température moyenne va toujours en s'abaissant; l'abaissement est plus prononcé encore pour la moyenne de l'hiver. En voici quelques exemples :

Latitude.	Longitude est de Paris.		Température moyenne de l'hiver.
55° 58′	5° 30′	Édimbourg	+ 3°,47
55° 41′	10° 15′	Copenhague	— 0,42
55° 4′	19° 33′	Tilsit	— 3,6
55° 47′	35° 13′	Moscou	— 10,5
55° 48′	47° 10′	Kazan	— 12,29
54° 12′	6° 50′ O.	Ile de Man	+ 5,58
53° 53′	6° 24′ E.	Cuxhaven	+ 0,3
54° 18′	10° 45′	Stralsund	— 0,17
54° 21′	16° 18′	Dantzig	— 1,91
54° 42′	18° 9′	Kœnigsberg	— 3,26
54° 41′	22° 58′	Wilna	— 4,6

Comme points extrêmes, on peut citer les Feroë et Iakoutzk.

62° 2′	8° 30′ O.	Thorshaven	+ 3,3
62° 1′	127° 24′ E.	Iakoutsk	— 38,9

Une des causes principales de cet abaissement de la température, à mesure que l'on avance vers l'est de l'ancien continent, se trouve sans contredit dans l'action du Gulf-Stream et des vents de sud-ouest. Tous deux élèvent la température de la côte occidentale de l'Europe ; ces derniers répandent en outre une masse de nuages dont l'influence calorifique diminue nécessairement à mesure que ces nuages s'éloignent de leur point de départ (1).

ART. III. — Influence de l'altitude.

La décroissance de la température à mesure que l'on s'élève est déterminée par plusieurs causes, en tête desquelles il faut citer la propriété de l'air d'augmenter de capacité par la chaleur, en se raréfiant (2). Sans l'enveloppe atmosphérique, la différence de température ne serait pas sensiblement plus froide à 1000 mètres de hauteur qu'au niveau de la mer. Le froid des montagnes est le résultat complexe : 1° de la distance verticale plus ou moins grande des couches d'air qui les entourent à la surface des plaines et de l'Océan ; 2° de l'extinction de la lumière, phénomène qui diminue avec la densité de l'air ; 3° de l'émission du calorique rayonnant favorisée par un air sec, froid et serein (3).

La décroissance de la température suivant l'altitude des lieux est d'une haute importance en météorologie et en géographie médicale, car elle touche à la fois aux hypothèses sur lesquelles reposent l'évaluation de la hauteur de l'atmosphère, la distribution des êtres organisés et leurs manifestations physiologiques et pathologiques. En thèse générale, la température s'abaisse à mesure qu'on s'élève au-dessus du niveau des mers, hormis dans quelques circonstances exceptionnelles, dans lesquelles des vents chauds soufflent en haut pendant que des vents froids règnent dans les couches inférieures.

On ignore la loi de décroissance de la température jusqu'aux extrêmes limites de l'atmosphère. Entre les limites atteintes par l'homme, voici les résultats constatés dans plusieurs ascensions aérostatiques :

(1) Voy. *Carte physique et météorologique du globe.*

(2) Leslie, *On heat and moisture*, 1813, p. 11, et *Elements of geometry*, 1811, p. 495.

(3) A. de Humboldt, *Mélanges de géologie et de physique générale*, Paris, 1854, t. I, p. 305.

Observateurs.	Limites de la couche d'air.	Décroissement de 1 degré pour :
	mètres. mètres.	mètres.
Gay-Lussac	0 à 3800	188,5
	3800 à 5700	185,8
	5700 à 6900	161,2
Zeune et Jungius	0 à 3900	189,0
Graham et Beaufoy	0 à 3800	185,0
Sacharoff	0 à 2600	224,0
Clayton (deux voyages)	0 à 2800	135,0
	2800 à 4800	291,0
	4800 à 5450	255,0

Il semblerait, d'après ce petit nombre de faits, que le décroissement de la température, très rapide d'abord au niveau de la mer, se ralentit ensuite jusqu'à 3000 ou 4000 mètres, et qu'à partir de cette hauteur il s'accélère de plus en plus.

Les ascensions des montagnes ont donné un abaissement de 1 degré centigrade pour les hauteurs ci-après :

Pour	144	mètres,	au mont Ventoux (Martins).
—	149	—	sur le Rigi (Kaemtz).
—	164	—	au col du Géant (de Saussure).
—	168	—	sur le Saint-Gothard et le Saint-Bernard (Schow).
—	172	—	sur les montagnes du Spitzberg (commission du Nord).
—	170	—	sur le Faulhorn (Bravais).
—	175	—	dans les Andes (Boussingault).
—	187	—	dans les Andes (de Humboldt).
Moyenne :	166		

Entre les parallèles de 38° et de 71°, une élévation de 78 à 85 mètres produit, selon M. de Humboldt, le même effet qu'un déplacement vers le nord de 1° en latitude. Sous l'équateur, voici quelle serait, de 1000 en 1000 mètres d'altitude, la décroissance thermométrique :

Altitude.	Température moyenne.	Différences.
mètres.	°	
0	27,5	°
1000	21,8	5,7
2000	18,4	3,4
3000	14,3	4,1
4000	7	7,3
5000	1,5	5,5

Sur les plateaux, le décroissement de 1 degré centigrade exige :

Dans l'Amérique du Sud	243	mètres d'altitude.
Aux États-Unis	222,2	—

Dans l'Inde méridionale....	177	mètres d'altitude.
Dans l'Inde septentrionale............	226,6	—
Dans la Sibérie occidentale...........	247	—

La décroissance de la température varie avec la saison et les heures du jour. Voici, pour les divers mois de l'année, les différences de niveau correspondant à un abaissement de 1 degré thermométrique, au centre de l'Europe (1) :

MOIS.	Genève et Saint-Bernard.	Allemagne méridionale et Italie septentrionale.
	mètres.	mètres.
Janvier.....................	270,53	257,27
Février.....................	222,58	193,54
Mars........................	182,43	159,63
Avril.......................	176,00	160,60
Mai.........................	178,14	157,87
Juin........................	176,19	148,32
Juillet.....................	181,07	148,71
Août........................	196,85	145,98
Septembre...................	196,85	161,96
Octobre.....................	195,88	177,75
Novembre....................	241,88	195,49
Décembre....................	217,90	233,49
Année.......................	202,12	172,68

On voit qu'en été l'abaissement est beaucoup plus rapide à mesure qu'on s'élève qu'en hiver ; les moyennes de l'hiver se rapprochent d'autant plus de celles de l'été qu'on s'élève davantage.

Quant à l'influence des heures du jour, voici les résultats obtenus sur le col du Géant par de Saussure, et sur le Rigi, par M. Kaemtz (2).

Heures.	Col du Géant.	Rigi.	Heures.	Col du Géant.	Rigi.
	mètr.	mètr.		mètr.	mètr.
Midi.	147,93	129,81	Minuit.	170,93	163,91
1	»	131,75	13	»	168,40
2	139,94	128,83	14	189,06	174,63
3	»	127,08	15	»	180,68
4	141,89	124,35	16	209,91	185,16
5	»	121,81	17	»	186,33
6	140,92	122,01	18	194,90	178,92
7	»	127,86	19	»	168,01
8	143,06	135,65	20	179,90	153,19
9	»	144,42	21	»	144,42
10	156,90	152,02	22	160,02	139,36
11	»	158,46	23	»	121,95
		Moyenne..........	Col du Géant........		164,69
			Rigi................		149,10

(1) Kaemtz, *Météorologie*, p. 123.

(2) *Op. cit.*, p. 210.

CHAPITRE III.

FIXITÉ DES CLIMATS; DÉBOISEMENTS.

ART. Ier. — Fixité des climats.

Nous avons déjà eu occasion d'insister sur la fixité des climats, mais nous croyons devoir revenir ici sur cette question, à raison même de son importance. On trouve dans les régions septentrionales de l'ancien continent des ossements appartenant à des animaux qui sembleraient ne pouvoir pas supporter le froid actuel de ces climats. Une telle rencontre tendrait à faire supposer, ou que les régions dont il s'agit se sont notablement refroidies, ou que les animaux ont été transportés du midi au nord par un violent cataclysme. Ainsi, on a découvert, en 1771, sur les bords du Wilhoui, en Sibérie, un rhinocéros si parfaitement conservé, qu'il était encore couvert de ses chairs et de sa peau. Ajoutons la découverte plus curieuse encore, faite en 1799, sur les bords de la mer Glaciale, près de l'embouchure du Léna, d'un énorme éléphant renfermé dans un bloc de glace, et dont les chairs étaient si peu altérées, que les Iakoutes du voisinage le dépecèrent pour en nourrir leurs chiens. Ici toute idée de courant, de transport, de long trajet du midi au nord, ne serait plus admissible; car si les deux grands animaux n'avaient pas été gelés aussitôt que tués, la putréfaction eût décomposé leurs chairs. Ainsi, on est conduit à penser, d'une part, que la Sibérie dut être jadis un pays chaud, puisque les éléphants et les rhinocéros y vivaient; et de l'autre, que la catastrophe qui fit périr ces animaux rendit subitement glaciale cette région du globe (1).

Dans l'état actuel de nos connaissances, on n'aperçoit qu'une seule cause capable d'altérer presque subitement, et d'une manière tranchée, le caractère thermométrique d'un climat : c'est un changement subit de latitude; toute autre circonstance n'engendrerait que des modifications insignifiantes. Si d'épais frimas couvrent le Spitzberg pendant six mois, c'est seulement parce qu'il est situé fort près d'un des pôles de rotation. Que le pôle se déplace à la surface du globe de 90°, cet archipel se trouvera à l'équateur, et ses vallées arides, fécondées alors par la chaleur solaire, se pareront de la plus riche végétation. Que l'axe de rotation de la terre vienne percer la surface en quelque point du Pérou ou du Brésil, sans

(1) Voy. *Notice de M. Arago, sur les comètes*, dans l'*Ann. du Bureau des longit. pour* 1832, p. 273.

que l'inclinaison de l'équateur à l'écliptique ait changé, et des montagnes de glace flotteront bientôt dans les ports du Callao et de Rio-Janeiro. Les milliers de plantes qui, aujourd'hui, font la richesse et l'ornement de ces contrées, périront sous d'épaisses couches de neige, et seront remplacées par quelques lichens. On peut admettre que si telle région des tropiques devenait *tout à coup* le pôle terrestre, il y gèlerait à la surface en moins de vingt-quatre heures.

Le problème soulevé par l'éléphant de Sibérie revient donc, en définitive, à rechercher si l'axe de rotation du globe peut avoir changé subitement de direction.

Un pareil changement, en tant surtout qu'il devrait être subit, ne pourrait pas résulter des forces ordinaires dont notre globe éprouve journellement les effets; mais si la Terre venait à être choquée avec violence par quelque gros corps étranger, un déplacement sensible de l'axe autour duquel elle tourne en serait la conséquence *presque* nécessaire; il faut dire presque, parce qu'il y a, comme le fait observer M. Arago, des directions dans lesquelles le choc, quelque intense qu'il fût d'ailleurs, laisserait véritablement l'axe dans sa position primitive.

Les comètes, dit M. Arago, sont les seuls corps étrangers à notre système qui jamais aient pu venir choquer la Terre. L'éléphant du Léna, le rhinocéros du Wilhoui semblent donc prouver, malgré tout ce qu'on peut trouver d'étrange dans ce rapprochement, que, dans la suite des siècles, une semblable rencontre a eu lieu. Cette preuve même serait sans réplique, s'il était bien établi que des éléphants n'ont pas pu vivre sous le climat actuel de la Sibérie : or, quelques doutes semblent permis à ce sujet.

Sous le rapport de la forme et des dimensions, l'éléphant de la mer Glaciale avait la plus grande analogie avec ceux de ces animaux qui habitent aujourd'hui l'Afrique et l'Asie. Les défenses étaient longues de plus de 3 mètres. Sa tête pesait plus de quatre quintaux anciens; mais la peau était couverte de crins noirs et d'une laine rougeâtre. Les ours blancs, en dévorant les chairs, avaient enfoncé avec leurs pieds, dans le sol humide, plus de 15 kilogrammes pesant de poils et de crins, qui furent retirés par M. Adams. Le cou était garni d'une longue crinière.

Cette double fourrure des éléphants polaires, les poils roides de 7 à 8 centimètres de long qui couvraient la peau du rhinocéros du Wilhoui, étaient trop bien adaptés à la rigueur du climat sibérien, pour qu'au moins il soit permis d'émettre un doute sur la possibilité que ces animaux aient résisté à de très basses températures, tandis que, dépourvus des mêmes fourrures, leurs analogues vivants ne pourraient pas les endurer. Au reste, M. de Humboldt, dans un de ses voyages, a constaté que le tigre royal des Grandes Indes, qu'on appelle un animal de la zone torride, vit encore aujourd'hui en Asie à de très hautes latitudes, et qu'en été, par exemple, il fait des excursions jusqu'à la pente occidentale de l'Altaï, près de Barnoul, où l'on en a tué plusieurs d'une taille énorme. Il paraît donc que des éléphants à poils épais ont dû, jadis, pouvoir se transporter, durant l'été, jusqu'en Sibérie. Or là il a suffi d'un accident bien ordinaire, même d'un simple éboulement, pour que leurs cadavres aient trouvé dans le sol, des couches congelées capables d'empêcher toute putréfaction. Il résulte, en effet, des observations de M. de Humboldt, que, dans les steppes situées au delà du 62e degré de latitude, la terre, à la profondeur de 4 à 5 mètres reste éternellement gelée.

« Puisqu'il est constaté qu'on pourrait rendre compte de la présence des éléphants fossiles en Sibérie, sans admettre un changement subit de climats, rien n'établit, dit Leroy, qu'une comète ait jamais joué quelque rôle dans les grandes révolutions physiques que notre globe a éprouvées (1). »

ART. II. — Influences perturbatrices exercées sur la température par les glaces polaires.

Il est un grand nombre de causes, placées en dehors des prévisions humaines, qui peuvent modifier d'une manière notable la température d'un lieu. Ainsi, qui saurait prévoir l'étendue et la position annuelle des champs de glace? Jadis la côte orientale du Groënland était abordable et très peuplée ; une barrière de glaces impénétrables s'interposa tout à coup entre elle et l'Europe, et le Groënland devint inabordable pendant plusieurs siècles, jusque vers 1815, époque à laquelle une débâcle s'étant opérée, la côte redevint libre sur plusieurs degrés de latitude.

Les montagnes de glace, qui descendent jusque vers le 40e degré de latitude nord, troublent aussi la température de l'atmosphère océanique, et, par suite, la température des terres. Le 4 octobre 1817, dans l'océan Atlantique, par 46° 30′ de latitude nord, le capitaine Beaufort rencontra des montagnes de glace marchant vers le sud. Le 19 janvier 1818, à l'ouest de Greenspond de Terre-Neuve, le capitaine Daymont rencontra des îles flottantes. Le lendemain, le bâtiment était tellement pris dans les glaces, qu'on n'apercevait aucune issue, même du haut des mâts. Les glaces

(1) Voy. Notice de M. Arago (*Ann. du Bureau des longit.* pour 1832, p. 277).

s'élevaient généralement de 14 pieds anglais au-dessus des eaux. Le bâtiment fut entraîné ainsi vers le sud pendant vingt-neuf jours. Il se dégagea par 44° 37′ de latitude, 120 lieues à l'est du cap Race. Pendant cette singulière captivité, le capitaine Daymont aperçut plus de cent *icebergs*. Le 28 mars 1818, par 41° 50′ de latitude nord, 53° 13′ de longitude ouest de Paris, le capitaine Vivian éprouva toute la journée un vent du nord excessivement froid, qui lui fit présumer l'approche des glaces. Effectivement le lendemain, dit M. Arago, il aperçut des îles flottantes qui occupaient un espace de plus de 7 lieues. Plusieurs de ces îles, avaient de 200 à 250 pieds anglais de hauteur au-dessus des eaux. Le brick *Funchal*, de Greenock, rencontra des champs de glace à deux reprises différentes, dans son passage de Saint-Jean de Terre-Neuve en Écosse ; d'abord le 17 janvier 1818, à 6 lieues du port qu'il venait de quitter, et ensuite, le même mois, par 47° 30′ de latitude. Le premier champ avait plus de 3 lieues de large ; on n'en voyait pas la limite dans la direction du nord. Le second, très étendu aussi, présentait à son centre un immense iceberg. Le 30 mars 1818, le sloop de guerre *le Fly*, passa entre deux grandes îles de glaces flottantes par 42° de latitude nord. Le 2 avril 1818, le lieutenant Parry rencontra des montagnes de glace par 42° 20′ de latitude nord. En 1845, le navire anglais *Rochefort* resta enfermé, à la fin d'avril et au commencement de mai, pendant vingt et un jours consécutifs, dans une masse de glaces flottantes, qui longeait, en s'avançant vers le sud, le banc de Terre-Neuve (1).

ART. III. — Action des forêts ; effets des déboisements (2).

Les forêts exercent une influence comme abris contre les vents, mais leurs effets dépendent de la hauteur à laquelle soufflent ces derniers. Si cette hauteur n'atteint pas celle de la forêt, le vent est arrêté ; si la forêt a une épaisseur suffisante, parvenu à sa limite, il a cessé tout à fait. S'il souffle à une hauteur supérieure à celle des arbres, la forêt n'a d'action que sur le courant d'air inférieur ; au delà de la forêt, la masse d'air supérieure qui n'a rencontré aucun obstacle, continue sa course avec la même vitesse. L'action d'une forêt comme abri est donc limitée ; il en est de même d'un rideau de bois. Dans la vallée du Rhône, où souffle le mistral, une simple

(1) *Annuaire du Bureau des longitudes pour* 1846, p. 386.

(2) Voy. dans le *Moniteur universel* du 25 juin 1853, l'article de M. Becquerel sur les déboisements.

haie de 2 mètres de hauteur ne préserve les cultures qu'à une distance de 22 mètres seulement.

Les forêts protégent aussi et alimentent les sources et les rivières, s'opposent à la formation ou contribuent à l'épuisement des torrents, soutiennent et affermissent le sol. La présence d'une forêt sur un sol fortement incliné s'oppose à la formation des torrents; le déboisement livre le sol à leurs effets destructeurs ; quand les pentes sont dénudées, les eaux pluviales glissent sur le sol et vont grossir les torrents et les rivières.

Les forêts abritent le sol contre le rayonnement solaire et y maintiennent une plus grande humidité; elles agissent encore comme causes frigorifiques en produisant une transpiration aqueuse par les feuilles, et en multipliant, par l'expansion des branches revêtues de ces dernières, les surfaces destinées à se refroidir par l'effet du rayonnement nocturne. Une prairie éprouve, sous l'influence du rayonnement nocturne et, toutes choses égales d'ailleurs, un refroidissement de 5, 6, 7 et même 8 degrés au-dessous de celui qu'éprouverait un sol dénudé.

Sous les tropiques, les phénomènes météorologiques se produisent avec une telle régularité que les variations diurnes de la colonne barométrique permettent, à défaut d'horloge, de connaître les heures. Les résultats obtenus dans les régions équinoxales doivent donc être considérés comme exprimant d'une manière exacte les effets du déboisement, quand aucune cause perturbatrice ne vient les modifier ou les masquer entièrement. Ces effets peuvent être ainsi résumés : sous les tropiques, et en particulier en Amérique, les températures moyennes sont plus élevées, toutes choses égales d'ailleurs, dans les lieux où le sol est sec et dénudé, que dans les lieux boisés.

D'après de nombreuses observations recueillies sur différents points de l'Amérique septentrionale, la température moyenne ne change pas, malgré les nombreux défrichements. Il faut donc admettre que les vents froids du nord n'étant plus arrêtés complétement par les forêts qui servaient d'abris, le refroidissement qui en résulte compense l'échauffement dû au déboisement.

Les grandes masses de bois exercent donc une action sur le climat, action qui dépend de la position géographique du pays, de la proximité de la mer et de la nature du sol. C'est probablement à raison de l'influence exercée par les terres tropicales placées sous nos méridiens, que les vents chauds du sud et de l'ouest améliorent le climat de la France : en effet, la partie tropicale de l'Afrique, sur une immense étendue, est formée d'une surface sablonneuse, nue et aride dont la température, sous l'influence de l'action solaire, s'élève souvent de 50° à 60°, et quelquefois au delà ; il résulte de cet échauffement un courant d'air chaud qui, se répandant dans les latitudes moyennes, donne naissance aux vents du sud-ouest chauds et humides, qui viennent améliorer nos climats.

Dans l'Amérique du sud, les régions tropicales sont occupées par des llanos, des forêts et des fleuves, qui, s'échauffant moins par l'action solaire que le sable des déserts, ne déversent pas sur les latitudes moyennes du nouveau continent, des courants d'air ayant une température aussi élevée que celle des vents du sud-ouest de la partie occidentale de l'Europe.

Toute cause qui divise le sol, comme le labour, facilite le passage des eaux pluviales dans la terre et leur permet de gagner les réservoirs inférieurs ; les racines des arbres produisent le même effet.

D'après les calculs de M. Chevandier, 1 hectare de forêt absorbe annuellement en oxygène et en hydrogène une quantité équivalant à 1800 kilogrammes d'eau ; ce résultat a été obtenu par l'analyse chimique de bois parfaitement secs, car il n'est pas question de l'eau hygrométrique que prennent et abandonnent les plantes, ni de celles qu'absorbent l'aubier, les feuilles, et en général les parties humides des arbres. D'un autre côté, 1 mètre cube d'air à la température de 10 degrés renferme, quand il est saturé d'humidité, 10 grammes d'eau ; par conséquent, 1 hectare de forêt consomme, en un an, la quantité d'eau qui saturerait, à la température de 10 degrés, une couche d'air atmosphérique de 1 hectare de surface et de 18 mètres de hauteur.

Les arbres sont les conduits naturels qui laissent échapper dans l'atmosphère, par l'intermédiaire des feuilles, la portion d'eau enlevée aux réservoirs par les racines, et qui n'est pas assimilée ou décomposée. Si l'on défriche une forêt à sous-sol imperméable sans la cultiver, la terre n'offre plus qu'un accès difficile aux eaux pluviales ; d'un autre côté, celles-ci ne trouvant plus d'issue pour s'échapper par les feuilles des arbres, restent en grande partie dans les réservoirs inférieurs et contribuent, avec les eaux qui se trouvent sur le sol, à rendre le pays marécageux. C'est ce qui est arrivé à la Sologne, à la Brenne, à la Bresse, à la Dombes, à la suite de grands déboisements. Il y a mille ans, la Brenne était couverte de forêts entrecoupées de prairies arrosées d'eaux courantes et vives ; elle était renommée par la fertilité de ses pâturages et la douceur de son climat. La Dombes, il y a deux siècles, était un pays riche et peuplé ; on a fait disparaître les bois pour avoir de grands pâturages destinés à remplacer les prés transformés en étangs, et le pays est devenu malsain. Les forêts agissent encore sur la salubrité quand elles se trouvent sur le passage d'un air chargé de miasmes : elles peuvent préserver alors tout ce qui est derrière elle, tandis que la partie découverte est exposée aux maladies.

Enfin, le déboisement doit être considéré encore comme équivalant à la destruction d'un nombre de paratonnerres égal au nombre d'arbres que l'on abat; c'est la modification de l'état électrique de tout un pays, c'est l'accumulation d'un des éléments indispensables à la formation de la grêle, dans une localité où, d'abord, cet élément se dissipait inévitablement par l'action silencieuse et incessante des arbres. Les observations viennent à l'appui de ces déductions théoriques. D'après M. Arago, les pertes occasionnées par la grêle dans les États continentaux du roi de Sardaigne, depuis 1820 jusqu'à 1828 inclusivement, s'élèvent à la somme de 46 millions de francs. Trois provinces, celle du val d'Aoste, la vallée de Suze et la haute Maurienne, ne figurent pas dans les tableaux; elles ne furent point grêlées. Ces trois provinces ont leurs montagnes les mieux boisées. Dans les provinces les plus chaudes, celle de Gênes, dont les montagnes sont bien peuplées d'arbres, n'est presque jamais visitée par le météore (1)

CHAPITRE IV.

TEMPÉRATURES EXTRÊMES.

On peut citer comme températures extrêmes régulièrement constatées (2) :

— 56°,7 Fort Reliance (capitaine Back, 1834).
+ 48°, Sénégal à l'ombre.
+ 47°,4 Esné, haute Égypte (pendant un khamsin, Burckhardt).

On a cité un froid de — 60 degrés constaté au détroit de Wellington, et — 58 degrés à Iakoutsk; mais nous tenons ces nombres pour moins certains que les premiers. En France, les extrêmes températures observées sont :

— 28°,1 Mulhouse, février 1830.
+ 40°,2 Orange, juillet 1830.

Comme exemple d'écart remarquable entre les deux extrêmes de tem-

(1) *Annuaire du Bureau des longitudes pour* 1846, p. 598.
(2) Voy. *Carte physique et météorologique du globe.*

pérature d'une même localité, nous citerons Astrakan, sur la mer Caspienne, où l'on a observé :

— 40° + 45°

ART. Ier. — Températures les plus basses.

Les météorologistes du XVIIIe siècle avaient supposé que la température, dans certaines circonstances, descendait à — 70°, à — 85° et même à — 87°,5. Ils comptaient comme degrés de froid l'abaissement du thermomètre, produit exclusivement par la contraction du mercure lors de la congélation. Braun, le premier, appela l'attention sur cette cause d'erreur, et, depuis lors, l'adoption des thermomètres à alcool permit d'arriver à une appréciation plus vraie de la température.

A l'aide de documents nombreux empruntés à un grand nombre de sources, nous avons construit les deux tableaux suivants, qui résument les températures les plus basses et les plus élevées sur différents points du globe.

Minima de température.

Lieux.	Latitude.	Températures minima.	Observateurs.
		°	
Surinam	5° 38′ S.	21,3	»
Pondichéry	11 42 N.	21,6	Cossigny.
Madras	13 45	17,3	»
La Martinique	14 35	17,1	Chanvalon.
Le Caire	30 2	9,1	Niebuhr.
Charlestown	32 40	— 17,8	*Ann. de chimie.*
Bagdad	33 21	— 5,0	Beauchamp.
Cap de Bonne-Espérance	33 55 S.	5,6	La Caille.
Alep	36 12 N.	4,4	Russel.
Athènes	37 58	— 4,0	Peytier.
Washington	38 53	— 26,6	*Ann. de chimie.*
Rome	41 54	— 5,9	Shouw.
Cambridge (Massachusets)	42 25	— 24,4	Williams.
Padoue	43 18	— 15,6	Toaldo.
Montpellier	43 36	— 16,1	Fuster.
Nice	43 42	— 9,6	Schouw.
Pise	43 43	— 6,3	Id.
Lucques	43 51	— 8,9	Id.
Florence	43 46	— 5,3	Peytier.
Camajore	43 55	— 5,7	Schouw.
Bologne	44 30	— 16,9	Id.
Bangor (Etats-Unis)	45 0	— 40,0	*Ann. de chimie.*

Lieux.	Latitude.	Températures minima.	Observateurs.
Turin	45° 4	— 17°,8	Schouw.
Milan	45 28	— 15,0	Observatoire.
Montréal	45 30	— 37,2	*Ann. de chimie.*
Mulhouse	47 45	— 28,1	De Gasparin.
Odessa	46 29	— 26,2	Berghaus.
Paris	48 50	— 23,1	Arago.
Prague	50 5	— 27,5	Strnadt.
Londres	51 31	— 11,4	Société royale.
Berlin	52 31	— 28,0	Berghaus.
Cumberland-House	54 0	— 42,2	Franklin.
Copenhague	55 41	— 17,8	Bugge.
Moscou	55 45	— 42,0	Stritter.
Stockholm	59 20	— 32,0	Nicander.
Upsal	59 51	— 32,0	Berghaus.
Pétersbourg	59 56	— 41,2	Euler.
Fort-Entreprise	64 30	— 49,7	Franklin.
Nijné-Kolimsk	68 2	— 50,5	Wrangel.
Winter-Island	66 11	— 38,6	Parry.
Ile Ingloolik	69 20	— 42,8	Id.
Fort Reliance	62 46	— 56,7	Back.
Bosekop (Laponie)	69 58	— 23,5	Com. du Nord.
Port Elisabeth	69 59	— 50,8	Ross.
Nouvelle-Zemble	70	— 39,5	Berghaus.

Voici les minima observés sur plusieurs points de l'Algérie :

Lieux.	Température minima.
Alger	0°
Milianah	— 2
Médéah	— 2
Sétif	— 4,5
Constantine	— 2
Mascara	— 3

ART. II. — Froids observés dans les régions polaires.

Il résulte des observations faites par le capitaine Parry, que par la latitude de 75° et le 113° degré de longitude compté de Paris, la température moyenne de l'année est de — 17° centigrades ; mais Parry a reconnu dans diverses occasions, que le voisinage de ses deux bâtiments augmentait les indications des thermomètres d'environ 3° Fahrenheit. La température moyenne de Winter-Harbour, sur la côte méridionale de l'île Melville, doit donc être portée à — 18°,5 centigrades. Cette température moyenne est à peu près le degré extrême de froid qu'on éprouve à Paris dans les hivers les plus rigoureux. Loin des bâtiments, en février 1819, le thermomètre descendit jusqu'à — 47° centigrades. On compte à l'île Melville, dans l'année, cinq mois durant lesquels le mercure exposé à l'air se gèle naturellement. Pendant le séjour de l'expédition à Winter-Harbour, les chasseurs de l'*Hécla* et du *Griper* tuèrent 3 bœufs musqués (un seul fournit 420 livres de viande), 24 rennes, 68 lièvres, 53 oies, 59 canards et 144 ptarmigans (*Tetrao lagopus*, espèce de perdrix), qui donnèrent un total de 3766 livres de viande. Du reste, un homme bien vêtu pouvait se promener sans inconvénient à l'air libre, par un température de 46° centigrades au-dessous de zéro, pourvu que l'atmosphère fût parfaitement tranquille; mais dès qu'il soufflait le plus petit vent, on éprouvait sur la face une douleur cuisante, suivie bientôt d'un mal de tête insupportable. En février 1819, le mercure s'étant entièrement gelé à l'air, Parry et ses compagnons eurent l'occasion de reconnaître qu'à l'état solide, ce métal est très peu malléable : après avoir été frappé sur une enclume de deux ou trois coups de marteau, il se brisa en éclats (1).

A Ingloolik, le mercure s'est gelé, dit M. Arago, à l'air libre, dans les mois de décembre, janvier, février et mars 1822, en sorte qu'on n'a pu y déterminer les températures qu'avec des thermomètres à alcool. Les environs de cette île sont cependant habités par d'assez nombreuses peuplades d'Esquimaux, même dans la saison la plus froide. Ils demeurent dans des huttes construites par assises à l'aide de blocs de neige taillés avec art et de manière à donner à tout l'édifice, surtout dans l'intérieur, la forme d'un dôme régulier. L'entrée de la hutte est une ouverture circulaire très basse. La lumière pénètre dans cette habitation par une fenêtre pratiquée vers le sommet et fermée par un fragment diaphane de glace qui remplace nos carreaux de vitre.

ART. III. — Exemples de grands hivers (2).

En l'an 400 de notre ère, la mer Noire gela entièrement. Le Rhône fut pris dans toute sa largeur (ce dernier phénomène est l'indice d'une température de 18° centigrades, au moins, au-dessous de zéro) (3). — 462.

(1) *Annuaire du Bureau des longitudes pour* 1825, p. 169.

(2) *Mémorial portatif de chronologie*, t. II, p. 799, et *Annuaire du Bureau des longitudes pour* 1825, p. 157.

(3) En février 1776, le Rhône n'était pas totalement pris au-dessous de Lyon, quoique du 16 jusqu'au 27 janvier la température se fût toujours maintenue au-dessous de — 8° centigrades, et que les 29, 30, 31 janvier et le 1er février, on eût

L'armée de Théodomer traversa le Danube sur la glace. Le Var se gela (on a trouvé que le Var se prend quand la température est de 10 ou 12° centigrades au-dessous de zéro).

En 508, les rivières de l'Angleterre furent gelées pendant deux mois. — En 558, la mer Noire fut couverte de glace durant vingt jours. Le Danube ayant été pris dans tout son cours, les Huns le traversèrent, ravagèrent la Mœsie, la Thrace, la Grèce, et menacèrent Constantinople : la cour d'Orient acheta leur retraite à prix d'argent, et s'engagea à leur payer un tribut annuel. — Hivers rigoureux en Europe en 605 et 670. — La Tamise fut si profondément gelée en 695, pendant six semaines, que l'on construisit des cabanes sur ce fleuve. Hiver rigoureux en Angleterre, du 1er octobre 759 au 26 février 760. — En 763, froid excessif en Orient ; la mer Noire gela à une profondeur de trente coudées et sur une étendue de 100 milles ; ce grand froid, commencé dès le mois d'octobre, dura jusqu'au mois de février de l'année suivante, et fut suivi de sécheresses extraordinaires, qui tarirent la plupart des sources et des fontaines ; la rigueur de l'hiver fut également excessive dans la plus grande partie de l'Europe : dans certains pays, la hauteur de la neige fut de 50 pieds. L'Adriatique, et plusieurs ports de la Méditerranée gelèrent (1) (— 20° au moins à Venise). — 829. L'année où le patriarche jacobite d'Antioche, Denys de Telmahre, alla, avec le calife Mamoun, en Égypte, ils trouvèrent le Nil gelé (Abd-Allatif, traduit par M. Silvestre de Sacy, p. 505).

En 822 des charrettes pesamment chargées traversèrent sur la glace, le Danube, l'Elbe et la Seine durant plus d'un mois. Le Rhône, le Pô furent gelés. — 860. L'Adriatique et le Rhône se gèlent (—20°). — En 1133. Le Pô était pris depuis Crémone jusqu'à la mer ; on traversait le Rhône sur la glace ; le vin gela dans les caves (— 18° au moins). — 1216. Le Pô et le Rhône gelèrent jusqu'à une grande profondeur (—18° au moins). — 1234. Le Pô et le Rhône gèlent de nouveau ; des voitures chargées traversent l'Adriatique sur la glace, en face de Venise (— 20°). — 1236. Le Danube reste gelé dans toute sa profondeur pendant un temps considérable. — 1292. Des voitures chargées tra-

ép[illegible]é des froids de — 11°,2, de — 12°,5, de — 18°,7 et de — 22° centigrades. On est donc, suivant toute apparence, en deçà de la vérité, en fixant à — 18° centigrades le degré auquel il est nécessaire que le thermomètre descende, pour que le Rhône gèle à Arles ou dans tout autre point de la Provence.

(1) Quand le golfe de Venise gela en 1709, le thermomètre était descendu dans la ville à — 20° centigrades.

versent le Rhin sur la glace devant Breysach. Le Cattégat était aussi totalement pris. — 1302. Le Rhône gèle (— 18°). — 1305. Le Rhône et toutes les rivières de France gèlent (Papon, *Hist. de Prov.*, III, 102). — 1323. Le Rhône gèle. Les voyageurs allaient à pied et à cheval sur la glace, du Danemarck à Lubeck et à Dantzick. — 1334. Tous les fleuves d'Italie et de Provence se gèlent (— 18°). — 1358. Dix brasses de neige à Bologne en Italie (Mathieu Villani, cité par Papon, III, 200). — 1364. Le Rhône gèle à Arles jusqu'à une profondeur considérable; les chariots chargés passaient sur la glace (— 18°) (Villani, cité par Papon, III, 210). — 1408. Le Danube gèle dans tout son cours. La glace s'étend sans interruption de la Norwége jusqu'en Danemarck. Les voitures traversaient la Seine sur la glace (Félibien, *Descr. de Paris*). — 1434. La gelée commença à Paris le dernier jour de décembre 1433, et continua pendant trois mois moins neuf jours ; elle recommença vers la fin de mars et dura jusqu'au 17 avril (Félibien, *Descr. de Paris*). Cette même année il neigea en Hollande pendant quarante jours de suite (van Swinden, d'après des recueils hollandais). — 1460. Le Danube reste gelé pendant deux mois. Le Rhône gèle aussi (— 18°). — 1468. En Flandre, on coupe avec la hache la ration de vin des soldats (Philippe de Comines). — 1493. Le port de Gênes était gelé les 25 et 26 décembre (Papon, IV, 18). — 1507. Le port de Marseille gela dans toute son étendue (c'est l'indice d'un froid de — 18° centig. au moins). Le jour de l'Épiphanie il tomba trois pieds de neige dans la même ville (Papon, IV, 26). — 1544. En France on coupe le vin avec des instruments tranchants (Mézerai). — 1565. Le Rhône est pris dans toute sa largeur à Arles (— 18°). — 1568. Le 11 décembre, les charrettes traversent le Rhône sur la glace. La débâcle n'arrive que le 21 (— 18° au moins). — 1570-1571. De la fin de novembre 1570 à la fin de février 1571, hiver si rude que toutes les rivières, même celles du Languedoc et de la Provence, étaient gelées de manière à porter les charrettes chargées. (Mézerai). — 1594. La mer gèle à Marseille et à Venise (— 20° au moins). — 1603. Les charrettes passent le Rhône sur la glace (— 18°). — 1621-1622. La flotte vénitienne se trouva prise par les glaces dans les lagunes de Venise (— 20°). — 1638. L'eau du port de Marseille gèle autour des galères (— 20°) (Papon, IV, 490). — 1655-1656. La Seine fut prise du 8 au 18 décembre. Il gela ensuite, sans interruption, du 29 décembre jusqu'au 28 janvier 1656. Une nouvelle gelée reprit peu de jours après et dura jusqu'en mars (Boulliaud). — 1657-1658. Gelée non interrompue à Paris depuis le 24 décembre 1657 jusqu'au 8 février 1658. Entre le 24 décembre et le 20 janvier, la gelée fut modérée; mais ensuite le froid acquit une intensité extrême. La Seine était entièrement prise. Le dégel du 8 février ne dura pas; le froid reprit le 11 et dura jusqu'au 18 (Bouillaud). C'est en 1658 que Charles X, roi de Suède, traversa le petit Belt sur la glace, avec toute son armée, son artillerie, ses caissons, ses bagages, etc., etc. — 1662-1663. La gelée dura à Paris, depuis le 5 décembre 1662 jusqu'au 8 mars 1663 (Bouillaud. — 1676-1677. Gelée continuelle fort intense, depuis le 2 décembre 1676 jusqu'au 13 janvier 1677. La Seine fut prise pendant trente-cinq jours consécutifs (Bouillaud). — 1684. La Tamise gèle à Londres jusqu'à 11 pouces d'épaisseur; les voitures chargées la traversent. — 1709. L'Adriatique et la Méditerranée à Gênes, à Marseille, à Cette, etc., sont gelées (—18°). — 1716. La Tamise gèle à Londres. — 1726. On passe en traîneau de Copenhague en Suède.

En 1740 la Tamise, à Londres, est de nouveau totalement prise. A Paris, le maximum du froid arriva le 25 février, et il gela à —15°,6. La Seine fut gelée dans toute sa largeur. Pendant le même hiver, la température resta printanière à Montpellier, tandis qu'en Provence les oliviers gelaient par un froid de —17°,5. On cite en Provence, comme mortels aux oliviers, les hivers de 1745 et de 1748, ainsi que ceux de 1755, 1766, 1767, 1776, 1789, 1791, 1793. La Condamine décrit ainsi l'hiver de 1754 à 1755 dans les *Mémoires de l'Académie des sciences :* « Le Rhône était gelé à Avignon et à Arles ; le Languedoc et la Provence m'offraient encore, les premiers jours de février 1755, l'aspect du sommet des Cordillères du Pérou. Un Lapon ne se serait pas cru dépaysé. »

L'année 1766 eut de rudes gelées au mois de janvier et de février. La Seine gela à Paris par un froid de —12°,5; il y eut trente-deux jours de gelée à Viviers, et 37 à Montpellier. En 1768, le thermomètre descendit à Paris à —18° degrés. — L'hiver de 1776 fut extrêmement rude dans le Nord. Il commença à Paris le 9 janvier, et, pendant vingt-quatre jours de suite, jusqu'au 2 février, le thermomètre resta constamment au-dessous du terme de la glace. Le 29 janvier le froid atteignit son maximum, qui fut de — 20°,4. La Seine ne se prit que dans la nuit du 24 au 25 janvier, et la congélation du fleuve n'en occupa toute la largeur qu'en deçà du pont de la Tournelle et au delà du pont Royal. A Lyon, le froid atteignit le 1er février — 21 à — 22 degrés. Un rigoureux hiver, qui se renferma exclusivement dans la zone du nord, fut celui de 1783 à 1784. Le 29 décembre, le thermomètre de l'Observatoire de Paris indiqua, vers sept heures du matin, — 11°,2 et à six heures du soir, — 13 degrés. Le plus grand froid arriva le 30, à minuit et un quart; il égala — 18°,8. Les gelées durèrent soixante-neuf jours sans interruption.

L'hiver de 1789 gela nos rivières, nos ports de mer et la mer sur nos côtes; la masse des glaces intercepta la communication de Calais à Douvres, couvrit la Manche de deux lieues au large, obstrua les ports de ces parages et emprisonna les navires. Le froid, mêlé de neige, se montra tout à coup vers la fin de novembre 1788; il régna depuis, sauf quelques courtes interruptions, jusqu'au mois d'avril 1789. — En 1795, le thermomètre marqua à Paris — 23°,05 le 25 janvier, et il y eut quarante-deux jours consécutifs de gelée.

En 1802, au mois de janvier, le Midi essuya un froid de — 10°,3; le thermomètre de l'Observatoire de Paris marqua, le 15 janvier, — 15°,5; le 12 février 1803, il s'abaissa à — 15°,4. — L'hiver de 1811 maltraita beaucoup les oliviers; sa rigueur fit périr en outre jusqu'au sol les orangers des jardins d'Hyères. — L'hiver de 1820 produisit à Paris, — 14°,3; à Toulouse, — 13°,8; à Viviers, — 12 degrés; à Alais, — 12°,2; à Montpellier, — 11°,2; à Joyeuse, — 15 degrés; à Bordeaux, — 8°,8. En Provence, il fut encore plus rigoureux, car il atteignit à Marseille — 17°,6. — Pendant l'hiver de 1829 à 1830, des deux extrêmes connus, le plus faible s'est rencontré à Marseille, il a fourni — 10°,1; le plus fort, recueilli à Mulhouse, égalait — 28°,1.

Le Midi essuya, en 1838, un froid qui atteignit, dans le département de l'Ain, — 25 degrés. Tous les mûriers de ce département périrent. — L'hiver de 1840 à 1841 se concentra, au contraire, dans le Nord, où il fut long et très rigoureux. Il débuta le 27 novembre 1840 par des gelées de 2 à 3 degrés qui devinrent plus intenses à partir du 5 décembre. La Seine, très haute à cette époque, gelée sur ses deux rives dès le 14, et charriant de gros glaçons, se prit entièrement le 17 au-dessus du pont d'Austerlitz, au-dessous du pont de Saint-Cloud, et à Paris même, près du pont Royal; le dégel n'arriva que le 30 et le 31 décembre. La Seine était en pleine débâcle lorsque le froid recommença le 4 janvier, mais moins rude et moins prolongé que la première fois, car il ne dura que cinq ou six jours, et le thermomètre ne marqua que deux fois — 9 degrés et — 9°,4, excepté le 6, où il s'abaissa de nouveau à — 13°,1. Un nouveau dégel arriva le 10 janvier, mais il ne termina pas définitivement l'hiver, car, après des alternatives d'une température tour à tour froide ou tempérée, le vent s'étant remis au nord-est, le froid redevint intense du 31 janvier au 7 février ; la Seine charria pour la troisième fois, et le thermomètre retomba à — 9°,2 ; le dégel survint enfin le 9 février.

Enfin, en 1853, la Seine, qui n'avait pas été gelée depuis 1840, prise le 28 décembre, est restée gelée entre le Pont-Neuf et le Pont-Royal pendant une huitaine de jours. Le thermomètre est descendu à Paris jusqu'à — 14 degrés. A Lille il s'est abaissé le 25 décembre, à dix heures du soir, à — 16 degrés, et le 26, à sept heures du matin, à — 21 degrés ; à Amiens, il est tombé à — 15°,9 et à Rouen, à — 15°,5. Presque toutes les rivières de la France ont été gelées, la Loire, le Rhône, la Saône, etc. Dans le Midi, le froid a marqué à Toulouse, le 30 décembre, — 14 degrés ; à Nîmes et à Marseille, — 7 degrés ; à Montpellier, — 8 degrés ; à Bordeaux, — 10 degrés ; à Fontaine-Française (Côte-d'Or), — 21 degrés.

Le tableau suivant résume, d'après M. Arago, les maxima de froid observés à Paris de 1665 à 1823 :

	°
1665, 6 février	— 21,2
1709, 13 janvier	— 23,1
1716	— 18,7
1729	— 15,3
1742, 10 janvier	— 17,0
1747, 14 janvier	— 13,6
1748	— 15,3
1754, 8 janvier	— 14,1
1755	— 15,6
1767	— 15,3
1768	— 17,1
1771	— 13,6
1776, 29 janvier	— 19,1
1783, 30 décembre	— 19,1
1788, 31 décembre	— 22,3
1795, 25 janvier	— 23,5
1798, 26 décembre	— 17,6
1820, 11 janvier	— 14,3
1823, 14 janvier	— 14,6

Il y eut à Paris, en 1776, 25 jours consécutifs de gelée ; en 1783, 69 ; en 1795, 42 et en 1798, 32.

ART. IV. — Maxima de température.

Près de l'équateur et au niveau de la mer, jamais le thermomètre ne descend au-dessous de + 18° centigrades. Au fort Entreprise, le capitaine Back l'a observé à — 56°,7. Ces deux nombres diffèrent entre eux de 74°,7. On trouve des résultats beaucoup moins éloignés les uns des autres, si l'on compare les maxima de température. Les météorologistes du dernier siècle croyaient même qu'en été le thermomètre ne monte pas plus entre les tropiques que dans les régions polaires. Il suffit de jeter les yeux sur le tableau suivant pour voir combien cette opinion était erronée.

Lieux.	Latitude.	Températures maxima.	Observateurs.
Surinam	5° 38′ N.	32,3	Humboldt.
Pondichéry	11 55	44,7	Le Gentil.
Madras	13 45	40,0	Roxburgh.
Beit-el-Fakih	14 31	38,1	Niebuhr.
La Martinique	14 35	35,0	Chanvalon.
La Vera-Cruz	19 12	35,6	Orta.
Philæ (Égypte)	24 0	43,1	Coutelle.
Esné (Égypte)	25 15	47,4	Burckhardt.
Le Caire	30 2	40,2	Coutelle.
Bassora (Mésopotamie)	30 45	45,3	Beauchamp.
Catane	37 30	38,3	Schouw.
Palerme	38 8	39,7	Id.
Naples	40 52	38,7	Pilla.
Rome	41 54	38,0	Schouw.
Pavie	45 11	37,5	Id.
Cambridge (Massachusets)	42 25	33,5	Williams.
Padoue	43 18	36,3	Toaldo.
Pise	43 36	39,4	Schouw.
Nice	43 42	33,4	Id.
Cagliari	43 43	39,1	Id.
Lucques	43 51	38,1	Id.
Bologne	44 30	37,1	Id.
Turin	45 4	36,9	Id.
Vérone	45 26	35,6	Id.
Milan	45 28	34,4	Observatoire.
Paris	48 50	38,4	Arago.
Prague	50 5	35,4	Strnadt.
Amérique du Nord	55 0	30,5	Franklin.
Copenhague	55 41	33,7	Bugge.
Moscou	55 45	32,0	Stritter.
Nain (Labrador)	57 0	27,8	De La Trobe.
Stockholm	59 20	36,0	Ronnow.
Upsal	59 51	33,5	»
Pétersbourg	59 56	33,4	Euler.
Eyafiord (Islande)	66 30	20,9	Van Scheels.
Ile Meiville	74 45	15,6	Parry.
Port Elisabeth	69,59	16,7	Ross.
Amérique du Nord	65 30	20,0	Back.

On voit que les écarts entre les températures maxima sont moindres qu'entre les températures minima.

Voici quelques maxima observés sur divers points de l'Algérie :

	Température maxima.		Température maxima.
Milianah	36°	Constantine	40°
Médéah	38°	Mascara	41°
Sétif.............	38°	Alger	45°

M. Bertherand affirme même avoir constaté, aux environs de Tuggurt, en 1853, jusqu'à 52 degrés à l'ombre (1).

Au soleil, les maxima observés ont été :

		Observateurs.
Biskra....................	52°	M. Beylot.
Isly......................	62°	M. Philippe.
Orléansville..............	65°	MM. Dussourt et Barley.
Biskra....................	72°	M. E.-L. Bertherand.
Camp de l'Oued-Merdja (2)......	72°,5	M. Armand.

ART. V. — Maxima de température de l'atmosphère en pleine mer, loin des continents.

On est autorisé à conclure d'un très grand nombre d'observations que la température de l'atmosphère, en pleine mer et loin des continents, ne dépasse jamais 31° centigrades. Dans la mer Rouge, le capitaine Tuckey a trouvé :

A minuit....................	36°
Au lever du soleil..............	40°
A midi.................	44° à 45°

Cette observation tend à établir que la température peut s'élever dans le voisinage des côtes. Le tableau suivant résume les maxima de température observés en pleine mer et loin des continents (3) :

	Dates.	Longitude.	Températ.	Noms des observateurs.
Océan Atlantique..	1772, 14 août.....	14° 54' N.	+ 27,5	Bayley.
Mer du Sud.	1773, 16 août.....	17 46 S.	+ 28,9	Bayley.
Océan Atlantique..	1774, 23 mai.	4 5 N.	+ 28,3	Bayley.
Océan Atlantique..	1772, 13 août.....	14 50 N.	+ 28,6	Wales.
Océan Atlantique..	1775, 22 juin.	11 12 N.	+ 29,2	Wales.
Océan Atlantique..	1785, 29 septembre.	0 0	+ 26,3	Lamanon.
Océan Atlantique..	1788, novembre.	0 58 S.	+ 27,2	Churruca.

(1) *Médecine et hygiène des Arabes*, Paris, 1855, p. 151.

(2) Gorge de la Chiffa, à 75 mètres au-dessus de la rivière, par le sirocco.

(3) *Ann. du Bureau des longitudes pour* 1825, p. 178.

Océan Atlantique..	1791,	6 novembre.	9 16 N.	+ 28,4	Dentrecast.
Mer des Moluques..	1792,	27 octobre. .	10 42 S.	+ 30,6	Dentrecast.
Mer des Moluques..	1793,	2 août.....	0 3 S.	+ 29,7	Dentrecast.
Océan Atlantique. .	1800,	mars. ...	0 33 S.	+ 27,7	Perrins.
Mer du Sud.......	1803,	février....	0 11 N.	+ 28,0	Humboldt.
Océan Atlantique..	1816,	16 mars.....	4 21 N.	+ 27,8	John Davy.
Océan Atlantique..	1816,	11 mai.	4 43 N.	+ 27,5	Lamarche.
Mer de la Sonde....	1816,	20 juin.....	5 38 N.	+ 29,4	Basil Hall.
Mer de la Chine...	1816,	3 juillet....	13 29 N.	+ 29,1	Basil Hall.
Grand Océan......	1816,	7 août.....	2 10 N.	+ 28,1	John Davy.
Océan Atlantique. .	1816,	13 octobre...	5 38 S.	+ 29,1	Lamarche.
Méditerranée......	1818,	3 août	39 12 N.	+ 29,2	Gauttier.
Méditerranée......	1819,	24 juin.....	38 46 N.	+ 29,0	Gauttier.
Mer Noire........	1820,	23 juin.	44 42 N.	+ 29,4	Gauttier.

ART. VI. — Exemples d'étés très chauds.

Les grandes chaleurs nuisent moins aux récoltes et font moins souffrir les populations que les grands froids, aussi se conservent-elles moins dans leur souvenir. De là la pénurie relative de documents sur les chaleurs exceptionnelles. Voici les maxima de température observés à Paris (1) :

	Maximum de chaleur.
1705, 6 août.................	+ 33,8
1706, 8 août	+ 35,3
1753, 7 juillet..............	+ 35,6
1754, 14 juillet.............	+ 35,0
1775........................	+ 34,7
1793 { 8 juillet..............	+ 38,4
1793 { 16 juillet.............	+ 37,3
1800, 18 août................	+ 35,5
1802, 8 août.................	+ 36,4
1803........................	+ 36,7
1808, 15 juillet.............	+ 36,2
1818, 24 juillet.............	+ 34,5

En 1822, les moyennes de chacun des mois de l'été furent très supérieures à la moyenne générale dans le nord et dans le midi de la France. A Alais, la sécheresse fut extrême, car au printemps il ne tomba pas une goutte d'eau du 8 mars au 14 avril, et l'on sait que les pluies d'été sont fort rares dans la région méditerranéenne.

A Paris, l'été de 1842 fut aussi très chaud ; les moyennes des trois

(1) *Annuaire du Bureau des longitudes pour* 1825, p. 266.

mois furent les suivantes : juin, 20°,4 ; juillet, 19°,3 ; août, 22°,5 ; températures très élevées si on les compare aux moyennes des mois correspondants. Le 18 de ce mois, le thermomètre s'élève à 37°,2, degré qu'il n'avait pas atteint depuis 1793, et il ne tomba que 65 millimètres d'eau, c'est-à-dire 107 millimètres moins que dans l'été moyen.

En 1852, le thermomètre monta à 34°,5 le 20 juillet; c'est le maximum de chaleur qu'il y ait eu à Paris pendant l'été de cette année. Le 11, on avait eu 33°,8 ; le 26, le thermomètre était descendu à 28°,1. Le mois d'août vit descendre la température de plusieurs degrés. Dans le Midi, les observations thermométriques n'accusèrent qu'une différence d'un degré sur le Nord. A Marseille, le 18 juillet, le maximum de chaleur s'éleva à 35°,7 ; à Toulon, le 19, il atteignit 35°,9.

CHAPITRE IV.

TEMPÉRATURE DES DIVERS POINTS DU GLOBE.

ART. Ier. — Détermination de la température annuelle moyenne.

Pour déterminer la température annuelle moyenne, on prenait autrefois la demi-somme du maximum et du minimum observés pendant l'année. C'est ainsi que procédaient encore Maraldi, Lahire, Muschenbroek, Celsius, Mairan et Réaumur. On a compris tout ce que laissait à désirer cette méthode qui, en 1777 avait conduit Cotte à admettre pour la température annuelle moyenne de Toulon 25°,6, tandis qu'elle est en réalité de 10 degrés plus bas.

Entre 46 et 48 degrés de latitude nord, la seule époque du coucher du soleil donne une température moyenne qui diffère à peine de quelques dixièmes de degré, de celle qui se déduit des observations combinées du lever du soleil et de 2 heures après midi. Dans nos climats, la température de 8 ou 9 heures du matin représente assez exactement la moyenne de l'année. Voici le résultat de trois années d'observations faites à Paris (1).

(1) Voy. *Annuaire du Bureau des longitudes pour 1822.*

MOIS.	1816 Moyennes des mois.	1816 Moyennes de 9 h.	1817 Moyennes des mois.	1817 Moyennes de 9 h.	1818 Moyennes des mois.	1818 Moyennes de 9 h.
	°	°	°	°	°	°
Janvier	2,6	2,4	5,0	4,2	4,3	4,2
Février......	2,0	1,4	6,9	6,7	3,9	3,2
Mars........	5,6	5,6	6,3	6,5	6,5	6,7
Avril........	9,9	11,1	7,3	8,4	11,4	11,7
Mai..........	12,7	13,7	12,4	13,2	13,7	15,1
Juin.........	14,8	15,8	17,8	19,6	19,2	20,9
Juillet.......	15,6	16,3	17,1	18,8	20,1	21,9
Août........	15,5	17,0	16,4	17,7	18,2	19,4
Septembre...	14,1	14,5	16,9	17,1	15,7	16,7
Octobre......	11,8	11,2	7,3	6,7	11,7	10,8
Novembre....	4,1	3,7	9,6	8,0	9,1	8,1
Décembre....	3,7	3,0	2,6	1,5	2,1	1,3
Moyennes....	9,3	9,6	10,5	10,7	11,3	11,7

Dans l'hémisphère nord, en général le jour le plus froid correspond au 14 janvier, le plus chaud au 26 juillet. Les 24 avril et 21 octobre représentent la moyenne de l'année, d'après de nombreuses observations faites entre les parallèles d'Abuscheher, en Perse, latitude 28° 15′ et d'Enontekies, en Laponie, latitude 68° 50′. Le tableau suivant résume, pour un certain nombre de localités, la température de l'année et celle du mois d'octobre.

Lieux.	Températ. moyenne. de l'année.	Températ. moyenne. d'octobre.	Lieux.	Températ. moyenne. de l'année.	Températ. moyenne. d'octobre.
Caire........	22,4	22,4	Dublin.......	9,5	9,3
Alger.......	21,1	22,3	Edimbourg....	8,8	9,0
Natchez......	18,2	20,2	Göttingue....	8,3	8,4
Rome.......	15,8	16,7	Stockholm....	5,7	5,8
Cincinnati....	12,1	12,7	Québec......	5,6	6,0
New-York....	12,1	12,5	Abo..........	4,6	5,0
Pékin.......	12,7	13,0	Uméo.........	0,7	3,2
Londres.....	10,2	11,3	Cap Nord.....	0,0	0,0
Paris........	10,6	11,3	Enontekies....	— 2,8	— 2,5
Genève......	9,6	9,6	Nain........	— 3,1	+ 0,6

ART. II. — Limite des variations des températures annuelles et mensuelles moyennes dans nos climats.

La température annuelle moyenne de Paris, de 1806 à 1826, a été de 10°,8. Parmi les 21 moyennes annuelles, la plus élevée a surpassé la moyenne générale de 1°,3 ; la moins élevée s'est trouvée au-dessous de la moyenne générale, de 1°,4. Pour les mois au contraire, il existe une différence de 4 à 5 degrés entre les moyennes partielles et les moyennes générales. Si l'on compare les températures extrêmes de chaque mois aux températures moyennes ou normales de tous les autres, on constate les résultats ci-après : le mois de janvier est quelquefois aussi tempéré que le mois de mars moyen ; le mois de février ressemble quelquefois à la seconde quinzaine moyenne d'avril ou à la première quinzaine moyenne de janvier ; le mois de mars ressemble quelquefois au mois d'avril moyen ou à la seconde quinzaine moyenne de janvier ; le mois d'avril n'arrive jamais à la température du mois de mai ; le mois de mai est assez souvent, en moyenne, plus chaud que certains mois de juin ; le mois de juin est quelquefois, en moyenne, plus chaud que certains mois de juillet ; le mois de juillet est quelquefois, en moyenne, moins chaud que certains mois d'août ; le mois d'août est quelquefois, en moyenne, légèrement plus froid que certains mois de septembre ; le mois de septembre est quelquefois, en moyenne, plus froid que certains mois d'octobre ; le mois d'octobre peut être, en moyenne, de près de 3 degrés plus froid que certains mois de novembre ; le mois de novembre peut être, en moyenne, de 5°,5 plus froid que les mois les plus chauds de décembre ; le mois de décembre peut être, en moyenne, de 7 degrés plus froid que le mois de janvier (1).

ART. III. — Rapports de la température de l'atmosphère avec celle de l'intérieur de la terre.

La température intérieure du globe se mesure soit sur celle des souterrains, soit sur celle des sources. Mais ce genre d'observations est rès susceptible d'erreurs, si l'on ne donne pas l'attention la plus minutieuse aux circonstances locales qui peuvent altérer les résultats. L'air refroidi s'accumule dans les cavernes qui communiquent avec l'atmosphère par des ouvertures perpendiculaires. L'humidité des rochers abaisse la température par l'effet de l'évaporation. Des cavernes peu profondes s'échauffent plus ou moins suivant la couleur, la densité et le mélange des couches pierreuses dans lesquelles la nature les a creusées. Les sources indiquent un trop grand abaissement de température, si elles descendent avec rapidité d'une hauteur considérable sur des couches inclinées. Il y en a sous la zone torride et dans nos climats, dont la température ne varie pas, durant toute l'année, de deux ou trois

(1) *Annuaire du Bureau des longitudes pour* 1846, p. 580.

dixièmes de degré : d'autres n'indiquent la température moyenne de la terre que lorsqu'on les examine de mois en mois, et qu'on prend la moyenne de toutes les observations.

Du cercle polaire à l'équateur, et du dos des montagnes vers les plaines, l'accroissement progressif de la chaleur des sources diminue avec la température moyenne de l'air ambiant. La température de la terre est à Vadso en Laponie (latit. 70°), de 2°,2 ; à Berlin (lat. 52° 31′), de 9°,5 ; à Paris (lat. 48° 50′), de 12° : au Caire (lat. 30° 2′), de 22°,5. Dans l'Amérique équinoxiale, M. de Humboldt a trouvé, dans les plaines, de 25 à 26 degrés. Voici des exemples de décroissement du calorique dans l'intérieur de la terre, depuis les plaines jusqu'à la cime des montagnes. En Suisse, près de Zurich, la source d'Utliberg (467 mètres), est à 9°,4 ; celle du Roffboden sur le Saint-Gothard (2136 mètres), à 3°,5. Entre les tropiques, M. de Humboldt a trouvé la source voisine de Cumanacoa (350 mètres), à 22°,5 ; celle de Monferrate, au-dessus de Santa-Fé de Bogota (3256 mètres), à 15°,5 ; dans la mine de Hualgayoc, au Pérou (3585 mètres), la température était de 11°,8. Dans les plaines et jusqu'à 1000 mètres de hauteur, entre les parallèles de 40 à 45 degrés, la température moyenne de la terre est à peu près égale à celle de l'air ambiant ; mais les observations très précises de Léopold de Buch et Wahlenberg tendent à prouver que, dans les hautes latitudes, comme vers la cime des Alpes suisses, au delà de 1400 à 1500 mètres de hauteur, les sources de la terre sont de 3 degrés plus chaudes que l'air (1).

Zone de 30° à 55°.	Température de l'air.	Intérieur de la terre.
Le Caire, lat. 30° 2′.....	22,6	22,5
Natchez, lat. 31° 28′. ...	18,2	18,3
Charleston, lat. 33°......	17,3	17,5
Philadelphie, lat. 39° 56′.	11,9	11,2
Genève, lat. 46° 12′.....	9,6	10,4
Dublin, lat. 53° 21′......	9,5	9,6
Berlin, lat. 52° 31′......	8,5	9,6
Kindal, lat. 54° 17′......	7,9	8,8
Keswick, lat. 54° 33′.....	8,9	9,2
Zone de 55° à 70°.		
Carlscrone, lat. 56° 6′....	7,8	8,5
Upsal, lat. 59° 51′.......	5,5	6,5
Uméo, lat. 63° 50′.......	0,7	2,9
Vadso, lat. 70°.........	—1,3	2,2

(1) A. de Humboldt, *Mélanges de géologie et de phys. gén.*, trad. franç., par M. Galuski, Paris, 1854, t. I, p. 322.

A Enontekies, par 68° 1/2 de latitude, la différence entre les températures moyennes de la terre et de l'air s'élève à 4°,3. Des différences analogues s'observent sur le dos des Alpes, au-dessus de 1400 mètres d'altitude.

ART. IV. — Isothermes, isothères, isochimènes.

M. de Humboldt est le premier qui ait réuni par des lignes les divers points du globe, situés dans le même hémisphère et ayant une égale température annuelle moyenne. Ce système de courbes auquel il a donné le nom de lignes *isothermes* et qui fait époque en météorologie, a servi de base aux lois de la distribution géographique de la chaleur à la surface de la terre. Depuis lors, et à mesure que les observations se sont multipliées, Kaemtz, Berghaus, Johnston et Petermann ont successivement essayé de compléter l'œuvre du maître. Les travaux de ces divers auteurs ont à leur tour servi de point de départ à notre *Carte physique et météorologique du globe terrestre.*

En réunissant par des lignes analogues les divers points d'un même hémisphère ayant même température moyenne d'été ou d'hiver, on obtient un système de courbes auquel M. de Humboldt a donné le nom de lignes *isothères* et de lignes *isochimènes.* Dans l'hémisphère boréal, les isochimènes s'abaissent vers le sud à mesure qu'elles s'éloignent de la côte occidentale de l'Europe, en marchant vers l'Orient, tandis que les isothères s'élèvent vers le pôle à mesure qu'on les suit d'occident en orient; les moyennes estivales ne sont les mêmes, à latitude égale, que dans l'intérieur du continent.

Les 524 stations mentionnées dans les tables ci-après forment une série déterminée par les chiffres qui représentent la température moyenne de l'année. Les saisons sont celles qui sont usitées en météorologie ; c'est-à-dire que l'hiver est représenté par décembre, janvier et février, et ainsi de suite. Dans la colonne des altitudes, le tiret — indique que la localité est située au niveau de la mer. Nos tables résument : 1° les 422 stations données par Mahlmann dans sa traduction allemande de l'*Asie centrale ;* 2° les additions faites par M. le professeur Dove, de Berlin, et publiées par M. de Humboldt dans ses *Mélanges de géologie et de physique générale* (1); 3° enfin de nombreuses additions basées sur nos recherches personnelles.

(1) Voy. Traduction française par M. Galuski. Paris, 1854.

TABLEAU SYNOPTIQUE

DE LA TEMPÉRATURE MOYENNE SUR 524 POINTS DU GLOBE, 1° PENDANT L'ANNÉE; 2° PENDANT LES DIVERSES SAISONS; 3° PENDANT LES MOIS LES PLUS FROIDS ET PENDANT LES MOIS LES PLUS CHAUDS.

LIEUX.	LATITUDE géographique.	LONGITUDE orien. ou occid. à partir du méridien de Paris.	Hauteur au-dessus du niv. de la mer.	TEMPÉRATURE MOYENNE de l'année.	de l'hiver.	du printemps.	de l'été.	de l'automne.	du mois le plus froid.	du mois le plus chaud
			m.	°	°	°	°	°	°	°
Ile Melville	74° 47' N.	113° 8' O.	—	—18,7	—33,5	—19,5	2,8	—18,0	—33,8 Févr.	5,8 Juil.
Oustjansk (Sibérie)	70 53 »	133 22 E.	—	—16,6	—38,4	—14,7	9,2	—23,9	—40,3 Janv.	13,7 »
Ile Igloolik	69 19 »	84 23 O.	—	—16,6	—29,7	—16,8	1,7	—14,0	—33,5 Déc.	3,9 »
Port Bowen	73 14 »	91 13 »	—	—15,8	—31,7	—21,0	2,7	—11,9	—33,8 »	3,8 »
Baie Assistance (Am. sept.)	74 40 »	91 56 »	—	—15,8	—32,6	—18,0	2,2	—14,8	—34,3 Fév.	2,7 »
Wolstenholme (Groënl.)	76 33 »	66 36 »	—	—15,8	—33,7	—18,6	3,3	—14,2	—36,7 »	4,7 »
Boothia Félix	70 2 »	94 10 »	—	—13,7	—33,2	—20,7	3,4	—12,4	—35,6 »	5,1 »
Ile Winter	66 11 »	83 31 »	—	—14,0	—29,1	—14,2	1,7	— 8,0	—31,1 »	2,7 Août.
Port Hope (Amér. sept.)	66 32 »	89 16 »	—	—13,2	—31,7	—15,4	4,4	—10,0	—34,1 Janv	6,7 Juil.
Fort Confidence	66 54 »	121 9 »	...	.....	—32,0	.....	...	.....	—34,0 »	10,5 »
Nijnei Kolymsk	68 32 »	158 34 E	—	.....	—32,4	— 8,2	...	—17,5	—35,1 »	....
Fort Enterprise	64 28 »	115 26 O.	253	.....	—30,9	—13,2	...	— 7,3	—34,2 Déc.	....
Jakoutsk	62 1 »	127 21 E.	87	—11,0	—38,2	— 9,5	14,7	—11,0	— 1,8 Janv.	17,0 Juil.
Nouvelle Zemble	70 37 »	53 27 »	—	— 9,4	—16,0	—13,9	2,0	— 7,9	—23,7 Mars.	3,1 Août.
Korennoje Filipowskoje	71 5 »	116 13 »	—	— 8,4	—19,0	—11,8	7,3	6,3	—22,1 Févr.	5,0 »
Yukon	66 »	144 40 O.	38	— 8,4	—31,0	— 9,9	15,4	— 8,1	—32,7 Janv.	18,7 Juil.
Fort Franklin	65 12 »	123 33 »	68	— 8,2	—27,2	—10,0	10,2	— 6,0	—30,2 »	11,2 »
Fort Reliance	62 46 »	109 1 »	107	.....	—29,1	—10,7	...	.....	—31,7 »	....
Spitzberg	80 N.	14 E.	—	.....	.....	.....	3,4	.....	....	4,6 Juil.
Mer du Groënland	78 »	p. du Spitzb.	—	— 7,7	.....	— 9,4	1,4	.....	....	2,8 »
Nouvelle-Zemble	73 57 »	52 28 E.	—	— 7,3	—14,1	—10,3	4,2	— 7,4	—17,2 Nov.	5,3 »
Mer du Groënland	72 »	21 O.	—	.....	.....	.....	1,4	.....	....	1,8 Août.
Churchill	59 2 »	90 50 O.	—	— 7,2	—27,8	— 7,6	11,2	— 4,7	—31,4 Janv.	11,0 »
Hebron (Labrador)	58 »	66 »	...	— 5,3	—18,8	— 7,7	6,1	— 0,8	—20,7 Fév.	9,5 Août.
Oudskoi	54 30 »	134 53 E.	—	— 4,6	—27,8	— 5,1	14,9	— 2,7	—29,7 Déc.	16,1 Juil.
Nain (Labrador)	57 10 »	64 10 O.	—	— 3,8	—18,3	— 6,1	7,5	1,6	—20,6 Janv.	9,9 Août.
Nertschinsk	51 53 »	114 9 E.	563	— 3,7	—26,3	— 1,1	16,2	— 3,3	—29,5 »	17,9 Juil.
Ajansk	56 27 »	138 6 »	—	— 3,6	—18,7	— 4,2	10,8	— 2,0	—20,9 »	12,6 »
Fort Simpson	62 11 »	123 52 O.	78	— 3,5	—23,5	— 2,8	13,1	— 2,8	—24,8 »	17,5 Juin.
Fort York	57 0 »	90 6 »	—	— 3,3	—19,2	— 7,1	12,3	0,8	—21,4 Févr.	13,3 Juil.
Enontekies	68 40 »	20 0 E.	433	— 2,7	—17,0	— 3,9	12,6	— 2,7	—17,8 Janv.	14,3 »
St. Maria (Stello)	46 31 »	8 4 »	2480	— 2,7	—10,8	— 4,6	7,5	— 3,0	—12,5 »	9,4 »
Tobolsk	58 11 »	65 56 »	35	— 2,4	—19,8	.....	14,0	.....	....	....
Godthaab	64 10 »	54 2 O.	...	— 1,9	—10,0	— 2,9	6,0	— 0,6	—10,6 Janv.	6,5 Juil.
St. Bernard	45 50 »	4 43 E.	2491	— 1,3	— 8,5	— 2,5	6,3	— 0,9	— 9,2 »	6,8 »
Bogoslowsk	59 44 »	57 40 »	156	— 1,3	—18,1	— 1,3	16,0	— 1,3	—19,1 Déc.	18,9 »
St. Gotthard	46 33 »	6 14 »	2093	— 0,8	— 7,6	— 2,7	6,7	0,0	— 8,4 Févr.	7,5 Août.
Iakoutsk	52 16 »	101 38 »	409	— 0,7	—18,5	0,6	16,1	— 0,9	—21,2 Janv.	17,0 Juil.
Haapakyla (Suède)	65 27 »	21 27 »	...	— 0,5	—14,2	— 2,3	14,4	0,1	—15,9 »	16,4 »
Slatoust (Oural)	55 11 »	57 32 »	320	— 0,3	—16,2	— 0,2	15,0	0,0	—18,0 »	17,0 »
Eyafiordur	65 40 »	22 0 O.	—	0,0	— 6,2	— 2,2	7,7	1,4	— 7,6 Déc.	8,3 »
Cap-Nord (Norwége)	71 10 »	23 30 E.	—	0,1	— 4,6	— 1,3	6,4	— 0,1	— 5,5 Janv.	8,1 »
Tara	56 53 »	72 4 »	—	0,1	—20,8	0,1	20,6	— 0,4	—22,9 »	22,6 »
Katarinenbourg	56 48 »	58 15 »	230	0,4	—15,4	1,0	15,9	0,7	—16,8 »	18,0 »
Barnaul	53 19 »	81 43 »	117	0,5	—17,6	0,8	18,1	0,2	—20,1 »	20,0 »
Schneekoppe	50 44 »	13 24 »	1598	.....	.....	.....	8,1	.....	....	9,0 »
Uleaborg	65 3 »	23 6 »	—	0,77	—11,1	— 2,7	14,3	— 2,2	—13,5 Janv.	16,4 »
Obir	46 37 »	12 0 »	2040	0,7	— 5,2	— 1,6	8,4	1,2	— 6,1 Mars.	10,3 Juin.
Alten	69 58 »	21 23 »	—	0,8	— 7,5	— 1,3	11,1	0,8	— 9,2 Févr.	12,4 Août.
Archangel	64 32 »	38 13 »	—	0,8	—12,7	— 0,4	13,9	1,9	—13,9 Janv.	15,6 Juil.
Oust-Sisolsk	61 40 »	48 33 »	—	0,8	—13,7	0,6	15,0	1,3	—15,6 »	16,6 »
Brocken	51 48 »	8 17 »	1136	1,3	— 6,4	— 0,1	9,1	2,6	— 8,1 »	9,5 Août.
Vent	46 52 »	8 35 »	1880	1,3	— 7,4	— 0,4	12,4	0,3	— 8,1 Févr.	12,7 Juil.
Nijnei Taguilsk	57 56 »	57 48 »	—	1,9	—15,4	2,5	19,1	1,6	—17,5 Janv.	21,1 »
Carloe	65 0 »	23 30 »	—	2,0	— 9,4	— 0,2	14,5	3,4	—11,0 »	16,3 »
Petropawlowsk	53 0 »	156 19 »	—	2,0	— 7,1	— 0,3	12,6	3,1	....	....
Umea	63 50 »	17 56 »	—	2,1	—10,2	0,6	14,1	3,1	—11,3 Janv.	16,2 Juil.
Kasan	55 47 »	46 47 »	...	2,1	—14,5	2,6	17,1	2,6	—16,5 »	18,6 »
Hernosand	62 38 »	15 53 »	—	2,3	— 8,1	0,2	13,4	3,6	— 8,7 »	14,8 »
Wologda	59 14 »	37 33 »	—	2,7	— 9,9	1,3	16,9	2,6	—10,6 Févr.	17,9 »
Orenbourg	51 43 »	52 46 »	71	2,8	—12,8	4,3	9,1	0,6	—14,4 Janv.	20,2 »
Nijnei Nowgorod	56 20 »	41 41 »	...	3,1	—10,4	3,8	17,6	1,1	—14,3 Déc.	20,7 »
Worro	63 9 »	19 39 »	—	3,4	— 8,0	2,0	15,6	3,9	— 9,3 Janv.	17,5 »
St-Petersbourg	59 56 »	27 59 »	—	3,4	— 8,4	1,8	15,8	4,3	— 9,3 »	17,1 »
St-Jean (Terre-Neuve)	47 34 »	54 58 O.	12	3,5	— 4,9	0,2	12,2	6,3	— 6,2 Févr.	14,4 Août.

LIEUX.	LATITUDE géographique.	LONGITUDE orient. ou occid. à partir du méridien de Paris.	Hauteur au-dessus du niv. de la mer.	TEMPÉRATURE MOYENNE de l'année.	de l'hiver.	du printemps.	de l'été.	de l'automne.	du mois le plus froid.	du mois le plus chaud.
Helsingfors	60° 10′ N.	22° 41′ E.	m.	°	°		°	°		°
Reikjavik (Islande)	64 8 »	21 16 O.	—	3,7	— 6,4	1,2	14,8	5,3	— 8,4 Janv.	16,0 Juill.
Fellin	58 22 »	22 18 E.	—	4,0	— 1,6	2,4	12,0	3,3	— 2,1 Févr.	15,5 »
Unluk (Amér. russe)	53 52 »	168 45 »	—	4,0	— 5,6	2,9	14,4	4,6	— 6,6 Janv.	15,5 »
Williamstown	44 7 »	74 52 O.	...	4.1	— 0.1	2,2	10,5	3,7	— 1,1 Déc.	15,5 Août.
Faloun (Suède)	60 39 »	13 25 E.	487	4.1	— 8,7	3,3	16,4	5,3	— 9,2 Janv.	17,8 Juil.
Moskou	55 46 »	35 17 »	126	4,4	— 5,5	3,2	14,6	5,3	— 7,4 »	15,8 »
Haller Salzberg	47 18 »	9 7 »	170	4,5	— 9.1	4,6	17,9	4,4	—10,0 »	19,2 »
Fort Mackinak	43 51 »	87 23 O	1472	4,4	— 2,7	2,5	11,7	6,2	— 2,9 »	12.3 Juin.
Fort Brady	46 39 »	87 16 »	—	4,4	— 7,3	2.7	16.0	6,4	— 8,9 Févr.	17,4 Juil.
Hannover (Amér. du N.)	43 40 »	74 30 »	181	4,5	— 7,7	3,5	16,5	6,1	— 8,8 »	17,9 »
Abo	61 27 »	19 57 E.	...	4.5	— 8,8	3,4	17,4	6,3	....	....
Houlton	46 8 »	70 9 O.	—	4.6	— 5,4	2,6	15,7	5,4	— 6.1 Janv.	17,6 Juil.
Gorigoretsk	54 30 »	28 5 E.	195	4,6	— 8.8	4,2	17.2	6,2	— 9,6 »	18,4 »
Antisana	0 14 »	81 5 O.	156	4,7	— 7.2	4.0	16,9	5,9	— 9,6 »	18,0 »
Christiania	59 54 »	8 23 E.	3993	4.9	— 3,5	4,9	5,7	5,6	2,9 Févr.	6,2 »
Orel	52 58 »	55 46 »	—	5,0	5,5	4,0	15,6	5,8	— 5,9 Janv.	16,1 »
Tambow (Russie)	52 47 »	39 8 »	—	5 0	— 8,9	5,6	18,9	6,1	— 9,9 »	20,5 »
Koursk	51 44 »	53 54 »	62?	5,0	— 9,1	8,5	18,5	2,5	—10,5 »	20,1 »
Port Famine	53 38 S.	73 14 O.	—	5,0	— 8,0	4,4	18,0	5,8.	— 8,8 »	19,3 »
Upsal	59 52 N	13 18 E.	—	..	— 1,4	...	...	5,7	0,6 »	16,2 Juil.
Dorpat	58 23 »	24 23 »	—	5,1	3,9	3,3	15,1	6,1	— 5,1 »	
Newbury	41 9 »	81 23 O.	64	5,2	— 4,1	4,0	16,8	5,3	— 6,8 »	....
Sœndmœr (Norwége)	62 30 »	4 0 E.	48	5,2	— 7,5	4,9	18,7	8,4	— 8,4 »	17,5 Août.
Drontheim	63 25 »	8 2 »	—	5,3	— 2,7	4,0	15,3	6,5	— 4,4 »	19,8 Juil.
Québec	46 49 »	73 36 O	...	5.4	— 2 4	4,5	13.4	4,7	— 4,9 »	14,3 »
Stockholm	59 21 »	15 45 E.	—	5,5	— 9,9	3,8	20,2	7,8	—11,6 »	14,2 Août.
Pompey (États-Unis)	42 56 »	78 23 O	40	5,6	— 5,6	3.5	16,1	6,5	— 4,5 »	[illegible]
Cuba (New-York)	42 20 »	80 20 »	390	5,6	— 6,2	4.8	17,5	6,1	— 6,6 »	17,6 »
Eastport (États-Unis)	44 54 »	69 16 »	465	5,6	— 5,9	4,4	17,3	6,5	....	18,7 »
Mitau	56 39 »	21 24 E.	—	6.0	— 4.6	4,6	16,0	8,1	— 5,4 Janv.	....
Fort Winnebago	43 33 »	91 18 O.	—	6,1	— 4,1	4,9	16,7	6,6	— 5,5 »	17,4 Juil.
Cazenovia	42 55 »	78 6 »	—	6,1	— 7.9	6,9	19,0	6,6	— 8,6 Févr.	17,5 »
Riga	56 57 »	24 46 E.	384	6.1	— 5.8	5.4	17,9	7,1	— 6,4 »	20,5 »
Kœnigsberg	54 43 »	18 10 »	—	6,2	— 4,0	4,9	16,8	7,6	— 5,2 Janv.	19,2 »
Arys	53 48 »	19 47 »	—	6,2	— 5,5	5,5	15,9	6,7	— 4,2 »	17,5 »
Saratow	51 31 »	43 46 »	146	6,2	— 4,3	5,3	16,6	6,8	— 5,5 »	17,0 »
Tepl (Couvent, Bohême)	49 58 »	10 35 »	—	6,2	— 8,2	6,7	21,4	7,1	—10,3 »	17,0 »
Fort Wilkins	47 27 »	90 20 O.	643	6,2	— 2,7	5,8	15,0	6,7.	— 4,1 »	....
Halifax (Nouv.-Écosse)	44 39 »	65 37 »	—	6.2	— 4,9	6.8	16.9	6,6	— 6,3 Déc.	15,5 Juil.
Carlstadt (Suède)	59 25 »	11 10 E.	—	6.2	— 4.4	2,9	17,2	9,0	— 5,2 Janv.	18,4 Août.
Nouvelle-Archangel	57 3 »	137 38 O	52	6.3	— 2,7	4,7	16,2	6,9	— 5,6 »	19,2 Juil.
Cherry-Balley	42 48 »	77 7 »	—	6,3	1,0	4,7	12,5	6,3	0,8 Déc.	17,5 »
Homer	42 38 »	78 31 »	407	6,3	— 5,6	5,4	18,5	7,0	— 6,7 Févr.	12,3 Août.
Tilsit	55 4 »	19 35 E.	355	6.3	— 5,1	5 6	17,8	7,1	— 6,4 »	19,6 Juil.
Rehberg	49 6 »	11 7 »	—	6,4	— 3.8	5,7	16,5	7,2	— 5,5 Janv.	18,8 »
Potsdam (New-York)	44 40 »	77 20 O.	818	6.4	— 2,5	5,8	15,5	6,8	— 5,9 »	17,2 »
Fairfield	43 5 »	77 15 »	120	6.4	— 6,7	6.1	19.1	7,4	— 7,4 Févr.	16.0 »
Wilna	54 41 »	22 58 E.	360	6.4	— 6.0	5,7	18.5	7,8	— 6 6 »	20,2 »
Hohen-Peiszenberg	47 48 »	8 41 »	117	6,5	— 5.8	5,8	17,4	6,6	— 6,6 Janv.	19,0 »
Oneida-Conferenz	42 55 »	78 6 O	974	6.5	— 1,2	5,9	14.5	6,8	— 2.5 »	19,0 »
Memel	55 43 »	18 18 E.	390	6.5	— 3,6	5.7	18.9	7,0	— 6,0 Févr.	14,8 »
Lead-Hills (Écosse)	55 25 »	6 8 O.	—	6,6	— 2,7	5,0	16,4	7,8	— 3,6 Janv.	19.4 »
Charkow	50 »	34 E	390	6.6	0.2	6,4	15.1	6,5	— 0,2 »	17.0 »
Tegernsee	47 42 »	9 23 »	—	6.6	— 6.5	5,6	18.9	6.1	— 9,9 »	14.0 »
Lowville	43 47 »	77 53 O.	735	6.6	— 1 9	5.7	15,5	7,5	....	20,5 »
Hof (Franconie)	50 19 »	9 37 E.	245	6,6	— 5.9	5,7	18,6	8,0	— 6,9 Janv.	....
Lemberg	49 51 »	41 42 »	493	6.7	— 1.5	5,4	15,4	7,4	— 5.5 »	20,1 Juil.
Montréal	45 31 »	75 55 O	?	6.7	— 4,1	6,6	16,7	7,6	— 5.5 »	16,2 »
Williamstown	42 45 »	73 35 »	...	6,7	— 8,2	6,3	20,4	8,2	— 9,7 »	17.5 »
Oxford (Amér. du Nord)	42 28 »	77 52 »	502?	6.7	— 5,9	5,1	18.2	8,7	....	21,7 »
Genkingen (Souabe)	48 25 »	6 50 E.	292	6.7	— 5,4	6,2	18,7	7,5	— 6,1 Févr.	....
Toronto	43 39 »	81 41 O	780	6,8	— 1,6	6,8	14,8	7,1	— 4,1 Janv.	19,8 Juil.
Wexio	56 53 »	12 23 E.	105	6-8	— 3,9	4,9	18,0	8,1	— 4,8 Févr.	15,7 »
Braunsberg	54 19 »	47 51 »	146	6,9	— 2,5	5,5	17,7	7,1	— 2,8 Janv.	19,1 »
Hohenelb (Bohême)	50 38 »	15 14 »	—	6,9	— 3,8	6,0	15,8	7,4	— 5,5 »	18,9? »
Bath (Amér. du Nord)	43 54 »	72 8 O.	458	6.9	— 2,5	4,2	16,2	7,5	— 3,9 »	16,5 Août.
Concord	43 12 »	73 49 »	...	6,9	— 4,9	5,3	18,5	8;7	— 5,2 »	16,8 Juil.
Fayetteville	42 58 »	73 2 »	...	6,9	— 5,2	5,9	18,6	8,5	— 6,0 »	20,4 »
Hohenfurth	48 37 »	12 34 E.	...	6,9	— 6,2	6,0	18,9	8,0	— 7,5 »	19,5 »
Cambridge (Washington)	43 4 »	73 45 O	563	7,0	— 3,1	7,3	16,9	7,1	— 4,5 »	19,6 »
Unst	60 45 »		...	7,0	— 3,4	6,3	19,1	7,9	— 6,6 Févr.	17,5 Août.
				7,0	— 3,7		11,4		— 2.8 Déc.	20,4 Juil.
										12,4 Août.

LIEUX.	LATITUDE géographique.	LONGITUDE orien. ou occid. à partir du méridien de Paris.	Hauteur au-dessus du niv. de la mer	TEMPÉRATURE MOYENNE de l'année.	de l'hiver.	du printemps.	de l'été.	de l'automne.	du mois le plus froid.	du mois le plus chaud
			m.	°	°	°	°	°	°	°
Derby	52°58'			7,1	— 2,4		12,4		— 2,8 Déc.	13,0 Juil.
Fort Howard	44 40 N.	89°22' O.	183	7,1	— 6,2	6,6	20,3	7,8	— 7,0 Janv.	21,9 »
Ullensvang	60 19 »	4 20 E.	—	7,2	— 0,1	6,0	13,6	7,1	— 7,0 »	16,9 »
Lund	55 42 »	10 51	—	7,2	— 1,4	5,4	16,7	8,7	— 1,9 »	17,4 »
Freiberg	50 55 »	11 »	403	7,2	— 1,7	7,2	15,9	7,5	— 3,2 »	16,4 »
Fort Snelling	44 53 »	95 28 O.	240	7,2	— 8,2	7,9	21,6	7,6	— 9,5 »	23,3 »
Burlington	44 27 »	73 30 »	97	7,2	— 5,4	5,8	19,7	8,7	— 5,9 »	20,9 »
Alford	57 13 »	5 2 »	126	7,3	2,0	6,4	13,6	7,3	0,7 »	14,1 »
Varsovie	52 13 »	18 42 E.	120	7,3	— 3,8	7,3	18,1	8,7	— 5,9 »	18,6 »
Saint-Gall	47 26 »	7 2 »	333	7,3	— 0,2	7,3	16,0	6,1	— 0,9 »	17,7 Août.
Douer (Amér. du Nord)	43 13 »	73 14 O		7,3	— 4,3	6,0	19,4	8,3	— 4,7 Févr.	21,3 Juil.
Canandaigua	42 50 »	79 35 »	...	7,3	— 5,0	6,9	19,6	7,8	— 5,5 »	21,2 »
Dunfermline	56 5 »	5 46 »	...	7,4	2,6	6,1	12,9	7,8	2,1 Janv.	13,8 »
Gotha	50 57 »	8 23 E.	308	7,4	— 1,2	7,3	15,9	7,6	— 3,5 »	16,9 »
Isny	47 42 »	7 42 »	710	7,4	— 1,0	7,0	16,2	7,3	— 2 0 »	16,9 »
Thorshavn (îles Færoe)	62 2 »	9 6 O.	—	7,3	4,3	5,6	12,2	8,2	3,3 »	13,4 »
Eger	50 5 »	10 2 E	428	7,5	— 2,3	7,5	16,8	7,8	— 4,0 »	17,4 »
Lugan	48 35 »	37 1 »	...	7,5	— 6,9	6,9	22,3	7,7	— 8,2 0	24,3 »
Erivan	40 10 »	42 40 »	963	7,5	— 7,1	11,9	23,7	14,0	—13,0 »	23,4 »
Copenhague	55 41 »	10 14 »	—	7,6	— 0,5	5,9	16,5	8,8	— 1,5 »	17,2 »
Dantzig	54 21 »	16 18 »	...	7,6	— 1,2	6,7	16,4	8,4	— 2,6 »	17,3 »
Zittau	50 54 »	12 28 »	239	7,6	— 1,7	7,3	16,3	8,3	— 3,4 »	17,2 »
Baireuth	49 57 »	9 16 »	341	7,6	— 1,5	7,9	15,9	8,0	— 2,9 »	16,9 »
Giengen	48 37 »	7 53 »	468	7,6	— 2,3	7,3	17,2	8,0	— 3,6 »	17,5 »
Bogenhausen	48 9 »	9 16 »	526	7,6	1,7	7,7	16,6	7,8	— 3,6 »	17,3 »
Utica	43 6 »	77 33 O	52	7,6	— 4,2	6,8	19,1	8,6	— 4,9 Fév.	20,2 »
Auburn	42 53 »	78 48 »	193	7,6	— 4,1	6,2	19,1	9,1	— 4,2 Janv.	17,6 »
Makerstoun	55 36 »	4 51 »	—	7,8	2,8	6,8	13,4	8,1	— 2,2 »	13,9 »
Poln. Wartenberg	51 19 »	15 21 E.	146	7 8	— 2,0	7,9	17,4	8,4	— 3,7 »	17,8 »
Kielce	50 52 »	18 18 »	272	7,8	— 1,7	7,8	16,0	8,8	— 3,8 »	16,9 Août.
Cobourg	50 16 »	8 30 »	220	7,8	— 0,9	7,2	17,1	8,2	— 1,7 »	17,6 Juil.
Landskron	49 53 »	14 17 »	331	7,8	— 2,3	8,3	17,7	8,1	— 4,7° »	18,8° »
Kremsmunster	48 3 »	11 48 »	360	7,8	— 2,0	8,0	17,2	8,2	— 3,2 Janv.	18,0 »
Berne	46 57 »	5 6 »	581	7,8	— 0,9	7,7	15,8	8,5	— 2,8 »	16,6 Août.
Goteborg	57 41 »	9 36 »	—	7,9	— 0,5	6,5	16,9	8,7	— 1,1 »	17,8 Juil.
Fredrikshavn	57 26 »	8 12 »	—	7,9	0,0	6,1	15,7	9,2	— 0,9 »	16,6 »
Lancaster	54 3 »			7,9	— 2,8		13,7		2,5 »	14,2 »
Lubeck	53 52 »	8 21 »	—	7,9	— 0,7	7,2	16,2	8,6	— 2,1 »	17,1 »
Breslau	51 6 »	14 42 »	148	7,9	— 1,4	7,5	17,2	8,4	— 2,8 »	17,6 »
Cracovie	50 4 »	17 37 »	200	7,9	— 3,0	8,0	18,1	8,5	— 4,9 »	18,3 »
Augsbourg	48 22 »	8 34 »	498	7,9	— 1,7	8,3	16,6	8,2	— 3,8 »	17,5 »
Ancaster	43 15 »	82 30 O.	...	7,9	— 2,6	6,8	18,2	8,7	— 3,5 Févr.	20,1 »
Sandwick	59 5 »	3 37 »	—	8,0	4,4	6,8	12,2	8,6	3,8 »	12,2 Août.
Stromnetz (île Orkney)	58 57 »	5 49 »	...	8,0	4,0	6,6	12,5	8,9	3,4 Janv.	13,0 Juil.
Præstoe	55 7 »	9 43 E.	—	8,0	— 0,3	6,5	16,2	9,4	— 1,5 »	16,8 Août.
Tabor	49 24 »	12 19 »	428	8,0	— 2,4	8,0	18,4	8,5	— 4,1 »	19,1 Juil.
Katerinoslaw	48 28 »	32 43 »	—	8,0	— 6,9	8,1	21,2	9,3	— 8,7 »	22,6 »
Onondaga	42 59 »	78 26 O.	126?	8,0	— 3,4	7,3	19,6	8,5	— 3,7 Févr.	20,2 »
Kinderhook	42 22 »	76 3 »	39	8,0	— 4,5	7,5	20,0	8,9	— 4,8 »	21,2 »
Edimbourg	55 57 »	5 32 »	88	8,1	3,5	7,4	13,9	7,9	2,8 Janv.	14,6 »
Applegarth	55 13 »	5 32 »	54	8,1	2,6	7,2	13,9	8,4	1,5 »	14,5 »
Stargard	53 21 »	12 42 E.	—	8,1	— 2,4	6,9	17,2	8,5	— 3,6 »	18,0 Août.
Arnstadt	50 50 »	8 37 »	292	8,1	— 1,2	8,0	17,0	8,9	— 3,1 »	18,0 Juil.
Gratiot	42 51 »	85 13 O	173	8,1	— 3,2	6,9	19,6	9,2	— 4,0 Févr.	21,1 »
Middlebury	42 49 »	80 30 »	243	8,1	— 2,7	7,3	19,3	8,0	— 3,1 »	20,2 »
Clunie Manse	57 12 »	4 53 »	38	8,2	3,2	7,9	14,8	7,9	2,5 Janv.	15,2 »
Kinfauns Castle	56 24 »	5 39 »	44	8,2	3,1	7,3	14,0	8,3	2,2 »	14,6 »
Stralsund	51 19 »	10 43 E.	—	8,2	— 0.2	7,0	16.8	9,2	— 2.0 »	17,5 »
Rostock	54 5 »	9 54 »	—	8,2	0.2	7,1	16,6	8,7	— 1.1 »	17,1 »
Ithaque	42 27 »	78 30 O.	126	8,2	— 2.8	7,0	19,3	8,3	— 3,6 Févr.	21,1 »
Medfield	42 13 »	73 20 »	...	8,2	— 3,0	6,8	19.6	9,4	— 4,6 Janv.	20,5 »
Wilch	58 29 »			8,3	3.7		12.9		3,2 Févr.	13,5 »
Apenrade	55 3 »	7 53 E.	—	8,3	0.6	6,9	16,2	9.0	— 0,4 Janv.	16,9 »
Kendal	54 17 »	5 6 O	42	8,3	2.8	7,6	14.4	8,3	1,5 »	15,0 »
Alderley Rectory	53 20 »	4 40 »	...	8,3	2,7	7,6	14,0	8.9	2,1 »	14,4 »
Fulda	50 34 »	7 24 E	272	8,3	— 2.6	8,1	18,7	8.9	— 3.5 »	19,6 Août.
Rotenhaus	50 31 »	11 7 »	380	8,3	— 1,4	8.1	18.0	8,6	— 2.9 »	18,5 Juil.
Saaz	50 20 »	11 13 »	237	8,3	— 1,6	8,2	18,2	8,5	— 3.2 »	19,2 »
Rochester	43 8 »	80 11 O	135	8,3	— 2,9	7,1	19 7	9,3	— 3,9 Févr.	21,1 »
Portsmouth (Amér. sept.)	43 4 »	73 6 »	—	8,3	— 2.8	7.5	18.6	9,8	— 3,0 Janv.	19,6 Août.
Cambridge (Amér. sept.)	42 22 »	73 28 »	68	8,3	— 3,2	6,3	20,3	10,0	— 3,9 Févr.	21,7 Juil.
Keswick	54 33 »	»		8,4	3,0		14,7		2,5 Déc.	15,3 Août.

LIEUX.	LATITUDE géographique.	LONGITUDE orient. ou occid. à partir du méridien de Paris.	Hauteur au-dessus du niv. de la mer	TEMPÉRATURE MOYENNE de l'année.	de l'hiver.	du printemps.	de l'été.	de l'automne.	du mois le plus froid.	du mois le plus chaud.
			m.	°	°	°	°	°	°	°
Carlisle	54°54' N.	5°47' O	—	8,4	3,0	7,5	14,2	8,7	2,5 Janv.	14.9 Juil.
Arolsen	51 23 »	6 37 E.	...	8,4	0,6	8.0	16,1	9,1	— 1,2 »	17,0 »
Siegmaringen	48 5 »	6 53 »	585	8.4	— 1,4	8,5	17.8	8,4	— 4.5 »	18.1 »
Mendon	42 5 »	73 50 O	...	8,4	— 3.3	7.0	20,2	9,7	— 4,4 Févr.	21.9 »
Muscatine	41 26 »	93 22 »	174	8,4	— 4,3	8,7	20,3	8.9	— 4.9 Janv.	21,4 »
Près de Swinemünde	53 54 »	11 37 E.	—	8.5	— 0.7	7,4	17.4	9.5	— 2,6 »	18,4 »
Jever	53 35 »	5 36 »	—	8,5	1,0	7,5	15.9	9,6	— 0,1 »	17.5 »
Dresde	51 3 »	11 24 »	120	8.5	— 0.4	8.4	17.2	8.4	— 2.0 »	18,0 »
Providence	41 49 »	73 46 O.	—	8,5	— 2,9	7,2	20.0	9.9	— 3,2 Févr.	21,2 »
Cuxhaven	53 53 »	6 24 E.	—	8.6	0.5	7,5	17,2	9.2	— 0.4 Janv.	17,5 »
Hambourg	53 33 »	7 38 »	—	8,6	0,3	8.0	17,0	8.8	— 1,5 »	17,5 »
Ratisbonne	49 1 »	9 46 »	335	8,6	— 1.4	9.4	18,0	8.6	— 2.9 »	18,9 »
Tubingue	48 31 »	6 43 »	331	8,6	— 0,2	8.6	17,1	8,9	— 2.2 »	17,8 »
Fort Crawford	43 3 »	93 13 O	180	8,6	— 6,5	9.3	22,3	8,9	— 7,1 »	24,0 »
New-Malton	54 8 »	3 7 »	—	8,7	2.4	8.1	15,1	9.1	— 1,8 »	16.2 »
Manchester	53 29 »	4 33 »	46	8 7	2.8	7.9	14,8	9,2	2,1 »	15,2 »
Malvern	52 7 »			8.7	4,4		15,3		5,3 »	16,5 »
Astrakan	46 21 »	45 45 E	—	8.7	— 3.6	8,8	21.2	8,6	......	......
Andover	42 38 »	73 27 O	58	8.7	— 2.9	7.2	20,6	9,6	— 4,2 »	21,5 »
Gutersloh	51 45 »	6 2 E.	..	8.8	1,0	8.1	16,7	9,4	— 0,6 »	17.4 »
Sagan	51 39 »	12 59 »	122	8,8	— 2,6	7,0	18,2	8,2	— 3,7 »	18,9 »
Andechs	47 58 »	8 32 »	700	8,8	— 1 2	8,8	18,6	9,1	— 1,6 »	19,3 »
Boston	42 21 »	73 24 O	...	8,8	— 2,2	7,1	20,1	10,2	— 3,1 »	21,8 »
North-Salem	41 20 »	76 57 »	48	8,8	— 3,0	8,1	20.5	9,8	— 3,8 Févr.	21,8 »
Ackworth	53 39 »	3 40 O	—	8,9	3,3	8,0	15,2	9,3	2,1 Janv.	15,9 »
Iena	50 56 »	9 17 E.	163	8,9	0,2	8,7	17.1	9,6	— 1,2 »	18,1 »
Munich	48 9 »	9 14 »	526	8.9?	— 0.1	9,0	17.4	9.1	— 1,5 »	18,0 »
Lansinburgh	42 47 »	75 59 O	12	8,9	— 3,8	8,2	21.2	10,1	— 4.7 »	22,2 »
Salem	42 31 »	73 44 »	—	8,9	— 2,8	7,4	20,8	10,5	— 3,8 »	22,1 »
Montgomery	41 32 »	76 20 »	...	8,9	— 3,3	8,4	20,7	9,7	— 4,4 »	22,3 »
York	53 51 »	1 13 »		9,0	2.4	8,7	16 0	9,0	1.6 »	16,7 »
Brême	53 5 »	6 28 E.	—	9,0	0,6	8,4	17,4	9,4	— 0,8 »	18,1 »
Berlin	52 31 »	11 3 »	39	9,0	— 0,5	8,6	18,3	9,4	— 2,1 »	18,7 »
Kothen	51 30 »	9 15 »		9.0	0,1	8,4	17,7	9,6	— 1,8 »	18,5 »
Halle	51 31 »	9 37 »	111	9,0	0.1	8,8	17,4	9,5	— 2,2 »	18,6 »
Erfurt	50 59 »	8 42 »	208	9,0	0.6	8,3	17.3	9,5	— 0.7 »	17,7 »
Zurich	47 23 »	6 12 »	407	9,0	— 0.7	8,7	18,3	9,8	— 1,7 »	18,7 »
Innsbruck	47 16 »	9 4 »	526	9.0	— 1.9	10,0	18,3	9,6	— 3,8 »	18,8 »
Genève	46 12 »	3 49 »	395	9.0	0.5	8,6	17,2	9,5	— 0,6 »	17,9 »
Lewiston	43 9 »	81 30 O	88	9:0	— 1.2	6,6	20.4	10,2	— 3.1 Févr.	21,9 »
Hudson	41 13 »	85 47 »	292?	9,0	— 1,3	10,1	18,6	8,9	......	......
Gœttingue	51 32 »	7 38 E.	132	9,1	0,6	....	17,6	....	......	......
Londres	51 31 »	2 26 O.		9,1	3,1	8,0	15,5	9.6	2,1 Janv.	16,3 »
Odessa	46 29 »	28 24 E.	—	9,1	— 2,5	7,6	21,1	10,4	— 3,7 »	22,9 »
Fredonia	42 26 »	81 44 O	193?	9,1	— 1.7	7,8	20.2	10,3	— 2,7 Févr.	21,6 »
Oxford	51 46 »			9.2	2.7		13.7		0.7 Janv.	16.4 »
Wangen (Souabe)	48 46 »	6 33 E.	276	9,2	— 0.1	8,9	18,2	9.6	— 2.7 »	22,9 »
Albany	42 39 »	76 3 O	39	9,2	— 3 3	8,6	21,2	10,1	— 4,1 Févr.	22,5 »
East-Hampton	41 0 »	72 59 »	—	9.2	— 1,0	6.7	19,3	11,8	— 1.6 »	20,7 »
Salzuffeln	52 5 »	6 23 E.	97	9.3	1,3	8,9	17,3	9.6	— 0.6 Janv.	18,1 »
Arnhem	51 59 »	3 23 »	—	9.3	1,6	9.0	16,8	9.6	0,6 »	17,6 »
Elberfeld	51 16 »	4 49 »	150	9.3	2,2	8,8	16,3	9,7	0.9 »	17,2 »
Nikolaiew	46 58 »	29 39 »	—	9,3	— 3.4	9.6	21.8	10.0	— 3,3 »	22,6 »
Klausenbourg	46 44 »	21 11 »	390	9,3	1.4	8,3	18,5	8,9	......	......
Cherson	46 38 »	30 47 »	—	9.3	— 3.8	9.2	21.6	10.1	— 6,0 »	22,6 »
Détroit	42 24 »	83 18 O.	171	9,3	— 3,4	9.4	21.5	11,6	— 5,8 »	21,8 »
Kingston	41 55 »	76 22 »	58	9,3	— 2.8	9.0	21.1	10.0	— 5,4 »	22,8 »
Aix-la-Chapelle	50 46 »	3 43 E.	175	9.4	1,6	8.8	16,9	10.3	0,4 »	17,1 »
Metz	48 37 »	2 1 »	181	9.4	0,4	9.2	18.2	9,4	— 0.9 »	19,1 »
Fort Wolcott	41 29 »	73 40 O	—	9,4	— 0.3	6.1	20,1	11,9	— 1,4 »	21,5 »
Aberdeen	57 9 »			9,5	3,9		11.9		3,1 »	15,8 »
Whitehaven	54 33 »	1 15 E	27	9,5	4.4	8.4	15 5	9,9	3,6 »	15,3 »
Bâle	47 34 »	3 15 »	245	9,3	0.4	9.5	18,2	9.9	— 1,1 »	18,9 »
Dublin	53 23 »	8 41 O	—	9.3	4,6	8.4	15,5	9.8	4,3 »	16 0 »
Amsterdam	52 22 »	2 35 E.	—	9,3	2,0	9.0	18,0	10,7	0,7 »	18 3 »
Leyde	52 10 »	2 9 »	—	9,5	2,3	8.2	17,1	10,3	1,1 »	17,7 »
Munster	51 58 »	5 18 E.	62	9.3	2 2	8.7	16,8	10,1	0,7 »	17,4 »
Schiedam	51 33 »	2 4 »	—	9,3	2.8	8,7	16,4	10,8	1,5 »	16,9 »
Lausanne	46 31 »	4 18 »	506	9,5	0,5	9,2	18,4	9,9	— 1,0 »	18.7 Août.
Bucharest	44 27 »	23 48 »	...	9,5	— 2.0	8,3	19 5?	12,0	— 3,0 »	21,1?Juil.
Haarlem	52 23 »	2 18 »	—	9,6	— 2,6	8,8	16,6	10,6	1,3 »	17,4 Août.
Bushey-Heath	51 38 »	2 41 O.	170	9,6	3,1	8,7	16,6	10,2	2,4 »	17,2 Juil.

LIEUX.	LATITUDE géographique.	LONGITUDE orien. ou occid. à partir du méridien de Paris.	Hauteur au-dessus du niv. de la mer.	TEMPÉRATURE MOYENNE de l'année.	de l'hiver.	du printemps.	de l'été.	de l'automne.	du mois le plus froid.	du mois le plus chaud.
			m.	°	°	°	°	°	°	°
Près de Londres	51°36' N.	2°24' O	...	9,6	3,1	9,0	16,4	10,0	1,7 Janv.	17,5 Juil.
Louvain	50 53 »	2 22 E.	...	9,6	1,6	8,1	16,9	9,8	— 0,1 »	17,7 Août.
Francfort-sur-le-Mein	50 7 »	6 21 »	117	9,6	0,4	9,7	18,4	9,8	— 1,0 »	18,9 Juil.
Prague	50 5 »	12 5 »	187	9,6	— 0,5	9,4	19,4	10,0	— 1,9 »	20,0 »
Simpheropol	44 57 »	31 46 »	233	9,6	0,3	10,5	19,5	8,1	— 0,4 »	20,3 »
New-Bedford	41 38 »	73 16 O.	...	9,6	— 0,8	7,7	20,1	11,5	— 1,9 »	21,0 »
Ile de Man	54 12 »	6 50 »	...	9,7	5,4	8,3	14,6	10,6	4,9 »	15,5 »
Zwanenbourg	52 15 »	2 0 E.	—	9,7	2,4	8,6	16,9	10,7	1,2 »	17,7 Août.
Cheltenham	51 55 »	4 24 O	...	9,7	3,8	9,2	15,8	10,1	2,7 »	16,8 Juil.
Chichester	50 52 »			9,7	3,8		16,1		2,4 »	16,7 »
Heidelberg	49 24 »	6 22 E.	100	9,7	1,1	10,0	17,9	9,9	— 0,7 »	18,7 »
Stuttgard	48 46 »	6 51 »	247	9,7	0,7	9,7	18,2	10,0	— 1,1 »	19,0 »
Bude	47 29 »	16 43 »	281	9,7	— 2,4	9,0	19,4	9,8	— 3,4 »	20,1 »
Saint Jean de Maurienne	45 18 »	4 4 »	515	9,7	0,2	10,0	18,7	9,8	— 0,8 »	19 9 »
Pougkeepsie	41 41 »	76 15 O	...	9,7	— 2,6	9,2	21,8	10,5	— 3,7 »	23,1 »
Franeker	53 20 »	3 12 E.	—	9,8	2,3	9,7	18,8?	11,0	0,8 »	19,5? »
Strasbourg	48 35 »	5 25 »	146	9,8	1,3	10,0	18,1	10,0	— 0,5 »	18,9 »
Newburgh	41 31 »	74 21 O	39	9,8	— 2,1	8,7	21,5	11,1	— 2,8 Févr.	22,4 »
Chiswick (près de Londr.)	51 29 »	2 37 »	—	9,9	3,7	8,9	16,7	10,4	2,7 Janv.	17,5 »
Council Bluffs	41 25 »	98 3 »	243	9,9	— 4,8	11,0	23,7	10,9	6,6 »	24,5 »
Trèves	49 46 »	4 18 E.	156	10,0	1,9	10,0	17,8	10,1	0,0 »	18,7 »
Fort Armstrong	41 28 »	93 53 O	...	10,0	— 3,9	10,2	23,9	10,5	— 5,2 »	25,5 »
Maestricht	50 51 »	3 21 E.	48	10,1	1,9	10,0	18,0	11,1	0,0 »	18,9 »
Falmouth	50 9 »			10,1	5,7		14,6		4,7 »	14,9 »
Wurzbourg	49 48 »	7 36 E.	171	10,1	1,6	10,2	18,7	9,7	— 0,9 »	19,6 »
Carlsruhe	49 1 »	6 5 »	117	10,1	1,2	10,2	18,7	10,2	— 0,4 »	19,4 »
Fort George (Amér. sept.)	46 18 »	125 20 O	...	10,1	5,8	9,0	15,5	12,0	2,0 »	16,3 Août.
Bruxelles	50 51 »	2 2 E.	36	10,2	3,0	9,4	17,6	10,7	1,6 »	18,0 Juil.
Vienne	48 13 »	14 3 »	155	10,2	0,1	10,5	20,2	10,3	— 1,7 »	21,0 »
Flatbush	40 37 »	76 18 O.	—	10,2	— 0,3	8,9	21,2	11,2	— 1,0 »	22,4 »
Dunkerque	51 »			10,3	3,6		17,8			
Manheim	49 29 »	6 8 E.	91	10,3	1,5	10,4	19,5	9,8	0,9 »	20,2 »
Liverpool	53 25 »	5 16 O	—	10,4	5,1		16,1		4,4 »	16,6 Août.
Lyme Regis	50 45 »			10,4	5,5	9,2	15,2	11,6	4,5 »	15,8 »
Truro	50 16 »			10,4	5,3		14,6		4,4 Févr.	15,5 »
Philadelphie	39 57 »	77 30 »	—	10,7	— 0,5	10,1	21,0	11,2	— 1,0 Janv.	23,3 Juil.
Paris	48 50 »	0 0	6	10,8	3,3	10,4	18,1	11,2	1,9 »	18,7 »
Bedford	52 8 »			10,9	4,7		17,0		3,3 »	17,9 »
Montmorency	49 0 »	0 2 O.	4	10,9	2,8	10,0	18,7	11,4	0,9 »	19,7 »
Gosport	50 48 »	3 28 »	—	11,0	5,0	10,1	17,1	11,9	3,9 »	17,8 »
Helston	50 9 »	7 13 »	—	11,0	6,9	9,5	16,0	11,8	6,0 »	16,6 »
Fort Columbus (N.-York)	40 42 »	76 22 »	—	11,0	— 0,3	9,6	22,3	12,3	— 1,3 »	23,9 »
Bristol	51 27 »			11,0	4,1		17,9		2,2 »	19,4 »
Plymouth	50 22 »	6 28 »	—	11,1	6,9	10,4	16,0	11,7	5,9 »	16,6 »
Penzance	50 7 »	7 53 »	—	11,1	6,6	9,9	16,3	12,1	5,7 »	17,2 »
Mâcon	46 18 »	2 30 E.	183	11,1	2,5	10,8	20,2	11,3	...	...
Châlons-sur-Marne	48 57 »	2 1 »	148	11,2	2,8	10,6	19,5	12,1	0,6 Janv.	20,1 Juil.
Cherbourg	49 39 »	3 58 O	—	11,3	6,1	10,4	16,7	12,0	...	...
Germantown	40 5 »	77 37 »	62	11,3	0,0	10,3	22,8	12,1	— 1,1 Janv.	23,8 Juil.
Marietta	39 25 »	83 50 »	195	11,3	0,9	11,4	21,6	11,4	0,2 »	22,4 »
Fort Leavenworth	39 20 »	97 12 »	273	11,4	— 1,6	12,4	23,3	11,4	— 2,5 »	24,9 »
Fort Vancouver	45 38 »	124 54 »	...	11,5	4,2	11,0	18,0	12,9	1,7 »	19,4 Août.
La Rochelle	46 9 »	3 28 »	—	11,6	4,2	10,6	19,4	11,3	2,9 Déc.	20,2 »
Fort Ross	38 34 »	125 49 »	...	11,6?	9,1	10,6	14,1	12,5	8,7 Févr.	14,6 »
Turin	45 4 »	5 22 E.	278	11,7	0,8	11,7	22,0	12,1	— 0,6 Janv.	22,9 »
Sevastopol	44 36 »	31 12 »	48	11,7	2,0	12,6	22,1	10,0	1,0 »	22,5 Juil.
Hobarton	42 45 S.	145 13 »	—	11,8	7,2	11,9	16,4	12,1	6,5 »	16,7 Janv.
Augusta	40 11 N.	93 18 O	157	11,9	— 0,1	12,5	22,8	12,5	— 1,1 »	23,9 Juil.
Cincinnati	39 6 »	86 47 »	165	11,9	0,9	12,2	21,9	11,7	0,8 Févr.	23,2 »
Darjiling	27 0 »	86 4 E.	2120	12,0	5,4	12,5	16,3	13,5	4,4 Janv.	16,5 Août.
Middletown	40 24 »	76 33 O	—	12,1	2,2	11,5	21,1	13,6	...	...
Baltimore	39 17 »	78 58 »	—	12,1	0,8	11,5	23,3	12,9	— 0,1 Janv.	24,7 Juil.
Belfast	54 37 »			11,1	5,1		17,6		4,4 »	17,9 »
Padoue	45 24 »	9 32 E.	—	12,5	2,8	12,1	21,9	13,0	1,8 »	22,9 »
Saint Malo	48 39 »			12,3	5,7	11,2	18,9	13,2	5,4 »	19,4 »
Pékin	39 54 »	114 9 »	972	12,6	— 1,6	14,0	25,2	12,9	— 3,4 »	26,0 »
Dodabetta	11 25 »	74 27 »	2436	12,6	10,4	13,1	16,0	10,8	9,7 Déc.	13,4 Avr.
Udine	46 4 »	10 54 »	109	12,7	3,4	12,4	21,9	13,2	2,3 Janv.	22,7 Juil.
Milan	45 28 »	6 51 »	233	12,7	2,2	12,7	22,6	12,6	0,6 »	23,6 »
Pavie	45 11 »	6 49 »	87	12,7	2,2	12,6	22,8	13,2	0,7 »	23,6 »
Tiflis	41 41 »	42 33 »	428	12,7	2,0	12,3	23,0	12,8	— 0,2 »	24,5 »
Ankober	9 34 »	37 34 »	2480	13,0	14,5	14,1	14,8	14,7	11,0 Déc.	16,7 Juin.

LIEUX.	LATITUDE géographique.	LONGITUDE orien. et occid. à partir du méridien de Paris.	Hauteur au-dessus du niv. de la mer	TEMPÉRATURE MOYENNE de l'année.	de l'hiver.	du printemps.	de l'été.	de l'automne.	du mois le plus froid.	du mois le plus chaud.
			m.	°	°	°	°	°		
Bordeaux	44°30' N.	2°33' O.	—	13,1	6,1	12,4	20,6	13,3	5,8 Déc.	21,4 Juil.
Orange	44 7 »	2 28 E.	46	13,1	4,9	12,1	21,7	13,7	3,7 Janv.	22,7 »
Toulouse	43 36 »	0 54 O	152	13,1	5,3	11,9	21,2	14,0	4,8 »	22,4 »
Saint-Louis (Miss.)	38 37 »	92 33 »	136	13,1	1,1	13,6	24,6	12,4	0,7 »	23,6 »
Trieste	45 39 »	11 26 E.	87	13,2	4,1	12,1	21,9	13,7	3,5 »	22,6 »
Port Wellington	41 18 S.	172 33 O.	...	13,4	9,8	12,9	16.6	14,2	9,0 »	17,2 »
Washington	38 53 N.	79 22 »	—	13,4	2,3	13,2	24,6	13,4	1,2 »	23,7 »
Montpellier	43 36 »	1 32 E.	173	13,6	5,8	12,6	22,0	14,3	? »	......
San-Francisco	37 48 »	124 43 O.	—	13,6	10.2	13,2	13,3	15,5	10,0 Déc.	16,8 Sept.
Brescia	43 33 »	7 34 E.	150	13,7	4,0	13,7	22,7	14,3	2,4 Janv.	23,9 Juil.
Venise	45 26 »	10 0 »		13,7	3,3	12,6	22,8	13,3	1,8 »	23,9 »
Constantinople	41 0 »	26 39 E.	...	13,7	3.7	11,4	22.1	13,6	5,6 »	23,6 »
Jefferson Barracks	38 21 »	92 32 O	...	13,7	1,7	14,5	23,1	13,3	0,5 »	23,8 »
New-Harmony	38 11 »	90 14 »	103	13,7	3,0	14,0	24,4	12,5	1,0 »	23,5 »
Richmond	37 32 »	79 47 »	...	13.8	2.9	13,2	24,1	13,3	0.9 »	23,3 »
Mafra	38 56 »	11 41 »	228	13 9	9,6	12,7	18,2	15,1	9,2 Févr.	19,7 »
Outacamund (Nilgherry)	11 23 »	74 30 E.	2242	13.9	11,4	16.3	14,1	13.8	11,4 Déc.	16.9 Avr.
Mussuri	30 27 »	75 42 »	1910	14,0	5,5	15,9	19,8	14,8	4,8 Janv.	21,0 Juin.
Bochara	39 44 »	62 33 »	370	....	— 4,3	....	...	....	— 4,5 »	......
Marseille	43 18 »	3 2 »	46	14,1	7.4	12,8	21.1	13,0	6,5 »	21,9 Juil.
Redout-Kaleh	42 16 »	39 18 »	6	14 1	5.8	12,4	22.3	16,0	4,7 »	23,7 Août.
Bologne	44 30 »	9 1 »	82	14,2	2,8	14,3	23,2	14,3	1,2 »	26,4 Juil.
Camajore	43 53 »	8 0 »	...	14,2	6.7	13,6	21,9	14,8	6,0 »	23,1 »
Avignon	43 57 »	2 28 »	—	14.3	5.9	13,9	23.1	14,6	4,8 »	23,8 Août.
Madrid	40 23 »	6 1 O.	630	14,3	6.9	13,2	23,5	16.9	7.0 »	24,9 »
Lenkoran (Russie d'Asie)	38 44 »	46 25 E.	6	14.3	3,5	13,0	24,7	15.9	1,6 »	26.4 Juil.
Toulon	43 7 »	3 36 »	—	14,4	6,1	12,1	23,4	15,0	4.6 »	23,9 Août.
Brest	48			14,5	9,0		19,8			
Nantes	47			12.6	4,7		20,3			
Kutais (Géorgie)	42 13 »	40 20 »	144	14.5	6,1	13,5	23,1	16,1	3,8 »	24,4 Juil.
Cascina	43 40 »	8 10 »	...	14.6	6,8	13.7	22,3	15,1	5,4 »	23,5 »
Baku	40 22 »	47 24 »	12	14.6	3,9	12.1	23.4	17.4	4,0 »	26,6 Août.
Lucca	43 51 »	8 10 »	...	14.9	4.6	16,1	23,6	13,3	6,0 »	24,6 Juil.
Nashville	36 10 »	89 9 O	...	15 0	4,5	15.8	23,2	14.6	......	......
Santa Fé de Bogota	4 36 »	76 34 »	2660	15.0	15,1	15,3	13,3	14,5	14,0 Déc.	16,1 Févr.
Alais	44 7 »	1 44 E.	126	15,1	6.1	14,3	24,4	15,3	5,0 Janv.	23.5 Août.
Trébizonde	41 1 »	37 25 »	30	15,1	8.7	11.4	22.5	18,0	7,9 »	24,0 »
Brousse	40 5 »	26 50 »	233	15,1	3,6	14.0	23,3	17,3	4,1 »	26,1 Juil.
Auckland (Nouv.-Zélan.)	36 51 S.	172 25 »	...	15.1	11,1	14,1	19,5	15,6	9,7 »	20,7 »
Fort Mourve	38 2 N	78 32 O.	—	15,2	5,3	15,9	24 9	16,6	4,5 »	25,9 »
Lohughat	29 23 »	79 56 E.	1695	15.2	7,5	15.4	21,7	16,3	7,0 »	21,9 »
Florence	43 47 »	8 53 »	64	15,3	6,8	14.7	24,0	15,7	5,3 »	23,2 »
Rome	41 54 »	10 8 »	52	15,4	8,1	14.1	22.9	16.4	7,3 »	23,9 »
Chapel-Hill	35 54 »	81 19 O	...	15.4	6,4	15.1	24.3	15.7	6,4 »	25,2 »
Perpignan	42 42 »	0 34 E.	32	15.3	7,2	14.4	23,9	16,2	5,5 »	25,5 »
Gênes	44 24 »	6 34 »	54	15.6	8,4	15.9	23,3	16,6	7,3 »	24,3 Août.
Nice	43 42 »	4 57 »	—	15.6	9,3	13,3	22,5	17.2	8,3 »	23,6 »
Quito	0 14 S.	81 5 O	2914	15.6	15,4	15,7	15,6	15.7	14,8 Juil.	16,3 Mars.
Saint-Hippolyte de Caton	43 57 N	4 3 E.	...	15,7	7,3	14,6	23.0	15,9	6,3 Janv.	26,2 Juil.
Près de Naples	40 52 »	11 53 »	150	15,7	8,7	14.3	23,3	16.3	7.9 »	24,6 Août.
Shangae	31 3 »	118 30 »	—	15 9	3.1	15.8	26.4	18,4	4.7 »	28,6 Juil.
Capstadt	33 55 »	16 8 »	—	16,0	12,4	15,4	19.4	16,7	12,3 Juin.	20,0 Févr.
Fort Gibson	35 47 »	97 30 O	117	16,2	5,1	16.9	26,4	16,4	4.7 Janv.	27,2 Juil.
Cagliari	39 13 »	6 46 E.	101	16.3	10,2	14,0	22,4	18.3	8,9 »	23,9 Août.
Naples	40 51 »	11 55 »	54	16.4	9,8	15,2	23.8	16,8	9,2 »	24.5 »
Lisbonne	38 42 »	11 29 O	72	16.4	11,3	13,3	21.7	17,0	11,2 »	22,3 Juil.
Fort Towson	33 53 »	98 33 »	...	16.4	6,3	17.2	26,3	15,9	5,9 »	27,2 »
Sainte-Hélène	15 55 S.	8 3 »	538	16.4	14,7	14.7	17,7	18,2	13,9 Sept.	19,0 Mars
Camden	34 17 N.	82 53 »	...	16,6	3,0	14,6	26,8	15,9	....	......
Mexico	19 26 »	01 26 »	2270	16,6	13,0	18,1	19.1	16,2	12,3 Janv.	19.3 Juin.
Little Rock	34 40 »	194 32 »	...	16,9	7.4	18,0	23.9	16,3	4,6 »	26,6 Août.
Buenos-Ayres	34 37 S.	60 44 »	—	16.9	11.4	15.2	22,8	18,1	11,0 »	23,0 »
Barcelone	41 22 N.	0 9 »	...	17,0	10,0	15,5	24,5	17,8	9,2 »	23,5 »
Cadix	36 32 »	8 38 O.	—	17,0	11.2	15.6	22.9	18,1	7,7 »	28,1 »
Oran			50	17,0	10,1	15,1	23,7	18,3		
Nangasaki	32 45 »	101 32 E.		17,0	7,1	15,2	26,7	18,8	6,2 »	28,4 Août.
Laguna (Ténériffe)	28 30 »	18 39 O	345	17,1	13,6	15,4	20.2	18.9	12,9 »	21,7 »
Palerme	38 7 »	11 1 E.	54	17.2	11,4	15.0	23,5	19.0	10,7 Févr.	24,6 »
Constantine	36 20 »	4 14 »	...	17,2	10,2	12,3	26,6	19,7	....	......
Kathmandu	27 42 »	85 20 »	1413	17.3	8.4	18,4	24,3	18.2	7,0 Janv.	24,9 Juil.
Alep	36 11 »	34 45 »	—	17.6	6.3	13,4	27,2	18,9	4,2 »	28,9 Août.
San Miguel (Açores)	37 43 »	28 3 O.	—	17,7	14,0	13,9	22,3	18,4	13,5 »	23,8 »

LIEUX.	LATITUDE géographique.	LONGITUDE orient. et occid. à partir du méridien de Paris.	Hauteur au-dessus du niv. de la mer.	TEMPÉRATURE MOYENNE de l'année.	de l'hiver.	du printemps.	de l'été.	de l'automne.	du mois le plus froid.	du mois le plus chaud.
			m.	°	°	°	°	°	°	°
Alger	36°47' N.	0°43' E.	—	17,8	12,4	15,5	25,6	19,9	14,7 Janv.	24,7 Août.
Augusta	33 28 »	84 14 O.	...	17,8	9,2	18,0	26,6	17,6	8,3 Janv.	27,3 Juil.
Nicolosi	37 35 »	12 46 E.	705	18,0	10,7	16,6	23,9	18,7	10,1 Févr.	27,1 »
Canea	35 29 »	21 40 »	...	18,0	12,4	15,6	23,2	18,9	11,9 Janv.	27,9 »
Paramatta et Sydney	33 50 S.	148 50 »	—	18,1	12,5	19,2	23,3	18,2	11,7 »	24,7 Juin.
Smyrne	38 28 N.	24 48 »	...	18,2	11,1	14,6	26,3	21,4	....	....
Natchez et Gloster-Place	31 34 »	93 43 O.	58	18,2	9,6	19,0	25,6	18,8	8,6 Janv.	26,4 Juil.
Insel Tschusan	30 25 »	119 24 E.	—	......	4,3	......	...	20,0	4,1 Févr.	....
Damas	33 27 »	34 5 »	733	18,6	9,3	16,5	28,1	20,7	7,6 Janv.	30,4 Juil.
Fort Jesup	31 30 »	96 7 O.	...	18,6	10,7	16,9	27,5	19,1	10,1 »	27,9 »
Smithville	34 0 »	80 25 »	...	18,7	10,1	18,5	26,8	19,8	9,1 »	27,4 »
Funchval	32 38 »	19 15 »	—	18,7	16,3	17,5	21,1	19,8	15,7 »	22,3 Août.
Messine	38 11 »	13 14 E.	—	18,8	12,8	16,4	25,1	20,7	12,5 »	26,2 »
Charleston	32 47 »	82 17 O.	—	18,8	12,9	18,7	26,0	19,4	9,9 Févr.	26,7 Juil.
Malabuleschwur	17 59 »	71 10 E.	1364	19,2	18,1	22,7	17,9	18,3	17,3 Juil.	23,6 Avr.
Savannah	32 5 »	83 27 O.	—	19,3	11,5	19,6	27,0	19,4	11,0 Janv.	27,5 Août.
Montévidéo	34 54 S.	58 33 »	...	19,3	14,1	18,1	25,2	20,0	13,3 Déc.	26,7 Juil.
Catania	37 30 N.	12 40 E.	—	19,6	12,6	17,5	26,9	21,4	11,3 Janv.	28,4 Août.
Bâton-Rouge	30 26 »	93 25 O.	...	19,8	12,6	20,4	27,5	19,8	11,3 »	28,1 Juin.
Mossoul	36 49 »	43 10 E.	—	19,9	......	......	...	...	....	....
Villa-Nova	37 11 »		—	20,0	15,0	18,1	21,8	21,8	14,2	23,7
Malaga	36 42 »	6 18 O	—	20,0	15,4	18,2	21,6	21,6	12,1	26,8
Gibraltar	36 6 »	7 41 »	—	20,0	13,3	18,5	25,3	21,2	14,7!	26,1
St. George's (Bermudes)	32 20 »	67 10 »	—	20,0	15,1	17,6	25,3	22,2	14,4 Janv.	24,9 Sept.
Merkara	12 26 »	73 30 E.	1364	20,1	19,6	22,7	19,7	18,5	....	....
Tunis	36 48 »	7 51 »	—	20,3	13,2	18,5	28,3	21,9	11,7 Janv.	30,3 Août.
Fort Philippe	29 29 »	91 41 O.	—	20,3	12,2	21,2	27,7	22,4	....	....
Cantonnement Cluch	30 24 »	89 34 »	...	20,5	13,2	20,5	27,4	20,9	12,3 Janv.	27,7 Juil.
Alexandrie	31 13 »	33 8 E.	11	20,7	13,6	19,1	25,7	23,2	14,1 »	26,8 Août.
Mobile	30 42 »	90 19 O.	...	20,8	13,4	21,3	27,3	20,9	12,9 Déc.	27,6 »
Beirut	33 50 »	33 6 E	60	20,9	14,7	18,2	26,3	24,4	13,4 Janv.	28,4 »
Sainte-Augustine	29 48 »	29 33 O.	—	20,9	14,7	20,2	26,7	22,1	14,1 »	26,9 Juil.
Fernandina	30 33 »	84 33 »	—	21,1	13,7	21,1	26,1	21,7	....	....
Nouvelle-Orléans	29 58 »	92 27 »	—	21,1	13,1	21,7	28,2	21,4	12,2 Déc.	28,8 Juil.
Canton	23 8 »	110 56 E.	—	21,0	12,7	21,0	27,8	22,7	11,4 Janv.	28,3 »
Petite Coquille	30 10 »	91 58 O	—	21,4	14,5	21,2	28,1	21,9°	12,9 »	28,5 Juil.
Fort King	29 5 »	84 30 »	...	21,7	15,0	21,6	28,8	21,3	14,5 Déc.	27,2 »
Las Palmas (îles Canaries)	28 0 »	17 51 »	—	21,8	18,0	19,4	23,8	26,2	17,8 Janv.	29,2 Oct.
Santa Cruz (Ténériffe)	28 28 »	18 36 »	—	21,9	18,4	21,3	24,9	23,4	17,7 »	26,1 Août.
Caracas	10 31 »	69 25 »	916	22,0	20,9	21,8	23,4	22,2	20,0 Févr.	24,0 Juil.
Fort Brooke	27 57 »	84 55 »	...	22,3	17,2	22,6	26,8	23,0	16,0 Janv.	26,9 »
Caire	30 2 »	28 55 E.	...	22,4	14,7	21,9	29,2	23,6	13,5 »	29,8 Août.
Scharanpur	29 57 »	75 23 »	308	22,4	12,2	24,8	30,0	22,4	11,1 »	32,2 Juin.
Macao	22 11 »	111 14 »	—	22,5	16,4	21,1	28,3	24,1	13,1 Févr.	28,6 Juil.
Caudie	7 18 »	78 30 »	512	22,7	22,3	23,5	22,8	22,4	21,8 Janv.	24,2 Mai.
Ambala	30 25 »	74 23 »	330?	22,8	13,2	25,4	30,1	22,6	11,7 »	31,9 Juin.
Ubajoy (près de la Havane)	23 9 »	84 45 O.	95	23,0	18,3	21,7	28,4	23,9	16,8 Déc.	28,7 Juil.
Rio de Janeiro	22 55 S.	45 36 »	...	23,1	20,3	22,5	26,1	23,6	19,6 Janv.	26,7 Août.
Bangalore	12 58 N.	75 17 E.	916	23,6	21,9	26,2	23,6	22,2	21,1 Déc.	26,4 Mars
Honolulu (îles Sandwich)	21 18 »	160 21 O	...	24,0	22,0	23,2	23,7	24,9	21,6 Janv.	26,0 Août.
Nasirabad	26 18 »	72 25 E.	408	24,3	15,6	27,6	30,0	24,7	14,5 Déc.	32,4 Mai.
Saint-Louis (Sénégal)	16 1 »	18 53 O	—	24,5	21,1	21,4	27,6	28,2	19,9 Févr.	30,8 Sept.
Key West	24 34 »	84 13 »	—	24,7	21,5	24,2	27,9	25,5	20,8 Janv.	28,1 Août.
Sainte-Anne (Barbades)	13 4 »	61 57 »	—	24,7	......	23,9	28,7	26,5	24,5 »	27,0 »
Buitenzorg (Java)	6 37 S.	104 28 E.	270	24,8	24,4	24,9	24,7	25,1	24,0 »	23,5 Oct.
Port Louis (Île-de-France)	20 10 »	55 8 »	—	24,9	21,6	23,8	28,1	26,0	21,4 »	28,4 Août.
Punah	18 30 N.	72 »	543	24,9	21,5	26,7	26,1	25,3	20,8 Déc.	27,9 Mai.
Abuscheher	28 15 »	48 31 »	..	25,0	16,3	23,8	33,3	26,5	13,4 »	34,3 Juil.
Futtigurh	27 22 »	77 12 »	181	25,0	13,3	28,5	31,7	24,3	14,1 Janv.	32,0 Juin.
Indus-Delta	24 44 »	67 57 »	...	......	17,8	......	...	...	17,2 Févr.	....
Havane	23 9 »	84 43 O	—	25,0	22,5	24,6	27,4	23,6	21,9 Janv.	27,3 Août.
Saint-Denis (île Bourbon)	20 52 S.	53 10 E.	43	25,0	23,5	29,9	26,7	23,6	22,1 »	27,1 »
Vera Cruz	19 12 N.	98 29 O.	—	25,0	21,5	25,0	27,5	26,0	21,2 »	27,8 Mai.
Seringapatnam	12 43 »	74 21 E.	735	25,1	22,9	28,5	24,5	24,4	21,6 »	29,4 »
Port Antonio (Jamaïque)	18 13 »	78 38 O.	...	25,3	24,2	24,3	26,4	26,4	23,7 Févr.	27,0 Sept.
Bénarès	25 19 »	80 35 E.	97	25,4	16,3	30,0	29,6	24,1	13,2 Déc.	33,4 Mai.
Matanzas (Cuba)	23 2 »	83 58 O.	35	25,4	22,3	25,7	27,6	26,4	21,3 Févr.	27,7 Juil.
Ava	21 50 »	93 43 E.	97?	25,7	20,4	27,7	28,7	26,2	18,9 Janv.	30,1 Avr.
Golfe de Mexico	? »	? O.	—	25,9	23,0	26,4	28,0	26,0	21,7 Févr.	28,9 Juil.
Puerto Rico	18 29 »	68 33 »	...	25,9	23,2	25,1	29,5?	23,8	22,5 »	30,0? Août.
Tortola	18 27 »	67 0 »	253	26,0	25,1	25,0	27,1	26,6	24,1 Mars.	27,5 »
Jamaïque	17 30 »	79 2 »	...	26,1	24,6	25,7	27,4	26,6	24,4 Janv.	27,6 Juil.

LIEUX.	LATITUDE géographique.	LATITUDE orien. ou occid. à partir du méridien de Paris.	Hauteur au-dessus du niv. de la mer.	TEMPÉRATURE MOYENNE de l'année.	de l'hiver.	du printemps.	de l'été.	de l'automne.	du mois le plus froid.	du mois le plus chaud.
			m.	°	°	°	°	°		°
Saint-Barthélemy	17°53′ N.	65°20′ O.	—	26,2	25,1	26,3	27,2	26,5	25,8 Févr.	28,4 Juil.
Batavia	6 9 S.	104 53 E.	—	26,2	25,8	25,5	26,6	26,8	....	27,1 Mai.
Sainte-Croix	17 44 N.	67 9 O.	—	26,3	24,7	25,8	27,8	27,1	24,2 Janv.	28,0 Juil.
Trevandrum	8 31 »	74 40 E.	—	26,3	25,9	27,7	25,7	25,7	25,4 Nov.	28,2 Avr.
Manille	14 36 »	126 40 »	—	26,4	25,4	27,1	26,8	26,4	25,0 Janv.	27,5 »
Cap Palmas	5 »	10 »	...	26,4	26,1	27,4	25,3	26,7	24,8 Août.	27,8 »
Kobbe	14 11 »	25 48 »	487?	26,8	19,9	28,7	30,0	27,4	18,8 Janv.	30,3 Juil.
Paramaribo	5 45 »	57 33 O.	...	26,5	25,9	25,3	26,9	28,2	25,6 Févr.	28,4 Sept.
Calcutta	22 35 »	86 E.	—	26,8	21,6	29,7	29,1	27,0	20,7 Déc.	30,7 Mai.
Aden	12 46 »	42 50 »	—	26,8	25,6	27,4	28,6	27,9	22,6 Janv.	29,7 Juin.
Singapore	1 17 N.	101 30 E.	—	27,0	26,2	27,2	27,4	26,9	25,7 »	27,6 Juil.
Fort Dundas (île Melville)	11 25 S	127 45 »	—	27,0	24,0	27,5	28,8	27,8	22,3 »	29,3 Juin.
Bombay	18 55 N.	70 34 »	—	27,2	24,7	28,4	28,1	27,4	24,2 Févr.	29,9 Mai.
Anjarakandy	11 40 »	73 20 »	—	27,2	26,9	29,0	26,1	26,7	25,7 Juil.	29,8 Avr.
Christiansborg	5 24 »	2 40 O.	—	27,2	27,4	29,0	25,5	27,0	24,6 Août.	29,2 »
S. Luis do Maranhão	2 31 S.	46 36 »	—	27,2	27,0	27,0	26,9	26,4	26,3 Oct.	27,1 Juil.
Bangkok	13 40 N.	98 40 E.	—	27,3	25,8	28,8	27,9	27,2	25,4 Janv.	29,0 Avr.
Cumana	10 28 »	66 30 O.	—	27,4	27,0	28,6	28,1	....	26,9 »	29,3 Mai.
Trinconomale	8 34 »	79 2 E.	—	27,4	25,7	28,4	28,9	27,8	25,4 »	29,3 Juin.
Côtes de Guinée	5 30 »	2 O.	—	27,4	28,1	28,3	26,4	27,0	25,6 Août.	28,8 Févr.
Nagpur	21 9 N.	76 51 E.	272	27,5	22,7	32,9	28,2	26,4	21,9 Janv.	33,7 Mai.
Madras	13 5 »	77 57 »	—	27,7	25,0	28,5	30,1	27,4	24,0 »	31,2 Juil.
Kouka	13 40 »	12 10 »	350?	28,2	25,8	32,6	29,9	27,2	20,6 Déc.	33,7 Avr.
Rio Hacha	11 28 »	75 20 O.	—	....	27,6	28,5	...	....	27,4 Janv.	29,1 Juin.
Karikal	10 55 »	77 24 E.	...	28,[illegible]	26,4	30,0	29,9	28,6	25,5 Déc.	31,5 Mai.
Maracaybo	11 19 »	76 29 O.	—	29,0	27,8	29,5	30,4	29,5	27,3 Janv.	30,5 Août.
Massowah (Abyssinie)	15 36 »	37 9 E.	—	31,0	26,7	29,5	...	32,0	25,5 »	33,8 Sept.

LIVRE SEPTIÈME.

GÉOGRAPHIE BOTANIQUE.

CHAPITRE PREMIER.

DISTRIBUTION GÉOGRAPHIQUE DES VÉGÉTAUX.

ART. Ier. — Distribution géographique des plantes en général.

La distribution géographique des plantes à la surface du globe se lie étroitement aux conditions météorologiques de leur existence. La propagation des plantes annuelles dépend uniquement des chaleurs de l'été ; dès que celles-ci sont insuffisantes, l'espèce disparaît ; aussi les courbes qui indiquent leurs limites septentrionales sont-elles parallèles aux isothères. Les plantes vivaces augmentent de nombre à mesure qu'on s'approche, sur les montagnes, de la ligne des neiges éternelles, alors que les plantes annuelles diminuent. La raison en est que les racines des plantes vivaces résistent au froid de l'hiver, et que la faible chaleur des étés est incapable de mûrir les graines de la plupart des espèces annuelles.

Il semble exister un lien entre la distribution des plantes et les migrations des peuples. Le plantain a suivi l'Européen partout où il a paru en Amérique, aussi les indigènes appellent-ils cette plante *Pas d'Européen*. Au Groënland, la vesce des haies (*Vicia cracca*), ne se rencontre que sur les ruines d'anciens colons européens. Le *Bunias orientalis*, originaire de Russie, ne s'est naturalisé aux environs de Paris que depuis l'invasion étrangère. Le *Chrysanthemum segetum* n'infeste les moissons de la province de Halland, en Suède, que depuis le pillage par les habitants d'un navire naufragé chargé de grains.

Il est rare qu'une espèce, en dehors de l'intervention de l'homme, se répande spontanément et se maintienne hors de ses limites géographiques les plus anciennes connues. Quand ce déplacement s'opère par hasard, l'espèce étrangère est presque toujours détruite par le climat ou étouffée par la masse des végétaux indigènes.

Les espèces cultivées par l'homme sont soumises aux mêmes lois. Comme toutes les plantes, elles ont une habitation quelconque, bien que leur patrie soit souvent difficile à reconnaître. D'après les savantes recherches de M. Knight, le pêcher est une dérivation de l'amandier, résultat d'une culture de quinze à dix-huit siècles. Il ne faut donc pas s'étonner que le pêcher ordinaire ne se retrouve pas dans la nature. C'est surtout l'horticulture qui étend indéfiniment les limites artificielles des végétaux, et, si l'on parvenait à abaisser la température des serres aussi bien qu'on l'élève, on parviendrait à y cultiver toutes les plantes qui existent à la surface de la terre. Les limites agricoles sont plus restreintes et plus fixes. Les espèces cultivées dans la région qu'elles habitent naturellement y réussissent mieux que partout ailleurs. Les difficultés de la transplantation sont d'autant plus grandes que la patrie naturelle d'un végétal est plus limitée, et les botanistes admettent que les espèces les plus *endémiques* sont les plus difficiles à cultiver. De là, sans doute, les obstacles à la culture des quinquinas, dont on connaît la position dans la zone nuageuse des Andes.

ART. II. — Distribution des céréales et de quelques autres plantes en particulier.

Dans l'Occident, la société humaine n'a trouvé une assiette stable qu'en cultivant le blé. Il se multiplie médiocrement par la culture, puisqu'en France nous ne récoltons que six ou sept grains en moyenne pour un que nous avons semé, et, pour être livré à la consommation, il exige une manutention compliquée. Mais il offre deux avantages incomparables, celui d'être la récolte la plus assurée ou la moins incertaine, et celui d'une conservation relativement facile, malgré les animaux rongeurs qui en sont friands, malgré les insectes qui s'y insinuent et y pullulent. Le genre humain s'est attaché à la production du blé de préférence à toutes les cultures possibles, dans nos régions tempérées, parce qu'il avait reconnu que s'il en faisait la base de son système alimentaire, il serait, beaucoup mieux qu'avec toute autre substance, garanti contre la chance de mourir de faim, et la formation d'une société qui se perpétuât n'était possible qu'autant que cette condition serait remplie (1).

Orge. — L'orge croît spontanée en Tartarie et en Sicile (2). L'épeautre a été rencontré sauvage en Perse (3). Selon M. de Candolle, les patries naturelles du froment, du seigle et de l'avoine sont également dans les environs de la Tartarie et de la Perse. Quant aux limites agricoles, l'orge est la graminée qui se cultive le plus loin vers le Nord ; on rencontre des champs d'orge aux îles Orcades et Shetland, et aux Féroé, par conséquent, presque par 62° de latitude. L'Islande, située entre 63° 1/2 et 66° en est privée, malgré tous les efforts tentés par les habitants pour posséder une espèce quelconque de céréale. Dans la Laponie occidentale, la limite de l'orge est sous le 70° degré tout près du cap Nord ; en Russie, elle est entre 67° et 68° ; dans la Sibérie centrale, entre 58° et 59°. Or, voici la température des saisons de ces diverses régions :

	Latitude.	Température moyenne		
		L'année.	L'hiver. (déc. janv. fév.)	L'été. (juin juil. août)
Iles Féroé (4).......	61° 26′ à 62° 25′,	+ 7,3	+ 3,9	+ 10,6
Laponie occident. (5).	70°	+ 1,0	— 6,0	+ 8,0
Russie, à l'entrée de la mer Blanche (6).	66° à 68°	0	— 12 à — 13	+ 8,0

(1) Michel Chevalier, *De la production du sucre dans le monde* (*Annuaire de l'économie politique de* 1854).

(2) Kunth, *Graminées*.

(3) *Dict. encyclop.*, t. II, p. 561.

(4) D'après Trevelyan, dans *Edinb. new philos. journ.*, janvier 1835. Quatre ans d'observations.

(5) D'après les observations de M. de Buch au cap Nord (71° lat.), un peu modifiées par la comparaison avec Drontheim, en Norwége.

(6) D'après la température d'Ulea, donnée par M. Wahlenberg, et un ensemble de faits partiels discutés déjà par MM. Meyer (*Plantæ Labrador*), Schouw, etc. On manque de bonnes observations faites à Arkangel, par exemple.

On voit que la température moyenne de l'année, et surtout celle de l'hiver, n'ont qu'une faible influence sur la limite de l'orge; mais une moyenne de 8 degrés pendant l'été paraît être, pour notre continent, une condition indispensable. Cette condition existe bien en Islande, au moins à Reykiawick, mais des pluies intempestives paraissent, d'après Povelsen et Olassen, être le véritable empêchement.

Seigle et froment. — Le seigle se cultive en Norwége jusqu'au 67e degré, en Suède jusqu'aux 65e et 66e degrés. L'avoine est cultivée en Norwége jusqu'au 65e degré, et en Suède jusqu'à 63° 1/2. Le froment se cultive en Écosse, jusque près d'Inverness, à 58°; en Norwége, il s'étend jusqu'à Drontheim, à 64°. Voici les températures des régions limites du froment :

	Degrés de latitude.	TEMPÉRATURES MOYENNES. Année.	Hiver.	Été.
Écosse (Inverness)	58	+ 8,0	+ 2,5	+ 14
Norwége (Drontheim)	64	+ 4,2	— 4,7	+ 15
Suède	62	+ 4,2	— 4,7	+ 15
Russie occident. (Saint-Pétersbourg)	60 ¼	+ 3,3	— 9,1	+ 16

Il est évident que l'extension de la culture du froment ne dépend nullement des froids de l'hiver. D'une part, il peut être semé au printemps, et, lorsqu'il est semé en automne, il est protégé par les neiges de l'hiver. Le blé se cultive, surtout dans les climats tempérés, entre 36° et 46° de latitude; plus au nord, on lui préfère souvent le seigle; au sud, d'autres cultures diminuent son importance. L'épeautre ne se cultive guère qu'en Allemagne et dans quelques pays adjacents.

En thèse générale, les limites boréales de culture de nos céréales suivent à peu près les inflexions des isothères, et sont presque parallèles entre elles. La limite du blé coïncide, dans une partie de son parcours, avec celle des arbres fruitiers qui fournissent le cidre, et, en quelques points, avec la limite du chêne.

Dans les montagnes, les céréales s'arrêtent à des hauteurs diverses, et dans l'ordre même de leurs limites latitudinales. Voici leur double gradation, d'après Kastoffer :

	En hauteur. (Suisse).	En latitude boréale. (Norwége et Laponie occid.)
Le blé s'arrête à	3400 pieds.	64°
L'avoine	3500	65°
Le seigle	4600	67°
L'orge	4800	70°

Le froment, l'orge, le seigle et l'avoine germent encore dans un sol de

40 et même de 45 degrés de température, mais leur germination cesse lorsque le terrain atteint de 48 à 50 degrés, ce qui n'arrive presque jamais dans la nature (1).

Riz et maïs. — Le riz exige une température estivale de 23 degrés au moins, avec une grande abondance d'eau. Le maïs ne se cultive presque plus dans les régions équatoriales de l'Amérique, au-dessus de 2 400 mètres, ce qui suppose une température moyenne de 15 à 17 degrés, et une température estivale de 18 à 20 degrés. Voici, pour le centre de l'Europe, les températures relatives à la limite du maïs :

		TEMPÉRATURE MOYENNE.		
	Latitude.	L'année.	L'hiver.	L'été.
Département de la Vendée..	46 $\frac{3}{4}$	+ 12 $\frac{1}{2}$ à 13°	+ 4 $\frac{1}{2}$ à 5	+ 19 à 19 $\frac{1}{2}$
Paris....................	48 $\frac{3}{4}$	+ 10,8	+ 4,18	+ 18,0
Au nord de Francfort......	50 $\frac{1}{2}$	+ 9 $\frac{3}{4}$	+ 1,0	+ 18 $\frac{1}{2}$ à 19

On voit que la température d'été influe d'une manière notable sur la limite du maïs qui suit, à peu de chose près, la ligne isothère de 19 degrés, en variant d'un demi-degré en plus ou en moins, suivant des circonstances peu connues. Quant à la limite altitudinale, elle est, en France, le village de Lescans (Basses-Pyrénées), situé à environ 1 000 mètres au-dessus du niveau de la mer. Toutefois, il est à observer que les terrains en pente ou trop arides étant défavorables à cette plante, sa culture n'a probablement pas été poussée aussi loin que l'eût permis la température.

La pomme de terre (*Solanum tuberosum*), dont la culture était très répandue en Amérique lors de la découverte, a été retrouvée sauvage au Chili, aux environs de Valparaiso, où elle habite surtout les falaises et collines du bord de la mer (2). Elle est cultivée dans les Andes jusque vers 3 600 mètres (3), et, en Suisse, selon M. Kastoffer, jusqu'à 4 500 pieds au-dessus du niveau de la mer.

Vigne. — Les végétaux arborescents peu sensibles aux rigueurs des hivers, mais exigeant des étés chauds, ont, sur la côte occidentale de l'Europe, une limite commandée par les isothères. En France, la vigne n'est plus cultivée avec avantage sur les côtes occidentales au delà de 47° 30′, mais elle s'élève dans l'intérieur vers le 49e degré; elle coupe le Rhin à Coblentz par 50° 20′; en Allemagne elle atteint 51°. En thèse générale, pour que la vigne produise un vin potable, il ne suffit pas que la chaleur

(1) *Ann. des sciences nat.*, année 1834, 1re série, p. 25.

(2) Hooker, *Botan. miscell.*, II, p. 203.

(3) A. de Humboldt, *Tabl. phys. des régions équat.*, p. 144.

moyenne de l'année dépasse 9° 1/2, il faut encore qu'une températur d'hiver supérieure à + 0°,5 soit suivie d'une température moyenne de 18 degrés au moins pendant l'été. Dans la vallée de la Garonne, à Bordeaux (latitude 40° 50'), les températures moyennes de l'année, de l'hiver, de l'été et de l'automne sont respectivement : 13°,8 ; 6°,2 ; 21°,7 ; 14°,4 (1).

Arbres. — Les arbres résistent moins que les plantes annuelles aux rigueurs de l'hiver.

Sur les côtes occidentales de la Scandinavie, le hêtre s'arrête à la latitude de 60°; le chêne s'avance jusqu'à 61°; le sapin cesse vers 68°, le pin vers 70°. La succession des arbres sur le versant septentrional de la Grimsel, en Suisse, rappelle ce qui se passe, dans le sens de la latitude, sur la côte de la Norwége :

ARBRES.	Limite altitudinale sur la Grimsel.
Chêne rouvre (*Quercus robur*)	800
Hêtre (*Fagus silvatica*)	985
Cerisier (*Cerasus vulgaris*)	1060
Noisetier (*Corylus avellana*)	1060
Epicea (*Abies excelsa*)	1545
Sorbier des oiseleurs (*Sorbus aucuparia*)	1620
Pin mugho (*Pinus silvestris, V. montana*)	1810
Bouleau blanc (*Betula alba*)	1975
Pin cembro (*Pinus cembra*)	2100

ART. III. — De l'exploitation des quinquinas.

Le quinquina joue un rôle d'une telle importance en médecine que nous croyons devoir dire ici quelques mots de son exploitation (2).

On appelle cascarilleros les hommes qui coupent le quinquina dans les bois. Ce sont en général des hommes élevés à ce dur métier depuis leur enfance, et accoutumés par instinct, pour ainsi dire, à se guider au milieu des forêts. Sans autre compas que cette intelligence particulière à l'homme de la nature, ils se dirigent aussi sûrement dans ces inextricables labyrinthes que si l'horizon était ouvert devant eux. Souvent, cependant, il est arrivé à des gens moins expérimentés de se perdre et de ne plus être revus.

A peine le majordome est-il arrivé avec ses coupeurs dans le voisinage du point à exploiter, qu'il choisit un site favorable pour y établir son camp, autant que possible près d'une source ou d'une rivière. Il y fait construire un hangar ou maison légère pour abriter les provisions et les

(1) *Cosmos*, t. I, p. 388.

(2) Voyez l'ouvrage remarquable de M. Weddell, *Hist. nat. des quinquinas.* Paris, 1849, in-fol., fig.

produits de la coupe ; et s'il prévoit qu'il doive rester longtemps dans le même lieu, il n'hésite pas à y faire des semis de maïs et de quelques légumes. L'expérience, en effet, a démontré qu'un des plus grands éléments des succès de ce genre de travaux est l'abondance des vivres. Les cascarilleros, pendant ce temps, se sont répandus dans la forêt un à un ou par petites bandes, chacun portant enveloppées dans son *poncho* (espèce de manteau), et suspendues au dos, des provisions pour plusieurs jours et les couvertures qui constituent sa couche. C'est ici que ces hommes ont besoin de mettre en pratique tout ce qu'ils ont de courage et de patience pour que leur travail soit fructueux ; obligés d'avoir constamment la hache à la main pour se débarrasser des innombrables obstacles qui arrêtent son progrès, ils sont exposés à une infinité d'accidents qui trop souvent compromettent leur existence.

Les quinquinas composent rarement des bois à eux seuls ; mais ils peuvent former des groupes plus ou moins serrés au milieu des forêts ; les Péruviens leur donnent le nom de *manchas*, ou taches. D'autres fois, et c'est le plus ordinairement, ils vivent complétement isolés. C'est à les découvrir que le cascarillero déploie toute son adresse. Si la position est favorable, c'est sur la cime des arbres qu'il promène les yeux ; aux plus légers indices, alors, il peut reconnaître la présence de ce qu'il recherche : un léger chatoiement propre aux feuilles de certaines espèces, une coloration particulière de ces mêmes organes, l'aspect produit par une grande masse d'inflorescences, lui feront reconnaître la cime du quinquina à une distance prodigieuse. Dans d'autres circonstances, il doit se borner à l'inspection des troncs, dont la couche externe de l'écorce ou *enves*, comme on l'appelle, présente des caractères remarquables. Souvent aussi les feuilles sèches qu'il rencontre en regardant à terre suffisent pour lui signaler le voisinage de l'objet de ses recherches ; si c'est le vent qui les a amenées, il saura de quel côté elles sont venues. Un Indien est intéressant à considérer dans un moment semblable : allant et venant dans les étroites percées de la forêt, dardant la vue au travers du feuillage, ou semblant flairer le terrain, il marche comme un animal qui poursuit une proie, se précipitant tout à coup lorsqu'il a cru reconnaître la forme qu'il guettait, pour ne s'arrêter qu'au pied du tronc dont il avait deviné la présence.

Il s'en faut de beaucoup, cependant, que les recherches du cascarillero soient toujours suivies d'un résultat favorable : trop souvent il revient au camp les mains vides et les provisions épuisées ; d'autres fois, lorsqu'il a découvert sur le flanc de la montagne l'indice de l'arbre, il s'en trouve séparé par un torrent ou par un abîme. Des journées alors peuvent se passer avant qu'il atteigne un objet que, pendant tout ce temps, il n'a pas perdu de vue.

Pour dépouiller l'arbre de son écorce, on l'abat à coup de hache, un peu au-dessus de sa racine, en ayant soin, pour ne rien perdre, de dénuder d'abord le point que l'on doit attaquer ; et comme la partie la plus épaisse, la plus profitable par conséquent, se trouve tout à fait à la base, on creuse la terre à son pourtour, afin que la décortication soit plus complète. Il est rare, même lorsque la section du tronc est terminée, que l'arbre tombe immédiatement, soutenu qu'il est par des lianes qui l'enlacent, ou par des arbres.

Lorsque l'arbre est abattu, et que les branches qui pourraient gêner ont été retranchées, on fait tomber le périderme en le massant, ou mieux, en le percutant avec un petit maillet de bois, ou avec le dos même de la hache, et la partie vive de l'écorce mise à nu est souvent nettoyée encore à l'aide de la brosse ; puis, étant divisée dans toute son épaisseur par des incisions uniformes qui circonscrivent les lanières en planchettes, elle est séparée du tronc au moyen d'un couteau ordinaire.

ART. IV. — Culture du thé.

Les parties de la Chine qui produisent le plus de thé sont les provinces maritimes de Fokien, Kyanti et Kyangnau, situées entre les 27° 30′ et 31 degrés latitude N. et les 112 à 117 degrés longitude. L'arbre à thé croît sur les pentes des montagnes ou dans les vallées placées au pied des monts. On le cultive aussi dans des plaines, mais avec peu d'avantage. D'après les informations recueillies par le docteur Abel, il paraît certain que les formations primordiales dominent dans les districts à thé, ce qui est d'ailleurs confirmé par la nature des métaux qu'elles renferment. Le meilleur sol pour le thé est, dit le père Du Halde, léger, graveleux, sablonneux et blanchâtre, avec peu de terreau ; le moins bon est de couleur jaune (probablement argileux). L'exposition au sud est celle qui lui convient le mieux (1).

Le climat de la Chine est très remarquable, et la moyenne température annuelle y est beaucoup moindre que dans la plupart des pays situés à une égale distance de l'équateur. Pékin, presque au niveau de la mer, sous une latitude de 39° 54′, a une température moyenne de 12°,5 centigrades ;

(1) Voyez le mémoire de M. H. Falconer, *Sur la possibilité d'introduire la culture du thé dans l'Himalaya.*

si nous la calculions d'après une formule qui s'applique assez bien aux cas ordinaires, nous trouverions 16°,8, différence remarquable. Les extrêmes de chaleur et de froid y sont aussi très grands. La température de l'hiver y est de 3°,3, et celle de l'été de 28°,1 ; c'est le froid de Copenhague et la chaleur du Caire. Il y a, entre la température moyenne de l'été et celle de l'hiver, une différence de 31°,5, climat presque sans exemple en aucune autre partie du globe, à l'exception de Québec dans le Canada. Cette conséquence de la vaste étendue de terres au nord de la Chine se retrouve jusqu'à Canton, quoique modifiée par le contact de l'Océan. D'après les moyennes de température de ces deux points, on peut fixer celle des districts à thé aux environs, comme leur température moyenne annuelle, au niveau de la mer. L'élévation de cette culture au-dessus de ce niveau sera nécessairement encore accompagnée d'un abaissement de cette moyenne ; mais, comme il paraît que les montagnes sur lesquelles croît le thé, ne dépassent guère 3 000 pieds de hauteur, la température moyenne devra flotter entre 12°,5 et 17°,5, et la différence entre la chaleur moyenne de l'été et celle de l'hiver n'y peut être moindre que 22°,1.

Quant au degré d'humidité, les informations sont peu précises, et ce que l'on sait n'a guère trait qu'à Canton. Les pluies n'y sont pas périodiques comme de ce côté du continent de l'Asie ; elles tombent dans tous les mois de l'année, quoique surtout d'août en octobre. La quantité moyenne de pluie recueillie à Canton a été, en 1829, 42 pouces, en 1830 50, en 1831, 70 pouces ; moyenne des trois ans 56. Dans les districts à thé, la quantité d'eau doit être moindre. Il est probable qu'il y tombe quelquefois de la neige, quoiqu'elle soit inconnue à Canton.

Les mêmes remarques s'appliquent au Japon, qui produit aussi d'excellents thés. Ainsi, à Nangasa-ki, la température moyenne de l'année est 15°,8, la plus grande chaleur de l'été 36°,6, celle de janvier, le mois le plus froid, 35 degrés Fahrenheit (1°,3 R.); la pluie y tombe périodiquement vers le milieu de l'été, il y neige l'hiver sur les hauteurs; la température moyenne de l'été est de 28°,2, celle de l'hiver 3°,8.

Examinons les divers pays dans lesquels on a essayé sans succès la culture du thé. A Penang, tout près de la ligne, où la chaleur moyenne annuelle est de 26°,6, où le climat reste le même toute l'année, et où des pluies excessives donnent jusqu'à 80 pouces d'eau par an, des circonstances atmosphériques si opposées à celles de la Chine expliquent bien comment on n'a pu réussir. Il en est de même à Sainte-Hélène, où, quoique la température moyenne ne soit que de 22°,7, elle ne descend pas en hiver au-dessous de 12°,7, et où le climat est humide et nuageux. A Java, le manque de réussite doit aussi tenir à l'excessive humidité du pays, à l'abondance des pluies et au voisinage de la ligne (lat. 6°,9). A Rio-Janeiro, où le thé fut introduit par une colonie chinoise, la tentative n'eut pas de succès à cause de la grande chaleur, et peut-être de l'égalité d'un climat des tropiques. Les Français l'ont faite aussi deux fois dans les Antilles ; le résultat de la seconde tentative est inconnu, mais toute latitude entre 11 et 19 degrés, avec le climat qu'elle suppose, ne peut manquer de la faire échouer. Il n'y a, dans l'Inde anglaise, aucune localité qui ait exactement tous les traits du climat de la Chine, mais il en est qui s'en rapprochent assez pour donner des espérances très raisonnables de succès dans la culture du thé. Peut-être faut-il exclure toute la partie plane du pays. La chaleur moyenne de l'année, depuis le 30° degré latitude N. jusqu'au parallèle de Calcutta, dépasse de beaucoup celle des districts à thé de la Chine. Indépendamment d'une chaleur excessive pendant le jour, l'hiver y est à peine tempéré, et il y tombe d'abondantes pluies périodiques. Il y croît bien quelques fruits de la Chine, mais l'arbre à thé paraît exiger un climat plus froid pour prospérer.

CHAPITRE II.

INFLUENCE DE LA TEMPÉRATURE SUR LES FONCTIONS VÉGÉTALES.

ART. Ier. — Limites du froid supporté par les végétaux.

De même que la limite polaire d'une plante donne une idée de l'intensité du froid qu'elle est capable de supporter, de même la connaissance du froid qui fait périr une plante peut mettre sur la trace de sa limite latitudinale. Voici, d'après de nombreuses observations, en degrés centigrades, le froid sous l'influence duquel périssent les plantes et arbres ci-après :

	Au-dessous de 0.		
Olivier et laurier-rose.............. de	5°	à	8°
Grenadier, pistachier..................	6	à	10
Romarin..........................	7,5	à	11
Cyprès...........................	8,6	à	10
Figuier...........................	8,6	à	11
Laurier cerise.....................	10	à	15
Jasmin...........................	14	à	21
Amandier.........................	26	à	31
Vigne, châtaignier, pêcher............	30	à	33
Prunier, cerisier, noyer..............	31	à	35
Poirier, pommier....................	33	à	37

ART. II. — Maturation des fruits.

La maturité du fruit dépend d'une moyenne de température déterminée par la nature même de la plante; cette moyenne est moindre pour la vigne que pour l'olivier et le palmier, mais elle paraît constante pour chaque espèce. L'épi de blé cultivé en Afrique, et celui qui mûrit dans le nord de la France, ont absorbé, au moment de la moisson, une égale quantité de chaleur; la durée de la période d'observation seule a varié.

Voici la température exigée pour la maturation de quelques fruits. En cherchant sur la carte les températures d'été et de printemps qui correspondent aux chiffres ci-après, on pourra se faire une idée des pays dans lesquels les fruits dont il s'agit peuvent se cultiver avec succès (1).

	Température exigée pour la maturation.
Fraise de	10° à 14°,5
Cerise	12,5 à 14,5
Pêche	12,5 à 14,5
Courge	19 à 21
Melon	20 à 24
Raisin	18 à 24
Orange	19 à 24

En 1831, M. Boussingault a cherché la somme des températures observées depuis l'époque de la cessation des gelées, qu'il fixe pour Paris au 15 février et pour le midi de la France au 1er de ce mois, jusqu'à la maturité des plantes. Il a obtenu :

En Alsace	2150
A Paris	2160
A Kingston (New-York)	2066
A Quiachaqui (zone équinoxiale)	2534

On remarque ici l'accord des trois nombres qui représentent des lieux placés dans la zone tempérée; celui de Quiachaqui, sous la zone torride, s'en écarte beaucoup. M. de Gasparin (2) a traité de la même manière les observations faites à Orange pour une moyenne de trente-trois ans, et celles de cinq années différentes, faites à l'École régionale de la Saussaie, près de Lyon; toutes ces sommes de lieux pris dans la vallée du Rhône,

(1) Voyez *Carte phys. et météorol. du globe*.

(2) *Comptes rendus de l'Académie des sciences*, séance du 14 mai 1855. Communication de M. de Gasparin.

lui ont donné un maximum de 1 966 degrés, un minimum de 1 613 degrés et une moyenne de 1 718 degrés. A Lougan, chez les Cosaques du Don, la maturité du blé exige 2 537 degrés, comme à Quiachaqui, sous la zone équatoriale.

Pour la culture de l'orge de printemps, on trouve les chiffres suivants :

	Degrés.
Lyngen en Norwége (70° de lat.).....	1055
Nertschinsk, Sibérie (51° 18').......	1482
Bruxelles.....................	1765
Versailles (1852)................	1549
Orange, moyenne................	1500

Toutes ces anomalies prouvaient que la marche de la végétation, visiblement influencée par les sommes de température reçues, dépendait aussi d'autres causes qui ne permettaient pas de les prendre seules pour assigner un cycle normal, uniforme, que les plantes dussent parcourir pour arriver à leur maturité.

En présence de ces discordances, M. Quetelet admet que la somme des degrés reçus n'était pas seule à considérer, mais qu'il fallait aussi examiner comment ils avaient été reçus. Deux journées donnant 10 degrés de température moyenne ne pouvaient produire sur les plantes le même effet qu'une journée à 20 degrés. Alors il considéra la température comme une force vive, dont il fallait employer la somme des carrés au lieu de la somme des degrés simples.

Cependant, en appliquant sa méthode à la floraison des lilas, les deux sommes lui ont donné des résultats identiques pendant plusieurs années, à partir de l'époque de la cessation des gelées, savoir : 476 degrés pour la somme des degrés, et 1 296 degrés pour la somme de leurs carrés. M. de Gasparin a essayé la même application sur deux années différentes où la floraison des lilas était donnée par Cotte, dans le climat de Laon. En 1782, du 22 février au 3 avril, on a 577 degrés pour la somme des degrés, et 4 750 degrés pour celle des carrés ; en 1790, du 22 janvier au 10 avril, on a 477° 7, pour la somme des degrés, et 3 410 degrés pour celle de leurs carrés. On n'a ici aucun trait de ressemblance, ni entre les deux années, ni avec ce qui se passe à Bruxelles.

Pour la récolte du vin à Orange, on a, de l'ouverture des bourgeons à la vendange :

En 1814, 3160 pour la somme des degrés, 62 462 pour celle des carrés.
En 1847, 3010 pour la somme des degrés, 67 321 pour celle des carrés.

La méthode des carrés donnerait un degré d'approximation moindre que celle de la somme des degrés simples.

M. Babinet, considérant que l'effet produit par une cause mécanique constante, agissant pendant un certain temps, est proportionnel à l'intensité de cette force multipliée par le carré du temps pendant lequel elle agit, conseilla d'appliquer ce principe aux effets de la température.

En appliquant cette méthode aux exemples cités plus haut, on trouve que la végétation du lilas jusqu'à sa floraison a duré 81 jours en 1782; que la température moyenne a été $\frac{577}{81} = 7°,12$, qui, multipliés par 6 581, carré de 81, donnent 44 856; en 1790, cette végétation ayant duré 79 jours, on a 6°,06 pour température moyenne, qui, multipliés par 6 241, carré de 79, donnent 37 820. La dissemblance de ces résultats indique assez que l'on ne peut avoir confiance en cette méthode.

La chaleur lumineuse a une action indubitable sur la végétation; mais cette action n'est pas entièrement de même nature que celle de la chaleur obscure, et l'on ne peut obtenir aucun bon résultat de l'addition de deux quantités hétérogènes. Ainsi les faits cités montrent qu'il faut rechercher d'autres principes pour expliquer l'avance ou le retard des différentes phases de la végétation.

ART. III. — Phases de la végétation.

La maturité du froment a lieu dans la vallée du Rhône avec une somme de températures moins élevée que dans le nord de la France; mais aussi les pailles sont moins longues et composées d'un moindre nombre de mérithalles. A Lougan, sur le Don, on a des pailles si hautes, que la tête d'une autruche les domine à peine; mais la somme de températures est beaucoup plus forte. En Sibérie, l'orge mûrit avec une somme de degrés plus petite que dans le sud de l'Europe; mais elle ne produit que 3 fois 1/2 la semence, et ne développe qu'un petit nombre d'épillets qui sont autour des mérithalles, tandis qu'en France l'orge multiplie 8 à 9 fois sa semence. Ces faits semblaient indiquer la route à suivre, et M. de Gasparin examina séparément chacune des phases de la végétation, à commencer par la production des mérithalles, et il les compara à la température.

Le bourgeon et la semence sont l'individu végétal non développé, identique sous ces deux formes. L'un et l'autre ont une vie propre, distincte de celle des autres individus de la même espèce. C'est le rameau à l'état rudimentaire. Il contient, emboîtés les uns dans les autres, la série de mérithalles qui forment un rameau en se développant. Chaque mérithalle, se formant et croissant dans la gaîne où il est engagé, se désemboîte successivement du centre du bourgeon, et l'on peut considérer la formation et le développement d'un mérithalle comme une phase élémentaire de la vie des plantes. C'est donc à comparer la durée de cette phase avec la température qu'il fallait s'attacher.

D'abord, sur un scion partant du pied d'un mûrier multicaule hybride, M. de Gasparin a obtenu 66 mérithalles dans une année comme dans l'autre, avec un nombre presque égal de degrés, qui a été de 58°,5 et 58°,4 pour la production moyenne des mérithalles. Si, au lieu de partir du pied de la tige, le scion part d'un rameau secondaire qui a été retranché près du pied du mûrier, quoique sa direction soit presque verticale, on n'a plus que 44 mérithalles, qui exigent chacun 87°,7 pour se développer. Mais que le scion soit incliné de 50 degrés sur la verticale, il n'a plus que 24 mérithalles qui se développent avec 161 degrés de température : les scions verticaux qui partent de la cime des vieux mûriers taillés au printemps ont de 27 à 29 feuilles, qui se sont développées avec 133 à 143 degrés pour chacun.

Ainsi : 1° la température a une influence directe sur le développement de chaque mérithalle ; 2° ce développement est provoqué pour chacun d'eux par un nombre à peu près égal de degrés thermométriques ; 3° cette somme de degrés est d'autant plus grande que le rameau est plus vertical ; 4° elle l'est d'autant plus que, pour parvenir au bourgeon, la séve doit parcourir un plus grand nombre de circonvolutions, passer par un plus grand nombre d'anastomoses causées par les vieilles tailles du bois ; 5° ainsi la température agit, non sur le bourgeon lui-même, mais sur la séve qui doit l'alimenter, et le développement du bourgeon résulte du mouvement de la séve causé par la température, mouvement qui, avec une température égale, l'amène d'autant plus rapidement au bourgeon, que la route qu'elle a à parcourir est plus courte, plus directe et plus libre.

Mais les mérithalles diffèrent de longueur entre eux, et leur longueur ne dépend plus de l'excitation produite par le calorique, mais bien de la quantité de séve fournie à l'arbre, qui augmente ou diminue en raison de l'humidité du sol. C'est ce que l'on peut suivre à l'œil à chaque modification de l'état hygrométrique du sol ; on voit les mérithalles s'allonger après la pluie, se raccourcir lors de la sécheresse. Un tableau général, fait pour l'année 1844, montre que leur longueur moyenne a suivi dans chaque mois l'état combiné de la chaleur et de l'humidité de l'atmosphère. C'est d'ailleurs un effet bien connu de la pluie que celui d'élever la taille des végétaux : une saison humide procure une bonne récolte de foin ; celui-ci est court et rare quand la saison est sèche.

Une pareille étude a été faite sur la betterave. Sa racine a autant de cercles concentriques que sa tige aérienne a de tours de spire de feuilles. Dans nos cultures M. de Gasparin a obtenu, la première année de semis, d'avril en octobre, sept cercles concentriques, sept tours de spire, chacun de sept feuilles, avec une somme de 3 618 degrés de chaleur ; c'était environ 100 degrés par mérithalle.

Quant à l'accumulation de matières résultant de l'abondance de la séve, elle n'est plus réglée par la température. Du 1er avril au 20 septembre, on a obtenu des betteraves du poids moyen de 0kil,750. Ces racines avaient subi un temps d'arrêt pendant la sécheresse de l'été, mais au 25 octobre elles pesaient 1kil,050 : on avait obtenu les 0kil,75 sous l'influence de la sécheresse avec 3 108 degrés de chaleur ; on en a eu 0kil,300 avec 510 degrés sous l'influence des pluies d'automne. Bien plus, les betteraves placées dans un terrain constamment frais, dont la végétation n'a subi aucune interruption, ont acquis, sous l'influence de 3 618 degrés, un poids de 3kil,500. Il ne faut donc pas confondre l'élongation et l'accroissement des végétaux avec la production de leurs organes. La production dépend de la température, l'accroissement et la masse sont l'effet de l'abondance et de la richesse de la séve.

ART. IV. — Floraison.

La floraison n'est pas une phase nécessaire, inévitable de la vie des plantes. Des pois semés dans une terre largement fumée se sont épanouis en rameaux et en feuilles sans donner de fleurs. Dans les contrées chaudes et humides de la région équinoxiale, le froment ne monte pas en épis ; il fait des tiges si nombreuses et si garnies de feuilles, qu'on l'y cultive pour fourrage. Sur la pente de la Cordillière, de la Vera-Cruz à Acapulco, on ne voit commencer la culture du froment pour graine qu'à 1200 à 1300 mètres d'altitude (1). MM. Edwards et Colin ne purent obtenir de grain d'un blé d'hiver semé à la fin d'avril ; mais celui de la petite variété de printemps et la plus petite graine de celle d'hiver, semés à la même époque, purent monter en épis (2). D'un autre côté, on cultive le froment pour graine à l'île de France presque au niveau de la

(1) A. de Humboldt, *Essai sur la Nouvelle-Espagne*, in-8, t. III, p. 70.
(2) *Comptes rendus de l'Acad. des sciences*, t. XII, p. 478.

mer, où la température de l'hiver n'est pas au-dessous de 26 degrés, température plus élevée que celle de Xalapa au Mexique, où le blé ne peut faire d'épis. M. Codazzi a vu le froment venir à maturité dans la vallée de l'Aragua, concurremment avec le sucre et le café (1). M. Bremacker ayant transporté quelques pieds de lilas dans une cave pour produire un sommeil artificiel des plantes, et au bout de quelque temps les ayant remis en terre et exposés dans une serre à une température douce et très égale, ces plantes se couvrirent de feuilles et ne fleurirent point (2).

Dans l'expérience de MM. Edwards et Colin, on voit l'influence d'un périsperme abondant qui, ainsi que la terre fertile des pois dont il a été parlé plus haut, dispose les plantes à ne produire que des feuilles, tandis que le périsperme plus rare des grains de printemps et des grains chétifs de blé d'hiver produit des épis, comme la terre moins riche; dans l'expérience de M. Bremacker, l'humidité constante de la serre succédant à celle de la cave, ne produit aussi qu'un développement de feuilles. On pourrait donc soupçonner qu'il règne un état très humide de l'air sur les pentes mexicaines de la Cordillère, tandis que dans les parties de la zone équinoxiale où mûrit le froment, on éprouve une succession d'humidité et de sécheresse. De tous ces exemples on peut au moins conclure que la floraison n'est pas une phase nécessaire de la végétation, et que la plante qui reçoit un courant de séve abondant et continu est disposée à se couvrir seulement de feuilles sans porter de fleurs.

ART. V. — Maturité des semences.

Quelques botanistes veulent que la semence soit prête à se détacher de la plante; les autres, que le péricarpe, au moins, soit desséché et le périsperme complétement durci: enfin d'autres admettent que la semence est mûre quand elle peut être mise en état de germination. C'est ce qu'on appelle la maturité botanique.

Celle-ci est la seule qui présente un caractère de généralité. L'époque des récoltes n'est nullement indiquée par des signes tirés de la maturité: ainsi l'on cueille l'olive, ou l'on attend qu'elle tombe de l'arbre, influencé qu'on est dans l'un et l'autre cas par des considérations économiques; la vendange a lieu à un degré de maturité plus ou moins avancé, selon les résultats que l'on attend de la fermentation, selon la composition du moût,

(1) *Comptes rendus*, t. XII, p. 478.
(2) *Annales de l'observatoire de Bruxelles*, t. V, p. 12.

selon le goût des consommateurs. En Bourgogne, on vendange à présent plus tard qu'autrefois; on vendange plus tôt dans le midi. On attend généralement que le péricarpe soit sec pour récolter les fèves : mais les Valaisans, qui veulent conserver la paille à l'abri de toute altération, les recueillent dès que le hile de la graine est noirci, quoique le reste du grain soit encore vert. Quant au blé, M. Duchartre a montré que ses semences étaient déjà capables de germer quand leur albumen était presque en lait; que leur dessiccation et leur rétraction favorisaient le germination d'une manière frappante. Sans aller aussi loin, des expériences positives faites à Versailles et à la Saussaie, ont montré qu'on peut moissonner le blé sans inconvénient quand le haut de la tige est encore vert, et que le blé n'en est que plus beau et plus apprécié. Cette maturité suffisante devançait de neuf à treize jours la maturité que nos agriculteurs appellent complète, et fournissait une somme de température d'au moins 245 degrés.

Un autre obstacle s'oppose à ce qu'on puisse assigner une somme de température uniforme, comme nécessaire à la maturité d'un végétal : c'est le grand nombre de variétés qui ont une tendance à mûrir plus vite ou plus lentement; c'est ce qui arrive pour les farineux, pour le maïs, pour la pomme de terre, pour la vigne, etc.

On ne peut donc admettre la maturité, si mal définie, si arbitraire, si changeante, comme une phase naturelle de la vie des plantes, et il faut s'en tenir à la maturité botanique, encore peu étudiée, sauf aux cultivateurs à la devancer ou à la dépasser, selon leur convenance économique.

De toutes les considérations qui précèdent, M. de Gasparin conclut (1) : 1° que les phases successives de la végétation d'une plante sont marquées par le développement de ses organes élémentaires, qui sont ses mérithalles avec tous leurs accessoires : tige, feuilles, bourgeons, etc.;

2° Que le développement des mérithalles est déterminé par une somme de température à peu près égale pour la même espèce de plante et pour les rameaux semblablement disposés;

3° Qu'il peut se développer un nombre indéfini de mérithalles foliaires sans que la plante fleurisse;

4° Que ce nombre est variable selon les climats et selon les années;

5° Que la floraison et le nombre de mérithalles foliaires qui la précèdent dépendent de circonstances diverses, qui diminuent l'abondance de la séve au scion ou qui l'épaississent, en lui faisant faire de longs trajets ou en la faisant passer par de nombreux détours;

(1) *Comptes rendus de l'Acad. des sciences*, séance du 14 mai 1855.

6° Que les circonstances météorologiques qui influent sur cet état de la sève, l'humidité du sol, de l'air, la pluie, les vents, etc., se reproduisant les mêmes, dans le même climat et dans la moyenne des années, il en résulte que les plantes y fleurissent assez régulièrement, après avoir produit le même nombre de mérithalles, et qu'ainsi on peut calculer, pour un climat donné, la somme des degrés de chaleur qui amèneront la floraison dans ce climat, sans que cette même somme soit applicable dans un climat différent, où le nombre des mérithalles qui précède la floraison n'est plus le même ;

7° Que la fructification et la maturité étant des conséquences de la floraison, la somme de chaleur qui les produit est aussi variable d'un climat à l'autre ;

8° Que la récolte d'une plante étant subordonnée à des considérations d'utilite qui ne coïncident pas toujours avec la maturité botanique, elle ne peut être soumise à des calculs exacts de température ;

9° Que la radiation solaire étant aussi à peu près la même dans le même climat, d'une année à l'autre, en l'ajoutant à la température de l'air on ne change pas le rapport des sommes de température, mais on le change en passant d'un climat à l'autre. Ce calorique, ajouté à la température de l'air, doit entrer en ligne de compte pour déterminer la possibilité d'une culture dans un lieu donné.

CHAPITRE III.

PRODUCTION ET CONSOMMATION EN EUROPE (1).

ART. 1er. — Étendue et culture des céréales.

En France, l'étendue de céréales en rapport est de 13,900,262 hectares, ou 7,037 lieues carrées moyennes. C'est plus d'un quart de toute la France. Sept sortes de céréales composent cette immense culture :

Froment...........	5,586,787	hectares	40 pour 100
Epeautre...........	4,733	—	»
Méteil.............	910,933	—	6
Seigle.............	2,577,554	—	19
Orge	1,188,189	—	9
Avoine.............	3,000,634	—	22
Maïs...............	631,732	—	4

(1) Voy. Moreau de Jonnès, *Statistique de l'agriculture de la France*. Paris, 1848.

Depuis le commencement du XVIIIe siècle, la surface du territoire consacrée à la culture des céréales a varié ainsi :

Époque.	Surface.	Par habitant.	Autorités.
1700.	11,607,800 hectares	60 ares.	Vauban.
1764.	13,506,554 —	64 —	Mirabeau.
1788.	14,402,300 —	60 —	Lavoisier.
1813.	16,706,000 —	56 —	Chaptal.
1840.	13,900,263 —	41 —	Statist. de la France.

Ces nombres représentent la culture des céréales comme presque fixe pendant le XVIIIe siècle. La surface cultivée est maintenant la même que sous Louis XV, lorsqu'il y avait 13 millions d'habitants de moins à nourrir. Elle semble moins grande que sous l'Empire, de 3 millions d'hectares, et la population est cependant plus considérable de 4 millions ou davantage. Répartie d'après le nombre d'habitants, l'étendue des céréales paraît n'avoir, pour ainsi dire, pas varié depuis Louis XIV jusqu'à Louis XVI, en l'espace de 90 ans; elle a toujours été de 60 ares; après la révolution, elle a diminué progressivement; sa surface est aujourd'hui moindre d'un tiers qu'autrefois.

Au lieu de vivre entièrement de grains, comme autrefois, la population consomme une grande quantité de pommes de terre et de légumes, dont l'usage était entièrement inconnu jadis. La culture de ces végétaux alimentaires occupe près de 1,600,000 hectares.

Pommes de terre.........	921,970 hectares.
Légumes secs............	296,925
Jardins potagers..........	360,696
Total.....	1,579,291

En ajoutant cette surface, on retrouve une étendue de 15 à 16 millions d'hectares destinés aux premiers besoins de la vie, comme aux anciennes époques. Mais, attendu l'accroissement de la population, la quote-part de chacun serait réduite à 45 ares, au lieu de 60 ou 64, comme jadis (1).

Voici l'étendue des terres cultivées en céréales dans divers États de l'Europe.

	Époques.	Population.	Étendue des céréales.
Prusse...............	1845.	16,000,000	6,000,000 hectares.
Danemarck...........	1830.	1,930,000	860,000
France..............	1840.	33,500,000	13,900,000
Suède...............	1830.	3,000,000	960,000
G^de Bretagne et Irlande..		24,000,000	7,433,000
Belgique............	1829.	3,573,000	1,083,700

(1) Moreau de Jonnès, *Op. cit.*, p. 30 et 37.

ART. II. — Production et consommation des céréales.

En France, la production des céréales, d'après les documents officiels, s'élève aux quantités suivantes (1) :

Froment et épeautre......	69,694,189 hectolitres.
Méteil..................	11,829,448
Seigle..................	27,811,700
Orge....................	16,661,462
Avoine..................	48,899,785
Maïs....................	7,620,264
Total..........	182,516,848 hectolitres.

Le froment forme donc les quatre dixièmes de la production des céréales; joint au méteil et au maïs, il en constitue près de la moitié. Le seigle n'en fait pas un septième, et l'orge un dixième. L'avoine est, après le froment, le grain le plus abondant. Sa quantité annuelle s'élève à plus d'un quart de la masse totale. Les quatre espèces de céréales destinées aux hommes, le froment, le méteil, le seigle et le maïs, donnent ensemble près de 117 millions d'hectolitres, ou 64 pour 100. L'orge et l'avoine rapportent 65 millions et demi d'hectolitres, ou 36 pour 100 de toutes les sortes de grains. Aujourd'hui la part de chaque habitant de la France, dans la masse des subsistances principales que fournissent les grains et les pommes de terre, se compose de cinq à six hectolitres, savoir (2) :

172	litres	en froment.
99	—	en seigle et méteil.
29	—	en orge, avoine, etc.
234	—	en pommes de terre.
9	—	en légumes secs.
543	litres.	

Plus de la moitié de ces aliments est fournie par un tubercule farineux dont la culture était à peine connue il y a un demi-siècle, et qui progressivement remplace les céréales inférieures, le sarrasin, le maïs et les châtaignes. Les jardins et les cultures en grand, des choux, des navets, des lentilles et autres crucifères et légumineuses, élèvent à six hectolitres et au delà la quantité de subsistances revenant à chaque personne.

(1) *Statistique de la France*, publiée par le ministre de l'agriculture et du commerce, Paris, 1841 : *Agriculture*, t. IV, p. 668 et 669.

(2) Moreau de Jonnès, *Op. cit.*, p. 66.

ART. III. — Du froment.

Les cultures de froment, sans les jachères, couvrent en France 5,586,787 hectares, ou 2830 lieues carrées moyennes de 25 au degré. C'est plus d'un dixième de la France ou deux cinquièmes de l'étendue des terres cultivées. Sur 100 hectares productifs, il y en a 40 qui donnent du froment. Cette surface égale celle de la Grèce et surpasse l'étendue de la Bohême, de la Suisse ou du Danemarck. Voici, d'après M. Moreau de Jonnès, l'étendue de la culture du froment dans quelques-uns des États de l'Europe, à des époques récentes ou peu éloignées.

Grande-Bretagne et Irlande	2,130,000	hect.	9 ares chacun.
Royaume de Prusse	560,000	—	3,5
— de Suède	40,000	—	3,3
— de Pologne	103,300	—	2,2
Anc. roy. des Pays-Bas, Holl. et Belg.	228,400	—	4,0
Espagne	2,860,000	—	20,0
France	5,586,000	—	17,0

Une grande partie du royaume uni de la Grande-Bretagne et d'Irlande est alimentée par la pomme de terre, et le sol de ses provinces septentrionales repousse la culture du froment. Il en est ainsi de tous les États du Nord de l'Europe. En France, le blé trouve un climat favorable, mais la nature des terres ne l'est pas toujours. En Espagne, la température protége les moissons du froment, qui retrouve, pour ainsi dire, dans ce pays, le ciel des lieux de son origine. D'après la statistique de la France, la multiplication du froment était de 6,07 pour un.

Le tableau suivant résume l'opinion des auteurs sur le rendement du froment dans l'antiquité (1):

Égypte ancienne	100	pour 1.	Pline, XVIII, 10.
Palestine, au temps d'Isaac	100	—	Genèse, XXVI, 12.
Syrie, campagne de Gadura	100	—	Varron, I.
Lybie, campagne de Cynips	300	—	Hérod., IV, 189.
Lucanie, campagne de Sybaris	100	—	Varron, I, XLVII.
Bétique ou Portugal	100	—	Pline, XVIII, 10.
Province de Carthage, aujourd'hui Tunis	100	—	Varron, II, 14.
Byzatium, campagne d'Afrique	150	—	Pline, XVIII, 10.
Attique, bonne cult., 100 méd	50	—	Théophr., VIII, 7.
Judée, bonne terre, 100 méd	60	—	Saint Matthieu, XIII.
Chersonèse Taurique	30	—	Strabon, VII, 311.

(1) M. de Jonnès, *Statistique des peuples de l'antiquité*. Paris, 1851, t. II, p. 697.

Étrurie	20 à 30 pour 1.	Varron.
Espagne, la plupart des terres	40 —	Mérula, 2e partie.
Sicile, campagne de Léontium	8 à 10 —	Cicéron *in Verr.*
Babylonie. 200 pour une bonne année	300 —	Hérodote, I.

Ces assertions ne doivent être accueillies qu'avec une extrême réserve. Cependant M. Alexandre de Humboldt s'est assuré qu'au Mexique la production moyenne du froment est de 25 à 30 pour un; qu'elle est de 35 à 40 sur le plateau de ce pays, élevé de 2000 à 3000 mètres au-dessus de l'Océan, et que même, dans les grosses fermes, elle est de 50 à 60. Aux Antilles, le maïs donne, comme le froment libyque d'Hérodote, jusqu'à 300 pour un de semence.

Aujourd'hui, la production de froment de chaque pays laisse à chaque personne la quantité de litres de grain ci-après :

France	208
Royaume uni de la Grande-Bretagne et Irlande	163
Espagne	127
Autriche	62
Hollande et Belgique	57
Prusse	46
Pologne	25
Suède	8

ART. IV. — Du seigle.

L'étude du seigle et du maïs est d'une grande importance au point de vue médical, eu égard au rôle étiologique qui leur a été attribué dans la production de l'ergotisme et de la pellagre.

Les Romains ne connurent le seigle que tard, et ne paraissent lui avoir accordé que peu d'importance. En France, on l'adopta d'abord dans les parties montagneuses du pays, où le froment refusait de croître. En 1574, il était cultivé, selon Lieutaud, dans toute l'Auvergne et dans le Lyonnais et le Forez. En France, le seigle couvre aujourd'hui 2,577,254 hectares ou 1305 lieues carrées moyennes. C'est la vingt et unième partie de la France et le huitième de l'étendue des cultures. Sur 100 hectares en céréales, il y en a 13 à 14 en seigle.

La production est de 27,811,700 hectolitres, ce qui donne 10 hectolitres 79 par hectare. C'est, en moyenne, pour toute la France, 5,5 pour un, terme fort bas, parce que cette culture comprend des terrains peu fertiles. La quantité de seigle disponible, après le prélèvement des semences, est de 22,672,278 hectolitres. La quantité consommée est de 22,239,146, ce qui laisse un faible excédant.

ART. V. — Du maïs.

Le maïs occupe en France 631,732 hectares, qui font seulement la quatre-vingt-quatrième partie de la surface de la France. Dans vingt-cinq départements, il n'est point cultivé, et dans vingt-six autres, il l'est si peu, qu'aucun d'eux n'en a 1000 hectares. Sur les trente-cinq, où sa culture existe en masses considérables, voici ceux qui en possèdent le plus :

Dordogne........	74,637 hect.	Gers...........	31,536 hect.
Landes..........	72,082	Tarn............	31,536
Basses-Pyrénées...	71,238	Charente........	24,892
Haute-Garonne...	49,051	Charente-Inférieure	21,654
Lot.............	41,450	Tarn-et-Garonne..	24,564
		Total.....	442,640 hect.

Tous ces départements appartiennent à la région occidentale, qui, cependant, n'a point sur celle du midi oriental l'avantage d'une température plus haute ou plus constante. La distribution du maïs peut se résumer ainsi (1) :

Nord oriental......	10	départements,	29,451 hectares.
— occidental......	11	—	16,638
Midi oriental........	18	—	62,725
— occidental......	21	—	522,379
Corse..............	1	—	539
Totaux.....	60		631,732 hectares.

La quantité de semence exigée par la culture du maïs monte à 242,792 hectolitres. Il n'en faut que 38 litres par hectare. Le grain donne, en moyenne, 31 1/2 pour un. Mais il rapporte 45 pour un dans les Hautes-Pyrénées, 44 dans l'Ariége, 68 dans la Vendée. La production est annuellement de 7,620,264 hectolitres; il en est consommé 6 657 482.

ART. VI. — De la vigne et des boissons spiritueuses.

En France, les vignes occupent une surface de 1,972,340 hectares, équivalant à près de 1000 lieues carrées moyennes. C'est la vingt-septième partie du territoire de la France. Voici, d'après M. Moreau de Jonnès, l'étendue des vignobles dans les principaux États de l'Europe :

(1) *Statistique de la France*, Paris, 1841 : *Agriculture*, t. IV.

	En hectares.
Russie. Podolie	2,000
Belgique	20,000
Allemagne proprement dite	250,000
— Wurtemberg	25,000
— Bade	30,000
Prusse	277,000
Empire d'Autriche	625,875
— Hongrie	515,900
— Arch. d'Autriche	48,000
Suisse, 4 cantons seulement	30,500
France	1,972,340
Espagne	392,000
Portugal	28,000
Piémont	131,900
Toscane	71,500
États romains	59,300
Royaume de Naples	125,000

La statistique de la France donne pour résultat de la vendange, année moyenne, 36,783,223 hectolitres de vin.

M. Moreau de Jonnès résume ainsi la production des vins dans les principaux États de l'Europe, et la consommation moyenne par habitant :

	Quantités.		Consommation par habitant.
Russie. Podolie	46,000	hectolit.	1/20 d'hect.
Allemagne propremt. dite	5,000,000	—	1/3
— Wurtemberg	500,000	—	1/3
— Bade	600,000	—	1/2
Empire d'Autriche	12,517,000	—	1/2
— Hongrie	10,318,000	—	1 hectol.
— Arch. d'Autriche	905,000	—	1
Prusse	5,544,000	—	1/2
France	36,000,000	—	1 hectol.
Espagne	7,840,000	—	3/4
Portugal	560,000	—	1/6
Piémont	2,638,000	—	1/3
Toscane	1,430,000	—	1/4
États romains	1,186,000	—	1/2
Royaume de Naples	2,500,000	—	1/2

Ainsi, la production de la France serait triple en quantité de celle de l'empire d'Autriche, sextuple de celle de la Prusse, quadruple de celle de l'Espagne ; mais elle ne donne à chaque habitant qu'un hectolitre, comme en Hongrie et dans l'archiduché d'Autriche. Elle fournit un quart de plus qu'en Espagne, et le double que dans une partie de l'Italie (1). Selon le même auteur on peut admettre que :

La quantité de la production s'élève à............	36,783,000 hectol.
La consommation, déterminée officiellement, à.....	23,178,000
L'exportation, à..............................	1,331,725
La transformation et la réserve doivent être de.....	11,873,000

La production du cidre s'élève en France à 10,880,947 hectolitres, dont 10 millions 1/2 sont fournis par seize départements, qui appartiennent presque exclusivement à la Normandie et à la Bretagne.

Les premiers voyageurs qui parcoururent l'Indoustan, vers l'an 813, y trouvèrent le riz servant non-seulement à la nourriture, mais encore fournissant, par la distillation, une eau-de-vie nommée *arrak*. Les Mexicains en faisaient une autre nommée *maguey*, avec le suc d'une plante qui se rapproche, par son organisation, des narcisses de nos jardins. Les Péruviens se servaient du maïs pour le même objet ; et les Caraïbes y employaient les racines féculifères du manioc et de la patate douce. Ils ignoraient l'art de distiller ces infusions ; mais, ils en obtenaient par la fermentation, des breuvages alcooliques éminemment enivrants. D'autres peuples sauvages, conduits par le même instinct, ont recours à des végétaux dont les propriétés sont plus dangereuses. Les habitants de la Polynésie se servent des graines d'une espèce de poivrier, et ceux du Kamtschatka, d'un champignon (2).

En France, la production de l'eau-de-vie est représentée par les quantités ci-après :

1788......................	368,857 hectolitres.
1828......................	906,337
1840......................	1,083,802

Ainsi, en cinquante ans, la quantité d'eau-de-vie fabriquée en France a triplé; augmentation considérable que le vin n'a point éprouvée. Relativement à la population, il y avait autrefois un hectolitre pour 68 habitants; il y en a maintenant un pour 31.

La consommation est difficile à déterminer, car, indépendamment des

(1) *Statistique de l'agriculture de la France*, p. 184, 209.

(2) Le maguey, *Agave mexicana*. — Le maïs, *Zara* des Péruviens, qui leur servait à faire la chica. — Le *Iatropha manihot*, dont les Caraïbes faisaient leur ouicou, et le *Convolvulus batatas.*, dont ils tiraient le maby. C'est le *Piper methysticum*, dont les habitants de la Polynésie obtiennent une liqueur enivrante.

quantités qui échappent, par la fraude, aux recherches du fisc, il faut pour la connaître deux opérations très sujettes à erreur : l'une est la fixation du degré de force de l'alcool, l'autre est la constatation de la quantité de cette liqueur existant dans les eaux-de-vie, et qui varie selon les lieux et même selon les marchands. On peut poser comme un résultat général que l'alcool est en volume à l'eau-de-vie comme 2 est à 5. D'après cette donnée, la consommation annuelle moyenne de 1842 à 1846 inclusivement a été de 1,475,000 hectolitres (1).

Le nombre des agents qui distribuent les boissons alcooliques montre combien l'usage en est répandu de nos jours en Europe. Leur nombre, en 1827, époque à laquelle le département des finances en fit un relevé dans toute la France, était :

Marchands de vin en détail	10,436
Cabaretiers	87,873
Aubergistes	16,198
Débitants de cidre	6,013
— de bière	9,810
— d'eau-de-vie	4,213
— de liqueurs	359
Epiciers en détail	28,495
Cafetiers	5,079
Limonadiers	1,985
Distillateurs	1,293
Total	171,754

A Londres, on comptait en 1836 :

Tavernes	447
Cafés	567
Cabarets à bière	5,975
— à genièvre	8,659
Maisons de débit	15,839
Total	31,487

Cette même année donna les nombres ci-après d'ivrognes arrêtés par la police dans les rues de Londres :

	Hommes.	Femmes.	Totaux.
Renvoyés par les magistrats	7,716	4,262	11,978
Condamnés à fournir caution, etc.	8,151	2,599	10,750
Totaux	15,867	6,861	22,728

(1) *Op. cit.*, p. 215, 218.

ART. VII. — Production et consommation du sucre.

Le sucre a joué et il joue encore un rôle d'une haute importance dans le commerce du monde ; pour lui, les peuples se sont jetés dans les hasards de guerres furieuses. Au commencement de ce siècle, la privation du sucre fut un des principaux griefs de l'Europe contre l'auteur du blocus continental, et peut-être même une des causes de sa chute.

M. Stolle estime à 2,057,653 tonnes (de 1000 kilogrammes) la quantité de sucre de canne qui se produit dans le monde (1). Là-dessus il en est livré au commerce par les colonies anglaises de l'Amérique et par l'île Maurice, 203,000 tonnes; par l'Inde, y compris 70,000 tonnes qui se rendent en Perse et en Tartarie, 148,500 ; total pour les possessions britanniques, 351,500 tonnes. Les colonies espagnoles de Cuba, de Porto-Rico, des Philippines, en exportent une quantité presque égale, 325,000 tonnes. Le Brésil en verse sur le marché général 200,000 tonnes ; les colonies hollandaises de Java et de Surinam, 65,000 tonnes. Les colonies françaises, la même quantité, ou, pour reproduire exactement les chiffres de M. Stolle, 64,667 tonnes. Les colonies danoises de Sainte-Croix et de Saint-Thomas, la petite proportion de 7,500 tonnes. Les États-Unis, où la canne est cultivée comme une tradition française dans la Louisiane, en rendent une masse considérable, plus du double de l'exportation des colonies françaises, c'est-à-dire 136,486 tonnes, ou près de la moitié de l'exportation des colonies espagnoles. C'est à force d'industrie que la canne à sucre réussit dans la Louisiane ; tous les ans elle y est détruite par la gelée ; néanmoins elle y produit 131,243 tonnes sur le total 136,486. Grâce aux efforts de M. Ramon de la Sagra, la culture de la canne a été ressuscitée en Andalousie, d'où elle avait disparu absolument. Cette province produit aujourd'hui, selon M. Stolle, exactement ce que livrent au commerce les îles danoises, 7,500 tonnes. En un mot, le sucre de canne qui paraît sur le marché général du monde, et dont la majeure partie est absorbée par l'Europe, s'élève à 1,157,653 tonnes. Il y aurait de quoi charger en plein une flotte de 2,894 navires de 400 tonneaux, et effectivement presque toute cette quantité s'en va sous voile d'une région à une autre plus ou moins éloignée. Ce n'est pourtant pas, à beaucoup près, tout ce qui s'en produit. La consommation des pays producteurs est en effet énorme. Dans l'Inde, à raison de 6 kilogrammes par tête, selon le témoi-

(1) Voyez Stolle, *Atlas de l'industrie, ou Cosmographie politique* ; et Michel Chevalier, *De la production du sucre dans le monde.*

gnage de M. Léonard Wray, les indigènes en consomment 600,000 tonnes. M. Stolle estime que les autres pays producteurs, à part les États-Unis et l'Espagne dont il classe la production tout entière dans l'approvisionnement fourni au commerce général, en mangent 300,000 tonnes. On arrive ainsi, pour le sucre de canne, au total, indiqué plus haut, de 2,057,653 tonnes.

Les autres végétaux dans le suc desquels on a constaté l'existence d'un sucre semblable à celui de la canne, sous le triple rapport de la composition chimique, de l'aspect physique et de la saveur, sont en assez grand nombre. Mais il en est peu d'où l'homme le retire d'une manière régulière. C'est la betterave, ce sont quelques palmiers dans les régions chaudes, c'est l'érable dans les climats tempérés. L'extraction du sucre de palmier se présente sur la côte de Coromandel et dans les îles de l'archipel Indien. Ce sucre est retiré principalement du dattier, du palmier de palmyra, du palmier de gomuti ou de sagou, de la bassia latifolia, et des tiges de la neepah. M. Stolle pense qu'il s'en fait annuellement 100,000 tonnes, surtout dans le royaume de Siam, dans la partie septentrionale de l'île de Sumatra, dans l'île de Java et à Ceylan. Le sucre d'érable est produit dans les moindres proportions. Les États-Unis et les districts limitrophes du Canada en ont le privilége. C'est une manière d'utiliser les forêts primitives, qui est beaucoup plus relevée que de les réduire en cendres pour en faire de la potasse. Le nombre des États de l'Union américaine où les habitants font ainsi des saignées aux érables des bois immenses qui les entourent, pour en retirer un sucre qu'ils consomment, n'est pas de moins de dix-huit; mais le New-York et l'Ohio rendent à eux seuls la moitié du total. Tous ensemble ils produisent ainsi 17,247 tonnes de sucre; le Canada ajoute un petit supplément de 3,000.

CHAPITRE IV.

INSUFFISANCE DES CÉRÉALES, DISETTES; EFFETS SOCIAUX.

Il existe pour chaque peuple un produit végétal ou animal qui forme la base commune de son alimentation, et qui constitue le principal, souvent le seul aliment des classes les plus pauvres. Pour certaines peuplades établies le long des côtes de la mer, c'est le poisson; pour quelques tribus nomades, le lait de leurs troupeaux; dans quelques districts des pays les plus civilisés de l'Europe, ce sont les châtaignes, le maïs ou les pommes de terre. Toutefois les populations les plus importantes ayant adopté les céréales pour base de leur nourriture, on peut rapporter à l'insuffisance de ces graminées la cause principale des disettes.

D'après un rapport fait en 1848 au préfet de la Seine, par M. Combay, on compte, en France, une année de disette sur dix ; c'est aussi la proportion indiquée par divers auteurs, pour les régions centrales de l'Europe. Il est certain cependant, que depuis un siècle, les disettes sont devenues beaucoup moins désastreuses, qu'elles dégénèrent plus rarement en famines, résultat qu'il est permis d'attribuer à la consommation d'une plus grande quantité de viande, à l'introduction des pommes de terre, des légumes, dans l'alimentation du peuple. Avant le XVIe siècle chaque individu consommait, en France, 6 hectolitres de blé par an ; cette quantité s'est trouvée réduite à 4 hectolitres 1/2 pendant le XVIIe siècle ; aujourd'hui, elle n'est même plus que de 3 hectolitres.

On a observé que les années de famine succèdent fréquemment aux années d'abondance remarquable, et inversement. Ce fait, s'il est vrai, s'expliquerait, selon M. Cherbuliez (1), par l'influence qu'exercent l'abondance et la disette sur la production et sur la consommation des denrées alimentaires. L'abondance, surtout, quand elle dure plusieurs années, tend à décourager les producteurs et à ralentir la production, tandis qu'elle encourage souvent la multiplication des consommateurs et leur donne des habitudes de dissipation ; la disette, au contraire, lorsqu'elle se prolonge, arrête ou ralentit l'accroissement de la population en même temps qu'elle stimule énergiquement la production et qu'elle introduit parmi les consommateurs des habitudes d'économie et de frugalité. L'insuffisance des récoltes provenant de l'inégalité des saisons ou des causes anormales, ne se fait pas sentir seulement dans les lieux où s'accomplit la production et dans les pays qui tirent de leur propre sol la subsistance de leurs habitants ; elle agit aussi sur l'approvisionnement des contrées qui ne produisent point de blé ou qui n'en produisent pas une quantité suffisante pour leurs besoins ordinaires. Cependant la chance d'une disette pour ces derniers pays tend évidemment à diminuer à mesure que le marché où ils s'approvisionnent devient plus étendu.

Pendant la dernière moitié du XVIIIe siècle, dit M. Bernouilli (2), l'année 1771 fut signalée par une récolte généralement mauvaise, surtout dans

(1) Voyez l'article DISETTE du *Dict. de l'économie politique*. Paris, 1852, t. I, p. 556.

(2) Bernouilli, *Handbuch der Populationistik*. Ulm, 1841.

le nord de l'Europe. Or, les tables de mortalité dressées par Bausmann prouvent que la mortalité en 1772, dans la plupart des pays où se fit sentir la disette, excéda d'un quart et souvent d'un tiers la moyenne des années qui précédèrent et suivirent, comme le montre le tableau suivant :

	Avant et après 1771 et 1772.	NOMBRE DES DÉCÈS. En 1771.	En 1772.	En 1773.
Berlin............	4 à 5,000	6,000	8,500	»
Leipzig...........	11 à 1,200	1,180	1,840	»
Prusse occidentale...	8 à 9,000	9,200	11,300	10,500
Basse Lusace.......	2,500	»	4,240	1,030
Baireuth..........	4 à 5,000	7,000	9,200	»
Amsterdam........	7 à 8,000	»	10,600	»
Augsbourg........	1,400	1,740	2,600	»
Erfurt............	550	700	1,110	»
Londres..........	21,000	»	26,000	»

En Suède, les années 1757 et 1758 furent signalées par une grande disette, tandis que les récoltes des deux années qui suivirent furent très abondantes. Or, depuis Wargentin on compta :

	Mariages.	Décès.
Dans les deux premières années...	38,383	142,424
Dans les deux dernières.........	46,393	122,643

En Angleterre, les années 1795 et 1800, particulièrement remarquables par la cherté des grains, donnèrent, la première 210,000, la seconde 208,000 décès, tandis que la moyenne ordinaire n'était que de 193,000. Mais c'est surtout de la comparaison des années 1816 et 1817 avec celles qui précédèrent et qui suivirent, que l'on tire des résultats instructifs. Dans le royaume des Pays-Bas, l'année 1817 donna 177,000 naissances, 152,500 décès, 33,880 mariages. Or, la moyenne a été de 199,200 naissances pour les quatre années 1815, 1816, 1819 et 1820 ; celle des décès de 137,000 pour les trois années de 1815, 1816 et 1818 ; celle des mariages de 42,700, pour les quatre années 1815, 1816, 1818 et 1819. Le prix du blé, qui a été en moyenne de 3 à 4 florins pendant la période de 1819 à 1826, s'était élevé en 1816 à 10 florins. Les chiffres relatifs au royaume de Wurtemberg ne sont pas moins significatifs :

Moyenne des années.	Naissances.	Décès.	Mariages.
1815 à 1819..	57,750	43,409	10,078
1817.........	47,816	50,680	8,200

En France, on remarque seulement, pour cette même année, une diminution assez considérable du nombre des mariages, qui ne fut que de

205,000, tandis que la moyenne des douze années suivantes a été de 233,000, et pour l'année 1818, une diminution assez forte du nombre des naissances. Souvent l'influence de la disette se fait sentir à des degrés très différents dans des lieux voisins les uns des autres, et où le prix des grains a été constamment uniforme. Ainsi, en 1817, les chiffres de la mortalité furent, en Suisse :

Pour le canton d'Appenzell....	0,091
— de Saint-Gall.....	0,059
— de Thurgovie.....	0,045
— d'Argovie.	0,023
— de Neuchâtel.....	0,024

Dans les hospices d'enfants trouvés de la Belgique, où le nombre des décès n'était en moyenne que de 3,000 par année, il s'éleva, en 1817, à 4,000. Dans la maison des enfants trouvés de Milan, le chiffre des admissions s'éleva, pendant cette même année, à 3,082, tandis que la moyenne des huit années suivantes ne fut que de 1,750.

Pendant les six premiers mois de 1846, dit M. Moreau de Jonnès (1), le blé a valu constamment 12 francs l'hectolitre. Il augmenta ensuite de prix chaque mois jusqu'au onzième, et à la fin de mai 1847 il valait 38 francs, pour un terme moyen général, et fort au delà de 50 dans son maximum local. L'influence de la disette sur les mouvements de la population est restée inappréciable pendant les derniers mois de 1846. Lors même que le prix du blé se fût élevé à 28 francs, il est probable que les ressources des familles indigentes n'étaient pas encore tout à fait épuisées, et pourvoyaient à leur subsistance, du moins partiellement ; mais, quand la valeur de l'hectolitre de froment dépassa 30 francs, en janvier 1847 et continua de s'accroître jusqu'en mai et juin, il se produisit, dans la population des villes et des campagnes, des effets désastreux analogues à ceux qu'enfantent les maladies épidémiques ou contagieuses les plus redoutables : la mortalité s'augmenta, les mariages furent suspendus, et 65,000 enfants naquirent en moins. La population totale, au lieu de s'accroître, comme l'année précédente, de 152,000 habitants, ou, comme en 1845, de 237,000, ne gagna par l'excédant des naissances sur les décès que le faible nombre de 64,000 personnes, accroissement inférieur de 73 pour 100 à celui qui avait eu lieu deux ans auparavant. Les mouvements de 1847, comparés à ceux de l'année précédente, présentent les termes généraux ci-après :

(1) Note communiquée à l'Académie des sciences morales et politiques. Voyez *Ann. de l'économ. polit. pour* 1850, p. 11.

		1846.	1847.
Naissances.	983,473	918,581	64,892 déficit.
Décès...............	831,498	856,026	24,528 excédant.
Mariages.............	270,633	249,797	20,636 déficit.
Accroissement.	151,975	62,555	89,420 déficit.

CHAPITRE V.

ALTÉRATIONS DES CÉRÉALES ET ACCIDENTS QUI EN RÉSULTENT POUR L'HOMME; ERGOTISME.

ART. Ier. — De l'ergot.

Les agriculteurs désignent l'ergot sous le nom de *seigle à éperon*, *faux seigle*, *seigle ivre*, *clou de seigle*, *blé farouche*, etc. L'ergot se compose : 1° D'une partie extérieure (*sphacœlia*) qui forme comme le fourreau de cette bizarre production ; ce fourreau est la plante agame. Celle-ci se compose de sporidies innombrables, mêlées avec du tissu cellulaire allongé peu abondant, et qui sont surtout extérieures. 2° D'une partie interne, féculente (*nosocarya*), mais où la fécule s'est séparée de ces téguments par une sorte de diastase (1). Selon M. Ch. Robin, le corps jaunâtre, caduc, appelé sphacélie, qui est au sommet de l'ergot, et qui a été l'objet de tant d'hypothèses, ne serait point un champignon particulier, ni un corps de nature inconnue, mais un corps complexe, formé par agglutination des restes des organes sexuels mâle et femelle de la fleur attaquée, par une certaine quantité de filaments analogues à ceux de l'ergot, et enfin par un champignon parasite des plantes, très commun, le *Clodosporium herbarum*.

Les ergots ne se trouvent que sur les plantes glumacées (graminées et cypéracées) ; toutes les graminées en ont montré ou peuvent en montrer dans leurs épis. On les constate non-seulement sur les céréales, telles que le froment, le seigle, le maïs, l'orge, l'avoine, etc., mais encore sur de petites graminées non céréales.

L'ergot se rencontre de préférence dans les terrains humides, légers ou sablonneux ; les terrains compactes en produisent moins, toutes circonstances égales d'ailleurs. Il se trouve surtout au couchant, sur le bord des champs, et principalement sur les épis les plus élevés. On en voit proportionnellement plus dans une petite quantité de seigle accidentellement mêlée à du froment que dans des champs entiers de la première de ces

(1) A.-L.-A. Fée, *Mémoire sur l'ergot de seigle et sur quelques agames qui vivent parasites sur les épis de cette céréale*. Strasbourg, 1843.

céréales. Le même épi n'en contient ordinairement qu'un, quelquefois de deux à quatre, rarement davantage. La saison pluvieuse paraît favorable au développement de l'ergot. Toutefois c'est à l'époque de la floraison des seigles seulement que la pluie semble influer d'une manière particulière sur la production de ce *Sclerotium*.

La qualité des terres n'est pas indifférente à sa production ; lorsqu'il a fait élection de domicile dans un terrain, on le voit s'y reproduire chaque année avec persistance, mais en quantité que les causes physiques peuvent à leur tour modifier. Le seigle qui a produit beaucoup d'ergots dans un terrain, en est ordinairement exempt si on le sème dans une autre terre où ce mauvais grain ne s'est jamais montré (1).

M. Roulin a trouvé un ergot dans le maïs des régions chaudes de la Colombie. Cette céréale ainsi altérée ébranle les dents, mais on ne lui a jamais vu produire ni convulsions, ni gangrène, comme le fait en Europe l'ergot de seigle. Les poules qui s'en nourrissent pondent des œufs sans coquille ; quelques animaux, tels que les perroquets, les chiens, les cerfs, en éprouvent une sorte d'ivresse, et même la mort s'ils en mangent trop. Du reste, le froid paraît lui faire perdre ses propriétés délétères, car lorsqu'il a passé les Paramos (hautes Cordillères), on s'en nourrit sans inconvénient ; ce qui fait penser à M. Roulin que l'ergot de seigle, lorsqu'il est inerte, l'est peut-être pour avoir été conservé dans des lieux froids (2).

L'ergot du maïs (*Sclerotium zeinum*, Nob.?) est placé par M. Mathieu Bonafous dans le genre *Sclerotium*, comme analogue à l'ergot de seigle et d'autres plantes. Encore inobservé en Europe, l'ergot du maïs est connu dans les parties les plus chaudes de la Colombie, où le maïs ergoté se nomme *Maïs peladero*, à cause de la propriété qu'on lui attribue de produire la *pelade*, affection singulière dans un pays où l'alopécie est rare. Après quelques jours d'une telle alimentation, les poils commencent à tomber, et les dents se détachent ; si elle est continuée plus longtemps, les animaux maigrissent. Chez les porcs, le train de derrière est gêné dans ses mouvements ; chez les mules, le crin se détache, les pieds s'engorgent, et il n'est pas rare de leur voir perdre un ou deux sabots, qui se reproduisent quelque temps après (3).

(1) J. Bonjean, *Traité de l'ergot de seigle et de l'ergotisme*. Paris et Turin, 1845, p. 13, 19, 26.

(2) Férussac, *Bulletin des sciences*, t. XVIII, p. 278.

(3) M. Bonafous, *Histoire naturelle, agricole et économique du maïs*, grand in-folio avec gravures. Paris et Turin, 1836.

ART. II. — De l'ergotisme convulsif.

L'ergotisme se présente sous deux formes principales qui ont reçu les noms d'*ergotisme convulsif* et d'*ergotisme gangréneux*. La première paraît être la plus fréquente.

La première relation de l'ergotisme convulsif remonte à l'année 1596, époque à laquelle elle régna dans la Hesse électorale. Deux autres épidémies furent signalées en Allemagne en 1698 et en 1716. En 1736, l'ergotisme convulsif fit de grands ravages en Bohême. J.-A. Srink, qui eut occasion d'observer plus de cinq cents malades en Silésie, s'exprime ainsi :

« L'affection commence par une sensation incommode aux pieds, une sorte de titillation ou de fourmillement; bientôt il se manifeste une violente cardialgie ; de là, le mal se porte aux mains et successivement à la tête. Les doigts sont frappés d'une contraction tellement forte, que l'homme le plus robuste peut à peine la maîtriser, et que les articulations paraissent comme luxées. Les malades jettent des cris, et se plaignent d'un feu dévorant qui leur brûle les pieds et les mains. Des sueurs abondantes ruissellent en même temps sur tout le corps. Après les douleurs de tête, le malade éprouve des vertiges, et les yeux se couvrent de brouillards épais. Quelques malades deviennent totalement aveugles, ou voient les objets doubles. Ils perdent la mémoire, chancellent en marchant, comme s'ils étaient ivres, et ne sont plus maîtres de leurs facultés intellectuelles. Les uns deviennent maniaques, les autres mélancoliques, d'autres sont plongés dans un sommeil comateux. Le mal est accompagné d'opisthotonos, et il sort de la bouche une écume sanguinolente, jaune ou verte. Souvent la langue est déchirée par la violence des convulsions; chez quelques-uns, cet organe acquiert un tel volume, que la voix est interceptée, et la bouche laisse échapper une quantité considérable de salive. La plupart de ceux qui étaient pris d'accidents épileptiques succombaient. Ceux qui, après le fourmillement des membres, devenaient roides et froids, éprouvaient moins de distension dans les mains et les pieds. Ces accidents étaient suivis d'une faim canine; plusieurs ne pouvaient se rassasier ; quelques individus avaient de l'aversion pour les aliments. Un seul eut des bubons au cou, lesquels rendirent un pus jaune, au milieu de douleurs atroces et brûlantes. Un autre malade eut, sur les pieds, des taches qui ressemblaient à des piqûres de puces, et qui persistèrent pendant huit semaines ; quelques-uns en eurent la face horriblement couverte. Le pouls était comme dans l'état de santé, sans aucune exception. Aux spasmes succédait communément la roideur des membres. Cette maladie durait deux, quatre, huit, quelquefois même douze semaines, avec des intervalles de repos.

Dans ces derniers temps, l'abbé Bugand a communiqué à M. Bonjean la relation suivante : « Une famille des Envers (haute Savoie), composée de sept personnes, quatre garçons et trois filles, outre le père et la mère, tomba tout à coup malade. Ils avaient mangé en trois jours, du 16 au 18 novembre 1843, dix-huit livres de pain qui contenait un septième d'ergot. L'aîné des enfants, qui est une fille, est âgé de seize ans, le cadet est un garçon de deux ans.

» La mère, âgée de quarante-cinq ans, fut la première atteinte. Dès le 18 novembre, elle ressentit des frissons, du malaise ; le 19, elle était assoupie, engourdie ; le 20, ses pieds et ses mains étaient roides et crochus ; elle était sans connaissance. Depuis lors, la maladie suivit son cours avec quelques rémissions. Le même jour, le mal attaqua l'aîné des garçons âgé de dix ans, puis une fille de six ans, puis enfin celle de seize ; les trois autres enfants furent frappés successivement les 21 et 22.

» Le père, âgé de cinquante ans, fut le moins affecté, quoiqu'il eût mangé plus de pain que les autres. Cette particularité tenait probablement à sa constitution robuste, ou peut-être à ce qu'il avait mangé beaucoup plus de croûte, laquelle étant plus cuite, est toujours moins toxique que la mie.

» Les accès étaient assez réguliers ; ils duraient environ douze heures, temps pendant lequel ces malheureux étaient tourmentés par des convulsions horribles. Les bras, les jambes, les doigts des mains et des pieds se tordaient, et devenaient si roides, que deux personnes avaient de la peine à faire mouvoir leurs articulations, ce qui soulageait les malades quand on pouvait y parvenir. Une fois l'accès passé, ils dormaient passablement et ils avaient un appétit dévorant.

» Ils n'éprouvèrent pas d'envie de vomir, malgré l'eau tiède qu'on leur fit avaler, à l'exception de la fille aînée, qui, à peine guérie d'un flux de sang, eut plusieurs vomissements. Chez tous, le pouls se sentait à peine. On se borna à leur faire boire de l'eau vinaigrée, et aucun ne succomba ; la maladie dura un mois environ. »

La farine qui avait servi à préparer le pain était composée de 86 parties de seigle et d'avoine, et de 14 parties d'ergot. Avec 250 livres de

(1) *Satyr. medicor. Siles.*, specimen III, p. 35, 57.

ce mélange, on avait fait 218 livres de pain ; ce dernier contenait donc 30 livres 1/2 d'ergot. D'après ce calcul, les 18 livres de pain que la famille avait consommées en trois jours, renfermaient 2 livres 1/2 de mauvais grain, ce qui prouve que, durant cet espace de temps, chacun des neuf individus avait pris environ 4 onces 1/2 d'ergot. Cette quantité prise avant la cuisson, n'eût peut-être pas laissé en vie un seul membre de la famille. Les propriétés toxiques de l'ergot semblent diminuer sous l'influence de la chaleur et de la fermentation panaire (1).

ART. III. — De l'ergotisme gangréneux.

En 1709, Noël, chirurgien de l'Hôtel-Dieu d'Orléans, eut à soigner dans l'Orléanais et le Blaisois, une cinquantaine de malades, tant hommes qu'enfants, attaqués de gangrène sèche, noire et livide, qui commençait par les orteils, s'élevait par degrés et gagnait quelquefois le haut des cuisses. Chez les uns, les parties gangrenées se séparaient spontanément ; chez d'autres, la gangrène se terminait par le secours de moyens chirurgicaux ; quatre ou cinq moururent après l'amputation de la partie sphacélée, parce que le mal gagna le tronc. Cette maladie n'atteignit point le sexe féminin, si ce n'est quelques petites filles. Un paysan des environs de Blois, perdit d'abord tous les doigts d'un pied, ensuite ceux de l'autre, puis le reste des deux pieds ; enfin les chairs des deux jambes et celles des deux cuisses se détachèrent successivement et ne laissèrent que les os. Au moment où l'on donnait cette relation, les cavités des os des hanches commençaient à se remplir de bonnes chairs qui renaissaient (2).

Le docteur Vetillart a publié, en 1770, une méthode curative des maladies produites par le seigle ergoté ; il rapporte le fait suivant : « Un homme de Noyen, dans le Maine, voyant un fermier cribler son seigle, lui demanda la permission d'enlever le rebut, pour en faire du pain. Le fermier lui représenta que ce pain pourrait lui être préjudiciable ; mais le besoin l'emporta sur la crainte. Le pauvre homme fit moudre ces criblures composées, pour la plus grande partie, d'ergot, et il fit du pain de cette farine. Dans un mois, cet infortuné, sa femme et deux de ses enfants périrent misérablement : un troisième, qui était à la mamelle et qui avait mangé de la bouillie de cette farine, échappa à la mort. Il existe encore, mais il est sourd, muet et privé des deux jambes. »

(1) J. Bonjean, *Op. cit.*, p. 147.
(2) *Histoire de l'Académie des sciences*, 1710.

MM. Bouchet et Janson, de Lyon, ont retiré des avantages marqués de l'opium à l'intérieur, dans des cas nombreux de gangrène des membres abdominaux, causés par l'usage du seigle ergoté, qui se sont présentés à eux dans le courant des années 1818, 1819 et 1820. La gangrène continuait ses ravages tant que les douleurs persistaient dans le membre affecté, et que le cercle de démarcation ne commençait à se former que lorsque les malades, moins tourmentés, avaient quelques moments de calme et de sommeil. L'opium, à la dose de trois à quatre grains par jour, avait le double avantage de calmer les douleurs et de relever la force du pouls. Par ce médicament, toutes les gangrènes se bornaient, et aucune ne se reproduisait après la chute de l'eschare.

CHAPITRE VI.

DE LA PELLAGRE DANS SES RAPPORTS AVEC LA CULTURE ET LES MALADIES DU MAÏS.

ART. Ier. — Du verderame.

On donne en Italie le nom de *verderame* à une altération spéciale du maïs, qui se produit lorsque le grain est déjà déposé dans les greniers : « Elle se montre, dit M. Balardini, dans le sillon oblong, couvert d'un épiderme très mince, qui correspond au germe. Cet épiderme (qui, dans l'état normal, est ridé et adhérent à l'embryon), lorsque la production morbide que nous examinons est née, se détache de celui-ci et s'épaissit un peu ; pendant quelque temps cependant il conserve son intégrité, laissant voir seulement une matière verdâtre qui paraît lui être sous-jacente ; si l'on enlève la pellicule épidermique, on trouve en effet au-dessous un amas de poussière, ayant la couleur du vert-de-gris, plus ou moins foncé. La matière morbifique dont il s'agit se sépare en une infinité de très petits globules, tous égaux entre eux, parfaitement sphériques, diaphanes, sans trace de sporidioles internes ou de diaphragmes, sans vestiges de cellulosités ou d'appendices à la surface, lisses et très simples (1).

En comparant cette matière avec la farine du grain demeuré sain, on trouve celle-ci formée de cellules irrégulières, imparfaitement sphériques ou plutôt polyédriques, à angles obtus, souvent inégaux, et deux fois au moins plus volumineuses que les granules mycétoïdes de la matière en

(1) Voy. *Annali universali di medicina*, t. CXIV, 1845, p. 261.

question. M. Cesati y voit un fongus parasite qui doit être placé dans le genre *Sporisorium* de Linck, et mérite de former une espèce particulière qu'il regarde comme nouvelle; il propose de l'appeler *Sporisorium maydis*. Cette espèce ne doit pas être confondue avec l'autre espèce, unique jusqu'à ce jour, découverte par Ehrenberg, en Égypte, où elle attaque les grains et les enveloppes florales du *sorgho* ou *meliga* (*Sporisorium sorghi*, Ehrenberg).

Le verderame se développe particulièrement dans les années froides, après les automnes pluvieux qui font obstacle à la parfaite maturation ainsi qu'à la dessiccation du maïs. M. Balardini croit avoir observé que les variétés appelées maïs d'automne et maïs quarantain (*Zea maïs autumnalis* et *Zea maïs præcox*), sont plus sujettes à contracter le verderame que le maïs d'été.

D'après plusieurs expériences faites sur l'homme et sur quelques animaux, M. Balardini pense que la partie encore nutritive qui reste dans le grain malade est moins apte à la nutrition et à la réparation de l'organisme et des forces, puisqu'on voit maigrir et dépérir lentement les animaux qui s'en nourrissent exclusivement; que le grain affecté de verderame renferme aussi des principes délétères, âcres, inassimilables, capables de produire des effets nuisibles chez l'homme; s'il est longtemps mis en usage comme aliment du cultivateur et du journalier pauvre, il détériore tellement l'organisation, en altérant les conditions normales des organes digestifs, en pervertissant les humeurs et la crase du sang, qu'il arrive à engendrer une forme morbide spéciale, qui est la pellagre; il se comporte du reste d'une manière analogue à celle des autres poisons végétaux et des autres céréales altérées par des productions fongoïdes de natures différentes, et qui produisent chacune une forme morbide particulière chez l'homme (1).

ART. II. — De l'endémicité de la pellagre.

ESPAGNE. — Vers l'année 1730, don Gaspar Casal, devenu plus tard médecin du roi Philippe V, constatait parmi les pauvres des environs d'Oviedo, en Asturie, où il exerçait alors, une maladie dont il ne trouvait aucune trace dans les auteurs et qu'il désignait sous le nom de *Mal de la rosa* (2). Cette affection fut signalée pour la première fois au public mé-

(1) Th. Roussel, *De la pellagre, de son origine, de ses progrès, de sa naissance en France, etc.* Paris, 1845, p. 198 et 207.

(2) Voy. *Historia natural del principado de Asturias, obra posthuma del doctor D.-G. Casal, medico de Su Majestad*. Madrid, 1762, in-4.

dical français, en 1755, par Thiéry, qui avait suivi à Madrid le duc de Duras.

FRANCE. — Personne ne soupçonnait la présence en France, de la pellagre, lorsqu'en 1829, M. Hameau, médecin à la Teste-de-Buch, signala sa fréquence parmi les habitants des environs de cette localité à la Société de médecine de Bordeaux. Le 25 juillet 1843, M. Léon Marchand, médecin des épidémies de la Gironde, déclara à l'Académie de médecine de Paris, avoir rencontré plus de 3 000 pellagreux dans le seul département des Landes (1). On trouve cette affection dans toutes les landes, depuis l'embouchure de la Gironde jusqu'à celle de l'Adour, et depuis la Garonne jusqu'à l'Océan, sur une étendue de plus de 700 lieues carrées. Selon M. Hameau, la moitié de la population agricole de cette vaste contrée est victime de la pellagre, et la plupart de ceux qui en sont atteints périssent dans la force de l'âge sans qu'on puisse attribuer leur mort à d'autres maladies.

PRINCIPAUTÉS DANUBIENNES. — « Le maïs, dit le docteur Caillat (2), introduit en Moldo-Valachie vers le milieu du XVIIe siècle, par Serban Cantacuzène Ier, bienfait qui a valu à ce prince le surnom de *Providence des paysans*, y est devenu, depuis lors, la base de l'alimentation de presque toutes les classes de la société, et pourtant l'affection pellagreuse est complétement inconnue dans ce pays. J'ai visité les villes et un grand nombre de villages de la haute et de la basse Valachie ; j'ai interrogé les habitants, consulté les médecins, dont un entre autres, M. Trasch, avait observé cette maladie dans les campagnes du Milanais. Je n'ai pu observer ni recueillir un seul cas de cette affection. Pourquoi celle-ci, qui s'est montrée en Espagne sous le nom de *Mal de la rosa*, en Italie et dans les landes de Bordeaux, sous celui de *Mal de misère*, peu après l'introduction du maïs, ne se rencontre-t-elle pas en Valachie, où cependant l'usage du blé de Turquie est plus ancien, plus général et beaucoup plus exclusif ? Cette immunité, la doit-elle, comme la Sicile et la Bourgogne, à la grande sécheresse du climat ou à la dessiccation des épis au four, conditions qui préviennent ou détruisent le *Sporisorium maydis*, principe intoxicant de cette céréale ? Il ne saurait en être tout à fait ainsi, car le climat de la Moldo-Valachie est humide et l'usage du four y est complétement inconnu dans les campagnes. Et pourtant, si la production parasite qui joue le rôle d'agent morbide principal dans l'étiologie de la pellagre ne

(1) *Bulletin de l'Académie de médecine*, t. II, p. 7 ; t. X, p. 790, 854.

(2) Voy. le journal l'*Union médicale*, avril 1854.

se montre point, et après elle l'affection pellagreuse, cela tient à des circonstances fort analogues à celles qui ont été indiquées plus haut. La cause de cette immunité est due, selon moi, d'abord à la parfaite maturité du grain, grâce aux fortes chaleurs de l'été ; ensuite à l'entente parfaite qui préside à la construction et à l'emplacement des greniers à maïs, ou séchoirs, usités dans ce pays.

» J'étais sur le point de rentrer en France, emportant la croyance que la pellagre n'existe point dans les provinces danubiennes, quand la princesse moldave Cantacuzène Ghika vint voir, à Bucharest, sa fille qui recevait mes soins, et m'apprit vers la fin de 1847, que, dans son village de Michaïléni et sur d'autres points de la Moldavie, une maladie nouvelle, désignée sous le nom de *lèpre épidémique*, s'était montrée et présentait les caractères qui suivent : rougeur et gonflement des mains et des pieds, plus tard existence d'écailles épaisses, enfin diarrhée, hydropisie et délire terminés assez souvent par la mort. Vu l'époque beaucoup trop rapprochée de mon départ, je n'eus pas le temps de franchir les vingt-cinq postes qui me séparaient du théâtre de l'épidémie, mais je me hâtai de présenter à notre agent diplomatique une note assez détaillée avec prière de la faire parvenir, par l'intermédiaire du consul de France à Jassy, au docteur Finkinchtein, à l'observation duquel cette maladie s'était présentée. Ma note fut envoyée, mais, depuis, les événements de 1848 étant survenus, nos représentants consulaires furent changés, et je n'ai pu recevoir les renseignements demandés sur la ressemblance possible entre la pellagre et l'endémie dont on venait de me révéler l'existence. »

ITALIE. — Vers le milieu du XVIIIe siècle, Pujati, professeur à l'Université de Padoue, fut le premier à signaler la pellagre dans le Vicentin ; il la décrivit sous le nom de *scorbuto alpino* (1). Peu de temps après, la maladie donna lieu, dans le nord de l'Italie, à un grand nombre de monographies. La pellagre qui exerce ses principaux ravages dans la partie septentrionale de la Péninsule italique, devient très rare en Toscane et dans le royaume de Naples ; elle paraît même être complétement inconnue en Sardaigne et en Sicile. Les documents officiels signalaient il y a quelques années 20 282 pellagreux en Lombardie. Ils étaient répartis ainsi qu'il suit :

(1) En Italie, le peuple désigne la pellagre sous le nom de *mal del padrone*.

Arrondissements.	Nombre des communes.	Nombre des habitants.	Nombre des pellagreux.	Rapport à 1000 habitants.
Milan	277	257410	3075	12
Mantoue	44	146217	1228	08
Brescia.	163	239584	6939	29
Bergame.	239	258154	6071	24
Come.	233	180439	1572	09
Pavie..........	121	128403	373	03
Cremone.......	72	104445	445	04
Lodi.	102	128050	377	02
Sandrio........	2	3400	2	01
Totaux.....	1253	1446702	20282	14

États Sardes. — Une commission instituée par le huitième congrès scientifique italien a procédé en 1847, au recensement des pellagreux dans les États Sardes. L'enquête a constaté l'absence complète de la pellagre dans l'île de Sardaigne, dans la Savoie et dans la province d'Aoste. Quant aux autres provinces, voici les résultats obtenus (1) :

	Population.	Pellagreux.	Sexe masc.	Sexe fémin.
Alba.............	?	5	3	2
Alexandrie.........	22329	200	74	126
Acqui............	3355	40	12	28
Asti..............	6767	5	1	4
Biella............	2225	3	2	1
Bobbio.	5683	6	7	2
Casale............	19300	4	4	»
Cuneo.............	32437	35	14	21
Gênes............	15272	10	3	7
Ivrée.	79932	403	169	234
Mondovi...........	588	4	1	3
Lomellina..........	?	2	»	»
Novi.............	10278	3	»	3
Saluzzo...........	1200	250	120	130
Savone...........	18319	7	2	5
Turin..	3351	2	2	»

D'après le même document, on comptait parmi les pellagreux :

412 individus du sexe masculin.
568 individus du sexe féminin.

Sous le rapport du séjour :

870 malades appartenaient à la campagne.
49 provenaient des villes.

Quant à l'âge, on trouvait :

(1) *Relazione dei lavori della commissione Piemontese.* Torino, 1847, in-8.

De 1 à 10 ans, 40 pellagreux.
10 à 30 ans, 144.
30 à 60 ans, 546.
Au delà de 60 ans, 135.

Sous le rapport de l'aisance,

487 individus étaient d'une complète indigence.
142 étaient pauvres.
45 se trouvaient dans une position aisée.

De ce nombre, 13 étaient atteints d'aliénation mentale. 522 malades ne se nourrissaient que de maïs ; 104 faisaient usage de maïs mais non d'une manière exclusive. 300 pellagreux habitaient des lieux sains ; 347 occupaient des lieux malsains.

ART. III. — Étiologie de la pellagre.

La pellagre sévit avec autant d'intensité dans les lieux élevés et dans les régions basses ; au milieu des pays marécageux, comme sur le sol le plus sec. Les collines de la Brianza, où l'air est pur et renouvelé par les vents, où la terre est couverte de vignes, où les eaux sont limpides ; les pentes du Seprio, également remarquables par la salubrité de l'air, la fertilité du sol, l'excellence des eaux, ne sont pas moins infestées que la plaine nue et presque dépourvue d'arbres, où l'eau manque, et que la plaine humide qu'arrose l'Ollona, où l'on voit les arbres entassés et l'air chargé de vapeurs. « J'ai parcouru, dit le docteur Sette, des régions maritimes, des pays marécageux et des pays élevés et sans eau, des landes sablonneuses et des terrains argileux, des contrées pauvres et des contrées riches... Dans les régions sablonneuses, la pellagre est très fréquente et plus grave ; il en est de même dans les pays élevés et sans eau, quoique non sablonneux. La paroisse de Saint-Angelo, qui compte 1 700 habitants, offre plus de douze pellagreux : presque tous ses habitants sont misérables, ne se nourrissent que de mauvaise polenta (brouet avec du maïs), avec des poireaux, des oignons et des salades. Le sol est sablonneux, les eaux sont rares (1). »

Il faut reconnaître que jusqu'ici la pellagre n'a été observée à l'état *endémique*, que dans les pays où le maïs constitue la base de l'alimentation de l'homme ; encore l'endémicité n'a-t-elle été constatée qu'en Europe, et dans une zone comprise entre 42 et 46 degrés de latitude nord. Cette circonscription de l'endémicité est attribuée par M. Th. Roussel à ce double fait, qu'au midi de cette zone, le maïs atteindrait sa parfaite matura-

(1) Th. Roussel, *Op. cit.*, p. 155.

tion, tandis qu'au nord il devient plante fourragère, et n'entre plus que pour une faible proportion dans l'alimentation du peuple.

En 1795, Cerri, chargé par le gouvernement de Milan de faire des recherches sur la cause de la pellagre, fit nourrir pendant un an dix pellagreux dans un état de maladie bien caractérisée, avec de bons aliments empruntés en partie au règne animal et avec de bon pain, au lieu du pain de maïs et de la polenta dont ces individus se nourrissaient auparavant; il vit leur état s'améliorer rapidement, et l'année suivante, l'éruption cutanée et les autres accidents ne reparurent pas. Cette expérience a été renouvelée souvent avec le même résultat (1).

Écoutons enfin l'habile argumentation de M. Balardini (2). « Tout le monde sait, dit ce médecin, que, dans les contrées de Brescia et de Bergame, le nombre des pellagreux, comparé à celui de la population totale, est de beaucoup supérieur à celui des autres provinces; l'usage de la polenta y est tellement immodéré, qu'il est devenu proverbial parmi les autres peuples de l'Italie. La consommation de maïs y est si grande, qu'elle absorbe non-seulement l'immense provision qui se récolte dans ces pays, mais encore des quantités considérables qu'on importe des provinces voisines. Quant au haut Milanais (y compris une grande partie du pays Comasque), qui vient après les deux provinces ci-dessus nommées pour le nombre proportionnel des pellagreux, tous les auteurs qui ont écrit les premiers sur la maladie, Strambio et les médecins les plus récents, notent que la nourriture des villageois, parmi lesquels ils comptent tant de victimes de la pellagre, se réduit presque exclusivement à la polenta et plus encore au pain de maïs qu'ils mangent avec des choux, des raves, des citrouilles et des légumes assaisonnés avec un peu de sel, de lard et d'ail. Les plus aisés seulement usent de laitage, de beurre et d'œufs, le pauvre vendant généralement ses denrées pour se procurer le strict nécessaire; que si dans quelques parties des districts montueux de Bellano, Dongo, Gravedona, San Fedele et Maccagno, la pellagre s'observe peu comparativement au reste du territoire comasque, on en trouve la raison évidente dans les émigrations qui, pendant au moins neuf mois de l'année, entraînent hors de chez elles la plus grande partie de ces populations industrieuses, lesquelles vont exercer ailleurs toute espèce de métiers ou d'emplois, se livrer au petit trafic et à la

(1) *Op. cit.*, p. 194.

(2) Voy. *Annali universali di medicina*, année 1845, p. 35, d'après M. Th. Roussel, *Op. cit.*, p. 176.

contrebande, et qui, pendant ce temps, ont des aliments différents de ceux des autres campagnards et beaucoup plus variés.

» Si dans la basse Lombardie les pellagreux sont en moins grand nombre que dans la partie haute, la cause en est dans la richesse du pays, dans la fertilité du sol qui donne plus abondamment toute espèce de grains et principalement le riz, qui partage avec le pain et la polenta la table villageoise. On objecte que dans les districts de Pavie et de Lodi, riverains du Pô, lorsque les campagnards se nourrissaient de pain de blé turc et de soupe de riz, ils n'étaient pas très sujets à la pellagre; qu'on a vu la maladie s'y développer considérablement depuis les inondations de 1839, qui réduisirent ces populations à une plus grande pauvreté, et quoique depuis lors le pain de froment ait été mis en usage dans ces pays. Mais l'observation répond que dans les districts dont il s'agit, le nombre des pellagreux était considérable avant l'époque des inondations. Si le nombre des pellagreux s'est augmenté depuis 1839, malgré la petite quantité de pain de froment qu'on dit avoir été mis en usage (ce qui ne peut guère se concilier avec l'accroissement de la pauvreté), on ne trouve pas là un argument qui infirme notre thèse, puisque la pellagre était déjà enracinée et endémique parmi ces populations; l'aggravation de la misère est la cause à laquelle on doit attribuer l'augmentation de la maladie, parce qu'elle a condamné le paysan à un régime plus économique, à un moindre usage du riz, considérablement renchéri, et qui a été remplacé par du maïs, souvent de la dernière qualité. En effet, à l'heure qu'il est, le principal aliment du peuple, c'est le maïs, tandis que le froment, qui est bien plus cher, n'est consommé qu'en très faible proportion par le pauvre, ou même ne lui est pas du tout connu...

» Dans les provinces vénitiennes, l'aliment ordinaire des paysans est la polenta, souvent sans sel et faite avec de la farine de qualité inférieure (car le grain qui leur est laissé par les maîtres est le plus mauvais, souvent gâté et moisi, le meilleur étant mis en vente); les paysans mangent le plus souvent le maïs qu'on appelle *quarantain*, qui mûrit rarement; ils le mêlent à quelques végétaux, ou à des haricots, à des citrouilles, et en font des pains et des gâteaux. Or, dans ces pays, la pellagre exerce de tels ravages, que dans certaines communes du Bellunais, dans le district de Feltre, dans le territoire d'Arsie, le sixième de la population agricole, au dire de Zecchinelli, est atteint de cette maladie.

» On peut en dire à peu près autant des plaines transpadanes, où le maïs est devenu d'un usage commun; la pellagre s'y rencontre souvent;

il en est de même maintenant dans le Tyrol italien, où le blé turc s'importe en grande quantité de Lombardie, outre celui qui est récolté en moindre proportion dans le pays.

» Si quelques ouvriers du pays de Trente ou de Gênes, abandonnant leurs montagnes où la pellagre est encore inconnue, et s'établissant dans la basse Lombardie, s'y maintiennent intacts pendant des années, quoiqu'ils fassent usage de la polenta, ce fait ne semble guère de nature à infirmer notre thèse, car il est facile de comprendre comment de pareils individus, provenant de contrées salubres, de parents sains et vigoureux, résistent pendant un temps, même assez long, à l'action d'un régime délétère, qui, agissant lentement, finit avec le temps, comme l'expérience le démontre, par exercer sa mauvaise influence sur ces individus d'abord privilégiés et leur donne la maladie.

» Quant au Piémont, où dans plusieurs provinces le maïs n'est guère moins cultivé et employé comme aliment que dans la Lombardie, il est reconnu que la pellagre y est aussi presque également fréquente, comme tous les auteurs en font foi, et comme je l'ai vérifié moi-même pendant mes voyages dans ce royaume. Dans la vallée d'Aoste, d'après le témoignage du protomédecin, M. Bich, la pellagre est endémique dans diverses communes limitrophes du Canavesan (pays d'Ivrée). Dans ces communes aussi bien que dans les communes contiguës du Canavesan où la pellagre domine aussi, le paysan se nourrit presque exclusivement de farine de maïs dont il prépare le mets appelé *miasse*; il ne boit qu'un peu de mauvais vin, et n'associe presque jamais ni viande ni aucune autre céréale à sa nourriture. Les châtaignes y sont très rares; le maïs y est sujet à une maladie appelé *mofflette*.

» De Montjovet jusqu'à Courmayeur, et en poursuivant jusqu'à la Thuille, on ne trouve plus la pellagre endémique; là, les châtaignes abondent et l'on en consomme en quantité, principalement depuis Saint-Vincent jusqu'aux Salles; la *miasse* y est inconnue et l'on mange de bon pain de seigle, de bonne polenta qui s'assaisonne presque toujours avec du beurre, des oignons frits, et à laquelle on associe du fromage, de la viande, des pommes de terre et d'autres variétés de denrées, ainsi que du vin supérieur à celui des autres districts. Le protomédecin a souvent vu sur la rive droite de la Doire-Balté le maïs couvert de taches d'un vert obscur, et dans le territoire voisin de Quincinetto, dans la province d'Ivrée, il a également observé que les communes qui longent la même rivière sont plus sujettes à la pellagre que les autres.

» Quant à la province montueuse de Biella, j'ai appris du protomédecin, M. Curiotti, que les cas de pellagre sont très rares, quoiqu'on y fasse un grand usage de polenta ; mais ce médecin ajoute que, comme le maïs ne se cultive pas dans la province, les moins aisés eux-mêmes consomment du maïs de la meilleure qualité. M. Sacchero m'a fait remarquer que presque tous les hommes de ce pays émigrent pendant une grande partie de l'année, s'emploient aux ouvrages de construction des routes, à tous les travaux publics, ou exercent hors de leur pays divers métiers, de la même manière qu'un grand nombre d'habitants des communes situées au-dessus du lac de Como, et reviennent ensuite dans leur patrie avec des épargnes, en sorte qu'ils peuvent y vivre dans l'aisance, et ajouter de bonne viande et des aliments variés à la polenta, toujours confectionnée avec de la farine de maïs de la meilleure qualité ; ils ne mangent jamais de pain de maïs.

» En ce qui regarde la province de Domo d'Ossola, le protomédecin, M. Zanosa, qui depuis quarante ans y exerce la médecine, a déclaré que ni lui ni ses collègues n'avaient encore vu aucun pellagreux ; mais il a ajouté que les villageois de ce pays ne se nourrissent pas un quart de l'année de polenta de maïs, qu'ils ne connaissent pas le pain jaune (pain de maïs), mais qu'ils préparent et mangent de bon pain de seigle pur ou de seigle mêlé au froment. Le protomédecin de Pallanza, M. Croppi, qui regarde aussi le pain jaune comme la véritable cause de la pellagre, attribue également l'absence de cette maladie dans le val d'Ossola inférieur, à ce que les villageois de ce pays, qui aiment assez la polenta, ne connaissent pas le pain dont il s'agit.

» Il en est de même dans la Toscane et dans l'Italie supérieure, d'après le professeur Chiarugi. Dans le Mugello et le territoire de Pistoïa, les campagnards, et principalement les fermiers et les journaliers, qui ne vivent presque que de farine de maïs, comme ceux du Milanais, et ne boivent que de l'eau, sont attaqués par la pellagre ; tandis que les paysans plus aisés qui se nourrissent d'autres farines, et ceux qui se nourrissent principalement de châtaignes, en sont exempts.

» L'observation faite par le docteur Corticelli, que l'on ne trouve presque pas de pellagreux dans le val de Chiana (partie du val d'Arno), où pendant l'hiver on fait une consommation considérable de polenta, ne prouve pas grand'chose contre notre opinion, puisque, de l'aveu de ce médecin, dans les autres saisons on abandonne entièrement cet aliment et l'on y substitue d'autres substances et du pain fait avec diverses céréales.

» Sur le littoral de la province de Gênes, on ne connaît presque pas la pellagre, quoique les affections de la peau (et même, dit-on, la lèpre) n'y soient pas rares. La polenta et le pain jaune y sont presque inusités, et l'on mange en place du pain de froment ou de seigle, des légumes et des poissons abondamment fournis par la mer. En Sardaigne, d'après Sacchero, qui y a séjourné plusieurs années, et dans la Sicile, d'après le professeur Raphael Sava, la pellagre est inconnue; or, dans ces grandes îles italiennes, le maïs ne sert pas d'aliment habituel.

» Quant aux autres parties de l'Italie centrale et méridionale (je ne parle pas de la campagne romaine que je n'ai pas visitée, et qui ne m'est connue par les écrits d'aucun médecin ayant traité le sujet en question), je ferai remarquer que, dans le royaume de Naples, en deçà du Phare, on a observé quelques cas de pellagre. Ces cas rares ne paraissent certainement pas en proportion avec la quantité de maïs qui se consomme et qui est l'objet d'une culture étendue dans plusieurs provinces; mais il faut considérer que ce grain, loin de constituer la nourriture presque exclusive de populations entières comme dans la Lombardie et ailleurs, est employé alternativement et concurremment avec d'autres substances alimentaires (1). »

ART. IV. — Appréciations des diverses théories.

Nous venons d'exposer l'habile plaidoyer de M. Balardini. On se sent entraîné en faveur de cette théorie séduisante à laquelle s'est rangé aussi M. Th. Roussel. Cependant, si l'on considère que plusieurs cas incontestables de pellagre ont été observés chez des individus qui n'avaient fait aucun usage de maïs, on est contraint, malgré la brillante argumentation du médecin italien, à n'accorder à l'usage du maïs, même altéré, qu'un rôle de simple coïncidence dans la manifestation endémique de la pellagre.

Il nous reste à dire deux mots de la théorie de M. Hameau père; nous ne la mentionnerons que pour mémoire. Ce médecin avait remarqué à l'époque où il communiqua ses premières recherches à la Société de médecine de Bordeaux, il y a une trentaine d'années, que les bergers et souvent même les cultivateurs se vêtissent de peaux de brebis non tannées et qu'on ne lave jamais. Or, des informations prises sur les maladies auxquelles les brebis sont sujettes, il est résulté que quelquefois, dans l'été, des brebis meurent de diarrhée accompagnée d'une rougeur dans l'intérieur des cuisses, et qu'elles sont sujettes à une maladie nommée *pelle*

(1) Th. Roussel, *Op. cit.*, p. 185.

par les paysans de la contrée, d'où est peut-être venu le nom de pellagre. M. Hameau induit de là que les bergers qui soignent les brebis malades, et qui les écorchent lorsqu'elles sont mortes pour en avoir la peau dont ils se vêtissent, pouvaient ainsi contracter cette maladie. Une circonstance semblait appuyer cette étiologie, c'est que les marins, nombreux dans ce pays et adonnés à tous les excès; que les résiniers, classe pauvre et plus misérable qu'aucune autre; que les cultivateurs ne faisant aucun usage de fumier de brebis; que les communes où il n'y a pas de troupeaux comme la Teste, que même les quartiers d'une même commune qui ne sont pas en contact avec les habitants, sont à l'abri de la pellagre, tandis que cette maladie était observée exclusivement chez les bergers ou les cultivateurs qui manient le fumier de brebis. Ce serait donc, d'après la théorie de M. Hameau, un virus inoculable de la brebis à l'homme, qui serait cause de la pellagre.

M. Courty, professeur agrégé à la Faculté de médecine de Montpellier, après avoir observé cette maladie dans les Pyrénées-Orientales, a formulé les conclusions suivantes (1) :

1° La pellagre existe, quoique faiblement, à l'état endémique, dans la vallée de Vernet et les vallées voisines, situées vers l'extrémité sud du département des Pyrénées-Orientales. On y a compté environ 15 pellagreux dans l'espace de vingt-cinq ans, et sur une population de 2,000 habitants.

2° Ses symptômes cutanés, nerveux et digestifs sont identiques avec ceux de la pellagre des Landes, de l'Italie et de l'Espagne ; mais ils coexistent plus souvent dès le principe, et cette coexistence elle-même semble précipiter la marche de la maladie, dont la durée moyenne, dans les contrées où nous l'avons étudiée, ne dépasse pas trois ans.

3° Elle ne s'est jamais offerte comme contagieuse, ni héréditaire; on ne l'a jamais observée non plus sur des enfants, ni sur des crétins.

4° La terminaison, toujours fatale, a été amenée par l'affaiblissement et le désordre des fonctions digestives ou de l'innervation (diarrhée, ascite, anasarque, paralysie); elle n'a jamais été signalée par la folie, la démence ou le suicide.

5° On ne peut rattacher sa production à aucune des causes particulières signalées par plusieurs pathogénistes comme étant exclusivement propres à son développement ; telles que l'usage de certains aliments, notamment du maïs altéré ou verdéramé, l'insalubrité des habitations, le contact des

(1) *Gazette médicale de Paris*, année 1854, p. 623.

brebis malades, l'action délétère de certains miasmes, des eaux ou de toute autre boisson, l'influence d'un virus particulier, la malpropreté, l'action directe du sol ou du climat, l'impression des rayons solaires.

6° Sans nier l'existence d'une cause spécifique inconnue, principal agent d'une maladie aussi spéciale, on peut dire que, jusqu'à ce jour, l'action de toutes les causes précédentes réunies, et surtout de l'indigence qui les résume toutes, paraît avoir seule une part directe dans la génération de cette affreuse maladie.

7° En dehors de cette condition de pauvreté extrême, qui est sans contredit la cause la plus fréquente de son développement, il faut reconnaître que les seules peines morales ont quelquefois produit la pellagre chez des sujets entourés d'ailleurs de toutes les conditions du bien-être physique.

8° La pellagre semble donc être généralement un véritable *mal de misère*, dans la plus large acception du mot, misère physique et misère morale. La misère physique entraîne souvent à sa suite la misère morale, les inquiétudes, les chagrins, les peines; et d'ailleurs ne suffit-elle pas, elle et les privations qui en sont le cortége, au développement des affections les plus meurtrières? La misère morale, à son tour, suffit, dans un petit nombre de cas, au développement de cette maladie, comme à celui de plusieurs autres.

ART. V. — Symptômes de la pellagre.

La pellagre débute rarement par l'altération de la peau; certains malades ne la présentent même jamais. Le plus ordinairement, l'affection débute par des symptômes des organes de la digestion, tels que la boulimie et la diarrhée, du malaise, de la faiblesse. Les phénomènes nerveux ne surviennent que plus tard. Les lèvres, ridées et gercées, présentent une coloration particulière. Les principaux symptômes nerveux constituent ce que l'on appelle la folie pellagreuse, qui s'accompagne d'une tendance au suicide, et surtout au suicide par immersion. Les malades ont des vertiges, des bourdonnements d'oreilles, de la céphalalgie, des douleurs rachidiennes, des troubles de la vision, des crampes, des convulsions.

C'est toujours aux parties du corps les plus exposées au soleil que se montre l'affection cutanée. Elle affecte particulièrement le dos de la main et la partie externe de l'avant-bras, quelquefois jusqu'au coude; la face dorsale des pieds et la partie inférieure et antérieure des jambes, la partie supérieure et antérieure du thorax, parfois le front et les parties latérales des joues. Ordinairement la pellagre s'annonce sur ces divers points par la simple desquamation de l'épiderme, qui noircit, se dessèche et se détache sans inflammation ni rougeur. C'est une sorte de pityriasis, sans démangeaison prononcée et sans douleur. D'autres fois, il se manifeste un érythème, surtout lorsque le soleil a agi avec force; cette inflammation peut devenir érysipélateuse, et il se produit alors des phlyctènes remplies de sérosité jaunâtre, persistant avec l'inflammation qui ne tarde pas à disparaître dès que les parties sont soustraites à l'action du soleil, et qui est remplacée par une desquamation noirâtre de l'épiderme. Quelquefois l'éruption, disposée en demi-cercles ellipsoïdes, présente au bord inférieur de chaque bande une coloration d'un brun foncé, qui tranche avec la couleur plus claire de l'épiderme. Dans quelques cas rares, ces demi-cercles ellipsoïdes se succèdent sur la partie postérieure de l'avant-bras jusqu'auprès du coude. Dans les premiers temps, l'érythème même, s'il a été très prononcé, disparaît avec sa couleur ordinaire. Il n'en est plus de même, lorsque ces points ont été le siége de la desquamation pellagreuse; la peau paraît alors amincie, et sa surface luisante a été comparée à celle que présenterait la cicatrice d'une brûlure superficielle. Souvent on remarque, sur cette surface, des plaques irrégulières, et le derme y présente une couleur brune prononcée.

LIVRE SEPTIÈME.

GÉOGRAPHIE ZOOLOGIQUE.

CHAPITRE PREMIER.

DISTRIBUTION GÉOGRAPHIQUE DES ANIMAUX.

ART. Ier. — Distribution en général; mammifères et oiseaux.

L'examen de la distribution géographique des animaux constate l'inégale étendue du domaine occupé par les diverses espèces. Ainsi, le canard sauvage se rencontre depuis le nord de l'Amérique jusqu'au Japon, et depuis la Laponie jusqu'au cap de Bonne-Espérance; le bœuf musqué, au contraire, se trouve cantonné dans la partie la plus septentrionale de l'Amérique; l'orang-outang, dans l'île de Bornéo. La non-extension des espèces dépend tantôt de certains obstacles mécaniques, tels que l'océan ou de hautes chaînes de montagnes, tantôt des difficultés de l'acclimatation. Ainsi, le cheval qui n'existait pas sur le continent américain, y a été importé par les Espagnols et s'y rencontre aujourd'hui depuis la baie d'Hudson jusqu'à la terre de Feu, tandis que les singes, qui pullulent dans les régions tropicales, sont décimés par la phthisie dans la zone tempérée, et que le renne, adapté au climat rigoureux de la Laponie, succombe en général rapidement sous l'influence des chaleurs de Saint-Pétersbourg. Dans d'autres circonstances c'est la végétation et la faune préexistante qui règlent les limites géographiques des espèces zoologiques. Ainsi la cochenille est dans la dépendance des cactus et le ver à soie dépend de la présence du mûrier ; certains carnassiers ne peuvent étendre leur domaine parce que les animaux dont ils se nourrissent manquent eux-mêmes de leur aliment nécessaire au delà d'une zone déterminée. En général, le nombre des espèces marines et terrestres diminue de l'équateur au pôle. Les terres polaires les plus reculées ne présentent plus que quelques insectes, et, dans les mers de ces régions, poissons et mollusques sont très peu variés.

MAMMIFÈRES (1). — Chaque continent se caractérise par certains types. Ainsi, l'Amérique méridionale a ses tardigrades, l'Afrique, sa girafe et ses antilopes, l'Asie son chameau à une bosse ou dromadaire (2), et la Nouvelle-Hollande, ses kangurous et ses ornithorhynques (3). Les quadrumanes à queue prenante sont particuliers au nouveau continent, ainsi que plusieurs autres animaux qui jouissent de la même propriété, comme les coatis, les kinkajous, les sarigues, les civettes, les lémuriens, les roussettes, les singes à callosités et les viverrins sont exclusivement propres à l'ancien continent. Les différents genres de la famille des makis ne se trouvent pas dans les contrées chaudes de l'ancien monde : la majeure partie des espèces de cette famille appartiennent exclusivement à Madagascar ; jamais un seul quadrumane de cette île n'a été trouvé sur le continent, et aucune espèce de singe n'habite Madagascar.

Les familles qui constituent l'ordre des quadrumanes occupent une grande zone limitée au nord par le 35e parallèle dans l'ancien continent et le 25e dans le nouveau; au sud par le 37e dans l'ancien monde et par le 27e dans le nouveau. Bien qu'il existe des quadrumanes dans quelques

(1) Voy. Huot, *Géographie physique*. Paris, 1839.

(2) A. Desmoulins, dans un mémoire lu en 1823 à l'Académie des inscriptions et belles-lettres de l'Institut, a prouvé que le dromadaire était originaire de l'Arabie et de la Perse.

(3) A. Boué, *Guide du géologue voyageur*.

grandes îles de l'Océanie orientale, telles que Java, Sumatra, Bornéo et Célèbes, et dans les deux importantes îles de l'ancien continent, Ceylan et Madagascar, aucune espèce de quadrumanes n'a encore été trouvée dans les autres îles appartenant à l'ancien ou au nouveau continent.

Aucun mammifère terrestre de l'Amérique méridionale n'est identique avec ceux du sud de l'ancien continent; tandis que plusieurs sont communs aux régions septentrionales des deux continents. L'identité que l'on observe dans certaines espèces prouve peut-être une ancienne communication entre ces régions septentrionales.

En étendant sa domination dans les différentes contrées du globe, l'homme a contribué à diminuer, et même à détruire certaines espèces d'animaux. Ainsi, depuis longtemps le lion, qui paraît avoir existé en Grèce, ne s'y trouve plus; le loup a totalement disparu de la Grande-Bretagne; l'aurochs ou le *bos urus*, qui du temps de César habitait le sol de la France, ne se trouve plus que dans les forêts de la Lithuanie. C'est particulièrement dans la distribution géographique des mammifères que l'homme a produit de grandes perturbations; il a repoussé de certains parages ceux de l'Océan; il a répandu certaines espèces partout où il a pénétré; il a restreint au contraire d'autres races dans des limites beaucoup plus étroites que celles où la nature les avait établies : ainsi le castor a quitté les rives du Danube et du Rhône, et le lion a abandonné l'Europe méridionale.

Le cheval abandonné à lui-même dans les *llanos*, où il est devenu à peu près sauvage, a pris un pelage presque uniquement d'une seule couleur, le bai-châtain. Dans les régions où l'on a négligé de renouveler la race par l'introduction de nouveaux étalons, il a une taille plus petite que la taille ordinaire. Il est à remarquer que les chevaux sauvages, provenant d'individus qui marchaient l'amble, ont transmis cette allure à leurs rejetons. Les chiens qui descendent de ceux que l'on avait dressés à la chasse du pécari, ont acquis, comme caractère de race, la marche et les moyens d'attaque et de défense qu'exige cette chasse. En Europe, la vache a gagné, par la domesticité, l'avantage de sécréter constamment du lait. En Amérique cette fonction ne dure que tout le temps qu'elle conserve son veau; les chèvres y ont perdu cette ampleur des mamelles qui est en Europe le signe le plus évident de la domesticité. Elles n'y ont pas le long poil qui les distingue : il est court, bien couché et brillant. Elles s'accommodent beaucoup mieux de la température des vallées basses, que de celle des parties élevées de la Cordillère.

OISEAUX. — Ces animaux, en apparence si libres, sont pourtant soumis à quelques lois géographiques. Ceux même à qui leur constitution robuste permettrait de se répandre au loin, semblent attachés par des goûts et par des affections aux lieux qui les virent naître. Ainsi, le condor et le roi des vautours, qui planent au-dessus du Chimborazo même, n'abandonnent point la chaîne des Cordillères du Pérou et du Mexique; le vautour des agneaux et le grand aigle, ne s'éloignent pas du sommet de nos Alpes. La zone torride ne possède pas seule des perroquets communs en Amérique; on en a retrouvé jusque dans l'île Macquarie, au sud-ouest de la Nouvelle-Zélande; les kakatoès, nombreux aux Indes orientales, sont aussi très répandus dans l'Océanie; les perruches se trouvent en Afrique, dans l'Inde et dans l'Océanie; les loris vivent dans les îles au sud-ouest de l'Asie, mais les aras ainsi que les perroquets proprement dits, sont tous d'Amérique.

Parmi les oiseaux qui ne savent pas voler, chaque région équatoriale, isolée par des mers, a ses espèces particulières : l'autruche d'Afrique et d'Arabie, le casoar de Java, des îles voisines et de la Nouvelle-Hollande, et le nandu, l'autruche d'Amérique, offrent, dans des espèces très différentes, la même tendance générale dans l'organisation.

La zone tempérée, pour les oiseaux, s'étend dans notre hémisphère, depuis le 30e parallèle jusqu'au 60e; en dedans de ces limites, les genres et même quelques espèces n'ont plus de régions particulières bien fixes; d'ailleurs les hommes en ont transplanté ou entraîné sur leurs pas une foule d'espèces, originairement bornées à une seule contrée. La zone glaciale compte un petit nombre d'espèces qui lui sont particulières, et qui appartiennent au genre canard. Chaque grande division maritime a ses oiseaux particuliers. L'alcyon des navigateurs, qui appartient au genre petrel, habite les zones tempérées des mers d'Europe, et s'avance quelquefois jusqu'aux tropiques.

REPTILES. — Ils prospèrent surtout dans les régions où l'humidité s'unit à une température élevée. Le crocodile du Nil, le gavial du Gange, les divers caïmans d'Amérique, et le tupinambis de la Nouvelle-Hollande, sont les géants de l'ordre des sauriens. Les boas, propres à l'Amérique méridionale, sont représentés dans l'Asie méridionale et dans la Malaisie par les pythons. Les crotales ou serpents à sonnettes sont particuliers à l'Amérique septentrionale. Le trigonocéphale habite principalement les Antilles. L'Afrique possède seule les cérastes et l'Asie le serpent naïa (1).

(1) Huot, *op. cit.*, p. 344 et 347.

ART. II. — Migrations.

L'instinct de conservation et de propagation préside au phénomène des migrations. En hiver plusieurs phoques gagnent le midi ; le bouquetin passe du versant septentrional des montagnes à leur versant méridional ; les rennes et les chamois descendent dans les vallées ; la taupe s'enfonce à $1^{m},50$ dans la terre. En général, les longues migrations ne sont pas le propre des animaux terrestres, et les voyages de long cours ne se réalisent guère que dans l'eau ou dans l'air. En automne, les oiseaux dits émigrants sont poussés vers l'équateur par un instinct de conservation ; au printemps, l'instinct génital les ramène vers le pôle. La migration vers le sud ne s'opère pas sous la pression de la température, car elle a lieu à une époque où celle-ci est ordinairement beaucoup plus élevée que la température de l'époque du retour (1). Ainsi le coucou émigre à 17 degrés et revient à 8 degrés ; le mauvis gagne le nord au printemps à 7 degrés et revient à 10 degrés ; la grive s'y porte à 4 degrés et en revient à 7 degrés ; l'hirondelle domestique quitte nos climats par une température de 10 degrés. Voici, d'après M. Ad. Erman, l'époque de son retour dans plusieurs villes de l'Europe et de l'Asie.

ÉPOQUE DE L'ARRIVÉE DES HIRONDELLES.

Villes.	Latitude N.	Longitude E.	Moyenne de l'arrivée.	Température moy. de ce jour.
Paris..........	48°50′	0° 0′	10 avril.	7°,42
Berlin.........	52 31	11 4	18 —	6°,32
Gosport........	53 26	54 47	20 —	7°,80
Apenrade.......	55 4	7 5	23 —	6°,31
Kœnigsberg.....	54 43	18 10	30 —	6°,64
Copenhague.....	55 41	10 15	5 mai.	7°,21
Irkutzk........	52 17	101 59	15 —	6°,75
Ochozk.........	59 21	140 5	2 juin.	6°,80
			Moyenne.........	6°,91

Il est probable que les hirondelles peuvent séjourner pendant l'hiver dans tous les pays où le jour le plus froid de l'année ne présente pas une température inférieure à 6°,91.

La privation alimentaire ne constitue pas plus que la température actuelle, la cause déterminante des migrations des oiseaux, car la nourriture ne leur manque pas au moment de leur départ pour le midi, et moins encore lorsqu'ils quittent l'Égypte ou la Perse pour regagner le Nord.

(1) *Jahresbericht der Schwedischen Akademie der Wissenschaften*, Bonn, 1828, t. II, p. 34.

Presque tous les oiseaux émigrants voyagent pendant le jour; la charbonnière vole depuis huit heures du matin jusqu'à midi, si le temps est beau, et jusqu'à trois heures, si la pluie menace; le pinson vole depuis la pointe du jour jusqu'à dix heures. Les cailles, les hérons, les grives, les canards sauvages, voyagent la nuit. Chaque espèce possède en général, entre le pôle et l'équateur, une zone de migration d'une vingtaine de degrés d'étendue. Ainsi, l'*Anas hiemalis* se rend du Groënland en Suède et en Angleterre; l'ortolan de neige, de l'Islande dans le nord de l'Allemagne; les grives, les bécasses, de la Sibérie et de la Laponie en Allemagne; la cigogne, la grue, l'hirondelle de l'Europe septentrionale, en moyenne, en Egypte et en Barbarie. La direction suivie est celle du sud-est et du nord-est (1).

CHAPITRE II.

DISTRIBUTION ET MIGRATIONS DES POISSONS; PÊCHE DE LA BALEINE.

ART. Ier. — Distribution et migrations des poissons.

L'Océan a, comme la terre, ses régions populeuses et ses solitudes; dans les premières vivent, suivant les latitudes, certains poissons qui y trouvent la subsistance, la chaleur et la lumière qui leur conviennent; les secondes sont parcourues dans tous les sens par des poissons qui, semblables au lion et au tigre du désert, font une guerre continuelle aux espèces destinées, par leur faiblesse, à satisfaire leur voracité. Le requin (*Squalus carcharias*), comme le plus avide, est celui qui parcourt les plus grandes distances; on le rencontre dans toutes les mers, à la suite des vaisseaux, dont les immondices lui assurent sa nourriture. Les coryphènes et les scombres, qui vivent de chasse, n'ont point de limites fixes. Ils traversent en troupe l'Océan dans tous les sens; mais, à l'exception de ces espèces, souvent le navigateur parcourt des espaces immenses sans rencontrer de poissons (2).

L'Islande est pauvre en espèces de poissons, elle n'en possède pas plus de cinquante; mais elle est très riche en individus de certaines espèces, notamment de celles qui appartiennent aux genres morue, flétan et saumon. La Norwége en a une plus grande quantité que l'Islande; mais les côtes

(1) Voy. Naumann, *Naturgeschichte der Vögel Deutschlands*, et Faber, *Ueber das Leben der hochnordischen Vögel*.

(2) Huot, *op. cit.*, p. 348.

occidentales de la Scandinavie sont baignées par des courants du grand Océan, dont la température est plus élevée que les eaux mêmes de ce pays. Cette cause explique aussi pourquoi on ne rencontre pas en Suède les mêmes espèces que dans les fiords de la Norwége.

Vers le printemps, selon les opinions de quelques naturalistes, les poissons émigrent du nord au sud ; mais il est bon d'établir une différence entre le nord et l'extrême nord ; en effet, plusieurs familles de poissons qui vont au sud à l'époque du printemps, ne se trouvent jamais, dans aucune saison, aussi au nord que l'Islande.

Les poissons d'eau douce de cette île sont en général les mêmes que ceux du Groënland ; mais les poissons de mer qui fréquentent les côtes ressemblent plus à ceux du Finmark, c'est-à-dire des parages de la Norwége boréale. Tous les poissons d'eau douce d'Islande appartiennent aux genres saumon et truite.

Le Groënland n'a que quarante-cinq espèces de poissons, dont les uns appartiennent aux raies, morues, marsouins, turbots, harengs, etc. Les îles Féroé n'ont pas plus de trente espèces de poissons. Plusieurs naturalistes ont pensé que la force des courants le long des côtes de cet archipel est cause que la mer n'y est plus poissonneuse.

On a cru longtemps, d'après Anderson, que le hareng avait son séjour habituel sous les glaces du pôle boréal, que de là ce poisson, partant en légions innombrables, ou plutôt en bancs serrés d'une immense étendue, arrivait sur les côtes occidentales de l'Europe, et se répandait aussi sur certains rivages d'Amérique et sur les côtes septentrionales d'Asie. Le voyage terminé, les harengs retournaient à des époques périodiques dans les parages voisins du cercle polaire, où ils trouvaient un asile sous les champs de glace ; mais bientôt la nourriture suffisante manquait à leur nombre prodigieux ; au commencement de chaque printemps, des colonies s'empressaient de rechercher des plages plus méridionales. Des naturalistes avaient même tracé la route de ces migrations. On les représentait divisés en deux colonnes se subdivisant ensuite en détachements multipliés qui, après avoir parcouru les côtes jusqu'au 45ᵉ degré de latitude nord, disparaissaient.

Aujourd'hui ces migrations sont mises en doute. Il est même constaté que les harengs vivent dans le fond de la mer, depuis le 45ᵉ degré de latitude nord jusqu'à l'océan Boréal. Il est prouvé par des recherches et des observations récentes, que l'on ne trouve pas du tout de harengs vers le pôle, et que d'ailleurs leurs œufs n'y pourraient pas éclore. Ces poissons s'approchent des côtes non pour y chercher de la nourriture, mais pour y frayer, et cette manœuvre est si importante pour eux qu'ils la répètent plusieurs fois. On sait d'ailleurs que les poissons, en général, ne peuvent amener leurs œufs à éclore dans le fond de l'Océan, et qu'ils viennent les déposer le long des côtes et dans les eaux peu profondes où la chaleur du soleil peut pénétrer et les faire parvenir à maturité. Aussitôt que les œufs sont pondus, le long du rivage ou au large sur de vastes bancs de sable, les poissons rentrent dans les profondeurs de la mer. Il n'y a pas lieu de supposer que les harengs voyagent à de grandes distances sous les degrés de latitude différents, ou qu'ils s'éloignent beaucoup des côtes qu'ils fréquentent dans le temps du frai : il est, au contraire, vraisemblable que lorsque cette période est passée, ils se dispersent dans l'eau profonde la plus proche, et y reviennent jusqu'à ce que la nouvelle époque du frai revienne.

ART. II. — De la pisciculture (1).

Le frai des espèces d'eau douce peut être divisé en deux catégories : le premier comprenant les salmones et les ésoces ; saumons, truites, brochets, plus un sous-genre de la famille des gades, la lotte ; ils fraient de novembre à mars ; le deuxième, dans lequel se range la famille des cyprins : carpes, goujons, barbeaux, vandaises, perches ; le frai commence en avril pour finir en août.

Cette époque peut être plus ou moins retardée ou avancée, suivant l'âge et les variétés des reproducteurs ; mais une fois la ponte commencée par une espèce, les influences météorologiques sont telles, que quelques degrés en moins l'arrêtent instantanément. Ainsi le frai des perches fut tout à coup suspendu parce que, du 14 au 22 mai 1853, la température était descendue de 16 degrés à 9. Voici les températures observées par M. de Quatrefages :

Les saumons fraient à...	— 4 degrés.
Les truites............	— 4
Les brochets..........	+ 2
Les carpes............	+ 12
Les perches...........	+ 15
Les barbeaux..........	+ 17 et 23

Les carpes de six à sept ans, pesant ordinairement de 2 à 3 kilog., sont surtout recherchées pour les fécondations. Le goujon de Seine, autre es-

(1) Voy. *Pisciculture*, par M. Chabot, directeur de la pisciculture d'Enghien. Paris, 1854.

pèce de cette grande famille, se reproduirait dès sa deuxième année. Les carpes qu'on nourrissait dans le lac de Lussac (qui étaient âgées de plus de deux siècles), eussent-elles été bonnes pour cette opération? Je l'ignore, et qu'importe du reste ? Mon intention, en citant ces deux faits extrêmes, n'était que de montrer la marge que les pisciculteurs ont à remplir dans lesfaits encore si obscurs qu'a soulevés cette nouvelle question.

« Il y a trois moyens, dit M. Chabot, de se procurer des œufs. Le premier consiste à les recueillir fécondés naturellement sur les frayères, à les ramasser sur les cailloux où ils sont déposés (truites, goujons), à couper les herbes où ils sont déposés (carpes, brèmes). La deuxième serait de se procurer les reproducteurs, qu'on élèverait dans des réservoirs, qu'on aurait ainsi constamment sous la main et sur lesquels on pourrait suivre les phases diverses de ce phénomène si peu étudié. Les œufs déposés sur une claie y demeurent tout le temps de leur incubation. Dans certaines familles, les cyprins, par exemples, elle peut varier de huit à quinze jours; pour les salmones, elle dure de un à deux mois et demi, suivant que la température est plus ou moins basse. Une variété du Danube fait exception à cette règle. »

ART. III. — Pêche de la baleine (1).

Les principales espèces de baleines sont, d'après M. Boulongne : la baleine franche, la baleine du Cap ou nordcaper austral. Les baleines russes appelées, par les Anglais et les Américains, baleines des pôles, la baleine noueuse, la baleine à bosses, la baleine lunulée, la baleine japonaise, le gibbar ou baleinoptère à ventre lisse, le baleinoptère jubarte, le rorqual, le baleinoptère à bec, le baleinoptère poeskop, enfin les baleines aléoutiennes, les seules qui alimentent aujourd'hui les pêches européennes et américaines, sont la baleine franche et les baleines russes. Dans les récits des voyageurs, la baleine franche atteindrait jusqu'à 33 mètres de longueur; les plus grandes que l'on ait vues de nos jours ne dépassent pas 23 mètres. Un animal de cette taille pèse, suivant Scoresby, 70 à 75,000 kilogrammes; son corps est proportionnellement court et gros, ayant son plus grand diamètre un peu en arrière des nageoires pectorales. Le tronc est distingué de la tête par une légère dépression qui indique le cou : la tête est d'une grosseur énorme, égale à celle du reste du corps, et fait à peu près le tiers de la longueur totale de l'animal. La gueule, d'une gran-

(1) Voyez le mémoire du docteur Boulongne, sur la pêche de la baleine, dans le *Moniteur universel* du 20 juillet 1853.

deur prodigieuse, de 2 à 3 mètres de largeur sur 3 à 4 mètres de hauteur intérieurement, porte à la mâchoire supérieure environ cinq cents fanons, dont les bords effilés servent à retenir les petits insectes rouges et les mollusques dont la baleine se nourrit uniquement.

Ce monstrueux animal dont la force est prodigieuse, n'en est pas moins un des êtres les plus timides et les plus inoffensifs. Le moindre bruit, la moindre agitation de l'eau l'effraie, le met en fuite. Quand la baleine soupçonne quelque danger, elle plonge avec une vitesse tellement prodigieuse qu'il lui arrive quelquefois de se blesser contre les rochers du fond de la mer. Scoresby rapporte qu'une baleine atteinte par le harpon s'est précipitée à une profondeur de 400 brasses avec une vitesse de 4 lieues à l'heure. La plus grande vitesse qu'une baleine déploie, lorsqu'elle nage horizontalement à la surface de la mer, peut être évaluée à 3 lieues marines par heure; elle vient, en général, respirer à la surface toutes les dix minutes.

La fin de l'été paraît être la saison des amours pour ces animaux; ils mettent bas, dans les baies, un baleinon vers le commencement du printemps; on ne sait pas au juste le temps que dure la gestation. Les baleiniers prétendent qu'elle ne dépasse pas dix mois; mais, d'après les lois de l'histoire naturelle, elle devrait au moins durer de dix-huit à dix-neuf mois. Le baleinon, en venant au monde, est de la grosseur d'un bœuf; la mère paraît avoir pour lui la plus vive tendresse et la plus grande sollicitude; elle l'accompagne partout, lui faisant un rempart de son corps dans le danger, et le défendant jusqu'à la mort lorsqu'il est attaqué; aussi les baleiniers qui connaissent cet attachement de la baleine pour sa progéniture, l'exploitent-ils avec avantage, et font-ils tous leurs efforts pour atteindre le jeune baleinon, certains que la mère ne leur échappera pas. Cette dernière montre peu d'attachement pour le mâle, et lorsqu'elle le voit attaqué, elle s'empresse de prendre la fuite; lui, au contraire, la défend jusqu'à ce qu'elle souffle le sang.

« La mère ne se résigne pas à mourir gratuitement pour son baleinon; au contraire, elle fait son possible pour le soustraire aux coups de ses meurtriers, soit en lançant à droite et à gauche de vigoureux coups de queue qui renversent quelquefois toutes les embarcations des pêcheurs, soit en prenant son baleinon sur sa queue ou sous sa finne, et en fuyant avec lui le plus vite possible. Si, malgré ses efforts, les pêcheurs viennent à la rejoindre de nouveau, elle se laisse harponner plutôt que d'abandonner son enfant. Pour allaiter son petit, elle se renverse alternativement sur les deux côtés, afin de pouvoir lui présenter successivement chacune de ses mamelles. Le lait de cet animal est d'une couleur jaune-verdâtre, d'une consistance assez épaisse, d'une odeur désagréable, et d'une saveur désagréable et nauséabonde (1). »

Les baleines des pôles ne diffèrent de la précédente que par la présence d'une bosse sur le dos, leur plus grande dimension et le nombre plus considérable de fanons qu'elles fournissent. Presque toutes les baleines vivent en troupes, ou pour le moins en familles. On les rencontrait jadis sur toute la surface du globe ; aujourd'hui ce n'est que par exception que quelques-unes viennent échouer sur nos côtes. Depuis qu'on leur fait une chasse acharnée, elles se sont toutes réfugiées dans les mers glaciales des pôles, où l'on est maintenant obligé d'aller les chercher. Autrefois la pêche des baleines se faisait sur les côtes du Brésil ; puis la baleine devenant rare dans ces parages, on fut obligé de descendre jusqu'au cap de Bonne-Espérance, sur les côtes de Madagascar, puis dans les mers du pôle Austral. Quelques années après, les baleiniers se virent forcés, la baleine fuyant toujours devant eux, d'aller la chasser sur les côtes du Chili, où, pendant plusieurs années, elle fut tellement abondante, que ces parages servirent de rendez-vous à tous les pêcheurs du globe. Enfin, là aussi le nombre finit par diminuer ; aujourd'hui on est obligé, pour faire une pêche un peu profitable, d'aller la traquer dans les mers du Japon, d'Okhotsk, le détroit de Behring et les mers glaciales du pôle nord, par delà le Kamtchatka.

Les Esquimaux, dit M. Boulongne, passent huit mois de l'année enfermés dans leurs huttes souterraines, se nourrissant exclusivement d'huile de poisson, de viande de baleine desséchée et de saumon salé. Lorsqu'un Esquimau a faim, et il a presque toujours faim, il coupe une lanière de gras, soit de baleine, soit de morse, soit enfin de toute autre espèce d'animal huileux : cette tranche de graisse a de 2 à 3 pouces de largeur sur une longueur de 1 à 2 mètres ; alors, introduisant une des extrémités de cette tranche dans sa bouche, il mâche et avale par un mouvement alternatif et fort disgracieux de la tête, du cou et de tout le reste du corps, jusqu'à ce que son estomac soit complétement rempli (car un Esquimau peut facilement supporter de 4 à 6 livres de viande sans être incommodé) ; quand il sent qu'il ne peut plus rien ingérer, il prend un couteau et coupe la portion excédante de la tranche de graisse au niveau des lèvres, et la

(1) Mémoire du docteur Boulongne.

passe à son voisin. Alors, avec le doigt, il remédie à l'inertie des muscles de son gosier et force ainsi les dernières portions de son gluant repas à passer dans l'estomac ; et, comme le serpent boa, il s'étend et digère lentement son immonde festin. Ces aliments huileux sont, du reste, indispensables à ces habitants des mers glaciales : ce sont eux qui, grâce à leur composition chimique, leur permettent de résister au froid excessif qui règne dans ces parages.

C'est pour se procurer l'huile contenue dans le lard de la baleine, ainsi que l'adipocire renfermée dans la tête du cachalot, et les fanons, que l'on fait la pêche de ces animaux. Autrefois les Basques et les Hollandais s'y sont beaucoup livrés ; la Hollande seule envoyait annuellement 20,000 hommes ; mais alors les baleines étaient en grand nombre, et l'huile qu'on en tirait avait plus de valeur que maintenant. Si cette pêche est moins lucrative de nos jours, il faut l'attribuer à plusieurs causes : 1° ces animaux sont devenus beaucoup plus rares, et il est possible même que d'ici à cinquante ans ils aient disparu de la surface du globe ; 2° fuyant devant les pêcheurs et se retirant continuellement vers le nord, la présence des glaces rend les expéditions plus dangereuses et leur succès moins certain ; 3° enfin, tous les peuples maritimes s'étant livrés depuis à peu près un siècle à ce genre d'industrie, les vaisseaux baleiniers encombrent les parages favorables à la pêche, d'où il résulte des pertes qui diminuent les bénéfices, sans compter les naufrages très fréquents. Les navires destinés à la pêche de la baleine sont, en raison de leur destination pour le nord ou les autres parages, frétés plus ou moins légèrement. Ils sont ordinairement du port de 4 ou 600 tonneaux et équipés de six à huit chaloupes.

« Les expéditions, dit M. Boulongne, partent ordinairement vers les mois d'avril pour le nord, et pêchent pendant les mois de mai, juin et juillet. Plus tôt ou plus tard les glaces les empêchent souvent. Il y a deux saisons pour la pêche des baleines : celle qui se fait en pleine mer (saison du large) ; elle dure deux mois, avril et mai ; celle des baies dure trois mois, juin, juillet et août. Arrivés dans les parages fréquentés par la baleine, les navires marchent avec les plus grandes précautions. Une troupe de matelots nommés guetteurs, se met en observation sur les huniers, ou, si l'on est près des côtes, sur les points élevés des rochers. Lorsqu'ils aperçoivent une baleine, ils signalent sa présence et indiquent sa direction ; aussitôt, deux, quelquefois quatre ou six embarcations sont mises à la mer ; chacune est montée par six hommes, dont quatre rameurs, un officier qui tient la rame qui sert de gouvernail, et un harponneur ; ils font force de rames vers l'endroit indiqué, et approchent dans le plus profond silence. Lorsqu'ils aperçoivent l'énorme animal dormant sur l'eau, les rameurs redoublent de précautions pour rider le moins possible la surface de la mer. Quand le moment est venu, l'officier crie aux rameurs d'arrêter. Aussitôt le harponneur quitte sa rame, saisit son harpon, se retourne, et appuie son genou dans une genouillère située à l'avant de la pirogue ; alors, s'il est assez près de la baleine pour pouvoir la piquer sans quitter le manche du harpon, il le saisit à deux mains et l'enfonce de toutes ses forces là où il peut, mais de préférence près des finnes ou nageoires pectorales ; dans le cas contraire, il lance le harpon qui vient se fixer dans le corps de l'animal, et qui, grâce aux arêtes qui en garnissent l'extrémité, ne peut plus être retiré que très difficilement. On essaie aussi, avec un instrument que l'on nomme louchet, de couper les tendons de la queue, afin de se mettre à l'abri des terribles effets de la colère de ces monstrueux cétacés.

« La baleine surprise plonge aussitôt, emportant avec elle le fer du harpon, dont le manche de bois reste dans la main du pêcheur ou tombe à la mer. A mesure qu'elle fuit, on lui lâche de la corde surtout si elle plonge, en forçant de rames pour la suivre, et en tirant même sur la corde, afin de diminuer le plus possible la distance qui existe entre elle et la pirogue. Le pêcheur expérimenté prévoit l'endroit où la baleine reparaîtra sur l'eau pour respirer : c'est ordinairement à cent brasses de la place où elle a reçu la première blessure ; et il s'apprête à lui donner un second coup de harpon, qui achève souvent de la tuer. Quelquefois cette seconde attaque ne fait que la mettre en fureur : alors elle s'élance sur les chaloupes, les renverse d'un coup de queue, et met en danger les hommes qui les montent. Mais ensuite elle plonge de nouveau ; son sang rougit la surface de l'eau, et lorsqu'elle reparaît pour la troisième fois, on reconnaît que ses blessures sont mortelles au sang mêlé d'eau qui sort par jets de ses évents. Dans le cas contraire, la pirogue s'approche de nouveau de la baleine, et l'officier qui la monte lui plonge sa lance dans le corps au niveau de l'omoplate. Bientôt elle perd toutes ses forces avec son sang, vacille, se laisse aller sur le flanc, expire et montre son ventre blanchâtre sur les flots. Lorsqu'elle est morte, on lui introduit dans la gueule un crochet attaché à une forte chaîne, et les chaloupes la remorquent jusqu'au navire, qui, du reste, s'en approche le plus qu'il peut. Il arrive quelquefois que la baleine, au lieu de surnager, s'enfonce dans l'eau pour ne plus reparaître ; elle est alors complétement perdue pour l'équipage, elle a sombré.

» Aussitôt que le navire s'en est assez approché, on procède à l'opération de l'amarrage, qui consiste à fixer la baleine le long des flancs du bâtiment ; pour cela on lui passe une énorme chaîne autour de la queue que l'on dirige toujours vers l'avant : cette chaîne vient se fixer solidement sur le pont ; puis on fixe dans la tête un crochet très solide qui remplit le même office. Alors, à coups de hache et d'une espèce de guillotine, on sépare la mâchoire supérieure du reste du corps, et on la [illegible] à bord ainsi que les fanons qui y sont attachés, et la langue, dont la grosseur égale quelquefois celle du corps de quatre éléphants.

» On fixe ensuite la baleine par sa nageoire pectorale, et l'on procède au dépècement. Cette opération consiste à enlever, au moyen d'instruments nommés espelles (sorte de bêches extrêmement tranchantes), la peau et le tissu cellulaire graisseux, autrement dit le lard qui forme autour du corps de la baleine une espèce de coussinet d'un à deux pieds d'épaisseur. On commence par tracer des lignes circulaires et parallèles, puis on les réunit par une autre perpendiculaire, enfin on fait tourner la baleine sur elle-même au moyen d'un système de cordages, nommmés *happaraux*, et, à mesure que les différentes portions de peau se présentent on les enlève avec le lard. On ne peut rien trouver qui fasse mieux comprendre cette opération que de la comparer à l'action de peler une poire en commençant par la grosse extrémité et terminant par la queue. On enlève ainsi une lanière continue de baleine ayant un pied d'épaisseur, un ou deux de largeur et une longueur extrêmement considérable qui surpasse quelquefois la hauteur des mâts.

» Une fois l'écorce, pour ainsi dire, de la baleine enlevée, on détache les chaînes qui la retenaient, et on laisse son cadavre voguer au gré des flots ; il devient la proie des oiseaux, des ours blancs, des poissons et des Esquimaux, qui tous se nourrissent de sa chair. Il ne reste plus alors qu'à extraire l'huile contenue dans le lard. A cet effet, on coupe l'immense lanière en petits morceaux, et on la soumet à l'action du feu dans des bassines en fonte placées au-dessus de fourneaux construits en maçonnerie sur le pont du navire. Quand l'huile est suffisamment fondue, que le lard a donné tout ce qu'il est possible d'en extraire, on a dans les bassines deux choses bien distinctes : 1° l'huile en fusion ; 2° la peau à laquelle restent attachées les fibres du tissu cellulaire dont les aréoles contenaient la graisse. Alors on vide l'huile des bassines dans un énorme réservoir construit dans ce but ; la peau et le tissu cellulaire qui y restent attachés servent à alimenter le feu des fourneaux, et par là même à fondre le reste.

» Une baleine franche fournit en général une centaine de barils d'huile et 400 fanons, ce qui fait environ une valeur de 10,000 francs, à raison de 100 francs le baril, accompagné de sa part de fanons. Une baleine russe fournit environ 200 barils et 600 fanons, ce qui fait qu'elle rapporte à peu près le double d'une baleine franche. Le baril d'adipocire extraite de la tête du cachalot vaut le double de l'huile de baleine. De ces détails il ressort qu'un navire baleinier qui rentre en Europe avec 4,000 barils d'huile peut être considéré comme ayant fait une très bonne pêche, puisqu'il a gagné environ 400,000 francs, sur lesquels le capitaine touche ordinairement 1/25ᵉ, le médecin et les autres officiers 1/100ᵉ, et chacun des matelots 1/225ᵉ à 1/250ᵉ après deux ou trois ans de navigation ; mais il est plus ordinaire de les voir revenir avec 1,000 ou 2,500 barils, très heureux encore s'ils ne font pas naufrage, soit pendant la pêche, soit pendant la traversée. Ces accidents ne sont que trop communs, et il n'y a pas bien longtemps encore que les journaux nous annonçaient la perte de deux baleiniers partis du port du Havre le 12 et le 13 août 1851. L'un d'eux, l'*Ajax*, se perdit après avoir fait une excellente traversée, mais une malheureuse pêche ; l'autre, au contraire, le *Liancourt*, au moment de son naufrage, avait déjà envoyé en Chine 1,100 barriques d'huile, en avait à bords 2,000, et l'espérance fondée d'en faire encore un millier avant de rentrer en Europe. Le premier est allé s'échouer sur les rescifs inconnus qui avoisinent l'île Saint-Laurent dans le détroit de Behring ; le second, à l'abri dans une baie de Taouski, de la mer d'Okhotsk, fut surpris par un coup de vent terrible qui le força de s'échouer et de se briser sur les rochers à pic qui bordent ces parages. »

CHAPITRE III.

DES INSECTES EN GÉNÉRAL ET DES SAUTERELLES EN PARTICULIER.

Les pays les plus féconds en animaux à pieds articulés, en insectes surtout, sont ceux dont la végétation est la plus riche et se renouvelle plus promptement. Plus au contraire on approche de ce terme où les neiges et les glaces sont éternelles, soit en allant vers les pôles, soit en s'élevant sur des montagnes, à un point de hauteur qui, par l'affaiblissement du calorique, présente le même phénomène, plus le nombre des plantes et des insectes diminue. Plusieurs insectes des environs de Paris n'habitent dans le midi de la France que des montagnes sous-alpines. Les Pyrénées et les Alpes offrent des espèces propres à la Suède et aux autres contrées septentrionales de l'Europe. Au Groënland il n'y a que des espèces européennes. La taille des insectes est généralement en rapport avec l'élévation de la température dans certaines contrées. Le voisinage de l'Océan exerce, du nord au sud, une grande influence sur la nature des insectes ; car plusieurs espèces des environs de Bordeaux se trouvent dans les parties de l'Espagne situées sous le même méridien. Le Rhin et ses montagnes orientales forment une limite que plusieurs ne franchissent point. Vers le cours supérieur de la Seine, là où la vigne commence à prospérer, on voit paraître les insectes des contrées chaudes de l'Europe occidentale. Dans les parties de la France où l'olivier et le grenadier croissent spontanément, on remarque quelques espèces africaines. Les contrées de l'Espagne baignées par la Méditerranée nous offrent plusieurs insectes du Levant (1).

L'accroissement insolite du nombre des sauterelles peut devenir cause de maladies populaires et donner lieu à de grands désastres ; c'est à ce titre que nous nous arrêterons un instant à cette question. Ces insectes dévastent presque chaque année plusieurs grandes contrées de l'Asie et de l'Afrique, notamment la Chine, l'Abyssinie, l'empire de Maroc, et les pays voisins du mont Atlas. Leurs ravages sont si terribles en Orient, que depuis longtemps leur apparition y est mise au nombre des événements les plus graves.

Pline a décrit avec une énergique fidélité l'effroi que répand l'apparition des sauterelles, et l'inquiétude des peuples de l'Afrique à l'approche de ces légions ailées, qui brûlent tout ce qu'elles touchent et rongent jusqu'aux portes des maisons. Il rapporte une loi de la Cyrénaïque qui obligeait les habitants à les détruire à trois époques différentes de l'année : quand elles étaient à l'état d'œufs, lorsqu'elles étaient écloses, et enfin quand elles étaient insectes parfaits. Ce n'est pas sans raison qu'une pareille loi avait été rendue, car Orose raconte qu'en l'an du monde 3800, l'Afrique fut dévastée par des myriades de ces animaux, qui détruisirent jusqu'aux moindres traces de la végétation, et furent ensuite précipités dans la mer, qui les rejeta sur le rivage, où ils occasionnèrent une infection que n'auraient pu produire les cadavres de cent mille hommes. Saint Augustin mentionne une peste qui, ayant eu lieu dans le même pays par une cause semblable, n'enleva pas moins de huit

(1) Huot, *Géographie physique*, p. 350.

cent mille individus dans le seul royaume de Massinissa, et causa une mortalité plus considérable encore dans le voisinage des côtes.

Pendant son séjour à Poonah, le major anglais Moor vit une masse immense de ces insectes ravager le pays des Marattes; on les supposait venir d'Arabie. Si cette opinion était fondée, elle offrirait la preuve de la facilité qu'ont les sauterelles de passer la mer lorsque le vent les favorise. La colonne dont il s'agit embrassait une étendue de cinq milles; elle était si profonde et si impénétrable aux rayons du soleil, que le major Moor ne put apercevoir des tombeaux d'une grande élévation, qui n'étaient éloignés que d'une centaine de pas de sa demeure. Ces sauterelles étaient d'une espèce rouge, circonstance qui augmentait encore l'horreur de cette scène, car, entassées sur les arbres qu'elles avaient dépouillés de leur feuillage, elles offraient partout à l'œil une couleur de sang du plus désagréable aspect. On remarqua qu'elles ne s'attaquèrent aux pêchers qu'après avoir exercé leur voracité sur tous les autres arbres.

Dans les provinces méridionales de l'Espagne, particulièrement dans l'Estramadure, de prodigieux essaims de sauterelles parurent durant les années 1754, 1755, 1756 et 1757; elles ravagèrent aussi le Portugal. De 1778 à 1780, elles dévastèrent l'empire de Maroc, dévorèrent toute la verdure et n'épargnèrent même pas l'écorce amère de l'oranger et du grenadier. A ce fléau, dit le poëte anglais Southey, succéda une famine horrible qui fit périr une quantité prodigieuse d'habitants. Pour se procurer des moyens de subsistance, les pères vendirent leurs enfants et les maris leurs femmes. Le voyageur anglais Barrow décrit aussi les ravages que les sauterelles causèrent dans les parties méridionales de l'Afrique pendant les années 1784 et 1797. Il affirme que ces insectes couvraient un espace de plus de 2000 milles carrés; chassées dans la mer par un vent de nord-ouest, et rejetées sur le rivage, elles formèrent, dans une longueur de 50 milles, un banc de 3 à 4 pieds de hauteur, et, lorsque le vent passait au sud-est, l'odeur infecte qu'exhalait cette masse putréfiée était très sensible, même à une distance de 150 milles. Quand les sauterelles paraissent dans un canton, dit le voyageur anglais Jackson, qui a séjourné longtemps dans le royaume de Maroc, la prudence commande de faire ses provisions, car elles y restent ordinairement de trois à sept années; lorsqu'elles ont dévoré tous les végétaux, elles s'attachent aux arbres, en mangent d'abord les feuilles, puis l'écorce (1).

(1) Voy. *Mémorial chronologique*, t. II, p. 900.

CHAPITRE IV.

STATISTIQUE DES ANIMAUX DOMESTIQUES EN EUROPE; PRODUCTION ET CONSOMMATION.

ART. Ier. — Statistique des animaux domestiques.

Le nombre des animaux élevés par l'agriculture, pour les besoins des hommes, est beaucoup moins subordonné à leur volonté qu'on ne l'admet généralement. Pour les multiplier il faut et que les céréales n'occupent pas la plus grande partie du territoire, et que les pâturages fournissent une nourriture abondante, et appropriée à chaque espèce d'animaux. En Belgique, où le nombre des habitants s'élève à 2 500 par lieue carrée, celui des animaux domestiques diminue à mesure que la population s'accroît. La Hollande, qui a 1 800 habitants par lieue carrée, et dont les terres humides sont moins favorables aux grains qu'aux prairies, a jugé plus opportun de conserver ses pâturages, et de recourir à l'importation des blés étrangers, pour nourrir ses deux millions d'habitants (1).

En France, la statistique officielle du gouvernement a donné les chiffres suivants en 1840 :

Bétail	9,936,538 têtes.
Moutons	32,151,430
Porcs	4,910,721
Chevaux	2,818,496
Mules et mulets	373,844
Anes et anesses	413,519
Chèvres	964,300
Total	51,568,848

ART. II. — Animaux abattus.

Le nombre annuel des animaux abattus en France, pour la consommation, est estimé à 13,618,727 ainsi répartis par espèces (2) :

Têtes de bétail	3,699,223	27 p. 100.
Moutons	5,804,681	43
Porcs	3,957,407	29
Chèvres	157,416	1

(1) Moreau de Jonnès, *Statistique de l'agriculture de la France*, p. 413.

(2) *Statistique de la France*, publiée par le ministre de l'agriculture et du commerce. Paris, 1841, t. IV.

Tous ces animaux donnent une quantité de viande évaluée à 672,915,176 kilogrammes.

Il n'est pas sans intérêt de savoir à quelles conditions s'alimente une population de 36 millions d'habitants. « L'une des premières, dit M. Moreau de Jonnès, est la destruction périodique, annuelle, de 14 millions d'animaux, de quadrupèdes dont les différentes espèces fournissent 600 à 700 millions de kilogrammes de viande. Il en faut le même nombre à la France orientale et à la France occidentale. Le nord occidental en exige davantage à cause de Paris; par contre, le midi occidental en demande moins. Il faut abattre 41 animaux pour 100 habitants.

» Chaque année, à travers les événements physiques et politiques, qui semblent devoir changer toutes choses, il y a presque invariablement le même nombre d'animaux de chaque sorte choisis, sur un nombre donné des animaux recensés, pour subvenir aux besoins de la consommation. Il semblerait que lorsqu'un laboureur se détermine à envoyer l'un de ses bœufs au marché, cet acte est un effet de sa volonté, de son libre arbitre, et que la réitération, qui le multiplie, dans toutes les parties du pays, doit varier au hasard, selon les mille conditions que font intervenir les intérêts privés. Il est évident qu'il n'en est point, réellement, comme on le suppose. Une loi constante, prescrite par un enchaînement de nécessités, rend tributaires les animaux domestiques, dans une proportion qui correspond invariablement à leur population; et il n'y a rien de fortuit dans le nombre de ceux conduits à l'abattoir. Cette loi est tellement positive, qu'en apprenant combien de bœufs ou de vaches sont destinés aux boucheries, on peut connaître, par leur nombre, quel est celui des animaux de leur sorte existant dans le pays, et *vice versâ*. En France, les bœufs qui entrent dans la consommation de chaque année forment un peu moins du quart de ceux que possède l'agriculture. Les vaches n'en constituent pas un huitième; mais le nombre des veaux abattus excède celui des veaux recensés, parce qu'on les tue avant l'année révolue. 100 moutons ou brebis en fournissent 26, ou plus d'un quart, à la subsistance publique. Quant aux porcs, on en abat les trois quarts ou les quatre cinquièmes (1). »

ART. III. — Viande consommée en Europe.

Voici le chiffre de la consommation de la viande en France depuis 1789 :

(1) Moreau de Jonnès, *op. cit.*, p. 481.

1789.......	550,035,750 kil.	22,0 kil. par habitant.
1812.......	540,197,000	20,0
1829.......	622,418,856	19,5
1840.......	673,389,781	20,1

Il y a lieu d'admettre que, depuis un demi-siècle, la consommation de la viande est en France, d'environ 20 kilogrammes par personne ; mais cette répartition est tout à fait fictive, comme presque toutes les moyennes ; car 3 millions d'enfants mangent à peine de la viande, 26 millions d'habitants des campagnes ne mangent pour ainsi dire que du porc, et 2 millions de pauvres sont exclus de toute participation au régime animal. Ces éliminations, dit M. Moreau de Jonnès, quadruplent au moins la quantité moyenne de viande qui revient à chacune des personnes faisant de cet aliment un usage habituel. Quelle que soit, en réalité, la distribution de la viande, elle ne donne, en France, que des parts très petites, quand on les compare à celles que l'on accorde aux habitants de l'Angleterre, et qui s'élevaient, dit-on, en 1837, à 82 kilogrammes chacune. Mais, toute vérification faite, il se trouve qu'il n'y a, sur ce sujet, aucun chiffre authentique dans la Statistique britannique.

Dans divers autres États de l'Europe, la consommation de viande par individu obtient, selon M. Moreau de Jonnès, les proportions ci-après (1) :

1840.	Prusse....................	17,50 kil.
1840.	Saxe......................	18,75
1828.	Suède.....................	20,00
1843.	Bavière...................	21,00
1803.	Espagne...................	21,00
1828.	Royaume des Pays-Bas.......	21,30
1840.	Wurtemberg................	22,00
1845.	Bade......................	24,00

CHAPITRE V.

DU PARASITISME ET DES ANIMAUX PARASITES.

ART. Ier. — Du parasitisme en général.

Les végétaux qui croissent sur l'homme et sur les animaux vivants sont tous des cryptogames, et uniquement des algues et des champignons ;

(1) *Statistique de l'agriculture de la France.* Paris, 1848, p. 501.

tous appartiennent aux tribus inférieures (1). La plupart sont formés de cellules disposées bout à bout; plusieurs espèces de champignons sont cependant assez complexes. Les algues contiennent de la chlorophylle ou une substance analogue, et une grande partie présentent une ou plusieurs vésicules colorées. Les champignons ne renferment ni ces dernières, ni chlorophylle. Il peut se produire des végétaux parasites toutes les fois que l'organisme animal est sous l'influence d'un trouble de nutrition ou de ralentissement du travail d'assimilation. A la surface des muqueuses des mammifères, ces plantes ont pour sol soit des couches d'épithélium et un mucus acide, soit des productions pseudo-membraneuses. Bien qu'un léger degré d'acidité des humeurs favorise le développement des végétaux parasites, cependant quelques-uns se produisent aussi sur un sol alcalin ou neutre.

Nous désignons sous le nom d'*animaux parasites* les êtres du règne zoologique dont l'existence est subordonnée à celle d'autres animaux qui leur servent de milieu, de séjour et d'aliment. On peut distinguer les animaux parasites en *ectoparasites* et en *entoparasites*, selon qu'ils siégent à la surface externe de leurs hôtes, ou qu'ils habitent des cavités naturelles ou des parenchymes. Ces appellations sont peut-être préférables à celles d'*épizoaires* et d'*entozoaires*, usitées jusqu'ici pour la seule désignation des sarcoptes et des helminthes.

Parmi les parasites, les uns ont une existence complétement liée à d'autres animaux; d'autres ne sont parasites que pendant la première ou pendant la dernière période de leur évolution. Parmi ces derniers, ceux dont l'existence parasitique correspond à la première période de leur vie, acquièrent, en devenant indépendants, une organisation perfectionnée et en rapport avec leur nouvelle vocation. Les animaux qui ne deviennent parasites que dans une période avancée de leur vie, ont souvent à subir une évolution rétrograde, adaptée au nouveau milieu dans lequel ils doivent poursuivre leur carrière. Cette évolution rétrograde peut se traduire par la perte des organes, désormais inutiles, de la locomotion et de la vue. Quelques animaux sont à la fois ectoparasites et entoparasites, tels que l'*Achtheres percarum*, selon qu'ils se fixent à l'extérieur ou à l'intérieur de certains organismes.

Selon toute probabilité, aucun animal n'échappe complétement aux parasites, et ces derniers eux-mêmes n'échappent pas toujours au tribut.

(1) Voyez pour leur nomenclature : Ch. Robin, *Hist. nat. des végétaux parasites qui croissent sur l'homme et sur les animaux vivants.* Paris, 1853, p. 253.

C'est ainsi que l'on voit les larves d'ichneumons fixées sur certains insectes, affectées à leur tour d'autres larves. M. Nordmann (1) a constaté la présence d'un filaire sur l'*Achtheres percarum*, et M. de Siebold (2) a compté de 20 à 30 nématodes dans le tube intestinal du parasite *Uropoda vegetans*.

Dès à présent, la science a constaté chez l'homme de 16 à 18 entoparasites et de 8 à 10 ectoparasites. On compte déjà 12 entoparasites chez le chien, 16 chez les ruminants de l'Europe, 14 dans la *Rana temporaria*, 10 dans la *Perca fluviatilis*.

Quelques parasites appartiennent à plusieurs espèces animales; ainsi l'ascaride lombricoïde se rencontre à la fois chez l'homme, chez le porc, le bœuf, le cheval et chez l'âne; le *Distome hépatique*, chez l'homme, le lièvre, le lapin, l'écureuil, le cheval, l'âne, le porc, le bœuf, le cerf, la chèvre et même chez le cangurou; l'*Ixodus ricinus*, l'*Ergosilus de Siebold*, le *Gordius aquatique*, appartiennent également à plusieurs espèces. D'autres parasites ne se rencontrent que dans une seule espèce; tels sont le dragonneau, qui n'appartient qu'à l'homme et l'*Echinorhynque géant*, qui ne se trouve que dans le porc.

Plusieurs parasites sont sujets à des migrations; celles-ci peuvent être motivées par les besoins mêmes de leur évolution, qui se complète tantôt loin de tout domicile animal, tantôt dans une espèce animale différente. Quelques helminthes semblent effectuer leurs migrations dans un but de copulation ou pour déposer leurs œufs en lieu favorable.

Le rôle des parasites dans l'accomplissement de l'émigration peut être actif ou passif; en effet, tantôt ils s'échappent par les ouvertures naturelles des cavités qui leur ont servi de séjour, ou, lorsqu'ils habitent des parenchymes, ils en perforent les tissus; tantôt leur sortie s'effectue d'une manière passive au moyen des excrétions de leurs hôtes. Les démangeaisons anales produites, chez les enfants, par les oxyures, se rattachent souvent à l'émigration de ces helminthes.

Aucun organe n'échappe complétement aux parasites; on en trouve en effet jusque dans le cerveau, la moelle épinière, et dans les organes de l'ouïe et de la vue.

En ce qui regarde le lieu d'élection des parasites, il est possible que, dans quelques circonstances, ils y parviennent par la voie de la circula-

(1) *Mikrographische Beiträge*, 2e cahier, p. 85.
(2) R. Wagner, *Handwörterbuch der Physiologie*, t. II, p. 644.

tion. Toujours est-il que des nématodes ont été trouvés dans le sang des grenouilles, par MM. Valentin (1) et Vogt (2). MM. Gruby et Delafont ont constaté la présence d'helminthes dans le sang du chien (3), et des observations analogues ont été faites par MM. Remak (4), Mayer (5), Berg et Creplin (6), dans le sang de grenouilles et de poissons d'eau douce.

M. de Siebold a appelé l'attention sur la grande similitude du cou et de la tête que présentent d'une part, le *Cysticercus fascicolaris*, qui habite le foie de la souris et du rat, et, d'autre part, le *Tænia crassicollis*, qui habite le tube intestinal du chat. Il est permis d'admettre aujourd'hui que ces helminthes ne sont que deux formes différentes du même animal; seulement, quelques physiologistes voient dans le cysticer que un degré d'évolution simplement moins avancé du tænia, alors que d'autres y voient une manifestation tératologique.

L'introduction des entozoaires dans le corps des animaux semble s'effectuer plus spécialement par les aliments et par les boissons. Une foule d'espèces passent d'un animal dans celui des carnivores qui se nourrissent de ce dernier. Aussi trouve-t-on beaucoup plus d'espèces d'entozoaires chez les carnivores que chez les herbivores. Pour l'homme, qui ne se nourrit pour ainsi dire que d'aliments préparés par la cuisson, la recherche de l'origine des entozoaires n'est pas aussi facile; cependant on sait aujourd'hui que les filaires s'introduisent sous sa peau en la perforant. D'un autre côté, la présence des mêmes formes de vers intestinaux dans certaines contrées, montre une corrélation entre l'existence de ces vers et certaines conditions extérieures qui facilitent leur développement. Les Abyssins, par exemple, qui sont très sujets aux entozoaires, se nourrissent souvent de viandes crues et avalent même les intestins de plusieurs animaux, avec leur contenu (Bruce, Rüppell).

Lorsque les parasites sont arrivés dans des organes parenchymateux ou fibreux, comme le foie, les muscles, le tissu cellulaire, ils s'enkystent à la manière de tous les corps étrangers. Alors, le plus souvent leur développement s'arrête; leurs organes génitaux s'atrophient, et ils ne peuvent se

(1) Valentin, *De functionibus nervorum cerebralium et nervi sympathici*, 1839, p. 101 et 144.

(2) Müller, *Archiv*, 1842, p. 189.

(3) *L'Institut*, 1843, p. 35.

(4) *Canstatt's Jahresbericht*, 1842.

(5) Mayer, *De organo electrico et de hœmatozois*, Bonna, 1843, p. 10.

(6) *Archiv skandinavischer Beiträge zur Naturgeschichte*, t. I, Greifswald, 1845, p. 308.

reproduire par des œufs : c'est ce qui arrive pour les vers qu'on a nommés cystiques.

Chez les animaux sauvages nouvellement pris par l'homme, les helminthes dont ils étaient porteurs sortent fréquemment sous l'influence du changement de régime alimentaire qu'entraîne leur nouvelle position, régime auquel les parasites ne semblent pas en état de résister. Il en est de même des helminthes de l'homme malade, qui abandonnent souvent ce dernier après l'ingestion de médicaments administrés par des motifs étrangers à l'affection vermineuse.

ART. II. — Des helminthes en particulier (1).

Dans l'état actuel de la science, il convient de grouper les helminthes en quatre ordres : les cestoïdes ou tænias, les trématodes ou distomes, les acanthocéphales ou échinorhynques et les nématoïdes (ascarides, oxyures, filaires, etc.).

Ce n'est que depuis les curieuses découvertes de Steenstrup, consignées dans son ouvrage sur les générations alternantes, que nous pouvons nous faire une idée exacte de la constitution d'un tænia. Steenstrup a trouvé qu'il existe des larves particulières qu'il appelle nourrices, lesquelles se reproduisent sans le concours des sexes et donnent naissance à d'autres larves capables d'arriver à la maturité sexuelle, et de produire alors des œufs. Or, dans le tænia, la tête est la larve nourrice, la [illegible] mère, comme on pourrait encore l'appeler. La tête est donc, à proprement parler, tout l'animal, ce qui confirme la vérité de cette ancienne croyance, que la cure du tænia n'est pas complète aussi longtemps que la tête (ou les têtes, quand il y a plusieurs vers) n'est pas expulsée. Lorsqu'elle a existé pendant quelque temps, elle pousse un premier bourgeon (article), puis un second, qui se place entre la tête et le premier bourgeon produit, et ainsi de suite. Le parasite composé s'allonge, et bientôt les dernières pièces du corps, qui sont les plus anciennes, se remplissent d'œufs et deviennent ainsi des larves génératrices. La tête elle-même ne produit jamais d'œufs. M. Leuckart compare ce développement à celui de certaines méduses qui passent par l'état de polype avant d'arriver à leur forme définitive.

Les larves des tænias, c'est-à-dire les têtes sans aucun article, sont très répandues dans les animaux, mais elles ne se développent pas dans les

(1) Voy. Rod. Leuckart, *Du parasitisme et des parasites*, in *Archiv für physiol. Heilkunde*, année 1852.

hôtes qu'elles n'habitent que temporairement, du moins d'après ce qu'on observe dans les animaux inférieurs : ce n'est que dans le corps des vertébrés qu'elles commencent à produire des articles.

Dans leurs migrations, les larves de tænias peuvent s'égarer et arriver dans des organes peu favorables à leur développement ultérieur. Tantôt la dégénérescence se borne à un arrêt de développement des segments qui restent stationnaires et n'arrivent pas à la maturité sexuelle, comme on l'a vu dans les poissons, chez lesquels on a trouvé la même espèce hors de l'intestin et dans l'intestin, mais avec cette différence que les individus trouvés dans l'intestin avaient leur développement normal, tandis que les autres étaient enkystés dans le mésentère ou dans le foie et rabougris. Telles sont aussi les ligules, qui n'acquièrent des œufs que lorsqu'elles ont passé du corps des poissons dans celui des oiseaux. D'autres fois, surtout chez les mammifères et les oiseaux, les segments ovifères ne se produisent pas, et sont remplacés par un appendice vésiculeux. Telle est l'origine des vers cystiques ou vésiculaires, dont on a fait pendant longtemps un ordre particulier, et qu'il faut rattacher maintenant aux cestoïdes. Aussi longtemps que ces vers vésiculaires, les cysticerques, par exemple, restent dans les conditions sous l'influence desquelles ils se sont produits, ils conservent leurs caractères ; mais dès qu'ils arrivent dans un lieu favorable à leur évolution, ils changent de forme, perdent leur appendice vésiculeux et poussent des articles comme de vrais tænias.

Ces singulières métamorphoses des tænias peuvent encore aller plus loin. Sous certaines conditions, la vessie des cysticerques acquiert la faculté de produire des bourgeons ; il en résulte une colonie de cysticerques implantés sur une vessie commune, ou la forme à laquelle on a donné le nom de *cœnure*.

D'autres fois la larve elle-même, ou ce qu'on appelait la tête du tænia, se change en vessie avant qu'elle ait produit un appendice vésiculeux ; il en résulte alors des acéphalocystes, vessies simples ou compliquées, renfermant quelquefois des générations nombreuses de vessies plus petites, libres ou attachées à la vessie mère. Aux acéphalocystes enfin se rattachent les échinocoques, qui en diffèrent parce que la paroi interne de la vessie produit des larves de cestoïdes avec leurs formes normales, c'est-à-dire avec des suçoirs et la couronne de crochets. L'échinocoque est donc à l'acéphalocyste ce que le cœnure est au cysticerque. Les vers vésiculaires sont donc des tænioïdes arrêtés dans leur développement et plus ou moins dégénérés.

Les trématodes, ou vers plats munis de ventouses, se propagent par générations alternantes. Ils vivent dans l'eau pendant leur état de larve, pénètrent dans le corps des insectes ou des mollusques aquatiques, s'entourent d'un kyste et restent dans un état stationnaire jusqu'à ce qu'ils passent dansl e corps d'un autre animal (poisson, oiseau). Ils peuvent tout aussi bien que les autres vers, traverser le parenchyme des tissus et percer les membranes.

Les nématoïdes ne subissent pas de métamorphoses, mais ils ont des migrations. Leurs œufs, expulsés avec les matières fécales, se développent dans la terre humide ou dans l'eau, d'où très jeunes encore, ils passent dans le corps de divers animaux ou sous la peau. S'ils ne trouvent pas dans leur nouveau séjour des conditions favorables à leur développement, ils n'arrivent pas à la maturité sexuelle. Ces formes de nématoïdes incomplets, qu'on désigne généralement sous le nom de filaires, se trouvent dans la chair musculaire, sous les séreuses, dans les yeux, etc. C'est à ces vers dégénérés qu'appartient, entre autres, le *Trichina spiralis*, ver enkysté qu'on trouve dans les muscles. M. Leuckart rattache au même groupe les filaires du sang, qu'il considère comme des vers égarés dans leur route. Enfin les grégorines, ces singuliers parasites qu'on rencontre fréquemment dans les animaux sans vertèbres, et qu'on regarde, à raison de la simplicité de leur organisation, comme des animaux formés d'une seule cellule, ne seraient aussi que des nématoïdes dégénérés, qu'il compare aux acéphalocystes des vers cestoïdes.

En 1844, MM. Dujardin et Siebold émirent nettement l'opinion que les cysticerques ne sont que des tænias déformés, et que la transformation des cestoïdes en cystiques est toujours un phénomène tératologique. Au lieu de se développer normalement, comme il l'eût fait dans le tube digestif, un tænia égaré au milieu des tissus devient monstrueux et passe à l'état de cysticerque.

Pour M. Van Beneden, au contraire, il n'existe aucune différence fondamentale entre les trématodes et les cestoïdes arrivés à l'état parfait; seulement, ces derniers ne prennent leur forme définitive qu'en passant par plusieurs états, et notamment par celui de cysticerque ou de ver à vessie ou de cestoïde, ou de ver rubanaire; chacune des articulations de ce dernier doit se séparer à son tour, acquérir alors tous ses caractères et vivre d'une vie indépendante. Ce dernier état, dans lequel le ver, complétement adulte, a conquis l'individualité et ressemble à un trématode, est désigné par M. Van Beneden, sous le terme général de *proglottis*; il appelle *strobila*, l'état de ver rubanaire, *scolex*, l'état de ver à vessie, et *proscolex*, les larves armées de crochet et qu'on observe dans les œufs mêmes des tænias. Pour devenir strobila, le cysticerque, scolex du tænia, a besoin d'être mangé afin d'arriver dans un tube digestif. Mais, le tænia doit-il passer nécessairement par l'état de cysticerque? M. de Siebold a soutenu qu'après avoir été déformé par un séjour dans un milieu impropre à son développement, il peut reprendre le cours normal de son évolution, dès qu'il rencontre un milieu convenable; M. Van Beneden a combattu cette opinion.

En Italie deux médecins, MM. Ercolani et Vella ont également étudié les métamorphoses des helminthes. Nous allons donner un résumé de leurs investigations (1) :

1° Les métamorphoses progressives des helminthes, jusqu'ici étudiées par Van Beneden, Küchenmeister et Siebold, tout en révélant des faits nouveaux et étonnants, n'étaient point applicables à l'entière solution des graves questions qui se rattachent à la genèse de tous les helminthes.

2° Si les métamorphoses rétrogressives des œufs de tænias en cysticerques et en cœnures ne nous ont pas, comme à d'autres expérimentateurs, réussi, elles nous ont cependant conduits à reconnaître une phase inférieure dans le développement du cysticerque des lapins, phase qui rapproche ce ver des helminthes les plus inférieurs et les plus simples. Quoiqu'ils présentent une tête invaginée, ils manquent cependant de petites ouvertures, des crochets et de la vésicule caudale; aussi l'opinion de ceux qui regardent les cysticerques comme des tænias dégénérés n'est-elle pas bien fondée.

3° Les nématoïdes ne subissent aucun changement de métamorphose progressive; les changements de l'embryon sont des phases de développement : ainsi les organes génitaux, même chez eux, sont toujours les derniers à se former, et ils ne se présentent en entier que lors du complet développement de l'animal.

4° Les appendices cornés et les crochets qui manquent au cysticerque du lapin aux premiers degrés de l'évolution manquent aussi et ne se forment que lentement et après le développement complet, autour de la bouche du strongle armé.

5° Les œufs de l'ascaride mégalocéphale, propre au cheval, se développent artificiellement dans le parenchyme pulmonaire des chiens.

(1) *Comptes rendus des séances de l'Académie des sciences*, séance du 24 avril 1855.

6° La cessation des mouvements, la fluidité du corps chez les nématoïdes, ne sont pas des signes suffisants pour conclure à la mort de ces animaux, car ils reviennent de cet état aussitôt qu'on les place dans l'eau tiède. Même à l'état embryonnaire, quoique entièrement desséchés, les vers reviennent, par ce moyen, très rapidement à la vie; les nématoïdes meurent donc difficilement. Les œufs et les embryons sont doués d'une ténacité de vie merveilleuse, au point de donner des signes de vie après six jours d'immersion dans l'alcool à 30 degrés.

7° Cette ténacité de vie jointe au développement des œufs d'un nématoïde placé dans des conditions autres que celles où il vit, outre qu'elle fonde des faits nouveaux et importants, détruit les plus forts arguments invoqués par bon nombre de savants en faveur de l'hétérogénie.

8° Les œufs des nématoïdes exigent un temps assez long pour se développer après avoir été introduits avec les aliments dans le corps des animaux; ils adhèrent d'abord autour des villosités de la muqueuse intestinale pour s'enfoncer ensuite jusqu'à la péritonéale: là, hors de tout danger d'être éliminés, ils achèvent leur développement pour revenir enfin dans la cavité intestinale et y jouir de la vie.

9° Ce simple mécanisme, en harmonie avec les lois qui règlent l'introduction des corps étrangers dans l'organisme, peut être très facilement observé en examinant les taches jaunâtres que l'on trouve dans les intestins du lapin ou dans le cæcum du cheval, et qui ne sont que des œufs de l'oxyure du lapin, ou du strongle armé du cheval; parmi ces œufs, on rencontre souvent les embryons microscopiques de ces nématoïdes.

10° Chez les femelles adultes de l'ascaride mégalocéphale et lombricoïde, on démontre facilement que les œufs ne se forment pas dans la dernière portion de l'oviducte, mais bien dans la partie supérieure et amincie qui représente un véritable ovaire.

11° Sur la partie interne de l'ovaire des ascarides se trouve une quantité infinie de corps piriformes allongés représentant les follicules de de Graaf des animaux supérieurs.

12° Le follicule de de Graaf, comme chez les animaux supérieurs, ne se déchire pas pour laisser sortir l'œuf, mais il se détache en entier du strôme, il perd sa forme piriforme pour devenir rond, tandis que la membrane du follicule persiste et devient le chorion de l'œuf.

13° La membrane vitelline se forme après que le follicule s'est détaché.

14° Les changements des cellules vitellines, la formation de la membrane de ce nom, la rupture de l'œuf, la segmentation du jaune, la naissance et les progrès de l'embryon de l'ascaride mégalocéphale dans le poumon des chiens, constituent autant de phases diverses de développement.

ART. III. — Expériences faites sur les animaux.

M. Leuckart a nourri pendant longtemps, dans deux cages distinctes, des souris blanches, sans trouver une seule fois des cœnures sur aucun de ces animaux. Plus tard, il mit des œufs de *Tænia crassicollis* dans l'eau et les aliments des souris de l'une des deux cages, et bientôt ces souris furent infestées de cœnures, tandis que celles de la cage voisine n'en présentaient pas plus que par le passé (1).

Six moutons nourris par M. Küchenmeister, avec des œufs de tænia du cœnure, ont montré à la fois des cœnures dans le cerveau, et, de plus, un grand nombre de jeunes vésicules enkystées (incapsulées) sur les parois du ventricule, de l'œsophage, du diaphragme, du cœur, du poumon, etc. Mais tous ces germes ont dépéri et aucun d'eux n'a donné naissance à un cysticerque ténuicolle (2).

Le même physiologiste a fait de nombreuses expériences sur des chiens, des chats, et des lapins de tout âge. Si l'on donne à des chiens de la chair de lapin infectée de cysticerques, et qu'on les ouvre peu d'heures après le repas, on trouve d'ordinaire les kystes rompus et les vers parvenus dans l'intestin grêle. Leur invagination a cessé; la tête se montre et s'est fixée à l'aide de ses crochets contre la membrane intestinale. Peu après, la vessie caudale s'affaisse comme par exosmose, et présente l'aspect d'un funicule aplati. En même temps les corpuscules calcaires qu'on trouve dans les téguments des cysticerques, commencent à se dissoudre et ne tardent pas à disparaître. Le ver entier, la tête surtout, devient plus transparent.

Au bout de plusieurs heures, le corps se sépare du cou, de telle sorte que l'on voit le cysticerque traîner son corps par un filament très fin qui se rompt bientôt. Il reste alors un cestoïde de taille beaucoup moins grande que ne l'était le cysticerque. Le jeune ver grandit rapidement, et, de 4 à 5 millimètres qu'il a au bout de trente heures, il arrive à 390 millimètres après vingt-quatre jours. L'accroissement est donc d'environ 12 millimètres par jour. Du cinquantième au cinquante-cinquième jour, des proglottis se détachent spontanément.

En faisant avaler à des chiens des cysticerques pris dans les lapins,

(1) *Comptes rendus des séances de l'Académie des sciences*, 13 février 1854.
(2) *Ibid.*, 17 avril 1854.

M. Küchenmeister s'est procuré des tænias aussi jeunes qu'il l'a voulu. Il a reporté ces tænias dans la cavité péritonéale et sur les autres points du corps des lapins où se trouvent naturellement les cysticerques. Ces jeunes vers rubanaires se trouvaient ainsi placés dans les conditions qu'on supposait déterminer leur transformation en ver à vessie. L'expérience recommencée à diverses reprises et en variant les procédés, a toujours donné des résultats négatifs. Jamais les tænias ne se sont dispersés; jamais ils n'ont acquis de vésicule caudale; le plus souvent ils n'ont même pas acquis leur diamètre transversal ordinaire et se sont allongés en forme de fil.

Très semblable aux cysticerques, le cœnure, qui habite l'encéphale des moutons, présente l'aspect d'une vessie portant extérieurement plusieurs têtes de tænia. M. Küchenmeister a voulu s'assurer si le cœnure se transformait en tænia. L'expérience a confirmé cette présomption. On a obtenu ainsi un ver rubanaire, que l'auteur regarde comme une espèce nouvelle, voisine peut-être du *Tœnia marginata*, trouvé par Rudolphi dans l'intestin des loups.

La présence du cœnure dans le cerveau des moutons détermine la maladie du *tournis*. Contrairement à ce qui arrive pour les autres vers, on pouvait donc ici être prévenu du moment où les parasites arriveraient dans l'organe qui doit leur servir de retraite. Après avoir infecté les chiens de tænias en leur faisant avaler des cœnures, M. Küchenmeister a tenté l'expérience inverse, et il a également réussi. Il a fait avaler à une brebis, jeune et bien portante, des proglottis ou articles détachés de son tænia. Ces articles portaient des œufs mûrs, à l'intérieur desquels on distinguait les embryons à six crochets que nous avons vus être le premier âge de ces vers. La brebis fut prise du tournis vers le quinzième jour. On la tua le dix-septième et l'on trouva, en divers points de l'encéphale, quinze petites vésicules, probablement des jeunes cœnures en voie de développement. Pour vérifier cette conjecture, M. Küchenmeister se procura un grand nombre de moutons affectés de la même maladie, et, en les suivant pendant plusieurs mois, en examinant des têtes de huit en huit jours, il parvint à faire l'embryogénie de ces larves. Il vit la vésicule se montrer d'abord isolée et sans tête : puis il vit celles-ci germer à la surface de cette espèce de cellule mère et se caractériser progressivement.

L'histoire des vers cystiques, qui pouvait être regardée, il y a deux ou trois ans à peine, comme un des plus obscurs mystères de la zoologie, est donc aujourd'hui à peu près connue. Tous ces vers ne sont que des espèces de larves, ou mieux des *nourrices*, selon l'expression de Steenstrup. Parmi ces nourrices, il en est qui restent toujours simples comme les embryons à six crochets qui leur ont donné naissance; les cysticerques sont dans ce cas. D'autres se multiplient par gemmation interne ou externe, comme le font les échinocoques et les cœnures. Toutes doivent, en définitive, donner naissance à des tænias.

M. Küchenmeister se demande si tous les tænias commencent par être des cysticerques, ou s'ils ne peuvent pas devenir tænias sans passer par cette dernière forme. M. Roll a eu occasion d'observer des faits qui confirment cette dernière manière de voir; à côté de tænias adultes, il a trouvé de jeunes individus de la même espèce en nombre considérable. Ses observations ont été faites sur plusieurs chiens, dans l'intestin grêle desquels il a rencontré, au milieu de tænias bien développés, des corps filiformes très grêles, qui, examinés au microscope, se sont trouvés être de jeunes tænias composés de deux articles et d'une tête avec suçoirs et crochets. M. Roll considère lui-même l'observation comme n'étant pas suffisamment probante, parce qu'il ignore ce que les chiens ont mangé, et qu'il se pourrait qu'ils eussent avalé des cysticerques; cependant il fonde son opinion sur les circonstances suivantes : 1° Il a vu, dans le même intestin, des tænias adultes ayant leurs articles mûrs et pleins d'œufs, des fragments détachés avec des œufs contenant de nombreux embryons, de pareils œufs libres, enchâssés dans le mucus intestinal, d'autres sur le point d'éclore, des coques vides, et enfin de jeunes tænias, composés d'une tête et de deux articles. Il serait étrange, dit-il, que l'animal sortant de l'œuf dans l'intestin, abandonnât celui-ci pour se changer en cysticerque et revenir bientôt dans le lieu qu'il avait quitté.

2° Les jeunes tænias existaient par milliers, et avaient tous le même degré de développement. Cette considération est frappante, car on ne peut supposer que les chiens aient avalé une énorme quantité de cysticerques dans l'espace de quelques heures.

3° Les jeunes tænias observés par M. Roll montraient déjà des œufs dans leur dernier article, tandis que ceux qui proviennent des cysticerques, d'après M. Küchenmeister, n'en ont pas encore. Ce dernier fait est difficile à expliquer; il indique évidemment une lacune entre l'époque de l'éclosion et l'état sous lequel le ver s'est montré à l'observateur. Quoi qu'il en soit, il paraît que le fait de la métamorphose des tænias n'est pas général.

ART. IV. — Expériences faites sur l'homme.

M. Küchenmeister a publié le fait suivant (1) : « Un criminel venait d'être condamné à mort, à une faible distance de mon domicile. A peu près cent trente heures avant le jour de la décapitation, je fis avaler au condamné, des cysticerques ténuicolles frais, pris sur le mésentère du porc; dix heures avant ce même jour, il prit encore six cysticerques pisiformes du lapin. Ces entozoaires furent donnés dans un potage de pâte d'Italie refroidi à la température du sang, et après qu'on leur eût coupé ou ouvert les ampoules caudales. Plus tard, soixante-douze heures avant la mort, le condamné mangea 12 cysticerques cellulaires du porc, dans du boudin. Il en prit encore 18 dans du riz, soixante heures avant sa mort; 15 dans du potage au vermicelle, trente-six heures avant; 12 dans de la saucisse, vingt-quatre heures avant; enfin 18 dans de la soupe, douze heures avant la décapitation. Il avala donc, en tout, 75 cysticerques cellulaires, qui avaient été à l'air, soixante-douze, quatre-vingt-quatre, cent huit, cent vingt et cent trente-deux heures après la mort de l'animal...

» Le jour de l'exécution, je me rendis à l'Institut anatomique, distant de vingt lieues de chez moi, et où le cadavre devait être transporté; malheureusement je ne pus examiner les intestins que quarante-huit heures après la mort. L'autopsie fut faite en présence de plusieurs professeurs. Quoique le peu de temps écoulé depuis l'arrivée de mes bêtes dans l'intestin ne me laissât que peu d'espoir d'une réussite, je fus plus heureux que je ne pensais. Dans le duodénum, où, d'après le temps écoulé, je m'étais attendu à trouver quelque chose, j'aperçus un petit tænia fixé à la muqueuse au moyen de sa trompe allongée; tous les assistants ont constaté le fait. Le petit animal fut enlevé avec la portion de muqueuse et porté sous le microscope. Là nous vîmes distinctement la trompe sortie, à laquelle était fixés légèrement quatre crochets également dirigés en avant. La comparaison de ces crochets avec ceux du *Tænia solium*, du *Tænia serrata vera*, du tænia cysticerque ténuicolle, démontra qu'ils appartenaient au *Tænia solium*. En continuant nos investigations, je trouvai encore, dans le duodénum, un exemplaire avec deux paires de crochets, un autre avec une paire, enfin, un troisième ayant toute la couronne de crochets, à l'exception de deux de la première rangée, en tout vingt-deux crochets. Tous appartenaient au *Tænia solium*.

(6) Voy. *Wiener mediz. Wochenschrift*, 1855, n° 1.

« Outre ces quatre vers, nous avons trouvé, dans l'eau qui avait servi à laver l'intestin, six jeunes tænias, sans crochets. Un de ces dix tænias, d'une longueur de 6 à 8 millimètres, avait un appendice très bien formé et à peine cicatrisé; les autres n'avaient que de 3 à 4 millimètres de longueur. Tous possédaient à l'extrémité abdominale le petit enfoncement en forme d'*S*, bien connu de ceux qui ont essayé, au moyen d'une alimentation artificielle, de convertir des cestoïdes du second degré avec des vésicules caudales, en tænias. Il ne s'est trouvé, dans tout le canal intestinal, aucune trace des derniers entozoaires avalés, et je crois qu'il n'y a que les deux premières expériences avec le cysticerque cellulaire qui aient donné un résultat; probablement la plupart des cysticerques cellulaires avaient déjà péri avant leur migration dans l'intestin de notre homme. Du moins je ne suis jamais parvenu à convertir en tænias, des cysticerques employés trois à quatre jours après la mort de leur hôte primitif. »

De cette expérience M. Küchenmeister déduit les conclusions suivantes : 1° Le cysticerque cellulaire devient chez l'homme *Tænia solium*; 2° le mode de transmission du *Tænia solium* est le même que celui de tous les entozoaires provenant de cysticerques et généralement de la plupart des tænias; 3° l'homme contracte le tænia solium en mangeant des cysticerques cellulaires dans les aliments crus, ou cuits et refroidis.

ART. V. — De quelques accidents produits par les helminthes.

Parmi les parasites, les uns causent nécessairement la mort de l'animal dans lequel ils vivent; d'autres produisent des accidents de diverse nature; d'autres enfin, par leur extrême multiplication, peuvent troubler notablement le jeu des fonctions et même devenir cause de mort. Parmi les helminthes, il en est un grand nombre qui ne présentent aucun danger.

Le cœnure du cerveau qui, chez le mouton, engendre la maladie appelée *tournis*, comprime tellement l'encéphale qu'à la longue, il engendre inévitablement la mort. Le *Pulex penetrans* et le *Dragonneau* ne sont pour l'homme que des hôtes fort gênants. Les œstrides se multiplient souvent à tel point dans l'estomac du cheval, qu'ils gênent considérablement la digestion. Le *Strongylus trachealis* détermine chez quelques oiseaux des accès de suffocation. L'oxyure, par la démangeaison qu'il fait naître à la région anale, peut causer des accidents nerveux chez les enfants. Le tænia donne souvent lieu à des accidents épileptiques.

Le *Filaria papillosa*, dans le globe de l'œil, et le *Cysticercus cellulosæ* dans celui de l'homme, peuvent causer la perte de la vue; ce dernier, lorsqu'il se multiplie dans le cerveau, peut donner lieu à un dérangement notable dans les fonctions cérébrales. L'échinocoque, par son accumulation dans le poumon, le foie et dans le péritoine, peut causer des accidents graves et variés.

D'après M. Legendre, sur trente-trois personnes affectées de tænia, des désordres du système nerveux cérébro-spinal ont été notés vingt fois : ils consistaient surtout en des attaques convulsives, générales ou partielles; on a observé aussi des vertiges et de la céphalalgie. Les lipothymies complètes ou incomplètes existaient à peu près dans le cinquième des cas. Les troubles de la vision ont existé six fois seulement : diplopie, sensation de flocons, de bluettes, de mouches; une fois, cécité périodique. Des bourdonnements d'oreille ont été notés trois fois. Chez quatorze sujets, les phénomènes nerveux étaient accompagnés d'une sensation de piqûre ou de morsure à la région épigastrique.

ART. VI. — Endémicité du tænia.

Le tænia se rencontre en Europe, en Asie, en Afrique et même en Amérique; toutefois, loin d'être réparti d'une manière égale dans ces diverses parties du globe, il est complétement inconnu dans certaines régions, tandis qu'il présente ailleurs de véritables foyers, souvent parfaitement circonscrits, ayant quelquefois pour limite un fleuve ou une rivière, dont une des rives est le siége du bothriocéphale, et l'autre celle du *Tænia solium*. Ainsi, dans l'est de l'Europe, le bothriocéphale se rencontre en Russie et en Pologne, et s'arrête à la Vistule; en deçà de ce fleuve se présente le *Tænia solium*. Cette ligne de démarcation est tellement tranchée qu'à Dantzig, situé sur la Vistule, il est arrivé souvent à M. de Siebold de deviner l'origine des personnes, selon qu'elles rendaient un tænia ou un bothriocéphale (1).

A Genève, le quart des habitants a eu, a ou aura le bothriocéphale (2), tandis qu'à Zurich, on n'observe, selon M. Lebert, que le *Tænia solium*. M. Wawruch a cité l'histoire d'un orfèvre qui, après avoir séjourné à Genève, où il avait expulsé un bothriocéphale, vint se fixer à Vienne où il ne tarda pas à rendre un *Tænia solium*. Sœmmerring rendit un jour un bothriocéphale, pendant qu'il séjournait dans l'ouest de l'Allemagne, où l'on n'observe pas cette espèce d'entozoaire ; la surprise fut grande, mais

(1) R. Wagner, *Handwörterbuch der Physiologie*, Braunschweig, 1844, t. II, p. 652.

(2) Voy. Odier, *Médecine pratique*, p. 224.

on ne tarda pas à se rappeler que le célèbre anatomiste avait séjourné antérieurement quelque temps en Suisse.

En thèse générale, on peut dire que l'on rencontre plutôt le *Tænia solium* en Italie, en Grèce, en Portugal, en Allemagne, en Hollande, en Angleterre et en France, tandis que l'on trouve le bothriocéphale en Suisse, en Belgique, en Russie et en Suède.

En Asie le tænia s'observe particulièrement en Arabie, dans l'Inde, en Syrie, notamment aux environs d'Alep. D'après Schmidtmüller, le tænia est fréquent à Java, parmi les soldats nègres, rare chez les Européens ; il manquait chez les Malais. M. G. Balfour nous assure avoir souvent constaté le bothriocéphale à Londres, chez des orphelins militaires venus de Ceylan.

Quant à l'Afrique, elle constitue un immense foyer qui commence dans les États barbaresques et qui se termine dans la colonie du cap de Bonne-Espérance (1). D'après le docteur Prunner, le tænia ne se rencontrerait pas en Égypte ; en revanche, il est extrêmement commun en Abyssinie (2), au Sénégal, et dans l'île de Malte (3). Sur ces divers points, on n'observe que le *Tænia solium*. Voici quelques documents qui mettent hors de doute l'endémicité en Algérie.

De 1840 jusqu'à la fin du premier trimestre 1846, les rapports des médecins militaires français ont signalé deux cas de tænia traités dans les hôpitaux de l'intérieur, dont l'un à l'hôpital de Maubeuge, et l'autre à Hyères. Pendant la même période, les rapports des officiers de santé de notre armée d'Afrique ont signalé trente-quatre cas de tænia, répartis ainsi qu'il suit :

Province d'Alger	18
Province d'Oran	7
Province de Constantine	9
Total	34

Depuis le commencement du deuxième trimestre 1846 jusqu'à la fin du premier trimestre 1848, les rapports signalent trente-cinq nouveaux cas de tænia répartis de la manière suivante :

Corse	»
France	7
Algérie	28

(1) Voy. Hodgkin, dans Schmidt's *Jahrbücher der gesammt. Mediz.*, 1845, p. 179.

(2) Bax, dans *Archiv. gén. de méd.*, t. IV, 2e série, p. 211.

(3) Montgomery-Martin, *History of the British colonies.*

Il est digne de remarque que sur les sept cas observés en France, deux ont une origine manifestement africaine, et deux autres sont douteux ; d'où résulte la nouvelle répartition que voici :

France	3
Algérie	30
Cas douteux	2

Tandis que la grande majorité des médecins militaires servant dans l'intérieur restent des années entières sans avoir occasion d'observer le tænia, M. Boulian en a constaté quinze cas en Algérie, de 1843 à 1846 inclusivement. Les cas signalés d'après les rapports ci-dessus mentionnés sont :

Pour la France, au nombre de	7
Pour l'Algérie, au nombre de	64

En admettant que pendant la période dont il s'agit, l'armée d'Afrique ait été constamment de 100,000 hommes, et l'armée de l'intérieur seulement de 250,000 hommes, estimation évidemment favorable à l'Algérie, on trouve que le tænia s'est montré vingt-trois fois plus fréquent dans cette contrée qu'en France. Une telle fréquence suffit, nous pensons, pour établir d'une manière incontestable le fait de l'endémicité du tænia en Algérie (1).

Tous les âges peuvent être affectés du tænia. Sur 206 malades observés par M. Wawruch (2), l'âge variait de trois ans et demi à cinquante-cinq ans. Cependant ce ver paraît être plus commun chez les adultes. Quant au sexe, parmi les 206 malades de M. Wawruch, 135 appartenaient au sexe féminin, 71 seulement au sexe masculin. En ce qui regarde les professions, on comptait : 1 cuisinier, 52 cuisinières, quelques bouchers, et 11 gros mangeurs de viande. Enfin, M. Wawruch croit avoir fait la remarque que le tænia n'existe pas chez les juifs.

ART. VII. — Caractères zoologiques du tænia solium et du bothriocéphale.

Le *Tænia solium* est aplati ou rubané, mou, formé d'articulations nombreuses, distinctes, d'une longueur qui atteint parfois 7 à 8 mètres,

(1) D'après les recherches de M. Judas, le nombre des cas de tænia constatés en Algérie et signalés par les médecins militaires, depuis le commencement de 1840, s'élevait, à la fin de 1851, au nombre de 184 : 152 concernaient des militaires, 22 des civils, et 10 des indigènes.

(2) Voy. *Oesterreich. mediz. Jahrbücher*, 1841, n° 2.

et peut s'élever, dit-on, jusqu'à 30 mètres. Sa largeur varie et n'est pas la même dans l'étendue de tout le corps : ainsi elle a à peine de 1 à 2 millimètres en avant, et elle présente de 6 à 12 millimètres en arrière. Sa couleur blanche opaline, transparente et comme gélatineuse, lorsque l'animal est vivant ou récemment mort, et qu'il a été mis seulement dans l'eau, devient blanche opaque aussitôt qu'il a séjourné dans l'alcool. La tête est toujours petite et difficilement perceptible à l'œil nu ; sa grosseur varie de 1/2 millimètre à 1 millimètre ; elle est presque tétragone et présente à ses quatre angles quatre suçoirs ou ventouses larges ; à son centre existe une proéminence médiocre supportant une couronne de crochets recourbés, rétractiles, et visibles seulement au microscope. Ces crochets sont toujours au nombre de six, d'après M. Dujardin (1). Le corps fait suite à un cou très court. Il augmente graduellement de largeur et présente une série d'articulations qui consistent d'abord en de simples stries transversales, mais qui se prononcent davantage et deviennent plus profondes à mesure que l'on s'éloigne de l'extrémité céphalique. Ces articulations divisent le tænia en un nombre plus ou moins considérable de lames carrées d'abord, ensuite plus longues que larges. Du reste, la proportion entre la longueur et la largeur de ces lames, généralement désignées sous le nom impropre d'anneaux, n'est pas facile à préciser, en raison des variétés de forme qu'elles subissent suivant l'âge de l'helminthe. Elles se terminent en arrière par un bord presque droit et en forme de bourrelet. Chacune d'elles présente sur l'un de ses bords, alternativement à droite et à gauche, un orifice ou pore génital, d'où sort parfois un petit appendice que Rudolphi appelle lemnisque, et qui n'est autre chose que l'organe génital mâle. Les derniers anneaux du tænia ne sont pas fixés entre eux d'une manière très solide : aussi les voit-on se séparer et être rendus isolément. Le tænia est recouvert d'un épiderme pellucide très mince. Dans la tête on voit distinctement des fibres musculeuses qui maintiennent les ventouses et forment autour de leurs sommets des faisceaux musculaires apparents. Les anneaux du corps présentent, surtout des deux côtés, des fibres longitudinales au-dessous desquelles existent d'autres fibres transversales. Les orifices génitaux sont entourés de fibres circulaires.

L'appareil digestif est représenté par deux tubes ou canaux latéraux ayant entre eux un canal transversal au sommet de chaque anneau. Ces

(1) *Annales des sciences naturelles*, 2ᵉ série, t. XX, p. 241.

tubes, déjà connus des anciens observateurs, s'étendent de l'extrémité antérieure à l'extrémité postérieure du corps, sans la moindre solution de continuité. Dans la portion céphalique, exactement en arrière des ventouses, on distingue une sorte de lacune en rapport direct avec les tubes intestinaux. L'appareil vasculaire est constitué par quatre vaisseaux longitudinaux plus grêles que les tubes digestifs, placés entre ceux-ci et la partie moyenne du corps, et réunis entre eux par un nombre considérable de vaisseaux transverses, les uns droits, les autres sinueux. Les organes de la génération, les organes femelles surtout, occupent presque toute l'étendue de chaque anneau. L'appareil mâle ne tient qu'un très petit espace; on le constate sur le côté de chacun des anneaux, alternativement à droite et à gauche. C'est un tube grêle, contourné sur lui-même et s'étendant jusqu'auprès du canal ovigère principal, où il est précédé de quelques petites capsules testiculaires. Le tube grêle se termine par un conduit aboutissant au pore génital, où quelquefois il fait saillie. L'ovaire consiste en un canal principal et médian offrant de légères sinuosités, quelques renflements et resserrements successifs. Ce canal ovigère principal s'étend presque d'une extrémité à l'autre de chaque anneau ; il reçoit des deux côtés des branches et des rameaux qui se terminent en cæcums très près des tubes intestinaux.

Le bothriocéphale, ou *Tænia lata*, a une longueur moyenne de 6 à 10 mètres, qui va en augmentant de la partie antérieure, toujours filiforme, à la partie postérieure, où elle atteint parfois de 12 à 16 et même 27 millimètres, selon Rudolphi. Dépourvue d'appendices et de crochets, la tête, oblongue, offre en avant et de chaque côté une fente étroite, allongée et un peu triangulaire, ce qui la fait paraître comme divisée si on la considère de profil. Le cou est à peine marqué; le corps se compose d'anneaux très courts, les premiers sous forme de simples rides, les suivants plus marqués, mais tous plus larges que longs. En arrière, le bothriocéphale se termine carrément, comme le *Tænia solium*. Sa couleur est d'un blanc jaunâtre ou grisâtre, un peu plus prononcé vers la ligne médiane des anneaux, l'ovaire laissant apparaître la coloration sous les téguments. Sur la ligne médiane du corps, on voit les orifices génitaux; le pénis est saillant au dehors; l'orifice de l'oviducte est situé un peu en arrière. Sous la peau existent deux couches de petits granules dont la fonction est encore ignorée. L'appareil digestif consiste en une rigole longitudinale, qui s'étend de chaque côté dans toute la longueur des anneaux, et qui n'est limitée que par les muscles environnants.

Les organes génitaux ont leurs orifices situés sur la ligne médiane et ventrale du corps. Les organes mâles occupent la partie antérieure et médiane de chaque article. Dans ce point, entre deux anses formées par l'ovaire, existe une capsule spermatique de forme arrondie et ayant une épaisseur peu considérable. Cette capsule communique directement avec une petite vésicule, qui n'est que le réceptacle du pénis; ce dernier, assez long et un peu courbé, fait saillie au dehors. De chaque côté de l'ovaire, jusqu'au bord latéral des anneaux, se voient une foule de petits corps blancs ou jaunâtres, de forme irrégulière, qui, d'après M. Eschricht, de Copenhague, communiqueraient avec la capsule spermatique au moyen de légers conduits, et ne seraient autre chose que les testicules (1). Les organes femelles occupent un grand espace; ils consistent en un tube à parois diaphanes, replié sur lui-même et plus ou moins élargi d'espace en espace par les œufs qui s'y sont accumulés. L'oviducte s'ouvre vers le milieu de chaque anneau, notablement en arrière du pénis (2).

ART. VIII. — Du kousso considéré comme ténifuge (3).

« Le *kousso*, appelé *cosso* par Bruce, *cusso* par Ruppel, Rochet d'Héricourt et Aubert (4), n'est pas une substance nouvellement connue. Bruce est le premier qui en ait parlé d'une manière détaillée dans la relation de son voyage aux sources du Nil, entrepris de 1768 à 1773; il décrivit l'arbre qui produit les fleurs, et leur mode d'administration; il appela l'attention des médecins sur les effets remarquables du kousso, et indiqua même que cette plante pourrait être acclimatée en Europe. Il l'appela, en l'honneur de Joseph Banks, président de la Société royale de Londres, *Banksia abyssinica;* Lamarck, 1811, lui donna le nom de *Hagenia abyssinica.* Néanmoins ce produit était totalement inusité en thérapeutique, lorsqu'en 1822, M. Brayer, médecin français à Constantinople, appela l'attention sur un nouveau ténifuge dont il avait eu occasion de voir les effets. Il ne parvint à en obtenir qu'une petite quantité qu'il soumit à l'examen de M. Kunth; celui-ci détermina la plante et l'appela *Brayera anthelmirthica*, nom qui lui est définitivement resté.

(1) *Nova acta Academ.*, t. XIX, 2e suppl, p. 1 et 2, 1841.

(2) *Dictionn. des dict. de médecine*, t. IX, art. TÆNIA, par M. Livois.

(3) Voyez le mémoire de M. Strohl, agrégé à la Faculté de médecine de Strasbourg (*Gaz. méd. de Paris*, 1854, p. 305).

(4) *Mémoire sur les substances anthelmintiques usitées en Abyssinie* (*Mémoires de l'Académie de médecine.* Paris, 1841, t. IX, p. 689).

» En 1837, il fut signalé de nouveau par un missionnaire qui, revenu dans le Wurtemberg après un long séjour en Abyssinie, en avait rapporté le kousso et le tænia. Mais ce n'est que depuis 1846 qu'on a commencé à l'employer avec suite, en utilisant les quantités considérables de kousso rapportées par M. Rochet d'Héricourt. En Abyssinie, les indigènes prennent une ou deux poignées de kousso, séché au soleil et réduit en poudre, le délaient dans un demi-litre d'eau froide, et avalent ce breuvage le matin à jeun. Il faut l'employer peu de temps après sa préparation, car il entre facilement en fermentation, et devient alors émétique. Ce dernier effet se produit au reste souvent même dans les circonstances ordinaires.

» L'efficacité est constante si le kousso est véritable et bon, ni trop vieux, ni avarié. On en a signalé dans le commerce qui (réduit en poudre) n'était autre chose que de la poudre d'écorce de racine de grenadier, mêlée à une plante amère et astringente. Il ne faudrait donc jamais acheter cette drogue pulvérisée. La couleur rouge de ses fleurs doit être fraîche; leur odeur particulière assez marquée, d'un mélange de thé, de houblon et de feuilles de séné, odeur qui n'est évidente et forte que pour de grandes quantités; leur saveur est d'abord peu marquée, mais, après quelques minutes elle rappelle celle du séné et devient âcre et désagréable. Les fleurs rouges sont des inflorescences femelles; les mâles portent le nom de *casso-esels*. Dans le commerce, les deux sont mélangées. D'après M. Schimper, les fleurs femelles, au moment de leur épanouissement, sont les plus actives. En Abyssinie, on croit que le kousso a perdu son activité au bout de trois ans. Il est évident que chez nous cette altération n'a pas lieu, peut-être à cause du climat plus tempéré; cependant le kousso un peu vieux exige des doses plus considérables. Le mode de dessiccation et de conservation a certes une grande influence sur sa bonté, ainsi que la proportion de tiges et de feuilles qu'on rencontre toujours mélangées avec les fleurs, et qui peuvent provenir d'autres arbres et y avoir été ajoutées pour en augmenter le poids.

» Le bon kousso est un meilleur ténifuge que le grenadier et la fougère; il est aussi efficace contre le bothriocéphale que contre le tænia solium; il agit doucement, sans attaquer les intestins dans le moment et sans laisser de suites.

» Le mode d'administration est des plus simples: léger repas la veille au soir, et même un purgatif doux quand il y a constipation; le lendemain, à jeun, 15 à 30 grammes de poudre fine de kousso délayée dans un demi-litre d'eau et prise en deux ou trois fois. Si quelques heures après il n'y a pas eu d'évacuations alvines, une dose d'huile de ricin. D'après M. Pruner, les ascarides ne résistent pas à de petites doses de kousso, et les oxyures vermiculaires sont également expulsés par des lavements contenant de petites prises de cette substance (1). »

ART. IX. — Du dragonneau, ou ver de Guinée (2).

Ce ver, très rare en Europe, paraît cependant se rencontrer en Russie, dans le voisinage des marais qui longent la Newa. Très commun dans la zone intertropicale de l'ancien continent, il n'est pas prouvé qu'il existe dans la même région de l'Amérique, autrement du moins que par importation. Assez rare dans le nord de l'Afrique, il commence à devenir fréquent à Tuggurt, dans le Sahara (3) ; il est endémique dans le Kordofan, le Darfour, le Sennaar, en Guinée, en Abyssinie. En Asie, on le rencontre en Perse, dans l'Arabie Pétrée et dans l'Inde.

Sir Mac Gregor, ancien directeur général du service de santé de l'armée anglaise, raconte qu'en novembre 1800, les 86ᵉ et 88ᵉ régiments d'infanterie quittèrent Bombay au moment où l'on y observait beaucoup de cas de dragonneau, pour se rendre en Égypte ; sur 360 fantassins embarqués en santé sur un des navires, 199 se trouvèrent atteints du dragonneau à leur arrivée en Égypte, tandis que les hommes de l'artillerie qui étaient sur le même navire, mais séparés des premiers, furent complétement épargnés. Ce fait perd malheureusement une grande partie de son intérêt parce que l'auteur ne dit pas si la provenance des hommes des deux catégories était identique.

Dans l'Inde on croit avoir remarqué que les porteurs d'eau et les individus qui marchent nu-pieds, sont les plus exposés à contracter le dragonneau. D'après M. Johnson, un jardinier de la côte de Malabar aurait montré à un médecin anglais plusieurs dragonneaux qu'il venait de trouver sur le sol en bêchant. On dit ce ver plus commun dans la saison humide que pendant la période sèche de l'année ; enfin, on le croit transmis-

(1) Voy. Strobl, art. cité, dans *Gaz. méd. de Paris*, 1854, p. 407.

(2) Appelé aussi *ver de Médine*, en latin *Vena medinensis*, ou *Dracunculus* ; c'est le *Guinea-worm* des Anglais. — Voy. Welschii *Exercitatio de vena medinensi*, August. Vindob., 1674, p. 314. — Cartheuser, *De morb. endemicis*, p. 208. — Kæmpfer, *Amœn. exotic.*, p. 526. — Lind, *Essai sur les maladies des Européens dans les pays chauds*, traduct. franç. Paris, 1785, t. I, p. 70.

(3) Voy. E.-L. Bertherand, *Hygiène et médecine des Arabes*. Paris, 1855, in-8, p. 426.

sible (1), et cette opinion semble assez rationnelle. Les indigènes s'imaginent se préserver du dragonneau en mangeant de l'asa fœtida (2).

Le dragonneau ressemble assez à une corde de violon ; il a de 1 à 15 millimètres de diamètre. Il s'observe sur presque toutes les parties de la surface du corps, mais il attaque de préférence les membres inférieurs, le long de la veine saphène, entre la peau et l'aponévrose, sous forme d'une petite tumeur allongée, légèrement rouge et sensible au toucher. Le plus souvent ces symptômes, qui appartiennent à d'autres lésions, rendent le diagnostic difficile, et il n'est pas rare que les malades s'aperçoivent les premiers qu'un ver est la véritable cause de leur mal. Ce ver se reproduit avec une grande rapidité, et parfois on voit son extrémité rompue s'allonger en vingt-quatre heures de 1 à 2 centimètres. Il offre deux extrémités distinctes : l'une, plus grosse, est munie d'une ouverture qui constitue la bouche ; l'autre, plus effilée, mais tout aussi longue, représente la queue. C'est au point de réunion de ces deux parties, c'est-à-dire vers le milieu de l'animal, qu'on remarque une autre ouverture qui est la fin de l'appareil digestif. Le corps entier se compose de petits anneaux réunis les uns aux autres; ceux du corps sont plus larges et plus épais que ceux de la queue. Par une légère pression, on voit s'écouler du corps une espèce de liquide transparent qui, examiné au microscope, offre une infinité d'animalcules filiformes, s'agitant d'un mouvement qui leur est propre ; ce sont de petits dragonneaux en tout semblables à celui qui les renfermait (3).

Nous lisons dans un rapport du troisième trimestre 1854, adressé au ministre de la marine, par M. Margain, chef du service de santé à Saint-Louis du Sénégal : « Une grande partie des noirs arrivés à Bakel, pour le recrutement de la compagnie indigène, présentaient des vers de Guinée en nombre considérable. L'un d'eux en avait, à lui seul, quatorze répartis entre les différentes régions du corps. L'extraction a pu en être faite pendant un séjour de deux mois à l'hôpital. Dans ce trimestre, 37 nègres sont entrés à l'hôpital pour cette cause. Dans le quatrième trimestre, six hommes de la même catégorie, ont encore réclamé un traitement d'hôpital pour cause de ver de Guinée. »

(1) J. Johnson, *The influence of tropical climates on European constitutions.* London, 1827, p. 313.

(2) Voy. Watson, *Practice of physics*. New-York, 1845.

(3) Voyez l'intéressante communication faite à la Société de médecine du 2e arrondissement, le 13 juillet 1854, par M. le professeur Cloquet.

Un rapport de M. Amouretti, chirurgien-major de l'établissement de Podor, à trente lieues dans l'intérieur du fleuve Sénégal, pendant les mois de mai et juin 1854, renferme les passages suivants : « J'ai eu à traiter onze hommes porteurs de vers de Guinée. Ces soldats appartenaient exclusivement à la compagnie indigène dont les hommes, tous recrutés dans le haut du fleuve (Bakel et Galam) sont très souvent atteints de ce ver. J'ai observé la présence du dragonneau sur presque tous les points de la surface du corps, le plus souvent sur les membres inférieurs. Je l'ai rencontré sous la glande mammaire, où il a produit une suppuration abondante; dans l'aisselle, à la paume de la main et autour des articulations des doigts. Presque toujours le ver était multiple; chez un noir, j'en ai extrait six, d'une longueur moyenne de 25 centimètres, tous les six de la main, qui a été ensuite frappée de gangrène (1). »

M. Ch. Robin a donné la description suivante d'un dragonneau extrait par M. Malgaigne de la jambe d'un malade, le 13 juillet 1854 :

« Les portions de la mère qui sont d'un blanc de lait, opaques, sont encore pleines de jeunes sortis de leur œuf. Les parties du corps qui se sont vidées sont demi-transparentes. Au-dessous de l'enveloppe générale de l'animal, laquelle représente un long tube mince, on ne trouve plus trace d'intestin ni d'autres organes à cette période de la vie; mais seulement une très mince gaîne appliquée à la face interne de la première et remplie par les jeunes. Ce deuxième tube est l'oviducte, ou mieux sa portion qui représente l'utérus. Les jeunes encore contenus dans l'utérus étaient presque tous enroulés, tantôt avec la queue saillante au dehors, tantôt celle-ci se trouvant enroulée comme le reste du corps.

» Les jeunes ont vécu plusieurs jours dans l'eau à la température ordinaire, et ils pouvaient être abandonnés dans une goutte d'eau qui se desséchait et les laissait sans mouvements, puis reprendre toute leur agilité et leur énergie par addition d'eau six à douze heures après la dessiccation.

» Le corps des petits n'est pas cylindrique, mais aplati; son épaisseur est de $0^{mm},019$ et sa largeur 0,026; la longueur totale de l'animal est de $0^{mm},757$.

» L'extrémité antérieure du corps est très légèrement amincie et se termine par une bouche limitée par trois mamelons arrondis, à peine perceptibles à cet âge. La largeur de cette partie est de $0^{mm},010$.

(1) Nous sommes redevable de cette double communication à M. Sénard, chirurgien principal attaché au ministère de la marine.

» A partir du niveau de l'anus où le corps présente un élargissement constant, bien que fort petit, il s'amincit d'abord un peu brusquement, puis d'une manière graduelle et se termine en pointe très effilée. Cette partie, qui est la queue, est à cet âge longue de 0,250 ; elle est contractile, flexible en divers sens, sans courbure fine et diffère beaucoup de celle de l'adulte, qui est courte par rapport au reste du corps (longueur 1 centim.), obtuse et toujours recourbée en quart de cercle. Elle se coude brusquement au niveau de l'anus après la mort.

» Dans toute son étendue, la surface du corps et de la queue est très finement plissée. Les plis, traces d'annulations, sont également écartés les uns des autres, savoir de 3 millièmes de millimètre.

» L'épaisseur de la paroi du corps est de 7 millièmes de millimètre environ ; dans la cavité qu'elle limite, on n'aperçoit autre chose que l'appareil digestif. La substance est homogène, finement granuleuse et ne présente pas trace de fibres à un grossissement de 600. L'œsophage ne remplit pas exactement cette cavité, et de fines granulations, la plupart graisseuses, flottent dans le liquide interposé à l'œsophage et aux parois du corps. L'intestin remplit exactement cette cavité dans toute l'étendue qu'il occupe ; toutefois lorsqu'il se contracte, on voit qu'il n'est pas adhérent.

» L'œsophage est long de $0^{mm},179$ à $0^{mm},183$. Ses parois sont assez épaisses, complétement homogènes, fortement contractées ; elles sont ordinairement rapprochées l'une de l'autre ; mais la matière jaunâtre, en partie graisseuse, contenue dans l'intestin, reflue quelquefois dans cet organe et y détermine des dilatations variqueuses. L'intestin proprement dit est tout d'une venue à partir du cardia, où il est plus renflé que l'œsophage ; il est un peu aplati comme le corps. La substance de sa paroi est sans stries ni fibres, mais homogène, parsemée de granulations fines, mais très nombreuses. Il est long du cardia à l'anus de $0^{mm},284$ à $0^{mm},288$, tandis que la longueur totale du tube digestif, de la bouche à l'anus, est de 0,463 à 0,467. Toutefois, en arrière de l'anus, l'intestin se prolonge en petit cul-de-sac, pâle, très contractile, long de 3 centièmes de millimètre environ. Le contenu granuleux qui remplit exactement l'intestin ne pénètre pas habituellement dans le cul-de-sac, ce qui fait qu'il est difficile à apercevoir.

» L'anus est transversal, large de 6 à 7 millièmes de millimètre, entouré d'un petit bourrelet ou lèvre saillante, contractile. On voit souvent les matières intestinales expulsées par cet orifice. Au delà du cul-de-sac intestinal qui s'étend derrière l'anus, la cavité du corps se prolonge encore de quelques centièmes de millimètre et contient un liquide incolore tenant en suspension de fines granulations graisseuses. »

ART. X. — Du makaque.

On désigne ainsi, à Cayenne, un ver dont se trouvent atteints les nègres, les créoles, et même quelquefois les Européens. « Il est, dit Thion de la Chaume, de la grosseur d'un tuyau de plume, long d'un pouce, roussâtre, ou d'un brun foncé, approchant d'une chenille par son aspect. Il s'observe sous la peau, ordinairement aux jambes, aux cuisses, auprès des articulations, surtout près de celle du genou. D'abord il se fait remarquer par une démangeaison, bientôt suivie d'une tumeur. On la perce après l'avoir laissée grossir; le makaque s'y trouve nageant dans le sang. La manière de l'enlever consiste à presser la peau tout simplement et à le prendre avec un petit morceau de bois fendu. Pour hâter la maturité de la tumeur, on l'enduit de la crasse qui se forme dans les pipes à fumer : après l'opération la plaie ne tarde pas à se fermer d'elle-même (1). »

ART. XI. — De la chique, ou pulex penetrans.

Elle se rencontre dans presque tous les pays de la zone intertropicale. Classée par Linné dans le genre *Acarus*, par de Geer et Latreille dans la deuxième espèce des mites vagabondes, elle a été rangée par Cuvier dans la division de la puce, et maintenue dans ce genre par les naturalistes modernes. Véritable puce, mais plus petite que la puce ordinaire, elle est aussi plus luisante, plus rouge fauve et plus alerte que celle-ci. Son instinct la porte à pénétrer sous la peau et à s'y loger. Les pieds sont les parties qu'elle choisit ordinairement et qu'elle affectionne le plus.

« C'est une curiosité physiologique, dit M. de Humboldt, que cet insecte, dont j'ai si souvent souffert, ne visite que les indigènes, et s'attaque même rarement aux créoles nés en Amérique, mais seulement aux nouveaux venus de race blanche ou noire (2). »

La chique aime surtout le rebord du talon et le contour des orteils, sous l'abri des ongles. La malpropreté lui convient; elle attaque plus volontiers les nègres que les blancs, et plus spécialement, parmi ces premiers, ceux qui marchent nu-pieds. Elle incommode aussi toutes les espèces d'animaux

(1) Voy. Lind, *Essai sur les maladies des pays chauds*, traduct. franç. Paris, 1785, p. 75, note du traducteur.

(2) *Mélanges de géologie et de physique générale*, traduct. franç., par Ch. Galusky, t. I, p. 554.

dont la structure des pieds ou des pattes n'est pas défavorable à son introduction ; les chiens en sont particulièrement affectés. Elle habite et semble pulluler dans la cendre, la poussière, les copeaux, la sciure de bois et dans les cases sans parquet. Lorsqu'elle perfore l'épiderme, elle le fait avec tant de légèreté, qu'il est difficile de s'en apercevoir : cependant certaines personnes, plus sensibles que d'autres, sont prévenues à temps, et en se déchaussant, elles parviennent à se délivrer.

« *Période de démangeaison.* — Presque toujours, lorsqu'elle a pénétré sous la première couche de la peau, on commence à éprouver un chatouillement. En examinant le siége de ce travail, on y découvre un point noir, petit, et semblable à l'extrémité d'une aiguille déliée, à la pointe d'une épine, introduites sous la peau : c'est la chique ; mais son travail n'est pas encore terminé. Quelquefois elle pénètre jusque sous le derme. Bientôt les œufs atteignent leur terme d'éclosion, dilatent de plus en plus la loge et lui donnent une forme arrondie et comme enkystée. Dès ce moment la vie d'insecte est terminée pour la chique. Le développement de ses ovules agglomérés par grappes très fournies atteint un haut degré ; elle meurt, et n'offre plus qu'un véritable kyste sur lequel on aperçoit un point noir qui n'est autre chose que sa tête et ses pattes.

» *Période d'inflammation.* — Pendant ce temps et sous l'accroissement graduel du ventre de la chique, la surface correspondante de la peau, animée peu à peu, est devenue sensible au moindre contact, enflammée et douloureuse. Une sérosité transparente s'établit autour du kyste, qui prend le volume et la forme d'un pois chiche. Ce cercle séreux contraste avec la couleur blanche et mate de la chique qui, dans cet état de métamorphose, peut être comparée à ces follicules sébacés vulgairement nommés *vers bleus*, que l'on observe sur le visage ordinairement à l'époque de la puberté ; la comparaison devient frappante, lorsque le kyste qui contient ces follicules se trouve entouré de pus et de sérosité.

» *Période de suppuration.* — Après sept ou huit jours, le cercle séreux qui circonscrivait la chique devient purulent, car cet insecte ainsi développé agit de jour en jour comme corps étranger ; le travail inflammatoire tend à le chasser vers l'extérieur, et la peau se détruit et s'ulcère. A ce point de la période de suppuration, qui est aussi celle de la maturité des œufs, le ventre de la chique et les autres membranes qui contenaient les ovules se rompent tout à coup, et les œufs sont expulsés ou entraînés au dehors. Mais les débris durs et résistants du kyste, qui ne sont formés que par le ventre de la chique, et les membranes des ovules, demeurent dans la plaie qu'ils ne tardent pas à convertir en ulcère. Dans les Antilles, ces ulcérations sont désignées communément sous le nom de *malingres*, et les œufs de l'insecte sous celui de *cocos* de la chique (1).

» J'ai souvent examiné, dit M. Levacher, fort attentivement toutes les ulcérations déterminées par les chiques, et je puis affirmer que je n'y ai jamais rencontré ces insectes à l'état de puces, organisation sous laquelle il eût été, certes, bien facile de les distinguer : elles pourraient, tout au plus, y séjourner à l'état de larves, mais je ne les y ai pas davantage aperçues sous cette forme. Des recherches microscopiques, auxquelles je n'ai pu me livrer, pourraient éclaircir ce dernier point. Il est probable que les œufs n'acquièrent, sous la peau, que le degré d'incubation nécessaire à leur éclosion, et qu'après la rupture de leur enveloppe et leur expulsion au dehors, la chaleur de l'atmosphère accomplit les métamorphoses qu'ils sont destinés à subir. Il paraît également certain que la femelle de la puce pénétrante est la seule que l'on retrouve à la surface et dans l'intérieur de la peau, et que le mâle nous est encore inconnu, malgré le dessin qui en a été donné.

» La chique n'a qu'un but, celui d'accomplir, aux dépens de certains animaux, son acte d'incubation. Les chiques reconnues et observées jusqu'à ce jour étaient toutes, ou sur la peau, et commençaient leur travail de perforation, ou elles avaient déjà pénétré dans l'intérieur de ce tissu, et elles offraient, à différentes périodes, le développement de leurs ovules et de leur ventre. Dépourvue de cet instinct, qui seul l'attire vers nous, la chique nous serait totalement inconnue ; car elle ne sort de la poussière et des lieux où elle habite imperceptible, que pour venir achever la dernière période de son existence qui la lie aux animaux.

» L'extraction de la chique se pratique à l'aide d'une aiguille ou de la pointe d'un canif. Le kyste doit être exactement extrait, car le séjour de ses parcelles ou des œufs qu'il peut contenir est une double cause d'inflammation et d'ulcération. Après cette petite opération, on introduit dans la cavité qu'occupait la chique, d'abord quelques parcelles de tabac en poudre, puis une boulette de suif lavée dans de l'eau fraîche. Campet conseille d'y faire entrer une prise très légère d'oxyde de cuivre en poudre fine : on en est quitte, dit-il, pour une cuisson passagère, et vingt-quatre heures après tout est guéri. Les ulcérations des chiques, qui compliquent presque toujours les différentes variétés de crabe,

(1) Levacher, *Guide médical des Antilles*. Paris, 1840, p. 325.

et qui sont alors plus graves, exigent des pansements mieux combinés, et l'on a soin préalablement de faire *échiquer* les malades. Les Indiens et les Caraïbes faisaient anciennement usage de lotions avec une infusion de feuilles de tabac, ou bien ils enduisaient les parties ulcérées avec l'huile de ricin dans laquelle ils délayaient du roucou. »

ART. XII. — De l'acarus de la gale.

L'acarus, mentionné en 1179 par Avenzoar, décrit minutieusement en 1791 par Wichmann, et depuis par tous les auteurs qui ont indiqué le sillon, est resté longtemps à l'état de doute, parce qu'on n'indiquait pas son siége précis. L'acarus est la seule cause de la gale. L'acarus femelle occupe une des extrémités du sillon, ne sort jamais de son réduit, pas même la nuit, à moins qu'il n'en soit arraché par le frottement. La jeune larve, au contraire, très agile, peut parcourir en moins d'une heure la peau en plusieurs sens; si elle a des endroits de prédilection pour creuser son sillon, elle laisse ailleurs des manifestations de ses actes en rapport avec les conditions physiologiques qui favorisent l'accomplissement de telle ou telle fonction. Les vêtements la communiquent, non par des miasmes, mais par les acarus ou les œufs qu'ils contiennent. L'acarus enlevé de la peau meurt toujours après quarante-huit heures, lors même qu'il est renfermé dans un tube de verre placé sous l'aisselle; après ce délai, la contagion dépend des œufs, qui peuvent subir une incubation de plusieurs jours, et qui se développent lorsqu'ils sont placés dans des conditions favorables (1).

Le sillon est le phénomène essentiel et pathognomonique. On lui a donné longtemps une vésicule pour origine, et pour siége exclusif les mains et les pieds. Jusqu'aux travaux de MM. Renucci, Albin Gras, Bourguignon et Hébra, on le considérait comme étant invisible à l'œil ou très difficile à reconnaître. Le sillon se rencontre sur toutes les parties du corps, mais il présente des différences notables. Aux mains, aux pieds, partout où l'épiderme est épais, il a l'aspect d'une ligne ponctuée de blanc et de noir, visible à l'œil, éraillée à une extrémité, imperforée à l'autre, si l'acarus existe. Les points blancs sont des soulèvements épidermiques; les points gris ou noirs de petites perforations. Sinueux en forme d'S, de croissant, irrégulièrement circulaire, le sillon varie dans sa longueur en raison de sa durée; il est droit quand il occupe les plis de flexion ou d'ex-

(1) Voy. G. Piogey, *Mémoire sur le diagnostic de la gale par l'inspection du sillon à l'œil nu* (*Gazette médicale*, 1854, p. 531).

tension des articulations. La vésicule n'a aucune relation de causalité avec le sillon ; elle peut exister sur n'importe quel point de sa longueur. L'acarus repose quelquefois sur sa convexité, alors on peut l'extraire avec précaution, sans déterminer l'épanchement de la sérosité. Pour que la vésicule existât toujours à l'extrémité initiale du sillon, il faudrait qu'elle eût le privilége de se développer incessamment à la même place : elle subit son évolution en quatre ou cinq jours. Le sillon a souvent plusieurs mois de durée. Aux organes génitaux chez l'homme, aux mamelons chez les deux sexes, mais principalement chez la femme, aux aisselles, etc., partout où l'épiderme n'offre pas l'épaisseur nécessaire, le sillon est une rainure sans pointillé que surmonte une papule rouge, saillante, circulaire, de 2 à 3 millimètres jusqu'à 1 centimètre de diamètre.

Il y a donc lieu de grouper les sillons dans deux divisions : la première comprend les sillons caractérisés par un pointillé, sans congestion sous-jacente en rapport avec une vésicule ou une pustule ; ils sont superposés et ne communiquent pas avec l'intérieur. Les vésicules, après leur dessiccation, ne laissent pas de traces dans le derme ; elles sont donc sous-épidermiques et les sillons intra-épidermiques. On comprend alors pourquoi, aux mains et aux pieds, les démangeaisons ne sont pas en raison du nombre des sillons, mais en raison des vésicules. La seconde division comprend les sillons caractérisés par une rainure que surmonte une papule due à l'épanchement de la lymphe plastique dans le réseau du derme ; ils sont le siége d'élancements intolérables par suite de l'irritation incessante des papilles nerveuses ; une vésicule ne se développe jamais sur leur trajet, le sillon est sous-épidermique.

Pour extraire l'acarus, les femmes corses ont appris que l'œil suffit le plus souvent. Une loupe de deux ou trois diamètres remplit toutes les conditions désirables, surtout si l'on se rappelle que le ciron occupe toujours l'extrémité imperforée du sillon ou l'extrémité la plus étroite de la rainure qui traverse une papule.

La vésicule est un épiphénomène sous la dépendance d'une cause mécanique locale, comme la pétéchie, l'érythème se développent après la morsure de la puce et du pou ; elle n'a pas pour cause l'inoculation d'un virus qui retentit au loin dans l'organisme ; elle se généralise, parce que l'acarus, avant de creuser son sillon, parcourt une partie plus ou moins considérable de la surface du corps, s'arrêtant de préférence dans les plis losangiques de la peau, où il mord le derme pour y puiser les sucs nécessaires à son alimentation. Quand on entoure une partie où il a séjourné une demi-minute, on aperçoit le lendemain une légère papule qui devient citrine à son sommet, sous l'influence des frictions pratiquées pour combattre le prurit dont elle est le siége. En parquant des acarus à l'aide d'un verre convexe, les éruptions sont limitées aux parties qu'ils peuvent parcourir.

Il existe deux espèces de vésicules : une vésicule perlée, limitée aux pieds et aux mains ; une vésicule acuminée papuleuse, qui débute par une papule. La différence dépend de l'épaisseur de l'épiderme.

Le sillon est le seul signe pathognomonique, en tenant compte de ses caractères distinctifs de siége et de durée. C'est par sa description qu'on parvient à reconnaître la présence du parasite. Lorsque l'affection date de plusieurs mois, un grand nombre de sillons sont convertis en simples éraillures ; mais il en est toujours de récents, pourvus de tous les caractères. Sur 300 observations, M. Piogey n'a pas rencontré un seul exemple où il ait manqué. Les papules qui siégent aux organes génitaux chez l'homme, au mamelon chez la femme, servent souvent à préciser un diagnostic douteux par l'inspection des mains. Sur 265 observations, M. Piogey a trouvé 184 fois des papules au pénis et au scrotum, jamais à la vulve : cette différence qui existe entre les deux sexes s'explique par le contact des mains pour l'excrétion urinaire, et par la fréquence de la contagion de la gale au milieu de scènes de débauche. Cinq fois la gale existait exclusivement au pénis.

La gale étant sous la dépendance d'une action toute locale, on doit la combattre, malgré les complications, par une médication parasiticide. La médication la plus efficace, sans action nuisible sur la peau et sur l'organisme, consiste à faire prendre un bain de savon, afin d'assouplir et de ramollir l'épiderme ; immédiatement après, on pratique une friction générale avec une pommade sulfuro-alcaline. On se couche sans essuyer la pommade. Le lendemain matin, la friction est renouvelée, et, quatre ou cinq heures après, on prend un second bain de savon, puis on change de linge et de vêtements. On peut se dispenser de soumettre les vêtements de laine à une fumigation sulfureuse, en les exposant à l'air pendant huit jours ; après ce délai les acarus sont morts, et les œufs ne conservent plus la faculté de se développer. Si les pustules sont nombreuses, si le derme est excorié, on supprime le sous-carbonate de potasse et l'on conserve le soufre. Les frictions générales rudes, sont indispensables, afin que la pommade pénètre au travers des orifices situés sur la longueur du sillon, et agisse non-seulement sur les acarus, mais encore sur les œufs et les larves. Aucune partie du corps ne doit être omise ; le parasite se rencontre partout, bien qu'il ait des siéges de prédilection pour creuser son sillon.

CHAPITRE VI.

DU MAL DE VERS OU MAL DE BASSINE.

En 1854, un médecin de Lyon, M. Potton, a décrit le premier une maladie spéciale représentée par une éruption vésiculo-pustuleuse qui se manifeste sur les doigts, sur le dos et dans la paume de la main, uniquement chez les femmes qui se livrent à la filature de la soie. Cette affection est connue dans les fabriques sous les noms de *mal de vers*, *mal de bassine*.

« Pour opérer la filature de la soie, les ouvrières sont assises auprès d'une bassine remplie d'eau chaude, et elles s'appliquent à dérouler et à réunir les fils provenant de cocons détrempés et ramollis qui surnagent au liquide. Suivant l'ancien système, dans toutes les petites filatures où l'on n'utilise que les récoltes locales, où l'on n'emploie que les cocons de l'année, en conséquence récemment étouffés, la manipulation détermine rarement des accidents de quelque importance. On observe seulement qu'en général, et surtout au début des opérations, l'extrémité des doigts plongée incessamment dans la bassine, blanchit, se gonfle, se ramollit sous l'influence de la chaleur humide ; l'épiderme des dernières phalanges se soulève, des phlyctènes se manifestent, quelques fissures ou crevasses apparaissent ; le degré le plus grave de cette lésion est marqué par la formation de petits abcès circonscrits sur les côtés des ongles ou au bout des doigts. Il est rare que ce mal, parfois de longue durée, force de suspendre le travail. Les lotions astringentes ou résolutives faites durant la nuit suffisent pour la guérir. Les doigts s'accoutument à cette lésion passagère, qui se reproduit si l'ouvrière, ayant cessé de filer durant un temps plus ou moins long, reprend de nouveau le métier. Les choses ne se passent pas d'une manière aussi bénigne dans les grandes filatures entretenues par les cocons anciens. Lorsqu'une femme s'adonne sans interruption à la filature des cocons, et travaille régulièrement la journée entière, elle voit constamment, dit M. Potton, au bout d'une semaine environ, de deux au plus, se produire sur les mains, et de préférence sur la main droite, la maladie non pas grave, mais souvent très douloureuse.

» Les symptômes énumérés, conséquence du ramollissement des doigts dans l'eau bouillante, ne sauraient être confondus avec lui. En effet, les lésions élémentaires sont différentes pour le siége, pour la forme, pour les caractères. Dans le premier cas, c'est l'extrémité libre des doigts qui souffre ; dans le second, au contraire, c'est à leur naissance, c'est dans l'intervalle des doigts, entre la première et la deuxième phalange, quelquefois même sur le dos et dans les plis de la main, que l'éruption vésico-pustuleuse débute. Une démangeaison, n'ayant d'abord rien de pénible, se fait sentir ; une teinte érythémateuse l'accompagne ; bientôt la rougeur devient plus forte, elle est semblable à celle de l'érysipèle, plus marquée entre les doigts ; l'extension ou la pression la dissipent momentanément. Le gonflement ne tarde pas à se produire, il augmente avec la douleur, qui devient cuisante ; la chaleur est âcre, exagérée ; la peau se couvre de marbrures, de plaques brunâtres : l'épiderme se soulève. On voit surgir d'abord une éruption miliaire ; de petites vésicules qui s'accroissent, se remplissent d'un liquide clair et transparent, qui se trouble ensuite, s'épaissit et devient visqueux. Ces vésicules, dont j'ai indiqué la place la plus fréquente, sont régulières, presque toujours arrondies ; leur volume, leur proéminence varient ; tantôt elles sont très nombreuses, tantôt trois ou quatre seulement recouvrent les points d'élection : ce sont de véritables bulles. Tous les mouvements sont pénibles ; ils ont pour résultat, dès le troisième ou quatrième jour, si les ouvrières, malgré un profond sentiment d'engourdissement et de gêne, continuent leur travail, de faire crever les vésicules ; la sérosité s'échappe, et un soulagement momentané, quelquefois permanent, se manifeste. Dans ce dernier cas, la maladie borne là les lésions qu'elle détermine, les symptômes s'amendent avec rapidité, l'inflammation et la douleur cessent à l'instant ; après sept ou huit jours, il ne reste aucune trace du mal autre que celle de l'exfoliation de l'épiderme.

» Mais, en général, ce n'est pas ainsi et d'emblée que ces premiers désordres se dissipent. Une deuxième période s'annonce, des symptômes nouveaux plus sérieux la révèlent : ou bien les vésicules subissent une véritable transformation, prennent le caractère de pustules ; ou bien dans l'intervalle, entre les boutons vésiculo-pustuleux dès l'origine, de franches pustules se montrent : c'est un liquide purulent qui suinte à la surface du corps muqueux enflammé, et qui soulève l'épiderme. Ces pustules offrent d'habitude les dimensions des boutons de vaccine, elles ne sont pas ombiliquées ; deux parfois se réunissent en une seule. Elles peuvent s'étendre sur tous les doigts, mais c'est surtout entre le médius, l'indicateur et le pouce de la main droite, qu'elles sont disséminées ; elles se répandent aussi sur le dos et dans l'intérieur de la main ; tout exercice de cet organe occasionne des souffrances aiguës, il est impossible de plier complétement les doigts. Si aucune cause ne vient troubler l'éruption dans sa marche naturelle, elle arrive à son apogée du cinquième au sixième jour de sa naissance; mais il est rare qu'elle suive ce cours prompt et régulier. Si, par un effort quelconque, par un traitement intempestif, les pustules s'ouvrent d'une manière prématurée et artificielle, la maladie, ordinairement, n'est pas guérie, il surgit d'autres boutons supplémentaires qui prolongent la durée de tous les accidents; mais lorsque les pustules sont arrivées à terme, avant même que le pus soit évacué ou desséché, toutes les souffrances cessent. Les fileuses, dès ce moment, s'exposent aux causes premières déterminantes, bien que le derme soit à nu, les surfaces ulcérées et tuméfiées; les douleurs prurigineuses, la sensation de brûlure, la chaleur excessive qui l'accompagne, ont cessé d'une manière brusque et comme par enchantement: la main est loin d'être revenue à son état normal, et cependant les fileuses, ne souffrant plus, n'ont pas hésité à reprendre leur ouvrage. Tel est l'ensemble des phénomènes qui constituent la seconde période du mal de bassine; elle dure de quinze à dix-huit jours.

» Chez certains sujets, le mal de vers revêt des formes plus graves. Ainsi, dès que les pustules se développent, sans qu'elles soient confluentes, l'inflammation pénètre quelquefois plus profondément, toute la peau est altérée dans les points compromis et à l'entour; le tissu cellulaire sous-cutané est envahi : le gonflement devient énorme; les doigts, la main, sont déformés; une tuméfaction œdémateuse se prolonge au poignet, à l'avant-bras, au bras lui-même; les vaisseaux lymphatiques, les ganglions, les glandes de l'aisselle, s'engorgent et s'endolorissent. Dès le cinquième ou le sixième jour, on voit apparaître de petits phlegmons arrondis, circonscrits, pour l'ordinaire situés sous les pustules; la peau est violacée, la fluctuation manifeste; la fièvre locale que les malades accusent comme dans le panaris, est ardente. Les symptômes généraux éclatent: il y a des frissons, des maux de tête, de l'insomnie, du dégoût, des envies de vomir; en un mot, les fonctions de la circulation ou de la digestion sont troublées; les accidents sympathiques se développent. Je n'ai jamais vu la maladie locale, même à son plus haut degré, attaquer les ongles et l'extrémité des doigts, ni l'inflammation gagner à l'intérieur la gaîne tendineuse et les tendons eux-mêmes. Cependant au premier aspect, la main semble gravement compromise; pour me servir de l'expression des fileuses, on dirait qu'elle est menacée de pourrir en entier. Du huitième au dixième jour, l'érosion de la peau donne issue au pus sous-jacent, soit par les pustules, soit à proximité, dans un autre point. Dès cet instant, la scène change : un bien-être immédiat se produit, la phlogose se dissipe avec promptitude, comme dans le second degré. Après dix-huit ou vingt jours au plus, la guérison est parfaite, il ne reste pour toute trace qu'un peu de rougeur : on ne reconnaît que de très petites cicatrices sans signes particuliers. Les ouvrières sont rentrées à l'atelier depuis huit ou dix jours, elles travaillent presque sans souffrances. Telle est la marche la plus fréquente, tels sont les symptômes principaux du mal de bassine ; il se présente, comme on vient de le voir, sous trois formes principales, distinctes, ou plutôt sous trois degrés différents d'intensité. Cette affection est toujours aiguë ; elle ne laisse jamais après elle d'altération chronique ; elle se montre également dans toutes les saisons.

» Un de ses traits les plus dignes de remarque est le suivant : sauf quelques exceptions, lorsqu'une ouvrière a été atteinte, elle peut, en quelque sorte, espérer d'exercer ensuite sa profession, sans avoir ultérieurement à redouter, sinon la maladie, du moins ses accidents les plus graves ; il est presque permis de dire qu'il y a eu pour elle une sorte de vaccination. Si elle abandonne la filature pour ne la reprendre que longtemps après, il arrive bien encore qu'elle contracte derechef une éruption miliaire, vésiculeuse, mais sans phénomènes sérieux, sans lésions profondes ; la maladie, en général, reste bénigne, au premier degré, ne nécessite plus de chômage. Les rechutes paraissent se montrer en raison inverse de la gravité des accidents primitifs. »

M. Potton s'est demandé si l'éruption vésiculo-pustuleuse était capable de se communiquer par inoculation ; toutes les expériences ont été négatives. D'après lui, cette éruption doit exclusivement son origine à la présence du ver, à sa décomposition intime, à une première altération qui s'est faite lentement au sein même du cocon conservé dans les magasins. Cette altération puise une force nouvelle, une plus grande énergie dans l'action de l'eau chaude qui n'a pas eu le temps ou le pouvoir de détruire les émanations dégagées du corps de l'animal pendant la filature. Si, comme nous l'avons déjà annoncé, on n'emploie que des cocons nouveaux étouffés seulement depuis peu, l'effet morbide n'apparaît pas ; mais si les cocons sont anciens, s'ils ont été gardés une année et plus, on est presque certain de voir éclater l'éruption chez les ouvrières. Le mal de bassine était autrefois inconnu en Italie, dans le midi de la France, lorsqu'on filait six ou sept mois au plus ; mais depuis que, pour alimenter les grands établissements où l'on file toute l'année, on fait des provisions, on conserve, on emploie les cocons de nos pays et même du Levant et de l'Asie, cette affection est devenue fréquente : les ouvrières reconnaissent tout de suite les provisions qui ont été formées à la longue ; elles redoutent beaucoup la filature de ces cocons, surtout lorsqu'ils sont doubles. En effet, le cocon double ne se dévide pas avec la facilité de l'autre, ses brins sont enchevêtrés ; l'ouvrière est obligée de le toucher, de le comprimer sans cesse et de l'enlever avant qu'il soit arrivé aux derniers fils ; dans ce mouvement rapide elle écrase souvent les corps entre ses doigts ; le détritus de l'animal se trouve en quelque sorte exprimé contre les pores de la peau. Par ces manœuvres réitérées, on conçoit que si un virus existe, il est impossible que l'inoculation ne s'opère pas.

C'est donc dans les émanations qui s'échappent à l'instant de la filature des cocons anciens et doubles, c'est dans une décomposition que le temps a fait subir progressivement au corps de l'animal qu'il faut placer l'origine du mal de bassine. Le manuel opératoire et l'eau chaude sont les causes intermédiaires, les aliments qui facilitent la puissance déterminante. La filature des cocons renfermant des muscardines peut à toutes les époques et impunément se pratiquer dans les ateliers ; elle ne détermine jamais l'éruption vésico pustuleuse. Cette remarque a été faite dans les Cévennes, le Vivarais, aussi bien qu'à Lyon.

Le mal de bassine n'est pas une affection grave ; elle ne compromet jamais l'existence des organes frappés, et moins encore la vie des malades.

M. Potton admet que si, dans l'opération de l'étouffage des cocons, on parvenait non pas simplement à tuer, mais encore à dessécher en entier, d'une manière immédiate, la chrysalide, on amoindrirait notablement, et peut-être même on préviendrait les conséquences dangereuses que sa décomposition détermine à l'époque de la filature ; mais un tel procédé n'est pas admissible, parce qu'il enlève à la soie une partie de ses propriétés et de ses qualités physiques. L'essor considérable imprimé, de nos jours, à cette branche industrielle ne permet plus de filer constamment des cocons frais ; les cocons récents et les anciens sont réunis sans distinction dans les magasins. Tous les essais pour modifier la nature de l'eau dans la bassine, pour atteindre et neutraliser les principes organiques, les dépouiller de leur virulence, ont échoué ; l'addition de toute substance acide ou alcaline nuit infailliblement au cocon. Est-il possible, sans diminuer la dextérité des mains, de les préserver par l'application de corps étrangers protecteurs ? M. Potton a songé à utiliser le collodion ; mais il a été bientôt convaincu de son impuissance. Les prophylactiques qui semblent le mieux réussir sont les bains locaux, les lotions fréquemment répétées dans l'eau saturée d'alun, ou, mieux encore, de sulfate de cuivre ammoniacal.

Lorsque les premiers symptômes se manifestent, si l'on fait immédiatement suspendre le travail, la miliaire, les vésicules, caractères du premier degré, ne se produisent pas ou avortent; mais ce n'est qu'un moment d'arrêt, qu'un retard; l'ouvrière voit les accidents renaître sitôt qu'elle rentre à la fabrique et qu'elle reprend assidûment son ouvrage : on peut dire qu'il est indispensable ou qu'elle subisse l'inoculation complète, ou qu'elle abandonne le métier. Cette condition est si bien connue des ouvrières, qu'elles se gardent de suspendre la filature, de faire aucun remède jusqu'au développement des pustules.

La deuxième période, le deuxième degré de la maladie nécessite l'emploi de quelques moyens thérapeutiques dirigés en même temps contre l'inflammation et les vives souffrances qui l'accompagnent. Il importe de modérer les désordres locaux sans les supprimer trop brusquement, afin d'éviter leur retour. Ce qui prouve que le caractère de cette affection pustuleuse n'est point une affection ordinaire, c'est qu'à tous ses degrés les antiphlogistiques, les émollients, se montrent sans aucune efficacité sur les symptômes, et même, loin d'arrêter cette inflammation aiguë, ils semblent parfois l'exaspérer; les pustules suivent constamment leur marche, malgré les moyens empruntés à cette méthode. Les topiques calmants, les narcotiques n'ont pas mieux réussi. Au contraire, pour faciliter la résolution en calmant les douleurs, et en permettant à la maladie de passer par ses phases naturelles, M. Potton dit avoir retiré des avantages des toniques légers, des bains dans les décoctions de plantes aromatiques. Par l'emploi de ces premiers moyens alternés ou combinés suivant les circonstances, on parvient à tempérer les accidents, à les maintenir à un degré tel que les ouvrières préservées des phénomènes généraux les plus pénibles, ne suspendent pas leur ouvrage un seul jour. Durant la nuit, elles ont soin de tenir sur les organes affectés les préparations prescrites, ou bien elles substituent avec avantage des solutions d'alun, de sulfate de fer, de sulfate de cuivre ammoniacal, de sulfate de zinc; dans les fabriques de l'Ardèche, des Cévennes, un moyen réputé très efficace, très usité, consiste dans des lotions avec de l'urine et dans l'application de compresses trempées dans ce liquide.

C'est seulement lorsque les pustules sont ouvertes que les pommades avec le tannin, l'alun, l'acétate de plomb deviennent utiles; des cautérisations superficielles, avec l'azotate d'argent, sont encore, à cette époque d'un précieux secours. Lorsque les petits dépôts sous-cutanés tendent à s'abcéder, lorsque l'œdème de la main et du bras est prononcé, on active la résolution par des bains dans le vin aromatique très affaibli, dans la solution d'eau blanche laudanisée. Souvent les malades percent elles-mêmes avec une aiguille les abcès retardataires, et les cicatrices plus tard sont imperceptibles. Sous l'empire de ces divers moyens, on voit disparaître avec une extrême rapidité des désordres qui, quarante-huit heures auparavant, offraient le plus mauvais aspect. Le seul symptôme qui persiste pendant quelques jours, est une démangeaison assez vive : on la diminue par les bains et les lotions acidulées ; des frictions sèches sur la main, sur le trajet des lymphatiques, des embrocations avec les huiles, les baumes légèrement excitants, viennent activer la résolution (1).

CHAPITRE VII.

DU SÉJOUR DES AMPHIBIES DANS LE CORPS DE L'HOMME (2).

Les annales de la science mentionnent un grand nombre d'observations d'amphibies, et particulièrement de lézards, de serpents, de grenouilles, de crapauds, de salamandres et de tritons, dont l'introduction dans le corps de l'homme aurait déterminé des accidents variés et plus ou moins douloureux, souvent pendant plusieurs années de suite. Le nombre des faits de ce genre est évalué par M. Berthold à deux cents, dont un tiers concerne des serpents, un cinquième des grenouilles, un sixième des crapauds, un douzième des lézards et un vingtième des salamandres ; dans un cas seulement, il est question du vomissement d'une cécilie. Schenck, Kerger, Jacobæus, Paulini, parmi les anciens auteurs ; Voigtel (3), Ploucquet (4), parmi les modernes, rapportent un certain nombre de ces observations. Selon Pline (5) il existerait une espèce de grenouilles muettes vivant le plus souvent à terre, qui serait parfois avalée par le bétail et déterminerait le gonflement des animaux. Il redoutait les mêmes effets des chal-

(1) Voyez le Rapport de M. Patissier sur le Mémoire de M. Potton, dans le *Bulletin de l'Académie de médecine*. Paris, 1852, t. XVII, p. 803.

(2) Voyez le mémoire de M. Berthold (*Gazette méd. de Paris*, 1853, p. 436).

(3) *Anat. pathol.*, 1804.

(4) *Littér. méd. digest.*, 1808.

(5) *Histoire naturelle*, traduction E. Littré.

cides ainsi avalées. Dans les *Mélanges des curieux de la nature* (1), il est question d'un cheval dans le corps duquel on aurait trouvé des lézards. Nierenberg (2) mentionne un animal, dans l'Inde, qui ne rend que des serpents au lieu d'excréments. Écoutons maintenant M. Berthold :

» Un fait bien connu, c'est que les oiseaux aquatiques et les oiseaux des marais avalent souvent tout entiers des amphibies vivants, et qu'on retrouve ces derniers encore assez frais ou à peine digérés dans l'œsophage des oiseaux. D'autre part, il n'est pas rare de voir dans le tube digestif des serpents, d'autres serpents qui ont été avalés, des orvets, des crapauds et autres animaux semblables, etc. Mais tous ces animaux avalés sont peu à peu digérés. Geoffroy (3) fit avaler à dessein à une jeune pintade une salamandre et n'en retrouva aucune trace plus tard. Par contre, Sauvages (*Mémoire sur la nature des animaux venimeux*, Rouen, 1754) rapporte qu'il fit avaler à un coq un *Seps briatus* vivant, et que celui-ci fut expulsé bientôt par l'anus; le coq dut avaler une seconde fois le seps, qui pour la seconde fois reparut peu après de la même manière. Mais avant de l'avaler pour la troisième fois, le coq le perça à coups de bec, et le seps ne reparut plus. Sauvages pense même qu'on pourrait, dans des cas de constipation opiniâtre, faire parcourir à des animaux semblables le canal intestinal; selon lui, leur vertu serait plus énergique et plus sûre que les effets du plomb et du mercure coulant employés dans le même but.

» Hippocrate raconte qu'un jeune homme, après avoir bu du vin en abondance, s'étant endormi sous une tente, couché sur le dos, un serpent nommé Argos se glissa dans sa bouche ; le malheureux s'en étant aperçu, mais ne pouvant pas parler, grinça des dents et avala l'animal. Ce jeune homme succomba en proie à des affreuses convulsions et aux douleurs les plus atroces, après avoir eu dix accès de suffocation (4).

» Pline rapporte quelque chose de semblable. Aétius et Dioscoride mentionnent même les accidents qui surviennent lorsqu'on a avalé des salamandres, des crapauds ou des grenouilles, sans prétendre toutefois que des animaux semblables puissent continuer à vivre quelque temps dans l'intérieur du corps. Quand Avicenne (5) avance que les vers et les serpents

(1) Déc. 3, ann. 3, obs. 128.
(2) *Hist. nat. maxime peregrinæ*, 1635.
(3) *Materia medica*, 1764.
(4) *De morbis naturalibus*, lib. IV.
(5) *Canon med.*

reproduisent l'épilepsie; quand Averroès (1) suppose que des animaux venimeux peuvent naître dans l'homme, des humeurs viciées, cette manière de voir suppose déjà un séjour de quelque durée dans le corps de l'homme. Mais le premier auteur qui, depuis Hippocrate, parle ainsi d'un séjour plus ou moins long, est le moine Cæsarius de Heisterbach, qui vivait au commencement du XIIIe siècle; il cite deux cas, où l'on voit un serpent faire un séjour prolongé dans le corps humain. Pline et d'autres écrivains des IIIe et IVe siècles rapportent des observations de serpents, de crapauds, de lézards, de dragons (évidemment des môles ou des monstres), mis au monde avec des enfants, ou sans être accompagnés de créatures humaines; cependant jamais il n'est dit que des animaux de ce genre eussent pénétré antérieurement dans l'estomac par la bouche. Pierre d'Abano, qui vivait au XVe siècle, dit positivement que des grenouilles, des serpents et des escargots parviennent quelquefois jusque dans l'estomac, et qu'ils continuent non-seulement à y vivre, mais encore à y croître. Au XVIe siècle, la crainte d'avaler des amphibies et surtout des serpents était déjà devenue générale. Érasme (2) raconte que des serpents se glissent parfois dans la bouche entr'ouverte des personnes endormies, qu'ils arrivent jusque dans l'estomac, et que les accidents terribles déterminés par leur présence ne peuvent être calmés que par du lait et d'autres mets agréables à l'animal; un usage abondant d'ail serait, selon lui, le meilleur remède. A partir de cette époque, la littérature médicale est inondée d'observations concernant des amphibies rendus par les vomissements.

» On ne doit pas perdre de vue que les anciens auteurs, qui rapportent toutes ces merveilles, confondent souvent d'autres animaux, et notamment les entozoaires, avec les serpents : ainsi Stephanus et les autres écrivains, qui prétendent avoir trouvé des serpents dans les reins des vieux chiens et des loups, se sont laissé abuser par le strongle géant. C'est à une erreur analogue qu'il faut attribuer cette histoire, rapportée par les contemporains, que dans l'été de l'année 1549, près de trois mille personnes succombèrent sur la Theiss, au milieu de souffrance atroces, et en rendant des serpents par les vomissements et par les selles. Souvent aussi on a confondu, par un examen superficiel, des évacuations alvines glaireuses, du sang coagulé, du lait caillebotté vomi, et l'on en a fait des animaux vivants ou morts. C'est dans cette catégorie que se rangent les observations

(1) *Colliget.*
(2) *Colloquia.*

d'Alsharavius, d'Avicenne, d'Averroès et de tant d'autres concernant des personnes mordues par des chiens enragés et rendant des petits chiens avec les urines. C'est ainsi que Meibomius (1620) rapporte qu'un tailleur du Hanovre, qui avait bu du lait, rendit, en vomissant, deux petits chiens blancs aveugles. Ainsi s'expliquent les nombreuses histoires de taupes, de souris, etc., expulsées par les selles ou par les vomissements. A cette classe appartiennent aussi les cas où l'on trouva des oiseaux figurés ou empreints sur les organes dans l'intérieur du corps. Meibomius, par exemple, a figuré un coq, dont il prétend avoir rencontré l'image sur la face interne de la table crânienne, chez un homme: Thomas Bartholin cite l'image de trois pies trouvées sur le foie d'un bœuf. On peut encore rattacher à ces faits les poissons vivants, les anguilles, les vérons, expulsés par l'homme. Toutefois, dès 1612, Miridet, pour réfuter de semblables exagérations, raconte déjà qu'il a vu un paysan qui avalait des poissons vivants sans ressentir le moindre mouvement dans son estomac.

» Depuis plus d'un siècle et demi, toutes ces histoires d'animaux à sang chaud et de poissons vivant dans le corps de l'homme sont rangées parmi les fables; mais il n'en est pas de même quant au séjour prolongé des amphibies dans l'intérieur de nos organes: de nos jours encore cette croyance trouve de nombreux partisans. Ainsi, Bernstein (1834) cite une femme qui, après onze années de souffrances, rendit par l'anus un lézard (*Lacerta agilis*). Wieber (1839) rapporte une longue histoire relative à des grenouilles expulsées par les selles et par les vomissements. Wolff (1843) avance qu'un garçon de seize ans rendit en vomissant une grenouille vivante, laquelle se trouvait dans l'estomac depuis plus de quatre mois et causait des nausées, des vomissements. Ce jeune homme sentait quelque chose de vivant qui remuait dans son estomac; enfin il fut pris de vomissements de sang. La *Gazette médicale de Paris* (1838) cite l'observation suivante du docteur Luroth: « Une femme âgée de vingt-huit ans, » atteinte depuis plusieurs années de chlorose, de douleurs d'estomac, de » battements de cœur, de névralgie sous-orbitaire, d'helminthiase, fut prise, » au mois d'octobre 1837, de faiblesses, de violentes coliques et de ténesme; » à la suite de ces accidents, elle rendit un animal qu'elle regarda comme » une salamandre. La santé revint après cela. Cette femme prétendait avoir » avalé en 1834 un corps dur en buvant de l'eau. »

» Pour ce qui concerne l'origine de semblables amphibies dans le corps de l'homme, trois opinions principales ont eu cours: 1° C'était une œuvre démoniaque. Mais on discutait si ces animaux se produisaient ainsi dans le corps de l'homme, ou bien si l'esprit malin donnait à l'instant même, et en fascinant les yeux des assistants, la forme d'animaux réels aux matières rendues; on se demandait encore si pendant que le malade vomissait, le démon ne lui jetait pas de semblables animaux dans la bouche. Ces idées de transformation pendant les vomissements se trouvent déjà dans Vicentin Belnacensis (*Speculum naturale*), au XIIIe siècle; elles se sont propagées jusqu'au XVIIIe siècle et n'ont disparu qu'avec la croyance à la magie. Cette opinion fut même encore défendue par Merklin (1) et vivement combattue par Frédéric Hoffmann (2), qui dit qu'il ne faut pas tout de suite invoquer la magie, lorsque des crapauds, des lézards, des grenouilles, sont rendus par les selles ou par les vomissements.

» 2° On attribuait l'origine de ces animaux à une génération équivoque. Malgré l'opinion de Gesner, que des vers et des insectes, mais non pas des grenouilles, des serpents, etc., pouvaient se produire de cette manière, et qu'il était fort possible que du frai de grenouille, avalé, se transformât en crapauds, par suite du séjour, d'ailleurs peu approprié à leur nature dans le tube digestif, les observateurs ultérieurs, même jusque dans ces derniers temps, se sont cependant épuisés en explications pour justifier cette manière de voir.

» 3° On supposait que des animaux de ce genre ou leurs œufs avaient été avalés; ils continuaient à vivre dans l'estomac et dans les intestins, s'y développaient, s'y accroissaient, s'y reproduisaient. Cette idée s'est conservée depuis Hippocrate jusqu'à nos jours.

» Presque toujours quand il s'agit de serpents et de lézards rendus par les vomissements, on raconte que ces animaux se sont introduits eux-mêmes dans la bouche; au contraire, dans les histoires de salamandres, de crapauds, de grenouilles, etc., on remarque toujours que les malades, en buvant, surtout de l'eau trouble, ont senti, en avalant, le passage d'un corps dur, ou tout au moins d'un corps étranger.

» On ne saurait mettre en doute que des amphibies puissent arriver dans l'estomac après avoir été avalés, soit volontairement, soit par accident. Dans des cas de ce genre, ces animaux seront rendus vivants par les vomissements, peu de temps après leur ingestion, ou plus tard, mais morts. S'il ne survient pas de vomissements, on verra paraître, après plus ou moins de temps, dans les matières rendues par les selles, des amphibies morts ou

(1) *Trait. phys. med.: De incantamentis*, 1715.
(2) *Dissert. de vi diaboli in corpora*, 1703.

en putréfaction, ou seulement des portions d'amphibies, telles que des têtes, des pattes, des os, des fragments d'épiderme. Serrières (1807), Mandl (1833), ont rapporté des faits de ce genre.

» D'un autre côté, on cite également des hommes qui ont avalé des amphibies vivants, sans en être particulièrement incommodés. Ledel (1678) assure qu'on fit avaler à un individu très glouton une grenouille vivante, sans qu'il s'en aperçût. Lorsqu'on lui eut raconté la chose, cet individu accusa des nausées, des douleurs dans l'estomac ; il se figura qu'on voulait le faire mourir. On l'enivra avec du vin d'Espagne, et quand il se réveilla du sommeil où l'avaient plongé les vapeurs du vin, après une forte purgation administrée, il se trouva parfaitement à son aise. Jacobæus (1678) parle d'un homme qui avait avalé à dessein un gros crapaud vivant ; quatre heures après, il se plaignit de douleurs à l'estomac, mais il n'éprouva aucune autre incommodité.

» On a dit que des amphibies provenant d'œufs avalés étaient produits dans l'intérieur du corps, et que ces animaux avaient continué pendant un certain temps à y vivre. Mais ces faits sont complétement contraires à la nature des amphibies, et cependant ces histoires forment environ les trois quarts des observations sur la matière. L'anatomie comparée aurait pu éclaircir la question, et faire reconnaître si ces animaux s'étaient arrêtés ou non pendant quelque temps dans le corps humain. Ainsi, les amphibies, dans l'estomac ou dans le canal intestinal desquels on a rencontré des restes d'insectes ou de plantes, dont ces animaux font leur nourriture habituelle, n'ont certainement pas fait un long séjour dans le corps humain. Mais, quand même on ne trouverait rien de semblable, on ne pourrait pas en conclure que l'animal a vécu dans l'intérieur des organes d'un homme : en effet, il arrive parfois que l'estomac ou les intestins des grenouilles, des crapauds, des salamandres, en liberté, ne renferment qu'un peu de mucosités, de bile et de fèces.

» Dès le XVIIe siècle, on a cherché avec soin de ces amphibies que l'on disait avoir été rendus par des individus ; mais ces recherches n'avaient aucun résultat, car on ne tirait aucune conclusion exacte relativement au séjour des animaux, d'après la nature des matières contenues dans l'estomac. De nos jours, on a aussi pratiqué des autopsies de ce genre. Ainsi, en 1837, le docteur Wiebers ouvrit une des grenouilles vomies par une femme âgée de vingt-cinq ans. Cette femme avait déjà rendu 13 de ces animaux, dont 9 vivants et 4 morts. La grenouille examinée par le docteur Wiebers, et comparée avec des grenouilles prises en liberté, non-seulement présenta une structure intérieure plus délicate, mais encore on trouva dans l'estomac 3 grains d'une masse verdâtre, d'un aspect granulé, donnant au toucher la sensation de la graisse; dans l'intestin, on trouva une masse graisseuse jaunâtre.

» Ces vomissements de grenouilles avaient eu lieu plusieurs fois en présence du docteur Wiebers, d'une foule de graves personnages et des gens de la maison assignés par le magistrat de l'endroit. Une des grenouilles rendues vivantes, ainsi qu'une autre grenouille autopsiée par le docteur Buding, furent envoyées au ministère de l'instruction publique: la grenouille vivante saisit et mangea des mouches avec la même avidité que les grenouilles en liberté.

» La malade fut admise à l'hôpital de la Charité, à Berlin; pendant quatre mois on l'y soumit à une observation rigoureuse, mais elle ne rendit plus rien. Cette femme quitta l'hôpital, soupçonnée de fourberie, et l'on resta toujours dans l'incertitude relativement à la question de savoir si des grenouilles avaient vécu et séjourné dans son corps. Cette femme, qui souffrait de crampes violentes, de douleurs dans l'estomac et dans les intestins, avait rendu, dans le principe, par l'effet de remèdes appropriés, des lombrics et des fragments de tænia; interrogée à cette époque, elle finit par se rappeler que, deux ans et demi auparavant, en buvant à une fontaine, elle avait senti que quelque chose qui grattait très fortement au passage, lui était entré dans la gorge; sa maladie datait de ce moment.

» Dans l'année 1843, M. Berthold apprit qu'une jeune fille de quinze ans, d'ailleurs en parfaite santé, avait rendu un lézard par les vomissements. On lui montra dans l'herbe une masse de matières rendues, composée en majeure partie de mucosités gastriques, de morceaux de pommes de terre, etc. : ces aliments avaient été pris la veille au soir. Dans un vase rempli d'eau nageait un triton (*Trito tæniatus*) de deux ans; c'était l'animal qu'on disait avoir été vomi, et qu'on avait ensuite placé dans l'eau. M. Berthold emporta le triton, qu'il assura, sans pouvoir convaincre les assistants, s'être trouvé par hasard à l'endroit où la malade avait rendu son souper; il le plaça dans l'eau chaude, où il succomba bientôt, et il en fit l'ouverture. Les matières contenues dans l'estomac et les intestins n'auraient pas contre-indiqué la possibilité d'un séjour de quelques jours dans l'estomac; mais l'action de l'eau chaude démontre qu'il n'en avait pas été ainsi.

» Deux grenouilles (*ranæ temporariæ*) furent vomies par une fille de vingt-sept ans, à Lanthenthal. On les examine, on les ouvre; une enquête judiciaire conclut qu'il n'y a pas lieu à croire à une simulation, que le fait doit être considéré comme certain. Cette fille, qui depuis longtemps souffrait de spasmes, surtout dans l'estomac, d'hématémèse, de constipation, qui accusait un état général d'anxiété, avec la sensation dans la poitrine d'un corps qui tendrait à remonter ; cette fille, après quelques semaines pendant lesquelles elle fut très souffrante, rendit encore en vomissant, à divers intervalles, sept autres grenouilles de différentes grosseurs. Quinze jours après, nouveaux vomissements qui expulsent trois grenouilles en présence du magistrat de l'endroit et d'autres personnes.

» Cette fille, examinée avec soin, finit par avouer qu'elle n'avait jamais vomi aucun animal, mais que portant toujours sur elle des grenouilles, elle les avait introduites en cachette dans sa bouche pendant qu'elle vomissait, et les avait ainsi rendues avec des mucosités et du sang, et que, d'autres fois, elle les avait simplement jetées dans le vase.

» L'examen anatomique des animaux peut bien, dans quelques cas, par le contenu des intestins, faire reconnaître une supercherie, mais il ne suffit pas pour décider la question du séjour de certains amphibies dans le corps de l'homme, et du temps qu'ils y sont restés. D'anciens auteurs ont déjà émis l'opinion que ces animaux ne pouvaient vivre longtemps dans l'estomac ou dans les intestins, à raison de l'action dissolvante du suc gastrique, de la nature méphitique de l'air de ces parties, de l'âcreté de la bile, du défaut de nourriture. Ces raisons ont été combattues par d'autres auteurs qui ont admis cette possibilité. Il en est même qui ont cherché à expliquer comment ces animaux peuvent continuer à vivre dans l'intérieur de l'appareil digestif. D'ailleurs, si l'on compare ce qui a lieu pour d'autres animaux, surtout pour les entozoaires et pour certaines espèces d'épizoaires, on serait tenté, au premier abord, de se ranger à cette manière de voir. Quant au défaut de nourriture, on sait que des amphibies peuvent continuer à vivre plusieurs années sans prendre aucune alimentation.

» Spallanzani a placé des escargots dans l'azote et l'hydrogène ; ils ont respiré et ils ont rendu de l'acide carbonique. Treviranus a observé que des escargots terrestres, enfermés avec de l'air atmosphérique, non-seulement avaient absorbé tout l'oxygène, mais avaient continué après cela à dégager de l'acide carbonique. Edwards, Collard, Müller, Berggmann, ont trouvé que des grenouilles qui respiraient dans une atmosphère privée d'oxygène développaient de l'acide carbonique en quantité à peu près aussi considérable que dans l'air atmosphérique. On ne saurait donc nier chez les amphibies une certaine ténacité de la vie ; les expériences physiologiques sur ces animaux l'ont d'ailleurs suffisamment démontré.

» Mais il est dans le corps de l'homme vivant un agent d'une valeur constante et précise, agent aussi avantageux, aussi indispensable pour l'économie humaine qu'il est nuisible et destructeur pour les vertébrés à sang froid : nous voulons parler d'une chaleur de 36 degrés centigrades environ, température qui se communique à tous les corps contenus dans l'organisme humain.

» Ceci posé, il faut se demander si des amphibies sont en état de supporter d'une manière prolongée une température de 36 degrés centigrades. A cette question M. Berthold répond : Ni le lézard, ni l'orvet, ni la grenouille, ni le crapaud, ni la salamandre, ni le sourd, de même qu'un très petit nombre d'espèces de la famille des mollusques, des araignées, des insectes, des myriapodes, etc., qui sont présumés avoir vécu d'une manière prolongée dans le corps humain, ne sont en état de supporter cette température. Sans doute certains animaux à sang froid continuent à vivre, même dans une température très élevée : tels sont, par exemple, le cyclostomum thermal dans les sources thermales d'Abano, les entozoaires, les larves de l'œstre dans le corps de l'homme et des animaux à sang chaud ; on prétend même que le *Lenciscus thermalis* se trouve dans les sources chaudes de Ceylan, dont la température est de 50 degrés centigrades. Mais on ne connaît pas encore les conditions précises dans lesquelles ces êtres se présentent ; on est surtout dans le doute relativement à la durée de leur séjour. D'un autre côté, n'est-il pas permis d'admettre que l'organisation entière de ces diverses espèces est tout spécialement appropriée à de semblables conditions ; que leur excitabilité nerveuse a été modifiée d'une manière particulière ? D'ailleurs nous voyons les animaux qui vivent dans l'eau douce et ceux qui vivent dans l'eau salée doués d'une nature particulière, en vertu de laquelle un très petit nombre des animaux marins continuent à vivre dans l'eau douce, et réciproquement. Tout animal à sang froid, capable de séjourner d'une manière prolongée dans le corps humain, semble devoir aussi être en état de supporter d'une manière prolongée, dans l'eau, une température égale à celle du corps de l'homme.

» Du reste, les animaux à sang froid résistent beaucoup mieux à une température élevée dans l'air atmosphérique, même lorsqu'il est saturé de vapeurs d'eau, parce qu'au moyen de l'évaporation la température de leur corps se maintient toujours à un degré moins élevé. Dans les expériences de Delaroche (1810), des grenouilles ont supporté pendant une demi-heure une température de 36 à 37 degrés, tandis que la température de leur corps n'atteignait que 21 à 23 degrés. Spallanzani (1) a porté diverses portions de frai de grenouille plongées dans l'eau, à une température de 30 à 80 degrés : tout le frai qui avait été porté au delà de 45 degrés avait perdu la faculté de se développer ; celui qui n'avait été chauffé que jusqu'à 30 degrés, se développa très bien ; celui qui avait été chauffé jusqu'à 45 degrés ne produisit qu'un petit nombre de têtards. Les têtards, les grenouilles et les tritons succombèrent dès que la température atteignit 35 degrés Réaumur. Ces expériences n'ont cependant pas une valeur concluante, parce que l'élévation de la température a été trop rapide, et parce que ces animaux sont capables de supporter une chaleur extérieure humide plus élevée. »

Les expériences de M. Berthold ont porté sur des amphibies et principalement sur les espèces suivantes : *Lacerta agilis*, *Lacerta vivipara*, *Anguis fragilis*, *Rana esculenta*, *Rana temporaria*, *Bombinator igneus*, *Hyla viridis*, *Bufo communis*, *Bufo viridis*, *Salamandra maculata*, *Triton cristatus*, *igneus*, *tæniatus*. Dans ces expériences, les animaux avaient été placés dans un premier vase rempli d'eau, et celui-ci était contenu dans un autre vase plus large, également rempli d'eau, dont on élevait graduellement la température ; de là la chaleur se communiquait à l'eau du vase, qui contenait et les amphibies et un thermomètre.

Exp. I. — Du frai de grenouille fut soumis pendant huit heures à une température de 29 degrés Réaumur ; bien que cette chaleur soit favorable à son développement, après trois jours tout le frai ainsi traité commençait déjà à se putréfier.

Exp. II. — Du frai de *Triton cristatus* donna les mêmes résultats.

Exp. III. — Les têtards de grenouilles et de crapauds ont continué à se mouvoir jusqu'à 14 degrés ; mais, la température ayant été portée graduellement jusqu'à 22 degrés, les mouvements parurent d'abord plus énergiques, mais après une demi-heure ils se ralentirent ; en même temps apparurent des contractions spasmodiques. A 26 degrés, tous les mouvements cessaient ; les animaux étaient dans un état d'asphyxie. Ceux qui restèrent une demi-heure exposés à une semblable température ne se réveillèrent plus.

Exp. IV. — Deux lézards (*Lacerta vivipara* et *Lacerta agilis*) furent placés dans de l'eau à 14 degrés ; ces animaux s'agitèrent en tous sens pour

(1) *Opuscoli di fisica animale e vegetabile*, 1776.

se soustraire à cet élément, étranger pour eux. En élevant graduellement la température, leurs mouvements devinrent plus rapides et plus violents; à 26 degrés, ils s'affaiblissaient, et après une heure vingt minutes d'une chaleur de 29 degrés, ces animaux étaient morts.

Exp. V. — Deux orvets furent placés dans de l'eau à 20 degrés; ces animaux, d'habitude si indolents, s'agitèrent, mais, par suite de l'augmentation graduelle de la température, ils s'affaiblirent complétement, et après avoir été soumis pendant une heure à une chaleur de 29 degrés, ils étaient morts.

Exp. VI. — Deux grenouilles d'un an et deux grenouilles de deux ans (*Ranæ esculentæ*), sont chauffées graduellement, pendant une heure, de 8 à 26 degrés; dans le principe, elles s'agitaient fortement dans le verre. Les symptômes d'anxiété augmentèrent avec l'accroissement de la température. Lorsque ces grenouilles eurent supporté pendant six minutes une température de 27 degrés, les mouvements cessèrent peu à peu, et il ne se produisait plus que de faibles contractions des extrémités; enfin, elles ouvraient la bouche et laissaient pendre la langue. Après trois minutes, l'asphyxie était complète, et les animaux, retirés de l'eau, paraissaient avoir été soumis à l'action de l'éther sulfurique ou du chloroforme. La circulation avait cessé dans les pattes et le sang stagnait dans les veines. Deux grenouilles furent de nouveau placées pendant une demi-heure dans de l'eau à 28 degrés; elles ne purent plus être rappelées ensuite à la vie. Les deux autres furent laissées à l'air libre, et leur asphyxie ne fut que passagère. Le sang reprit très lentement son cours, et au bout de deux heures, ces animaux avaient repris leur énergie antérieure.

Exp. VII. — Deux grenouilles, parvenues à leur entière croissance, sont placées dans de l'eau à 10 degrés, dont on élève graduellement la température. A 20 degrés, elles cherchent par tous les efforts possibles à sortir du vase; elles sont tantôt au fond, tantôt à la surface de l'eau. A 26 degrés elles s'affaiblissent et ont à peine assez de force dans les jambes de derrière pour se dresser. Après cinq minutes, elles étaient asphyxiées. La température fut alors portée à 28 degrés, et, après un séjour d'une heure dans l'eau chaude, les grenouilles étaient mortes.

Exp. VIII. — Un crapaud d'un an et un crapaud adulte (*Bufo viridis*) furent placés dans de l'eau à 14 degrés Réaumur, dont la température fut portée jusqu'à 20 degrés pendant une heure. Ces animaux, à l'approche de 22 degrés, s'agitèrent comme les grenouilles placées dans les mêmes conditions. A 27 degrés, l'asphyxie était complète. Après avoir été soumis trois quarts d'heure à une chaleur de 29 degrés, ils étaient morts.

Exp. IX. — Une salamandre (*Salamandra maculata*) fut placée dans de l'eau à 12 degrés, dont la température fut portée à 28 degrés dans l'espace de trois quarts d'heure. Cet animal, d'ailleurs si indolent, parut assez vif à 24 degrés ; il s'agitait avec anxiété dans le verre et laissait échapper en abondance la sécrétion de ses glandes cutanées. Après dix minutes, il était très faible, et à 28 degrés, dans un état d'asphyxie complète. Retiré de l'eau, après y avoir encore séjourné une demi-heure à la température de 29 degrés, il était mort.

Exp. X. — Le triton (*Trito tæniatus*), déclaré rendu par les vomissements, et ouvert par M. Berthold, ce triton, qui jusqu'alors se trouvait dans de l'eau à 12 degrés, fut chauffé, ainsi que l'eau dans laquelle il nageait, jusqu'à 28 degrés. D'abord ses mouvements augmentèrent de force et de rapidité ; mais vers 20 degrés, il était déjà faible. A 24 degrés il se plaça sur le côté, étendit les extrémités et tomba dans un état d'asphyxie. Après cinq minutes de séjour dans une température de 28 degrés, il était mort. Si cet animal avait été réellement rendu avec les matières vomies, et s'il s'était trouvé antérieurement dans l'estomac, pour le moins à 29 degrés Réaumur, il eût certainement supporté sans inconvénients la température artificielle à laquelle il fut soumis dans cette expériences.

Exp. XI. — Une grenouille aquatique et une grenouille terrestre furent placées tout à coup dans de l'eau à 28 degrés, et l'eau fut maintenue à cette température. Ces animaux se montrent très agités. Après vingt minutes, ils étaient asphyxiés ; après quarante-cinq minutes, ils étaient morts.

Exp. XII. — Deux tritons, placés dans les mêmes conditions, présentèrent les mêmes phénomènes.

De ces expériences, M. Berthold tire les conclusions qu'il formule ainsi :

1° On doit considérer comme fausses toutes les observations d'amphibies que l'on dit avoir séjourné pendant un certain temps dans le corps de l'homme et y avoir produit une maladie prolongée, en tant qu'animaux vivants.

2° Les œufs des amphibies avalés ne tardent pas à perdre, dans l'estomac de l'homme, la faculté de se développer.

3° Des amphibies peuvent pénétrer dans l'estomac de l'homme, après avoir été avalés volontairement ou par accident.

4° Ces animaux, lorsqu'il survient des vomissements peu de temps après leur ingestion, peuvent être rendus encore vivants ou dans un état d'asphyxie.

5° Si les vomissements n'ont lieu qu'un certain temps après l'ingestion, alors les animaux rendus sont morts ; s'il ne se déclare pas de vomissements, les animaux sont plus ou moins digérés. On les retrouve entiers ou par fragments, ou bien leurs os et les parties épidermiques sont rendus par les selles, ou bien enfin on n'en retrouve plus aucune trace dans les déjections alvines.

6° Le seul obstacle réel qui s'oppose à la vie dans l'intérieur du corps humain, c'est la chaleur, d'au moins 29 degrés Réaumur, à laquelle aucun des amphibies ci-dessus nommés ne saurait résister quatre heures.

CHAPITRE VIII.

DE LA TARENTULE ET DU TARENTISME.

ART. Ier. — De la tarentule et du tarentisme moderne.

On a donné le nom de *tarentisme* à un ensemble d'accidents plus ou moins bizarres qui, selon quelques auteurs, seraient produits par la morsure de la tarentule, espèce particulière d'araignée, commune dans plusieurs parties de l'Italie et spécialement dans la Pouille. Le mot *tarentule* est dérivé, dit-on, de la ville de Tarente ou de la rivière Thara, dans la Pouille. Bien que nous ne prétendions pas soutenir l'innocuité absolue de la piqûre de la tarentule, il nous paraît difficile néanmoins de rapporter à cette cause les accidents variés décrits par les auteurs sous le nom de tarentisme.

Nous trouvons la première mention de cette affection dans Perotti (1). Voici un passage qui a trait à notre sujet : « Est et alius stellio ex aranea- » rum genere, qui simili modo *ascalabotes* a Græcis dicitur, et *colotes*, et » *galeotes*, lentiginosus, in cavernulis dehiscentibus per æstum terræ ha- » bitans. Hic majorum nostrorum temporibus in Italia visus non fuit, » nunc frequens in Apulia visitur ; aliquando etiam in Tarquinensi et » Cornicula[illegible] agro, et vulgo similiter *tarentula* vocatur. Morsus ejus per- » raro int[illegible]it hominem, semistupidum tamen facit, et varie afficit : *ta-* » *rentulam* vulgo appellant. Quidam cantu audito, aut sono, ita excitantur, » ut pleni lætitia et semper ridentes saltent, nec nisi defatigati et semineces

(1) *Cornucopiæ latinæ linguæ*, Basil., 1536, in-folio. *Comment. in primum Martialis epigramma*, p. 51.

» desistant. Alii semper flentes, quasi desiderio sonorum miserabilem vitam » agant. Alii visa muliere, libidinis statim ardore incensi, veluti furentes, » in eam prosiliant. Quidam ridendo, quidam flendo moriantur. »

On sait que les arachnides constituent une classe d'animaux articulés, qui se distinguent des crustacés et des insectes par l'absence d'antennes. On en admet deux ordres : les pulmonaires et les trachéennes; la bouche est en suçoir chez les unes et munie, chez les autres, de mandibules, terminées en pince ou en griffe. Les araignées sont les seules arachnides dont les mandibules soient armées d'un crochet mobile, percé à son extrémité libre, d'un petit orifice donnant issue au venin qu'elles sécrètent. Les auteurs sont très partagés sur l'action de ce venin. Toutefois, il paraît constant que dans les pays froids, l'on n'a rien à redouter de ces animaux, tandis que, dans les régions méridionales, la morsure de quelques araignées peut être suivie d'accidents aussi graves que ceux qui succèdent à l'inoculation du venin de la vipère. M. Roulin a été, en 1826, témoin d'un fait de ce genre : une femme du village de Supia, dans la vallée d'Antioquia, ayant été piquée par une araignée, aussitôt des douleurs suivies d'engourdissement se montrèrent le long du bras; ce membre ne tarda pas à se tuméfier, ainsi que les ganglions axillaires; il se déclara des vomissements et des évacuations alvines; les accidents durèrent huit heures (1).

Les araignées paraissent pouvoir faire invasion dans des localités auxquelles elles restent ordinairement étrangères. Ainsi, en 1830 et 1833, le *Theridion malmignatta*, qui habite la Toscane et la Corse, se montra en Catalogne parmi les habitants d'el campo de Tarragonas et d'el Vendrell, et causa des accidents dont plusieurs eurent une issue funeste (2). Lemanon a cité un exemple d'araignées devenues venimeuses, aux environs de Salon en juin 1782, pendant un été accompagné de sécheresse et de chaleur excessive (3).

Baglivi ayant fait mordre un jeune chien, à la lèvre supérieure, par une tarentule apportée de la Pouille : les deux lèvres devinrent, en moins de quelques heures, le siége d'une tuméfaction considérable; la respiration s'embarrassa, les poils se hérissèrent; l'animal se coucha, et resta dans une sorte d'état comateux, sans prendre ni boissons, ni nourriture,

(1) Voy. *Dictionnaire de médecine en trente volumes*, article TARENTISME, par M. Guérard.

(2) *Annal. de la Soc. entomol.*, 1834, t. III.

(3) *Journ. de phys.*, janvier 1784.

durant quatre jours, pendant lesquels le gonflement s'étendit à la langue, envahit la tête, et gagna même l'abdomen. L'animal succomba le cinquième jour, sans que les modulations les plus variées eussent pu le tirer de son immobilité. Baglivi pense que s'il eût été sous le ciel de la Pouille, son chien eût été sauvé par les mouvements de danse qu'eût provoqués la musique (1). Il invoque la même cause pour expliquer la bénignité des accidents observés chez un médecin, à Naples, qui se fit mordre au bras par une tarentule. Ce médecin en fut quitte pour une très légère blessure, qui disparut vers le quatrième jour, et la formation de croûtes noires; le tout se termina par une indisposition, qui se montra un mois après l'expérience.

« Le traitement mis en usage dans la Pouille, dit M. de Renzi, consiste à faire danser les malades au son du violon ou de la cornemuse. De là le mot *tarantella* qu'on donne à une certaine danse populaire de Naples. Le peuple attache à la danse une action surnaturelle; il croit que la tarentule danse en même temps que le malade, et il ne veut entendre parler d'aucun autre moyen thérapeutique (2). »

En Algérie, la tarentule se rencontre dans le Sahara et même dans la Métidjah, et sa morsure paraît y produire souvent des accidents d'une certaine gravité. D'après M. E.-L. Bertherand, les habitants du Sud mettent immédiatement le blessé dans un bain de sable brûlant, jusqu'au cou, quelquefois dans une fosse que l'on remplit de terre bien chauffée (3).

ART. II. — Du tarentisme épidémique.

Vers la fin du XVe siècle on trouve le tarentisme répandu sous forme épidémique au delà des limites de la Pouille, et les populations de l'Italie en proie à la terreur inspirée par la crainte de la morsure de l'araignée.

« Dans l'opinion générale, dit le professeur Hecker (4), les personnes mordues étaient vouées à une mort certaine, et si quelques-unes échappaient, elles conservaient, disait-on, le reste de leur vie, une lésion de l'esprit et une débilité incurables. Les uns éprouvaient une altération sen-

(1) C. Baglivi, *Dissertatio VI, de anatome, morsu et affectibus tarantulæ* (*Opera omnia*, Lugduni, 1710, in-4°, p. 599).

(2) Voy. *Gazette médicale de Paris*, septembre 1833.

(3) *Médecine et hygiène des Arabes*. Paris, 1855, p. 484.

(4) J.-F.-C. Hecker, *Die Tanzwuth, eine Volkskrankheit im Mittelalter*. Berlin, 1832. — M. F. Dubois, de Berlin, a donné une traduction libre d'une partie de cette monographie dans le tome XII des *Annales d'hygiène*, Paris, 1834, p. 312.

sible des fonctions de la vision et de l'audition ; d'autres perdaient l'usage de la parole, et tous restaient insensibles aux moyens d'excitation ordinaires. La flûte et la guitare pouvaient leur procurer du soulagement ; alors, comme réveillés peu à peu d'un sommeil magique, ils ouvraient les yeux, se mouvaient d'abord lentement et en mesure, puis, celle-ci devenant plus rapide, ils étaient entraînés à une danse passionnée. On s'étonnait généralement que des gens de la campagne, sans éducation, sans connaissance aucune de la musique, montrassent dans ces danses une habileté extraordinaire, comme si depuis longtemps on les eût exercés aux mouvements les plus gracieux... Pendant l'été, les villes et les villages retentissaient du son de la flûte, de la clarinette et des timbales turques ; partout on voyait des malades qui attendaient de la danse leur guérison. Alexandre ab Alexandro rapporte qu'il vit dans un village écarté un jeune homme fortement atteint du tarentisme. Il écoutait avidement et le regard fixe les sons de la timbale, il se mouvait avec grâce en accélérant toujours ses mouvements, jusqu'à ce qu'enfin, par de puissants efforts, sa danse devînt une suite de sauts extraordinaires. Si la musique venait à cesser pendant cette exaltation de l'esprit et du corps, il tombait sans connaissance, et restait étendu par terre sans mouvement, jusqu'à ce qu'elle vînt de nouveau l'exciter à la danse. On avait dans ce temps la ferme conviction que l'effet de la musique et de la danse était de répartir dans tout le corps le venin de la tarentule et de l'expulser par la peau, et que s'il en restait dans les veines la plus petite trace, il devenait un germe permanent de maladie, tellement que la musique pouvait toujours produire de nouveaux accès.

» Le nombre des malades s'accrut d'une manière prodigieuse, et tous ceux qui avaient été mordus par l'araignée, ou par le scorpion, ou qui seulement croyaient l'avoir été, reparaissaient dans les lieux où se faisaient entendre les joyeux accords de la tarantella. Des femmes curieuses se mêlaient à la foule, et contractaient ainsi la maladie, non par l'effet du venin de l'araignée, mais bien par leur avidité à voir les danseurs (1) : aussi, peu à peu le jour de la guérison des *tarantati* devint une véritable fête que l'on attendait avec impatience.

(1) Du moment que l'affection pouvait se développer par le seul aspect des malades, il est évident que, chez ces derniers eux-mêmes, le mal avait une autre cause que la piqûre d'une araignée. Ce qui saisit dans cette description, c'est l'analogie frappante des accidents avec quelques-uns de ceux que l'on vit se produire chez les convulsionnaires de Paris, en 1731.

»Le célèbre Matthioli en parle comme témoin oculaire. Il constata, comme Alexandro, les effets merveilleux de la musique; et quoique souvent les malades se trouvassent sur leur lit, accablés de douleur et désespérant de leur guérison, ils se levaient comme des inspirés dès qu'ils entendaient les premiers sons des mélodies qui faisaient impression sur eux. Les tarentelles seules avaient cette heureuse influence; dès qu'ils les entendaient, ils oubliaient leurs maux et dansaient en cadence et pendant des heures entières sans se fatiguer, jusqu'à ce qu'ils fussent couverts de sueur, et qu'ils sentissent une lassitude qui les délivrait pour quelque temps, ou même pour toute une année, de leur mélancolie et de leurs maux. L'expérience qu'avait faite Alexandro du danger d'interrompre la musique, se confirma généralement. Dès que les clarinettes et les timbales cessaient de se faire entendre, ce qui devait arriver souvent, puisque les danseurs fatiguaient les plus robustes musiciens, les malades s'arrêtaient tout à coup, et tombaient à terre dans un nouvel accès de mélancolie et d'épuisement, dont il n'y avait moyen de les tirer qu'en leur faisant recommencer la danse.

» Matthioli dépeint les accidents causés par la morsure de la tarentule comme étant d'une nature très diverse. Quelques malades étaient pris d'accès de joie, ils restaient longtemps éveillés, ils riaient, chantaient, dansaient, et présentaient une exaltation remarquable de la sensibilité; d'autres, au contraire, tombaient dans un état de torpeur. La plupart étaient fatigués par des nausées et des vomissements; d'autres avaient un tremblement continuel; on en vit même assez souvent entrer en des accès de fureur.....

» A la vue des couleurs qui leur étaient odieuses, les malades entraient en fureur, et, de même que les danseurs de Saint-Guy à l'aspect de la couleur rouge, on avait peine à les empêcher de déchirer les vêtements qui leur causaient de si pénibles sensations.

» Un autre phénomène non moins remarquable était la passion des malades pour la mer. De même qu'au XIVe siècle les danseurs de Saint-Jean voyaient le ciel ouvert avec toute la pompe des saints, les personnes atteintes de tarentisme étaient attirées par la surface immense et azurée de la mer, et demeuraient absorbées en la contemplant. Quelques chansons, qui se sont conservées jusqu'à nos jours, dépeignent cette passion singulière, que le nom seul de la mer suffisait pour exciter. Chez quelques-uns, cette passion atteignait un si haut degré, qu'ils se précipitaient avec une aveugle furie dans les flots, comme les danseurs de Saint-Guy dans les torrents (1). Cet état, si opposé à l'hydrophobie, se trahissait chez d'autres malades par la jouissance que leur causait la vue de verres remplis d'eau limpide. Pendant la danse ils portaient en main des verres pleins d'eau, et faisaient des gestes bizarres ; d'autres aimaient de voir, au milieu de la place où la danse avait lieu, de grands vases remplis d'eau, entourés de roseaux et d'autres plantes aquatiques, pour y plonger la tête et les bras avec une grande volupté. D'autres se roulaient par terre, et s'y faisaient enterrer jusqu'au cou, ce qui leur procurait quelque soulagement.

» Mais tout s'efface devant l'incomparable puissance de la musique. Déjà, dans l'antiquité, on avait, il est vrai, cherché à calmer les douleurs sciatiques et les accès des maniaques par une musique douce et le jeu de la flûte, et l'on avait cherché à prévenir par les mêmes moyens les accidents causés par la morsure de la vipère ; mais tous ces essais n'avaient été faits que d'une manière partielle. Au moyen âge, au contraire, il n'y avait, dans l'opinion du peuple, de salut, après la morsure de la tarentule, que dans la musique (2). »

Au XVIIe siècle, le tarentisme atteignit, en Italie, son plus haut degré. Les malades étaient saisis d'un froid glacial, et la danse soutenue parvenait seule à ranimer la chaleur. Parmi les malades, les uns perdaient la voix, d'autres répandaient des larmes abondantes ; d'autres enfin se faisaient frapper avec violence la plante des pieds pour apaiser la torture du chatouillement de ces parties. Ici encore, on ne méconnaîtra pas l'analogie marquée des accidents avec ceux des convulsionnaires de Paris de 1731, et ce rapprochement suffirait à lui seul pour absoudre la tarentule de toute participation à la production de la maladie que nous venons de décrire.

ART. III. — De la chorée abyssinienne.

Les voyageurs ont décrit sous le nom de *tigretier*, une affection qui offre une grande analogie avec le tarentisme et qui s'observe de temps à autre dans la partie de l'Abyssinie appelée Tigre. M. Hecker pense que cette maladie est celle que les habitants de l'Éthiopie nomment *astaragaza.*

Voici en quels termes s'exprime sur cette affection un témoin oculaire,

(1) On lit dans Mezeray, t. II, p. 746 : « Il courait, en 1342, dans la France, une mortelle maladie. Les uns se cassaient la tête contre les murailles ; *les autres se précipitaient dans les puits ou se tuaient à force de courir çà et là.* » Voilà bien deux des caractères des épidémies décrites sous le nom de tarentisme.

(2) Voy. J.-F.-C. Hecker, *Die Tanzwuth, etc.*, p. 55.

le voyageur Pearce, qui a séjourné pendant neuf années en Abyssinie (1).

« Le *tigretier* attaque plus souvent les femmes que les hommes. Il commence par une fièvre violente qui se transforme bientôt en fièvre lente, et produit une maigreur extrême et même la mort, si l'on ne peut procurer au malade les secours nécessaires. Les paroles des malades deviennent inintelligibles, et ne sont, disent les indigènes, comprises que par leurs compagnons d'infortune. Lorsque les parents sont persuadés que la maladie est le véritable *tigretier*, ils se cotisent pour subvenir aux frais du traitement, et font d'abord venir un *dofter*, espèce de prêtre, qui lit au malade l'évangile de saint Jean, et l'asperge journellement d'eau froide pendant une semaine, procédé dont la mort est souvent le résultat. Le traitement le plus efficace impose des dépenses considérables. Les parents louent une troupe de musiciens, et tous les jeunes gens, les filles et les femmes se réunissent devant la maison du malade, pour y célébrer une fête.

» Je fus un jour appelé chez un voisin dont la jeune femme, objet de toutes ses affections, avait eu le malheur d'être attaquée de ce mal. Le mari était mon ancien compagnon ; aussi visitais-je la malade tous les jours ; mais je vis bientôt que mes soins ne pouvaient lui être d'aucune utilité, quoiqu'elle ne refusât pas mes remèdes. Elle parlait beaucoup, mais ni moi, ni ses parents, ne pouvions comprendre ce qu'elle disait. A l'aspect d'un livre ou d'un prêtre, elle manifestait une grande aversion par les gestes les plus prononcés ; on remarquait en elle une agitation des plus violentes, pendant laquelle elle versait des torrents de larmes mêlées de sang. Elle avait déjà passé trois mois entiers dans cet état déplorable, et pendant tout ce temps elle avait pris si peu de nourriture, qu'on avait peine à comprendre qu'elle fût encore en vie. Enfin son mari se décida à employer le remède ordinaire, et, après avoir fait les préparatifs nécessaires, il emprunta tous les bijoux d'argent de ses voisins, et en para sa femme.

» Le soir de la fête, je me plaçai dans le voisinage de la malade afin de pouvoir l'observer attentivement. Environ deux minutes après que les trompettes eurent commencé à sonner, je la vis remuer d'abord les épaules, puis la tête et la poitrine, et, en moins d'un quart d'heure, elle se trouvait assise sur son lit. Quoique souriant de temps en temps, elle jetait autour d'elle des regards farouches qui m'engagèrent à m'éloigner, fort étonné que j'étais d'ailleurs de voir une malade desséchée

(1) *The life and adventures of Nathaniel Pearce, written by himself, during a residence in Abyssinia, from the years* 1810 *to* 1819. London, 1831, in-8, t. I, chap. IX, p. 290.

jusqu'aux os, se remuer encore avec une telle force. Sa tête, son cou, ses épaules, ses mains et ses pieds, tout son corps se mouvait en cadence au son de la musique ; enfin, elle se trouva debout au milieu des assistants. Alors, se mettant à danser, elle sautait et gambadait par intervalles, et à mesure que le bruit de la musique et des chants des assistants augmentait, elle faisait des sauts de plus en plus élevés ; quelques-uns étaient de plus de trois pieds. Lorsque la musique cessait, la plus grande anxiété s'emparait d'elle ; lorsque, au contraire, elle devenait plus intense, elle souriait de nouveau, et paraissait satisfaite. Pendant toute la danse, elle ne laissa pas apercevoir le moindre signe de fatigue, alors même que les musiciens étaient épuisés. Elle témoignait au contraire le plus grand déplaisir quand ils étaient obligés de reprendre haleine.

» Le jour suivant, on l'amena, selon la coutume, sur la place du marché, où se trouvaient déjà les cruches destinées aux danseurs et aux musiciens. Lorsque la troupe fut rassemblée et que la musique eut commencé, elle entra dans le cercle des assistants, et se mit à danser en prenant les postures les plus bizarres. La danse dura tout le jour ; vers le soir, elle fit tomber pièce à pièce de son cou, de ses bras et de ses pieds tous les bijoux d'argent, tellement, qu'au bout de trois heures elle s'était dépouillée de toutes ses chaînes et de ses agrafes, qu'un parent releva et rendit à ceux auxquels ils appartenaient. Enfin, au coucher du soleil, elle courut jusqu'à une certaine distance avec une telle rapidité que le meilleur coureur n'aurait pu l'atteindre. Elle tomba tout à coup comme blessée mortellement. Un jeune homme se mit aussitôt à sa poursuite, déchargea de loin sur elle, comme c'est l'usage, un fusil à mèche, et l'ayant frappée sur le dos du plat de son poignard, lui demanda son nom, qu'elle articula aussitôt, ce qui est regardé comme un signe certain de guérison ; car pendant toute la durée de leur mal, les malades ne répondent pas à leur nom chrétien. On la ramena alors faible et exténuée dans sa maison, où un prêtre l'attendait pour la baptiser, comme si elle avait besoin d'être reçue de nouveau dans l'Église. Ce fut là tout le traitement ; mais ce procédé ne réussit pas de même chez tous les malades. Chez quelques-uns la danse sur la place publique doit être réitérée plusieurs jours de suite ; chez d'autres elle reste complétement sans effet. J'ai vu de ces malades faire, pendant leurs accès, les contorsions les plus bizarres, en portant sur la tête une bouteille sans la faire tomber et même sans répandre la moindre goutte du liquide qu'elle contenait.

» Je me serais abstenu de parler de cette maladie, j'en aurais même nié la réalité, si je n'eusse vu tout de mes yeux, et si je n'en avais eu un exemple dans ma propre femme (1). Je crus d'abord devoir me servir du fouet, et j'en appliquai un jour quelques coups légers, dans la croyance que la nature féminine était ici fortement en jeu, et que le désir de se faire remarquer par une mise brillante et par la danse était la véritable cause de la maladie. Mais quel fut mon étonnement, lorsqu'au milieu de l'emploi de mon moyen thérapeutique, elle tomba à terre comme morte. Tous ses membres et même ses doigts devinrent roides et immobiles, tellement que je la crus véritablement à sa dernière heure, et que j'annonçai à mes gens qu'elle avait perdu connaissance, tout en leur cachant la cause de ce fâcheux accident. Mais ils avaient déjà fait venir des musiciens, dont j'avais jusqu'alors obstinément refusé le secours. La musique rappela bientôt ma femme à elle-même. Je laissai alors à ses parents le soin d'employer les moyens de guérison que j'ai décrits, et j'eus seulement à regretter que la durée du traitement, plus longue que pour l'autre malade, m'occasionnât des frais plus considérables. Un jour je cherchai, accompagné d'un de mes amis, à m'approcher inaperçu de ma femme, et sans me mêler à la foule, pour être témoin de ses danses. La voyant se démener plutôt comme une bête sauvage que comme une créature humaine, j'exprimai mon étonnement à mon compagnon en lui disant : Mais ce n'est pas là ma femme! Ce propos excita chez lui un tel accès de rire, que jusqu'à notre retour il eut peine à se remettre. Les hommes sont plus rarement atteints de cette affection que les femmes; elle est d'ailleurs beaucoup moins commune dans les provinces d'Ambara et de Galla que dans le Tigre. »

CHAPITRE IX.

DE LA MORSURE DU SCORPION.

Le scorpion (*Agrab*) est très commun en Algérie, et plusieurs bivouacs y ont même pris le nom de *Camp des scorpions*. « A Mouzaïa, dit M. Bertherand (2), près de Téniet-el-Hâd, nous ne pouvions lever une seule pierre sans découvrir plusieurs de ces arachnides. On en rencontre également beaucoup dans les oasis du Sud, où ils habitent les encoignures des demeures. A Biskra et dans le Sahara, ils offrent une coloration d'un

(1) Elle était Grecque de naissance.

(2) *Médecine et hygiène des Arabes*. Paris, 1855, p. 485.

jaune rougeâtre. Le scorpion d'Afrique est d'un volume remarquable. A El-Ouar, aux environs de Tuggurt, au printemps de 1853, nous en trouvâmes de gris et de dimensions vraiment extraordinaires; ce sont les plus dangereux, dit-on. Les Arabes redoutent d'autant plus cet arachnide, qu'il s'insinue facilement dans les plis de leurs larges vêtements, quand ils couchent sur le sol. En Arabie, ses piqûres passent pour fort dangereuses. En Égypte, les rues fourmillent d'individus munis de paniers renfermant des talismans et des remèdes à vendre contre ses blessures et celles des serpents. En Algérie, la piqûre de l'agrab offre plus de danger dans le Sud, où elle paraît causer souvent la mort, d'après les recherches de M. Guyon. »

En parlant de la province de Constantine, le géographe arabe Edrisi rapporte que « le pays est infecté de scorpions, grands, noirs et dont la morsure est mortelle. Les habitants font usage pour se préserver de leur venin d'une infusion de la plante dite El-foloin-al-harani; cette plante croît abondamment dans les environs du Kalat-Beni-Hamed, une des villes les plus considérables de la contrée, éloignée de Msilah de douze milles. En Arabie, à Djua, les habitants appliquent sur la blessure les entrailles fumantes d'un agneau; on comprime le membre au-dessus de la plaie, puis on le scarifie profondément. Le prophète Mohammed a conseillé de boire une décoction faite avec du chenedegaura (*Teucrium chamæpytis*). Les Arabes frottent la plaie avec de la vieille huile pendant que rougissent les cautères, c'est-à-dire des lames de couteau qui bientôt labourent et incisent les lèvres de la blessure. »

CHAPITRE X.

DE LA MORSURE DU SERPENT CONSIDÉRÉE COMME MOYEN DE PRÉVENIR LA FIÈVRE JAUNE.

Tout récemment, un médecin allemand établi en Amérique, M. de Humboldt, neveu de l'illustre naturaliste de ce nom, a communiqué à l'Académie des sciences médicales de la Havane, un mémoire sur l'inoculation du venin de la vipère, comme moyen prophylactique contre la fièvre jaune. Après avoir obtenu, en 1847, du gouvernement mexicain l'autorisation de soigner les condamnés qui de l'intérieur du Mexique arrivent aux présides de la Vera-Cruz, M. de Humboldt fit les observations suivantes (1) :

(1) *Union médicale*, 1855, p. 303.

« De tous les individus non acclimatés, dit M. Saurel, qui arrivèrent à la Vera-Cruz, quatre seulement sur cent passèrent l'été sans être atteints de la fièvre jaune, tantôt sous sa forme la plus grave, caractérisée par les vomissements noirs ou par sa transformation en état typhoïde. La mortalité fut, en général, de 38 pour 100. Tous les malades ne présentèrent pas à un égal degré les symptômes caractéristiques de la fièvre jaune; plusieurs n'offrirent, pendant deux ou trois jours, que des symptômes sans gravité, avec un mouvement fébrile, continu ou rémittent. Au moment de l'arrivée des condamnés à la Vera-Cruz, quelques-uns présentèrent tous les symptômes de la fièvre jaune à sa première période ; la maladie fit chez eux de rapides progrès, et ils moururent généralement avec des vomissements noirs.

» M. de Humboldt remarqua que l'apparition des symptômes de la fièvre jaune coïncidait avec la morsure, sur les pieds nus des condamnés, d'une petite vipère très commune dans ces parages. Pour vérifier cette observation, il fit recueillir quelques-uns de ces reptiles et soumit à leurs morsures un certain nombre de chiens; il vit alors que ces animaux présentaient, après trois ou six heures, des symptômes d'empoisonnement, et qu'ils mouraient avec d'abondantes hémorrhagies d'un sang décoloré et fétide et des signes indubitables de congestion cérébrale.

» Dans le but de mitiger l'action toxique du venin, M. de Humboldt eut l'idée de l'insérer dans une matière animale, et il fit choix du foie de mouton. Ayant fait mordre six fois, par six vipères différentes, un morceau de foie du poids d'une once, il le laissa entrer en putréfaction et il se servit de cette matière pour inoculer des chiens. En graduant progressivement le nombre des piqûres, il vit que ceux chez qui il avait fait de trois à six inoculations présentaient des symptômes fébriles, dont la durée ne dépassait pas quatre jours, et qui étaient suivis du retour à la santé, sans qu'il se montrât rien de particulier sur le lieu des piqûres.

» A la suite de ces expériences M. de Humboldt se décida à inoculer le venin à l'homme. Il commença par douze condamnés, chez chacun desquels il fit quatre piqûres sur les bras. Tous ces individus présentèrent, après quelques heures, de la céphalalgie frontale et de la rachialgie; plus tard un état fébrile d'une durée de quatre à douze heures, se répétant les trois ou quatre jours suivants, après lesquels tout rentrait dans l'état normal. Plus de deux cents personnes, prises parmi les galériens ou parmi les Européens récemment arrivés à la Vera-Cruz, furent inoculées, et, pendant les trois années qui suivirent, aucune d'entre elles ne fut attaquée de fièvre jaune.

» Tels sont les faits recueillis par M. de Humboldt pendant la première année de sa découverte. Pendant les années 1850, 1851 et 1852, il a répété ses expériences sur une plus grande échelle, et le nombre des inoculés s'est élevé à 1,438, parmi lesquels 7 seulement ont eu la fièvre jaune, qui s'est terminée heureusement. A la Nouvelle-Orléans, M. de Humboldt a inoculé 286 Irlandais et Américains du Nord récemment arrivés ; aucun n'a été attaqué de la fièvre jaune pendant une meurtrière épidémie. »

LIVRE HUITIÈME.

INFLUENCE DES CLIMATS.

CHAPITRE PREMIER.

DE LA TEMPÉRATURE DES ÊTRES VIVANTS.

ART. Ier. — Température des végétaux.

La différence de température entre les végétaux et l'air ambiant dépend spécialement du faible pouvoir conducteur de la matière végétale, et de l'immersion des racines dans le sol, dont la chaleur, comme on sait, varie moins que celle de l'air. La température de l'intérieur d'un tronc d'arbre est plus basse que celle de l'atmosphère en été, et plus élevée en hiver : la différence est ordinairement de 1 degré environ, mais elle va quelquefois au delà : ainsi, d'après Salomé, elle ne variait qu'entre 9 et 19 degrés, tandis que les variations de celle de l'air se trouvaient comprises entre 2 et 26 degrés ; Schübler (1) l'a trouvée de — 1°,75 par un froid de 13 degrés au-dessous de zéro, et de 16 à 19 degrés par une chaleur de 24 degrés. Elle est plus élevée le matin, plus basse à midi et le soir que celle de l'air, et comme cette différence a lieu aussi en hiver, elle ne saurait dépendre de la transpiration des feuilles (2). Schübler ayant trouvé la différence entre la température végétale et celle de l'at-

(1) *Untersuchungen über die Temperaturveränderungen der Vegetabilien*, p. 9.

(2) Halder, *Beobachtungen über die Temperatur der Vegetabilien*, p. 5.

mosphère d'autant plus considérable que l'arbre était plus gros, qu'on y plongeait le thermomètre plus près de terre, et que la température extérieure avait varié avec plus de rapidité, il considère la chaleur des végétaux comme l'unique résultat d'une faculté conductrice du calorique très peu développée et des connexions avec le sol ; cependant il fait remarquer que les troncs morts diffèrent à cet égard des troncs vivants, bien que d'une quantité fort peu considérable. Vrolik (1) a trouvé la température plus basse dans l'intérieur d'une feuille de plante grasse qu'à l'air extérieur, et il a vu des feuilles qui résistaient au froid de l'hiver se geler promptement lorsqu'elles avaient été écrasées. Selon Gœppert (2), pendant la germination des graines et des tubercules, il se développe une chaleur qui dépasse quelquefois la température extérieure d'environ 19 degrés centigrades; ce phénomène a lieu aussi dans les plantes où il s'est développé du sucre et dont la végétation a été quelque temps interrompue; on ne l'observe point quand les graines ont été contuses ou traitées par l'alcool ; la chaleur n'est donc pas produite ici par une opération purement chimique (3).

ART. II. — Température animale.

La chaleur a été refusée aux animaux sans vertèbres, ainsi qu'aux poissons et aux reptiles, par Treviranus (4). Péron a trouvé une température supérieure de 3 degrés à celle de la surface de la mer, dans des amas de polypes retirés des profondeurs de l'Océan; on pourrait regarder cette chaleur comme ayant été communiquée par le fond de la mer. Mais selon Spallanzani, si un seul limaçon n'influe pas sur le thermomètre, plusieurs réunis le font monter d'un tiers de degré à un demi-degré. Suivant Hunter (5), il s'éleva de 2°,25 F. au milieu de quatre limaçons, de 1 degré au milieu de plusieurs sangsues, et de 2 degrés au milieu de plusieurs lombrics. Pfeiffer a trouvé la température de la moule des étangs supérieure de 0°,31 C. à celle de l'eau, et Rudolphi (6) celle de l'intérieur du corps d'une écrevisse plus élevée d'environ 6 degrés que celle de l'air. Huber, Juch, Rengger, Nobili, Melloni, J. Davy, Newport et Berthold ont démontré qu'il se produit de la chaleur chez les in-

(1) Reil, *Archives*, t. III, p. 394. — Raspail, *Nouv. syst. de physiol. végétale*. Paris, 1837, t. II, p. 355.

(2) *Ueber Wärmeentwickelung in der lebenden Pflanze*. Vienne, 1832.

(3) Burdach, *Traité de physiologie*, trad. franç., t. IX, p. 619.

(4) *Biologie*, t. V, p. 19. — *Die Erscheinungen des Lebens*, t. I, p. 416.

(5) *Observations on certain parts of the animal œconomy*, p. 105.

(6) *Grundriss der Physiologie*. Berlin, 1821, t. I, p. 173.

sectes. Au dire de Berthold (1), la température de cinquante scarabées était de 0°,31 à 0°,84, celle de soixante chenilles de 0°,6 à 1°,8, celle de trente bourdons de 1°,2 à 2°,5 supérieure à celle de l'atmosphère (2).

Hunter a remarqué que l'eau qui entoure immédiatement un poisson gèle plus tard, et que la température est plus élevée d'environ 3°,5 F. dans l'estomac d'une carpe qu'elle ne l'est dans l'eau. La température de l'air était inférieure de 4 degrés à celle de l'estomac d'une grenouille, et de 10 à celle d'une vipère, d'après le même auteur.

Dans un voyage à Ceylan, John Davy a fait un grand nombre d'expériences en vue de constater la température animale; les résultats de ces expériences sont résumés dans le tableau suivant :

Lieu d'observation.	Nom de l'animal.	Température de l'animal.	Température ambiante.
	INSECTES.		
Kandy.................	Scarabée...............	25,0	24,3
Id...................	Ver luisant.............	23,3	22,8
Id...................	Blatta orientalis..........	23,9	23,3
Id...................	*Id*...................	23,9	23,3
Cap de Bonne-Espérance..	Grillon.................	22,5	16,7
Kandy.................	Guêpe..................	24,4	23,9
Id...................	Scorpion................	25,3	26,1
id...................	Julus...................	25,8	26,6
	CRUSTACÉS.		
Colombo...............	Écrevisse...............	26,1	26,7
Environs de Kandy......	Crabe..................	22,2	22,2
	MOLLUSQUES.		
Près de Colombo........	Huître commune.........	27,8	27,8
Kandy.................	Limaçon................	24,6	»
	POISSONS (3).		
En mer; latitude 8° 23' N..	Requin.................	25,0	23,7
Id.; latitude 1° 14' S...	Bonite, au cœur.........	27,8	27,2
Id...................	*Id*., dans les musc. intér.	37,2	27,2
Près d'Édimbourg.......	Truite commune.........	14,4	13,3
En mer; latitude 6° 57' N.	Poisson volant...........	25,5	25,3

(1) *Neue Versuche über die Temperatur der kaltblütigen Thiere*, Gœttingen, 1835, p. 35.

(2) Burdach, *op. cit.*, t. IX, p. 621.

(3) Pour les poissons, l'huître et le crabe, la température ambiante est celle de la mer.

AMPHIBIES.

Lieu d'observation.	Nom de l'animal.	Température de l'animal.	Température ambiante.
En mer; latitude 2° 27′ N.	Tortue................	28,9	26,0
Colombo...............	*Id*...................	29,4	32,0
Cap de Bonne-Espérance..	*Id*. geometrica.........	16,9	16,0
Colombo...............	*Id*...................	30,5	26,6
Kandy.................	Rana ventricosa..........	25,0	26,7
Colombo...............	Iguane.................	29,0	27,8
Id..................	Serpent................	31,4	27,5
Id..................	*Id*...................	29,2	28,1
Id..................	*Id*...................	32,2	28,3

OISEAUX.

Lieu d'observation.	Nom de l'animal.	Température de l'animal.	Température ambiante.
Colombo...............	Milan..................	37,2	25,3
Londres...............	Chat-huant..............	40,0	15,6
Kandy.................	Perroquet...............	41,1	24,0
Ceylan................	Choucas................	42,1	31,5
Londres...............	Grive commune...........	42,8	15,5
Kandy.................	Moineau commun..........	42,1	26,6
Londres...............	Pigeon commun...........	42,1	15,5
Colombo...............	*Id*...................	43,0	25,5
Id..................	*Id*...................	43,3	25,5
Ceylan................	Poule de jungles.........	42,0	25,5
Id..................	*Id*...................	42,5	25,5
Édimbourg.............	*Id*. commune...........	42,5	4,5
Colombo...............	*Id*...................	43,3	25,5
Id..................	*Id*...................	42,2	25,5
Id..................	Coq vieux...............	43,3	25,5
Id..................	*Id*. adulte............	43,9	25,5
Près de Colombo.........	Poule de Guinée..........	43,9	25,5
Id..................	Coq d'Inde..............	42,7	25,5
En mer; latitude 2° 3′ N..	Pétrel..................	40,3	26,0
Id.; latitude 34° S.....	*Id*. capensis...........	40,8	15,0
Près de Colombo.........	Oie commune.............	41,7	25,5
Id..................	Canard commun...........	43,9	25,5

MAMMIFÈRES.

Lieu d'observation.	Nom de l'animal.	Température de l'animal.	Température ambiante.
Colombo...............	Singe..................	39,7	30,0
Id..................	Pangolin................	26,7	27,0
Id..................	Chauve-souris............	37,8	28,0
Id..................	*Id*...................	38,3	28,0
Id..................	V. Vampirus.............	37,8	21,0
Id..................	Écureuil................	38,8	27,0
Id..................	Rat commun..............	38,8	26,5
Id..................	Lièvre commun...........	37,8	26,5
Id..................	Ichneumon...............	39,4	27,0

Lieu d'observation.	Nom de l'animal.	Température de l'animal.	Température ambiante.
Colombo	Tigre	37°,2	26°,5
Kandy	Chien	39,0	26,5
Id	*Id*	39,6	»
Colombo	Jackal	38,3	29,0
Londres	Chat commun	38,3	15,0
Kandy	*Id*	38,9	26,0
Colombo	Panthère	38,9	27,0
Kandy	Cheval, race arabe	37,5	26,0
Écosse	Mouton	39,3 à 40,0	En été.
Cap de Bonne-Espérance	*Id*	39,5 à 40,0	19,0
Colombo	*Id*	40,0 à 40,5	26,0
Id	Bouc	39,5	26,0
Id	Chèvre	40,0	26,0
Édimbourg	Bœuf	38,9	En été.
Kandy	*Id*	38,9	26,0
Colombo	Élan femelle	39,4	25,6
Dans le Doombera	Porc	40,5	25,6
Colombo	Éléphant	37,5	26,7
En mer; latitude 8° 23′ N.	Marsouin	37,8	23,7

On trouve, à diverses latitudes, une grande uniformité de température, chez les hommes de différentes races, qu'ils se nourrissent exclusivement de viandes, comme les Vaida, ou qu'ils ne mangent que des légumes, comme les prêtres de Bouddha; soit, enfin, qu'à l'exemple des Européens ils se nourrissent à la fois de ces deux espèces d'aliments. Dans son voyage des ports de l'Angleterre à l'île de Ceylan, John Davy a trouvé 35°,8 comme *minimum* de température chez deux Hottentots du cap de Bonne-Espérance, et 38°,9 comme *maximum*, chez deux enfants d'Européens nés à Colombo. Voici la température évaluée en degrés centigrades et constatée par cet observateur sur un certain nombre d'hommes de races différentes, à Kandy (Ceylan).

Trois ouvriers vigoureux, de 24 à 33 ans	37°,1
Trois Vaida de 30 à 60 ans	36,8
Trois prêtres de Bouddha, de 15 à 30 ans	37,1
Cinq nègres d'Afrique, de 23 à 35 ans	37,2
Quatre Malais de 17 à 35 ans	37,2
Six Cipayes, de 19 à 38 ans	37,1
Dix soldats anglais, de 23 à 36 ans	37,3

Dans l'île Maurice, John Davy trouva, chez cinq individus, la température suivante :

Trois nègres de Madagascar	36°,9
Deux Anglais établis dans l'île	36°,9

En examinant la température de plusieurs hommes dans des circonstances atmosphériques variées, le même savant constata :

		Moyenne.	Atmosph.
Température	de 7 Anglais (le bâtiment était par 9° 42′ N.)	37°,2	25°,5
—	des mêmes (latitude du bâtiment 0° 12′ N.) .	37,3	26,4
—	des mêmes (latitude du bâtiment 23° 44′ S.).	37,6	26,7
—	des mêmes (latitude du bâtiment 35° 22′ S.).	36,8	15,5
—	de 6 porteurs de palanquin (à Kandy, dans l'île de Ceylan)......................	36,8	20,5
—	des mêmes 6 porteurs (à Trinquemale, dans la même île)......................	37,7	27,8

ART. III. — Température de l'homme aux diverses heures du jour.

La température de l'homme varie aux diverses heures du jour; elle semble différer d'autant plus de la température de l'atmosphère, que celle-ci est moins élevée. Davy a trouvé (1) :

	Température de l'atmosphère.	Température propre, sous la langue.	Différence.
A 6 heures du matin....	16°,03	36°,65	19°,84
A 9 heures.............	18,88	36,37	17,49
A midi.................	25,45	36,94	11,49
A 4 heures du soir......	26,00	36,94	10,94
A six heures.	21,64	37,22	15,58
A 11 heures.	20,54	36,65	16,11

Dans ces derniers temps, M. Damrosch a repris l'étude de cette importante question, en se servant d'un thermomètre de Celsius dont les degrés étaient divisés en cinquièmes, et chacun de ceux-ci en tiers. Le thermomètre était placé sous l'aisselle, le corps étant couché horizontalement ; on avait soin de tenir la cavité de l'aisselle fermée et de laisser le thermomètre jusqu'à ce que le mercure restât pendant dix minutes à la même hauteur. La personne qui servait aux expériences devait ne pas avoir mangé depuis une heure et demie ou deux heures et n'avoir fait aucun exercice de corps fatigant. Les mesures étaient prises cinq fois par jour : à six heures et demie du matin avant le déjeuner, à neuf heures et demie, à midi et demi avant le dîner, à quatre heures et demie avant le café du soir, et à six heures et demie avant le souper. Les expériences ont été faites sur 12 individus robustes, bien portants, âgés de vingt à vingt-cinq ans, et chaque mesure a été répétée trois fois à des jours différents.

(1) *Annales de chimie*, t. XXXIII, p. 196.

1° Chez 8 individus sur 10, la température a atteint son maximum vers cinq heures du soir.

2° Chez tous les 10, la température a baissé de cinq à sept heures.

3° La température a monté de sept à dix heures du matin.

4° La comparaison de toutes les moyennes donne le résultat général suivant : la température monte de sept à dix heures du matin ; elle baisse ensuite jusqu'à une heure, puis elle remonte jusqu'à cinq heures, où elle atteint son maximum ; elle redescend de nouveau jusqu'à sept heures, où elle atteint son minimum de la journée.

Les rapports entre la fréquence du pouls et la température ont donné les résultats suivants : la fréquence du pouls augmente avec la température jusqu'à cinq heures du soir et diminue de cinq à sept ; mais le matin la même chose n'a pas lieu : le pouls conserve à peu près la même fréquence de sept à dix heures, puis il augmente de dix heures à une heure, pendant que la température baisse. L'auteur explique cette opposition apparente par cette considération, que le pouls n'augmente de fréquence qu'après que la température s'est élevée. Pour apprécier les effets de la privation absolue d'aliments sur la production de la chaleur, l'auteur et un de ses amis sont restés deux jours entiers sans prendre aucune nourriture. Cette abstinence a amené un abaissement progressif et constant de la chaleur, résultat conforme à celui qu'avait obtenu M. Chossat.

CHAPITRE II.

INFLUENCE DES CLIMATS ET DE LA TEMPÉRATURE SUR DIVERSES FONCTIONS.

ART. Ier. — De l'hibernation.

Toutes les fonctions du règne organique sont plus ou moins sous l'empire du climat et de la température en particulier. Mais on commettrait une grave erreur en attribuant à la seule température certaines modifications fonctionnelles qui coïncident avec son action. Ainsi, et pour ne parler que du règne végétal, l'uniformité de la chaleur d'une serre n'empêche pas les plantes de se dépouiller de leurs feuilles ; elle ne peut les déterminer à produire du fruit plusieurs fois dans l'année. Beaucoup de végétaux perdent leur feuillage alors même que la température de l'air est encore assez élevée, et ils en produisent un nouveau avant l'arrivée du printemps. Dans les contrées tropicales, une foule d'arbres perdent leurs feuilles durant la saison sèche ; mais, avant que celle-ci soit écoulée, et un mois avant le temps des pluies, ils commencent à en pousser d'autres (1). La puissance du type se manifeste dans les plantes du cap de Bonne-Espérance, élevées au milieu de nos serres, où elles fleurissent en hiver, qui est l'été de leur pays natal ; de même il est plus difficile de faire germer chez nous les graines de l'hémisphère méridional au printemps, qui correspond à l'automne de leur patrie.

Si le sommeil d'hiver est de règle pour les végétaux, il n'est départi dans le règne animal qu'à certaines espèces. Sous ce rapport, un antagonisme rigoureux existe entre les oiseaux et les reptiles, puisque le sommeil d'hiver n'a point lieu chez les uns, et qu'il est général chez les autres. Dans la classe des mammifères, l'hibernation se rencontre chez plusieurs animaux nocturnes, chez les chéiroptères, chez quelques insectivores et plantigrades, parmi les carnassiers, mais surtout chez divers rongeurs. L'hibernation commence aux premiers froids pour les coccinelles, les punaises, les muscides, et avant cette époque pour d'autres insectes : à — 2,5 degrés centigrades pour les fourmis, à + 2,5 degrés pour les limaces, à + 6,2 degrés pour les muscardins, selon Saissy ; à + 8,7 degrés pour le hérisson, d'après le même ; à + 2,5 degrés pour ce même animal, d'après Prunelle.

En hiver, les poissons s'enfoncent dans la vase ; ceux de mer se rapprochent des côtes. Les serpents se retirent dans des cavernes, les crocodiles dans la vase ; les tortues de terre s'enfoncent d'un à deux pieds dans le sol ; la marmotte établit son nid sur le côté méridional ou occidental d'une montagne, à six pieds au-dessous de terre ; elle lui donne environ cinq ou six pieds de tour, l'arrondit, le voûte, et le dispose en manière de four, dont les parois lisses sont construites avec de la terre bien battue, et dont le plancher est couvert de foin ; un long conduit mène à une entrée étroite, bouchée avec de la terre, du sable, des feuilles et des pierres (2).

L'activité sensorielle s'éteint dans l'hibernation complète. Tiedemann (3) a trouvé, dans la marmotte, les pupilles dilatées et l'iris insensible à la lumière ; le bruit et les odeurs ne faisaient aucune impression. Mangili

(1) Humboldt, *Reise in die Æquinoctialgegenden*, t. III, p. 77.
(2) Burdach, *Traité de physiologie*, trad. franç., t. V, p. 252 à 270.
(3) *Deutsches Archiv*, t. V, p. 483.

n'a pu éveiller des chauves-souris par la détonation d'une arme à feu (1). On peut faire rouler la marmotte par terre, la laisser tomber d'une hauteur de trois pieds, ou la transporter en voiture pendant dix jours de suite, empaquetée dans du foin, sans qu'elle s'éveille (2). Le cœur de la chauve-souris ne bat que cinquante fois, tandis que, pendant la veille, le nombre de ses battements s'élève à deux cents (3). Les battements chez les marmottes sont réduits de quatre-vingt-dix à dix; mais on en compte vingt à vingt-cinq au début et à la fin de l'hibernation (4).

Czermak a vu chez les loirs la chaleur tomber, pendant le sommeil d'hiver, de + 30 degrés à + 12, la température extérieure étant de + 14 3/4 ; de + 8, + 9, cette température étant de + 9 degrés; et parfois même à + 5 1/5, l'air du dehors marquant + 4 1/2. D'après Mangili une marmotte perdit en deux mois 60 grammes de son poids; Prunelle évalue la perte d'un de ces animaux au seizième de son poids entier, dans l'espace de six semaines, et celle d'une chauve-souris à un trente-deuxième en trois semaines.

Le sommeil d'hiver est le résultat d'un type intérieur. Quand il vient à être interrompu par des excitations du dehors, il ne tarde pas à reparaître après la cessation de ces dernières (5). Son interruption cause parfois la mort, comme Blumenbach l'a constaté sur le souslik et le muscardin, Gleditsch sur les grenouilles (6), et Spallanzani sur d'autres animaux. Un hérisson que Succow (7) réveillait souvent, et auquel il donnait alors à manger, mourut; la viande qu'on lui avait fait prendre fut trouvée non digérée dans l'estomac et le canal intestinal, même dans le rectum. Des exceptions peuvent avoir lieu sans doute, semblables à celles que Saissy a observées (8); mais il n'y a rien là de plus extraordinaire que dans la possibilité de changer le type en plaçant les animaux au milieu de circonstances inaccoutumées, de manière à pouvoir conserver quelques-uns d'entre eux éveillés en hiver dans une chambre chaude; mais même alors la mar-

(1) *Annales du Muséum*, t. X, p. 440.
(2) Prunelle, *Annales du Muséum*, t. XIII, p. 36.
(3) Prunelle, *loc. cit.*, p. 28.
(4) *Id.*, p. 49.
(5) *Id.*, p. 319.
(6) Blumenbach, *Kleine Schriften zur vergleichenden Physiologie, Anatomie*. Leipzig, 1804, p. 120.
(7) *Loc. cit.*, p. 612.
(8) *Deutsches Archiv*, t. III, p. 134.

motte creuse un terrier, ou se fabrique un nid, et s'endort (1), quoique d'un sommeil moins long et interrompu (2).

Le sommeil d'hiver est un moyen de se mettre à l'abri du froid, ou, plus généralement, de se garantir des effets défavorables que l'air produirait pendant cette saison de l'année. Les animaux hibernants ne peuvent supporter le froid : le hérisson et la marmotte périssent quand on les expose en hiver à un froid naturel, en été à un froid artificiel de — 8 degrés (3). La mort ne tient pas, comme le présumait Buffon, à ce que leur température est alors peu élevée, mais plutôt à ce qu'ils ne peuvent la maintenir. Suivant Saissy (4), la température, dans une atmosphère de 14 degrés, tomba, chez la marmotte, de 29 degrés à 25 ; chez le hérisson, de 28 à 26 ; chez le muscardin, de 28 à 25 ; chez la chauve-souris, de 24 à 22 ; et dans une atmosphère de 5 degrés seulement, à 21 degrés chez la marmotte, à 11 chez le hérisson, à 16 chez le muscardin, à 10 chez la chauve-souris.

Ces animaux paraissent ne pouvoir pas non plus supporter une chaleur élevée ; en été, ils ne sortent pas la nuit, surtout le hérisson et le tenrec ; Saissy (5) nous apprend qu'ils respirent plus la nuit que dans la journée. A Madagascar, le tenrec dort pendant les trois mois de la plus forte chaleur (6). C'est donc désigner cet état par une expression impropre que de l'appeler hibernation. Lorsque la marmotte se réveille, il fait presque toujours plus froid que quand elle a commencé à dormir, puisque les montagnes qu'elle habite sont souvent couvertes de neige jusqu'à la fin du mois de mai (7). D'après Czermak, le sommeil du loir commençait à une température extérieure de + 12 degrés, et cessait au printemps à 9 degrés.

Les migrations des animaux peuvent être comparées au sommeil d'hiver, puisqu'elles se réalisent, au moins en partie, pour éviter les inconvénients de l'hiver. Pour les animaux, le rapprochement du pôle s'opère, en thèse générale, à l'époque où la terre entre en rapport plus immédiat avec le soleil. Cette règle subit quelques exceptions ; ainsi, le chien de

(1) Bechstein, *Naturgeschichte Deutschlands*, t. I, p. 1037.

(2) Prunelle, *loc. cit.*, p. 37.

(3) Prunelle, *loc. cit.*, p. 28-45. — Saissy, *loc. cit.*, p. 13. — Mangili, *loc. cit.*, t. X, p. 436.

(4) *Loc. cit.*, p. 11.

(5) *Loc. cit.*, p. 33.

(6) Humboldt, *loc. cit.*, p. 328.

(7) Prunelle, *loc. cit.*, p. 34-38.

mer se dirige en hiver vers le nord, pour y mettre au monde ses petits, avec lesquels il regagne en été des contrées plus méridionales, où il pourra trouver plus abondamment sa nourriture. La direction des migrations est celle de l'aiguille aimantée, du sud au nord, parce que cette dernière exprime l'antagonisme des saisons, et toutes les exceptions apparentes s'expliquent par des circonstances locales ; ainsi, par exemple, à la baie d'Hudson, les chevreuils sont continuellement en mouvement vers l'ouest, parce qu'en hiver les mâles se tiennent dans les forêts occidentales et les femelles dans les contrées orientales, tandis qu'au printemps ils vont au-devant les uns des autres (1). La direction vers l'équateur ou vers les profondeurs de la terre caractérise davantage la tendance à la conservation de soi-même, celle vers le pôle et vers les hauteurs indique plus spécialement l'instinct de la propagation (2).

La direction que suivent les oiseaux émigrants est celle du sud-est et du nord-est. Beaucoup d'entre eux semblent, en hiver, se porter d'abord vers l'ouest, puis en ligne droite vers le sud, qui, au printemps, reviennent chez nous par l'ouest. Quelques-uns suivent une marche directe, d'autres font des détours. L'impression du courant d'air provenant de telle ou telle région ne peut être la cause qui détermine leur direction, puisqu'ils volent par des vents différents, qu'il leur est désagréable alors, comme en toute autre circonstance, d'avoir le vent derrière eux, et que, quand il souffle trop longtemps en ce sens, ils se voient obligés de s'abandonner à lui. Les sylvains suivent de préférence les forêts, ils passent avec empressement au-dessus des terres pelées, et, dans leur course vers le sud-ouest, ils s'arrêtent à l'extrémité occidentale d'une forêt, avant de se décider à aller plus loin. De même, les cigognes recherchent les prairies inondées et les marais. En général, les oiseaux n'errent point au hasard, ne cherchent pas, ne choisissent point ; ils atteignent à leur but du premier coup et en ligne droite (3).

ART. II. — De la menstruation selon les climats.

Chez la femme, l'époque à laquelle la menstruation paraît pour la première fois, varie suivant les climats, comme le montre le tableau suivant :

(1) Hearne, *Reise in die Hudsonsbai*, p. 139.
(2) Burdach, *op. cit.*, t. V, p. 291.
(3) Burdach, t. V, p. 299.

	Latitude.	Année de la 1re menstruation.	Nombre d'observations.	Observateurs.
Toulon	43°	14,081	43	Marc d'Espine.
Marseille	43	14,015	25	*Id.*
Lyon	46	14,492	160	Bouchacourt.
Paris	49	14,456	200	Raciborski.
Göttingue	52	16,038	137	Osiander.
Varsovie	52	15,083	100	Lebrun.
Manchester	53	15,191	450	Robertson.
Skeen	59	15,450	100	Faye.
Stockholm	59	15,598	102	Wistrand.
Laponie suédoise	65	18,000	000	Wretholm.

Toutefois, pour faire la part rigoureuse du climat, il faudrait des observations entreprises dans des conditions climatologiques identiques, et sur des femmes de races et de nationalités différentes.

Comme son nom l'indique, le type de la périodicité de la menstruation est mensuel. Plusieurs observateurs l'admettent de 28 jours. Sur 242 femmes interrogées par M. Brierre de Boismont, 146 accusèrent des retours fixes ou à peu près, de 1 à 3 jours ; 161 des retours en avance ; 37 des retours en retard. Les unes étaient menstruées tous les 30, 29, 28 jours, les autres tous les 25, 24, 21 et 20 jours; une femme n'avait ses règles que toutes les six semaines. Aucune liaison n'a été constatée entre l'apparition des règles et le cours de la lune.

La durée de l'écoulement, étudiée sur 562 femmes a été, dans l'ordre de fréquence, 8, 3, 4, 2, 5, 6, 10, 7 jours. D'une manière générale, l'écoulement menstruel semble se prolonger plus longtemps chez les femmes des villes que chez les femmes de la campagne.

Si, de la menstruation de la femme, nous passons à l'étude de la ponte chez la poule, nous voyons cette fonction dans une dépendance étroite des divers mois de l'année et de la température. D'après une communication faite à la Société centrale d'agriculture, par M. Dailly, une collection de 360 poules aurait produit en France, dans une année, 32960 œufs, ainsi répartis :

En janvier	930 œufs.	En juillet	3960 œufs.
En février	2610	En août	2890
En mars	4330	En septembre	1860
En avril	5270	En octobre	720
En mai	5270		
En juin	5070	Total	32960

On voit que les mois d'avril, mai et juin donnent sept fois plus d'œufs que le mois d'octobre.

CHAPITRE III.

RÉSISTANCE DE L'ORGANISME AUX EXCÈS DE CHAUD ET DE FROID.

ART. Ier. — Températures supportées par les végétaux et les animaux.

Chaque organisme vivant exige un degré déterminé de température extérieure (1). Les sources d'Albano, chaudes à 30 degrés, nourrissent le *Cyclostomum thermale*, qui se meut également avec vivacité dans l'eau chaude à 37 degrés ; il cesse de vivre dans celle dont la température n'est que de 12,5 degrés. Des mollusques ont été vus par Lamarck (2), des tortues et des poissons par Marcescheau, dans des sources dont la chaleur était de 35 degrés ; des bivalves près desquels végétaient des arbrisseaux et des arbres, par Dunbar, dans d'autres dont la température était de 62 degrés; des animaux de même espèce, par Sonnerat, dans des eaux chaudes à 80 degrés. Au rapport de Forster, le sol avoisinant un volcan marquait 99 degrés, ce qui ne l'empêchait pas d'être couvert de plantes en fleurs. M. de Humboldt a observé des poissons vivants dans l'eau rejetée par un volcan qui avait la même température. Kirby a vu un *Lyctus juglandis*, qu'il retira d'une couche de fumier chaude, continuer de vivre dans de l'eau bouillante. D'un autre côté, l'ours blanc, le renard bleu, le renne, les lièvres blancs, les lagopèdes supportent un froid qui va quelquefois jusqu'à 40 degrés au-dessous de zéro.

Les migrations périodiques de certains animaux tiennent en partie au besoin d'un élément plus doux. D'autres animaux ne font qu'abandonner la surface pour se retirer dans l'intérieur de la terre, où règne une température plus uniforme, c'est-à-dire plus fraîche que celle du dehors en été, et plus chaude en hiver ; les poissons gagnent le fond de l'eau, et les animaux terrestres se retirent dans des tanières ou des cavernes quand il fait trop chaud ou trop froid.

La température dans le tronc d'un orme ou d'un sapin peut, sans danger, monter à 23 degrés au-dessus de zéro en été, et baisser à 14 degrés au-dessous de zéro en hiver : au printemps les sucs gelés se liqué-

(1) Burdach, *Traité de physiologie*, trad. franç. par Jourdan. Paris, 1841, t. IX, p. 657 et 661.

(2) *Hist. nat. des anim. sans vertèbres*, 2e édit. par Deshayes et Milne Edwards. Paris, 1835, t. VI, in-8.

fient et la végétation recommence (1). Plusieurs larves d'insectes, qui passent l'hiver au grand air, peuvent geler sans périr, tandis que celles qui se réfugient dans des trous pendant cette saison, sont tuées par la gelée (2). Falc assure que des sangsues et des lombrics peuvent revenir à la vie après avoir été gelés (3). La même chose arrive aux entozoaires des animaux à sang froid. Chez les animaux vertébrés, une véritable congélation paraît être incompatible avec le maintien de la vie, à moins que les poissons ne fassent quelquefois exception (4).

La température propre est si peu importante chez les reptiles, qu'ils peuvent passer de 15 à 30 degrés R. sans que leur vie soit compromise. Chez une vipère, l'estomac et le rectum étaient à —0°,2, après que l'animal eut été exposé pendant une demi-heure à un froid artificiel; à 16 degrés, sous une température extérieure de 11°,5; à 26°,9, sous celle de 33°,7 (5). La température d'une grenouille varie de — 0°,4, durant le froid, à + 14°,2 pendant la chaleur. Un froid très intense fait périr les reptiles, et alors seulement leur corps prend la température du milieu ambiant.

D'après Rudolphi (6), les entozoaires paraissent ne point acquérir la chaleur des mammifères et des oiseaux dans le corps desquels ils vivent. J. Davy (7) a trouvé qu'à 20 degrés de chaleur extérieure, la température des scorpions et des cloportes était de 0°,8 à 0°,9 plus basse; une blatte avait une température de 19°,3, quand la chaleur du dehors était de 18°,6 et de 23 degrés. Dans de l'eau à 14°,6, la température de l'estomac et du rectum d'une tanche était de 10°,2 (8). Celle des grenouilles était, suivant Hunter, de 0°,8 à 4°,5 de chaleur extérieure; selon Czermak, de 6°,5 à 10°,5; d'après Delaroche, de 16°,9 à 28 degrés, et de 17°,6 à 29°,5; selon Davy, de 20 à 21°,4. Les serpents et les lézards des pays chauds, après être restés quelque temps sur le sol brûlant, et les poissons des sources chaudes, ont toujours été trouvés moins chauds que le milieu ambiant (9).

(1) Schübler, *Untersuchungen über die Temperaturveränderungen der Vegetabilien*, p. 13. — Halder, *Beobachtungen über die Temperatur der Vegetabilien*, p. 8. — Raspail, *Nouv. syst. de physiol. végét. et de botan.* Paris, 1837, t. II, p. 75.

(2) Straus, *Consid. gén. sur l'anat. comp. des anim. articulés*, p. 353.

(3) Rudolphi, *Physiologie*, t. I, p. 171.

(4) Burdach, *op. cit.*, t. IX.

(5) Hunter, *Observations on certain parts of the animal œconomy*, p. 104.

(6) *Physiologie*, t. I, p. 173.

(7) *Annales de chimie*, t. XXXIII, p. 196.

(8) Hunter, *loc. cit.*, p. 105.

(9) Rudolphi, *loc. cit.*, t. I, p. 175.

ART. II. — Résistance de l'homme à la chaleur.

Un des hommes les plus éminents du XVIIe siècle, Boerhaave, écrivait : « L'observation démontre qu'aucun animal pourvu de poumons ne peut » vivre dans une atmosphère dont la température est égale à celle de son » sang. » Cette proposition dénote évidemment que ce grand médecin était loin d'avoir une idée précise de la température du sang ou de celle des chaleurs tropicales qui, à l'ombre, s'élèvent au delà de 47 degrés centigrades, et qui dépassent parfois 70 degrés au soleil.

D'après Tillet, les filles de service attachées au four banal de la ville de La Rochefoucault, restaient habituellement dix minutes dans ce four sans trop souffrir, quand la température y était de 132 degrés centigrades, c'est-à-dire de 32 degrés supérieure à la température de l'eau bouillante (1).

En 1774, Fordyce, Banks, Solander, Blagden, Dundas, Home et le capitaine Philipps, entrèrent dans une chambre où la température était de 128 degrés centigrades et y restèrent huit minutes. Leur température naturelle s'accrut légèrement. Dans la même chambre, à côté des observateurs, des œufs devinrent durs en vingt minutes ; un beefsteak cuisit en une demi-heure ; l'eau entra en ébullition ; on l'avait recouverte d'une couche d'huile pour éviter l'évaporation.

Le degré de chaleur que les animaux peuvent endurer paraît en partie dépendre de leur volume. Dans les expériences de Tillet, le petit oiseau qu'on appelle bréant ne résista que pendant quatre minutes à une température de 77 degrés centigrades. Un poulet était déjà très malade au bout du même temps, mais il ne mourut pas. Un lapin, exposé à la température de 73 degrés, ne donna des signes de souffrances qu'à la dix-septième minute. Un bréant enveloppé dans un maillot formé de plusieurs tours d'un linge double, mais ayant la tête et les pattes libres, resta exposé pendant huit minutes à une température de 79 degrés centigrades sans que la mort s'ensuivît. Le poulet, semblablement emmaillotté, ne commença à s'agiter par une température de 79 degrés qu'à la cinquième minute. On le retira du four après la dixième, et il ne mourut pas. Le lapin donna des résultats analogues. Les vêtements opposent donc un puissant obstacle aux communications de chaleur qui, dans les températures très élevées, amènent la mort des animaux.

(1) *Mémoires de l'Académie pour 1764.*

D'après les expériences de Banks, de Blagden et de Solander, l'homme peut endurer avec la main une température de 47 degrés centigrades dans le mercure; de 50°,5, dans l'eau ; de 54 degrés dans l'huile, et de 54°,5 dans l'alcool. Suivant Blagden, ces déterminations sont exactes à un degré près. L'observateur, dit-il, qui supportait une température de 50°,5 dans l'eau, était obligé de retirer sa main avant que le liquide atteignît le 52° degré. Banks, Blagden et Solander arrivèrent tous trois aux mêmes résultats.

La chaleur solaire excessive peut devenir pour les troupes en marche une cause de désastre, et l'on comprend dès lors l'importance que doit attacher le médecin militaire à mesurer la température autrement qu'au nord et à l'ombre. On a vu en Algérie le thermomètre centigrade s'élever au soleil jusqu'à 72 degrés. Une telle chaleur explique comment en 1836, pendant une expédition du général Bugeaud dans la province d'Oran, on a pu compter, en quelques heures, 11 suicides et 200 hommes atteints de congestion cérébrale, sur une colonne de quelques milliers d'hommes.

Quelque chose d'analogue s'est produit en Belgique, le 8 juillet 1853, pendant la marche d'un régiment du camp de Beverloo sur Hasselt. De 1200 hommes partis le matin à 8 heures, 500 seulement arrivèrent le soir à Hasselt; 19 avaient péri en route, et un très grand nombre d'hommes, atteints de délire furieux, furent déposés à l'hôpital. Or ce jour-là, la température, observée à l'ombre, n'avait pas dépassé 33 ou 35 degrés. Ce même jour deux astronomes égyptiens, MM. Mahmoud et Ismaël, assuraient à M. Quetelet qu'ils souffraient autant de la température de 30°,7 à Bruxelles, que lorsque le thermomètre atteignait au Caire la température excessive de près de 50 degrés, nouvelle preuve de la nécessité de tenir compte de la *qualité* de la température.

CHAPITRE IV.

DE LA RÉSISTANCE AU FROID ET DE LA CONGÉLATION.

ART. Ier. — De la résistance au froid.

Dans l'air calme, et à une température inférieure à celle du corps, l'homme perd de la chaleur par évaporation, par le contact de l'air et par le rayonnement. Si l'air est agité, le rayonnement ne subit aucune modification, mais le renouvellement de l'air augmente considérablement la quantité de chaleur enlevée au contact, et dans une raison qui paraît proportionnelle à la vitesse du courant. A la plus grande perte de chaleur par cette action du vent, il faut ajouter le refroidissement que produit une plus grande évaporation, laquelle augmente aussi avec la vitesse du vent. C'est à ces deux causes réunies qu'il faut attribuer le sentiment de fraîcheur ou de froid que nous éprouvons lorsqu'il ne survient d'autre changement de l'état de l'atmosphère que dans la vitesse de son mouvement. On conçoit facilement qu'un refroidissement causé par cette seule modification de l'air pourra égaler l'effet qui résulterait du seul abaissement de la température; mais on ne se doute pas, en général, de l'étendue dans laquelle cette compensation peut avoir lieu. Dans son voyage aux régions arctiques, le capitaine Parry eut fréquemment occasion de remarquer que les indications du thermomètre ne s'accordaient nullement avec les sensations des voyageurs, lorsqu'ils ne jugeaient des causes physiques du refroidissement que par les degrés de la température. Ils supportaient très facilement une température de 17°,77 centigrades au-dessous de la glace fondante (0 degré du thermomètre de Fahrenheit) quand ils se promenaient à l'air libre par un temps calme. Il n'en était pas de même si l'air était agité : cependant la température s'élevait toujours avec le vent, quelle que fût sa direction. Ils souffrirent plus du froid dans une brise lorsque la température n'était qu'à 6°,66 centigrades au-dessous de 0 degré (+ 20 degrés F.), qu'à 17°,77 centigrades dans l'échelle descendante (0 degré F.) lorsque l'air était en repos. La seule différence du mouvement de l'air équivalait au moins à une différence de température de 11 degrés centigrades. De pareilles observations, souvent répétées, durant le cours de ce voyage, ne laissent aucun doute sur leur exactitude. Le chirurgien en second de l'expédition, Alexandre Fisher, qui rapporte les faits précédents, fournit un exemple plus remarquable du froid causé par le vent : il nous apprend que la température étant de 46°,11 centigrades au-dessous de 0(—51° F.), par un temps calme, ils n'étaient pas plus incommodés par le froid que lorsque l'air était à—17°,77 centigrades (0 degré F.) pendant une brise. Le vent produisait une sensation de froid qui équivalait à l'effet d'un refroidissement de l'air de 29 degrés centigrades (1).

» Lorsque Hunter (2) plaçait dans sa bouche un morceau de glace de la

(1) W.-F. Edwards, *De l'influence des agents physiques sur la vie*. Paris, 1824, p. 392.

(2) *Observations on certain parts of the animal œconomy*, p. 94.

grosseur d'une noix, la température y descendait de 28°,8 à 20 degrés. Après avoir bu une eau minérale froide, la chaleur diminuait sur-le-champ de 1°,6 aux pieds et aux mains chez Martin, de 0°,6 au bas-ventre, de 0°,4 à la poitrine et dans l'urine, et tandis que les membres recouvraient leur chaleur naturelle au bout de quelques heures, le bas-ventre restait froid jusqu'au dîner; après avoir mangé chaud, et pris du thé ou du café, l'urine était plus chaude qu'à l'ordinaire de 1°,6. Le pénis d'un cadavre échauffé à 26°,6, acquit, suivant Hunter (1), la température de l'eau à 8 degrés dans laquelle on le plongea, tandis que la chaleur de celui d'un homme vivant baissa seulement de 26°,6 et 11°,5; dans de l'eau à 38°,3, la chaleur du premier s'éleva à 36°,4, et celle du second à 31°,2. Dans de l'eau à 34 degrés, la température de la main augmenta, d'après Gentil, d'un degré en dix minutes, et s'accrut encore par la prolongation du séjour. Suivant Martin, les pieds d'un enfant de trois ans, qui marchait sans chaussure, par un froid de —1°,6, marquaient + 10°,3; la chaleur était encore de + 6 degrés, à un froid de 13 degrés et demi au-dessous de zéro, dont l'intensité faisait exprimer des plaintes à l'enfant (2). »

Plusieurs animaux possèdent des moyens mécaniques pour se garantir de l'influence du climat, comme les poils, les plumes, etc. L'usage des poils est évidemment de conserver la chaleur. Le porc-épic d'Italie n'a point de poils, mais seulement des tuyaux; et les ours du Nord n'ont que des soies, mais pas de poils. Quelques animaux sont protégés par des substances non conductrices de la chaleur; les veaux marins, les vaches marines, etc., ont des poils qui ne peuvent guère leur être utiles quand ils sont dans la mer, mais qui sans doute leur servent puissamment lorsqu'ils sont à terre. Les animaux qui vivent constamment dans l'eau, comme les baleines et pour lesquels des poils ne seraient d'aucun avantage, présentent une couche considérable de graisse, qui conduit moins bien la chaleur que l'eau, dans la proportion de un à neuf (3).

« Dans l'année 1766, dit Hunter, je plaçai deux carpes dans un vase de verre rempli d'eau commune de rivière, et le vase fut placé dans un mélange réfrigérant. L'eau qui entourait le poisson se gela très rapidement à la surface intérieure du vase, dans toute l'étendue de sa paroi; mais lors-

(1) Hunter, *Observations on certain parts of the animal œconomy*, p. 96.

(2) Burdach, *Traité de physiologie*, t. IX, p. 665.

(3) *Œuvres complètes de John Hunter*, traduites de l'anglais par A. Richelot. Paris, 1843, t. I, p. 340.

que la congélation approcha du poisson, elle devint stationnaire. Le reste de l'eau, ne se gelant pas assez vite, afin d'en hâter la congélation j'y jetai assez de neige pour la rendre épaisse. La neige fondit autour de chaque carpe. J'ajoutai de nouvelle neige, qui fondit également. Cette opération fut répétée plusieurs fois; lassé enfin de faire des tentatives inutiles, j'abandonnai les carpes et les laissai geler sous la double influence du mélange réfrigérant et de l'atmosphère. Après avoir épuisé toutes leurs forces vitales à produire de la chaleur, elles se gelèrent; on reconnut que la vie avait cessé lorsqu'on les eut fait dégeler très graduellement. En reprenant leur flexibilité, elles ne recouvrèrent point leur action, et elles étaient réellement mortes. Jusqu'à cette époque, je m'étais imaginé qu'il serait possible de prolonger la vie indéfiniment, en plaçant un homme dans un climat très froid : je m'appuyais sur cette considération, que toute action, et par conséquent toute déperdition de substance serait suspendue jusqu'à ce que le corps fût dégelé. Je pensais que si un homme voulait consacrer les dix dernières années de sa vie à cette espèce d'alternative de repos et d'action, on pourrait prolonger sa vie jusqu'à un millier d'années, et qu'en se faisant dégeler tous les cent ans, il pourrait connaître tout ce qui aurait été fait pendant son état de congélation. Comme tous les faiseurs de projets, je m'attendais à faire fortune avec celui-là ; cette expérience me désillusionna complétement (1). »

ART. II. — De la congélation en général.

La résistance au froid varie selon la race, l'âge et même selon la taille des individus. Dans la retraite de Russie, en 1812, les premiers qui succombèrent furent les recrues et les hommes de haute taille, d'après Larrey et Lemazurier (2). Déjà Meyserey avait remarqué que, dans les Alpes, les Français avaient beaucoup plus de malades que les Espagnols (3). En Russie, ce sont les Hollandais, les Prussiens, les Hanovriens et les Russes qui furent les plus maltraités par le froid ; les Français du midi, les Espagnols, les Portugais et les créoles furent les plus épargnés (4).

(1) *Œuvres de John Hunter*. Paris, 1843, t. I, p. 328.
(2) Larrey, *Mém. de chir. milit. et campagnes*, t. IV, p. 107. — Lemazurier, *Rec. de mém. de méd., de chir. et de pharm. milit.*, t. III, année 1817, p. 163.
(3) Meyserey, *La médecine d'armée*, Paris, 1754, t. I, p. 193.
(4) Larrey, *Op. cit.*, t. IV, p. 111, 125, 135. — Lemazurier, *Op. cit.*, p. 164, 176. — J.-A.-N. Perier, *De l'hygiène en Algérie*. Paris, 1847, t. I, p. 101.

Enfin, pendant notre séjour à Madrid, en 1826 et 1827, nous eûmes plusieurs fois occasion de constater que le froid rigoureux de l'hiver était beaucoup mieux supporté par les Espagnols que par les soldats suisses, dont quelques-uns moururent gelés pendant qu'ils étaient en faction. Mais, si la race et la nationalité jouent un rôle important, on peut dire aussi que la production des effets de la congélation dépend, pour ainsi dire, moins de l'intensité que de la qualité du froid. Ainsi, dans la retraite de Constantine, en novembre 1836, le thermomètre ne descendit guère au delà de 0°,5 au-dessous de zéro, ce qui n'empêcha pas de graves accidents de congélation de se produire chez un grand nombre de nos soldats. Dans l'expédition du Bou-Thaleb (décembre 1845), le thermomètre paraît n'être pas descendu au delà de 2 degrés au-dessous de zéro. Mais, dans l'une et l'autre circonstance, l'humidité vint renforcer l'action du froid. Du côté de l'homme rien ne favorise autant la production de la congélation que l'immobilité et le sommeil.

« J'ay bonne mémoire, dit Ambroise Paré, avoir médicamenté en Piedmont plusieurs soldats ayans passé les montagnes en hyuer : desquels les vns par l'extrême froid auaient perdu les oreilles, les autres la moitié d'vn bras, les autres le membre viril, autres les orteils des pieds, aucuns y perdirent la vie, tesmoin la *Chapelle des transis*, située sur le mont de Senis. Aussi me souuient qu'en temps d'hiuer, vn pauvre Breton seruiteur d'estable, demeurant à Paris, s'en alla coucher sus vn lit après avoir bien beu, près lequel y auoit une fenêtre à demy ouuerte, par laquelle le froid entra ; et tellement lui altéra l'une de ses iambes, qu'à son resueil pensant se leuer, ne se peust soustenir. Et pourtant fust posé près le feu, duquel il approcha sa iambe, cuidant qu'elle fust seulement endormie : mais se brusla la plante du pied d'épaisseur d'un doigt sans rien sentir : parce qu'elle étoit ia mortifiée par le froid plus qu'à la moitié. Le lendemain le dist Breton fut apporté à l'Hôtel-Dieu, où il fut visité par le chirurgien et autres, lesquels conclurent qu'il était nécessaire couper et amputer ladite iambe ainsi mortifiée, ce qui fut fait; mais ce néanmoins, ladite mortification gaigna les parties supérieures, en sorte que dedans trois jours après, ledit Breton mourut auec sueur froide, resueries, grands routements et syncopes (1). »

Pendant notre séjour au lazaret de Marseille, de 1832 à 1836, nous avons eu occasion d'observer un grand nombre de militaires qui, après

(1) *OEuvres complètes d'Ambroise Paré*, précédées d'une introduction, par J.-F. Malgaigne. Paris, 1841, t. II, p. 214.

avoir été exposés au froid, tantôt en Afrique, tantôt pendant la traversée en hiver, débarquaient en France avec les formes et les degrés les plus variés de la congélation. Tandis que les uns offraient des marques incontestables de mortification de diverses parties du corps, d'autres se plaignaient seulement de fourmillement et de chaleur ou de brûlure intolérable des pieds, parfois accompagnée d'œdème, et devenant, pour beaucoup de malades, une source de torture et d'insomnie. Nous croyons devoir insister sur cette nuance de la congélation, dont les rapports avec l'action du froid ont pu être souvent méconnus.

Les effets produits sur l'homme par l'influence du froid varient suivant une foule de circonstances, mais particulièrement suivant les régions dans lesquelles ils se produisent. A ce titre, ils doivent être étudiés séparément, dans les pays froids, dans les pays chauds, dans les régions tempérées. Comme type de ces diverses manifestations, nous allons rapporter quelques traits empruntés à la campagne de Russie de 1812, à l'expédition du Bou-Thaleb de 1846, enfin au siége de Sébastopol pendant l'hiver de 1854 à 1855.

ART. III. — De la congélation dans les pays froids. Campagne de Russie, 1812.

« Après plusieurs journées d'une marche très pénible, dit l'illustre Larrey (1), dans un pays inhabité et couvert de neige, nous arrivâmes à Smolensk le 12 novembre. Nous espérions avoir atteint le terme de nos misères aux portes de l'ancienne Pologne. On avait lieu de croire qu'il avait été établi de grands magasins à Smolensk, et que nous pourrions nous y reposer quelques jours; mais nous fûmes trompés dans notre attente. A peine y avait-il quelques subsistances pour les blessés et les malades qui remplissaient les hôpitaux. Ici commencent les horreurs dont nous devions être victimes pendant cette fatale retraite. Les soldats, pressés par la faim et par tous les autres besoins de la vie, après avoir forcé les portes de la ville et pénétré dans les magasins où ils prirent le peu de mauvais biscuit qui y restait, furent condamnés aux privations les plus cruelles...

» Le froid était devenu très vif; le thermomètre de Réaumur était descendu à 19 degrés au-dessous de zéro; les vents étaient au nord-est et

(1) *Mémoires de chirurgie militaire et campagnes du baron D.-J. Larrey*. Paris, 1817, t. IV, p. 89 à 139.

soufflaient avec violence. Ces premiers froids, survenus presque tout à coup, furent pernicieux à plusieurs de nos jeunes gens, et surtout aux animaux; on trouvait fréquemment ces derniers, sur les bords du chemin, étendus morts dans la neige. Ceux de nos compagnons qui avaient contracté la bonne habitude de marcher, et qui avaient pu conserver un peu de café et de sucre, étaient moins en danger. L'exercice habituel prévenait l'engourdissement des membres, entretenait la calorification et le jeu des organes, tandis que le froid saisissant les individus portés sur des chevaux ou des voitures les jetait bientôt dans un état de torpeur et d'engourdissement paralytique, qui les portait à s'approcher d'autant plus des feux des bivouacs, qu'ils ne sentaient pas les effets de la chaleur sur les parties gelées : c'est ce qui provoquait la gangrène, dont j'ai eu le bonheur de me préserver en marchant continuellement à pied, et en me privant entièrement du plaisir de me chauffer.

» De Smolensk à Krasnoë, dans un espace d'environ vingt-quatre lieues, on ne trouva aucune habitation; tout avait été brûlé; la terre était couverte de neige, et le froid avait augmenté de deux degrés. L'armée se reposait quelques heures la nuit dans les forêts qu'elle traversait; mais en général elle avait beaucoup à souffrir et de la faim et de la rigueur de la température. C'est dans cette courte marche qu'on a beaucoup recherché les cognats et les corps de ces chevaux. Un cheval échappé était aussitôt assommé et dépecé presque vivant : malheur à l'animal qui s'éloignait de quelques pas de son maître! Le partage qu'on faisait de ce butin devenait quelquefois un sujet de rixe entre les individus de toutes les classes; les femmes elles-mêmes surmontaient tous les obstacles pour en avoir leur part...

» La garde seule, quoique réduite de plus de moitié, avait conservé ses armes et un bon esprit de discipline. C'était elle qui protégeait la marche des troupes isolées, et tenait en respect celles de l'ennemi, qui ne cessaient de nous poursuivre et de nous harceler... Nous arrivâmes devant Borrisow, dont le pont avait été coupé par Tormasoff, qui occupait la ville et ses environs, sur la rive droite de la Bérézina, position inexpugnable et hors de la portée de notre canon... Le point de passage fut choisi en face d'un très gros village, où l'on put se procurer à peu près tous les matériaux nécessaires pour la construction des ponts. Il paraît que ce fùt dans ce même lieu que Charles XII passa la Bérézina avant le combat de Tolecsehyn...

» En attendant que les ponts fussent construits, le quartier général et la garde allèrent s'établir, la nuit du 24 au 25 novembre, dans le château d'un prince de Radziwil, éloigné d'environ une lieue du point où devait s'effectuer le passage.

» La crainte d'être brûlé dans les granges me fit rester au bivouac au milieu des grenadiers. Le ciel était serein, et le froid assez vif. Obligé de parcourir le camp pendant la nuit pour visiter les blessés qui nous suivaient, je pus observer à l'aise tout ce qui nous entourait. Je ne tardai pas à être frappé de l'apparition d'une comète, presque parallèle à l'horizon, en regard de l'armée et située droit au nord. Elle paraissait descendre vers le pôle arctique : ce corps lumineux était allongé perpendiculairement et se terminait en une pointe de laquelle se détachait une mince chevelure qui s'élevait en ligne verticale à une très haute distance. Elle disparut la même nuit, et ne se remontra plus dans la suite. Ce météore avait été observé dans plusieurs points de l'Europe, notamment à Leipzig...

» Quoique le froid eût toujours augmenté depuis notre passage de la Bérézina, le mercure n'était pas encore descendu au-dessous de 10 à 12 degrés. Le jour de notre arrivée à Smorgonie, il tomba de la neige cristallisée en étoiles. Ce phénomène était le précurseur d'un froid excessif qui se déclara immédiatement après. Pendant la nuit que nous passâmes au bivouac, le mercure descendit à 18 degrés ; il passa ensuite assez rapidement à 19, 20 et 21 de Réaumur. Le lendemain, 6 décembre, nous nous remîmes en marche pour Osmiana, autre ville assez grande, où nous trouvâmes quelques juifs, à qui nous pûmes acheter de la mauvaise eau-de-vie et du pain. Le froid augmentait progressivement. Avant notre arrivée à Smorgonie, les rivières étaient entièrement prises ; à notre entrée dans Osmiana, mon thermomètre marquait 25 degrés ; il descendit pendant la nuit à 26, et le bivouac fut terrible. On pouvait alors à peine se tenir debout, et exécuter de simples mouvements. Celui qui perdait l'équilibre et qui tombait à terre, était aussitôt frappé d'une stupeur glaciale et mortelle. Nous trouvâmes sur la route un grand nombre de morts provenant de la 12e division militaire, qui était venue à notre rencontre (1).

» A l'exception de quelques troupes d'élite de la garde, qui avaient su conserver leurs capotes ou manteaux, leurs chaussures et leurs gants, toute l'armée était dans un affreux dénûment, sans armes, sans aucun signe capable de faire reconnaître les corps ; mêlés complétement, ils ne formaient plus que des masses d'individus qui semblaient marcher tout

(1) Cette division était de 12,000 hommes en partant de Wilna, il n'en est rentré en France que 360.

d'une pièce. Le froid et la faiblesse les portaient à s'appuyer et à se serrer les uns contre les autres. Mais rien n'était plus bizarre et plus déplorable à la fois que leur habillement. Ils étaient tous couverts de fragments de pelisses, de manteaux, ou de morceaux d'étoffes de couleurs différentes. Le feu des bivouacs avait consumé graduellement les manteaux, les capotes, les pelisses; on n'avait aucun moyen de les réparer, on n'y pensait même pas; d'ailleurs on ne s'arrêtait nulle part. Malheur à celui qui se laissait saisir par le sommeil! Quelques minutes suffisaient pour le geler entièrement, et il restait mort à la place où il s'était endormi.

» Mon thermomètre, suspendu quelques moments, au milieu de la nuit, à la boutonnière de mon habit, marqua 28 degrés. Il y avait peu de différence entre la température du jour et celle de la nuit, les rayons du soleil ne pouvant pénétrer l'atmosphère considérablement condensée. Nous étions au milieu d'un brouillard très rare qui couvrait de cristaux toutes les villosités du corps et des vêtements. Ceux qui étaient suspendus aux cils, en forme de stalactites, interceptaient plus ou moins le passage de la lumière, et gênaient infiniment pour la marche. Nous étions tous dans un tel état d'abattement et de torpeur, que nous avions peine à nous reconnaître les uns les autres. On marchait dans un morne silence. L'organe de la vue et les forces musculaires étaient affaiblis au point qu'il était difficile de suivre sa direction et de conserver l'équilibre. L'individu chez qui il venait à être rompu tombait aux pieds de ses compagnons, qui ne détournaient pas les yeux pour le regarder. Quoique l'un des plus robustes de l'armée, ce fut avec la plus grande difficulté que je pus atteindre Wilna.

» J'ai remarqué que, toutes choses égales d'ailleurs, les tempéraments qualifiés sous le nom de sanguins et chauds résistaient beaucoup mieux à l'action de cet agent sédatif que ceux qu'on a désignés sous le nom générique de lymphatiques : aussi la mort a-t-elle plus épargné les individus des contrées méridionales de l'Europe, que ceux des contrées septentrionales et humides, tels que les Hollandais, les Hanovriens, les Prussiens et autres peuples allemands. Les Russes eux-mêmes, d'après le rapport qui m'en a été fait par plusieurs officiers de santé restés à Wilna, ont perdu, par cette seule cause, plus d'hommes en proportion que les Français... Trois mille hommes des meilleurs soldats de la garde, tant d'infanterie que de cavalerie, presque tous des contrées méridionales de la France, étaient les seuls qui eussent vraiment résisté aux cruelles vicissitudes de la retraite; ils possédaient encore leurs armes, leurs chevaux et leur attitude guerrière; les maréchaux ducs de Dantzick et d'Istrie étaient à leur tête; les princes Joachim et Eugène marchaient au centre de cette troupe, que l'on pouvait considérer comme le reste d'une armée de plus de 400,000 hommes, que les habitants du pays avaient vue défiler, six mois auparavant, dans toute sa force et dans tout son éclat. L'honneur et la gloire des armées françaises s'étaient en quelque sorte retranchés dans ce petit corps d'élite...

» Les vieillards de la Russie et de la Pologne nous ont déclaré qu'ils n'avaient jamais vu un hiver aussi long et aussi rigoureux... J'ai remarqué que les sujets bruns et d'un tempérament bilioso-sanguin, presque tous des contrées méridionales de l'Europe, résistaient plus que les sujets blonds, d'un tempérament phlegmatique et presque tous des pays du nord, aux effets de ces froids rigoureux, ce qui est contraire à l'opinion généralement reçue. Nous avons vu les Hollandais du 3ᵉ régiment des grenadiers de la garde, composé de 1787 hommes, tant officiers que soldats, périr presque tous sans exception, car il n'en était rentré en France, deux années après, que 41, y compris le colonel général Tindal, qui était blessé (1); tandis que les deux autres régiments des grenadiers, composés d'hommes presque tous nés dans les provinces méridionales de la France, ont conservé une assez grande partie de leurs soldats : il est d'ailleurs très vrai que, dans les proportions du nombre, les Allemands ont beaucoup plus perdu de monde que les Français. Plusieurs de nos médecins, restés à Wilna, m'ont assuré que le froid avait moissonné plus d'individus de la coalition, proportion gardée, que de Français, quoique les premiers eussent bien plus de moyens de se préserver des effets de cet agent destructeur, que nos malheureux compatriotes, qui, dépouillés par les Cosaques de leurs habillements, et forcés de passer d'un lieu à un autre dans un état de nudité plus ou moins complète, n'en résistaient pas moins la plupart aux injures de l'air glacial, et parvenaient, à force de courage et d'industrie, à se garantir d'une entière congélation.

» La mort de ces infortunés était devancée par la pâleur du visage, par une sorte d'idiotisme, par la difficulté de parler, la faiblesse de la vue et même la perte totale de ce sens; dans cet état, quelques-uns marchaient plus ou moins longtemps, conduits par leurs camarades ou leurs amis. L'action

(1) Cette note m'a été communiquée par le maréchal-de-camp Coucourt, Hollandais, à qui j'ai fait l'amputation de la jambe, à la bataille de Lutzen.

musculaire s'affaiblissait sensiblement; les individus chancelaient sur leurs jambes comme des hommes ivres; la faiblesse augmentait progressivement jusqu'à la chute du sujet, signe certain de l'extinction totale de la vie... Cette mort ne m'a pas paru cruelle. Les forces vitales s'éteignaient par degrés; elles entretenaient la sensibilité générale, et avec elle disparaissait la conscience des facultés sensitives. Nous avons trouvé, couchés sur le ventre, presque tous les individus qui avaient péri sous l'influence continue du froid. Leurs corps étaient roides, leurs membres inflexibles; la peau restait décolorée et sans apparence d'aucune tache de gangrène. On a vu des individus tomber roide morts dans les feux des bivouacs. Ceux qui s'en approchaient d'assez près pour s'y chauffer les pieds et les mains gelés, étaient frappés de gangrène dans tous les points où le froid avait anéanti les propriétés vitales.

» Les Français, les Portugais, les Espagnols et les Italiens sont les seuls qui aient offert le moins de victimes de ces cruelles vicissitudes; nouvel argument contre l'assertion de l'auteur de l'*Esprit des Lois*, nouvelle preuve que les habitants de ces contrées méridionales ont plus d'énergie et de moyens de résistance à l'action du froid que les peuples du Nord. D'après le rapport de plusieurs médecins et chirurgiens qui partagèrent le sort de nos soldats et furent transportés comme eux en Sibérie, presque tous les individus appartenant à nos alliés de l'Allemagne, du Hanovre et de la Hollande avaient péri de bonne heure : certaines troupes russes et les Polonais cependant avaient beaucoup mieux résisté à ces calamités; mais, comme je l'ai dit dans mes Campagnes, en parlant de cette dernière nation, elle est originaire de l'Asie Mineure (1), et, sous ce rapport, elle doit avoir une grande similitude de constitution physique et de caractère avec les habitants des contrées méridionales de l'Europe, tels que les Français.

» Le docteur Mestivier, qui avait demeuré plusieurs années à Moscou, nous a assuré que les Français seuls pouvaient impunément se promener dans les rues de cette ville au plus fort de l'hiver, avec une simple redingote par-dessus l'habit, tandis que les habitants pouvaient à peine résister aux effets du froid rigoureux, bien qu'ils fussent couverts de pelisses...

» Les frictions sèches conviennent beaucoup, et surtout l'éloignement des foyers de chaleur plus ou moins considérables. Je n'ai pas em-

(1) Les mêmes observations s'appliquent aux peuplades russes des provinces limitrophes de la Turquie et de l'Asie; tels sont la plupart des Cosaques.

ployé d'autres moyens pour me préserver de la gangrène, qui aurait au moins nécrosé chez moi les doigts des mains et des pieds, lesquels ont été plusieurs fois privés de toute sensibilité. Si ces moyens ne suffisent pas, on doit plonger la partie dans l'eau froide, et l'y faire tremper jusqu'à ce qu'on aperçoive quelques bulles d'air se dégager de la partie gelée. C'est le procédé dont se servent les Russes pour dégeler le poisson : s'ils le trempaient dans l'eau chaude, ils savent par expérience qu'il serait putréfié en quelques minutes, tandis qu'il est, après l'immersion dans l'eau froide, aussi frais que s'il venait d'être pêché. »

ART. IV. — De la congélation dans les pays chauds. Expédition du Bou-Thaleb, 1846.

« Le 3 janvier, dit M. Shrimpton (1), le camp avait pour ainsi dire disparu sous la neige. A grand'peine les hommes parviennent à sortir de leurs tentes ; un grand nombre et particulièrement les jeunes soldats, ou ceux qui, à une époque peu éloignée ont eu à souffrir de la fièvre, sont tellement engourdis qu'ils ne peuvent que difficilement se tenir debout. On en conduit dès le matin quinze à l'ambulance ; deux d'entre eux, déjà sous l'imminence de l'asphyxie, ne tardent pas à succomber. Les seuls moyens dont nous puissions disposer contre ces accidents imprévus sont bornés. Nous prescrivons quelques gouttes d'éther sulfurique ou un peu de vin de cannelle à l'intérieur. Les malades sont déshabillés, enveloppés dans des couvertures de laine et soumis à des frictions sèches.

» Le camp est levé à sept heures du matin et sans que le soldat ait pu manger la soupe. La souffrance ressentie par tous entraîne un certain désordre. La colonne a de la peine à commencer son mouvement ; elle marche péniblement ; au bout de dix minutes elle s'arrête. Les heures s'écoulent, le soir arrive, même immobilité. Les troupes sont debout et silencieuses, le sac au dos, sous la neige qui tourbillonne, exposées à un vent violent du nord ; il y a plus de vingt-quatre heures qu'elles n'ont mangé... La descente d'un défilé s'effectue sur une pente rocheuse entrecoupée de ressauts, à tout instant interrompue, rapide, où la neige cache la véritable voie et expose à chaque pas à des chutes. Là, *ont été abandonnés tous les vivres*, une grande partie du matériel de campement, des bagages, etc. La mort a frappé déjà et frappe encore sous nos yeux un grand nombre

(1) Shrimpton, *Relation méd.-chir. de l'expédition du Bou-Thaleb, de Constantine*, 1846, in-8.

de victimes. La route est jonchée de cadavres, tombés à droite et à gauche du chemin; de soldats engourdis qui ne peuvent se soutenir. Ceux que le froid a saisis et empêche d'avancer refusent tout secours. En vain nous cherchons à en encourager quelques-uns, nous tentons de les relever et de les mettre en mouvement. Les uns, qui ont le sentiment d'une fin prochaine, nous repoussent brusquement; d'autres, qui ne souffrent pas et qui s'endorment doucement dans la mort, nous supplient de les laisser tranquilles et nous disent qu'après quelques minutes de repos ils se remettront en route. Nous chargeons sur des cacolets le plus de ces hommes qu'il nous est possible et nous les y faisons attacher solidement. Chez plusieurs qui marchent encore et se plaignent seulement d'une difficulté dans la progression, se remarquent déjà les signes avant-coureurs d'une mort prochaine : engourdissement général, douleur dans les membres et aux aines, contraction musculaire faible et incertaine, facies rouge, tuméfié, lèvres bleuâtres, yeux saillants, lividité de la peau, gonflement des mains, pouls petit et faible, respiration lente. Tous ces symptômes s'aggravent rapidement; les yeux prennent une expression d'égarement; la marche est indécise; l'homme vacille et tombe enfin pour ne plus se relever. La peau des mains se fendille alors et laisse souvent couler 60 à 100 grammes de sang.

» Quoique le malade conserve sa connaissance, il paraît en proie à l'ivresse. Son corps est comme une masse inerte qui retombe aussitôt qu'on la relève. La nuit est close, la neige tombe toujours; nous avons perdu toute trace de la colonne. Nos malades ont succombé. Deux hommes sont avec nous : l'un appartient au train, l'autre aux ouvriers d'administration. Il nous eût été impossible de faire un pas de plus si le chien de ce dernier ne nous eût, de cadavre en cadavre, indiqué la route suivie par nos troupes. Nous marchons avec ardeur, et trois heures après (environ neuf heures du soir) nous rejoignons une quarantaine d'hommes et deux cantinières, arrêtés avec du bagage sur le bord d'un ravin. Il était urgent de prendre des dispositions pour passer la nuit. Je fais à la hâte former un carré avec les cantines et les ballots. Dans l'intérieur sont étendues une partie des tentes que nous possédions, et qui, durcies par la gelée et dépourvues de piquets et de montants n'auraient pu être déployées. Des fusils formés en faisceaux supportent une autre tente qui nous garantit assez bien contre les injures de l'air, puis nous nous couchons et nous nous tenons serrés les uns contre les autres. Les chevaux et les mulets sont attachés à des cordes en dehors de notre enceinte. Pendant que nous organisions notre coucher, un de nos compagnons s'écarte de quelques pas et se fait sauter la cervelle. La nuit se passe sans sommeil dans un engourdissement douloureux.

» Notre petite troupe se lève avant le jour... Nous nous remettons en route. Le soleil se dégage lentement des vapeurs de l'horizon, puis, brillant et glorieux, il s'élance dans l'espace. Ses rayons font scintiller de mille feux les surfaces blanchies qui nous entourent. La marche cependant est difficile. Une neige épaisse de 40 centimètres dans la plaine et beaucoup plus profonde encore dans les parties accidentées, couvre le sol et rend la progression lente et pénible. Au bout de deux heures, nous atteignons une tente d'ambulance abandonnée. Sur 40 hommes qui y ont passé la nuit, 6 ont succombé. J'organise à l'aide du matériel qui s'y trouve six paires de cacolets, où sont chargés les 12 hommes les plus malades. Ni mes exhortations ni mes conseils ne peuvent décider les autres à se joindre à nous.

» De temps en temps nous passons à côté de malheureux étendus sur la neige et que le manque de moyens de transport nous empêche d'emmener. Le temps est beau. Le froid sec et piquant qu'apporte le vent du nord et que combattent en partie les rayons du soleil, serait supporté avec plaisir par des hommes dont l'estomac aurait été suffisamment lesté et qui auraient eu moins à souffrir que les nôtres. Nous cheminons douze heures durant dans des terres à labour, détrempées par la fonte des neiges, où les pieds contractent une froidure douloureuse. Le jour décline, le vent du nord redouble d'âpreté. De distance en distance nous recueillons encore quelques hommes isolés. Enfin l'obscurité règne de nouveau, mais Sétif est là, Sétif le lieu de refuge et de repos.

» Les troupes présentaient au départ un effectif de 2800 hommes : 208 avaient péri pendant la marche et sous l'action immédiate du froid; 2600 rentrèrent au camp. Parmi ces derniers, 250 à peu près peuvent être considérés comme ayant échappé complétement à l'influence fâcheuse de la neige; 1800 atteints de congélation superficielle, et qui ne purent, faute de place, être admis à l'hôpital, guérirent tous sans accident après un traitement à la caserne dont la durée, variable pour chacun, peut être estimée en moyenne à 35 jours. Sur 532 qui entrèrent à l'hôpital, 55 furent soumis à des opérations et fournirent 3 morts : 477 furent traités par des moyens purement médicaux et donnèrent 19 morts. Dans le cas actuel deux causes rendirent les effets du froid si dissemblables entre eux : 1° la température ne fut pas également rigoureuse sur tous les points où nos troupes s'étaient disséminées; 2° les hommes sur lesquels elle s'exerça étaient dans des conditions très différentes. Dans la nuit du 2 au 3, le campement avait offert des conditions très analogues pour tous et, sauf les différences que des vêtements plus ou moins chauds, plus ou moins neufs ou usés pouvaient introduire, le froid avait frappé toute la colonne avec une même intensité. Aussi les accidents qui survinrent alors durent-ils être presque exclusivement attribués à des prédispositions individuelles et à une faiblesse particulière de la constitution. Mais dans la nuit du 3 au 4 il n'en fut plus de même; les conditions cessèrent d'être comparables. Les uns avaient campé dans la plaine et avaient pu se grouper autour de feux sombres d'où s'élevait, il est vrai, plus de fumée que de flammes; un petit nombre, comme cela m'était arrivé à moi-même, s'était tant bien que mal improvisé des abris. Ceux-là furent en général moins refroidis que les hommes perdus sur des mamelons élevés que le vent du nord balayait avec violence et durent être moins maltraités. Cependant nous constatâmes que les congélations et la mort furent bien moins déterminées par cette différence de 3 ou 4 degrés dans la somme du froid que par les circonstances propres aux individus.

» Les militaires, en grand nombre, que nous avons interrogés, tant parmi ceux qui revinrent à Sétif que parmi ceux qui succombèrent le long de la route, nous ont mis à même d'apprécier les conditions qui rendent surtout le froid fâcheux et celles qui rendent aptes à lui résister. Les maladies antérieures et particulièrement les fièvres intermittentes rebelles constituent la prédisposition la plus manifeste à subir l'action du froid. Sur soixante et quelques hommes mourants auxquels j'ai parlé dans les journées du 3 et du 4, un tiers était soumis depuis plusieurs mois à des fièvres quotidiennes et tierces qui reparaissaient tous les dix, quinze ou vingt jours; plusieurs étaient guéris depuis peu de temps de diarrhée ou de dysentérie et quelques-uns étaient encore en proie à ces affections.

» Dire que la privation d'aliments a été particulièrement fâcheuse aux sujets lymphatiques, ce n'est pas avancer qu'elle ait été supportée sans dommages par les constitutions nerveuse, sanguine et bilieuse. Nous sommes convaincu du contraire. Parmi les malheureux qui succombèrent et ceux qui furent atteints de congélations partielles graves, nous en avons remarqué un certain nombre appartenant à ces divers tempéraments, et ce qui prouve que l'abstinence prolongée aggrava beaucoup chez eux l'influence du froid, c'est que les officiers dont le sort durant les journées des 2, 3 et 4 janvier ne différa guère du leur qu'en ce qu'ils ne manquèrent pas complétement d'aliments et d'eau-de-vie, ne comptèrent pas une seule victime.

» Beaucoup d'individus atteints de congélations superficielles trouvèrent, soit dans la nuit du 3 au 4 janvier, soit le lendemain, à quelques lieues de Sétif ou dans cette résidence même, le moyen de s'approcher de feux de bivouac, ou de foyers préparés à bonne intention pour leur venir en aide. Ce brusque passage d'une température glaciale à une température de 40 degrés, au moins, plus élevée, cette exposition subite de parties transies et congelées à une forte chaleur devinrent la source d'accidents très sérieux.

» Sur 355 malades atteints de congélation qui ont passé par mon service, 72 m'ont dit s'être pendant la route assis à des feux de bivouac, 274 m'ont assuré avoir été du commencement à la fin privés de feu. Ceux-ci ont présenté 256 gangrènes peu étendues, intéressant une partie ou la totalité de l'épaisseur du derme, 15 gangrènes étendues et ayant la même profondeur que les précédentes, 3 gangrènes plus profondes dont l'une a nécessité une opération. Ceux-là ont offert 2 gangrènes sans gravité, 11 gangrènes plus ou moins vastes et ayant mis sur quelques points les muscles à nu et 59 gangrènes profondes qui donnèrent lieu à 33 opérations. Les premières ont compté 2 morts, les secondes en ont compté 9. Ces chiffres dispensent de tout commentaire.

» La soustraction du calorique quand elle est portée à un certain degré fait pâlir les tissus, les rapetisse, les ride et y amène un engourdissement qui, dans certains cas, peut aller jusqu'à l'insensibilité. Ces phénomènes dépendent : 1° de l'action hyposthénisante que le froid exerce immédiatement et en premier lieu sur les nerfs de la partie ; 2° du ralentissement plus ou moins prononcé qui survient consécutivement dans le cours du sang... Les mains sont généralement nues et reçoivent sans intermédiaire les injures atmosphériques, pluie, neige, vent... Les pieds sont couverts, il est vrai, d'une chaussure épaisse qui les protége presque toujours efficacement quand le froid est sec, mais si au froid se joint la pluie ou une neige fondante il n'en est plus de même. Le cuir s'imprègne bientôt d'une humidité qui, le rendant meilleur conducteur de calorique, lui permet de soustraire aux tissus vivants une plus grande somme de chaleur ; enfin, la progression sur un sol détrempé met les pieds en contact continuel avec un corps solide et très froid, dont la température tend à s'équilibrer avec la sienne, d'où encore soustraction de calorique.

« Sur 355 congélations il s'en est rencontré :

Aux pieds	325
Aux mains	6
Aux pieds et aux mains	14
A la verge	3
Aux oreilles	6
Au nez	1
Total	355

» On peut conclure à priori de ces chiffres, que c'est la présence d'une neige fondante sur le sol qui a été la principale et pour ainsi dire l'unique cause de notre désastre. Elle seule peut expliquer la proportion énorme des congélations aux pieds ; et la rareté des congélations ayant un autre siége indique assez que la température à laquelle les troupes expéditionnaires étaient soumises n'avait rien d'excessif ni d'insoutenable. Nous n'avons point eu à signaler ici, comme autrefois Larrey, MM. Moricheau-Beaupré et Bégin, à Moscou et à Wilna, de ces congélations du nez et des oreilles brusquement établies, et sans même que ceux qui en étaient victimes en aient eu conscience. C'est que le froid que nous avons eu à supporter n'était en effet en rien comparable à celui qui pendant l'hiver de 1812, arrêta les victoires de l'armée française en Russie. Bien qu'aucune observation thermométrique n'ait pu être faite sur place, nous pouvons cependant avancer que le froid atteignit à peine, pendant notre séjour dans les montagnes du Bou-Thaleb, le quatrième degré centigrade au-dessous de zéro. Ainsi la gorge où, pendant la nuit du 2 au 3 janvier, la division resta campée est à peu près au niveau de Sétif (1100 mètres au-dessus du niveau de la mer), et, dans cette localité, le thermomètre ne descendit pas au-dessous de 0 —2 degrés. »

ART. V. — Congélation dans les pays tempérés. Campagne d'Orient, hiver de 1854 à 1855.

« Vers la fin de décembre 1854, dit M. Haspel, nous avons reçu à Constantinople, une foule d'hommes se plaignant de fourmillement, de picotements semblables à des piqûres d'aiguille, d'engourdissement, de démangeaisons insupportables et d'œdème des pieds, qui firent place dans quelques cas à une chaleur brûlante, à une ardeur et en même temps à une sensibilité très vive, exagérée, à des élancements partant le plus ordinairement de la plante des pieds pour aller retentir dans une étendue plus ou moins variable des nerfs sciatiques ; dans quelques cas fort rares, il est vrai, à une semiparalysie qui se dissipait à la longue, à un gonflement érythémateux et à une douleur expansive, il n'était pas rare de voir ces cas s'accompagner d'épaississement de l'épiderme et se terminer par une exfoliation épidermique. Ces phénomènes morbides n'ont pas toujours les allures vives et franches remarquées à Bou-Thaleb, où vingt-[illegible] heures d'un froid vif ont suffi pour les produire ; ici ils se sont développés plus lentement, quelquefois par des degrés insensibles et des nuances successives, ils se sont insinués et pour ainsi dire infiltrés à travers l'organisme tout entier ; de là l'opiniâtreté, la ténacité et l'intensité plus grande de ces douleurs qui, dans quelques cas, se sont montrées tellement vives que les malades passaient des nuits et des journées dans une agitation continuelle, se découvrant à chaque instant dans l'espoir de trouver plus de soulagement dans la fraîcheur de l'appartement que dans la chaleur du lit. Dans quelques cas, elles allaient jusqu'à enlever l'appétit, le sommeil et les jeter dans une irritabilité difficile à décrire, dans une sorte de désespoir. Plusieurs, réduits dans le marasme par une diarrhée chronique, n'en avaient aucun souci ; toute leur attention était arrêtée sur leurs pieds : *Soulagez mes douleurs*, disaient-ils en montrant leurs membres amaigris, lorsqu'on s'informait de l'état de leur diarrhée ou de leur dysentérie. Dans le plus grand nombre des cas cependant, bien que les douleurs soient très intenses, qu'elles déterminent de l'agitation, une insomnie fatigante, l'appétit néanmoins se conservait à l'état normal, et toutes les fonctions s'exécutaient parfaitement. Dans certains cas beaucoup plus rares, la marche et le mouvement des mains étaient impossibles. Toute tentative de contraction musculaire était suivie d'une douleur tellement vive qu'elle arrachait des cris aux malades. On aurait cru avoir sous les yeux certaines névralgies si la tension des muscles, leur dureté, leur vive sensibilité à la pression, la déviation des doigts auxquels ils s'attachent, n'avaient fixé le siége de ces phénomènes dans le système musculaire.

» Tantôt les tissus des pieds et des orteils qui sont, jusqu'à un certain point, soustraits par leur éloignement à l'influence vivifiante du cœur, étaient frappés d'atonie, de relâchement et d'impuissance dans leurs vaisseaux, et se laissaient pénétrer par le sang ; il en résultait des taches noirâtres, ecchymotiques, souvent superficielles, sans aucune apparence d'excitation locale, sans vibration, fréquence ou élévation du pouls, sans tension, sans stimulus local. Sous l'influence de douces frictions avec un liniment opiacé et de la chaleur entretenue à l'aide d'une enveloppe de ouate, peu à peu la circulation, la chaleur et la vie se rétablissent dans les membres. Lorsque la cause qui a produit ces douleurs et ces altérations locales superficielles avait acquis plus d'énergie, ou lorsque les organes en butte à cette cause étaient à bout de leur force de résistance, on voyait les parties les plus éloignées du centre de la circulation se mortifier; cette mortification pour se produire n'a pas besoin de passer toujours par l'évolution ou par les phases de l'ulcération; elle pouvait naître soudainement, se déclarer tout d'une pièce, la partie succomber dans le premier effort par la sidération complète de son principe de vie; cette mortification se présentait alors sous deux aspects principaux.

» 1° Ou bien les tissus frappés se montraient roides, froids, insensibles avec une teinte blanchâtre ou noirâtre, desséchés, ridés, flétris et comme momifiés, sans odeur, et avaient acquis une dureté considérable; par la percussion ils donnaient un bruit sec comme si l'on frappait sur du bois; cette altération s'étendait depuis les orteils chez les uns, jusqu'à la partie moyenne de la jambe chez les autres, et diminuait par gradation insensible en montant vers le tronc, et se terminait par des chairs molles empâtées et laissant à la peau l'empreinte du doigt. Cette mortification pouvait être superficielle ou profonde, être bornée à un ou plusieurs orteils, ou les envahir en entier, et même s'étendre à tout le pied ou à une partie de la jambe.

» 2° Chez plusieurs les pieds enflaient, la face dorsale se couvrait de phlyctènes qui se remplissaient de sérosité jaunâtre ou roussâtre, et devenaient bientôt gangréneuses. Dans quelques cas les pieds, énormément gonflés par l'œdème, imprégnés de sérosité et pour ainsi dire macérés dans ce liquide tombaient en larges lambeaux, presque sans réaction inflammatoire, et exhalaient une odeur putride insupportable. Ces sphacèles étendus, et qui paraissaient profonds, ne nécessitèrent bien souvent que des opérations partielles sur les os du métatarse et des phalanges, et beaucoup en furent quittes pour la perte de tous les orteils seulement; par contre, des cas en apparence légers furent suivis de gangrènes qui s'étendirent aux os. La plupart de ces hommes, absolument comme à Bou-Thaleb, succombaient à des diarrhées et des dysentéries; en effet, ce n'était qu'en s'attaquant à des sujets déjà malades ou affaiblis, et qui ne pouvaient réagir contre la cause morbifique, que le froid avait trouvé la force nécessaire pour produire des accidents aussi graves (1). »

(1) *Gazette médicale de Paris*, année 1855, p. 487.

CHAPITRE V.

INFLUENCE DE LA TEMPÉRATURE SUR LA MORTALITÉ ET SUR LE NOMBRE PROPORTIONNEL DE QUELQUES MALADIES.

D'après les faits exposés précédemment, on comprend l'influence puissante que doit exercer la température sur la marche de la mortalité. En thèse générale, on peut dire que dans les pays froids, la mortalité la plus considérable correspond à la saison froide ; dans les pays chauds à la saison chaude. Citons quelques exemples. A Londres, voici quelle a été, pour les trois années, de 1838 à 1840, la répartition des décès et de la température entre les quatre saisons de l'année :

	Hiver.	Printemps.	Été.	Automne.
Moyenne annuelle des décès.	39,761	35,128	33,777	36,684
Température moyenne.....	4°,7	12°,1	16°,1	7°,0

Au XVIIe siècle, lorsque Londres, non pavée, représentait encore un vaste marais, la mortalité était autrement répartie, comme le montre le tableau suivant, dans lequel nous résumons la totalité des décès enregistrés de 1630 à 1647.

Hiver.	Printemps.	Été.	Automne.
38,866	40,337	48,850	61,913

L'axiome de Celse : *Periculosior æstas, autumnus longe periculosissimus*, était alors parfaitement applicable à Londres ; il ne l'est plus aujourd'hui.

Parmi les maladies qui, de 1838 à 1840, ont été cause de décès, les affections pulmonaires et intestinales se sont montrées étroitement liées à la marche de la température. Voici les nombres pour les quatre saisons :

	Maladies pulmonaires.	Maladies gastro-intestinales.
Hiver....................	12,140 décès.	1,982 décès.
Printemps................	9,890	2,139
Été......................	8,433	2,978
Automne..................	11,008	2,263

L'intensité de l'abaissement du thermomètre au-dessous de la température moyenne de l'année s'est montrée, à Londres, en harmonie avec l'intensité de la mortalité en hiver et l'accroissement des décès causés par maladies pulmonaires, comme l'indique le tableau suivant :

		Température moyenne.	Température minimum.	Mortalité générale.	Mortalité par maladies pulmonaires.
Hiver..	1838	— 2°,22	— 11°,67	15 611	2 771
—	1839	— 4,44	— 5,00	11 778	1 762
—	1840	— 5,56	— 5,56	11 797	1 917
—	1841	— 4,50	— 10,00	13 713	2 728

Mais, quel est le degré de froid où la mortalité commence à croître, et combien de temps s'écoule-t-il entre la première action du froid et la manifestation de ses effets? Le tableau suivant, qui résume la mortalité et la température de Londres, est destiné à répondre à cette double question (1). La température est exprimée en degrés centigrades.

	NOVEMBRE 1840.				DÉCEMBRE 1840.				JANVIER 1841.			
Jours du mois. . .	7	14	21	28	5	12	19	26	2	9	16	23
Tempe. moyenne.	10°56	8°89	7°22	3°56	5°00	3°89	1°39	0°00	1°11	1°67	1°11	3°89
Tempe. minimum.	7°22	5°00	1°67	0°56	1°11	1°11	6°11	3°89	4°44	9°44	5°56	2°22
Nombre des décès.	976	885	897	862	1 087	1 059	1 056	1 141	1 377	1 191	1 290	1 129
— par bronchite..	11	4	4	4	18	22	12	19	33	35	28	38
— par pneumonie.	98	84	108	112	142	132	135	123	166	126	145	124
Décès de 60 ans et au-dessus. . .	186	151	165	186	225	215	254	267	333	329	332	306
De 15 à 60 ans. . .	336	282	289	262	340	330	325	351	411	365	450	360
De 0 à 15.	450	451	444	409	519	513	496	521	610	495	489	461

Il résulte du tableau qui précède que, dans cette capitale, la mortalité s'élève à mesure que la température moyenne tombe au-dessous de cette moyenne annuelle qui est de 10°,28 centigrades (2). Ainsi, le nombre des décès s'élève par semaine à 1000 et au delà, quand le thermomètre s'abaisse au-dessous de la congélation de l'eau ; il va à 1200 quand la température moyenne du jour et de la nuit descend de 1 ou 2 degrés au-dessous de zéro. Les effets du froid sont immédiats, mais ils vont en s'accumulant, et ils continuent de se faire sentir trente à quarante jours après la cessation du froid extrême.

Le tableau suivant résume, pour Londres, le chiffre de la mortalité générale et celui des décès par maladies abdominales, pendant les mois de juin, juillet et août 1840; il donnera une idée de l'influence de l'élévation de la température *au-dessus* de la moyenne de l'année (3).

(1) *Third annual report of the registrar general of births, deaths, and marriages in England*. London, 1841, p. 107.

(2) Howard a observé que la température moyenne de Londres, de 1807 à 1818, était de 50°,8 Fahrenheit, alors que celle de Tottenham-Green, à 4 milles au nord de cette ville, n'était que de 48°,8.

(3) *Third annual report of the regist. gen.*, p. 108.

	JUIN.				JUILLET.				AOUT.			
Jours du mois. .	6	13	20	27	4	11	18	25	1	8	15	22
Mortalité générale.	785	819	771	824	831	840	867	851	829	848	888	875
Mortalité par maladies abdominales. . . .	33	36	32	41	38	33	41	50	40	56	101	81
Température moyenne. . .	16°67	18°33	17°22	16°11	16°87	16°11	16°67	16°68	17°50	20°08	18°00	17°30

M. Bük a constaté qu'il meurt à Hambourg (1) :

		Par une température centigrade de
12.3 personnes.		— 18°,7 et au-dessous.
11.5.		— 6°.2 et au-dessous.
10.7.	de	— 6°,2 à 0°.
9.3.	de	0° à + 6°,2.
8.8.	de	+ 6°,2 à + 12°,5.
8.1.	de	+ 12°,5 à + 18°,7.
10.9.	de	+ 18°,7 et au-dessus.

La température est loin d'exercer une action égale sur les diverses maladies considérées comme causes de décès. Cette proposition est mise en lumière par le tableau suivant, dans lequel nous donnons le nombre des décès constatés dans toute l'Angleterre, pendant les trois années de 1838 à 1840. Les décès y sont classés par saisons et par genres de maladie.

Causes de décès.	Hiver.	Printemps.	Été.	Automne.
Apoplexie.	801	627	626	695
Mort subite.	618	524	381	547
Bronchite.	495	307	191	347
Pneumonie.	3,326	2,454	1,827	3,600
Pleurésie.	70	62	39	51
Épanchement pleurétique.	272	183	136	206
Maladies du cœur. . . .	739	556	571	698
Rhumatisme.	124	113	99	117
Vieillesse.	3,437	2,509	2,150	2,814
Diarrhée.	188	183	642	208
Dysentérie.	55	41	104	54
Phthisie.	5,600	5,776	5,501	5,148
Cancer.	276	230	264	262

On voit que si certaines maladies, telles que la phthisie et le cancer, se montrent plus ou moins réfractaires à l'influence des saisons, quant à

(1) *Die Gesetze der Sterblichkeit für Hamburg.* Gerson *und* Julius *Magazin*, t. XII, p. 292.

la mortalité qu'elles déterminent, en revanche les décès causés par d'autres maladies sont dans une dépendance étroite de l'action de la température (1).

Dans les pays chauds la mortalité des Européens augmente notablement dans la saison chaude. Nous donnons dans le tableau suivant la répartition mensuelle de la température et des décès par maladies *aiguës* constatées dans les garnisons anglaises (troupes blanches) de deux îles situées à égale distance de l'équateur, l'une dans l'hémisphère nord, l'autre dans l'hémisphère sud. L'effectif des troupes a été à peu près le même dans chacun des mois de l'année.

	HÉMISPHÈRE NORD. Jamaïque, lat. 18° nord. Effectif général de 1817-36. 51 567 hommes.		HÉMISPHÈRE SUD. Maurice, lat. 20° 9' sud. Effectif général 1818-36. 30 515 hommes.	
	Température à Kingston (2).	Décès causés par maladies aiguës (3).	Température à Port-Louis (2).	Décès causés par maladies aiguës (3)
	°		°	
Janvier	25,5	496	28,3	68
Février	25,8	285	28,6	62
Mars	25,8	249	28,3	73
Avril	26,3	207	26,9	92
Mai	26,9	238	25,5	62
Juin	27,7	276	23,6	56
Juillet	28,8	360	23,6	49
Août	28,3	733	23,3	35
Septembre	27,7	471	23,8	34
Octobre	27,7	581	26,6	42
Novembre	26,6	750	26,1	43
Décembre	26,1	674	27,2	81

De l'ensemble des faits exposés dans ce chapitre, on peut conclure que la température exerce une influence marquée sur le chiffre des décès et sur les causes de la mortalité.

(1) *Third Annual Report of the Registrar general*. London, 1841.

(2) R. Montgomery-Martin, *History of the British colonies*. London, 1835.

(3) *Statistical Reports on the sickness, invaliding and mortality of the troops*. London, 1840.

LIVRE NEUVIÈME.

PHÉNOMÈNES ÉLECTRIQUES.

CHAPITRE PREMIER.

DES ORAGES ET DE LEUR DISTRIBUTION GÉOGRAPHIQUE.

ART. Ier. — Définition et formation des orages en général.

La terre est chargée d'une puissante tension résineuse, l'espace céleste qui l'environne présente au contraire une tension vitrée prononcée (1). Les corps placés à la surface de la terre participent à la tension de cette surface; ainsi l'eau et les vapeurs qui s'en élèvent sont chargées d'électricité résineuse; quand ces vapeurs sont disséminées dans l'atmosphère, elles agissent en sens contraire de la terre sur les instruments, qui dès lors n'accusent plus que la différence des deux actions.

Comme tout globe électrique au milieu d'un espace libre, la terre a sa tension à la surface; et cette tension augmente dans les points qui font saillie dans l'espace. Ainsi les montagnes, les monuments et même les êtres organisés, ont des tensions résineuses plus fortes que le sol sur lequel ils reposent; dans les montagnes un peu élevées, cette tension atteint une puissance extraordinaire. Comme on le voit, la terre obéit aux mêmes lois que tous les autres corps.

La tension résineuse de la terre est loin de présenter une puissance constamment identique dans tout le cours d'une journée, alors même qu'aucune cause perturbatrice n'est survenue; dans les jours les plus beaux et les plus uniformes, cette tension présente au contraire des variations régulières que l'on appelle variations électriques horaires. Le premier minimum a lieu environ une heure avant l'apparition de l'aurore; puis les manifestations électriques croissent à mesure que les rayons du soleil levant pénètrent les couches moyennes et inférieures de l'atmosphère. Cet accroissement dans les signes électriques des jours sereins atteint son maximum vers 6 à 7 heures du matin en été, vers 8 ou 9 heures au

(1) *Annales de chimie et de physique*, 3e série, 1842, t. IV. — Peltier, *Mémoire sur la cause des phénomènes électriques de l'atmosphère*, p. 385-433.

printemps et dans l'automne, et vers 11 heures en hiver, puis il s'arrête. La tension électrique de la terre diminue ensuite jusque vers 5 heures en été, 4 heures au printemps et en automne, 3 heures en hiver; il y a alors un second minimum qui dure environ une heure ou une heure et demie. Passé ce temps la tension résineuse de la terre augmente de nouveau à mesure que la température baisse, et il se produit un second maximum vers 9 ou 10 heures du soir. Après cette heure, l'intensité des signes électriques diminue, d'abord assez lentement, et atteint le premier minimum du jour suivant, pour continuer la même marche s'il ne survient aucune perturbation.

La tension résineuse de la terre varie non-seulement suivant les heures du jour, mais encore suivant les différents mois de l'année. Ce fait a été constaté pour la première fois par Cavallo (1), qui trouva l'intensité de l'électricité atmosphérique plus forte par un temps froid que par un temps chaud; plus tard, Volta (2) remarqua qu'en hiver son électromètre donnait toujours des indications plus fortes qu'en été. De Saussure fit la même remarque (3); mais c'est à Schübler (4) que l'on doit la connaissance entière de ce phénomène. Il a prouvé que l'intensité de l'électricité pour les deux maxima va sensiblement en croissant depuis le mois de juillet jusqu'au mois de janvier inclusivement; de sorte que la plus grande intensité se présente en hiver et la plus faible en été; en été le minimum moyen est à peu près le tiers du maximum moyen, en hiver il n'est qu'environ la moitié.

On donne le nom d'orage aux nuages assez fortement chargés d'électricité pour pouvoir donner naissance en peu de temps à des décharges ignées. Un orage se compose de deux rangs de nuages, dont les inférieurs sont résineux, et les supérieurs vitrés. C'est ordinairement entre ces deux nuages que s'opèrent les échanges électriques. Les échanges entre les nuages résineux et la terre sont rares. Les orages se forment plus particulièrement le soir. Un orage est sur le point de se former, lorsque l'air est saturé de vapeur d'eau chargée d'électricité résineuse : cette dernière repousse l'électricité résineuse du sol, décompose l'électricité naturelle, et attire l'électricité vitrée à la surface. Dans ces circonstances, l'homme se trouve donc dans un état électrique complétement opposé à celui qui

(1) *Traité complet de l'électricité*, p. 293.
(2) *Dictionnaire de Gehler*, t. VI, p. 475.
(3) *Voyages dans les Alpes*, t. II, § 803, p. 225.
(4) *Journal de Schweigger*, t. VIII, p. 21.

lui est naturel ; de là, probablement, le malaise par les temps orageux. Cet effet est d'autant plus prononcé que les nuages sont plus bas, c'est à-dire que les échanges s'opèrent principalement entre les nuages résineux et la terre ; ils le sont moins quand l'échange a lieu entre les nuages résineux et les nuages vitreux qui sont au-dessus. Après plusieurs échanges électriques, et surtout après une chute abondante de pluie, le malaise cesse, parce que chaque goutte emporte une certaine quantité d'électricité et que l'air situé entre la terre et le nuage devient plus humide, et partant, meilleur conducteur. L'homme alors devient moins vitreux. Si une pluie peu abondante vient à tomber sur un sol très échauffé, elle se vaporise et forme des brouillards blancs et vitrés comme le sol sur lequel ils reposent. L'homme, plongé alors dans une vapeur d'eau fortement vitrée, éprouve une augmentation de malaise.

Selon Franklin, pour être orageux, un nuage doit être très étendu ; en outre, de petits nuages doivent s'interposer entre sa surface inférieure et la terre. De Saussure lui-même semblait partager cette opinion, à en juger d'après le passage suivant extrait de son *Voyage au col du Géant :* « Quant aux orages, je n'en ai vu naître dans ces montagnes que dans le moment de la rencontre ou du conflit de deux ou de plusieurs nuages. Au col du géant, tant que nous ne voyons dans l'air ou sur la cime du Mont-Blanc qu'un seul nuage, quelque dense ou quelque obscur qu'il fût, il n'en sortait point de tonnerre, mais s'il s'en formait deux couches l'une au-dessus de l'autre, ou s'il en montait des plaines ou des vallées, qui vinssent atteindre ceux qui occupaient les cimes, leur rencontre était signalée par des coups de vents, des tonnerres, de la grêle et de la pluie. »

Aux opinions de ces deux hommes éminents, M. Arago oppose les faits suivants : A la date du 30 juillet 1764, on trouve dans les observations botanico-météorologiques faites à Denainvilliers, par Duhamel du Monceau, la note sans réplique que voici : « A 5 heures 1/2 du matin, par un beau soleil, il a passé un petit nuage isolé ; de ce nuage il est sorti un éclair et un coup de tonnerre qui est tombé sur un orme, très près du château de Denainvilliers ; il a enlevé une lanière d'écorce de 20 pieds de hauteur jusqu'à la racine sur 2, 3 et 4 pouces de largeur ; il a fait sur le bois une rainure d'un travers de doigt de largeur et de profondeur ; dans le fond de cette rainure, on voyait une ligne comme un fil noir où le bois était fendu ; dans le même moment on a senti dans une ferme voisine une odeur de soufre prononcée.

Bergmann a vu la foudre tomber d'un très petit nuage, sur un clocher, le ciel était d'ailleurs parfaitement clair. En 1834, le capitaine Hossard, descendant la route qui passe au col de la Faucille, dans le Jura, vit se former un petit chapeau de nuages autour d'un sommet voisin, nommé le colombier de Gex, dont la hauteur au-dessus de la mer est de 1600 mètres. Le nuage existait à peine depuis quelques instants quand il en partit un fort coup de tonnerre (1).

ART. II. — Du choc en retour.

Si l'on suppose un nuage orageux, chargé d'électricité vitrée, au-dessus d'un lac ou de la mer, il tend, par son influence, à décomposer les électricités naturelles de la masse liquide ; il repousse dans le sol le fluide vitré et attire à la surface de l'eau le fluide résineux. Si l'accumulation de ce fluide est considérable, il peut y avoir soulèvement de l'eau et suspension, pendant tout le temps que durera l'action électrique. Trois modes de terminaison sont possibles : 1° Le nuage orageux peut s'éloigner sans explosion ; alors le fluide résineux, de moins en moins attiré, retourne insensiblement dans le sol, et la masse des eaux reprend son état normal. 2° Si le nuage orageux fait explosion en un point éloigné de la nappe d'eau, alors, subitement déchargé, il cesse instantanément son action attractive, le liquide soulevé retombe avec violence, et son électricité résineuse retourne brusquement dans le sol et dans l'eau, pour se combiner de nouveau avec le fluide vitré. Ici l'eau se trouve foudroyée, sans foudre, par *le choc en retour*. 3° Enfin, si l'étincelle part entre le nuage orageux et l'eau électrisée par influence, l'eau est foudroyée directement, et l'on dit que le tonnerre est tombé dans l'eau.

Le célèbre voyageur Brydone rapporte le fait suivant observé par lui-même : « Le 19 juillet 1785, un orage éclata entre midi et une heure, près de Goldstream. Une femme qui coupait du foin près des rives de la Tweed tomba à la renverse. Elle appela sur-le-champ ses compagnes, et leur dit qu'elle venait de recevoir sous le pied, et sans pouvoir dire de quelle manière, le coup le plus violent. En ce moment, il n'y avait eu dans le ciel ni éclair ni tonnerre. Le berger de la ferme de Lennel-Hill vit tomber, à quelques pas de lui, un mouton qui, peu de moments auparavant, paraissait en parfaite santé ; il courut pour le relever, mais il le trouva roide mort. L'orage paraissait alors *très éloigné*. Deux tombereaux chargés de charbon de terre, conduits chacun par un jeune

(1) *Annuaire du Bureau des longitudes pour* 1838, p. 285.

cocher assis en avant sur un petit siége, venaient l'un et l'autre de traverser la Tweed; ils achevaient de gravir une montée voisine des bords de cette rivière, lorsqu'on entendit à la ronde une forte détonation, semblable à celle qui serait résultée de la décharge à peu près simultanée de plusieurs fusils, mais sans aucun roulement. Au même instant, le cocher du tombereau de derrière vit le tombereau de devant, les deux chevaux et son camarade tomber à terre. Le cocher et les chevaux étaient roide morts. Le bois du tombereau avait été fortement endommagé, là surtout où il existait des clous et des crampons de fer. Un grand nombre de morceaux de charbon se trouvaient dispersés au loin, autour du tombereau. On eût dit, d'après l'aspect de plusieurs d'entre eux, qu'ils étaient restés sur le feu pendant quelque temps. Le sol était percé de deux trous circulaires à l'endroit même où les roues le touchaient quand l'accident arriva. Une demi-heure après l'événement, ces deux trous émettaient une odeur que Brydone compara à celle de l'éther. Les deux bandes circulaires de fer qui recouvraient les deux jantes offraient des marques évidentes de fusion dans les deux parties qui reposaient sur la terre au moment de la détonation, et nulle autre part. Le poil des chevaux avait été brûlé, particulièrement aux jambes et sous le ventre. En examinant l'empreinte faite par ces animaux sur la poussière qui couvrait la route, on reconnut qu'au moment de leur chute, ils étaient complétement morts, qu'ils tombèrent comme des masses inertes, qu'ils n'éprouvèrent aucun mouvement convulsif. Le corps du cocher présentait, çà et là, des marques de brûlures. Ses habits, sa chemise et son chapeau surtout, étaient réduits en lambeaux et répandaient une forte odeur. »

ART. III. — Distribution géographique des orages.

La distribution géographique des orages suit la marche de la température, de la vapeur intense de l'atmosphère et des pluies. Il suit de là que les orages diminuent vers le nord, qu'ils sont subordonnés au caractère maritime ou continental du climat, et qu'ils augmentent sur le versant des montagnes. En Europe, entre les parallèles de 38 et de 45 degrés nord; sur les bords de l'Adriatique, leur nombre annuel moyen est de 42 à 45 degrés; il tombe à 12 dans l'Allemagne septentrionale, à 6 dans la péninsule scandinave, à 4 au Groënland, à 1/3 en Islande par 70 degrés de latitude nord. On compte 20 orages annuels sur la côte occidentale de la France et seulement 14 à Statoust, en Russie, sur la frontière de l'Asie; le plateau de la Bavière en compte de 22 à 23. On peut considérer comme un véritable foyer d'orages les terres qui entourent l'Adriatique, l'Italie, la Dalmatie et l'Albanie : ici, en effet, le nombre annuel des jours d'orages atteint le maximum en Europe, et il va en diminuant à mesure que l'on s'éloigne de ce cercle. Ainsi, on ne trouve plus à Palerme que 13 1/2 jours d'orage, 11,2 à Marseille, 3 1/2 au Caire, 7 à Oran, 6 à Gibraltar, 11 à Athènes, 19 à Smyrne, 10 à Hambourg, 12,4 à Saint-Pétersbourg, 6,5 à Arkangel, 2 à Nertschinsk, 0 à Bogoslawsk.

Diverses contrées du globe se font remarquer par l'absence plus ou moins complète d'orages : telles sont, par exemple, la côte du Pérou, Sainte-Hélène. Il résulte des observations de Scoresby et des capitaines Parry et Franklin, qu'il tonne très rarement au delà du 65e degré de latitude nord, et jamais au delà du 75e degré (1). La moyenne annuelle des jours de tonnerre atteint son maximum dans les régions équinoxiales ; en France, en Angleterre, en Allemagne, elle s'élève rarement à 20. Au delà d'une certaine distance de toute terre, les coups de foudre paraissent rares.

L'étude du mode de répartition des orages entre les diverses saisons, entre les divers mois de l'année est d'un grand intérêt, non-seulement au point de vue des cultures, mais encore sous le rapport de la navigation. Voici la répartition des orages pour plusieurs contrées de l'Europe :

Régions.	Hiver.	Printemps.	Été.	Automne.
Europe occidentale......	89	177	525	209
Belgique..............	40	230	510	150
Suisse................	4	206	690	108
Allemagne.............	14	243	660	82
Europe centrale........	0	157	793	50

En dehors des tropiques, les orages se manifestent spécialement en été : en Europe leurs manifestations hibernales sont d'autant plus rares que l'on avance davantage au nord ou vers l'est. Ces derniers figurent dans l'Europe méridionale dans la proportion de 12 pour 100 ; sur la côte occidentale de la France et de la Hollande, dans celle de 9 pour 100 ; en Allemagne, 1, 5 pour 100 ; elles disparaissent complétement vers le 18e méridien à l'est de Paris. La côte orientale de la Norwége fait exception à cette règle, car on compte à Bergen 45 orages d'hiver sur 100, et seulement 34,5 orages d'été.

Le nombre des orages d'été se répartit ainsi :

(1) Voy. *Carte physique et météorologique du globe*, 3e édit. Paris, 1855. Les données relatives à la distribution géographique des orages n'existent pas dans les deux premières éditions de cette carte.

	Sur 100 orages annuels.
Italie supérieure, Padoue.	62
Allemagne.	66
Hongrie, Ofen.	67
Russie méridionale, Lugan.	71
Péninsule scandinave, à l'est des montagnes.	84
Intérieur de la Russie, Kasan.	89
Monts Oural, Iekaterinbourg.	91
— Statoust.	96

Si, dans le nord de la France, on trace deux lignes dont l'une passe par Brest, Cherbourg et Dunkerque, et l'autre par la Rochelle, Orléans et Châlons-sur-Marne, on trouve dans toute la zone comprise entre ces deux lignes 12 à 20 orages par an, le nombre des orages augmentant du nord au sud. Au sud de la seconde ligne et à l'ouest des Cévennes, le nombre annuel des orages est de 10 à 20 en augmentant du sud au nord. Le nombre annuel des orages s'élève à 25 dans la région comprise entre Lyon, Arles, les Cévennes et le Piémont.

Le tableau suivant résume le nombre annuel des orages observés sur un certain nombre de points de la France.

	Nombre annuel moyen des jours de tonnerre.	Période d'observation.
Mulhouse.	26	de 1777 à 1784
Nancy.	20	de 1782 à 1820
Metz.	17,7	de 1835 à 1851
Paris.	13,6	de 1785 à 1837
Abbeville.	25	de 1841 à 1842
Rouen.	15	de 1824 à 1829
Denonvillers.	21	de 1748 à 1778
Bourges.	15,5	
Poitiers.	20	de 1809 à 1813
Toulouse.	16,2	de 1784 à 1790 et de 1839 à 1842
Marseille.	11,1	de 1823 à 1842
Arles.	11	de 1806 à 1815
Viviers.	14,7	
Strasbourg.	17	

A Paris, on compte en moyenne 13,6 jours de tonnerre par an; le minimum y descend à 6, le maximum s'est élevé à 25. Les orages s'y répartissent ainsi entre les mois de l'année :

Janvier.	0,1 jour.	Juillet.	2,6 jour.
Février.	0,1	Août.	2,1
Mars.	0.2	Septembre.	1,3
Avril.	0,8	Octobre.	0,5
Mai.	2,7	Novembre.	0,1
Juin.	2,9	Décembre.	0,1

Cette répartition mensuelle se rapporte aux deux périodes réunies de 1785 à 1803 et de 1806 à 1837.

CHAPITRE II.

DE LA CONDUCTIBILITÉ DES CORPS POUR L'ÉLECTRICITÉ.

On nomme conducteurs les corps qui conduisent ou laissent passer rapidement la matière électrique à travers leurs molécules. Tels sont : le charbon calciné, l'eau, les végétaux, les animaux, la terre, en raison de l'humidité dont elle est imprégnée, les dissolutions salines et surtout les métaux. Un cylindre de fer conduit dans le même temps au moins cent millions de fois plus de matière électrique qu'un égal cylindre d'eau pure, et celle-ci environ mille fois moins que l'eau saturée de sel marin. Les corps qui ne laissent pénétrer que difficilement la matière électrique entre leurs particules et dans lesquels elle ne peut se mouvoir avec liberté sont appelés non conducteurs ou corps isolants, tels sont : le verre, le soufre, les résines, les huiles, la terre, la pierre et la brique sèches, l'air et les fluides aériformes (1).

Parmi les corps conducteurs, il n'en est cependant aucun qui n'oppose quelque résistance au mouvement de la matière électrique. Cette résistance, se répétant dans chaque portion du conducteur, augmente avec sa longueur, et peut devenir plus grande que celle qu'opposerait un conducteur plus mauvais, mais d'une longueur moindre. La matière électrique éprouve aussi plus de résistance dans un conducteur d'un petit diamètre que dans le même d'un diamètre plus considérable. On peut donc suppléer à l'imperfection de la conductibilité dans les conducteurs, en augmentant convenablement leur diamètre et en diminuant leur longueur. Le meilleur conducteur pour la matière électrique est celui qui lui offre le moins de résistance, et qu'elle parcourt avec la plus grande vitesse.

Les molécules de la matière électrique sont douées d'une force répulsive, en vertu de laquelle elles tendent à se fuir et à se répandre dans l'espace. Elles n'ont aucune affinité pour les corps ; elles se portent en totalité vers leur surface, où elles forment une couche très mince, terminée en dehors par la surface même des corps, et n'y sont retenues que par la

(1) Voir l'*Instruction sur les paratonnerres* adoptée par l'Académie des sciences, le 23 juin 1823, p. 2.

pression proportionnelle, en chaque point, au carré de leur nombre. Lorsque cette dernière pression est devenue supérieure à la première, la matière électrique s'échappe dans l'air en un torrent invisible, ou sous forme d'un trait lumineux désigné par le nom d'étincelle électrique.

La couche formée par la matière électrique au-dessous de la surface d'un conducteur ne renferme pas le même nombre de molécules, ou n'a pas la même densité en chaque point de cette surface, si ce n'est sur la sphère : sur un ellipsoïde de révolution, cette densité est plus grande à l'extrémité du grand axe que sur l'équateur, dans le rapport du grand axe au petit; à la pointe d'un cône, elle est infinie. En général, sur un corps de forme quelconque, la densité de la matière électrique, et, par conséquent, sa pression sur l'air sont plus grandes sur les parties aiguës ou très courbes que sur celles qui sont aplaties ou un peu arrondies.

La matière électrique tend toujours à se répandre dans les conducteurs et à s'y mettre en équilibre; elle se partage entre eux en raison de leur forme et principalement de l'étendue de leur surface. Il en résulte que si l'on fait communiquer un corps qui en soit chargé avec la surface immense de la terre, il n'en conservera pas sensiblement. Il suffit donc, pour dépouiller un conducteur de sa matière électrique, de le mettre en communication avec un sol humide. Si, pour conduire la matière électrique d'un corps dans la terre, on lui présente divers conducteurs dont l'un soit beaucoup plus parfait que les autres, elle le préférera constamment; mais s'ils ne sont pas très différents, elle se partagera entre tous, en raison de leur capacité pour la recevoir.

Un paratonnerre est un conducteur que la matière électrique de la foudre choisit de préférence aux corps environnants pour se rendre dans le sol et s'y répandre; c'est ordinairement une barre de fer élevée sur les édifices qu'elle doit protéger, et s'enfonçant, sans aucune solution de continuité, jusque dans l'eau ou dans la terre humide. Une communication aussi intime du paratonnerre avec le sol est nécessaire pour qu'il puisse y verser instantanément la matière électrique de la foudre, à mesure qu'il la reçoit, et garantir de ses atteintes les objets environnants. On sait, en effet, que la foudre, parvenue à la surface de la terre, n'y trouve point un conducteur suffisant, et qu'elle s'enfonce au-dessous jusqu'à ce qu'elle ait rencontré un assez grand nombre de canaux pour s'écouler complétement. Quelquefois même elle laisse des traces visibles de son passage à plus de 10 mètres de profondeur. Aussi arrive-t-il, lorsqu'un paratonnerre offre quelque solution de continuité, ou qu'il n'est pas en parfaite communication avec un sol humide, que la foudre, après l'avoir frappé, l'abandonne pour se porter sur quelque corps voisin, ou au moins qu'elle se partage entre eux, pour s'écouler plus rapidement dans le sol.

Avant que la foudre éclate, le nuage orageux, par son influence, fait sortir tous les corps placés au-dessous de lui, à la surface de la terre, de leur état naturel : il attire vers leur partie antérieure la matière électrique de nature contraire, et repousse dans le sol celle de même nature. Chaque corps est ainsi dans un état d'intumescence électrique, et devient, à son tour, un centre d'attraction vers lequel la foudre tend à se porter ; c'est celui par lequel passe la résultante de ces attractions particulières qu'elle frappe lorsqu'elle tombe.

Or, pour que la matière électrique développée sur un corps par l'influence de celle du nuage orageux parvienne rapidement à son maximum, et, par conséquent aussi sa force attractive, il est indispensable qu'il soit bon conducteur et en parfaite communication avec un sol humide.

La matière électrique développée dans les corps à la surface de la terre par l'influence du nuage orageux s'y accumule peu à peu, à mesure que le nuage s'approche de leur zénith, et diminue de même à mesure qu'il s'en éloigne. Un homme, supposé l'un de ces corps, n'éprouverait aucune sensation particulière de cette variation progressive de matière électrique, quoique pouvant être fortement électrisé ; mais si les nuages se déchargeaient instantanément, il pourrait recevoir, sans être frappé de la foudre, par la rentrée subite de sa matière électrique dans le sol, une très vive commotion, qui pourrait être assez forte pour le faire périr.

Au moment où un objet est prêt à être frappé de la foudre, il est si fortement électrisé par l'influence du nuage orageux, s'il est en parfaite communication avec un sol humide, que sa matière électrique peut s'élancer au-devant de celle du nuage et faire une partie du chemin entre le nuage et l'objet. C'est sans doute ce qui a fait croire que la foudre, au lieu de tomber du ciel sur la terre, s'élève quelquefois de la terre vers le ciel (1).

(1) *Instruction sur les paratonnerres* adoptée par l'Académie des sciences, le 23 juin 1823, p. 9.

CHAPITRE III.

PHÉNOMÈNES LUMINEUX.

Nous distinguerons les phénomènes lumineux qui se produisent pendant les orages, en éclairs, en globes lumineux et en feux de Saint-Elme. Cette classification diffère de celle de M. Arago, qui admettait, comme on sait, trois genres d'éclairs dans lesquels étaient compris les globes lumineux; mais il nous a semblé difficile de conserver à ces globes la dénomination d'éclairs, dont ils diffèrent sous plusieurs rapports; nous avons d'ailleurs cru devoir séparer les feux de Saint-Elme des autres phénomènes lumineux.

ART. Ier. — Des éclairs proprement dits.

Les éclairs consistent le plus souvent en un trait ou sillon de lumière resserré, mince et très arrêté sur les bords : ce sont les éclairs de la première classe de M. Arago; ils ne sont ni toujours blancs, ni toujours de la même couleur; on en voit de purpurins, de violacés, de bleuâtres; ils dessinent dans l'espace les zigzags les plus prononcés, et se partagent quelquefois, avant d'arriver à terre, en deux et même en trois rameaux. M. de Charpentier cite un coup de foudre unique à la suite duquel on reconnut que cinq arbres, éloignés les uns des autres, avaient été frappés, et il explique le fait par l'action d'un éclair à cinq branches.

Les éclairs de la seconde classe embrassent de grandes surfaces et n'ont ni la blancheur ni la vivacité de lumière des précédents; leur teinte la plus fréquente est un rouge intense. D'après M. Arago, les éclairs des deux classes n'ont pas même une durée égale à la millième partie d'une seconde.

La lumière traverse uniformément l'espace avec une vitesse de 80 000 lieues par seconde, ou de 10 lieues par un huit-millième de seconde. La vitesse du son, à la température de + 10 degrés centigrades, est de 337 mètres par seconde. En déterminant avec un chronomètre le nombre de secondes comprises entre l'arrivée de l'éclair et celle du tonnerre, on déduit la distance qui sépare du lieu où le météore s'est manifesté. On multiplie le nombre des secondes par 337, et le produit exprime en mètres la distance cherchée. De l'Isle a compté jusqu'à 72 secondes entre l'éclair et le tonnerre, nombre qui donne pour la distance du nuage où l'éclair s'était montré, 24264 mètres ou 6 lieues de 4000 mètres (1).

(1) Lors du siége de Gênes par les Français, le bruit de leur artillerie s'entendait à Livourne, à 147 kilomètres ou à 36 lieues 3/4. Le capitaine Parry rap-

ART. II. — Des globes lumineux.

Les globes lumineux affectent une forme sphérique, une marche lente et peuvent rester visibles pendant dix minutes. Selon M. Arago lui-même, ces globes sont une pierre d'achoppement pour les météorologistes de bonne foi, et les paratonnerres les mieux établis se montrent souvent inefficaces contre eux. Il ajoute : « Les éclairs en boule me paraissent aujourd'hui un des phénomènes les plus inexplicables de la physique. Comment se forment-ils? Dans quelles régions sont-ils nés? D'où proviennent les substances qui les composent? Pourquoi s'arrêtent-ils quelquefois pour se précipiter ensuite avec une grande rapidité? Devant toutes ces questions, la science reste muette (1). »

Les globes lumineux se présentent sous les teintes les plus variées : les observateurs leur donnent une couleur rouge, jaune, violette, bleue; leur volume est comparé tantôt à celui d'un œuf de poule ou d'une orange, tantôt à celui de la lune. On a cité des globes ayant jusqu'à 1 mètre de diamètre. Un ou multiples, ils sont tantôt en mouvement, tantôt immobiles; leur marche est lente ou rapide, descendante ou ascendante, souvent même horizontale. Ils se font remarquer en outre, par l'absence de chaleur et le manque de contact avec les corps environnants.

Ces derniers caractères, joints à la sphéricité, ont conduit M. Poey a rapprocher ces globes des phénomènes signalés par M. Boutigny sous le nom d'état sphéroïdal. D'après ce dernier physicien, tous les corps peuvent passer à l'état sphéroïdal; il n'y a pas contact entre le corps à l'état sphéroïdal et les surfaces qui le font naître; ce corps jouit d'un pouvoir réflecteur presque absolu à l'égard du calorique; il est maintenu au delà du rayon de l'action chimique, non par sa propre vapeur, mais par une force répulsive que la chaleur développe en lui; une force attractive s'exerce entre toutes ses molécules et fait qu'il se comporte comme un point isolé dans l'espace; enfin un corps fondu reste en condensation pendant quelque temps, même au milieu de l'eau, sans que celle-ci donne des indice sd'ébullition, comme si l'on y eût projeté un morceau de glace (2).

porte que, lors de son voyage au pôle nord, tant que régna le froid intense, il *entendait souvent à la distance de un mille* (1600 mètres) *des hommes causant entre eux avec leur voix ordinaire.*

(1) *OEuvres de F. Arago*, t. I, p. 219, Paris, 1854.

(2) *Nouvelle branche de physique ou études sur les corps à l'état sphéroïdal.* Paris, 1837, 2ᵉ édit., p. 211.

« Après avoir signalé, dit M. Poey, l'intime rapprochement qui existe entre les caractères que présentent les éclairs en boule et ceux de la matière à l'état sphéroïdal, il resterait à chercher la cause qui engendrerait cet état. On sait qu'il existe des rapports tellement intimes entre la chaleur et l'électricité, que l'une accompagne la production de l'autre, *et vice versâ*. Lorsque, dans le sein d'un nuage orageux, l'équilibre électrique vient à se rompre, le dégagement électrique qui a lieu est accompagné d'une grande production de calorique. La quantité d'électricité restée libre, qui n'a pu se recomposer, s'écoule et se condense autour des corps gazeux, liquides et solides, qui se trouvent en suspension et agglomérés dans le sein des nuages. C'est alors que la force répulsive du calorique qui s'est produit par la décomposition des deux fluides, réduit à l'état sphéroïdal la matière électrique, ainsi que les corps pondérables qu'elle entoure. Cette boule, ainsi formée, sera lancée à terre par une légère impulsion qu'elle aura reçue au moment du changement moléculaire qui s'est opéré dans la matière, ainsi que par son propre poids. Par la chute et la propagation généralement lente de ces boules, ainsi que par la propriété dont elles jouissent de s'élever de nouveau en l'air, d'être entraînées par un courant d'air et de rebondir sur le sol, comme une balle élastique, je suis conduit à établir que ces boules ne se composent point d'une matière compacte et solide, mais qu'elles sont plus ou moins creuses et remplies de quelque gaz léger qui s'est condensé à l'intérieur lors de leur formation. En un mot, ces boules fonctionneraient comme un aérostat dont l'élasticité tiendrait à la répulsion du calorique (1). »

Citons maintenant quelques exemples de globes lumineux.

Le 4 novembre 1749, par 42° 48′ de latitude nord, et 11° 1/3 de longitude occidentale, quelques minutes avant midi et par un temps serein, un globe bleuâtre de feu, de la grandeur apparente d'une meule de moulin, s'avança rapidement vers le vaisseau anglais le *Montague*, en roulant à la surface de la mer. Le globe, après s'être élevé verticalement à peu de distance du navire, alla frapper les mâts avec une explosion comparable à celle de plusieurs centaines de canons. Le grand mât de hune était brisé en une multitude de pièces ; une large fente régnait de haut en bas le long du grand mât ; cinq matelots furent jetés sur le pont sans connaissance ; un d'entre eux était grièvement brûlé (2).

(1) *Comptes rendus de l'Académie des sciences*, année 1855.
(2) *Œuvres de F. Arago, Notices scientifiques*. Paris, 1854, t. I, p. 145.

« Le 2 juillet 1750, me trouvant à trois heures après midi, pendant un orage, dans l'église Saint-Michel de Dijon, je vis tout à coup, dit l'abbé Richard, paraître entre les deux premiers piliers de la grande nef, une flamme d'un rouge assez ardent qui se soutenait en l'air à trois pieds (1 mètre) du pavé de l'église. Cette flamme s'éleva ensuite à la hauteur de douze à quinze pieds (4 à 5 mètres) en augmentant de volume. Après avoir parcouru quelques toises en continuant de s'élever en diagonale, à la hauteur du buffet de l'orgue, elle finit en se dilatant, par un bruit semblable à celui d'un canon que l'on aurait tiré dans l'église même (1). »

En 1772, pendant un orage, MM. Wainhouse et Pitcairn, qui se trouvaient dans une pièce du presbytère, virent subitement apparaître à la hauteur de leur figure et à environ un pied de distance, un globe de feu de la grosseur du poing. Ce globe était entouré d'une fumée noire. En éclatant, il fit un bruit comparable à celui d'un grand nombre de pièces de canon qui partiraient à la fois. Une vapeur fortement sulfureuse se répandit aussitôt après dans toute la maison; M. Pitcairn était dangereusement blessé. Son corps, ses habits, ses souliers, sa montre, présentaient tous les signes qu'amène un coup de foudre ordinaire. Des lumières de différentes couleurs remplissaient l'appartement et éprouvaient les plus vifs mouvements d'oscillation (2).

En 1809, la foudre s'introduisit, par la cheminée, dans la maison de M. David Sutton, à Newcastle-sur-Tyne. Après l'explosion, plusieurs personnes virent par terre, à la porte même du salon où elles se trouvaient réunies, un globe de feu *immobile;* ce globe s'avança ensuite jusqu'au milieu du salon, se divisa en plusieurs fragments qui eux-mêmes firent explosion comme les étoiles d'une fusée.

En 1826, dit M. Steinmen, un coup de foudre éclata sur la maison d'un de mes amis, à Alton, où je pratiquais alors le médecine; la maison est située sur une hauteur d'environ 30 à 40 mètres au-dessus du niveau de l'Elbe. Mon ami, le docteur Van der Smissen, se promenait dans son salon, lorsqu'un coup de foudre se fit entendre; au moment même, une masse ignée apparut sur le plancher de la chambre, courut en forme de balle ovale de la dimension d'un œuf de poule, près de la muraille le long de la planche, qui avait un enduit de vernis. La balle courait vers la porte avec la vitesse d'une souris : là, éclatant de nouveau, elle sauta sur la

(1) Richard, *Histoire naturelle de l'air et des météores*, t. VIII, p. 291.
(2) *OEuvres de F. Arago, Notices scientifiques*. Paris, 1854, t. I, p. 44.

rampe de l'escalier conduisant au rez-de-chaussée et disparut sans traces de destruction, comme elle était venue (1). »

On lit dans les journaux de Stockholm, du 7 février 1855 : Par un froid très intense, un orage a éclaté ces jours derniers sur la côte d'Aenmajœki, dans la Laponie finlandaise. Pendant cet orage, un globe de feu égal en volume à une tête d'homme, est tombé du ciel, sans bruit, et s'est enfoncé dans la terre après avoir brûlé la figure et les deux yeux d'un enfant de douze ans.

Le journal de Portland, l'*Advertiser* (juin 1855), signale le fait suivant : La foudre vient de frapper une vieille maison de bois, pendant qu'une famille, composée de six personnes, était à table. Un bol que M. Upton tenait dans sa main fut brisé, et la cuiller n'a pu être retrouvée. Sa femme s'est trouvée sous la table, avec un fragment de tasse à la main, presque ensevelie sous les débris de la cheminée, et gravement meurtrie. Sa fille, âgée de six ans, fut enlevée de sa chaise et tellement meurtrie qu'on a des craintes pour ses jours. Tout ce qu'il y avait dans la cuisine, de faïence et de meubles a été littéralement mis en pièces. Toutes les cloisons ont été déplacées et en partie démolies. Une malle remplie de vêtements, *fermée à clef* et dont la serrure était demeurée intacte, contenait une couche d'un demi-pouce de suie provenant de la cheminée. Un voisin déclare avoir vu la foudre s'abattre sur la maison, *sous la forme d'un globe de feu*, suivi d'une longue traînée lumineuse. Ce globe a pénétré dans la cheminée d'où est sortie presque aussitôt une fumée épaisse.

Le 5 juillet 1852, M. Babinet a fait à l'Académie des sciences, dont il est membre, la communication suivante sur un corps lumineux observé à Paris, dans la rue Saint-Jacques. Nous extrayons le récit du premier volume des œuvres de M. Arago, qui cite, sans commentaires, l'observation comme un exemple d'éclair en boule.

« Après un assez fort coup de tonnerre, mais non immédiatement après, un ouvrier tailleur, habitant la rue Saint-Jacques dans le voisinage du Val-de-Grâce, était assis à côté de sa table, lorsqu'il vit tout à coup le châssis garni de papier, qui fermait la cheminée, s'abattre comme renversé par un coup de vent assez modéré, et un globe de feu gros comme la tête d'un enfant, sortir tout doucement de la cheminée et se promener lentement par la chambre, à peu de hauteur des briques du pavé. L'aspect du globe de feu était celui d'un jeune chat, de grosseur moyenne,

(1) *Œuvres de F. Arago, Notices scientifiques* (le Tonnerre). Paris, 1854, t. I, p. 48.

pelotonné sur lui-même et se mouvant sans être porté sur ses pattes. Le globe de feu était plutôt brillant et lumineux qu'il ne semblait chaud et enflammé, et l'ouvrier n'eut aucune sensation de chaleur. Ce globe s'approcha de ses pieds comme un jeune chat qui veut jouer et se frotter aux jambes, suivant l'habitude de ces animaux; mais l'ouvrier écarta les pieds, et par plusieurs mouvements de précaution, mais tous exécutés très doucement, il évita le contact du météore. Celui-ci paraît être resté plusieurs secondes autour des pieds de l'ouvrier assis qui l'examinait attentivement, penché en avant et au-dessus. Après avoir essayé quelques excursions en divers sens, sans cependant quitter le milieu de la chambre, le globe de feu s'éleva verticalement à la hauteur de la tête de l'ouvrier, qui, pour éviter d'être touché au visage, et en même temps pour suivre des yeux le météore, se redressa, en se renversant en arrière sur sa chaise. Arrivé à la hauteur d'un mètre au-dessus du pavé, le globe de feu s'allongea un peu et se dirigea obliquement vers un trou percé dans la cheminée, environ à un mètre au-dessus de la tablette supérieure de cette cheminée.

» Ce trou avait été fait pour laisser passer le tuyau d'un poêle pendant l'hiver; mais, suivant l'expression de l'ouvrier, le tonnerre ne pouvait le voir, car il était fermé par du papier qui était collé dessus. Le globe de feu alla droit à ce trou, en décolla le papier sans l'endommager, et remonta dans la cheminée; alors, après avoir pris le temps de remonter le long de la cheminée, du train dont il allait, c'est-à-dire assez lentement, le globe, arrivé au haut de la cheminée, qui était au moins à 20 mètres du sol de la cour, produisit une explosion épouvantable, qui détruisit une partie du faîte de la cheminée, et en projeta les débris dans la cour; les toitures de plusieurs petites constructions furent enfoncées, mais il n'y eut heureusement aucun accident. Le logement du tailleur était au troisième étage, et n'était pas à la moitié de la hauteur de la maison; les étages inférieurs ne furent pas visités par la foudre, et les mouvements du globe lumineux furent toujours lents et non saccadés. Son éclat n'était point éblouissant et il ne répandait aucune chaleur sensible. »

Après avoir lu l'observation qui précède dans les œuvres d'Arago, nous avons voulu connaître l'opinion de M. Babinet. Ce n'est qu'après avoir reçu de cet académicien l'assurance de la complète exactitude de la citation et de la confiance entière par lui accordée à l'ouvrier, que nous avons cru pouvoir reproduire cette relation. Si les faits qu'elle renferme sont exacts, ils confirment pleinement la réflexion d'Arago, que les globes lumineux sont *une pierre d'achoppement pour tous les météorologistes de bonne foi.*

ART. III. — Feux de Saint-Elme.

Quand les nuages orageux sont très bas, il arrive souvent qu'il ne se produit point d'éclairs et que l'électricité s'échappe des parties saillantes des corps sous forme de flammes. Les anciens connaissaient ce phénomène sous le nom de *Castor et Pollux;* les Anglais l'appellent *Comazants;* les Portugais, *Corpo Santo.* On les désigne plus particulièrement sous le nom de *feux de Saint-Elme.* Une des plus anciennes relations de cette manifestation se trouve dans le livre des *Commentaires de César,* sur la guerre d'Afrique : « Cette nuit, le fer des javelots de la cinquième légion parut en feu. » D'après Sénèque, une étoile vint se reposer sur le fer de la lance de Gylippe.

On lit dans l'*Historia del Almirante :* « Dans la nuit du samedi (octobre 1493, pendant le second voyage de Colomb), il tonnait et pleuvait fortement. Saint-Elme paraît alors sur le mât de perroquet avec sept cierges allumés, c'est-à-dire qu'on aperçut ces feux que les matelots croient être le corps du saint. Aussitôt, on entendit chanter sur le bâtiment force litanies et oraisons, car les gens de mer tiennent pour certain que le danger de la tempête est passé, dès que Saint-Elme paraît. »

Un autre fait du même genre est cité dans les mémoires de Forbin; il se rapporte à l'année 1696 et au voisinage des Baléares : « Pendant la nuit, il se forma tout à coup un temps très noir accompagné d'éclairs et de tonnerres épouvantables. Dans la crainte d'une grande tourmente dont nous étions menacés, je fis serrer toutes les voiles. Nous vîmes sur le vaisseau plus de trente feux Saint-Elme. Il y en avait un entre autres sur le haut de la girouette du grand mât, qui avait plus d'un pied et demi de hauteur. J'envoyai un matelot pour le descendre. Quand cet homme fut en haut, il cria que ce feu faisait un bruit semblable à celui de la poudre qu'on allume après l'avoir mouillée. Je lui ordonnai d'enlever la girouette et de venir; mais à peine l'eut-il ôtée de place, que le feu la quitta, et alla se poser sur le bout du mât, sans qu'il fût possible de l'en retirer. Il y resta assez longtemps, puis il se consuma peu à peu. »

ART. IV. — Phénomènes lumineux non classés.

Le major Sabine et le capitaine James Ross étaient dans les mers du Groënland pendant une des nuits si sombres de ces régions, quand l'officier de quart aperçut en avant du navire, et précisément dans la direction qu'ils suivaient, une lumière stationnaire sur la mer et s'élevant à une grande hauteur, pendant que partout ailleurs le ciel et l'horizon paraissaient noirs comme de la poix. Il n'y avait dans ces parages aucun danger connu ; la route ne fut donc pas changée : lorsque le navire pénétra dans la région lumineuse, tout l'équipage resta silencieux, attentif, en proie à une vive préoccupation. Aussitôt on aperçut aisément les parties les plus élevées des mâts et des voiles, et tous les cordages. Le météore pouvait avoir une étendue de 400 mètres. Lorsque la partie antérieure du navire en sortit elle se trouva subitement dans l'obscurité. Aucun affaiblissement graduel ne se fit remarquer. On s'était déjà fort éloigné de la région qu'elle se voyait encore à l'arrière du navire (1).

CHAPITRE IV.

DES TROMBES, DE LEUR FORMATION ET DE LEURS EFFETS.

ART. Ier. — Formation des trombes.

Lorsque la tension résineuse d'un nuage est médiocre, la répulsion produite par la tension également résineuse de la terre maintient ce nuage à une hauteur plus grande que ne le comporte sa pesanteur spécifique(2). Lorsque la tension de ce nuage est puissante, elle repousse l'électricité résineuse du sol et développe par influence de l'électricité vitrée à la surface de la terre. Le phénomène de la répulsion se change donc en attraction ; le nuage, obéissant à cette force nouvelle, s'approche de la terre d'une quantité dépendante de la force attractive qui l'abaisse, et de sa légèreté spécifique qui le relève. Tout nuage fortement électrique est donc maintenu à une hauteur moindre que ne le comporterait sa légèreté spécifique. Lorsque la tension des nuages est très grande, lorsqu'elle est la somme de celle des particules isolées et non le produit d'une quantité libre à la surface, l'attraction puissante qui en résulte abaisse ces nuages vers la terre et les met en communication par la portion de nue la plus

(1) *Œuvres de F. Arago*, t. I, p. 373.

(2) Voy. J.-C.-A. Peltier, *Observ. et rech. expérim. sur les causes qui concourent à la formation des trombes*. Paris, 1840. — *Notice sur la vie et les travaux scient. de J.-C.-A. Peltier*, Paris, 1847.

avancée. Cette portion de nue prolongée jusqu'au sol sert alors de conducteur et offre une voie à l'écoulement de l'électricité des nuages. C'est cette portion de nue descendante que l'on nomme *trombe.*

Tous les corps placés à la surface de la terre sous le nuage trombique servent de conducteurs, en raison de leur propre conductibilité, de leur forme, de leur étendue et de leur proximité du sol. Les corps chargés de l'électricité contraire sont attirés et soulevés vers la trombe, si leur poids ne s'y oppose pas : pendant la progression, leur électricité s'étant neutralisée en partie, la pesanteur l'emporte ; ils retombent sur la terre où ils reprennent leur première tension électrique ; ils remontent de nouveau vers la nue, forment au-dessous du cône un amas nuageux. Si les corps sont attachés à la terre, ils se chargent instantanément d'une immense quantité d'électricité ; la terre elle-même, partageant cette tension électrique, a perdu sa résistance inerte ; elle se trouve plus légère et moins cohérente. C'est ainsi qu'on voit des corps, n'offrant aucune prise au vent, être cependant soulevés ; on a vu les carreaux d'un plancher, ou les dalles d'une église ou d'une plate-forme, être lancés en l'air, tandis que les corps voisins beaucoup plus légers n'ont éprouvé aucun dommage ; c'est que dans les localités où la conductibilité est bonne, la tension s'y développe instantanément au maximum de puissance, et soulève les corps qui font l'extrémité de ce conducteur. C'est en raison de ces circonstances, qu'on voit un choix dans l'arrachement ou le déplacement des objets ; c'est aussi cette attraction et cette répulsion électriques qui transportent les corps et renversent les murs contre la marche du météore.

Lorsque la trombe est terminée à sa partie inférieure par une surface assez régulière, ou qu'elle se tient à une distance de l'eau, telle que le rayonnement électrique ne puisse se faire aisément, il en résulte une attraction du liquide, qui se trouve chargé par influence d'une électricité contraire. L'eau s'élève en bouton conique et s'abaisse aussitôt qu'un échange rapide d'électricité a diminué la tension du nuage.

Nature des eaux tombant des trombes de mer.

Il n'est pas sans intérêt d'examiner quelle est la nature des eaux provenant des trombes d'eau. On voit souvent, dans les trombes, un mouvement ascensionnel dans la colonne, qui part de la surface de la mer et se continue jusqu'à ce qu'on la perde de vue dans les nuages. Le corps qui monte semble être de l'eau divisée, une sorte de fumée, d'écume ou de vapeur qui s'élève, soit directement, soit par un mouvement giratoire plus ou moins prononcé. Quelques-uns de ces météores, ayant rencontré des navires dans leur marche, la colonne a cessé d'être en communication avec la mer, et son extrémité libre a traversé le pont. L'eau qui la constituait et qui venait de s'élever de la mer, au lieu de continuer à monter, s'écoula sur le navire; tel est le fait relaté par le capitaine Melling, de Boston : la chute eut lieu avec une telle abondance, que cet officier se trouvant au milieu de son épaisseur se crut perdu, parce que l'eau lui entrait par le nez et la bouche, et que son abondance l'entraînait dans la mer par-dessus le bord du navire. Cet officier, qui avait bu une grande quantité de cette eau, la trouva aussi douce que la plus belle eau de fontaine. Tous les marins qui ont eu occasion de goûter de l'eau descendante des trombes, assurent qu'elle n'a aucun goût saumâtre.

ART. II. — Exemples de quelques trombes.

Trombe avec éclairs et tonnerre ; odeur de soufre ; flammes ; feuilles d'arbres roussies et flétries ; carrelage et planchers soulevés ; murs percés ou renversés en sens contraire au vent ; lampe promenée autour d'une chambre sans être éteinte (1).

Le vent du sud-ouest régnait depuis quelque temps et déjà il avait amené plusieurs orages violents au-dessus de la campagne de Rome, lorsqu'un ouragan terrible, accompagné d'éclairs et de tonnerre, vint annoncer le météore désastreux qui devait bientôt le suivre. Une trombe fut aperçue vers les 2 heures 1/2 du matin ; elle parut, comme la plupart des trombes, être une dépendance d'un nuage surbaissé, d'où sortaient de nombreux éclairs et d'où le tonnerre se faisait entendre. Ce météore, que le savant jésuite nomme un tourbillon, vint de la mer, et, passant par Ostie, il entra dans Rome entre les portes de Saint-Sébastien et de Saint-Paul, il traversa en ligne droite, et il en sortit entre les portes Pie et San-Lorenzo. Un vent violent le précédait; un bruit rauque, saccadé, se faisait entendre à son approche; les maisons paraissaient être ébranlées, même celles du voisinage sur lesquelles le météore ne passait pas. Après son passage, on sentait une espèce d'ondulation plus ou moins violente, et tout rentrait dans un calme complet.

Les dégâts d'un tel météore passant sur une ville, peuvent être prévus en partie ; toitures enlevées, cheminées renversées, portes et fenêtres rem-

(1) Relation du père Boscovich, de la trombe observée à Rome dans la nuit du 11 au 12 juin 1749.

pues, arbres arrachés ; bref, tous les désastres communs aux trombes, ne furent pas ménagés à cette portion de la ville traversée. Il fit sauter le carrelage de quelques maisons aussi bien que les planchers, et il perça d'épaisses murailles. Les maisons très élevées souffrirent plus que les basses ; on remarqua même que les maisons basses, situées près des édifices élevés, furent tout à fait épargnées. Une partie des briques du chaperon d'un mur furent enlevées, mais une autre portion fut seulement soulevée et laissée en place, comme si cela eût été fait avec soin par un maçon. Des murs tombèrent les uns dans un sens, les autres en sens contraire ; il en fut de même des arbres. L'odeur de soufre se fit sentir presque partout ; les vignes eurent les feuilles roussies et flétries. Quatre murs parallèles, divisant des jardins, se trouvèrent sur la route de la trombe : les deux murs du milieu, sur lesquels la trombe passa directement, n'eurent rien, tandis que les deux murs extrêmes furent renversés l'un vers l'autre, c'est-à-dire chacun vers le mur intérieur près de lui. Un effet analogue fut observé au palais du duc de Caserte. Une femme avait placé sa lampe sur le plancher et s'était mise à prier, au moment du passage de la trombe, le tourbillon enleva la lampe, la fit tourner rapidement sur elle-même, en projeta l'huile, et la promena tout autour de la chambre sans l'éteindre.

Village enterré sous la terre enlevée par une trombe.

L'abbé Richard admet des typhons ou trombes sèches, et il leur attribue le fait cité par le cardinal Bellarmin : *De ascensu mentis in Deum*, et que Buffon a rappelé. « J'ai vu, dit le savant cardinal, je ne le croirais pas si je ne l'eusse vu moi-même, une fosse énorme creusée par le vent, et toute la terre de cette fosse emportée sur un village, en sorte que l'endroit d'où la terre avait été enlevée paraissait un trou épouvantable, et que le village fut entièrement enterré sous cette terre transportée (1). »

Eau d'une rivière absorbée par une trombe.

Le 16 septembre 1823, pendant une pluie très abondante qui avait commencé vers les cinq heures du matin, on vit sortir d'une montagne située dans la paroisse de la Valleggia, province de Savone, un tourbillon épouvantable de fumée noire et de feu. Dans sa course, il enleva le toit des maisons, des bois de charpente, des vignes, et déracina de gros arbres de

(1) *Hist. nat., air*, t. VI, p. 303.

toute espèce. En traversant une rivière, auprès de la montagne Magliolo, la trombe absorba en un instant les eaux, qui s'étaient élevées à une hauteur extraordinaire (1).

Eau d'un torrent emportée.

Le 30 juillet 1804, un orage éclata à Viguzzolo, près Tortone. Ce météore s'est annoncé par un bruit dans l'air, analogue à celui de la grêle; on a vu ensuite un tourbillon de poussière, d'environ 10 mètres d'élévation, décrire une ligne courbe, traverser deux fois le torrent de Grue, en emporter toute l'eau qui se conserve dans son lit, parcourir un espace de 36 hectomètres, déracinant, rompant les arbres, couvrant de boue les plantes de maïs arrachées et dispersées, jetant les noix comme une fronde, et finir par un sifflement très fort, en s'élevant rapidement dans l'air. La durée du tourbillon a été d'environ dix minutes, et sa largeur était de 26 mètres (2).

Eau d'une rivière transportée à soixante pas de son lit; trois hommes soulevés en l'air.

Au mois de juillet 1756 un orage éclata à Mirabeau, en Bourgogne. Un nuage poussé par un vent du nord, couvrit la surface du sol sur lequel est placé le bourg. Différents tourbillons se formèrent en même temps dans cette masse noire chargée de vapeurs épaisses; il en sortit de la grêle, le tonnerre s'y fit entendre; les arbres et les haies furent arrachés; l'eau de la petite rivière de Mirabeau fut transportée à plus de soixante pas de son lit, qui resta à sec pendant ce temps; deux hommes qui se trouvèrent enveloppés par un des tourbillons, furent portés assez loin, sans qu'il leur arrivât rien de fâcheux. Un jeune pâtre fut enlevé plus haut et rejeté au bout de la rivière, sans que sa chute fût violente; le tourbillon qui l'avait emporté, le posa à l'endroit où il cessa d'agir, toute la fureur du météore se dissipa dans une étendue d'une lieue de longueur, une demi-lieue de large. L'abbé Richard dit qu'il y avait des nuages plus élevés qui allaient dans une direction contraire et qui ne se mêlaient aucunement avec les nuages orageux des tourbillons. Le pays où ce météore se produisit était très marécageux et humide (3).

(1) *Rap. col. Pagliaris*, Ann. ch. ph.; 24, 439.
(2) *Mém. Ac. sc. de Turin*, t. XX, p. 8.
(3) Richard, *Hist. nat. de l'air et des météores*, t. VI, § 525.

Trombe de feu se divisant en trois colonnes qui se réunissent en une; marche lente, effet d'électricité statique évident sur les arbres et sur un enfant qu'elle fait danser; cinquante poules enlevées (1).

Le 17 juin 1745, à quatre heures après midi, une tempête suivie d'un grand coup de tonnerre, se déclara à Mirabeau, près d'Aix. Aussitôt on vit à l'horizon une sorte de grande pyramide, composée de feu et de fumée, et offrant diverses couleurs. Son sommet touchait aux nuages et sa base couvrait un espace d'environ 80 mètres. Elle changea plusieurs fois de forme; elle était tantôt cylindrique, tantôt en cône aminci; elle se divisa une fois en trois colonnes différentes, qui ensuite se réunirent en une seule. On voyait dans son milieu une espèce de noyau (*nucho*), qui tantôt montait, tantôt descendait avec impétuosité. Elle s'avançait très lentement, et parcourut conséquemment fort peu de pays; elle ne fit que 3000 mètres en une heure et demie. Les nuages qui s'avançaient au-dessus d'elle retardaient encore sa marche, et la soulevant à quelques décamètres de terre, ils s'incorporaient avec elle et y restaient absorbés. Elle arracha et déchira les plus grands arbres comme toutes les autres trombes, mais comme elle allait très lentement, on put observer son action à loisir, et l'on vit que les arbres très voisins de la trombe étaient aussi bien lacérés que ceux qu'elle embrassait directement. On vit aussi que cette puissante colonne s'approchant d'eux à la distance de 24 à 30 mètres, ils oscillaient d'abord, puis ils paraissaient se débattre, enfin ils tombaient, ou brisés ou déracinés. Une maison habitée par de pauvres paysans eut le malheur d'être sur la route de ce météore; dix personnes y étaient renfermées, regardant de temps à autre par une fenêtre, avec anxiété, en voyant approcher le danger. Aussitôt que la trombe l'atteignit, toute la maison trembla, des ouvertures se firent dans les murs, le toit vola en l'air de telle manière qu'on en retrouva les débris aux environs. Un petit enfant qui était allé fermer la fenêtre, sautilla malgré lui au milieu de la chambre (*fu balzato in mezzo alla stanza*), comme un pantin électrique. Dans la chambre contiguë, il se fit au plancher plusieurs trous, et l'on en remarqua un fort petit, large de trois doigts environ, dans l'âtre d'une cheminée. Le père Boscovich dit que ce petit trou fut fait par la bourrasque de vent qui enleva un tison et le jeta dans un coin de la chambre. Le toit de la maison ayant été enlevé, le foin qui remplissait le grenier n'était plus abrité;

(1) Extrait de la relation du père Boscovich, sur la trombe de Rome.

quoi qu'il en soit, il ne fut point atteint ni embrasé par la vapeur ardente de la trombe, tandis que les chandelles allumées, que ces gens tenaient à la main en récitant leurs prières, furent tordues et presque fondues par les flammes qui en provenaient. Les bestiaux se sauvèrent et furent ainsi préservés, mais cinquante poules disparurent, sans qu'on pût rien en retrouver.

Trombe avec feu manifeste dans le cône et dans une partie des nuages ; terres attirées sur sa route ; deux hommes enlevés et transportés.

« Un de nos pères, dit le père Boscovich, me donna immédiatement connaissance de la trombe d'Arezzo, observée le 21 mai 1748, en y joignant un dessin, dans lequel se trouvaient trois des diverses figures dans lesquelles elle s'était transformée. Il y avait au sommet de toutes ces figures un groupe de nuages de couleur blanchâtre, de l'extrémité desquels sortaient latéralement deux colonnes de fumée. Une sorte de cône renversé descendait de ce groupe et de la partie inférieure du cône s'étendait vers la terre, de temps en temps, une longue queue, ou une sorte de tuyau mince et grêle, qui; dans la deuxième figure, se terminait par un plus gros cylindre, et qui, dans la troisième, à la fin de la trombe, s'éteignit totalement. Dans la deuxième figure, le cylindre avait des bandes couleur de sang et jaune roussâtre, ce qui, dans mon opinion, était la couleur d'un feu faible, vu de jour : mais dans la troisième, on voit plus manifestement le feu même dans un globe ardent, placé au milieu du groupe de nuages. Dans les endroits où passa cette trombe, sa queue traça dans les champs de blé un chemin si parfaitement droit, qu'il semblait fait par des moissonneurs. Non-seulement, elle a ravagé le blé, mais encore elle a amassé dans cet endroit une quantité de terre et de sable presque jusqu'à la hauteur d'un homme. A Faltona, elle déracina en ligne droite quatre châtaigniers et les transporta très loin. Deux jeunes bergers qui étaient réfugiés sous un de ces arbres furent transportés avec lui à la hauteur d'un coup de pistolet et renversés à terre, sans lésion grave ; ailleurs quatre oies furent enlevées, et une d'elles alla tomber sur la tête d'un cavalier qui disait l'office. »

Trombe observée dans le département du Doubs, en juillet 1855. Nuage épais de quatre lieues d'étendue s'abaissant à 2 mètres du niveau du sol ; odeur de soufre ; bruit de tonnerre ; grêlon cassant une vitre et sortant à 14 mètres par une croisée opposée ; 45 000 arbres détruits ou déracinés ; globe de feu pénétrant dans une chambre, semblant poursuivre deux femmes, puis disparaissant ; renversement d'une maison ; écrasement d'une femme (1).

Le mardi 10 juillet 1855, vers deux heures et demie du soir, un nuage lourd, épais, nuancé de blanc mat et de rouge éteint, se forma sur le Val-de-Vienne, dans les montagnes du département du Doubs. Ce nuage prit rapidement d'immenses proportions en hauteur et en étendue. Un peu avant trois heures, il couvrait un horizon de quatre lieues de longueur, sur une largeur moyenne de trois quarts de lieues. Un roulement continuel de tonnerre se fait entendre dans les flancs du redoutable nuage, qui s'épaissit progressivement et devient noir comme une fumée de charbon de terre. S'abaissant jusqu'à 2 mètres du niveau du sol, il répand une forte *odeur de soufre*, et enveloppe le pays d'une nuit tellement obscure qu'on ne voit plus à dix pas devant soi. Cette nuit effrayante n'est tempérée que par des éclairs innombrables qui se croisent en tous sens, rasent la terre et se suivent rapidement, comme les fusées d'un immense feu d'artifice. A ces terribles symptômes succède la catastrophe dont ils sont les précurseurs.

En moins de dix minutes, une grêle d'une grosseur exceptionnelle, poussée par un vent violent, hache les récoltes de plusieurs communes. Pas une plante, pas un épi, pas un brin d'herbe qui reste intact. Le village de Fuans, en particulier, n'a pas récolté un litre de froment. On dirait que les prairies, les champs de blé viennent d'être foulés par des régiments de cavalerie. Les pierres roulantes, qui dans ces terrains calcaires se trouvent en grand nombre à la surface des champs labourés, ont rebondi, et, mêlées aux grêlons, elles forment sur la campagne comme une vaste couche de neige. Telle est la rapidité et la grosseur de la grêle, qu'elle casse les persiennes des croisées et laisse de fortes empreintes sur les portes des habitations. La muraille sud du presbytère semble avoir été exposée à un feu de mousqueterie. Un des grêlons qui l'attaquent par milliers casse une

(1) Nous extrayons cette observation de la relation si dramatique et si pleine d'intérêt, publiée par M. Gaume, dans un des grands journaux de Paris, septembre 1855.

vitre au premier étage, traverse un corridor, et faisant ricochet, va sortir, à *quatorze mètres de distance*, par la croisée opposée.

Cependant la nuit continue et la frayeur augmente. Quoique familiarisés avec les grands orages, particuliers aux régions élevées, la plupart des habitants croient que leur dernière heure est venue. Blottis dans les endroits les plus cachés de leurs demeures, ils s'attendent à périr, soit par la foudre, soit par le feu, soit sous les ruines de leurs maisons. Avec la foi des anciens âges, qu'on retrouve dans ce Tyrol de la France, tous ensemble, parents et enfants, maîtres et domestiques, tombent à genoux et se recommandent à Dieu... Encore quelques minutes, et l'immense danger qu'ils ont couru leur fera connaître l'étendue de la protection dont ils ont été l'objet. En effet, tout ce qui précède n'est rien, ou du moins n'a rien d'extraordinaire. Des milliers de vitres cassées, des toits emportés, cinq maisons renversées, six communes ravagées en un clin d'œil par la grêle : cela s'est vu et pis encore. Mais voici le côté inouï de la catastrophe.

Le village de Fuans est situé dans un vallon, dominé à l'est et au sud par une chaîne de montagnes. Prolongement abaissé du mont Jura, ces montagnes, de plusieurs lieues d'étendue, sont couvertes de superbes forêts de sapins. Dans la partie qui forme la propriété des communes de Fuans et de Grand-Fontaine, on compte par milliers des arbres séculaires de 80 à 100 et 120 pieds de hauteur. Or, pendant que la grêle ravage le vallon, quelques habitants de la commune de Guyens, placés sur une montagne opposée, voient sur la forêt de Fuans un nuage noir qui tourne sur lui-même comme une immense roue de moulin, avec un bruit sourd semblable à celui d'un tonnerre étouffé, et un large vide se fait dans toute la direction du terrible nuage. De leur côté, plusieurs jeunes gens de la commune de Fuans, placés plus près du théâtre de la catastrophe, mais sur un point moins élevé, voient se dégager de la forêt et voltiger dans les airs une multitude d'objets qu'ils prennent pour des nuées innombrables d'oiseaux de toute taille. Ils ne tardent pas à reconnaître que ce sont des branches, qui, chassées par la tempête, viennent s'abattre par milliers sur toute la campagne, et dont quelques-unes sont portées *à plus de quatre kilomètres de distance.*

Ce phénomène dure moins de dix minutes. Que s'est-il passé?... Un ouragan, une trombe, comme il plaira à la science de nommer cette puissance mystérieuse, courant du sud au nord, a ravagé, dénudé en un clin d'œil, sur les seules communes de Fuans et de Grande-Fontaine, 240 journaux (80 hectares) de cette magnifique forêt, et déraciné, cassé, emporté

45.000 pieds d'arbres. D'après le recensement officiel, le nombre seul des arbres qui au milieu portent 42 centimètres de circonférence, s'élève à 23,457.

Ici toute description devient impossible. Montons au point culminant de la forêt, appelé *Roc-à-Pin*. De là, nous embrasserons d'un coup d'œil la plus grande partie du lamentable panorama. On remarque d'abord que la trombe a produit l'effet de tous les instruments de destruction réunis, haches, scies, marteaux, etc. Voici par milliers des arbres gigantesques, déracinés avec violence, qui présentent, élevées en l'air, à 2 et 3 mètres de hauteur, leurs puissantes racines avec un énorme talon de pierres, de laves et de roches pourries, de 1 mètre et de 1 mètre et demi d'épaisseur : sur 3 et 4 de largeur. Vus de loin, ces monticules inégaux font l'effet de redoutes élevées à la hâte et courant en zig-zag autour d'une ville assiégée, tandis que ces immenses sapins couchés les uns sur les autres ressemblent à des cadavres de géants étendus sur un champ de bataille.

Voici d'autres arbres non moins puissants, dont les racines sont cassées à la naissance du tronc et dont la tige branchue, de 10 à 15 mètres de longueur, a été arrachée perpendiculairement, comme le bouchon d'une bouteille. Il en est qui semblent avoir été sciés à 6 mètres d'élévation, puis rompus en sept et huit morceaux. D'autres, en nombre inconnu, sont cassés à toutes les hauteurs, depuis 1 mètre jusqu'à 15 et 18 mètres au-dessus du sol. Partout vous en voyez qui ont été tordus comme des cordes, mâchillés avec une violence inexplicable, fendus sur une longueur de 2 à 18 mètres, quelquefois dans toute leur largeur et jusqu'à l'extrémité des racines. Ces milliers d'arbres de toutes les dimensions, couchés pêle-mêle sur un sol inégal, forment avec les branches et les broussailles un inextricable chaos qu'il est fort difficile de traverser.

Constamment on voyage de cascade en cascade ; tantôt on est à 4 ou 5 mètres au-dessus du sol, tantôt à quelques mètres au-dessous, dans les creux profonds laissés par les talons et les racines. Il n'en peut être autrement ; car à chaque pas on rencontre six, huit et jusqu'à quinze gros sapins entassés les uns sur les autres ; tous sont plus ou moins avariés ; la plupart sont cassés, éraillés, fendus, mutilés et renversés de toutes les manières les plus bizarres. Pour franchir de haut en bas la partie la plus élevée de la forêt, où la trombe put avoir 500 mètres de largeur, il ne nous a pas fallu moins d'une heure de temps et de fatigues. Tel est, à peu près, le résultat général d'un coup d'œil d'ensemble.

Pour apprécier la nature et la force inouïe de la tourmente, pour étudier les nombreux épisodes de ce grand drame, il faut se décider à pénétrer dans le champ du désastre.

Au point culminant de la forêt on a, à vingt minutes, sur la gauche, la ferme de *Clairenbois*, située au centre d'une large clairière. C'est à 1 kilomètre 1/2 au delà de cette ferme que la trombe a commencé, pour se prolonger dans toute sa violence sur une étendue de 16 kilomètres. Toits, lambrissures, cheminées, arbres à fruits, tout a été emporté à de grandes distances et disséminé dans l'intérieur de la forêt.

Devant nous est le vrai théâtre de la catastrophe; ce qui a été dit plus haut en donne une faible idée. A droite roule le torrent de *Gypendole*, dont les bords escarpés et sinueux sont dominés de distance en distance par des rochers à pic d'une hauteur considérable. Au sommet de l'un de ces rochers vous apercevez un grand sapin dont le milieu pose horizontalement sur la crête aiguë du rocher et qu'on prendrait pour le fléau d'une balance en équilibre ou, si vous aimez mieux, pour le balancier de quelque gigantesque machine à vapeur. Plus loin, de l'autre côté du torrent, un phénomène des plus étranges attire l'attention : dans un espace de 10 mètres carrés, cinq énormes sapins sont renversés dans cinq directions différentes; à quelques pas de là est un sentier très fréquenté qui conduit du village de Fuans à plusieurs hameaux de la commune. Ici, les habitants même du pays ont peine à s'y reconnaître, tant la catastrophe a changé le paysage et déplacé les horizons. Tel a été l'abattis et l'encombrement qu'on s'est vu obligé d'ouvrir, en sciant les arbres à droite et à gauche, une tranchée de plus de 227 mètres de long, sur une hauteur moyenne de 3 à 4 mètres.

Quand on a traversé le sentier, on entre dans une belle clairière appelée le *Plein-sur-Cerneuf*. Une des premières choses qui frappent les regards est un bloc de 21 arbres arrachés ensemble, et encore réunis par leurs racines. Par une bizarrerie vraiment inexplicable, ces racines ont emporté avec elles une couche de gazon de 15 centimètres d'épaisseur sur 8 mètres de largeur et 11 de longueur. Cette couche de gazon, parfaitement intacte, recouvre, comme une bâche de voiture, un énorme talon de pierres et de terres de 3 mètres 1/2 de hauteur. Plus bas, vous voyez une fène (*Pinus epicea*) de 23 mètres de long sur 1 mètre de circonférence à la base, cassée en sept morceaux, épars çà et là sur le sol. Une autre, non moins considérable, tordue et brisée à 2 mètres 1/2 de hauteur, a été emportée à 27 mètres du tronc. Sur la droite, voici de jeunes arbres très élancés qui ne sont ni cassés ni déracinés, mais courbés par l'ouragan dans des sens opposés ; ils forment des arcs d'une immense ouverture. Les uns penchent leur tête languissante sur le vide, les autres s'appuient sur les restes mutilés de leurs voisins.

A droite, du côté de la grande route de la Suisse qui traverse la forêt, on voit s'élancer dans les airs une multitude d'aiguilles, c'est-à-dire de sapins de toute dimension, cassés à des hauteurs différentes, depuis 5 mètres jusqu'à 15 et 20 mètres. On ne peut mieux donner une idée du spectacle que présentent aux regards attristés ces milliers de tronçons ébranchés et dénudés, qu'en les comparant à une forêt de mâts dépouillés de voiles et de cordages.

Après avoir traversé la grande route, on arrive en quelques minutes à une nouvelle clairière appelée le *Plein-de-l'Épine*. Cette clairière, traversée par la route de Fuans à Maiche, doit son nom à une épine deux fois monumentale : par son âge, plusieurs fois séculaire, et par sa hauteur exceptionnelle, 10 mètres au moins. Or, la vénérable épine est là tristement étendue sur le sol qui l'a nourrie, avec les géants de la forêt, tellement pressés, qu'il est impossible de mettre le pied sur le gazon jadis si frais de la belle clairière. La route elle-même, comme celle de la Suisse, se trouve, après la trombe, tellement encombrée, que toute circulation est impossible. Le travail opiniâtre de cinquante-cinq hommes pendant huit heures suffit à peine pour la rendre praticable.

En avançant de quelques pas sur la gauche de la clairière, on se trouve au bord d'un affreux escarpement, plus de 300 mètres de profondeur. Les flancs abruptes de cet abîme sont garnis, depuis la base jusqu'au sommet, de vieux sapins dont les têtes, couronnées d'une mousse blanchâtre, arrivaient à peine au niveau de la clairière ; leur position abritée semblait les mettre à couvert de la tourmente : pas un n'est resté intact ; la trombe les a brutalement envoyés au fond du ravin, ou les a étendus comme une effrayante tapisserie sur les flancs éraillés de l'abîme. Arrivée au fond du précipice, elle a balayé, sans laisser debout ni arbustes ni buissons, les deux bords escarpés d'un torrent qui serpente dans la vallée.

En cet endroit la trombe quitte la commune de Fuans ; son premier exploit sur la commune limitrophe de Guyans-Veusse, est de raser comme avec une faux un bosquet de jeunes sapins, à cinquante pas d'une maison qu'elle renverse. C'est là qu'en voyant passer devant les fenêtres de sa maison un arbre tout entier, un bon vieillard s'est écrié : « C'est la fin du monde... » Après avoir découvert, ébranlé ou démoli quatre autres maisons dans un rayon d'environ 800 mètres, l'ouragan va recommencer ses terribles ravages dans les forêts du Mont-de-Laval, éloigné de 6 kilomètres. Dans ce village, il emporte la toiture d'une maison, fait tournoyer dans l'air, comme des feuilles de papier, les poutres de la charpente, longues de 14 mètres; puis, arrachant un gros poirier, le lance comme une balle de l'autre côté d'une maison en le faisant passer par-dessus le toit. Quelques pas plus loin il fait tourner comme sur un pivot les murs d'une maison sans les renverser, prend dans la grange, située à la hauteur du premier étage, une voiture chargée de foin et la transporte sans la renverser dans le clos voisin. En même temps, *un globe de feu* entre par une croisée qu'il perce d'un trou rond de 15 centimètres de circonférence, et si parfaitement pratiqué qu'on y passe le poing sans craindre de se couper; puis ce globe, comme s'il était animé, parcourt l'appartement et se met à poursuivre d'une chambre à l'autre deux femmes éperdues, qui finissent par sortir de la maison : arrivé sur la porte, le globe disparaît.

Du Mont-de-Laval, la trombe se précipite dans une vallée profonde de plus de 400 mètres, fait coupe blanche dans une forêt de 10 hectares, puis, montant au *Plaimbois-du-miroir*, qu'elle ravage, elle tombe avec furie sur le village de Rosuveux et renverse une maison qui écrase une femme sous ses ruines.

Tels sont, en les répétant mille fois et en les diversifiant de mille manières, les principaux aspects que présente sur le territoire de Fuans et de Grande-Fontaine, dans une étendue de 3 kilomètres et sur une largeur moyenne de 150 mètres, cette montagne désolée, qui, en moins de dix minutes, a perdu pour plusieurs générations la magnifique couronne d'arbres séculaires qu'elle élevait jusqu'aux nues, et qui faisait l'admiration des voyageurs.

Si au lieu de traverser la forêt, l'ouragan eût pris sa direction quelques centaines de mètres plus bas, il ne restait pas pierre sur pierre dans le village de Fuans. Mais ce n'est pas le seul trait qui forme le beau côté de cette triste médaille. La forêt ravagée est coupée dans sa largeur par quatre sentiers, par la grande route de la Suisse, et en partie par la route départementale de Maiche. Excepté dans certains jours d'hiver, alors que d'épaisses couches de neige couvrent le pays, on ne trouverait peut-être pas dans la journée une demi-heure où ces sentiers ne soient parcourus par des piétons et ces routes fréquentées par des voitures. Eh bien! au mois de juillet, à l'époque où la circulation est le plus active, à deux heures et demie du soir, au moment où tout le monde est dans la campagne, pas une voiture, pas un voyageur étranger, pas un habitant de la commune ne s'est trouvé sur le théâtre de la catastrophe, à l'exception d'une femme de Fuans, qui gravissait seule et à pas lents le difficile sentier qui coupe la forêt vers le centre et à l'endroit même où le ravage est peut-être le plus affreux. Un énorme sapin vient tomber à ses pieds, elle recule ; un autre tombe derrière elle avec un épouvantable fracas. Interdite, elle se place debout au pied d'un sapin. Les arbres qui l'environnent sont cassés, déracinés, renversés dans tous les sens, celui qui la protége demeure intact.

Mais ce qui frappe le plus, c'est le fait suivant : Au pied du mont de Fuans, à quelques pas de la forêt si horriblement dévastée et dans la direction même de la trombe, existe depuis deux ans un petit sanctuaire sous le titre de *Notre-Dame-du-mont*. Ce sanctuaire, à ciel ouvert, est un hémicycle creusé dans le flanc de la montagne, avec une plate-forme en avant. Au centre s'élève une statue de la Vierge, en métal doré, d'un mètre et demi de hauteur, formant avec le socle et le soubassement un modeste monument de 3 mètres 1/2 d'élévation. Sur la tête de la Vierge on voit, les jours ordinaires, une couronne ou plutôt un diadème à jour, en plomb doré, orné de huit trèfles légèrement découpés. Le poids de ce diadème est d'une livre (500 grammes). Deux grands vases de fleurs en métal occupent les angles de la pierre servant de marche-pied au monument. Enfin, une plantation de jeunes tilleuls, reliés accidentellement par une guirlande de mousse, forme une ceinture de verdure autour du sanctuaire.

Tel était l'état du monument avant la catastrophe ; tel il était après. Comment la grêle, qui marquait son empreinte sur les portes et sur les murs des maisons, qui, à quelques mètres du sanctuaire, hachait littéralement un champ d'avoine et une prairie, n'a-t-elle cassé ni une herbe, ni une fleur dans le parterre, ni offensé le diadème de la statue, ni brisé aucun des trèfles légers qui le surmontent, ni fait la moindre égratignure à la statue elle-même ? Comment la trombe qui renversait tout une forêt, qui, à vingt-sept pas du monument, déracinait de grands sapins, a-t-elle respecté de jeunes tilleuls au point de ne leur enlever ni une branche ni une feuille ? Comment cette force épouvantable, qui enlevait comme des brins de paille et transportait à de longues distances des arbres séculaires, des poutres et des toits de maisons, n'a-t-elle pas renversé ces vases de fleurs, qu'un simple coup de vent fit un jour rouler sous nos yeux, ni rompu la frêle guirlande de mousse, ni emporté le diadème simplement posé sur la tête de la statue? On laisse à la science le soin de répondre.

CHAPITRE V.

DE LA GRÊLE ET DE SES EFFETS.

On donne le nom de *grêle* à la chute des grêlons. Le *grêlon* est un corps complexe qui a un centre ou noyau, et des couches concentriques à ce centre. Ces couches indiquent qu'il a été formé par une suite de mouillages et de congélations successives; qu'il a été plongé alternativement dans un milieu aqueux et dans un milieu réfrigérant (1). Le grêlon d'un volume un peu notable ne se forme que dans l'été; ce phénomène ne se produit jamais qu'au milieu d'un groupe de nuages qui présente tous les caractères d'un orage, et n'a lieu également que lorsqu'il existe de gros nuages d'une teinte ardoisée dans leur masse et d'un gris cendré dans leur périphérie, et que ces nuages, d'ailleurs peu élevés, sont dominés par l'agglomération de nuages d'un blanc éblouissant. Le plus souvent au-dessus de ce groupe orageux dans la partie la plus élevée de l'atmosphère on aperçoit de longs cirrus, paraissant sortir de la surface supérieure des cumulus pour s'élancer vers le courant tropical. C'est toujours entre les grands strates gris, résineux et les cumulus blancs et vitrés que se forme la grêle.

Le bruit qui précède l'averse de grêle ne saurait être l'effet de leur choc; ces corps sont, en effet, trop petits et trop peu résistants pour produire un éclat comme celui qui précède leur chute; ce bruit ne peut être que le résultat d'une série de décharges électriques, soit entre les grêlons déjà formés et chargés de puissantes tensions contraires, dans les rencontres qui ont lieu pendant leur pérégrination d'un nuage à l'autre, soit entre les flocons ou mamelons rapprochés. Plus ce bruit est considérable, plus il indique quelle est l'énormité de la tension électrique des vapeurs.

Le grésil est une grêle mal formée. Les petits corps glacés qui forment les averses de grésil varient de la grosseur d'un grain de chènevis à celle d'un pois ordinaire; ils ne prennent jamais l'aspect d'un disque épineux ni celle de secteurs.

Il s'écoule, suivant Scheuchzer, des périodes de vingt années sans une

(1) Peltier, *Traité des trombes*, chap. XVI, p. 109. — Id., *Météorologie électrique; Archives d'électricité*, §§ 91, 92, 93, 94. — Id., *Dictionnaire universel d'histoire naturelle*, art. GRÊLE.

chute de grêle dans les vallées de la Suisse, qui vont de l'est à l'ouest. M. de Savigné affirme n'avoir observé de la grêle qu'une seule fois en vingt-trois ans entre le mont Dore et le puy de Dôme. La grêle est rare entre les tropiques ; elle y devient plus commune à une hauteur de 500 ou 600 mètres. Les averses de grêle, en Europe, se répartissent ainsi entre les saisons :

	Belgique.	Angleterre.	France.	Allemagne.	Russie.
Hiver.............	23	45,5	32,8	10,3	9,9
Printemps..........	53	29,5	39,4	46,7	35,5
Été...............	10	3,0	7,0	29,4	50,6
Automne...........	14	22,0	20,7	13,6	13,0
	100	100,0	100,0	100,0	100,0

Voici la distribution de la grêle suivant les heures, en Allemagne et en Suisse :

Midi.	24	Minuit.	2
1 heure.	36	1	1
2	78	2	2
3	42	3	1
4	37	4	1
5	36	5	5
6	23	6	2
7	17	7	29
8	11	8	10
9	29	9	11
10	9	10	14
11	2	11	20

Souvent la grêle se répand sur une zone de plusieurs lieues. En 1832 elle détruisit toutes les récoltes le long du Rhin dans un espace de 9 à 10 myriamètres, sur une largeur de plus de un myriamètre. Tessier a décrit avec soin les ravages exercés par la grêle en 1788 (1). L'orage commença dans le midi de la France, le 13 juillet 1788 au matin ; il prit naissance dans les Pyrénées, il ravagea la France et les Pays-Bas, et parut s'arrêter à la Baltique. Il se propagea simultanément sur deux bandes parallèles, chacune de plusieurs lieues de large, l'une se dirigeant d'Amboise à Malines, l'autre de l'embouchure de l'Indre à Gand. Elles étaient séparées par une bande qui reçut seulement une pluie abondante : sa plus grande largeur était de 7 lieues 1/2, sa plus petite de 3 lieues, et sa largeur moyenne de 5 lieues 1/4. A l'orient de la bande orientale et à l'occident de la bande oc-

(1) *Mémoires de l'Académie des sciences*, année 1790, p. 263.

cidentale, il y eut aussi beaucoup de pluie, mais dans une largeur qui n'a pas été déterminée. Ces bandes étaient un peu ondulées, mais leur direction générale courait du sud-ouest au nord-est. Une ligne droite tirée d'Amboise à Malines formait à peu près le milieu de la bande orientale, et une autre ligne droite tirée de l'embouchure de l'Indre dans la Loire jusqu'à Gand, formait à peu près le milieu de la bande occidentale. Sur cette longueur, qui est de plus de cent lieues pour chaque bande, il n'y eut aucune interruption dans l'orage ; et même d'après des renseignements précis, on peut conclure qu'il couvrit encore plus de 50 lieues au sud et 50 lieues au nord, ce qui donne à chaque bande une longueur totale de plus de 200 lieues. Dans cette immense étendue, les divers points ne furent pas frappés à la fois ; mais on reconnut par la comparaison des heures, que l'orage avait une marche très rapide depuis les Pyrénées, où il semble avoir pris naissance, jusque dans la Baltique, où l'on en perdit la trace. Sa vitesse était de 16 lieues 1/2 à l'heure sur les deux bandes ; mais la bande orientale avait un peu d'avance sur la bande occidentale. Dans chaque lieu, la grêle ne tomba que pendant 7 ou 8 minutes. Les grêlons n'avaient pas tous la même forme : les uns étaient ronds, les autres longs et armés de pointes, les plus gros pesaient 8 onces. Le nombre des paroisses dévastées fut en France de 1039 ; le dommage qu'elles éprouvèrent fut évalué par une enquête officielle, à 24,690,000 francs.

Les journaux ont donné la relation suivante d'une trombe avec averse de grêle, observée à Munich le 26 août 1855 :

Vers quatre heures de l'après-midi, par une belle journée d'été, le ciel s'est en quelques moments couvert de nuages, et l'orage a éclaté avec une fureur et un bruit, qui ne peuvent être comparés qu'aux détonations de pièces du plus gros calibre. L'obscurité était presque complète ; les éclairs se succédaient sans la moindre interruption ; pendant près de deux heures, on a pu croire que les éléments déchaînés allaient renverser la ville. Le premier coup de tonnerre a été accompagné d'une trombe de vent et de la chute de grêlons de dimensions énormes ; quelques uns pesaient jusqu'à 1 kilogramme (1). La trombe qui n'a frappé qu'une partie de la ville, a seulement traversé le jardin anglais dans le sens de sa largeur. Dans plusieurs rues il n'est pas resté une fenêtre. Dans le

(1) Le père Huc, le célèbre missionnaire de la Chine, a signalé la chute, pendant un orage de 1843 au Thibet, d'un morceau de glace, plus gros qu'une meule de moulin, et qui aurait mis trois jours à se fondre, bien qu'on fût au temps des plus fortes chaleurs. (*Voyage au Thibet*, t. I, chap. Ier.)

jardin anglais tous les arbres qui se trouvaient sur le passage de la trombe ont été renversés et tordus ensemble. On a vu quatre énormes tilleuls plantés aux quatre coins de la tour chinoise, arrachés et broyés par le vent. Plus de 500 arbres, dont quelques-uns n'ont pas moins de 2 ou 3 pieds de diamètre, ont été enlevés et jetés par le vent à de grandes distances. La foudre est tombée trois fois sur la ville. Au milieu de Ludwigstrasse, elle a creusé un trou de plusieurs pieds de profondeur. Un grand nombre de personnes ont été grièvement blessées par les grêlons (1).

Souvent la chute des grêlons a causé la mort des personnes. Le 9 juillet 1855, une trombe vint fondre avec une grande impétuosité sur une étendue de 5 à 6 lieues de longueur et de 3 lieues de largeur du sud-ouest au nord-est de Bruxelles. Des grêlons, de la grosseur d'un œuf de pigeon, de véritables glaçons sont tombés, et, chassés par un vent furieux, ont haché les récoltes, brisé les branches d'arbres et cassé presque tous les carreaux de vitre dans une foule de communes. Les plus gros grêlons recueillis, dit M. Quételet, pesaient un demi-kilogramme, et avaient jusqu'à 30 centimètres de circonférence. A Trois-Fontaines, la grêle est tombée avec une force prodigieuse et en morceaux énormes : un homme a reçu sur la nuque un grêlon qui l'a mis hors de connaissance. A Jette, trois chevaux ont été tués. A Strombeek, un troupeau qui se trouvait en pleine campagne, a péri en grande partie. A Borght, une femme a été tuée roide par un seul grêlon. A Wemmel, un enfant a péri. D'autres personnes, surprises dans les champs par l'orage, ont été fortement contusionnées par la grêle, leur corps a été tout meurtri; les paysans qui travaillaient aux champs se jetaient à plat ventre, sous les blés et dans les fossés. Des pigeons, des perdreaux et des lièvres ont été trouvés morts, une grande partie des récoltes sont perdues, et tous les carreaux des fenêtres exposées au sud-ouest ont été brisés; des serres situées entre Jette et Vilvorde, il n'est pas resté un seul carreau, et, circonstance plus remarquable, les tuiles étaient percées à jour comme si elles avaient été mitraillées. En somme, on estime, en exagérant sans doute, les dégâts de toute espèce à plus de 2,200,000 francs. On aura une idée de la dureté des grêlons par ce seul fait que, le lendemain soir, les enfants en rapportaient en ville, dans leur blouse, un grand nombre de la grosseur d'un œuf, qu'ils avaient été recueillir dans les localités atteintes par le sinistre, et le surlendemain, on pouvait en ramasser encore dans les rigoles du bas de

(1) Voir le *Journal des Débats* du 8 septembre 1855.

la côte à la montagne de Dilighem : ils étaient en général rugueux, irréguliers, transparents; le noyau seul était opaque, et entouré de cinq à six enveloppes concentriques.

A Rouen, le même jour, immédiatement après un coup de tonnerre, les nuages laissèrent échapper une grêle dont la chute dura près d'un demi-quart d'heure. Ce furent d'abord de véritables morceaux de glace de forme irrégulière, comme s'ils avaient été brisés sous la pioche et détachés d'un énorme bloc : beaucoup de ces morceaux pesaient jusqu'à 100 grammes; l'un d'eux, recueilli sur la place Gaillarbois, pesait 75 grammes et était large comme la main. A ces grêlons en succédaient d'autres qui avaient la grosseur d'une petite noix pour la plupart, et dont la forme était plus régulière. Cette grêle eut bientôt brisé toutes les cloches des jardins, et tous les ateliers vitrés furent privés de leur abri. Parmi les personnes qui se trouvaient dans les rues de Rouen, quelques-unes furent blessées par les premiers grêlons, d'autres crurent à l'écroulement des maisons voisines et à un tremblement de terre, quelques-unes éprouvèrent une agitation fébrile qui ne se dissipa que lentement. Dans les ateliers, notamment à Saint-Sever, les ouvriers se précipitèrent vers les portes de sortie, croyant à une trombe pareille à celle de Monville. Les animaux semblaient frappés de terreur : plusieurs chevaux se sont emportés à travers les rues. Les oiseaux des arbres des promenades ont tous été tués. Dans la campagne, beaucoup d'oiseaux de basse-cour ont été assommés par la grêle, ainsi que de jeunes lièvres et des perdreaux. Les chevaux et les bestiaux qui se trouvaient encore dans les étables et les écuries, frappés de terreur, se livrèrent aux mouvements les plus désordonnés.

CHAPITRE VI.

INFLUENCE DES LOCALITÉS SUR LES ORAGES ET SUR LA FOUDRE.

ART. Ier. — Considérations générales.

Dès 1803, W. Dillevyn signalait une fréquence et une force spéciale des orages dans les contrées calcaires de l'Angleterre, en même temps qu'il constatait les faits suivants : A l'est du Devonshire, peu de mines métalliques, orages nombreux; Cornouailles, pays de mines, peu d'orages; Swansea, pays de mines de fer, orages très rares. D'après M. Blavier, les orages, dans le département de la Mayenne, se dissipent à l'approche des mines de fer ou les tournent dans certaines directions.

Dans les tremblements de terre, une foule de phénomènes militent en faveur de l'opinion qui tend à les considérer comme des *orages terrestres*, par opposition aux orages proprement dits ou *orages atmosphériques*. Comment, en effet, concilier avec l'hypothèse de l'action de la chaleur centrale du globe, l'intermittence des tremblements, la terreur des animaux qui précède le phénomène, ces masses de poissons tués en pleine mer et la fusion de chaînes d'ancres, observée le 30 mars 1828, lors du tremblement de Callao?

Mais, pour se faire une idée juste, dit M. Pouillet (1), de toutes les causes qui concourent à l'explosion de la foudre, il ne faut pas considérer seulement les constructions, et, en général, tous les objets qui s'élèvent au-dessus du sol; il faut tenir compte aussi du sol lui-même et de toutes les substances qui le constituent depuis sa surface jusqu'à de grandes profondeurs. Un sol aride, composé d'une couche mince de terre végétale, sous laquelle se trouvent d'épaisses formations de sables secs, de calcaire ou de granit, n'attire pas la foudre, parce qu'il n'est pas conducteur de l'électricité; s'il est exposé à ses coups, ce n'est qu'accidentellement après les pluies qui en ont imbibé la surface. Là, les bâtiments participent jusqu'à un certain point au privilége du sol, à moins qu'ils ne soient construits dans le nouveau système et qu'ils n'occupent une étendue assez considérable. Mais sous ce sol aride et sec, y a-t-il, à plusieurs dizaines de mètres de profondeur, de grands gisements métalliques, de vastes cavernes, des nappes d'eau ou seulement des fontaines abondantes; les nuages orageux exercent leur action sur ces matières conductrices, la foudre est attirée, elle éclate en franchissant l'intervalle; la croûte sèche n'est pas un obstacle insurmontable, elle peut être percée, fouillée, fondue, à peu près comme l'est une couche de vernis par l'étincelle électrique. Alors, malheur aux constructions qui se trouvent sur son passage: fussent-elles de pierre ou de bois, elles sont brisées comme le reste, à moins qu'elles n'aient à opposer pour défense un paratonnerre bien établi. Si ces couches humides ou métalliques se trouvent cachées à des profondeurs plus grandes, le danger de l'explosion diminue par deux causes: d'une part, l'enveloppe qui les couvre devient plus difficile à traverser; d'autre

(1) Voir l'Instruction sur les paratonnerres, adoptée par l'Académie des sciences en 1854.

part, l'action des nuages s'affaiblit par l'augmentation de la distance. On peut citer en preuve les vallées étroites qui ont quelques centaines de mètres de profondeur : la foudre n'y pénètre jamais ; il est sans exemple qu'elle soit descendue jusqu'aux habitations, aux arbres, aux ruisseaux qui en occupent les parties basses.

Jamais la foudre ne s'élance sans savoir où elle va, jamais elle ne frappe au hasard : son point de départ et son point d'arrivée, qu'ils soient simples ou multiples, se trouvent marqués d'abord par un rapport de tension électrique, et au moment de l'explosion, le sillon de feu qui les unit, allant à la fois de l'un à l'autre, commence en même temps par ses deux extrémités. Les herbes, les buissons, les arbres même sont des objets trop petits pour la foudre, ils ne peuvent pas être son but ; s'ils sont frappés, c'est parce qu'ils se trouvent sur son chemin ; c'est parce qu'il y a au-dessous d'eux des masses conductrices plus étendues qui sont le but caché d'attraction, qui reçoivent au large l'influence et déterminent l'explosion. Ainsi, les lieux les plus exposés sont les lieux qui, étant les plus rapprochés des nuages, sont en même temps découverts, humides et bons conducteurs ; les arbres élevés sur les sommets des coteaux sont soumis à la première condition, les vaisseaux au milieu de la mer obéissent à la seconde, et il se peut trouver à une hauteur moyenne des localités qui tiennent assez de l'une et de l'autre pour recevoir à la fois les coups les plus fréquents et les plus terribles ; car le coup d'un même nuage orageux peut être fort ou faible, suivant l'étendue, grande ou petite, du corps conducteur qui le fait éclater (1).

ART. II. — Fréquence relative des coups de foudre mortels dans les villes et dans les campagnes.

Nous nous sommes assuré à la préfecture de police de Paris que, de 1800 à 1851, pas un seul décès par fulguration dans Paris n'avait été signalé. Dans la journée du 30 juin 1854, bien que la foudre soit tombée dit-on, quatorze fois dans la ville, nous n'avons trouvé à la préfecture de police qu'un seul décès signalé, celui du nommé Barré, frappé sous un arbre du quai Saint-Bernard. Un autre décès avait eu lieu le même jour, sous un arbre, mais à Bercy. A Londres, on a calculé en 1786, que sur 750 000 personnes mortes dans cette ville pendant trente ans, deux seulement avaient péri par le tonnerre. Dans l'espace d'un siècle, trois person-

(1) Voir le rapport de M. Pouillet sur les paratonnerres.

nes ont péri par la foudre à Gœttingue, et deux seulement à Halle. Si l'on rapproche de ces faibles nombres le chiffre élevé des individus foudroyés dans quelques-uns de nos départements, et si l'on considère que près de 25 sur 100 individus tués par la foudre sont frappés sous des arbres, il semble permis de conclure que la foudre fait plus de victimes en rase campagne que dans les villes.

ART. III. — De certains édifices frappés plusieurs fois par la foudre à diverses époques.

Un phénomène des plus curieux est sans contredit la tendance de la foudre à frapper les mêmes lieux, les mêmes édifices, et à y exercer des ravages complétement identiques à des époques différentes.

Plusieurs localités ont acquis une triste célébrité par la fréquence des accidents causés par la foudre ; nous nous bornerons à mentionner, à la Nouvelle-Grenade, El Sitio de Tumba Barreto, et La Loma, près de Popayan. Dans d'autres circonstances, ce sont les mêmes édifices, les mêmes maisons qui, à des époques plus ou moins éloignées sont frappés, sans cause appréciable.

On lit dans les *Affiches des évêches de Lorraine* de 1782, p. 170 : « Le jeudi 22 août, vers minuit, le tonnerre tomba à Metz, près des casernes de Chambière, du côté de la rue des Fermiers. Après avoir fait éclater la pierre de taille de l'imposte de l'écurie n° 3, il se porte à la croisée du premier étage, en brise les châssis, fond les plombs, casse les vitres ; puis, prenant sa direction le long d'une bande de fer, il pénètre dans le joint de la pierre de taille de l'embrasure d'une croisée placée à droite, fait éclater cette pierre, descend sur le plancher, et du plancher remonte au plafond, d'où il prend son issue au second étage après avoir soulevé une planche et opéré à la croisée de cet étage la même dégradation qu'au premier. Du second, il s'élève dans une mansarde, y fait tomber beaucoup de plâtre, casse une hotte, gagne la toiture, écorne les ardoises sur une longueur de 75 centimètres, passe de l'autre côté du toit, brise des planches et des ardoises dans l'espace d'environ 2 mètres carrés, et termine sa course en s'introduisant par les petites fentes du tuyau d'une cheminée voisine, d'où il entre dans la chambre d'un officier du régiment de Noailles, tombe sur le foyer, déplace les pincettes, la pelle à feu, fait voler les cendres au milieu de la chambre et disparaît par la cheminée. Chose remarquable, c'est dans la même chambre que le tonnerre était tombé le 27 mai 1766, à dix heures du soir, lors de l'incendie qui consuma la caserne. »

Le 10 septembre 1841, la foudre tomba à Péronne dans la même chambre où, vingt-cinq ans auparavant, elle avait failli tuer le poëte Béranger. Le 29 juin 1763, le tonnerre pénétra dans l'église d'Antrasme, fondit les dorures des cadres et des colonnes de certaines niches, noircit et grilla les burettes d'étain placées sur une armoire, et perça de deux trous la crédence contenue dans une niche de pierre. Tous ces dégâts ayant été réparés, la foudre tomba le 20 juin 1764 sur la même église, noircit et fondit les dorures qui, en 1763, avaient été noircies et fondues, et dans les mêmes limites, grilla les deux burettes et déboucha les deux trous qui avaient été bouchés et repeints.

Nous n'avons rencontré qu'un seul exemple d'une personne frappée deux fois par la foudre dans le cours de sa vie. Voici le fait; nous n'y attachons, bien entendu, que l'importance qu'il mérite. On lit dans le journal de Mobile, le *Daily-Advertiser* du 30 mai 1855 : « Jeudi dernier, pendant un violent orage, la foudre est tombée à South-Rend (Indiana) sur la maison de M. Hain, pendant que toute la famille était réunie au salon. L'un des fils, âgé de treize ans, était à la fenêtre ; l'autre, âgé de sept ans, était près de lui, couché sur le plancher. Tous deux ont été tués instantanément. Leur sœur, âgée de huit ans, atteinte à la hanche s'est trouvée brûlée au pied, et le soulier a été arraché. La nièce de M. Hain, foudroyée aussi, est hors de danger. Madame Hain a été atteinte au pied qui touchait le plancher; chose remarquable, *il y a quinze ans, elle avait été frappée par la foudre au même pied*. Quant au maître de la maison, il a perdu la vue. »

ART. IV. — Des magasins à poudre.

La chute de la foudre sur les magasins à poudre a été constatée si souvent, que l'on est tenté de se demander si cette fréquence peut s'expliquer, d'une manière satisfaisante, par la seule situation isolée et par l'élévation de quelques magasins. Ce phénomène avait déjà frappé l'attention de Borellus, qui inclinait même à admettre *une certaine sympathie* de la foudre pour la poudre à canon. On lit dans cet auteur : « Observavi » præterea, et mille historiis illud confirmare possem, fulmen in turres » pulvere pyrio repletas, ut plurimum decidere, quod etiam casus nuper- » rimus apud nos confirmavit. In turriculam enim cecidit, in qua pulvis

» pyrius a multis annis absconsus delitescebat. Quare existimo sympathia » quadam fulmen ab illo pulvere allici, ut naphta ab igne (1). »

Guicciardini nous a conservé l'histoire de la chute de la foudre sur les approvisionnements de poudre des Français au château de Milan en 1521 : « Il giorno solenne per la memoria della morte del Principe degli Apostoli, tramontato già il sole, nel cielo sereno, cadde per l'aria da alto, a guisa d'un fuoco, innanzi alla porta del castello, voe erano stati condotti molti barili di polvere d'artiglieria... con grande strepito, grande incendio, rovino insino dai fondamenti una torre di marmo bellissima... Furono ammazzati più di 150 fanti del castello, e'l castellano della Rochetta, e quello del castello, et gli altri tanto atteriti et privi d'animo et di consiglio, che al popolo, se si fosse mosso, sarebbe stato molto facile l'occupare quella... dasse il castello. »

Selon Rosero la foudre tomba en 1546 sur le magasin à poudre de Malines, et produisit de tels ravages, *che si pensarono d'essere arrivati alla fine del mondo* (2). Conti rapporte ainsi la chute de la foudre sur le magasin à poudre de Boude, en 1582 (3) : « Attristo ancora gli animi de' Turchi la disgrazia di Buda, quasi prodigio delle calamità venture ; avvegnache havendo dato la saetta nella monitione, tante fiamme con si fatta rovina ruppero ad un tratto, che non solo la fortezza crepo, ma molti privati ezandio casamenti. »

On a prétendu que la foudre, en pénétrant dans les magasins à poudre, ne met jamais le feu aux munitions. Il est vrai que le tonnerre étant tombé, le 5 novembre 1755, sur le magasin de Maromme, près de Rouen, réduisit en petites planches deux tonneaux remplis de poudre, sans produire aucune explosion. En 1775, le 11 juin, la foudre renversa les caisses de poudre de Saint-Second, à Venise, sans y mettre le feu. Mais, en regard de ces deux exemples d'immunité, nous voyons, en 1769, la sixième partie des édifices de Brescia renversés, et 3000 personnes tuées par suite de la chute de la foudre sur la tour de Saint-Nazaire, renfermant 307,600 livres de poudre. La foudre mit le feu au magasin à poudre de Tanger, le 4 mai 1785 ; au magasin de Luxembourg, le 26 juin 1807 ; au magasin de Venise, le 9 septembre 1808.

Dans le but de faciliter les recherches sur cette question, nous avons

(1) *Histor. et observ. rarior.*, II, 38.
(2) *Relazione universali di Giovanni Botero.* Ven., 1640, t. I, p. 53.
(3) *Historie de' suoi tempi*, part. II, l. 27.

réuni dans le tableau suivant douze exemples de magasins à poudre frappés par la foudre :

1521. Château de Milan; explosion.
1546. Malines; explosion.
1582. Boude; explosion.
1755 (5 novembre). Maromme; point d'explosion (1).
1769 (18 août). Brescia; explosion (2).
1769 (18 août). Malaga; préservé par un paratonnerre.
1775 (11 juin). Venise; non-explosion.
1785 (4 mai). Tanger; explosion.
1807 (26 juin). Luxembourg; explosion.
1808 (9 septembre). Venise; explosion.
1829 (novembre). Navarin; explosion.
1829 (novembre). Modon.

CHAPITRE VII.

DE QUELQUES EFFETS PRODUITS PAR LES ORAGES ET PAR LA FOUDRE.

ART. Ier. — Chute de la Dent-du-Midi.

Le 26 août 1835, à onze du matin, à la suite d'un violent orage, une portion assez considérable du sommet de la Dent-du-Midi s'écroula, en ébréchant un glacier placé au-dessous. Les eaux accumulées sous ce glacier, n'étant plus retenues, se précipitèrent, sur une longueur de 4 à 5 lieues, jusque sur les bords du Rhône, et avec une telle rapidité, qu'en moins d'une demi-heure ce trajet fut parcouru. Ce n'était point une masse d'eau qui descendait de la montagne : c'était un torrent épais et boueux qui entraînait des blocs de granite de 6 à 8 mètres de longueur sur 2 à 3 mètres de hauteur, et que l'on voyait rouler en se culbutant dans le sens de leur plus grand diamètre, et en suivant la pente rapide du *Bois-Noir*, ravin situé entre Saint-Maurice et Martigny. Cette fange torrentueuse, qui entraînait ces immenses débris des montagnes avec d'énormes sapins qu'elle rencontrait sur son passage, était à peine liquide; on pouvait marcher sur ses bords sans y enfoncer; elle couvrit en peu d'instants, sur la rive gauche du Rhône, un espace de 600 toises de longueur sur 200 de largeur. Le bruit de la chute de la Dent-du-Midi, qui ressembla à un violent

(1) Bien que la foudre eût réduit en petites planches deux tonneaux remplis de poudre.

(2) La sixième partie des édifices fut renversée, et 3000 personnes périrent.

coup de tonnerre, et la commotion qui en résulta, et que l'on ne peut comparer qu'à une secousse de tremblement de terre, avertirent heureusement les habitants du village d'Evienaz du danger qui les menaçait; en peu d'instants chacun sauva ce qu'il avait de plus précieux; heureusement, il ne se trouva sur la route du torrent que deux maisons qui furent en partie englouties; l'une se voit encore sur le bord du Rhône; on n'en aperçoit plus que le toit, bien que son rez-de-chaussée fût précédemment à 22 pieds au-dessus du niveau du fleuve. Non loin des bords du Rhône, le torrent fangeux a élevé le sol d'environ 80 pieds, et l'ancien ruisseau, en continuant à couler, a creusé au milieu de ces alluvions un ravin de 60 pieds de profondeur. Les mêmes eaux ont donc pu, à certaines époques, remplir de larges vallées et les creuser ensuite.

ART. — II. De l'action de la foudre sur le sol; tubes de foudre ou fulgurites.

L'action chimique de la foudre se traduit souvent par la fusion des minéraux. De Saussure en a constaté des traces sur la cime du Mont-Blanc, dans l'amphibole schisteuse; Ramond sur le pic du Midi, dans le schiste micacé; sur le Mont-Perdu, sur un calcaire fétide mêlé de sablon quartzeux. Enfin sur la cime du volcan de Toluca, M. de Humboldt a trouvé la surface du rocher vitrifié sur une étendue de plus de deux pieds carrés.

Un pharmacien de la colonie de Friederichsdorf, dit le docteur Fiedler, s'étant transporté sur la place où deux hommes venaient d'être foudroyés, découvrit dans le sol deux tubes tout à fait semblables aux tubes fulminaires de la Senne. Sur les confins de la Hollande, dans une contrée sablonneuse, un berger, après avoir vu tomber le tonnerre sur une butte, trouva, dans le point même vers lequel le trait lumineux lui avait paru se diriger, que le sable s'était fondu et avait coulé en forme de tube.

Nous empruntons au professeur Hagen, de Kœnigsberg, un autre fait dans lequel la nature a été prise sur le fait : « Le 17 juillet 1823, le tonnerre tomba sur un bouleau, près du village de Rauschen (province de Samlande, le long de la mer Baltique), et mit en même temps le feu à un buisson de genièvre. Les habitants étant accourus, virent autour de l'arbre deux trous étroits et profonds. L'un d'eux, malgré la pluie, leur parut au tact, être à une température élevée. M. Hagen fit creuser avec soin autour de ces trous. Le premier trou, celui qui fut trouvé chaud, n'offrit rien de particulier; le second, jusqu'à la profondeur d'un tiers de mètre, ne présenta rien de remarquable, mais, un peu plus bas, commençait un tube vitrifié; la fragilité de ce tube, conséquence inévitable de la ténuité des parois, ne permit de le retirer que par petits fragments de 4 à 5 centimètres de long. L'enduit vitreux intérieur était très luisant, couleur gris de perle, et parsemé dans toute son étendue de points noirs. »

Les fulgurites sont presque toujours creux. A Drigy, leur diamètre total était de 54 millimètres. Ceux de la Senne ont, à la surface du sol, depuis un demi-millimètre jusqu'à 15 millimètres d'ouverture; ils se rétrécissent à mesure que l'on s'enfonce, et se terminent souvent en pointe. L'épaisseur des parois varie entre un demi-millimètre et 27 millimètres. Habituellement ces tubes descendent verticalement dans le sable. On en a trouvé d'obliques, formant avec l'horizon des angles de 40 degrés. Leur longueur totale dépasse quelquefois 10 mètres. De nombreuses fissures transversales les divisent en fragments dont les longueurs sont comprises entre 10 et 130 millimètres. Le sable qui entourait les tubes se dessèche et s'écoule avec le temps. On voit alors ces fragments à la surface du sol, et ils y roulent au gré des vents.

Le plus ordinairement on ne trouve dans le sable qu'un seul tuyau; quelquefois aussi, parvenu à une certaine profondeur, le tuyau principal se partage en deux ou trois branches dont chacune donne naissance à de petits rameaux latéraux qui ont depuis une trentaine de millimètres jusqu'à une trentaine de centimètres de long. Ces derniers sont coniques et terminés par des pointes qui s'inclinent graduellement vers le bas. La paroi intérieure des tubes de foudre est un verre parfait, uni et très brillant, semblable à l'opale vitreuse (hyalithe). Elle raie le verre et fait feu au briquet.

Tous les tubes, quelle que soit leur forme, sont environnés d'une croûte composée de grains de quartz agglutinés. Cette croûte extérieure est quelquefois arrondie; le plus souvent elle offre une série d'aspérités assez semblables, quant à l'aspect, aux rugosités dont les petites branches de l'orme de Hollande sont couvertes, ou à l'écorce crevassée qui revêt la souche des vieux bouleaux. Les irrégularités du canal vitreux correspondent à celles de la surface extérieure; on dirait que le tube en fusion a été plié en totalité dans divers sens.

Examinés à la loupe, les grains noirs et blancs qui composent la croûte extérieure des fulgurites paraissent arrondis comme s'ils avaient éprouvé un commencement de fusion. A une certaine distance du centre, les grains blancs acquièrent une teinte rougeâtre. La couleur de la masse interne, et surtout celle des parties extérieures, dépend de la nature des couches sablonneuses que les tubes traversent. Dans les couches supérieures qui contiennent un peu d'humus (terreau), l'extérieur des tubes est souvent noirâtre. Plus bas, ils sont d'un gris jaunâtre ; plus bas encore, d'un blanc grisâtre. Enfin là où le sable est pur et blanc, les tubes sont aussi d'une blancheur à peu près parfaite.

Le 3 juillet 1725, la foudre étant tombée dans la campagne, sur un troupeau, à Mixbury (Northamptonshire), tua cinq moutons et le berger. Près des pieds de celui-ci on remarqua, dans la terre, deux trous de 25 centimètres de diamètre et de 1 mètre de profondeur. Le docteur Wasse, ayant fait creuser avec soin autour de ces trous, on reconnut qu'ils étaient cylindriques jusqu'à la profondeur d'un demi-mètre ; après, ils devenaient étroits ; plus bas encore, chacun se bifurquait. Dans la direction d'un des rameaux, on trouva une pierre très dure, d'environ 25 centimètres de long, de 15 de large et de 10 d'épaisseur. Une fente récente la partageait en deux ; sa surface était vitrifiée (1).

ART. III. — Phénomènes de transport produits par la foudre.

Van Helmont (*Meteoron. anomal.*, n° 19) rapporte le fait suivant : « Anno 1554, in tractu Leodiensi (pays de Liége) turris Curringeæ, per » tonitru ablata, nusquam apparuit. Tandem, post quindenam, in her- » boso cemeterii gramine, fossa aperitur, qua sutor sepeliretur ; et ecce, » sub cespite, immoto ac viridi, primum gallus æneus cum cruce ferrea » apparet, dein turris pinnaculum, ac tandem tota turris effoditur. »

Le 6 août 1809 la foudre tomba à Swinton, près de Manchester, sur la maison de M. Chadwick. Un petit bâtiment de briques, servant à emmagasiner du charbon de terre, et terminé dans sa partie supérieure par une citerne, était adossé à la maison. Les murs avaient 0m,90 d'épaisseur et s'élevaient de 3m,30. Leurs fondations descendaient à 30 centimètres environ au-dessous du sol. A deux heures après midi, après des décharges répétées d'un tonnerre éloigné et qui semblait s'approcher, une explosion épouvantable fut immédiatement suivie de torrents de pluie. Pendant quelques minutes, une vapeur sulfureuse entoura la maison. Le mur extérieur du petit bâtiment, cave et citerne, fut arraché de ses fondations et soulevé en masse ; l'explosion le porta verticalement et sans le renverser, à quelque distance de la place qu'il occupait d'abord. L'une de ses extrémités avait marché de 2m,70, l'autre de 1m,20. Le mur ainsi soulevé et

(1) *OEuvres de F. Arago*, t. I, p. 113.

transporté se composait, sans compter le mortier, de 7000 briques et pouvait peser environ 26 000 kilogrammes. Au moment du phénomène, la cave renfermait une tonne de charbon, et la citerne une certaine quantité d'eau (1).

Le 29 octobre 1757, un orage avec tonnerre ayant éclaté à Malte, deux canons montés sur leurs affûts furent trouvés retournés dans deux sens opposés, et rapprochés par le côté de la culasse ; l'extrémité de l'affût d'un de ces canons se trouva à treize pieds de distance de sa place ordinaire, les mortiers furent emportés au moins aussi loin et tournés pareillement en sens opposé (2).

En juillet 1836, la foudre tomba à Napoléon-Vendée sur un bâtiment affecté au service de la manutention de la garnison. Elle causa peu de dommages ; mais son passage laissa des traces assez bizarres. Une chambre au premier étage avait été convertie en grenier, et contenait environ 50 hectolitres de froment réunis en un tas de forme conique suivant l'usage. Cette chambre était éclairée par une seule fenêtre à châssis vitré, et au sud, par deux portes se faisant face, l'une sur le palier de l'escalier, l'autre dans un appartement voisin. L'étincelle électrique, en pénétrant par les combles, traça sur le mur une ligne droite, parfaitement verticale, assez semblable à une traînée de poudre brûlée. Toutes les vitres de la fenêtre furent brisées, les unes de dehors en dedans, les autres dans un sens contraire, ainsi qu'il apparaissait par les débris de verre qui jonchaient l'intérieur de l'appartement et le pavé de la cour. Par un effet contraire, deux portes, arrachées de leurs gonds, étaient renversées, l'une en dehors, l'autre à l'intérieur de la chambre. Tout le grain était répandu en une couche parfaitement plane de 8 à 10 centimètres d'épaisseur sur le plancher. Soulevé d'un seul coup, et jeté au plafond comme par la pelle du vanneur, il était retombé en pluie, laissant des grains répandus sur toutes les saillies des parois de la chambre (3).

ART. IV. — Du soufre sur les corps foudroyés.

Le 14 juin 1846, la foudre tomba, à trois lieues de Chambéry, sur l'église Saint-Thibaud-de-Couz, qui se trouva tout à coup remplie d'une

(1) *Mémoires de Manchester*, t. II, 2e série.

(2) Chabert, *Mémoires de l'Académie*. Paris, 1758, p. 19.

(3) *Communication de M. de Sairigné.*

épaisse fumée et d'une forte odeur de poudre. M. Boujean s'y transporta le lendemain de l'accident, et constata les faits ci-après (1) :

« Le cadre doré d'un tableau de grande dimension, ornant le fond de la chapelle, était presque entièrement noirci dans ses parties droites, longitudinales et transversales. Six chandeliers dorés, de 1 mètre de hauteur, qui garnissaient cette chapelle, ont tous été noircis comme le serait du cuivre après un séjour prolongé au contact du gaz sulfhydrique. Une croix de même nature que les chandeliers, et placée au centre de ces derniers, n'a pas été altérée. Pour connaître la cause de l'altération des chandeliers, je me suis procuré une certaine quantité de poudre en raclant la surface de ceux qui avaient été le plus fortement atteints. Cette poudre, soumise à l'action prolongée de l'eau régale bouillante qui la dissout en partie, a fourni une dissolution colorée en jaune, dans laquelle l'azotate de baryte a déterminé un trouble blanc opaque, très léger d'abord, mais qui n'a pas tardé à augmenter avec le temps. Un grand excès d'acide azotique pur et concentré n'a pu faire disparaître ce trouble. Quelques heures après, le fond du verre contenait un léger précipité blanc, et, le lendemain, les parois du verre étaient tapissées par une poudre blanche qui y était fortement adhérente. Cette dissolution contenait donc de l'acide sulfurique, dont le soufre ne pouvait provenir que de la poudre noire recueillie sur la surface des chandeliers atteints par la foudre. Inutile de dire que, pour éviter toute chance d'erreur, j'ai acquis la conviction que l'eau régale employée ici était chimiquement pure, et que l'espèce de stuc, apposé sur les surfaces des chandeliers avant leur dorure, ne contenait aucune trace de sulfate. Il paraît donc que l'éclat de la foudre peut quelquefois être accompagné de soufre à l'état d'acide sulfhydrique. »

On lit dans les œuvres de Boyle : « En juillet 1681, la foudre produisit beaucoup de dégâts, près du cap Cod, sur le bâtiment anglais l'*Albemarle*. Le coup de foudre fut suivi de la chute dans la chaloupe suspendue à la poupe du navire, d'une matière bitumineuse qui brûlait en répandant une odeur semblable à celle de la poudre à canon. Cette matière se consuma sur place ; on avait essayé vainement de l'éteindre avec de l'eau, ou de la projeter dehors en se servant de tiges de bois. »

ART. V. — Fusion et aimantation des métaux.

La foudre fend le bois et opère la fusion des métaux qu'elle frappe,

(1) *Comptes rendus de l'Académie des sciences*, 1846, t. XXIII, p. 154.

ainsi que l'avaient déjà remarqué les anciens naturalistes. « On a vu, dit Aristote, le cuivre d'un bouclier se fondre sans que le bois fût endommagé par la foudre. » Selon Sénèque, l'argent se fond sans que la bourse soit endommagée, l'épée se liquéfie dans le fourreau qui demeure intact. Pline et Lucrèce signalent des faits analogues. La foudre raccourcit les fils métalliques à travers lesquels elle passe, lorsqu'elle n'est pas assez puissante pour en effectuer la fusion. De Saussure, Ramon et M. de Humboldt ont constaté la vitrification de certaines roches opérée par la foudre; dans d'autres circonstances, les corps frappés se trouvent percés de plusieurs trous ou lancés à une distance plus ou moins considérable.

Aimantation des métaux. — La foudre étant tombée en Souabe, dans la chambre d'un cordonnier, y aimanta tellement les outils, que cet homme se trouva sans cesse occupé à débarrasser son marteau, ses tenailles et son tranchet des clous, des aiguilles, des alènes dont ils s'étaient saisis sur l'établi. On comprend que l'aimantation des instruments de fer ou d'acier trouvés sur un individu mort peut avoir une certaine valeur, en médecine légale, pour l'appréciation de la cause du décès. Les altérations que la foudre fait éprouver aux aiguilles des boussoles ont souvent de graves résultats, et l'on a vu des navires, à la suite de coups de foudre, trompés par de fausses indications, se jeter sur des écueils dont ils croyaient s'éloigner. L'aimantation instantanée des masses de fer des navires peut créer des centres d'attraction. En 1675, un navire anglais se rendait à la Barbade; ayant eu un de ses mâts brisé par la foudre à la hauteur des Bermudes, il reprenait la route de l'Angleterre, lorsqu'il fut averti de son erreur par un autre bâtiment. Les boussoles du navire foudroyé avaient subi un complet renversement.

CHAPITRE VIII.

STATISTIQUE DES ACCIDENTS CAUSÉS PAR LA FOUDRE.

ART. Ier. — Du nombre et du sexe des personnes tuées par la foudre en France.

De 1835 à 1852 inclusivement, 1308 personnes ont été signalées à l'administration comme ayant été tuées roide par la foudre. Les 1308 décès étaient ainsi répartis :

Années.	Nombre de décès.
1835	111 maximum.
1836	59
1837	78
1838	54
1839	55
1840	57
1841	59
1842	73
1843	48 minimum.
1844	81
1845	69
1846	76
1847	108
1848	79
1849	66
1850	77
1851	54
1852	104
Total............	1308
Moyenne annuelle..	72,22

Ce chiffre de 1308 décès, qui n'est évidemment qu'un minimum, et qui ne comprend pas d'ailleurs les individus blessés, rendus infirmes ou estropiés, donne une moyenne annuelle de plus de 72 individus tués par la foudre. Dans aucune année, le chiffre n'est descendu au-dessous de 48; il s'est élevé en 1847 à 108, en 1835 à 111.

Du sexe des individus. — Il peut paraître singulier qu'on examine le sexe des individus frappés par la foudre, et pourtant l'observation des faits justifie cette investigation. Dans un premier examen nous avions trouvé sur 100 personnes foudroyées à mort en France :

67 individus du sexe masculin.
23 personnes dont le sexe n'était pas signalé.
10 personnes du sexe féminin.

Les procès-verbaux consultés par nous, ont donné pour 1853 et 1854, sur 55 décès :

40 individus du sexe masculin.
15 personnes du sexe féminin.

On nous dit qu'il ne saurait en être autrement, attendu que la femme serait beaucoup moins dans les champs que l'homme. Mais d'abord, où est la preuve de cette assertion, à laquelle d'autres opposent d'ailleurs une déclaration diamétralement opposée? En second lieu, les procès-verbaux du ministère de la justice nous ont fourni plusieurs exemples d'hommes frappés seuls par la foudre pendant qu'ils étaient réfugiés sous un arbre avec des femmes, tandis que nous n'avons pu recueillir qu'un seul exemple du contraire. Faut-il conclure dès à présent que la femme court, tout égal d'ailleurs, moins de danger que l'homme? Nous n'allons pas jusque-là ; seulement, la question mérite d'être soumise à l'épreuve de l'observation.

« Dans deux situations toutes pareilles, dit M. Arago, tel homme, par la nature de sa constitution, court plus de danger que tel autre. Il existe des personnes qui arrêtent brusquement la communication de l'électricité et ne ressentent pas la secousse, lors même qu'elles occupent la seconde place de la file. Ces personnes, par exception, ne sont pas conductrices de la matière fulminante. Par exception il faut donc les ranger parmi les corps non-conducteurs que la foudre respecte ou qu'elle frappe du moins rarement. Des différences aussi tranchées ne peuvent pas exister sans qu'il n'y ait également des nuances. Or, chaque degré de conductibilité correspond, en temps d'orage, à une certaine mesure de danger. L'homme conducteur comme le métal sera aussi souvent foudroyé que le métal; l'homme qui interrompt la communication dans la chaîne n'aura guère plus à craindre que s'il était de verre, de résine. Entre ces limites il se trouvera des individus que la foudre frappera à l'égal du bois, des pierres. Ainsi, dans les phénomènes du tonnerre, tout ne gît pas dans la place qu'un homme occupe : *la constitution physique de l'homme joue aussi un certain rôle.* »

Nous ne citons cette théorie de M. Arago que pour mémoire, et sans prétendre en soutenir la rigoureuse exactitude; mais, si la théorie peut paraître contestable, les faits subsistent, et il faut les accepter, quelle que soit la difficulté d'en donner une explication satisfaisante.

ART. II. — Répartition des décès par départements.

Quelle est en France la distribution géographique des décès causés par la foudre? Pour répondre à cette question, nous avons construit le tableau suivant ; il embrasse toutes les morts signalées dans les 86 départements de la France, pendant une période de 18 années.

Répartition des décès causés par la foudre dans les 86 départements de la France de 1835 à 1852.

COURS D'APPEL.	DÉPARTEMENTS.	1835	1836	1837	1838	1839	1840	1841	1842	1843	1844	1845	1846	1847	1848	1849	1850	1851	1852	TOTAUX.
AGEN	Gers	1	»	»	1	»	1	»	1	2	»	1	1	»	2	»	1	»	3	14
	Lot	»	»	»	1	»	»	»	»	»	2	1	1	2	3	3	3	»	»	18
	Lot-et-Garonne	»	1	1	»	»	»	3	3	»	»	»	1	1	»	»	2	»	»	14
AIX	Basses-Alpes	2	3	1	»	1	1	1	1	1	2	1	»	»	2	»	1	1	»	21
	Bouches-du-Rhône	1	1	»	1	»	»	»	»	»	»	»	3	»	1	2	»	»	3	12
	Var	5	2	1	»	»	»	3	2	»	»	»	2	6	1	2	1	2	»	26
AMIENS	Aisne	1	»	»	»	2	1	»	»	»	»	1	»	»	1	2	1	»	»	8
	Oise	»	»	»	»	1	»	1	»	2	1	»	»	2	»	»	»	»	»	7
	Somme	2	»	»	1	»	1	2	»	»	1	»	»	1	2	1	1	3	»	15
ANGERS	Maine-et-Loire	1	»	»	1	»	1	2	»	1	»	1	1	»	1	2	3	1	»	15
	Mayenne	1	»	1	»	»	1	»	»	»	»	3	»	»	»	1	»	»	»	7
	Sarthe	1	»	»	2	1	»	»	»	1	»	»	»	»	1	»	»	»	1	7
BASTIA	Corse	1	2	7	1	»	»	»	2	2	2	2	»	3	»	2	1	»	2	27
BESANÇON	Doubs	3	1	2	3	»	1	»	1	1	1	»	1	3	»	4	»	1	3	25
	Jura	1	»	»	»	»	1	1	2	»	1	2	1	2	1	2	1	2	2	10
	Haute-Saône	4	»	2	3	2	»	»	1	1	»	2	»	»	»	3	2	»	1	21
BORDEAUX	Charente	2	1	»	2	2	»	1	»	»	»	»	1	»	1	2	»	»	1	12
	Dordogne	3	»	2	1	1	»	»	2	»	1	»	»	1	»	»	»	1	1	13
	Gironde	4	2	»	2	3	»	1	1	1	1	»	3	2	1	1	»	»	»	21
BOURGES	Cher	2	2	2	»	»	1	»	1	»	»	1	1	1	»	»	»	»	»	11
	Indre	1	»	»	»	»	»	2	»	»	»	2	»	»	»	»	»	»	»	5
	Nièvre	»	»	»	1	»	1	1	»	»	1	»	»	1	»	»	1	2	2	10
CAEN	Calvados	»	»	»	1	»	»	»	»	»	»	»	»	»	»	»	»	1	1	3
	Manche	1	1	»	»	1	»	»	»	»	»	»	»	1	»	2	»	»	»	6
	Orne	1	»	»	»	1	»	»	»	1	»	1	»	»	»	»	»	»	»	4
COLMAR	Bas-Rhin	7	»	3	1	1	»	»	2	»	»	»	1	»	»	»	»	»	4	19
	Haut-Rhin	2	1	1	1	1	»	1	»	»	»	»	1	1	»	»	1	1	4	14
DIJON	Côte-d'Or	4	1	3	»	1	3	»	3	1	2	2	2	3	1	»	3	»	1	35
	Haute-Marne	1	»	»	»	1	1	»	3	»	»	»	»	2	2	1	6	»	1	19
	Saône-et-Loire	4	3	»	1	2	1	»	1	1	3	4	3	4	1	2	1	2	3	38
DOUAI	Nord	1	1	»	2	»	»	1	»	2	1	1	1	3	»	»	1	»	»	14
	Pas-de-Calais	»	»	2	1	»	»	1	»	1	2	1	1	2	1	»	»	»	1	13
GRENOBLE	Hautes-Alpes	»	»	1	2	»	»	»	1	»	3	»	»	3	3	1	»	»	2	16
	Drôme	1	»	1	»	»	1	2	3	»	1	2	2	1	»	»	»	»	2	16
	Isère	»	3	»	»	5	2	2	»	»	»	»	»	»	»	1	»	3	3	19
LIMOGES	Corrèze	1	1	»	»	1	2	»	2	»	2	4	4	2	1	»	1	»	4	25
	Creuse	1	1	1	»	3	1	»	»	2	3	1	»	»	3	3	4	1	1	23
	Haute-Vienne	»	»	»	»	»	1	4	»	3	1	1	»	1	2	»	»	3	»	17
LYON	Ain	»	»	1	»	»	»	»	»	»	3	1	2	»	»	3	3	2	3	17
	Loire	3	1	»	2	1	2	2	»	»	»	4	»	»	»	3	»	»	3	21
	Rhône	»	»	»	»	1	»	»	»	»	»	»	»	»	1	2	»	1	»	5
METZ	Ardennes	»	»	»	1	1	»	»	»	1	»	»	1	»	»	»	»	»	4	8
	Moselle	»	»	»	3	»	»	»	»	1	»	»	1	»	»	2	3	»	6	10

MONTPELLIER	Aude	1	1	»	»	1	»	»	»	»	2	»	»	»	»	»	»	»	1	6
	Aveyron	1	4	1	2	»	2	»	1	1	5	»	2	»	1	»	1	»	3	24
	Hérault	1	»	»	1	»	»	»	1	»	16	»	»	»	»	»	»	»	»	3(1)
	Pyrénées-Orientales	1	»	2	3	1	3	»	»	1	»	1	»	»	»	1	»	1	1	14
NANCY	Meurthe	3	1	2	»	1	1	1	»	»	1	1	1	4	»	1	1	4	3	22
	Meuse	1	1	»	»	»	»	1	»	»	»	»	2	»	»	»	»	»	»	4
	Vosges	»	»	7	1	1	»	»	1	»	1	2	»	1	»	1	»	3	1	19
NIMES	Ardèche	»	»	1	»	»	3	»	3	»	1	»	1	1	»	1	1	»	1	13
	Gard	2	2	»	»	»	1	1	1	»	1	»	1	»	»	»	2	»	»	11
	Lozère	»	1	2	2	1	1	3	2	»	1	4	2	3	2	1	»	»	»	23
	Vaucluse	2	1	»	1	»	1	»	1	»	1	1	1	»	2	»	1	2	2	16
ORLÉANS	Indre-et-Loire	1	»	3	»	»	»	»	»	1	»	1	1	»	»	»	1	»	»	8
	Loir-et-Cher	1	»	3	»	»	»	»	»	»	»	1	»	1	1	»	1	1	»	9
	Loiret	»	»	»	»	1	»	»	»	»	»	»	»	»	1	»	1	»	3	8
PARIS	Aube	1	1	»	»	»	»	»	»	»	»	»	»	»	1	»	2	»	1	6
	Eure-et-Loir	»	»	»	»	»	»	»	»	»	»	»	1	1	»	»	»	»	1	3
	Marne	1	1	»	»	»	»	»	»	»	2	1	1	»	1	2	»	»	1	10
	Seine	»	»	»	»	»	1	1	»	1	»	»	»	19	»	»	»	»	»	3(2)
	Seine-et-Marne	»	1	»	»	2	»	»	»	»	»	»	»	»	»	»	1	1	»	5
	Seine-et-Oise	1	2	»	»	»	»	»	1	»	»	»	1	1	»	»	»	1	»	7
	Yonne	»	1	1	»	»	2	4	»	»	»	»	»	»	»	1	2	»	1	12
PAU	Landes	»	1	1	»	»	2	2	»	»	»	»	1	2	1	1	1	»	»	12
	Basses-Pyrénées	»	2	2	1	2	»	1	1	3	1	»	1	»	»	1	»	2	3	20
	Hautes-Pyrénées	1	»	»	»	2	1	»	3	»	1	»	»	1	2	1	»	»	1	12
POITIERS	Charente-Inférieure	3	»	»	»	1	1	»	»	1	1	3	4	3	2	2	»	»	»	21
	Deux-Sèvres	1	»	»	»	4	»	»	»	1	»	2	2	1	3	1	1	1	»	17
	Vendée	2	»	1	»	»	1	»	1	»	1	»	»	»	»	1	1	1	»	9
	Vienne	1	»	»	»	»	»	1	»	»	1	3	1	»	1	»	2	1	1	12
RENNES	Côtes-du-Nord	»	1	3	»	»	»	»	»	»	»	»	»	»	»	»	»	1	»	5
	Finistère	5	»	»	1	»	»	»	1	1	»	1	1	»	1	»	»	»	5	16
	Ille-et-Vilaine	1	»	2	»	»	»	»	1	»	1	»	1	»	»	1	1	»	2	9
	Loire-Inférieure	1	»	2	»	»	2	2	»	»	1	»	1	»	1	1	1	»	»	12
	Morbihan	1	»	»	»	»	1	1	»	»	»	»	»	1	1	1	1	1	»	7
RIOM	Allier	2	1	2	2	1	1	1	2	1	5	1	6	4	3	»	1	2	»	33
	Cantal	»	3	1	»	»	1	1	1	3	1	1	1	3	2	»	1	»	1	20
	Haute-Loire	7	2	3	2	2	»	3	3	1	»	1	1	6	4	»	2	1	2	44
	Puy-de-Dôme	4	3	2	2	1	»	4	4	3	»	1	2	8	2	»	5	5	3	49
ROUEN	Eure	»	»	»	»	»	»	»	»	»	»	»	»	»	1	1	»	»	»	2
	Seine-Inférieure	»	»	»	1	»	»	»	3	»	4	»	»	»	»	»	»	»	1	11
TOULOUSE	Ariége	»	»	»	1	1	»	»	»	3	»	1	1	1	1	»	2	»	1	11
	Haute-Garonne	1	1	4	»	»	1	»	4	»	»	1	1	»	4	»	»	»	»	10
	Tarn	1	»	1	»	»	1	1	»	»	1	1	4	»	3	»	1	»	1	15
	Tarn-et-Garonne	»	»	»	»	»	»	»	1	»	1	2	»	»	2	1	»	»	1	8
	Totaux	111	89	78	3	56	67	69	75	48	81	69	76	138	79	66	77	54	104	1,308

(1) Le chiffre 3 comprend les années 1835 à 1852, à l'exclusion de l'année 1841 dont le nombre des foudroyés, 16, doit être le résultat d'une erreur.
(2) Le chiffre 3 comprend les années 1835 à 1852, à l'exclusion de l'année 1847, pour la raison indiquée dans la note qui précède.

Ce tableau nous montre une répartition très inégale entre les divers départements. Ainsi, tandis que le nombre des morts est de 3 dans l'Eure-et-Loir et le Calvados, et même de 2 seulement dans l'Eure, il s'élève dans la même période : à 20 dans le Cantal ; à 24 dans l'Aveyron ; à 27 en Corse ; à 38 dans Saône-et-Loire ; à 48 dans le Puy-de-Dôme. La configuration du sol et le caractère montagneux semblent donc jouer un rôle important.

Cette vérité deviendra plus saisissante par le tableau et le dessin suivants dans lesquels nous avons classé les départements dans l'ordre du nombre des victimes de la foudre, comparé au chiffre de la population. Le nombre des victimes de la foudre qui a servi de base à notre calcul est celui qui est exposé dans le tableau précédent ; c'est celui des individus foudroyés pendant la période de 1835 à 1852 ; la population a été estimée d'après les documents fournis par le dernier recensement, celui de 1851.

Quant au dessin, il n'est que la représentation graphique des indications résumées dans le tableau. Les départements y sont classés en cinq séries distinguées par des teintes graduées ; la teinte la plus foncée correspond aux départements qui comptent la plus forte proportion de victimes. Le chiffre inscrit au centre de chaque département représente le numéro d'ordre du tableau de la page 473.

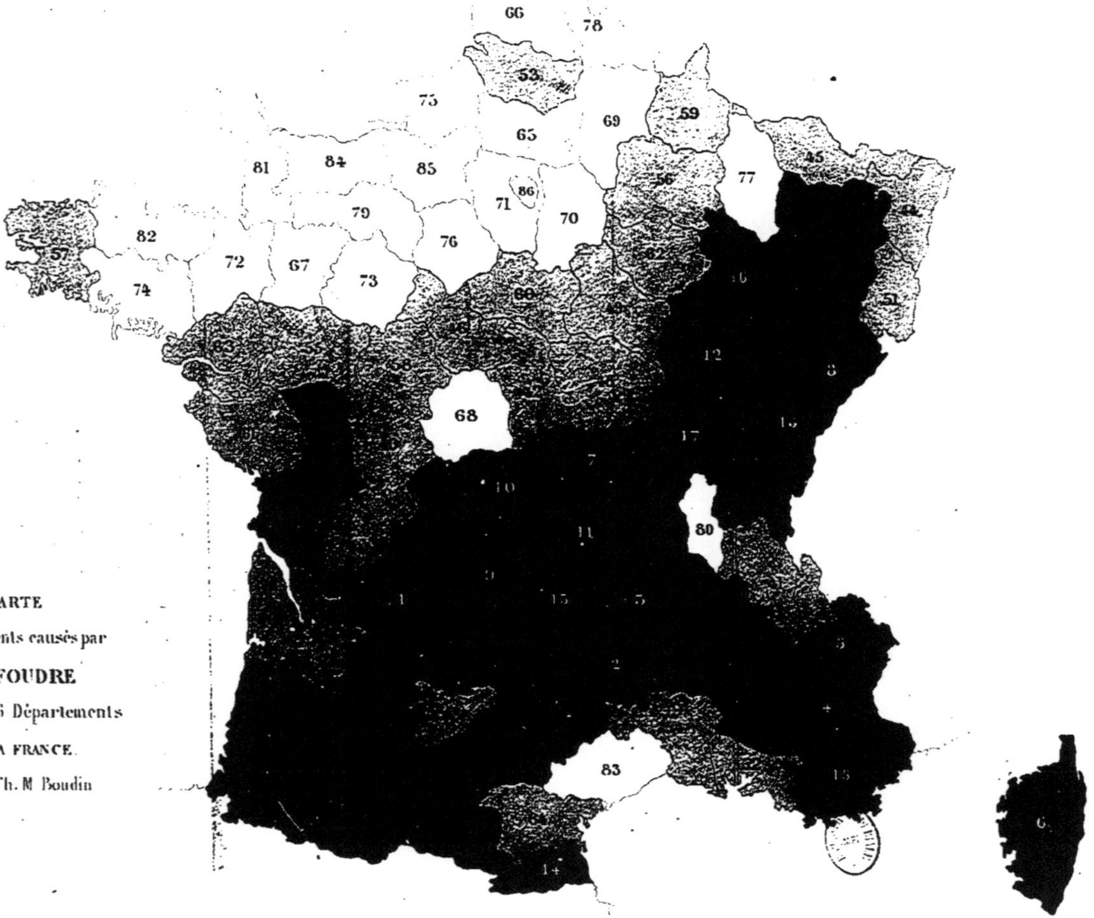

CARTE

des accidents causés par

LA FOUDRE

dans les 86 Départements

DE LA FRANCE.

par J. Ch. M Boudin

Classement des quatre-vingt-six départements d'après le nombre des habitants tués par la foudre, de 1835 à 1852.

Nos d'ordre.	DÉPARTEMENTS.	Nombre d'habit. pour une personne tuée par la foudre.	Nos d'ordre.	DÉPARTEMENTS.	Nombre d'habit. pour une personne tuée par la foudre.
1.	Dordogne	3906	44.	Bas-Rhin	27973
2.	Lozère	5359	45.	Moselle	28730
3.	Haute-Loire	6769	46.	Loir-et-Cher	29099
4.	Basses-Alpes	7241	47.	Tarn-et-Garonne	29694
5.	Hautes-Alpes	8252	48.	Nièvre	29741
6.	Corse	8750	49.	Yonne	31761
7.	Allier	9904	50.	Charente	31909
8.	Doubs	10595	51.	Haut-Rhin	32943
9.	Corrèze	10695	52.	Bouches-du-Rhône	32999
10.	Creuse	11041	53.	Somme	33567
11.	Puy-de-Dôme	11478	54.	Gard	34013
12.	Côte-d'Or	12130	55.	Maine-et-Loire	34363
13.	Cantal	12666	56.	Marne	37330
14.	Pyrénées-Orientales	12996	57.	Finistère	38606
15.	Var	13767	58.	Indre-et-Loire	39455
16.	Haute-Marne	14126	59.	Ardennes	41412
17.	Saône-et-Loire	14736	60.	Loiret	42628
18.	Jura	14919	61.	Vendée	42637
19.	Haute-Saône	15794	62.	Aube	44207
20.	Aveyron	16424	63.	Loire-Inférieure	44638
21.	Lot	16456	64.	Aude	48291
22.	Vaucluse	16538	65.	Oise	51482
23.	Haute-Vienne	17743	66.	Pas-de-Calais	53307
24.	Deux-Sèvres	17978	67.	Mayenne	53538
25.	Gers	18087	68.	Indre	54387
26.	Ariége	19102	69.	Aisne	55898
27.	Drôme	19226	70.	Seine-et-Marne	57512
28.	Meurthe	19583	71.	Seine-et-Oise	58985
29.	Loire	20547	72.	Ille-et-Vilaine	63846
30.	Ain	20718	73.	Sarthe	67581
31.	Hautes-Pyrénées	20911	74.	Morbihan	68310
32.	Ardèche	21450	75.	Seine-Inférieure	69270
33.	Basses-Pyrénées	22349	76.	Eure-et-Loire	73748
34.	Charente-Inférieure	22380	77.	Meuse	82164
35.	Vosges	22495	78.	Nord	82734
36.	Tarn	24205	79.	Orne	87976
37.	Lot-et-Garonne	24381	80.	Rhône	95790
38.	Landes	25133	81.	Manche	100147
39.	Haute-Garonne	25304	82.	Côtes-du-Nord	126522
40.	Vienne	26442	83.	Hérault	129762
41.	Isère	27431	84.	Calvados	163736
42.	Cher	27841	85.	Eure	207888
43.	Gironde	27926	86.	Seine	711032

Si des départements nous passons à l'examen des localités, nous trouvons que, sur 55 décès par fulguration constatés en 1853 et 1854, et dont il nous a été donné de consulter les procès-verbaux, pas un seul n'a été signalé dans un chef-lieu de département. Un seul de ces décès a été observé dans un chef-lieu d'arrondissement, Nantua, dont la population totale n'atteint pas même 3750 habitants.

Si l'on ajoute que, de 1809 à 1851, c'est-à-dire pendant plus de quarante ans, pas un décès par fulguration n'a été signalé à Paris à la préfecture de police, et qu'à Londres, sur 750,000 personnes mortes pendant une période de trente années, on a trouvé, en 1786, que deux décès seulement avaient été causés par la foudre, assurément il sera permis de conclure que le danger de périr par fulguration est incomparablement plus faible dans les villes que dans les campagnes (1).

Est-il possible d'assigner à cette rareté relative des accidents de foudre dans les villes, une cause physique appréciable? Malgré la réserve dont nous nous faisons une loi en matière d'interprétation, nous croyons pouvoir hasarder une réponse affirmative à la question qui précède. En effet, la science admet depuis longtemps qu'une forêt représente une collection de paratonnerres, qui permet à l'électricité atmosphérique de s'écouler d'une manière lente, incessance et silencieuse dans le sol, ou, comme on dit, dans le réservoir commun; de là l'augmentation des orages qui suit souvent les déboisements (2). Or, si une collection d'arbres produit de tels effets, peut-on refuser une influence analogue à une nombreuse collection d'hommes telle qu'elle se rencontre dans les grandes villes? Dans cette hypothèse, l'absence d'accidents de foudre à Paris, de 1809 à 1851, s'expliquerait par le million d'habitants qui peuvent, jusqu'à un certain point, être comparés à un million d'arbres, à un million de conducteurs.

Après les départements et les localités, distingués en villes et campagnes, se présente l'examen du danger que l'homme peut courir, selon qu'il est dans une maison ou dans les champs. Sur ce nouveau point, que disent les faits? Sur 83 individus foudroyés à mort en 1853 et en 1854, et dont la position est précisée au moment de l'accident, 10 seulement, c'est-à-dire moins d'un cinquième, ont été frappés dans l'intérieur d'une maison ou d'une grange; 43, au contraire, ou plus des quatre cinquièmes, ont été foudroyés dans les champs ou sur la route. Or, il est peu admis-

(1) Voir page 457.

(2) Voir l'article Déboisement, p. 230.

sible qu'au moment des orages un cinquième seulement de la population se trouve à la maison et les autres quatre cinquièmes dans les champs ; on peut donc encore conclure que l'homme est plus à l'abri des dangers de la foudre dans l'intérieur d'une maison que dans la campagne.

Mais, dans la campagne même, où se trouve, pendant l'orage, le plus grand danger ? Sur 34 individus foudroyés dans les champs, en 1853, 15, c'est-à-dire très près de la moitié, sont signalés comme ayant été frappés sous des arbres. Au premier abord, on incline à penser que ce fait tranche la question du danger qu'il peut y avoir à s'abriter sous un arbre. En y regardant de plus près, on voit que, pour résoudre ce problème, il faudrait être fixé sur un élément qui fait défaut, à savoir : quelle est la proportion des individus qui se réfugient sous des arbres ?

ART. III. — Répartition mensuelle des décès en France.

La répartition mensuelle de 150 décès par fulguration constatés en France, de 1841 à 1853, nous a donné les résultats ci-après :

Mois.	1841.	1842.	1843.	1844.	1845.	1846.	1848.	1849.	1853.	Totaux.
Janvier	»	»	»	»	»	»	»	»	»	»
Février	»	»	»	»	»	»	»	»	»	»
Mars	»	»	»	1	»	»	»	3	»	4
Avril	»	»	2	1	»	»	»	3	1	7
Mai	3	1	»	»	1	1	»	2	2	10
Juin	4	8	»	2	2	9	»	»	8	33
Juillet	»	»	5	1	4	1	2	»	11	24
Août	»	6	5	2	1	4	1	»	18	37
Septembre	4	»	4	1	2	3	»	»	5	19
Octobre	1	»	»	13	1	»	»	»	1	16
Novembre	»	»	»	»	»	»	»	»	»	»
Décembre	»	»	»	»	»	»	»	»	»	»
Totaux	12	15	16	21	11	18	3	8	46	150

Ainsi, absence complète d'accidents dans les mois de novembre, décembre, janvier, février ; et *maximum* des accidents en juin, juillet et août.

ART. IV. — Simultanéité d'accidents sur des points éloignés les uns des autres.

Le ministère de la justice ayant mis à notre disposition les procès-verbaux des décès constatés dans les 86 départements de la France en 1853 et pendant une partie de 1854, le dépouillement de ces documents nous a permis de construire le tableau suivant :

Tableau synoptique des morts par fulguration constatées en France pendant l'année 1853 et une partie de 1854, d'après les procès-verbaux des quatre-vingt-six départements.

Nos D'ORDRE.	ANNÉES.	MOIS.	JOURS.	HEURES.	DÉPARTEM.	COMMUNES.	POSITION AU MOMENT DE L'ACCIDENT.	SEXE. Masc.	SEXE. Fém.	AGE.	PROFESSION.	OBSERVATIONS.
1	1853	Avril.	1	6 1/2 s.	Seine-et-Oise	Guerville. . . .	Sur une route.	1	»	10	Journalier. .	Foudroyé sur un chemin et couvert de brûlures, surtout au côté gauche de la tête; vêtements en lambeaux, soulier droit aussi; le gauche percé.
2	1853	Mai. .	16	4 1/2 s.	Seine-et-M. .	La Ferté-sous-J.	Sous un arbre.	1	»	27	Aide-canton.	Deux hommes causent sous un arbre; l'un est foudroyé, l'autre ne ressent aucune atteinte.
3	1853	Id.	27	2 s.	Gard.	Aigremont. . . .	Près d'un ruisseau . . .	1	»	32	Berger. . . .	Un berger foudroyé avec trois femmes: le premier est tué, corps brûlé; les femmes, renversées, ne sont qu'évanouies.
4	1853	Juin. .	20	2 s.	Maine-et-L. .	Golder.	Sous un chêne.	»	1	36	. . . .	Deux femmes abritées sous un chêne sont frappées: l'une meurt sur le coup, l'autre n'a que quelques brûlures.
5	1853	Id.	19	1 s.	Nièvre. . . .	Charrin.	Sous un arbre.	1	»	22	Propriétaire.	Point de détails.
6	1853	Id.	21	4 s.	Orne.	Athis.	Sous un arbre.	1	»	60	Fermier . . .	Point de détails.
7	1853	Id.	25	1 s.	Bas-Rhin . .	Westhausen . . .	Sous un arbre.	»	1	36	. . . .	Point de détails.
8	1853	Id.	30	3 s.	Loire	Ste-Juste-la-Pend	Dans sa maison.	»	1	23	. . . .	Maison foudroyée; femme asphyxiée, bras droit et dos couverts de brûlures.
9	1853	Id.	30	5 s.	Saône-et-L.	Placé.	Dans un champ	»	1	33	. . . .	Point de détails.
10	1853	Id.	30	5 s.	Haute-Loire.	Mercey-s.-Saône.	Dans un champ.	1	»	65	Manouvrier .	Un homme et une femme atteints par la foudre: le premier est tué, trou à la partie postérieure de la tête; la femme n'a que les mains noircies.
11	1853	Id.	30	11 s.	Ardèche. . .	Crampés	Dans sa chambre	»	1	»	. . . .	Maison foudroyée et incendiée; la femme qui l'habite est brûlée.
12	1853	Juillet	1	8 s.	Aisne.	Bucy-le-Long . .	Près d'un cerisier . . .	1	»	33	. . . .	

13	1833	Juillet	10	7 1/2 s.	Isère. . . .	Villette	Sous un arbre.	1	»	69	Boucher. .	Deux hommes foudroyés à mort : *l'un a le crâne fendu et la moitié du corps broyée* ; le second est frappé à la jambe gauche ; *vingt personnes près de l'arbre renversées.*
14	1833	Id.	10	7 1/2 s.	Isère. . . .	Villette.	Sous un arbre.	1	»	67	Boucher.	
15	1833	Id.	13	3 s.	Corrèze . . .	Pongenac. . . .	Près de la cheminée . .	»	1	40	Domestique.	La foudre pénètre par la cheminée, frappe une femme à mort, et va tuer, dans l'étable, une chèvre, mais non son chevreau.
16	1833	Id.	13	5 s.	Corrèze . . .	Ambrugeat. . . .	?	1	»	22	Scieur de l. .	Un homme foudroyé ainsi que six brebis qui paissent. Point d'autres détails.
17	1833	Id.	13	7 1/4 s.	Rhône. . . .	Semons.	Dans un ch. gard. à vach.	1	»	12	. . . .	Un homme foudroyé : côté droit entier brûlé ; souliers en cendres, excepté la semelle de bois.
18	1833	Id.	18	6 m.	Loire.	Chazelles-sur-L.	Dans une chambre . . .	1	»	42	Propriétaire.	Un homme foudroyé lorsqu'il se lève : la foudre fait du dégât et blesse à mort la victime au côté gauche de la tête ; sabots en morceaux.
19	1833	Id.	23	6 s.	Ardèche. . .	Béage.	. . . .	1	»	19	Cultivateur .	Deux hommes foudroyés, l'un à mort, l'autre simplement renversé. Point de détails.
20	1833	Id.	23	m.	Doubs. . . .	Noël-Terre-Neuv.	Au milieu d'un pré. . .	1	»	13	Domestique.	Cadavre couché sur le ventre ; cheveux brûlés, hémorrhagie de l'oreille, vêtements en lambeaux, soulier gauche brûlé ; terre voisine fraîchement labourée par un trou.
21	1833	Id.	23	11 m.	Haut-Rhin. .	Kingersheim. . .	Sous un arbre.	»	1	32	Servante. . .	Trois hommes et trois femmes sous un poirier sont foudroyés : l'une, appuyée contre le tronc, l'est à mort ; les hommes sont blessés assez grièvement.
22	1833	Id.	25	2 1/2 s.	Haute-Loire.	St-Beauzire. . .	Dans un champ	1	»	26	Cultivateur. .	Ouvrier foudroyé à mort lorsqu'il repassait sa faucille sur son genou.
23	1833	Août. .	4	?	Puy-de-D. .	Rochefort. . . .	Dans un pré.	1	»	33	Journalier. .	Deux hommes foudroyés, l'un à mort : vêtements en pièces ; l'autre seulement renversé.
24	1833	Id.	4	midi.	Creuse. . . .	Malleret.	Sous un arbre.	1	»	18	Moissonneur	Famille, composée de deux hommes et trois femmes, réfugiée sous un arbre, foudroyée ; fils tué, mère blessée grièvement ; le fils blessé à gauche à la tête.
25	1833	Id.	4	5 s.	Ain.	Nantua.	Dans une grange	»	1	7	. . . .	Une femme et une enfant s'abritent sous une grange ; l'enfant est foudroyée.
26	1833	Id.	4	5 s.	Lozère . . .	Soleyrols. . . .	Sur un tas de pierre . .	1	»	12	Aide-berger.	Un berger et son aide atteints par la foudre : le premier ne ressent qu'une commotion, le second tué instantanément : son bonnet de laine percé d'un large trou est jeté à 3 mètres ; brûlures sur le côté gauche de la tête, le long du thorax et de la jambe droite ; soulier en lambeaux ; ecchymose correspondant à la déchirure du soulier droit.

N^os d'ordre.	Années.	Mois.	Jours.	Heures.	Départem.	Communes.	Position au moment de l'accident.	Sexe. Masc.	Sexe. Fém.	Age.	Professions.	Observations.
27	1833	Août.	4	6 s.	Ardèche. . .	Mousselgues . . .	Près d'une maison . . .	1	»	19	Moissonneur	Deux hommes foudroyés, l'un à mort, l'autre renversé et légèrement blessé au front.
28	1833	Id.	8	9 m.	H.-Vienne. .	Novic.	Sous un chêne.	»	1	45	. . . .	Trois femmes réfugiées sous un chêne sont foudroyées, l'une à mort; cheveux arrachés, transportés à plus de 3 mètres de distance. Elles avaient toutes des blessures.
29	1833	Id.	17	6 s.	Meurthe. . .	Plaine de Walsch.	Dans les champs	1	»	46	Garde-cham.	Homme foudroyé; vêtements en lambeaux; aucune plaie extérieure.
30	1833	Id.	20	6 s.	Aisne	Dizy-le-Gros. . .	Près d'une meule de blé.	1	»	33	. . . .	Un homme foudroyé près d'une meule de blé. Le feu des vêtements se communique à la meule d'une valeur de 700 francs.
31	1833	Id.	21	4 m.	Oise	Neuville	Sous un poirier.	1	»	23	Charretier. .	Un charretier arrêté sous un poirier est foudroyé.
32	1833	Id.	21	10 1/2 s.	Eure-et-Loir	Lecazereux. . . .	Sur un lit	1	»	55	Berger. . . .	Un homme tué avec un chien; brûlure de la barbe à gauche.
33	1833	Id.	24	2 1/2 s.	Ardèche. . .	Balsas	Dans sa maison	»	1	48	. . . .	Femme foudroyée dans sa maison; lèvres brûlées.
34	1833	Id.	24	7 s.	Drôme. . . .	Aouste	Sous un mûrier.	1	»	63	Cultivateur .	Deux hommes foudroyés: l'un sent un moment se paralyser ses membres; l'autre est tué, brûlure au sein et à la cuisse droite.
35	1833	Id.	26	3 s.	Doubs. . . .	Chaffois.	Sur la route.	1	»	14	Cultivateur .	Petit trou au sommet de la tête, cheveux brûlés, plaies à la région dorsale.
36	1833	Id.	27	5 s.	Bas-Rhin. . .	Bühl.	Au fourrage dans les ch.	»	1	»	. . . .	Femme tuée par la foudre dans les champs; saignement du nez.
37	1833	Id.	27	6 m.	Doubs. . . .	Besançon.	Près d'une maison . . .	1	»	57	Concierge . .	Cadavre couché sur le dos, tenant deux clefs dans la main gauche; cheveux brûlés à l'occiput, brûlures à la face, au cou, au thorax.
38	1833	Id.	30	midi.	Corrèze . . .	St-Angel.	Sur un échafaud	1	»	»	Maçon	Deux maçons foudroyés et renversés d'un échafaud: l'un échappe à la mort; l'autre, tué, est couvert de brûlures, principalement au côté droit de la tête.
39	1833	Id.	31	10 m.	Gironde. . .	Soupéac.	Sous un arbre.	1	»	»	Manouvrier .	Point de détails.
40	1833	Id.	31	1 s.	Corrèze . . .	Pradines	Labourant dans un ch.	1	»	30	Domestique .	Un homme et deux bœufs foudroyés: les derniers morts, enfouis; le premier, tué, blessé au côté droit de la tête.

41	1833	Sept.	2	3 m.	P.-de-Dôme.	St-Hippolyte. .	Sur la route.	1	»	43	Cultivateur.	Un homme conduit une vache ; tous deux foudroyés, l'homme à mort, soulier droit en lambeaux.
42	1833	Id.	2	8 m.	Allier . . .	Le Breuil. . . .	Gardant des moutons. .	»	1	23	. . . .	Deux femmes foudroyées ; l'une à mort, vêtements brûlés ; l'autre renversée et étourdie.
43	1833	Id.	10	1 h.	Lozère. . .	L'Imbertis . . .	Conduisant une charrue	1	»	24	Cultivateur .	Deux hommes foudroyés à mort ainsi que deux bœufs ; l'un d'eux a le côté droit de la tête brûlé et le visage noir.
44	1833	Id.	10	1 h.	Lozère. . .	L'Imbertis . . .	Conduisant une charrue	1	»	22	Domestique.	
45	1833	Id.	16	3 h.	Deux-Sèvres.	Foye-Monjault. .	Sous un arbre.	1	»	60	Cultivateur .	Deux foudroyés ; un seul, à mort, a la barbe du côté droit brûlée.
46	1833	Oct.	14	3 h.	Jura. . . .	St-Claude. . . .	Conduisant une vache.	»	1	28	. . . .	Une femme et une vache foudroyées.
47	1834	Mai.	23	5 h.	Haute-Saône.	Champlonay . .	Sur un chemin.	1	»	»	Cultivateur .	Un homme foudroyé ; vêtements brûlés, les deux souliers déchirés ; corps couvert de brûlures.
48	1834	Id.	24	3 h.	Ardèche. . .	Chassiers	Dans une coconnière. .	1	»	47	Cultivateur .	Homme foudroyé à mort ; vêtements d'un enfant incendiés.
49	1834	Juillet	24	. . . .	P.-de-Dôme.	Combronde. . .	Dans un champ. . . .	»	1	26	Moissonneur	Homme foudroyé ; le cadavre a la face tournée contre terre.
50	1834	Id.	23	5 1/2 h.	Loire. . . .	Ecotay	Dans un champ. . . .	1	»	42	Fermier . .	Homme foudroyé pendant qu'il construit une meule *de blé* ; plaies à la poitrine et au ventre ; la grange, l'homme et les bestiaux, etc., sont brûlés.
51	1834	Id.	28	6 h.	Creuse. . .	Toulx-Ste-Croix.	Dans une grange	1	»	27	Propriétaire.	
52	1834	Août.	4	6 h.	Haute-Saône	Pierrecourt. . .	Dans un champ. . . .	1	»	25	Propriétaire.	Un homme et une femme sont frappés par la foudre ; le premier seul est tué ; la femme est renversée et un instant paralysée des membres.
53	1834	Id.	1	3 m.	Isère. . . .	Montagnieu. . .	Dans une grange	1	»	58	Propriétaire.	Homme foudroyé à mort au moment où il ouvre la porte de sa grange.
54	1834	Oct.	3	1 1/2 h.	Rhône. . .	Couzon.	Dans une carrière. . .	1	»	48	Tailleur de p.	Homme foudroyé dans une carrière ; la *foudre ne laisse pas de traces sur son corps.*
55	1831	Id.	9	2 h.	Ardèche. .	Mazan.	Dans un pré.	1	»	41	. . . .	Femme foudroyée : cheveux brûlés, cadavre couché sur le côté droit.

Le document qui précède permet d'étudier la répartition des décès selon les heures du jour.

Répartition de 53 décès par fulguration.
(Années 1853 et 1854).

Heures.	Nombre de morts.	Heures.	Nombre de morts.	Heures.	Nombre de morts.	Heures.	Nombre de morts.
De minuit à 1 h. du matin.	»	6 à 7	2	midi à 1	2	6 à 7	6
1 à 2..........	»	7 à 8	»	1 à 2	5	7 à 8	4
2 à 3..........	»	8 à 9	1	2 à 3	5	8 à 9	2
3 à 4..........	1	9 à 19	1	3 à 4	8	9 à 10	»
4 à 5..........	1	10 à 11	1	4 à 5	3	10 à 11	1
5 à 6..........	1	11 à midi	1	5 à 3	8	11 à min.	»
Totaux......	3		6		31		13

En divisant la journée en deux parties égales, on trouve :

De 9 heures du soir à 9 heures du matin. 7 morts par fulguration.
De 9 heures du matin à 9 heures du soir. 46

D'où il suit que le nombre des morts a été près de sept fois plus élevé pendant la seconde que pendant la première période.

Le *minimum*, représenté par zéro, correspond à la période de 11 heures du soir à 3 heures du matin ; le *maximum*, représenté par 25 décès, correspond à celle de 3 heures du soir à 7 heures.

En poursuivant l'examen des coups de foudre mortels compris dans les tableaux qui précèdent, on est surpris de voir un grand nombre de décès se produire non-seulement le même jour, sur des points très distants les uns des autres, mais encore à la même heure. Sur 46 décès constatés en 1853 et dont les procès-verbaux ont été placés sous nos yeux, nous trouvons : 2 individus tués par la foudre le 2 septembre, l'un dans l'Allier, l'autre dans le Puy-de-Dôme ;

2 individus tués le 31 août, l'un dans la Gironde, l'autre dans la Corrèze ;

2 individus tués le 26 août, l'un dans le Doubs, l'autre dans le Bas-Rhin ;

2 individus tués le 24 août, l'un dans l'Ardèche, l'autre dans la Drôme ;

2 hommes tués le 21 août, l'un dans Eure-et-Loir, l'autre dans l'Oise ;

3 individus tués le 25 juillet, dont un dans le Doubs, un second dans le Haut-Rhin, un troisième dans la Haute-Loire ;

3 individus tués le 15 juillet, dont 2 dans la Corrèze sur des points différents, et un troisième dans le Rhône ;

4 personnes tuées le 30 juin, dans les départements ci-après : Loire, Haute-Saône, Saône-et-Loire et Ardèche ;

5 individus tués le 4 août et frappés dans l'Ardèche, l'Ain, la Creuse, le Puy-de-Dôme et la Lozère.

Voilà pour les jours ; quant aux heures, les procès-verbaux nous ont signalé : 2 individus foudroyés à mort à cinq heures du soir le 30 juin, l'un dans la Haute-Saône, l'autre dans Saône-et-Loire ;

2 individus foudroyés à mort à trois heures du soir le 13 juillet, dans deux communes différentes de la Corrèze ;

2 personnes tuées le 4 août à cinq heures du soir, l'une dans l'Ain, l'autre dans la Lozère.

Assurément aucune théorie ne permettait de prévoir de si nombreuses et de si frappantes coïncidences.

De tels faits semblent indiquer que les orages embrassent des surfaces beaucoup plus étendues qu'on ne l'avait supposé jusqu'ici. On se rappelle que, pendant la seule nuit du 14 au 15 avril 1718, la foudre tomba sur 24 clochers en Bretagne, entre Landerneau et Saint-Paul-de-Léon. Dans la matinée du 17 septembre 1772, la foudre frappa, à Padoue, quatre édifices différents. Un mémoire de Henley, publié en décembre 1773, signale la chute de la foudre à Londres, presqu'au même instant, sur le clocher de Saint-Michel, sur l'obélisque dans Saint-George's-Fields, le nouveau Bridewell, une maison de Lambeth, une autre près du Wauxhall, enfin sur un navire hollandais à l'ancre dans la Tamise.

On lit dans le *Journal des Débats* du 15 juillet 1855 : le 9 juillet, vers 11 heures du matin, une décharge électrique eut lieu sur les fils télégraphiques de Paris à Orléans, à 400 mètres environ de la station de Château-Gaillard, près d'Artenay, à sept kilomètres de la ferme de la Grange, incendiée au même instant par la foudre. Trois poteaux furent brisés, et les porcelaines sur lesquelles roulent les fils, volèrent en éclats. Le fluide, parcourant les fils, entra dans le bureau du chef de gare, en faisant une explosion épouvantable. Les aiguilles des deux boussoles furent mises hors de service.

Le professeur Henry a signalé des décharges électriques ressenties dans un rayon de 32 kilomètres. En employant un appareil de son invention il a pu magnétiser une aiguille par l'action de l'éclair qui avait lieu à une telle distance, qu'il ne pouvait percevoir le bruit du tonnerre. Il admet que l'influence d'un éclair peut être sensible à de grandes distances et même sur la moitié de la surface du globe.

Le 19 juin 1848, une tempête électrique s'étendit, aux États-Unis, sur une surface de 1100 kilomètres dans la même journée. Au mois de juillet 1854, il y eut, pendant vingt-sept jours d'orage, trente-sept personnes tuées par la foudre.

ART. V. — Accidents observés dans divers autres États.

En Suède, le nombre total des individus tués par la foudre dans une période de 25 années, de 1815 à 1840, a été de 241, soit plus de 9 1/2 par année (1).

Sur ce nombre de victimes, on trouve une moyenne annuelle de :

5,76 individus du sexe masculin.
3,88 personnes du sexe féminin.

De 1846 à 1850 inclusivement, on a compté en Suède, d'après un document officiel, 56 décès causés par la foudre, soit 10,6 pour un an. Sur ces 56 décès, 50 ont eu lieu dans les campagnes, 6 seulement dans les villes (2). Parmi les victimes on a compté 28 individus du sexe masculin et autant du sexe féminin. Sous le rapport de l'âge, les individus foudroyés se répartissent ainsi :

	Sexe masc.	Sexe fémin.
Entre 3 et 5 ans........	2	»
Entre 5 et 10 ans.......	2	1
Entre 10 et 25 ans.....	9	12
Entre 25 et 50 ans......	10	11
Au-dessus de 50 ans....	5	4

En Angleterre, le nombre des personnes tuées par la foudre a été :

En 1838. 25 dont 7 du sexe féminin.
En 1339. 18 dont 4 du sexe féminin.

Les deux derniers trimestres de 1837 ont donné, à eux seuls, 15 décès causés par la foudre. Les 43 décès de 1838 et 1839 se répartissent ainsi selon les mois :

(1) Leyonmarck, *Anjaende Swenska Tabellwerket*, p. 241.
(2) La ville de Stockholm n'a pas eu un seul décès par fulguration.

En Mai	1
Juin	26
Juillet	8
Août	4
Septembre	2
Novembre	2
	43

Il est digne de remarque que 4 de ces décès ont eu lieu le 18 juin 1838, et 6 autres le 18 juin 1839 (1).

En ce qui concerne l'armée anglaise, nous n'avons trouvé, dans les cinq volumes des documents officiels (2), que deux hommes tués par la foudre. Ces deux décès ont eu lieu au Canada.

En Belgique, dix années d'observation ont donné 30 décès par fulguration, ainsi répartis :

Années.	Décès annuels en Belgique.	Années.	Décès annuels en Belgique.
1840	3	1845	4
1841	1	1846	3
1842	4	1847	3
1842	6	1848	1
1844	2	1849	3

Ces trente décès se partagent ainsi entre les diverses provinces :

Provinces.	Décès.
Anvers	3
Brabant	2
Flandre occidentale	3
Flandre orientale	5
Hainaut	6
Liége	3
Limbourg	2
Luxembourg	3
Namur	3

En Belgique, les jours de tonnerre se répartissent ainsi entre les quatre saisons :

(1) *Third Annual Report of the Registrar general*. London, 1841, p. 89.

(2) *Statistical reports on the sickness, mortality and invaliding among the troops*. London, 1838-1853, 5 vol. in-fol.

	Bruxelles.	Louvain.	Gand.
Hiver.	4	4	3
Printemps	22	21	25
Été..........	59	60	56
Automne.	15	15	16
	100	100	100

Il résulterait des faits exposés dans les deux derniers articles, que l'on compterait, année moyenne :

En Belgique......	3 personnes tuées par la foudre.
En Suède........	9,64
En Angleterre	22
En France.........	72,22 (1)

Soit, dans les quatre pays, un peu plus de 106 individus tués. Mais les accidents produits par la foudre n'ont pas toujours pour suite la mort immédiate, et, d'autre part, un grand nombre de personnes foudroyées en sont quittes pour des paralysies, des surdités, des amauroses et diverses autres infirmités. Il serait donc intéressant de connaître le rapport moyen du nombre des personnes tuées roide à celui des individus plus ou moins grièvement blessés. Malheureusement les documents manquent ici, et l'on est réduit à des évaluations, à des conjectures.

En 1797, Volney signalait 17 décès par fulguration aux États-Unis dans un seul trimestre, sans compter 84 personnes blessées gravement; en 1845, M. Mériam, de Brooklin, établit que, dans les trois dernières années, la foudre avait tué aux États-Unis environ 150 personnes (2).

Ainsi, aux États-Unis, le rapport des personnes tuées au nombre des individus gravement blessés pendant le semestre de juin à septembre 1797 avait été de 84 à 17, ou de 5 à 1. En 1819, la foudre étant tombée dans le département des Basses-Alpes, sur l'église de Châteauneuf-les-Moûtiers, tua 9 personnes et en blessa 82. Ici le rapport est de 9 à 1. Mais ce sont

(1) On a cherché à opposer à nos évaluations ce mot de M. Arago, « qu'il n'y a pas plus de danger, dans les villes, à périr de la foudre que par la chute d'un ouvrier couvreur. » Mais d'abord le savant académicien n'a parlé que des villes, et nos documents, qui embrassent l'ensemble de la France, établissent que de 1835 à 1852, la foudre a tué roide 1308 personnes. Or, on a oublié de prouver jusqu'ici que pareil nombre d'individus avaient été tués dans la même période par la chute d'ouvriers couvreurs. Le doute est donc permis. En ce qui regarde le fait même de la rareté des accidents de foudre dans les villes, M. Arago l'avait présumé, tandis que nous croyons en avoir donné la démonstration.

(2) *Comptes rendus de l'Académie des sciences*, t. XXI, p. 774.

là des événements trop exceptionnels pour servir de règle générale ; nous croyons rester au-dessous de la réalité en admettant que le nombre des personnes blessées par la foudre est au moins le double de celui des individus frappés de mort immédiate. D'après cette hypothèse, le nombre moyen des individus foudroyés en France excéderait probablement 200 par an : celui des individus frappés annuellement, sur l'ensemble du globe, dépasserait probablement 4 000.

ART. VI. — Accidents multiples causés par un seul coup de foudre.

S'il est rare que plusieurs hommes à la fois soient tués par un seul coup de foudre, néanmoins nous voyons que le nombre des individus tués par un seul coup s'est élevé à 8 dans une circonstance relatée par Cardan, et qu'il a atteint celui de 9 dans l'église de Châteauneuf-les-Moûtiers en 1819.

Sur 105 individus tués roide par la foudre, nous trouvons de 1841 à 1849, les décès multiples produits par un seul coup, ainsi répartis :

1841. Deux hommes à Buigny-Saint-Macloux.
1842. Deux personnes à Ille.
1843. Deux enfants sous un arbre, près de Nantes.
1848. Deux personnes à Montbard.
1849. Deux hommes sous un arbre, à Bazelut (Creuse).
1849. Deux personnes, à Puyloubier (Bouches-du-Rhône).
1842. Trois personnes sous un arbre, près Rouen.
1843. Trois personnes abritées sous une meule de blé, à Riom.
1844. Trois hommes à Francueuil (Indre-et-Loire).
1846. Quatre hommes, à Levroux (Indre).
1846. Cinq hommes, au Donjon (Allier).
1844. Huit hommes, à Sauve (Gard).

Orose rapporte (*Histor.*, IV, 1) qu'après la première défaite des Romains par Pyrrhus, une troupe de cavaliers fut surprise dans sa retraite par un orage pendant lequel un seul coup de foudre tua 34 hommes et en blessa grièvement 22 autres. Le jour de la Pentecôte de l'année 1781, la foudre tomba sur l'église de Longueville, devant Bar, pendant le *magnificat* ; elle tua 3 hommes et blessa 60 personnes (1).

En 1825, au mois de juin, un jour de foire, un violent orage éclata sur La Motte-Chalamon. Les éclairs et le tonnerre se succédaient sans interruption, et la pluie tombait à torrents. Vers deux heures de l'après-midi, la foudre tomba en forme de gerbe de feu sur un gros noyer sous lequel

(1) *Affiches de Lorraine* de 1781.

s'étaient réfugiées 12 personnes et deux montures. 11 de ces personnes et les deux montures tombèrent foudroyées. Seul un homme qui était un peu plus en dehors que les autres du centre de l'arbre, resta debout gardant à la main un bout du licol de son mulet que la foudre avait coupé. Terrifié de cet événement, cet homme fit cinq minutes de chemin pour appeler du secours. Des 11 foudroyés, 8 étaient morts, ainsi que l'âne et le mulet; 3 personnes, quoique profondément brûlées, survécurent quelque temps. L'arbre fut consumé par le feu du ciel (1).

Chute de trois masses de feu sur une église; neuf personnes tuées, quatre-vingt-deux blessées; tous les chiens meurent en conservant leur attitude.

Il y a dans le département des Basses-Alpes, un village appelé Châteauneuf, situé au sommet et à l'extrémité de l'une des premières montagnes des Alpes, qui forment un amphithéâtre sur Moustiers. Il consiste en quatorze maisons réunies au presbytère et à l'église paroissiale, sur une éminence coupée par les angles de deux autres montagnes, l'une au levant, l'autre au couchant. L'intervalle qui sépare le village de la montagne du levant est si étroit et si profond, que l'aspect en est effrayant. 105 habitations sont dispersées en hameaux, presque toutes sur le penchant de la montagne du levant et forment une population de 500 âmes.

Le 11 juillet 1819, jour de dimanche, M. Salomé, curé de Moustiers et commissaire épiscopal, se rendit à Châteauneuf pour y installer un nouveau recteur. Vers les deux heures et demie, on se rendit en procession de la maison curiale à l'église. Le temps était beau, on remarquait seulement quelques gros nuages. La messe fut commencée par le nouveau recteur. Un jeune homme de dix-huit ans qui avait accompagné le curé de Moustiers, chantait l'épître, lorsqu'on entendit trois détonations de tonnerre qui se succédèrent avec la rapidité de l'éclair. Le missel lui fut enlevé des mains et mis en pièces; il se sentit lui-même serré étroitement au corps par la flamme qui le prit tout de suite au cou. Ce jeune homme, qui avait d'abord jeté de grands cris, ferma la bouche, fut renversé, roulé sur les personnes rassemblées dans l'église, qui toutes avaient été terrassées, et jeté ainsi hors de la porte. Le curé fut trouvé asphyxié et sans connaissance. On le releva, on éteignit la flamme de son surplis, et l'on parvint à le rappeler à la vie environ deux heures après. Il vomit beaucoup de sang. Il assure n'avoir pas entendu le tonnerre, et n'avoir rien su de ce qui se

(1) *Communication de M. Armand.*

passait. Le fluide électrique avait touché fortement la partie supérieure du galon d'or de son étole, coulé jusqu'au bas, enlevé un de ses souliers qu'il porta à l'extrémité de l'église et brisé la boucle de métal. Ses blessures n'ont été cicatrisées que deux mois après. Il avait une eschare de plusieurs travers de doigt à l'épaule droite; une autre s'étendant du milieu postérieur du bras du même côté jusqu'à la partie moyenne et extérieure de l'avant-bras; une troisième eschare profonde partait de la partie moyenne et postérieure du bras gauche, et allait jusqu'à la partie moyenne de l'avant-bras du même côté, une quatrième plus superficielle et moins étendue au côté externe de la partie inférieure de la cuisse gauche; et une cinquième sur la lèvre supérieure jusqu'au nez. Il a été fatigué d'une insomnie absolue pendant près de deux mois; il a eu les bras paralysés, et il souffre des différentes variations de l'atmosphère.

Un jeune enfant fut enlevé au bras de sa mère et porté à six pas plus loin; on ne le rappela à la vie qu'en lui faisant respirer le grand air. Tout le monde avait les jambes paralysées. Les femmes, échevelées, offraient un spectacle horrible. L'église fut remplie d'une fumée noire et épaisse; on ne pouvait distinguer les objets qu'à la faveur des flammes des parties de vêtements allumées par la foudre. Huit personnes restèrent sur place; une fille de dix-neuf ans fut transportée chez elle sans connaissance; elle expira le lendemain, en proie à des douleurs horribles, à en juger par ses hurlements : de sorte que le nombre des personnes mortes est de 9; celui des blessés est de 82. Le prêtre célébrant ne fut point atteint. Tous les chiens qui étaient dans l'église furent trouvés morts *dans l'attitude qu'ils avaient auparavant.*

Une femme qui était dans une cabane, sur la montagne de Barbin, au couchant de Châteauneuf, vit tomber successivement trois masses de feu qui semblaient devoir réduire ce village en cendres. Il paraît que la foudre frappa d'abord la croix du clocher qu'on trouva plantée dans la fente d'un rocher, à une distance de 16 mètres; elle pénétra ensuite dans l'église par une brèche qu'elle fit à la voûte, à la distance d'un demi-mètre de celle par où passe la corde d'une cloche; la chaire fut écrasée. On trouva dans l'église une excavation d'un demi-mètre de diamètre, prolongée sous les fondements du mur jusque sur le pavé de la rue, et une autre qui rentrait sous les fondements d'une écurie, où l'on trouva morts cinq moutons et une jument. On sonnait les cloches quand la foudre tomba sur l'église (1).

(1) *Communication de M. Trancalye à l'Académie des sciences.* Voir aussi *Annales de chim. et de phys.*, t. XII, p. 354.

ART. VII. — Action de la foudre sur les animaux.

Les animaux semblent être beaucoup plus maltraités par la foudre. On lit dans un journal allemand (1) : un berger des environs de Trèves, surpris par l'orage, s'étant retiré sous un hêtre avec son troupeau de trente vaches, a été frappé et renversé sans connaissance par la foudre. En se relevant il a trouvé 27 vaches mortes, dont 6 ne présentaient aucune lésion extérieure. D'après M. Abbadie, cité par M. Arago, un seul coup de tonnerre aurait, en Éthiopie, tué 2000 moutons et le berger qui les gardait.

Le *Siècle* du 5 juin 1855 rapporte le fait suivant : Le tonnerre est tombé mardi dernier vers cinq heures du soir sur un troupeau de moutons, dans la commune de Saint-Léger-la-Montagne (Haute-Vienne), 78 moutons et 2 chiens de garde ont été tués sur le coup. Une femme qui gardait le troupeau a été légèrement atteinte.

Le chien, le cheval et quelques ruminants paraissent être plus menacés par la foudre que l'homme. En l'an IX la foudre tua, près de Chartres, un cheval et un mulet, en épargnant le meunier qui conduisait ces deux animaux. Le 12 avril 1781, MM. d'Aussac, de Gautran et de Lavallongue, cheminant à cheval, furent frappés par la foudre ; les 3 chevaux périrent sur le coup : des trois cavaliers, M. d'Aussac seul fut tué. Le 26 septembre 1820, la foudre frappa près de Sainte-Menehould un laboureur conduisant sa charrue ; ses deux chevaux furent tués; l'homme en fut quitte pour une surdité passagère. En 1826, un enfant conduisait une jument près de Worcester; la foudre tomba, tua la jument et ne fit rien à l'enfant. En 1810, la foudre tomba dans la chambre de M. Cowens et tua son chien placé à son côté sans faire le moindre mal au maître. En 1819, la foudre tomba sur l'église de Châteauneuf-les-Moûtiers et y tua *tous* les chiens. Enfin, le 13 août 1852, la foudre tomba sur un fermier de Saint-Georges-sur-Loire au moment où il conduisait quatre bœufs. Deux de ces animaux furent tués; le fermier en fut quitte pour un engourdissement de la jambe gauche; un troisième bœuf fut paralysé du côté gauche, circonstance qui, soit dit en passant, réfute l'opinion de Pline d'après laquelle l'homme seul pourrait être frappé par la foudre sans succomber immédiatement (2).

Les intempéries atmosphériques agissent, dit-on, plus fortement sur les

(1) *Preussische Vereins-Zeitung*, 1836, p. 45.
(2) *Unum animal hominem non semper extinguit, cætera illico*, l. II, c. 56.

vaches que sur les juments : on a vu des troupeaux entiers des premières avorter pendant un violent orage, soit par la terreur du tonnerre et des éclairs, soit par une forte influence électrique (1).

Un taureau tacheté de brun et de blanc a été frappé par la foudre ; les taches blanches seules ont été brûlées (2). M. Pitschaft rapporte un fait complétement semblable (3).

Pline croyait que la foudre respecte certains animaux, notamment l'aigle et le veau marin. Nous ne connaissons aucun fait, aucune expérience qui légitiment cette supposition. Quant aux poissons et aux crustacés, ils ne sont nullement épargnés. Selon M. Delaprade, lorsque la foudre tombe sur des étangs, elle fait périr beaucoup de poissons, et ceux qui survivent ne grossissent pas.

Quand la foudre tombe sur des animaux placés les uns à la suite des autres, soit en ligne droite, soit le long d'une courbe non fermée, c'est aux deux extrémités de la file que se produisent généralement les effets les plus graves. Le 2 août 1785, la foudre tomba à Rambouillet, sur une écurie où se trouvaient, sur une seule file, 32 chevaux : 30 furent renversés sur le coup. Un seul était roide mort ; il occupait l'une des extrémités de la file ; un autre, très grièvement blessé (il mourut), se trouvait à l'extrémité opposée. Le 22 août 1808, la foudre tomba sur une maison du village de Knouau, en Suisse. Cinq enfants lisaient assis sur un banc, dans une des pièces du rez-de-chaussée. Le premier et le dernier tombèrent roide morts. Les trois autres en furent quittes pour une violente commotion. A Flavigny (Côte-d'Or), 5 chevaux étaient dans une écurie où la foudre pénétra. Les deux premiers et les deux derniers périrent. Le cinquième, celui du milieu, n'eut aucun mal (4).

ART. VIII. — Action de la foudre sur les arbres.

Les Chinois regardent le mûrier et le pêcher comme préservant de la foudre. Les anciens croyaient à l'immunité du laurier (5). En 1787, Maxwell affirmait que la foudre frappe souvent l'orme, le châtaignier, le chêne, le pin ; qu'elle tombe quelquefois sur le frêne, et qu'elle n'atteint jamais le

(1) Graznier, *Cours de multiplication*, p. 316.
(2) *Lambe and green* (*Philos. transact.*, LXVI, p. 493).
(3) *Hufelands Journal*, t. LXIV, p. 78.
(4) *Œuvres de F. Arago*, *Notices scientifiques*. Paris, 1854, t. I, p. 288.
(5) *Ex iis quæ terra gignuntur lauri fruticem non icit.* Pline, l. II, c. 57.

hêtre, le bouleau, l'érable. Mais Sennert et Sachs ont cité des exemples de lauriers foudroyés ; d'autre part, M. Héricart de Thury cite parmi les arbres foudroyés : un pin en 1821, un sapin en 1834, un acacia en 1814, un orme en 1823, des chênes et des peupliers à diverses époques. Winthorp donne le conseil aux personnes surprises par l'orage de se placer à une distance de 5 à 12 mètres des arbres, et Franklin approuvait ce précepte.

La foudre fend le bois, suivant sa longueur, en une multitude de lames minces ou de filets encore plus déliés. La foudre frappa l'abbaye de Saint-Médard, de Soissons, en 1676. Voici ce qu'un témoin oculaire rapporte de l'état des chevrons du comble. « Il s'en trouve quelques-uns de la hauteur de 1 mètre, divisés presque de haut en bas en forme de lattes assez minces ; d'autres, de la même hauteur, sont divisés en forme de longues allumettes ; on en trouve enfin quelques-uns divisés en filets si déliés, suivant l'ordre des fibres, qu'ils ne ressemblent pas mal à un balai usé. »

Le 27 juin 1756, la foudre tomba à l'abbaye du Val, près de l'Ile-Adam, sur un gros chêne isolé, de 16 mètres de haut et de 1^{m},3 de diamètre à sa base. Le tronc était entièrement dépouillé de son écorce. On trouva cette écorce dispersée en plusieurs petits fragments tout autour de l'arbre, à la distance de trente à quarante pas. Le tronc, jusqu'à 2 mètres de terre, était fendu longitudinalement en morceaux presque aussi minces que des lattes. Les branches tenaient au tronc, mais elles aussi ne conservaient aucune parcelle d'écorce et avaient subi un déchiquetage longitudinal très remarquable. Le tronc, les branches, les feuilles et l'écorce n'offraient aucune trace de combustion ; seulement ils paraissaient avoir été complétement desséchés. Dans la même année 1756, le 20 juillet, la foudre tomba sur un gros chêne de la forêt de Rambouillet. Cette fois, les branches furent totalement séparées du tronc et dispersées tout autour avec une certaine régularité. Elles n'offraient pas de déchiqueture, et leur écorce paraissait presque entière. Le tronc lui-même n'avait pas été pelé, mais, comme le chêne de l'Ile-Adam, il était devenu une réunion de lattes, se prolongeant jusqu'à terre (1).

ART. IX. — Incendies causés par la foudre.

Au nombre des effets les plus désastreux de la foudre, on cite l'incendie et la destruction presque complète de la ville de Lyon, en l'année 59 de

(1) *Œuvres de F. Arago, Notices scientifiques*, t. I, p. 252.

notre ère. « Lugdunum quod monstrabatur in Gallia quæritur... una nox » fuit inter urbem maximam et nullam. » (SEN., *Ep. mor.*, XCI.) Deux villes voisines de Nottingham éprouvèrent le même sort en 1553 (1).

De nos jours, les incendies causés par la foudre sont encore beaucoup plus fréquents qu'on ne le suppose communément. Il y a quelques années, on a compté, dans une seule semaine, huit incendies causés par ce météore dans un groupe de quatre départements de l'Est (Meuse, Moselle, Meurthe, Vosges) (2).

Dans le petit royaume de Wurtemberg, on a compté, de 1841 à 1850 inclusivement, 117 incendies ayant pour cause la foudre. Voici leur répartition annuelle (3) :

	Incendiés.		Incendiés.
1841	10	1846	20
1842	16	1847	6
1843	8	1848	9
1844	17	1849	8
1845	8	1850	15
			117

En France, les archives du ministère du commerce signalent 105 incendies causés par la foudre, dans la seule année de 1852, et pour 77 départements recensés sur 86. Tout porte à croire que parmi les incendies de cause inconnue, la foudre pourrait encore avoir une certaine part.

Les compagnies d'assurances de New-York sont dans l'habitude de déduire 10 pour 100 sur le prix d'assurance, en faveur des maisons protégées par des paratonnerres métalliques, et M. Mériam affirme n'avoir jamais entendu parler de réclamations pour accidents de foudre par des propriétaires de navires pourvus de ces appareils.

ART. X. — Accidents maritimes.

L'étude de cette branche de statistique n'intéresse pas seulement l'hygiène publique à laquelle elle fournit une base expérimentale pour l'adoption des mesures les plus propres à prévenir les accidents ou à en diminuer le nombre et la gravité ; elle touche encore à l'importante question des assurances maritimes; elle s'élève même à la hauteur d'une question politique,

(1) *Mémorial portatif de chronologie*, Paris, 1829, t. II, p. 810.
(2) Communication de M. Prugneaux, directeur de *la Fraternelle*, à Paris,
(3) *Würtembergische Jahrbücher*. Stuttgart, 1852, p. 136.

en fournissant aux nations la mesure de certains dangers des expéditions maritimes.

Avant d'aborder l'examen du nombre des navires foudroyés, jetons un coup d'œil sur la statistique des pertes générales causées par accidents de mer.

A. — PERTES EN GÉNÉRAL.

Sur les 30 000 navires que faisaient connaître les *Veritas* de 1852 à 1854, il en a péri (1) :

En 1852, 1850, soit plus de six pour cent (6 0/0).
En 1853, 1610, soit plus de cinq pour cent (5 0/0).
En 1854, 2120, soit plus de sept pour cent (7 0/0).

Les sinistres de 1854 présentaient la répartition mensuelle suivante :

MOIS de l'année.	Nombre des pertes.	Pour 100.	PROPORTIONS PAR CATÉGORIES. Navires âgés de			
			1 à 5 ans.	5 à 10 ans.	10 à 15 ans.	15 ans et plus.
Janvier....	350	1,2	0,6	0,9	1,4	1,9
Février....	190	0,7	0,5	0,6	0,9	1,2
Mars......	140	0,5	0,3	0,4	0,7	1,1
Avril.....	100	0,4	0,2	0,3	0,5	0,9
Mai......	110	0,4	0,2	0,3	0,5	0,8
Juin......	110	0,4	0,1	0,3	0,5	0,8
Juillet....	80	0,3	0,1	0,2	0,4	0,7
Août.....	80	0,3	0,1	0,2	0,4	0,7
Septembre.	100	0,4	0,3	0,3	0,5	0,9
Octobre...	260	0,9	0,5	0,6	1,0	1,3
Novembre .	270	0,9	0,6	0,7	1,1	1,4
Décembre. .	330	1,1	0,7	0,8	1,2	1,8
Totaux. .	2120	7,1	4,2	5,4	9,1	13,5

On voit que la navigation présente le maximum du danger dans les trois premiers et dans les trois derniers mois de l'année, et que le minimum du danger correspond aux six mois intermédiaires (2).

(1) Communication de M. A. Morel.

(2) Cette répartition est loin de s'accorder avec celle des ouragans, telle que l'indique M. Poey. Dans le courant du mois de septembre 1855, ce naturaliste a communiqué à l'Académie des sciences la répartition mensuelle suivante de 326 ouragans observés en mer, de 1493 à 1855 :

Janvier......	5	Mai.........	6	Septembre.....	77
Février......	5	Juin	8	Octobre.......	66
Mars........	7	Juillet.......	35	Novembre.....	16
Avril........	6	Août........	88	Décembre.....	8

Navires sans nouvelles. — Depuis les années 1836 et 1838, il n'y en a pas eu de plus désastreuse sous le rapport des navires perdus corps et biens, sans donner de leurs nouvelles, que l'année 1854. Sur 253 pertes de cette nature, on trouve :

41 navires français.
13 navires partis ou destinés pour des ports français.
11 navires partis ou destinés pour Anvers.
108 navires anglais à destinations diverses.
17 navires hollandais.
15 navires hanovriens.
22 navires américains transatlantiques.
26 navires sous pavillons divers.

La proportion des navires français restés sans nouvelles a été pour :

1846—1847	20	1850—1851	17
1847—1848	13	1851—1852	6
1848—1849	9	1852—1853	13
1849—1850	14	1853—1854	41

Abordages. — Le danger des abordages, autrefois imperceptible parmi tous les dangers d'un risque maritime, s'est accru progressivement depuis quelques années, et tend à s'accroître tous les jours, malgré les précautions prescrites par le décret du 17 août 1852, bien moins à cause de la multiplicité toujours croissante du nombre des navires qui sillonnent les mers, qu'à cause de l'accroissement de la rapidité qui résulte des perfectionnements qui se sont introduits et s'introduisent encore dans la construction des navires.

Dans le cours des dix années, de 1845 à 1854, on a vu 6 165 abordages maritimes qui ont causé 603 pertes totales ainsi réparties :

1845,	591 abordages,	56 pertes.	1850,	641 abordages,	77 pertes.
1846,	553	48	1851,	605	59
1847,	693	45	1852,	613	52
1848,	623	61	1853,	588	55
1849,	556	69	1854,	702	81

Les 603 pertes totales se trouvent ainsi classifiées :

Vapeurs contre vapeurs	15
Vapeurs contre navires à voiles	19
Navires à voiles contre vapeurs	61
Navires à voiles entre eux, connus et spécifiés	342
non spécifiés	135
Abordages doubles et coulages mutuels	31
	603

Navires incendiés. — L'année 1853, qui comptait déjà 55 navires incendiés, proportion tout à fait exceptionnelle, se voit néanmoins surpassée par 1854, qui a vu 75 navires périr totalement par l'effet du feu. — En 1853, le seul port de Liverpool avait 17 incendies à déplorer; en 1854, il n'en a plus que 8.

En 1853, tous les ports réunis de la France comptaient 7 incendies; en 1854, ils en comptent seulement 2.

La combustion spontanée des chargements de charbons l'emporte sur toutes les autres causes.

Vapeurs perdus. — Le nombre des vapeurs est en trop grande progression pour qu'une statistique rétrospective puisse offrir de l'intérêt. L'année 1854 en a vu périr 95, dont 12 français, 38 anglais, 31 américains, et 14 de nations diverses.

En 1853, toutes les marines réunies ne perdaient que 38 navires à vapeurs, dont un seul français.

Navires français. — L'ensemble des navires français qui se sont perdus en 1852, 1853 et 1854, se résume par :

301 long-courriers, dont 72 condamnés sans avoir fait naufrage.
896 caboteurs.
1 197 navires en tout, dont 60 restés sans donner de leurs nouvelles.

D'où il résulte :

1 navire perdu par 22 heures.
1 navire sans nouvelles par 18 jours.

Navires anglais. — Sur 27 000 navires, terme moyen des quatre années 1850 à 1853, dont :

11 000, de 1 à 50 tonneaux.
16 000, au delà de 50 tonneaux.

Il s'en est perdu 2 948, savoir :

692, en 1850	742, en 1852
701, en 1851	813, en 1853

Navires américains. — Les statistiques se résument pour 1852 et 1853, par :

1600 navires perdus (1 par 11 heures).
230 navires abandonnés (1 par 75 heures).
73 navires sans nouvelles (1 par 10 jours).

Navires condamnés. — Les longs-courriers français condamnés, sans avoir fait naufrage, ont été au nombre de :

25, en 1847	32, en 1851
33, en 1848	25, en 1852
21, en 1849	22, en 1853
24, en 1850	25, en 1854

Ports français. — 1854 se résume, d'après la répartition suivante, par 1,469 sinistres, soit plus de 4 par jour ; et ces sinistres se subdivisent en :

587 pertes totales, soit près de deux par jour.
882 relâches forcées, soit près de trois par jour.

PORTS.	PERTES TOTALES.		RELACHES FORCÉES.	
	Navires du port.	Navires divers.	Navires du port.	Navires divers.
Agde	9	2	6	3
Bayonne	19	4	10	14
Bordeaux	25	36	28	42
Caen	8	4	10	10
Cette	2	9	2	22
Cherbourg	4	2	13	3
Dunkerque	14	28	16	20
Granville	10	2	18	5
La Nouvelle	11	2	6	1
La Rochelle	10	»	6	2
Le Havre	26	61	23	58
Marseille	32	55	51	163
Nantes	28	18	42	15
Saint-Malo	10	7	15	8
Saint-Vaast	5	»	8	»
Vannes	10	»	22	»
Ports divers	74	60	160	88
Totaux	297	290	428	454

Anvers. — Sur 150 navires, terme moyen des armements de ce port, il s'en est perdu 14 en 1854, soit bien près de 10 pour 100, proportion qui est celle de 1821, et qui n'a été dépassée qu'en 1836 (16 pour 100), et qu'en 1838 (11 1/2 pour 100). D'un autre côté, sur l'ensemble des navires formant l'entrée et la sortie du port d'Anvers, les pertes totales se montent à 46, soit 1 1/2 pour 100, proportion qui a été dépassée en 1836 (75 navires perdus sur 2 500, soit 3 pour 100), de même qu'en 1838 (48 navires perdus sur 3 076, soit 1 3/4 pour 100) (1).

(1) D'après M. Morel, les primes d'assurances, qui sont loin de compenser les chances des risques maritimes, ont conduit, de 1843 à 1854 : 15 assureurs sur 60, à avoir fait, pendant dix années la plus chanceuse des spéculations, moyennant un bénéfice

B. — NAVIRES FRAPPÉS PAR LA FOUDRE.

Les pertes éprouvées par la marine sous l'influence de la foudre, atteignent des proportions dignes d'une sérieuse attention. M. Mériam a publié le nom de près de 200 navires foudroyés ; sur ce nombre nous trouvons dans un court espace de temps (1) :

19 navires consumés.
1 navire détruit par explosion.
7 navires coulés.
19 navires incendiés.
136 plus ou moins endommagés.
12 navires frappés plusieurs fois.
4 navires de commerce frappés, mais protégés par les paratonnerres.
7 navires de guerre frappés, protégés par le même moyen.
15 navires à vapeur, dommage insignifiant.

Un très grand nombre de ces navires ont été frappés en mer, *at sea;* malheureusement la distance de terre n'est point signalée.

Dans une autre période de 22 mois, de novembre 1853 au mois d'août 1855, M. Mériam a pu noter le nom de 101 navires, presque tous américains, frappés par la foudre. Ce chiffre, quelque élevé qu'il soit, est loin de représenter la totalité des navires américains foudroyés, attendu que beaucoup d'accidents de gravité moyenne ont pu n'être pas publiés, et que la foudre peut sans doute revendiquer sa part parmi les navires qui ont péri corps et biens. Quoi qu'il en soit, sur les 101 navires signalés par M. Mériam :

10 ont éprouvé des incendies ;
4 ont été complétement brûlés ;
1 a été tellement endommagé qu'il a fallu l'abandonner ;
5 ont été frappés au moins deux fois par la foudre :
Enfin 12 personnes ont été tuées par la foudre, et 36 plus ou moins grièvement blessées.

Un seul navire à vapeur figure sur cette longue liste d'accidents, encore les dommages éprouvés par ce navire sont-ils insignifiants.

qui équivaut à peine au taux ordinaire de l'intérêt légal ; 15 assureurs sur 60, à rester en chemin, après avoir été mis successivement hors de combat ; 15 assureurs sur 60, à être menacés tous les jours d'éprouver un sort semblable à celui de ces derniers ; 15 assureurs sur 60, à traîner péniblement une existence des plus fluctueuses.

(1) *Semi-Weekly courrier and New-York Enquirer* du 4 juin 1853.

Il est digne de remarque qu'il n'y a eu jusqu'ici aucun cas de mort par la foudre, soit à bord des navires à vapeur, soit à bord des navires construits en fer pourvus de paratonnerre (1). M. Meriam affirme aussi que depuis 1829, on n'aurait constaté en Amérique que trois exemples de destruction de locomotives de chemins de fer par la foudre, avec explosion et perte d'hommes.

De 1829 à 1830, dans une période de quinze mois, cinq bâtiments de la marine royale anglaise ont été foudroyés. Le vaisseau *la Résistance* et le *Loup-Cervier*, ont complétement disparu après quelques coups de tonnerre. Il résulte des rapports officiels du gouvernement anglais que les dommages causés autrefois par la foudre à la marine royale ne s'élèvent pas à moins de 6 000 à 10 000 livres sterling annuellement (150 000 à 250 000 francs). Dans 200 cas de fulmination, 300 matelots furent tués ou blessés; 100 grands mâts, du prix de 1 000 à 1 200 livres (25 000 à 30 000 francs) chacun furent entièrement ruinés. Dans la seule période de 1810 à 1815, la foudre mit hors de service 35 vaisseaux de ligne et 35 frégates ou autres navires de moindre importance. Or, depuis que tous les bâtiments de la marine royale ont été pourvus de paratonnerres, les rapports officiels n'ont plus signalé aucun dommage causé par la foudre (2).

C. — RÉPARTITION MENSUELLE ET SIMULTANÉITÉ DES ACCIDENTS MARITIMES.

Le nombre des navires frappés dans la seule année 1854, s'élève à 58. Ils se répartissent ainsi selon les mois :

Janvier......	4	Juillet.......	10
Février......	1	Août........	11
Mars........	3	Septembre....	7
Avril........	11	Octobre......	1
Mai.........	2	Novembre....	»
Juin.........	6	Décembre....	2
		Total...........	58

Pour 29 navires frappés par la foudre, entre les côtes d'Angleterre et la Méditerranée, M. Arago avait trouvé la répartition mensuelle ci-après :

(1) Voici les paroles de M. Meriam : *There is not to be found a case of loss of life by lightning in an iron ship, iron building, steamer or steam-boat.*

(2) Sir Snow Harris, *Rudimentary electricity*. London, 1851, p. 188.

Janvier	2	Juillet	2
Février	4	Août	1
Mars	1	Septembre	2
Avril	5	Octobre	2
Mai	0	Novembre	4
Juin	0	Décembre	4

De ce document M. Arago concluait qu'en mer les tonnerres des mois chauds sont beaucoup moins dangereux que ceux des saisons froides ou tempérées. Mais, peut-être pourrait-on reprocher à cette proposition de reposer sur un trop petit nombre de faits.

Navires foudroyés le même jour.

Sur une liste de 58 navires frappés par la foudre en 1854, et dont M. Meriam a publié les noms dans le *Journal of commerce* de New-York du 1er septembre 1855, nous trouvons :

2 navires foudroyés le 4 août.
2 — le 13 août.
3 — le 27 avril.
4 — le 14 avril.

Sur une autre liste de navires foudroyés en 1855, nous voyons :

2 navires foudroyés le 26 janvier.
2 — le 5 février.
2 — le 19 mars.
2 — le 6 août.
3 — le 20 juillet.
6 — le 31 juillet.

Il eût été intéressant de savoir le moment et le lieu précis de l'accident; malheureusement ces renseignements manquent dans les documents que M. Meriam a eu l'obligeance de nous adresser.

Navires foudroyés plusieurs fois.

Sur 12 navires foudroyés plusieurs fois et signalés par M. Meriam (1), nous trouvons les renseignements suivants :

En 1845, le navire le *Saxon* frappé deux fois en dix jours.
1851, le *Radient*, foudroyé deux fois en quinze jours.
1853, le *Massachusetts*, frappé deux fois en mer en une heure.

(1) Voir le *New-York Enquirer* du 4 juin 1853.

En 1853, le navire *Louisa*, frappé six fois en mer dans une heure; plusieurs hommes sont blessés.

1848, le navire le *West-Point*, foudroyé sept fois en mer, en trente minutes, 2 hommes sont tués.

CHAPITRE IX.

DES EFFETS DE LA FOUDRE SUR L'HOMME.

Les effets de la foudre sur l'homme se traduisent par trois ordres de phénomènes : 1° guérison d'affections préexistantes; 2° production de blessures et d'infirmités; 3° mort. Parmi les affections dont la foudre produit la guérison, nous avons trouvé des exemples :

D'affections rhumatismales;
De paralysies des membres;
D'amaurose;
De surdité.

Un auteur anglais cite même un exemple de disparition d'une tumeur du sein sous l'influence de la foudre (1).

En ce qui concerne les phénomènes pathogéniques de la foudre, il est digne de remarque que l'on y retrouve, sans aucune exception, tous ceux que la foudre guérit (2). Parmi les phénomènes pathogéniques, nous avons constaté les accidents ci-après :

Brûlures plus ou moins étendues;
Exanthèmes divers;
Épilation partielle ou totale du corps;
Hémorrhagies nasales, buccales, auriculaires;
Paralysie passagère ou persistante des membres, surtout des membres abdominaux;
Amaurose, cataracte (3);
Surdité avec ou sans perforation du tympan;
Mutisme;
Imbécillité;
Avortement.

(1) Eason (Alexander), *An account of the effects of lightning in discussing a tumour of the breast* (*Med. com.*, W., p. 82, 1776).

(2) C'est-à-dire que tous les accidents que la foudre guérit peuvent être produits par ce météore, mais non l'inverse.

(3) *Schmidt's mediz. Jahrbücher*, t. I, suppl., p. 286. — C'est ici le lieu de rappeler que le docteur Krussel, d'Helsingfors, dit avoir produit sur des lapins, à l'aide du pôle négatif, des cataractes que dissolvait ensuite le pôle positif. (Voy. *Gaz. méd.*, du 4 décembre 1841.)

CHAPITRE X.

EFFETS THÉRAPEUTIQUES DE LA FOUDRE.

Il existait, il y a quelques années, entre Tours et Rochemorte, un château, celui de Comacre, auquel on arrivait par une avenue de quinze cents peupliers. La foudre tomba sur un de ces arbres, et laissa, sur sa souche et sur le sol environnant, des marques évidentes de son action. Dès cet événement, dit M. Arago, la croissance de l'arbre foudroyé devint tout à fait exceptionnelle, et les dimensions de sa souche dépassèrent bientôt celles de tous les arbres de l'avenue (1).

Un cheval malade qui faisait partie d'une colonne foudroyée, à Tarbes, le 13 juillet 1842, portait plusieurs sétons, et les vétérinaires l'avaient condamné. Douze jours après, l'animal était rétabli (2).

Le 20 juin 1831, un employé du télégraphe de Strasbourg, ayant été frappé de la foudre dans sa guérite, tomba sans connaissance sur le plancher. Le cou, les bras étaient roides et paralysés, ainsi que les membres inférieurs. La paralysie du côté gauche persista jusqu'au lendemain matin. Il acquit alors un embonpoint remarquable, et il attribuait lui-même au coup de foudre l'amélioration sensible que sa santé avait éprouvée à dater de ce moment. Le 10 juin 1835, M. Roaldès, frappé de la foudre à la Martinique, tomba à terre, paralysé des membres inférieurs et du bras droit. Trois heures après l'accident, il n'en restait plus de trace. M. Roaldès, dont la santé était précédemment délabrée, se rétablit à la suite de cette commotion. Cartheuser cite un amaurotique guéri par un coup de foudre. Le 20 juillet 1843, la foudre tomba à Plancy (Aube), dans un atelier où étaient plusieurs ouvriers bonnetiers. Un de ces ouvriers, atteint précédemment de douleurs rhumatismales, se trouva entièrement guéri.

(1) L'électricité favorise à un haut degré le développement des plantes. D'après Duhamel, un brin de froment épié s'allongea de plus de 3 pouces en trois jours par un temps orageux ; un brin de seigle, de plus de 6 pouces ; un sarment de vigne, de près de 2 pieds. De Candolle a vu, à l'approche d'un orage, un jet de vigne s'allonger de 1 pouce 1/2 en deux heures. Lefebure et Hubert ont vu, sous l'influence de l'orage, des graines de rave germer en trente et même en vingt-quatre heures.

CHAPITRE XI.

ACTION PATHOGÉNIQUE DE LA FOUDRE.

ART. Ier. — La chute de la foudre précède la constatation de l'éclair.

Pour les personnes qui craignent la foudre il n'est pas indifférent de savoir que sa chute précède l'éclair, proposition qui justifie le mot de Sénèque : « Nemo unquam fulmen timuit, nisi qui effugit. »

Si la lumière parcourt 80 000 lieues par seconde, il résulte des expériences de Wheatstone que la marche de l'électricité est plus rapide encore; aussi, l'observation prouve-t-elle que la foudre frappe avant que l'éclair ait été vu. Un fermier du Cornouailles, jeté à terre sans connaissance par un coup de foudre, le 20 décembre 1752, avait si peu entendu le bruit, si peu aperçu la lumière du météore, qu'en revenant à lui, après un quart d'heure, sa première pensée fut de demander qui l'avait frappé. Un homme est foudroyé, près de Bitche, le 11 juin 1757; revenu d'un long évanouissement, il répond à l'abbé Chappe : « Je n'ai rien entendu, je n'ai rien vu. » M. Williams, recteur de Saint-Keverne (Cornouailles), fut atteint, le 18 février 1770, par le même coup de foudre qui ravagea le temple. En revenant à lui, après un long évanouissement, il déclara n'avoir pas vu l'éclair, n'avoir pas entendu le tonnerre. M. Howard questionna le survivant de deux jardiniers que la foudre avait jetés à terre sans connaissance, en 1807, dans une maison de campagne, voisine de Manchester. Cet homme déclara n'avoir ni entendu le tonnerre, ni vu l'éclair au moment de l'accident. Le 11 juillet 1819, le curé de Moutiers, foudroyé à l'autel, fut relevé asphyxié; revenu à la vie deux heures après l'accident, il déclara n'avoir rien vu, rien entendu, n'avoir rien su de ce qui s'était passé. Un ouvrier qui travaillait, en juin 1829, au clocher de Salisbury, tomba sans connaissance à la suite d'un violent coup de foudre. Revenu d'un long évanouissement, il déclara n'avoir point vu l'éclair (1).

ART. II. — Images kéraunographiques (2).

Nous avons donné ce nom aux images observées sur le corps de quel-

(1) *Œuvres de F. Arago*, t. I, p. 304.

(2) De κεραυνός, foudre, tonnerre, et de γράφω, j'écris. Voir notre troisième mémoire sur la foudre (*Annales d'hygiène publique*, 1835, t. II).

ques individus foudroyés ou placés, au moment de la chute de la foudre, dans le voisinage d'un objet frappé.

Casaubon cite dans ses *Adversaria*, publiés en 1610, le fait suivant, qui lui avait été signalé par l'évêque Ely : « Il y a environ quinze ans, pendant que le peuple assistait à l'office divin dans la cathédrale de Wells, on entendit deux ou trois coups de tonnerre tellement forts que tout le monde, saisi de terreur, tomba immédiatement à genoux. La foudre tomba sur-le-champ, mais sans faire de mal à personne; chose surprenante, et qui fut ensuite constatée par un grand nombre de personnes, on trouva des croix dessinées sur le corps de ceux qui se trouvaient à l'église. L'évêque de Wells assura que sa femme était venue lui signaler qu'elle avait sur le corps l'image d'une croix ; qu'il en avait ri d'abord, mais que sa femme lui en avait immédiatement présenté la preuve. Lui-même ensuite avait constaté sur son propre bras une figure semblable (*manifestissimam imaginem impressam in brachio*). D'autres présentaient ce même signe sur l'épaule, sur la poitrine, sur le dos, ou sur d'autres parties du corps (1). » Casaubon ajoute que personne, de son temps, ne révoquait en doute le fait qui précède, et que plusieurs personnes qui en avaient été témoins lui en auraient certifié la complète exactitude.

Vers 1786, Franklin, qui paraît n'avoir pas eu connaissance des faits précédents, eut occasion d'observer à son tour l'image d'un peuplier sur la poitrine d'un homme qui, au moment de la chute de la foudre sur un arbre de cette espèce, se trouvait dans le voisinage. L'observation de Franklin fut signalée à l'ancienne Académie des sciences de Paris, qui n'y vit qu'une suffusion sanguine fortuite. Une telle appréciation ne serait plus admissible aujourd'hui, en présence des faits nombreux du même genre que nous avons réunis (2). En 1825, la foudre tomba sur le brigantin *Il Buon Servo;* sur le dos d'un matelot tué, on trouva l'image d'un fer à cheval de la forme et de la dimension d'un fer cloué au mât de misaine. Plus tard, la foudre tomba dans la rade de Zante, sur un autre navire, et, sous le sein d'un matelot tué, on constata un n° 44, parfaitement semblable au numéro attaché à un agrès du navire (3).

(1) *Ex advers. Is. Casaubon, apud Mer. Casaubon, in Tractatus of credulity and incredulity*, p. 118. — Voyez aussi, Warburton, *Dissertation sur les tremblements de terre, etc., qui firent échouer le projet de l'empereur Julien*, trad. franç. Paris, 1754, t. I, p. 203.

(2) Voir nos trois Mémoires sur la foudre.

(3) *Comptes rendus des séances de l'Acad. des sciences*, 3 mai 1847.

En 1841, un magistrat et un meunier furent foudroyés dans le département d'Indre-et-Loire, et chez tous deux on constata, sur la poitrine, l'image de feuilles de peuplier (1).

En 1847, M. Orioli a signalé une dame de Lugano, dans le voisinage de laquelle la foudre était tombée. Sur la jambe de cette dame, il se produisit immédiatement l'image d'une fleur placée dans le voisinage (2). Le 9 octobre 1836, la foudre tombe, près de Zante, sur un jeune homme porteur d'une ceinture contenant dans la partie droite six pièces d'or de dimensions variées. *Bien que la ceinture fût restée intacte*, on n'en trouva pas moins sur l'épaule droite, brûlée et noircie, six taches couleur de chair, ayant exactement les dimensions respectives des six pièces de monnaie (3).

Le 26 août 1853, un journal américain (*Journal of commerce*) signalait la production de l'image d'un arbre sur le corps (*on her body*) d'une jeune fille placée devant un arbre au moment où la foudre était tombée sur ce dernier. Ce journal ajoute même : « Le fait n'est pas le premier de cette nature (4). »

Tout récemment, M. Poey, professeur d'histoire naturelle à la Havane, nous a signalé un fait qui, *s'il a été bien observé*, semblerait indiquer que des images *kéraunographiques* peuvent reproduire des objets très éloignés. En effet, d'après M. Poey, la foudre étant tombée, le 24 juillet 1852, dans une plantation de San-Vincente, à Cuba, sur un palmier, il se serait produit immédiatement sur les feuilles sèches de cet arbre l'image des pins d'alentour, placés cependant à 339 mètres du palmier.

Mort par fulguration ; épaule brûlée et noircie ; taches circulaires de dimensions exactement correspondantes à celles de six pièces d'or contenues dans une ceinture restée intacte.

Le 9 octobre 1836, la foudre tomba près de Zante, et tua le jeune Politi. Le docteur Dicapoulo constata les faits suivants : Politi, couché sur un lit, était habillé d'une veste de coton de couleur foncée, d'un pantalon de toile. Il portait une cravate de soie noire, une chaussette blanche au pied gauche, son pied droit était nu ; sa bottine, tombée près du pied du lit, était décousue, et tous ses vêtements, en partie déchirés, semblaient brûlés du côté du dos. Dans la poche droite de l'habit se trouvaient une tabatière et un mouchoir ; dans la poche gauche, un cornet de papier contenant de la crème

(1) *Même recueil*, 25 janvier 1837.
(2) *Même recueil*, t XVI, p. 1329.
(3) Voir pour les détails, l'observation citée plus loin.
(4) *This is not the first instance of the kind.*

de tartre. Autour de ses reins, une bande de toile serrée, et dans la doublure de cette ceinture, quatorze pièces d'or enveloppées de papier, en deux petits paquets : l'un, du côté droit, contenant une pistole d'Espagne, trois guinées et deux demi-guinées ; celui qui était à gauche renfermait une autre pistole espagnole, quatre guinées, une demi-guinée et deux sequins de Venise. Ni ces pièces, ni le papier, ni la toile ne présentaient la moindre marque de brûlure. Sous le pied droit, une blessure de plus de 1 pouce de longueur fit présumer que la foudre avait pénétré par cette extrémité, et son passage était tracé tout le long du cadavre; la jambe et la cuisse droites, les fesses, le dos jusqu'à la nuque, étaient fortement colorés en brun noirâtre, et, dans toutes ces parties, la peau présentait de petites déchirures ou des scarifications ramifiées ; les poils de la surface du corps étaient presque tous brûlés, ainsi que les paupières, les sourcils et les cheveux. De petites taches brunes, de la forme et de la grandeur d'une lentille, étaient disséminées sur sa face.

« Ce qui nous parut à tous le plus extraordinaire, ajoute M. Dicapoulo, c'est que le cadavre offrait, au milieu de l'épaule droite, *six cercles conservant leur couleur de chair*, et qui paraissaient d'autant mieux tranchés sur la peau noirâtre. Ces cercles, l'un à la suite de l'autre, se touchant en un point, étaient de trois grandeurs différentes, correspondant exactement à celle des monnaies d'or contenues dans le côté droit de la ceinture, ce que tous les témoins ont certifié. »

Production de lettres sur une nappe d'autel (1).

On lit, dans un ouvrage du XVIIe siècle, la relation suivante : « Le 18 juillet 1689, la foudre tomba sur le clocher de l'église Saint-Sauveur, à Lagny. Environ cinquante personnes, qui priaient Dieu dans cette église ou qui sonnaient les cloches, furent violemment renversées par terre ; le rideau dont le tableau de l'autel était couvert fut enlevé et retiré de la verge de fer qui le soutenait ; l'huile de la lampe qui brûlait devant le grand autel fut répandue; la pierre sur laquelle on consacre fut brisée en deux ; le carton sur lequel le canon de la messe était imprimé fut déchiré en plusieurs morceaux ; le grand autel parut tout en feu ; enfin, pour passer sous silence quelques autres effets bizarres, le tonnerre imprima en un instant, sur la nappe de l'autel, les paroles de la consécration, à commencer

(1) Voy. *Conjectures physiques sur deux colonnes de nues, et sur les plus extraordinaires effets du tonnerre*. Paris, 1689, in-12.

depuis celles-ci : *Qui pridie quam pateretur*, etc., jusqu'à ces autres inclusivement : *Hæc quotiescumque feceritis, in meï memoriam facietis.* Mais les paroles que l'on a l'habitude d'écrire en caractères plus saillants que les autres, en deux passages distincts (*hoc est corpus meum*), ne figuraient pas dans cette singulière impression. Au moment où la foudre tomba, le triple carton qui contenait le canon de la messe était déployé entre le tapis et la nappe de l'autel, au-dessus de la pierre sur laquelle on consacrait, et renversé de manière que le côté imprimé portait immédiatement sur la nappe. Le canon se trouvait tout entier marqué en noir sur le carton, sauf les deux passages qui étaient en rouge. Or, l'impression produite sur la nappe par ce tonnerre était identique avec celle que la typographie ordinaire avait fixée sur le carton, si ce n'est que les caractères et les lignes étaient retournés de droite à gauche ; de sorte que l'on ne pouvait guère lire facilement cet écrit que par derrière, au travers de la nappe, ou par l'intermédiaire d'un miroir qui redressait les lettres. Les caractères rouges étaient les seuls qui n'eussent pas donné lieu à un transport d'impression. »

ART. III. — Transport de particules métalliques par la foudre.

Dès 1817, le docteur Raschig signalait que la foudre étant tombée sur la tour d'une chapelle dans le voisinage de Dresde, elle y avait transporté de l'or, pris à l'aiguille du cadran de l'horloge, sur le plomb des vitraux sans que ceux-ci présentassent la moindre trace de fusion (1).

D'après M. Fusinieri, les étincelles provenant des machines électriques ordinaires contiennent du laiton en fusion et des molécules incandescentes de zinc, quand elles émanent d'un conducteur de laiton : si les étincelles partent d'une boule d'or ou d'argent, elles contiennent des particules impalpables de l'un ou de l'autre de ces métaux. Le centre des étincelles renferme des molécules seulement fondues ; mais sur le contour extérieur, les parcelles métalliques éprouvent une combustion plus ou moins forte par leur contact avec l'oxygène de l'atmosphère. Lorsqu'une étincelle, provenant d'une boule d'or, traverse une plaque d'argent, même assez épaisse, on aperçoit sur les deux surfaces de cette plaque, au point d'entrée et au point de sortie du jet électrique, une couche circulaire d'or, dont l'épaisseur doit être très faible, puisque la volatilisation naturelle ne tend pas à la faire disparaître en entier. Suivant M. Fusinieri, ces deux taches mé-

(1) *Gilbert's Annalen der Physik*, année 1817, t. LVIII, p. 102.

talliques se forment aux dépens de l'or en fusion contenu dans l'étincelle électrique. Le dépôt sur la première face n'aurait rien d'extraordinaire, mais en adoptant, pour la tache de la surface de sortie, l'explication du physicien italien, on est obligé d'admettre que l'or disséminé dans l'étincelle primitive, a traversé avec elle, du moins en partie, toute l'épaisseur de la plaque d'argent. L'étincelle qui émane d'un métal n'abandonne pas seulement une partie des molécules dont elle était d'abord imprégnée, quand elle va traverser un autre métal ; elle se charge encore, aux dépens de celui-ci, de molécules nouvelles. M. Fusinieri assure même qu'à chaque passage de l'étincelle, il s'opère des échanges réciproques entre les deux métaux en présence ; que si l'étincelle, par exemple, part de l'argent pour se porter sur le cuivre, il n'y a pas seulement transport du premier métal sur le cuivre, mais aussi transport du cuivre sur l'argent. Selon le même physicien, il existe de semblables matières dans la foudre où elles sont aussi à l'état de grande division, d'ignition et de combustion. Les matières transportées seraient la véritable cause des odeurs passagères de la foudre, comme aussi des dépôts pulvérulents dont demeurent entourées les fractures à travers lesquelles la matière électrique s'ouvre un passage. Ces dépôts ont offert à M. Fusinieri du fer métallique, du fer à divers degrés d'oxydation, et du soufre. Les taches ferrugineuses, laissées sur les murs des maisons, pourraient, à la rigueur, provenir du fer dont la foudre se serait chargée aux dépens de celui qui fait partie des bâtisses de tout genre. M. Fusinieri conclut que l'atmosphère renferme jusqu'à la région des nuées orageuses, du fer, du soufre, et d'autres matières sur la nature desquelles l'analyse chimique est restée jusqu'ici muette ; que l'étincelle électrique s'en imprègne et qu'elle les transporte à la surface de la terre où elles vont former de minces dépôts autour des points foudroyés.

ART. IV. — Production d'exanthèmes ; épilation.

M. Eisenmann cite plusieurs personnes foudroyées chez lesquelles il se serait manifesté immédiatement une éruption urticaire ; chez l'une d'elles, l'éruption reparaissait à chaque orage (1). Enfin, un journal allemand rapporte l'observation d'un homme foudroyé, qui fut pris le troisième jour d'œdème érysipélateux de l'articulation tibio-tarsienne gauche et de brûlure de la joue gauche (2).

(1) Eisenmann, *Die vegetativen Krankheiten*. Erlangen, 1835, p. 468.

(2) *Würtemberg. mediz. Corresp. Bl.*, in Schimdt's Jahrbücher, 1842, 3e vol., suppl., p. 267.

Épilation produite par la foudre. — On trouve dans un ouvrage déjà ancien la courte relation ci-après : « Accidit apud Monspelienses, ut fulmen cadens in domum vicarii generalis D. Grassi locorum puellæ ancillæ crines abraserit (1). »

Bartassius cite les vers suivants faits sur une dame de sa connaissance qui avait été frappée de la foudre :

> Vidi equidem, vidi his oculis puerilibus olim,
> Nec res fallit, anum, cœli cui lubricus ignis
> Abstulit attonsam strictim sine vulnere pubem (2). »

M. Orioli rapporte l'histoire d'une dame de vingt-six ans, frappée de la foudre, et sur laquelle on trouva : « Non sine admiratione, locos perustos, ruberrimos, tumefactos, crines ibi deficientes usque ad bulbum. » L'auteur ajoute, d'après la déclaration des amies de cette dame : « Ejus amicæ referunt primum barbatissimam, et, hoc facto, semper imberbem fuisse (3). »

La *Chronique scientifique* du 13 janvier 1839 publie une lettre de M. d'Hombres-Firmas, relative à une dame foudroyée au château de Saint-Christol. Cette dame n'éprouva aucun accident sérieux ; seulement : « Experta sensum levissimæ vellicationis in imo pectine ; imposita manu, nullos hic invenit crines, omnes quasi sectos. »

On lit dans les *Cartas eruditas* du père Feyjoo que la foudre étant tombée à Santiago dans le voisinage d'un jeune homme, celui-ci perdit ses cheveux et les poils qui couvraient les diverses parties de son corps.

Dans la nuit du 21 au 22 février 1812, la foudre tomba sur le vaisseau *le Golymin*, au sortir du port de Lorient, et M. Rihouet, capitaine de frégate, reçut plusieurs blessures à la tête. « Le lendemain, dit cet officier, quand je voulus me raser, je trouvai que la barbe, au lieu de se couper, s'arrachait par l'action du rasoir, et, depuis ce jour elle a totalement disparu. Les cheveux, les cils, les sourcils et les poils du corps tombèrent successivement. Depuis lors, je suis resté entièrement épilé. Pendant l'année 1813, les ongles s'en allèrent par écailles ; ceux des pieds n'éprouvèrent aucun changement visible (4). »

En revanche, Kundmann a donné la relation d'un coup de foudre qui

(1) Borell., *Historiar. et observat. rarior. medico-physic.*, cent. II, obs. 38.
(2) Orioli, *Spighe e Paglie : fulmini celebri.* Corfu, 1844, t. I, p. 83.
(3) Orioli, *op. cit.*, t. I, p. 84.
(4) *Œuvres de F. Arago.* Paris, 1854, t. I, p. 377.

frappa une jeune fille, fendit l'aiguille de cuivre qui maintenait ses cheveux et laissa ceux-ci intacts.

ART. V. — Accidents divers.

1re OBSERVATION. — Chute de la foudre; mort apparente; épilation, brûlure, dessinant le trajet d'une chaîne d'or; ab[illegible]on de la vue; paraplégie; rêves se rapportant à des corps ignés; exa[illegible] de l'odorat, du goût et de l'ouïe; flexibilité exagérée des membres; paralysie de l'œil droit (1).

Le 29 novembre 1839, à huit heures du soir, la foudre tomba sur le navire l'*Hélène*, mouillé au bas de la rivière de Bordeaux, devant Goulet. Un passager, M. Marie, âgé de trente-cinq ans, était assis à la grande table, les jambes croisées et le pied gauche appuyé sur une chaise fixée au plancher par une barre de fer. La lampe qui éclairait la table était suspendue au-dessus de la tête des joueurs au moyen d'une tige métallique attenant à la claire-voie du plafond. Tout à coup, la foudre tombe sur le mât d'artimon, pénètre dans la chambre par la claire-voie, brise la lampe en éclats, bouleverse l'assiette de porcelaine contenant les jetons, et les éparpille circulairement au loin. Les autres passagers n'éprouvent qu'une légère commotion; M. Marie seul est trouvé étendu sans aucune apparence de vie. Après lui avoir prodigué en vain des secours, on l'expose à une pluie battante de grêle; après cinq quarts d'heure, quelques mouvements révèlent qu'il existe un reste de vie.

Tout le système pileux de la face, les cils des paupières compris, avaient été brûlés, ainsi que celui du tronc et des membres; une vaste brûlure dessinait au cou et à la poitrine le trajet parcouru par une chaîne d'or garnie d'un crucifix, don maternel que M. Marie gardait constamment sur lui; les anneaux en avaient été dispersés; on ne trouve intacts qu'un fragment d'environ un décimètre et le crucifix. D'autres brûlures du second degré parcouraient toute la longueur du membre inférieur gauche, sur le côté externe principalement, en partant de la malléole péronière où existait la plaie la plus profonde. A cette même place, la foudre avait fondu la boucle de métal qui fixait la chaussure, et avait enlevé celle-ci à une assez longue distance, en la déchiquetant comme auraient fait des ciseaux. Le membre inférieur droit ne présentait de brûlure qu'à la partie supérieure de la jambe droite et sur la face interne de la cuisse. Les bras avaient été

(1) Observation recueillie par le docteur Bernard; Voy. V.-L. Janson, *Mélanges de chirurgie*. Paris, 1844, p. 363.

entièrement préservés; il n'existait à la face que de petites phlyctènes disséminées. D'après la série des solutions de continuité précitées, on est porté à penser que c'est par la boucle externe de la botte gauche, probablement en rapport avec la barre de fer fixant la chaise, que la décharge électrique s'est faite; elle a sillonné la surface antérieure du corps avec d'autant plus de facilité que la chaîne d'or lui offrait un excellent conducteur. La boîte d'une montre d'or avait été dépolie sur plusieurs points, comme si elle eût été attaquée par du mercure.

En reprenant connaissance, M. Marie recouvra toute la force de son intelligence, et l'on chercha vainement à lui faire prendre le change sur l'origine du mal. Il se rappela alors, comme aujourd'hui, la vive lumière qui l'avait douloureusement ébloui; le petillement et la sensation de brûlure éprouvés à la face; le cliquetis des jetons renversés avait aussi frappé ses oreilles; il n'en fut pas de même du bruit du tonnerre dont il n'avait aucun souvenir, pas plus que de toute espèce de commotion violente. Ce retour au sentiment de l'existence fut accompagné de tristes constatations : la vue était entièrement abolie; les diverses parties de son corps ne semblaient plus lui appartenir, tant les sensations étaient obtuses et les mouvements difficiles; c'était une intelligence conservée intacte au milieu des ruines de l'organisation. Le besoin d'uriner et d'aller à la selle ne se manifesta pas avant le troisième jour. Pendant les six jours suivants, l'expulsion des urines et des matières fécales s'opéra avec beaucoup de difficulté.

Lorsque le malade entra à l'hôpital Saint-André, à Bordeaux, le 18 décembre 1839, les plaies des brûlures étaient encore très vives, à granulations vermeilles, très serrées; pouls petit, fréquent, parfois irrégulier : battements du cœur obscurs; l'auscultation n'y découvrait aucun bruit particulier, pas plus que dans les organes respiratoires. La température de la peau était un peu abaissée; sensation pénible habituelle d'un froid de glace. Intelligence intacte; exagération des dangers de sa maladie; nulle espérance en la possibilité de la guérison; sommeil pendant la nuit, accompagné de rêves ayant pour objet des corps en ignition de toute espèce, et suscitant parfois des réveils en sursaut, avec accroissement de douleur aux yeux. Pendant le jour, assoupissement presque continuel lourd et fatigant; céphalalgie frontale s'étendant parfois jusqu'à l'occiput.

Le sens de l'odorat, du goût, et surtout de l'ouïe, avaient acquis plus de délicatesse. C'est avec un charme inconnu jusqu'alors que les sons de l'orgue de Barbarie ou des clairons frappaient les oreilles du malade. Fixité et comme hébétude dans le regard. Immobilité des pupilles. Vision rétablie depuis treize jours, mais d'une manière fort incomplète : les objets ne pouvaient être distingués en quelque sorte qu'à la dérobée, et en excitant un larmoiement très abondant, ainsi qu'un picotement très vif. Sens du toucher obtus. Voix affaiblie notablement ; respiration lente, peu profonde.

Anéantissement complet ; véritable résolution des forces musculaires. Le malade ne sent aucun lien qui unisse les membres. La colonne vertébrale, offrant une flexibilité exagérée, est incapable de se maintenir sans point d'appui. Les membres inférieurs ne peuvent être mus que lentement et dans la position horizontale seulement : les jambes et les pieds paraissent lourds comme du plomb. La faiblesse des bras semble moindre. Tout le corps, dans les déplacements qu'on lui fait subir, est comme une masse inerte, obéissant au gré de la pesanteur. Ses diverses fractions, étrangères les unes aux autres, ont le jeu désordonné, d'après la comparaison du patient, des pièces d'un pantin de foire articulées au moyen d'une ficelle. Crampes douloureuses, s'étendant depuis les orteils jusqu'aux genoux, fréquentes, surtout pendant la nuit ; elles se sont manifestées pour la première fois le 10 décembre.

Pendant les dix premiers jours qui ont suivi l'entrée à l'hôpital, des bains généraux ont été prescrits. Le premier bain est suivi d'un sentiment de bien-être assez prononcé ; le second produit un tel accablement qu'il n'a pas paru convenable de recourir à un troisième. Deux fois, et à trois jours d'intervalle, des sangsues ont été posées derrière les oreilles ; la seconde application a seule produit du soulagement, mais il n'a pas été durable. De la céphalalgie surtout pendant la nuit.

26 décembre. — Aucune modification notable. Le malade n'a découvert qu'aujourd'hui la paralysie de l'œil droit. Éprouvant plus de douleur que d'habitude dans cet œil, il s'est avisé de s'en servir en fermant celui du côté opposé, et il a eu la douloureuse surprise de ne pouvoir rien distinguer. Il avait été jusqu'alors dupe d'une véritable illusion, en croyant percevoir avec les deux yeux les images que lui transmettait l'œil gauche.

10 janvier 1840. — Même résolution musculaire ; sensibilité des yeux un peu moindre. L'œil droit a pu percevoir des rayons lumineux. Larmoiement abondant ; sensation presque continuelle de petits graviers sous les paupières ; pouls petit ; sensation de froid moins vive. Brûlures en voie de cicatrisation.

12 janvier. — L'appareil électro-moteur de Fozembas a été appliqué

hier au genou droit, au-dessus d'une plaie qui persiste plus opiniâtre et plus douloureuse que les autres, et aujourd'hui sur le front. Des effets remarquables se sont fait sentir ; les douleurs de la plaie ont disparu comme par enchantement ; les crampes ont été moins vives, la céphalalgie moindre. Le malade a goûté pour la première fois un sommeil réparateur.

14 janvier. — Le sulfate de quinine n'a pas cessé d'être administré tous les jours. Le malade dit en retirer progressivement un surcroît d'énergie vitale, un rétablissement de la calorification, une diminution dans l'assoupissement, enfin, une excitation dans l'appétit, ainsi qu'une activité plus grande dans les fonctions digestives.

8 février. — L'œil droit a subi, depuis le 10 janvier, une amélioration rapide. La vision a donné lieu à des remarques intéressantes. D'abord le malade ne percevait que les ombres des personnes. Puis sont survenues des illusions d'optique qui faisaient paraître à distance des objets très allongés en divers sens, comme dans certains miroirs courbes. Plus tard, la teinte grise générale des objets a fait place à la perception de leur véritable couleur. Les yeux ont conservé une certaine sensibilité.

Depuis trois jours, un phénomène curieux est venu surprendre le malade. Par moment, l'image des traits sinueux et brillants de la foudre apparaît à ses yeux en suivant une direction rapide de haut en bas, et en s'évanouissant tout à coup. Pupille toujours immobile et dans un état de dilatation normale.

Les crampes ont diminué d'intensité ; naguère elles étaient quelquefois assez fortes pour imprimer un mouvement de ressaut aux jambes, d'autres fois, au lieu de s'arrêter aux genoux, elles s'étendaient jusqu'aux hanches ; alors le mouvement général de ressaut s'accompagnait d'un bruit de claquement dans les articulations coxo-fémorales. Ces crampes, qui n'ont jamais été observées aux bras, sont plus prononcées dans la jambe droite que dans la jambe gauche ; pendant qu'elles ont lieu, la vitalité des membres qui sont déjà notablement atrophiés, semble reprendre de l'énergie : le tact y est moins obtus. Parfois le malade sent ses jambes comme rapidement labourées par des fusées électriques.

Depuis une quinzaine de jours, roideur dans les régions dorsale et lombaire, ainsi que dans les cordes tendineuses des jarrets; plus tard, les articulations des cous-de-pied ont participé à la même roideur. Ce premier contraste avec la flaccidité antérieure des membres nous a paru de bon augure, ainsi qu'au malade qui a la conscience de ses muscles. Depuis la même époque, il a pu porter lui-même sa cuiller à sa bouche. Les bras, en supportant divers objets, ne donnent plus une sensation aussi exagérée de leur pesanteur. Dès ce moment, le malade essaie de faire quelques pas, en se faisant soutenir.

15 février. — Le malade peut se tenir debout sans appui, et commence à distinguer les contours des objets.

1er mars. — Les yeux éprouvent encore, par moment, un sentiment de brûlure ou de gravier. Le malade s'est aperçu, en essayant les lunettes (n° 13) de son ami, âgé de soixante ans, qu'il lui était possible de lire les caractères d'imprimerie : il s'est empressé de profiter de cette découverte pour écrire à sa famille. Son écriture est très imparfaite, à cause de l'état du toucher ; il lui semble que les objets tenus entre les doigts en sont séparés par une pellicule d'oignon. Toutefois, il est moins exposé qu'auparavant à des illusions. Il ne lui arrive plus, par exemple, de croire tenir un corps lorsque celui-ci a déjà fui de ses doigts. Il n'est plus insensible au chatouillement de la paume des mains ; la plante des pieds, lorsqu'elle repose sur le sol, n'en paraît plus séparée par une enveloppe de coton, selon l'expression de M. Marie. Depuis hier, des sueurs ont paru pendant la nuit ; jusqu'alors la transpiration avait été complétement nulle. Pour la première fois, le malade a la conscience d'une solidarité d'union, d'une articulation, entre la jambe et la cuisse ; les genoux, qui pliaient, donnent la sensation d'une résistance.

30 mars. — Les bains sulfureux, donnés dans le but d'exciter l'énergie des muscles, ont été suspendus, parce qu'ils semblaient en augmenter la roideur ; il en a été de même pour les frictions avec la teinture de quinquina, qui avaient remplacé celles avec l'huile de jusquiame ; cette dernière avait, au contraire, favorisé la torpeur de la faculté contractile. Les bains gélatineux sont mis en usage ; le sulfate de quinine continué, à la satisfaction du malade qui exalte le bien-être qu'il en a éprouvé. Pendant ce mois, des progrès très remarquables se sont opérés dans la locomotion : peu à peu le malade a été capable de marcher avec des béquilles, plus tard avec une canne seulement. Les bras agissent bien ; la vue est en bon état. Une circonstance curieuse, qui n'a jamais failli jusqu'à ce moment, c'est une succession régulière de jours bons ou mauvais, comme dit le malade. En effet, un malaise général, la céphalalgie, la roideur musculaire, une aptitude moins grande à l'exercice, se montrent régulièrement tous les deux jours ; heureusement les progrès de la locomotion continuent ; les muscles reprennent du volume. M. Marie a pu s'embarquer pour rejoindre son pays où son rétablissement paraît s'être complété.

2ᵉ OBSERVATION. — **Chute de la foudre sur une prison; paralysie du concierge; femme lancée sur un meuble; robe projetée au plafond; prisonnier atteint de mutisme; mort de sangsues contenues dans un bocal; odeur de soufre et d'ail (1).**

Le 30 juin 1847, à cinq heures dix minutes du soir, la foudre tomba sur la prison de la Châtre, après avoir éclaté à la hauteur de 300 mètres environ. Un *globe lumineux* suivant une direction du nord au sud, diamétralement opposée à celle du vent, est venu s'abattre sur la toiture de la prison, bâtiment carré, à quatre étages, très élevé, bâti sur le sommet d'un rocher qui domine le vallon que parcourt la rivière de l'Indre. Toutes les fenêtres de la prison sont garnies d'énormes barreaux de fer. De la toiture, dont les tuiles volent au loin, la foudre suit et dégrade en zigzag le mur du côté du sud; elle brise toutes les vitres de la croisée de l'étage supérieur où se trouvait un prisonnier seul, qu'elle lance le long de la muraille et le laisse sans mouvement; il n'y avait sur son corps aucune lésion apparente. La foudre se précipite ensuite à l'étage plus bas, casse encore les vitres, arrache l'appui de la croisée, et jette au loin un boulon de fer du poids de 7 kilogrammes. Mais c'est à l'étage inférieur, dans la chambre commune, que la foudre exerce le plus de ravages. Cinq personnes s'y trouvaient : le concierge de la prison, debout près de la fenêtre, ayant à la main gauche plusieurs grosses clefs; quatre femmes, dont trois assises et la quatrième debout; encore sous la forme d'un *globe enflammé*, la foudre brise les vitres de la chambre commune, frappe violemment à la cuisse gauche le concierge qu'elle laisse sans mouvement; la femme la plus près de lui est atteinte au côté droit du col et jetée à dix pas; une autre femme est lancée sur un meuble; enfin, une robe est enlevée des mains de la femme qui était debout, et projetée au plafond.

Le concierge, que l'on avait cru d'abord frappé mortellement, mais qui reprit bientôt connaissance, avait les jambes paralysées. Une médication énergique ramène en quelques heures la sensibilité et la circulation capillaire dans les membres froids et insensibles. La femme frappée au col ne pouvait tourner la tête, et le muscle sterno-cléido-mastoïdien du côté droit était roide, tendu et douloureux; le prisonnier, le premier frappé à l'étage supérieur, est resté jusqu'au soir sans pouvoir parler. Au moment de mon entrée dans la chambre où la foudre a fait le plus de mal, j'ai senti une odeur très prononcée de soufre et d'ail. Le pantalon du concierge,

(1) Observation recueillie par le docteur Decerez.

déchiré en plus de vingt endroits, n'offrait que des lambeaux; sa botte gauche était presque réduite en charpie, et pourtant aucune trace de brûlure n'existait au pied. Tous les meubles de la chambre avaient été plus ou moins endommagés; des sangsues, qui se trouvaient dans un bocal, avaient été tuées instantanément. La foudre, après avoir exercé tous les ravages signalés, s'est pratiqué dans l'épaisseur des carreaux un trou conique, et s'est perdue dans un cachot.

3ᵉ OBSERVATION. — Chute de la foudre sur une église; deux prêtres et un sacristain terrassés; catalepsie, cécité, paralysie.

M. de Sairigné (1) nous communique l'observation suivante : « Au mois de juin 1851, par une belle matinée de printemps et un temps calme, mais d'une chaleur étouffante, un gros nuage noir, isolé, s'arrêta au-dessus de l'église de Montmorillon. Un seul coup de tonnerre éclata, mais avec une vivacité de lumière effroyable et un bruit pareil à celui d'une décharge d'artillerie. Je crus que ma maison s'écroulait. J'étais à peine revenu à moi, lorsqu'une femme s'élança dans mon cabinet en s'écriant : l'abbé Thomas vient d'être tué. Je cours à l'église; une odeur de soufre suffocante remplit la nef; des plâtres détachés de la voûte jonchent le pavé. Au bas de l'autel gisent, renversés et comme tués d'un seul coup, M. l'abbé Thomas, un vieux prêtre de soixante-dix ans, et le sacristain qui l'assistait; le calice et l'hostie ont roulé de l'autel sur l'estrade; ils sont recueillis par le curé de la paroisse, qui sort du confessionnal, pâle, tremblant et croyant voir l'église entière prête à s'abîmer. Le sacristain reprend bientôt connaissance, mais en se plaignant de douleurs atroces dans toutes les articulations; elles disparaissent peu à peu dans la journée. Quant au vieux prêtre rapporté à sa demeure dans un état de catalepsie complet, il ne revint à lui qu'après plusieurs heures, mais pour rester presque aveugle et perclus; il mourut peu de temps après.

» La foudre avait frappé la croix surmontant le clocher, qui lui-même est construit au-dessus du transept et domine l'autel principal où l'abbé Thomas officiait. L'étincelle électrique, après être descendue le long du clocher, et avoir glissé le long d'une grande croix placée au-dessus du tabernacle, était descendue sur l'autel même, dont toutes les dorures portaient l'empreinte du passage de la foudre, et avait, pour ainsi dire, arraché le calice des mains du prêtre. Là, elle avait frappé le prêtre en pleine poitrine, en pratiquant une trouée presque imperceptible au travers

(1) Aujourd'hui notaire à La Rochelle.

de ses ornements sacerdotaux et de ses vêtements, avait excorié légèrement la peau à l'estomac, au ventre, le long de la jambe gauche ; puis sortant par l'extrémité du soulier dont le cuir avait éclaté, elle s'était perdue sous l'estrade de l'autel, dont le parquet s'était entièrement brisé et soulevé sous les pieds du prêtre et de son assistant. Quelques feuilles du parquet furent lancées à une distance de 6 à 10 mètres. »

4e OBSERVATION. — Chute d'un globe de feu ; paralysie de la jambe gauche ; tremblement général ; palpitations.

M. Buchwalder, ingénieur suisse, a publié la relation suivante d'un coup de foudre qui l'atteignit sur le Sentis à 2504 mètres au-dessus du niveau de la mer, dans le canton d'Appenzell (1) : « Vers 10 heures du soir, la foudre éclata avec fureur et me força à me réfugier dans ma tente avec mon aide. Nous nous couchâmes tous deux côte à côte sur une planche. Alors un nuage épais et noir comme la nuit enveloppa le Sentis ; la pluie et la grêle tombaient par torrents ; le vent soufflait avec fureur ; les éclairs, rapprochés et confondus, semblaient un incendie ; la foudre brisée en éclairs mêlait ses coups précipités qui, se heurtant contre eux-mêmes et contre les flancs de la montagne, répétés indéfiniment dans l'espace, étaient tout à la fois un déchirement aigu, un ralentissement lointain, un sourd et long mugissement. Je sentis que nous étions dans le centre même de l'orage, et l'éclair me montrait cette scène dans toute sa beauté, ou dans toute son horreur. Mon aide ne put se défendre d'un mouvement d'effroi. En ce moment un *globe de feu* apparut aux pieds de mon compagnon, et je me sentis frappé à la jambe gauche d'une violente commotion. Il avait poussé un cri plaintif : Ah ! mon Dieu ! Je me retournai vers lui, et je vis le côté gauche de sa figure sillonné de taches brunes ou rougeâtres ; les cheveux, les cils, les sourcils, étaient crispés et brûlés ; les lèvres, les narines, étaient d'un brun violet ; la poitrine semblait se soulever encore par instants ; mais bientôt le bruit de la respiration cessa. Je sentis toute l'horreur de ma position, mais j'oubliai ma souffrance pour chercher à porter secours à un homme que je voyais mourir. Je l'appelai, il ne répondit plus. Son œil droit était ouvert et brillant ; néanmoins il semblait s'en échapper un rayon d'intelligence, et je me livrais à l'espoir, mais l'œil gauche demeurait fermé, et, en soulevant la paupière, je vis qu'il était terne. Je supposais cependant que la vue du côté droit persistait, car si j'essayais de fermer l'œil de ce côté, essai que je

(1) *Ergebnisse der trigonometrischen Vermessungen in der Schweitz*, p. 11.

répétai trois fois, il se rouvrait et semblait animé. Je portai la main sur le cœur, il ne battait plus ; je piquai ses membres, le corps, les lèvres avec un compas, tout était immobile ; c'était la mort, et pourtant je n'y pouvais croire. La douleur physique m'arracha enfin à cette triste contemplation. Ma jambe gauche était paralysée et j'y sentais un frémissement, un mouvement extraordinaire. J'éprouvais en outre un tremblement général, de l'oppression, des battements de cœur désordonnés. Les réflexions les plus sinistres venaient m'assaillir. Allais-je périr comme mon malheureux compagnon ? je le croyais à mes souffrances. J'atteignis avec grande peine le village d'Alt-Saint-Johann. »

CHAPITRE XII.

EFFETS DE LA FOUDRE ÉTUDIÉS SUR L'HOMME MORT ; LÉSIONS ANATOMIQUES.

ART. 1er. — Caractères généraux.

Dans ce chapitre nous examinerons successivement l'attitude des individus tués par la foudre, leur transport à une certaine distance, l'état des vêtements, enfin l'état du cadavre et celui des divers organes. On comprend l'importance de cette étude, entièrement neuve, au point de vue de la médecine légale.

Ce qui caractérise particulièrement les effets de la foudre, c'est l'imprévu, le protéiforme, le contraste, l'opposition. Tantôt l'individu foudroyé est tué roide, sur place, le mort restant assis, à cheval, ou debout ; tantôt, au contraire, nous voyons l'homme foudroyé lancé à 23 mètres, et son corps se retrouve *sur une touffe de châtaigniers*. Tantôt la foudre déshabille les victimes, détruit leurs vêtements et respecte le corps ; tantôt, au contraire, elle brûle le corps et laisse intacts les vêtements. Ici les désordres atteignent des proportions effrayantes, avec déchirure du cœur et broiement des os ; ailleurs, l'examen le plus attentif aboutit à une autopsie négative. Ici c'est la flaccidité des membres, le ramollissement des os, l'affaissement des poumons, la fluidité du sang ; là c'est la dilatation des poumons, le sang coagulé, la rigidité des membres, avec serrement des mâchoires. Tantôt le corps du foudroyé semble braver les lois de la décomposition, tantôt, au contraire, la plus rapide et la plus horrible putréfaction s'empare immédiatement du cadavre. Enfin, la foudre qui brise un arbre et même une muraille semble ne produire que très difficilement des mutilations chez l'homme, avec séparation de parties du corps. Sur plusieurs centaines d'observations d'individus foudroyés, nous n'avons rencontré que six cas de mutilation proprement dite ; mais dans les six exemples se trouvent quatre arrachements partiels ou totaux de la langue.

ART. II. — Attitude des individus foudroyés.

Pline résume ainsi l'action de la foudre sur l'homme : « Omnia contrarias incumbant in partes ; homo nisi convertatur vi percussus non expirat ; superne icti concidunt ; vigilans, conniventibus oculis, dormiens patentibus reperitur (1). » Nous avons consulté plusieurs traductions sans trouver une seule interprétation acceptable. Quelques latinistes de nos amis ayant essayé de trouver un sens au texte latin, sans être plus heureux, nous sommes resté convaincu que l'interprétation exigeait peut-être une certaine familiarité avec l'histoire de la foudre, et nous hasardons la traduction suivante : « La foudre opère constamment sur les parties du corps opposées à celles qui sont frappées. Jamais l'homme foudroyé ne meurt sans être retourné ; frappé par en haut, il tombe à terre ; s'il est atteint pendant la veille, ses yeux se ferment ; s'il dormait, ses yeux sont ouverts. »

Plusieurs auteurs ont copié Pline, sans se douter que ce naturaliste avait moins consulté la nature que son imagination. Ainsi, nous lisons dans Ambroise Paré : « Il peut eschoir qu'on soit en doute si un corps trouué mort par la campagne, ou seul en vne maison, est mort de fouldre, ou autrement. Parquoy estant appelé par iustice pour en faire rapport, concluras par ces signes qu'il est mort de fouldre : c'est que tout corps frappé de fouldre sent vne odeur fascheuse et sulfurée, qui fait que les oiseaux et chiens n'en osent approcher, encore moins gouster. La partie frappée de fouldre souuent demeure entière sans apparence de playe, et néanmoins les os se trouuent comme usés et brisés au dedans ; que s'il advient qu'il y ait playe apparente, subit qu'on la touchera, on la sentira sans comparaison plus froide que le reste du corps, comme le dit Pline ; pource que subit la substance spiritueuse touchée et dissipée par le uent très subtil et violent que la fouldre chasse et pousse touiours devant soi, aussi la fouldre laisse touiours certaine marque de bruslure pource que nulle fouldre est sans feu, soit en bruslant, soit en noircissant. Or, comme ainsi, soit que tous animaux frappés de fouldre tombent de l'autre costé, le seul homme ne meurt point du coup, s'il ne tombe sur la partie frappée de fouldre, ou

(1) *Hist. nat.*, lib. III, cap. 56.

s'il n'est touché de force du costé dont la fouldre vient. L'homme qui en veillant est frappé de fouldre, demeure les yeux fermés; au contraire, ils lui demeurent ouuerts, s'il est foudroyé [illegible]n dormant, comme dit Pline (1). »

Malgré l'autorité du nom de Pline et d'Ambroise Paré, la description qui précède est loin d'être justifiée par l'observation.

ART. III. — De la mort sur place et debout.

Nous avons ainsi désigné, par abréviation, la mort avec conservation de l'attitude qu'avait l'homme au moment d'être frappé par la foudre. Tout le monde sait qu'il est impossible de faire tenir debout un cadavre. Plutarque rapporte qu'un Spartiate ayant échoué dans cette tentative, prononça ces remarquables paroles: « Par Jupiter, il y avait quelque chose là dedans (2)! » La foudre produit quelquefois ce que ne pouvait faire le Spartiate. Nous trouvons la première mention de la mort debout dans l'histoire d'Alexandre. Arrivée dans un pays appelé Gabaze, l'armée fut assaillie par une tempête affreuse, accompagnée de nombreux coups de foudre (3). « Cette horrible tempête, dit Quinte-Curce, emporta mille hommes; on en trouva quelques-uns appuyés contre des arbres, ayant l'air de vivre et de causer les uns avec les autres, dans l'attitude où la mort les avait surpris (4). »

D'après Cardan, cité par Rivière, huit moissonneurs qui prenaient leur repas sous un chêne, ayant été foudroyés, moururent en conservant leur attitude, l'un paraissant encore manger, l'autr[illegible] boire, etc. Voici le passage de Rivière : « Fixantes spiritus fulminibus [illegible]ri, docet Cardanus, historia octo messorum sub quercu cœnantium, qui fulmine percussi, rigidi omnino facti sunt, et in eadem specie permanserunt, ut unus comedere, alius manum poculo admovere, alius bibere videretur (5). » Comme ce fait, dont nous n'avons pu retrouver la trace dans Cardan, est d'une

(1) *OEuvres complètes d'Ambroise Paré*, précédées d'une introduction et notice sur la vie d'Ambroise Paré, par Malgaigne, 1841, t. III, p. 658.

(2) Νὴ Δία, εἶπεν, ἔνδον τι εἶναι δεῖ. (Plut., *In Lacon.*, LXIX).

(3) Ab omni parte emicare fulgura cœperunt. Erat prope continuus cœli fragor, et passim cadentium fulminum species visebatur. (Quinte-Curce, lib. VIII, c. IV.)

(4) Memoriæ proditum est quosdam applicatos arborum truncis, et non solum viventibus, sed et inter se colloquentibus similes esse conspectos, durante adhuc habitu in quo mors quemque deprehenderat. (*Ibid.*) Quinte-Curce semble disposé à attribuer cette attitude à l'intensité du froid; mais on a pu voir plus haut, page 407, que ce dernier agent produit plutôt l'attitude horizontale, avec cette particularité que les morts sont couchés sur le ventre.

(5) Riverius, *Prax. med.*, l. VIII, p. 266.

certaine importance, nous allons en donner la relation d'après M. Orioli, qui la reproduit dans son histoire des coups de foudre célèbres (*Fulmini celebri*) (1) : « I mietitori morirono attoniti, col gesto que ciascun faceva. Imperocche l'uno sostenendo la tazza, l'altro bevendo, un terzo tuffante la mano nel piatto, un quarto mangiante, e tutti, chi in atto di fare una cosa, chi un' altra, esalarono l'anima, affumicati e neri come le statue di bronzo che nelle terme si veggono. »

On lit dans les *Affiches de Lorraine* de 1781, p. 156 : « Le 9 mai 1781, le tonnerre est tombé vers trois heures sur la porte de la chapelle de la commanderie de Saint-Jean, près de laquelle s'étaient réfugiés une femme et trois enfants. La femme, assise au premier rang, a été suffoquée sans changer d'attitude, ainsi qu'un des enfants. »

Le 14 août 1793, un homme, surpris par l'orage aux environs de Douvres, se réfugia avec quatre chevaux sous un buisson. La foudre étant tombée, tua l'homme et les chevaux, avec cette particularité que l'homme mort resta assis (2).

On trouvera plusieurs faits analogues dans notre premier mémoire sur la foudre (3) ; mais le plus curieux est peut-être celui d'un individu qui fut tué par la foudre pendant qu'il était à cheval. L'animal continua sa route et ramena son maître dans l'attitude d'un homme à cheval.

Le même phénomène a été observé plusieurs fois sur des animaux. Ainsi, dans l'église de Châteauneuf-les-Moustiers, tous les chiens moururent en conservant leur attitude. Le 22 janvier 1849, une chèvre fut tuée par la foudre près de Clermont, et on la trouva debout sur ses pattes de derrière, tenant encore à la bouche une branche de verdure (4).

Le même phénomène se présente quelquefois chez les individus tués par arme à feu. On lit dans une lettre de Balaclava, adressée le 8 novembre 1854, au *Morning Herald*, les détails suivants donnés par une personne qui venait de visiter le champ de bataille d'Inkermann peu d'instants après la fin du combat : « Plusieurs figures semblaient sourire, d'autres étaient

(1) *Spighe e paglie*. Corfu, 1844, t. II, p. 279.

(2) G. Lyons, *An account of several*, etc. London, 1796.

(3) Voy. *le Naturalisme des convulsions dans les maladies de l'épidémie convulsionnaire*. Soleure, 1733, Ire partie, p. 57. Voici le passage : « Un procureur du séminaire de Troye, revenant à cheval, fut tué par le tonnerre. Un frère, qui le suivait, crut qu'il s'était endormi, parce qu'il le voyait vaciller sur son cheval ; mais, ayant essayé de le réveiller, il trouva que tous ses os avaient été consumés, sans que les chairs parussent endommagées. »

(4) *Comptes rendus des séances de l'Académie des sciences*, 1849, t. I.

encore menaçantes, quelques cadavres avaient des poses funèbres; on eût dit que des mains amies les avaient disposés pour la tombe. D'autres étaient restés le genou en terre, serrant convulsivement leur arme et mordant la cartouche. Plusieurs avaient le bras levé, soit qu'ils eussent cherché à parer un coup, soit qu'ils eussent formulé une prière suprême en rendant le dernier soupir. Toutes ces figures étaient pâles, et le vent qui soufflait avec force semblait ranimer ces cadavres : on eût dit que ces longues files de morts allaient se relever pour recommencer la lutte (1). »

ART. IV. — Transport des individus foudroyés loin du lieu où ils ont été frappés.

Le corps d'un individu étant trouvé à une certaine distance du lieu où la foudre est tombée, peut-on conclure que la mort ou les blessures soient étrangères à la fulguration? Le fait suivant répond négativement. Un homme, frappé le 8 juillet sous un chêne, fut trouvé, après l'explosion, presque mourant, sur une touffe de châtaigniers, à 23 mètres de la place où le météore l'avait atteint (2). Dans quelques circonstances, ce sont les cheveux ou les vêtements qui sont lancés à distance. En 1787, la foudre tomba, près de Tacon, dans le Beaujolais, sur deux personnes réfugiées sous un arbre; leurs cheveux furent lancés sur le haut de l'arbre. Un cercle de fer, qui liait le sabot de l'un de ces individus, fut retrouvé accroché à une branche très élevée (3).

ART. V. — Déshabillement des individus foudroyés ; intégrité ou destruction des vêtements.

Parmi les effets bizarres produits par la foudre, nous signalerons le déshabillement assez fréquent des personnes frappées. Le 7 décembre

(1) Voici une note que nous adresse M. Périer, après avoir lu notre premier Mémoire au camp de Sébastopol : « Comme je parcourais le champ de bataille de l'Alma, le surlendemain de l'action, mon étonnement fut grand en apercevant çà et là bon nombre de cadavres russes qui conservaient des attitudes et une expression de figure offrant encore l'image de la vie. Quelques-uns paraissaient se tordre dans les angoisses de la douleur ou du désespoir; mais la plupart avaient l'air empreint de calme et de pieuse résignation. Quelques autres semblaient avoir la parole sur les lèvres, et souriaient au ciel avec une sorte de béatitude exaltée. L'un de ceux-ci surtout, attira toute mon attention, et je ne pouvais me lasser de le faire remarquer aux personnes qui m'accompagnaient : il était couché un peu sur le côté, les genoux fléchis, les mains élevées et jointes, les yeux ouverts, la tête renversée en arrière, et l'on eût dit qu'il murmurait une prière suprême. »

(2) *Comptes rendus des séances de l'Académie des sciences*, t. X, p. 115.

(3) *Annuaire du Bureau des longitudes pour* 1838, p. 489.

1838, la foudre tomba, dans la Méditerranée, sur un des mâts du vaisseau anglais le *Rodney*. Deux matelots qui étaient sur ce mât furent tués, et on les retrouva dans un état de complète nudité (1). Le docteur L. Turck, de Plombières, nous a cité l'histoire d'un prêtre du département des Vosges qui fut déshabillé par la foudre, pendant qu'il officiait à l'autel.

On lit dans le journal des *Débats* du 20 août 1855 : « Samedi, 11 août, à une heure de l'après-midi, la foudre a frappé un homme dont tous les habits ont été enlevés, et il a été étendu, entièrement nu, sur la route. On n'a retrouvé épars çà et là sur le chemin que quelques morceaux des brodequins ferrés, une manche de sa chemise et quelques lambeaux de ses vêtements. Dix minutes après la décharge électrique, il avait repris connaissance ; en ouvrant les yeux il déclara ne savoir pas comment il se trouvait là tout nu. On a remarqué sur son corps plusieurs blessures à la tête et au cou, et le ventre était sillonné en plusieurs endroits par des raies semblables à celles que l'on ferait avec un couteau. »

Dans d'autres circonstances, les vêtements sont complétement ou partiellement épargnés, bien que les parties sous-jacentes soient brûlées. Les *Annales de Foulda* citent le fait suivant sur un coup de foudre observé à Mayence en 855 : « Fulminum ictibus ædes plurimæ crematæ sunt, inter quas Basilica Sancti-Chiliani martyris, nonis Juliis, clero laudes vespertinas celebrante, repentino ictu percussa et succensa est. Et mirum in modum sub laquearibus domus ignis pendulus, inlæsa materia tamdiu oberrabat, donec ossa martyris, et totius Ecclesiæ thesaurus efferetur inlæsus... Clericorum quoque nonnulli fulmine tacti, *inlæsis vestibus*, per diversa membrorum loca graves combusturas habuisse reperti sunt. Fertur etiam quemdam in illis regionibus hominem ita cœlesti igne combustum ut, consumpto corpore, vestis ab igne remaneret inlæsa. »

Le 12 septembre 1787, la foudre tomba sur une femme, et la tua après l'avoir brûlée au sein, sans avoir endommagé ses vêtements (2).

Le fait suivant rapporté par Ramazzini, présente un exemple diamétralement opposé : « Nunquam alias cecidere crebriora fulmina, a quorum uno ictus est agricola, indumentis omnibus perustis, præter lora coriacea... Is ad nonnullos dies attonitus jacuit, sed postea, sine ullo remedio in se rediit, et adhuc superstes est (3). »

(1) *Comptes rendus des séances de l'Académie des sciences*, t. VIII, p. 174.
(2) *Mémoires de l'Académie de Toulouse.*
(3) *Constit. epid. urban.*, ann. 1691.

Le 10 août 1841 la foudre tomba sur l'église Saint-Laurent d'Arce, et blessa plusieurs personnes. Sur un homme brûlé aux deux bras, on trouva les manches de la chemise intactes, bien que celles de deux gilets de laine, placés l'un au-dessus, l'autre au-dessous de la chemise, fussent percées de plusieurs trous (1):

ART. VI. — Rigidité ou flaccidité des membres; prompte ou lente putréfaction; état du sang.

La foudre produit tantôt l'un, tantôt l'autre de ces résultats. Franklin raconte avoir tué plusieurs fois des animaux par l'étincelle électrique, afin de rendre leur chair plus tendre. En revanche, le docteur Rüther signale la rigidité des cadavres de deux individus tués par la foudre; chez l'un il y avait même impossibilité d'écarter les mâchoires.

« Chez les animaux tués par la foudre, dit Hunter, et chez ceux qu'on tue au moyen de l'électricité, les muscles ne se contractent point. Cela provient de ce que la mort est produite à l'instant même dans les muscles, qui, en conséquence ne peuvent plus être excités par aucun stimulant (2). »

La question de savoir si le corps des hommes et des animaux foudroyés a ou n'a pas de tendance à la putréfaction intéresse à la fois la médecine légale et l'hygiène publique. Il importe, en effet, au médecin légiste d'être fixé sur les caractères anatomiques que peut présenter le corps des individus tués par la foudre; d'autre part, l'hygiéniste doit se mettre en mesure de décider si les animaux foudroyés peuvent, sans danger, être livrés à la consommation. Les auteurs sont partagés sur le problème de la putréfaction des cadavres des individus tués par la foudre; selon les uns, la putréfaction serait presque instantanée; selon les autres, au contraire, elle se montrerait très tardivement. Ces deux opinions pèchent, l'une et l'autre, par leur caractère trop absolu. Les deux cas peuvent se présenter : nouvel exemple des bizarreries de la foudre qui se plaît à produire les actions les plus opposées.

On lit dans Plutarque : « Quant à moi, je sai bien par expérience, parce que n'aguères la foudre étant tombée en nostre maison, y fit plusieurs choses estranges et merveilleuses; car elle versa tout le vin dans la cave sans offenser les tenons et poinsons de terre où il était, et, volant par dessus un homme qui dormoit, elle ne lui fit aucun mal ni ne toucha point à son habillement; mais, ayant un baudrier ceint où il y avoit quelques pièces de

(1) *Comptes rendus de l'Académie des sciences.*

(2) J. Hunter, *Œuvres complètes*, trad. par G. Richelot, t. II, p. 137.

billon, elle les fondit toutes et les confondit, de sorte qu'on y eust plus seu reconnaître aucune forme. Le personnage s'en adressa à un philosophe pythagorien, qui d'adventure se rencontra là passant son chemin, et lui demanda ce que cela vouloit signifier; mais le philosophe, s'en excusant, lui dit qu'il lui advisast lui-même à part lui, et qu'il se recommandast bien aux dieux. J'entends aussi que depuis n'aguères, il y eut un soldat à Rome, lequel faisant la sentinelle en un des temples de la ville, la foudre tomba tout auprès de lui, sans lui faire aucun mal que de brûler seulement les courroies de ses souliers; et, des boîtes d'argent étant dedans des étuis de bois, l'argent tout fondu se trouva en masse au fond, et le bois n'eut mal aucun, ains demeura en son entier. Et quant à cela, on le peut croire et non croire qui veut, mais ce qui est plus merveilleux et estrange, nous le savons, je crois, tous, c'est que les corps de ceux qui ont été tués par la foudre demeurent longuement sur terre sans se corrompre ni pourrir, pour ce que plusieurs ne les veulent brûler ni enterrer, ains les laissent sur la terre et les remparent de quelque fermeture à l'entour, de manière qu'on voit les corps demeurant là longtemps sans se corrompre ni empuantir. Et crois que c'est pourquoi on appelle le soulfre θεῖον, pour la similitude de l'odeur que rendent les choses qui ont été frappées de la foudre, lesquelles sentent le feu et ont une odeur de soulfre fort perçante. C'est pourquoi, à mon advis, les chiens et les oiseaux s'abstiennent de manger de tels corps qui ont été frappés du ciel. »

Ainsi d'après Plutarque, les corps des individus foudroyés resteraient longuement sur terre, sans se corrompre ni pourrir. Cette opinion a été soutenue également par MM. Paetz, Van Troostwik et Krayenhoff (1). M. Gabrielli a publié, en 1853, un fait qui serait favorable à cette manière de voir (2).

En revanche, Sénèque dit formellement : « Fulmine icta inter paucos dies verminant. » Voici d'ailleurs plusieurs faits qui démontrent au moins l'inconstance de la lenteur de la putréfaction des animaux et des hommes foudroyés : « Tous les moutons d'un troupeau, rassemblés sous un arbre, ayant été tués par un coup de tonnerre, le propriétaire, désirant en tirer parti, voulut les faire écorcher le lendemain, mais la putréfaction était telle, que l'on fut contraint d'enterrer les corps avec la peau (3). »

(1) *De l'application de l'électricité à la physique et à la médecine*, ouvrage couronné par la Société royale et patriotique de Valence. Amsterdam, 1788, in-4.

(2) *Gazzetta medica toscana*, 1853.

(3) Franklin, *OEuvres*, t. I, p. 333.

« Le 28 juin 1805, un militaire voyageait sur l'impériale d'une voiture, lorsqu'un éclair le frappa vivement dans les yeux. La vue s'obscurcit, la déglutition devint difficile et il survint de la céphalalgie. Après un traitement de quelques jours, la mort eut lieu le 3 juillet, et la nécropsie fut pratiquée le lendemain. On constata une gangrène de l'estomac. La chaleur animale et la fluidité du sang se conservèrent, alors que la putréfaction du cadavre existait déjà (1). »

On lit dans le *Journal de l'Empire* du 7 septembre 1809 : « Dans le mois d'août de cette année, trois jeunes gens réfugiés sous un arbre, près de Sedan, ont été écrasés par la foudre. La plus prompte et la plus horrible putréfaction suivit cette catastrophe. »

« Chez les animaux foudroyés, dit Hunter, le sang ne se coagule point, parce que le sang et les muscles sont tués en même temps (2). »

ART. VII. — Incinération ; mort par congélation.

Le peuple dit : Quand on touche le corps d'un homme foudroyé, il tombe en poussière. Nous avons démontré par la fréquence de la mort debout, que le mot *tombe* se justifie, mais nous pensions que la conversion en poussière, c'est-à-dire en cendre, avait quelque chose d'exagéré. De plus amples recherches nous ont montré que l'incinération des corps foudroyés, pour être rare, n'en est peut-être pas moins un fait réel. On trouve, en effet, dans le catalogue anglais *Bibliotheca britannica*, t. IV, 1824, article *Lightning*, l'indication de l'histoire d'un individu foudroyé, en 1637, et réduit en cendres (*burnt to ashes*). Nous avons trouvé une indication analogue, sous le titre : Helliard (John), *Fire from heaven, concerning a man burnt to ashes by lightning*. London, 1613, in-4°.

M. le comte de Maistre nous a affirmé que des matelots sardes, foudroyés dans la Méditerranée, avaient présenté tous les signes de la mort par congélation. Cette observation est d'autant plus remarquable qu'elle rappelle la congélation du vin déjà signalée par les anciens. « La foudre congèle le vin, dit Sénèque, et fond le fer et le cuivre : Vinum gelat, ferrum et æs fundit (*Quæst. nat.*, l. II, c. 52). » Dans un autre passage, il ajoute : « Stat, fracto dolio, vinum (c. 31). » Faut-il, sur la foi de Sénèque, admettre comme fait démontré, la congélation du vin ? Tel n'est pas notre avis ; mais il y aurait imprudence à le nier *à priori*, en présence de tant d'effets étranges

(1) De Laprade, *Mémoire sur les effets des orages*. Bruxelles, 1810, p. 42.
(2) J. Hunter, *Œuvres complètes*, trad. par G. Richelot, t. I, p. 276.

et si peu soupçonnés de la foudre, dont l'observation démontre chaque jour la réalité. Nous suspendons donc notre jugement sur la possibilité de la congélation du vin, et nous observerons la même réserve à l'égard de la proposition suivante du même auteur : « Vinum fulmine gelatum, quum ad priorem habitum redit, potum aut exanimat, aut dementes facit (1). »

ART. VIII. — Mutilations ; arrachement de la langue.

Lorsque l'on considère la force de la foudre et l'intensité de son action mécanique sur les corps inorganiques et sur les arbres, on a lieu d'être surpris de la rareté avec laquelle se présente, chez l'homme et chez les animaux, le phénomène de parties du corps détachées par la foudre. Nous n'en avons rencontré que six exemples; mais, dans nos six exemples figurent quatre arrachements partiels ou totaux de la langue.

1er EXEMPLE : *Langue arrachée.* — Orose (*Histor.*, v. 22), Julius Obsequens (97, 35), Plutarque (*Quæst. roman.*), Tite-Live (l. 73), et Dion Cassius ont cité le fait suivant : Sous le consulat de M. Aulius et de C. Porcius, dans l'année même où Jugurtha périt dans sa prison, un chevalier romain appelé Lucius Pompeius Elvius, après avoir assisté aux jeux du cirque avec sa femme et sa fille, reprenait le chemin de la Pouille. Surpris par un orage, il confie sa voiture aux esclaves, et monte à cheval avec sa fille terrifiée. Tout à coup, la foudre tombe et tue l'enfant et le cheval. « Vestimento deducto, dit l'historien Obsequens, in inguinibus exserta lingua, ut ignis ad os emicuerit (2). »

2e EXEMPLE : *Langue arrachée et non retrouvée.* — M. Orioli cite l'histoire de deux hommes qui, ayant été surpris près du village de Benvenide par un ouragan impétueux, se couchèrent à terre pour laisser passer le météore. Quelques moments après, l'un des deux se releva roide et fatigué ; l'autre resta mort. Les os de ce dernier étaient tellement ramollis qu'il était facile de les plier ; le corps entier avait en quelque sorte la consistance d'une pâte ; la langue avait été arrachée à sa racine, et l'on ne parvint jamais à la retrouver. « Tutto il corpo pareva fosse fatto di pasta, et altre non haveva lingua, che dalla radice gli era stata strappata, et ancorche la cercassero, mai la travarono. » M. Orioli range ce fait dans la catégorie des tempêtes électriques (*Tiffoni elettrici*) (3).

(1) M. Boutigny (d'Évreux) assure avoir transformé, dans le fond d'une capsule chauffée à blanc, l'acide sulfureux et l'eau en un glaçon.

(2) Ce dernier passage laisse à désirer sous le rapport de la clarté.

(3) Orioli, *Spighe e paglie*, t. II, p. 72.

3e EXEMPLE : *Langue et mâchoire inférieure enlevée.* — Le célèbre Louis cite un homme à qui la foudre enleva la langue et la mâchoire inférieure sans aucune marque de contusion ni de brûlure (1).

4e EXEMPLE : *Bout de langue coupé.* — Le 5 juin 1781, on écrivait de Bar-le-Duc, au rédacteur des *Affiches de Lorraine :* « Le tonnerre est tombé sur le clocher de l'église de Longueville-devant-Bar, pendant le *Magnificat :* il a fait un trou sur le haut de la toiture, a suivi la direction de la corde d'une des cloches qui donne vis-à-vis du chœur et a tué trois hommes ; de là, circulant de banc en banc, il a blessé et brûlé plus de soixante autres personnes dont deux sont à la mort. Il s'est retiré en tournant autour du pilier qui est vis-à-vis de l'endroit où était posée la bannière du Saint-Sacrement, dont il a brûlé les franges ; enfin il a disparu en laissant plusieurs traces de son passage sur un pilier. L'un des morts s'est trouvé avoir un petit trou noirâtre sur le côté du col, et le bout de la langue était coupé. »

Bras enlevé. — Un journal du 20 juillet 1808 parle d'une jeune fille frappée par la foudre au moment où elle se promenait avec une de ses compagnes qui, effrayée, se mit à courir sans s'apercevoir que le bras de son amie lui était resté dans la main (2).

Enlèvement d'un bras et d'une partie de la tête. — Le 15 août 1853, mademoiselle Winsgaste, habitant près de Black-Creek (Floride), fut tuée par un coup de foudre, qui lui enleva un bras et une partie de la tête (3).

ART. IX. — Lésions du crâne, de la membrane du tympan ; proéminence des yeux.

Petit trou au crâne. — Ainsi se trouve désignée la seule lésion fréquemment signalée comme cause de mort chez les individus foudroyés. « Une religieuse de Saint-Étienne fut tuée par la foudre il y a une cinquantaine d'années : son crâne était percé d'un trou large d'une ligne ; on ne découvrait aucune autre lésion extérieure. Une jeune fille, atteinte du même coup, resta bossue (4). »

« Trois paysans, dit M. Heusinger (5), furent frappés par la foudre :

(1) *Observations sur l'électricité*, par M. Louis, ancien chirurgien-major des armées du roi, etc. Paris, 1747.

(2) De Laprade, *op. cit.*, p. 34.

(3) *Gazette municipale de New-York* de 1853, p. 1218, notice de M. Merium.

(4) De Laprade, *op. cit.*

(5) *Pathologie comparée*, Cassel, 1853, p. 289.

l'un mourut sur-le-champ, sans autre lésion appréciable qu'une plaie de la grandeur d'une pièce de six francs, sur le pariétal gauche où les cheveux étaient brûlés, sans lésion de la peau ; au-dessous de cette plaie, l'os était percé d'un petit trou de deux lignes de diamètre, et de ce trou sortaient trois fissures très fines de 6 à 12 lignes de longueur. Chez les deux survivants, ni l'esprit ni le mouvement ne se trouvèrent affectés ; seulement ils présentaient deux bandes profondes de brûlure, commençant à la tête et se terminant aux pieds. Ils moururent tous deux le troisième ou le quatrième jour dans des douleurs atroces. L'un n'avait aucune lésion interne ; l'autre avait une inflammation du larynx et de la trachée. »

Fracture comminutive des os du crâne. — M. Pouillet a vu deux individus tués par la foudre ; l'un avait toute la partie osseuse de la tête brisée, comme elle aurait pu l'être par cent coups de massue (1).

Perforation de la membrane du tympan. — Nous trouvons cette lésion signalée dans plusieurs circonstances ; dans un cas, la membrane du tympan s'est trouvée arrachée.

Proéminence des yeux. — M. Puccinotti a beaucoup insisté sur ce phénomène, observé par lui sur plusieurs individus foudroyés, en même temps qu'il signale l'état brillant des yeux et une tache triangulaire livide sur la sclérotique, ayant sa base du côté de la rétine, et son sommet tourné vers l'angle de l'œil (2). M. Carresi dit avoir fait la même observation sur deux cadavres (3). Enfin le même fait est signalé par le docteur Rüther (4). Dans plusieurs cas, la proéminence du globe oculaire était telle qu'elle rendait impossible l'occlusion des paupières.

ART. X. — Affaissement ou dilatation des poumons ; rupture du cœur.

Nous avons trouvé ces deux états des poumons signalés dans plusieurs observations (5). Les Mémoires de l'Académie de Saint-Pétersbourg parlent d'un homme dont le cadavre présenta les phénomènes suivants : « Le bas-ventre et la verge furent trouvés prodigieusement enflés ; la peau du côté gauche ressemblait à du cuir brûlé ; toutes les autres parties du corps

(1) *Éléments de physique expérimentale*, t. II, p. 760.

(2) *Occhj in generale protuberanti e lucenti.*

(3) *Giornale delle scienze mediche di Torino*, décembre 1840.

(4) Voy. *Preussische Vereins-Zeitung*, in *Schmidt's Jahrbücher*, 1851, t. LXXIII, p. 98.

(5) Dans une observation relatée dans *Schmidt's Jahrbücher*, l'affaissement des poumons se trouve signalé ainsi : *Die Lungen waren zusammengefallen.*

corps avaient une couleur pourpre, excepté le col qui était rouge écarlate. On apercevait des marques d'une petite hémorrhagie à l'oreille droite; sur le dessus de la tête se voyait une légère blessure, comme si le péricrâne avait été déchiré; le crâne n'avait pas souffert; le cerveau néanmoins était rempli de sang très fluide, et l'étui des vertèbres d'une grande quantité de sérosité; les poumons étaient noirâtres et tombés; le cœur privé de sang, ainsi que les vaisseaux qui l'entourent. La vésicule du fiel et la vessie urinaire étaient affaissées et entièrement vides, tandis que les uretères se trouvaient extrêmement distendus par une grande quantité d'urine. » Dans plusieurs autres observations, on signale, au contraire, l'extrême dilatation des poumons.

Le 14 août 1793, quatre chevaux furent tués par un coup de foudre près de Douvres. Chez trois de ces animaux, on constata une rupture du cœur (1). Nous renvoyons, pour les détails de cette observation, à notre second mémoire sur la foudre.

ART. XI. — Lésions anatomiques variées.

5e OBSERVATION. — Chute de la foudre; mort debout; brûlures; sang noir et liquide; putréfaction lente (2).

Pendant toute la première moitié du mois d'octobre 1852, une pluie continuelle et des orages incessants régnèrent à Sienne et dans ses environs. On ne parlait que de récoltes détruites, d'hommes et d'animaux frappés par la foudre. Le mur d'enceinte de cette ville, aujourd'hui abandonné, a conservé quelques petites tours, converties la plupart en celliers. Dans un de ces celliers se trouvait, le 12 octobre, pour fouler la vendange, un jeune homme de vingt-trois ans, au moment où un violent coup de tonnerre remplit d'effroi les habitants du voisinage. Ne le voyant pas paraître à l'heure du repas, le propriétaire se dirigea vers la tour et l'aperçut au fond d'une cuve de bois, *la tête et le tronc droits* et appuyés contre les parois de la cuve. On crut d'abord qu'il avait été asphyxié par les exhalaisons du raisin, mais les traces de brûlure qu'il portait à la face et au cou, les cheveux brûlés, la roideur des articulations, la présence d'une écume blanchâtre aux narines et la conservation d'un peu de chaleur à la région lombaire le firent transporter à l'hôpital, où l'on songea immédiatement à

(1) G. Lyons, *An account of several*, etc. London. 1776, 1 vol. in-8.

(2) Observation recueillie par M. Gabrielli, *Gazzetta medica toscana*, 1853, premier trimestre.

la fulguration. M. Gabrielli ne put constater aucune trace de dégât causé par la foudre ; en revanche, il s'assura que la vendange était dans une fermentation très faible et que la mort ne pouvait avoir eu lieu par asphyxie.

Autopsie quarante-huit heures après la mort.— Roideur très marquée ; *pas de traces de putréfaction ;* pas d'altération des traits. Brûlure des cheveux, des sourcils, des cils et de la barbe. Traces de brûlure superficielle ou intéressant toute la peau, surtout le front, le côté droit de la face et l'oreille correspondante, la nuque et la partie latérale droite du cou. Thorax et ventre sillonnés par une large brûlure. Brûlure également à la région lombaire gauche, jusqu'à la colonne vertébrale, à la fesse et à la partie postérieure du membre inférieur gauche, jusqu'à la malléole. Les brûlures étaient du deuxième, troisième et quatrième degrés. Graves à la face et à la nuque, très graves au cou, très légères au contraire à la partie antérieure du tronc ; très graves encore aux lombes, où la peau ressemblait à du cuir, et de là diminuant par degrés d'intensité jusqu'au pied. La forme des brûlures avait quelque chose de spécial : elles étaient dispersées par places, tantôt larges, tantôt petites, comme si le corps comburant eût agi en tremblant ou en sautillant ; dans quelques points on apercevait des taches, comme celles que produit la poudre. Sur une brûlure de la colonne vertébrale, existait une couche de substance blanche, qui se détachait facilement par le frottement, et que le microscope montra n'être autre que des cryptogames. Conjonctive de l'œil droit extrêmement colorée en rouge brun, par suite de l'injection fine des capillaires ; même altération, mais moins prononcée et moins étendue sur l'œil gauche. Globes oculaires brillants, sans être turgescents ; cristallin transparent.

L'incision du cuir chevelu donna issue à beaucoup de sang. Les os et les sutures du crâne étaient parfaitement intacts, les sinus de la dure-mère gorgés de sang très noir et liquide. Rien de notable dans le cerveau, si ce n'est la stase du sang dans les veines. Même aspect vers la moelle et ses membranes ; les réseaux vasculaires étaient distendus comme pendant la vie. La bouche et la gorge contenaient du mucus sanglant, que l'on retrouvait aussi le long des tuyaux aériens, jusque dans les plus petites bronches. La muqueuse bronchique était elle-même d'un rouge foncé, sans être ramollie ; la glande thyroïde, le tissu cellulaire, les aponévroses du cou, étaient injectés.

Les poumons étaient soudés aux côtes par des adhérences anciennes. La plèvre gauche offrait plusieurs ecchymoses, s'étendant jusqu'aux muscles sous-jacents ; à droite, mêmes taches en plus petit nombre. Poumon gauche tout entier noir, peu crépitant, friable comme un caillot sanguin d'un homme pléthorique; le doigt y pénétrait avec facilité, comme il aurait pénétré dans un caillot sanguin. A en voir un fragment, on eût eu peine à reconnaître que c'était du tissu pulmonaire. En incisant la plèvre, il s'en écoula en abondance du sang noir et liquide, qui était évidemment extravasé dans le parenchyme, et celui-ci était déchiré et réduit en bouillie; il nageait dans l'eau, mais en faisant peu saillie au-dessus. Poumon droit dans le même état que le gauche, dans ses deux tiers postérieurs; en avant, état presque normal.

Un peu de sérosité sanguinolente dans le péricarde. Cœur flasque et ne contenant ni sang ni caillots; endocarde coloré en rouge, spécialement dans les sinus; artère pulmonaire colorée en rouge à son intérieur, surtout au voisinage des valvules sigmoïdes. Même état de l'aorte; seulement la rougeur ne commencait qu'à quelques pouces de son origine. Système artériel, sans altération, mais vide. Veines à l'état normal, moins les veines pulmonaires, colorées en rouge vineux. Sang noir partout et liquide; il fut impossible, en ouvrant un grand nombre de vaisseaux, de trouver un seul caillot sanguin.

Face antérieure et extrémité gauche de l'estomac sillonnées de taches rouges, qui contrastait avec l'état de décoloration de ce viscère. Injection et coloration rougeâtre de l'intestin grêle; le gros intestin avait sa coloration blanchâtre. Les autres viscères sains, sauf les reins, qui, de couleur plombée en dehors, étaient fortement colorés en rouge foncé en dedans, et avec une telle uniformité, qu'ils paraissaient constitués par une substance homogène. Les nerfs situés au voisinage des brûlures, et les plus superficiels du membre inférieur gauche, présentaient une coloration rouge du névrilème. Le sang, exposé à l'air libre, se maintint noir et liquide sans que le sérum s'en séparât. La putréfaction fut très lente. Le microscope ne fit découvrir aucun changement dans les globules, ni dans la substance cérébrale et médullaire, dans les nerfs pneumogastrique, grand sympathique du cou, poplité interne, ni enfin dans les reins ni dans le poumon.

CHAPITRE XIII.

MOYENS PROTECTEURS EMPLOYÉS CONTRE LA FOUDRE.

ART. Ier. — Documents historiques.

Chez tous les peuples, la foudre a été une cause de terreur. Les Romains élevaient des autels au dieu tonnant : *Deo tonanti, deo fulminatori*, souvent sur le lieu même qui avait été frappé. De retour d'une expédition contre les Cantabres, nous voyons Auguste consacrer un temple à Jupiter pour avoir été préservé de la foudre qui avait traversé sa litière et tué l'esclave éclaireur (1).

On lit sur une ancienne inscription : *Deo fulguratori aram et locum hunc religiosum ex aruspicum sententia Quint. Pub. Front. posuit.*

Dès que le tonnerre se faisait entendre, les comices étaient suspendus : « In nostris commentariis scriptum habemus : Jove tonante, fulgurante, » comitia populi habere est nefas (2). »

Les aruspices enterraient avec soin tout ce qui avait été frappé par la foudre.

> . . . Aruns dispersos fulminis ignes
> Colligit, et terræ mœsto cum murmure condit (3).

Les individus foudroyés se considéraient eux-mêmes comme l'objet de la haine des dieux, à l'exemple d'Anchise : « Jampridem invisus divis (4). »

Une loi de Numa, qui nous a été conservée par Festus, portait (5) : « Si la foudre de Jupiter tue un homme, que son corps ne soit point élevé sur les genoux (6), qu'on ne lui fasse point d'obsèques, qu'on ne lui dresse pas de bûcher (7). »

(1) « Tonanti Jovi ædem consecravit, liberatus periculo, quum in expeditione » Cantabrica, per nocturnum iter, lecticam ejus fulgur perfregisset, servumque » prælucentem exanimasset. » (Suetonius, *Vita Octav. August.*)

(2) Cicero, *De divinatione*, lib. II.

(3) Lucan., *Pharsal.*, lib. I.

(4) *Æneid.*, II.

(5) Au mot *Occisum*.

(6) Meursius, *De funere*, c. 38; Gutherius, *De jure manium*, lib. I, et Kirchman, *De funeribus Romanorum*, lib. I, désignent ainsi l'attitude et l'action de la personne qui, assise à terre, pose sur ses genoux un cadavre pour le laver.

(7) « Hominem ita exanimatum cremari fas non est; condi terra religio tradidit. » (Plinius, lib. II, c. 56.)

Il était défendu de toucher un corps frappé de la foudre, s'il n'avait été soumis préalablement à une purification. De là ces vers :

Ausus es igne Jovis percussum tangere corpus,
Et deploratæ limen adire domus (1).

On appelait *bidental* le lieu frappé par la foudre, lieu que les aruspices étaient tenus de purifier par le sacrifice d'une brebis de deux ans, alors en possession de deux grandes dents :

Minxerit in patrios cineres, an triste bidental
Moverit incestus... (2).

A Rome, il était tenu note de tous les coups de foudre, et des registres spéciaux (*libri fulminales*) conservaient ces indications. Ces registres étaient communiqués à l'autorité, comme l'indique le décret suivant de l'empereur Constantin (3) : « Si quid de palatio nostro, aut cæteris » operibus publicis, degustatum fulgure esse constiterit, retento more ve» teris observantiæ, quid portendat, ab haruspicibus requiratur et diligen» tissime scriptura collecta ad nostram scientiam referatur. Tum autem » denuntiationem atque interpretationem, quæ de tactu amphitheatri scripta » est, de qua ad heraclianum et magistrum officiorum scripseras, ad nos » scias esse perlatam. »

Selon que la foudre tombait sur des édifices publics ou privés, elle prenait diverses dénominations, « fulmina publica et privata. » La science de l'interprétation de la foudre s'appelait *haruspicinia*. Les prédictions basées sur la foudre avaient une autorité exceptionnelle, comme l'indique Sénèque : « Quidquid alia portenderint, interventus fulminis tollebat ; » quidquid ipsum significaverit, nullo alio ostento minuebatur. »

Les feux de Saint-Elme et l'état plus ou moins brillant de la pointe des lances servaient de base à certaines divinations, comme le montre le passage suivant de Turnèbe (*Adversar.*, XXIII, 12) : « Auspicium id captabatur ex acuminibus pilorum, hastarum, aliorumque telorum, si splen» dide emicarent, si non retusa, non hebetia, si horrorem quemdam » videntibus incuterent. » On trouve des exemples de ce genre d'auspices dans Denys d'Halicarnasse (liv. V), dans Tite-Live (XXII, 1, XLIII, 13).

(1) Ovidius, *Trist.*, lib. III, eleg. 5.

(2) Horat., *Art. poet.*

(3) Wildvogel, *Dissertatio juridica de eo quod justum est circa tempestates.* Ienæ, 1697, § XI.

A Jupiter seul appartenait d'abord le droit de lancer la foudre ; de là les surnoms de *tonans*, *fulgurator*, κεραύνιος, καταβάτης, etc. Plus tard on accorda ce pouvoir à Vulcain, à Mars, à Saturne, à Pluton. La foudre diurne (ἡμερινὸς) venait de Jupiter ; la foudre nocturne (νυκτερινὸς) était attribuée à Pluton. Si le tonnerre se faisait entendre à gauche (*intonuit lævum*), côté qui correspondait à la droite des dieux, le présage était de bon augure ; le tonnerre de droite était un signe de malheur. Rien de plus sinistre que le bruit du tonnerre pendant un temps serein :

> . . . Namque Diespiter
> Plerumque per purum tonantes
> Egit equos (1).

Suétone cite parmi les présages de la mort de Titus : « Quod tempestate » serena tonuerat. » Lucain signale comme de mauvais augure la direction du bruit du tonnerre du nord à l'ouest (2) :

> Fulmen, et arctios rapiens de partibus ignem
> Percussit Latiale caput.

On consultait de préférence les aruspices étrusques : « Quibus, » dit Sénèque, « summa persequendorum fulminum est scientia (3). »

Toute l'antiquité admettait la possibilité d'évoquer la foudre : « Extat » annalium memoria, sacris quibusdam et precationibus, vel cogi fulmina » vel impetrari. Vetus fama Etruriæ est, impetratum, Volsinios urbem » agris depopulatis subeunte monstro quod vocavere Voltam. Evocatum et a » Porsenna rege (4). »

Les croyances anciennes se sont conservées dans divers pays, et notamment dans l'Inde : « Un officier anglais, dit de Saussure (5), qui avait servi aux Indes orientales, affirmait en ma présence qu'un jongleur indien, après avoir fait des tours extraordinaires, finit par dire que, pour prouver qu'il était doué d'un pouvoir surnaturel, il allait, si on le voulait, faire tomber la foudre sur un arbre qui était en vue du lieu où il faisait ses tours, et qu'au moment où l'on eut accepté, on vit le tonnerre tomber sur cet arbre (6) »

(1) Horat., lib. I, od. 34.
(2) *Pharsal.*, lib. I.
(3) *Natural. quæst.*, lib. II, c. 32.
(4) Plin., *Hist. nat.*, II, § 4.
(5) De Saussure, *Observations sur l'électricité*, p. 493.
(6) Des histoires nombreuses d'évocation de la foudre sont citées par André

Si nous quittons l'époque romaine pour aborder le monde moderne, nous retrouvons l'idée de l'action intelligente de la foudre dans le peuple et dans l'Église. Dans diverses contrées de la France, le peuple manifeste encore aujourd'hui une répulsion marquée pour les choses et les lieux frappés; dans d'autres, on a vu des mendiants refuser de manger du poisson tué par la chute du météore dans le voisinage d'un étang (1).

Les anciennes lois tartares ordonnaient d'écarter des autres habitations la hutte de la famille de l'homme frappé de la foudre. Il était interdit à tous les siens d'entrer dans le campement d'un membre de la famille impériale, et l'on purifiait, en le passant entre deux feux, tout ce qui lui avait appartenu, hommes et choses (2).

Les prières prononcées par l'Église à l'occasion de la bénédiction des cloches sont explicites. Nous trouvons dans un ancien rituel les passages suivants : « Quotiescumque sonuerit, procul recedat virtus insi- » diantium, umbra phantasmatum, percussio fulminum, læsio tonitruum; » procul pellantur insidiæ inimici... Ut ante sonitum ejus effugentur ignita » jacula inimici, impetus lapidum. »

On connaît la célèbre inscription d'une cloche : *Laudo Deum verum, plebem voco et congrego clerum, festa honoro, dæmones fugo, vivos voco, mortuos plango, fulgura frango* (3).

Dans le protestantisme, il y a sur cette question autant d'opinions que d'opinants. Voici toutefois ce que nous trouvons dans les célèbres *Tisch-Reden* de Luther : « Le diable est un maître meurtrier, qui a dans sa sacoche plus de poisons que tous les apothicaires du monde. Ce poison manque-t-il son coup, vite un autre... Le doigt de Dieu seul peut le renverser. C'est le diable qui déchaîne les tempêtes; ce sont les anges qui soufflent les bons vents (4). »

Cisalpin, *In Dæmon. investigatione*, c. XI; par Philostrate, *De vita Apollon.*, lib. II, c. 33; par le père J.-A. Gavazzi, de Montecuculo; par le père Amadiani, de Bologne, *Istorica descriz. de' tre regni*, etc. Milano, 1690, p. 164.

(1) *Comptes rendus de l'Académie des sciences*, t. XXVIII, p. 235.

(2) *Mémorial portatif de chronologie*. Paris, 1829, t. II, p. 422.

(3) Voyez J.-C. Reiman, *De campanis earumque origine, vario usu, abusu ac juribus*. Isenaci, 1679, in-4°. Voy. aussi : Abraham Hosmanni, *De tonitru et tempestate*. Lipsiæ, 1612, in-8.

(4) *Tisch-Reden*, c'est-à-dire, propos de table, p. 280. Voyez aussi : Audin, *Histoire de la vie, des écrits et des doctrines de Martin Luther*, 5ᵉ édit. Paris, 1846, t. III, p. 221. — Les *Tisch-Reden*, publiés en 1566, par Jean Auribafer, disciple de Luther, ont été en grande partie prononcés au cabaret, *inter pocula*; ils n'en révèlent peut-être que mieux la pensée intime du *réformateur*. La foudre a joué un

ART. II. — Des moyens employés pour garantir les édifices et les hommes contre les atteintes de la foudre.

De tous temps les hommes ont cherché à se garantir contre les atteintes de la foudre, et l'étude des moyens auxquels ils ont eu recours n'est pas dépourvue d'intérêt. Pline raconte que les anciens Étrusques savaient faire descendre la foudre du ciel et la diriger à leur guise, et, qu'entre autres, ils la firent tomber sur un monstre appelé Volta (1). Selon Columelle, Tarchon se croyait complétement à l'abri de la foudre, en entourant son habitation de vignes blanches. Au siècle de Charlemagne, on plantait dans les champs, pour écarter les orages, de longues perches surmontées d'un papier, portant probablement des caractères magiques, si l'on en juge d'après un capitulaire de 789 qui en proscrivt l'usage comme superstitieux. Au commencement du Xe siècle, les peuplades russes des rives du Volga adoraient leurs divinités sous la forme de poutres d'une hauteur prodigieuse, fichées en terre, et dont l'extrémité supérieure était taillée en forme de figures humaines. La propriété qu'avaient ces poutres d'attirer la foudre leur donnait un grand crédit, car on en inférait qu'elles étaient en rapport direct avec la divinité (2). Gengiskhan et ses successeurs défendirent aux Mongols, pour ne pas attirer sur eux le tonnerre, très fréquent en Tartarie, de se baigner, le jour, dans une eau courante, d'y puiser avec des vases d'or et d'argent, de faire sécher sur terre des vêtements blanchis (3). Selon Kæmpfer, l'empereur du Japon se réfugie, pendant l'orage, dans une grotte surmontée d'un réservoir d'eau destiné à éteindre le feu de la foudre.

ART. III. — Emploi des tiges métalliques pointues.

Un des compagnons de Xénophon, Ctésias de Gnide, dans un passage conservé par Photius, dit avoir reçu deux épées, l'une d'Artaxercès, l'autre

grand rôle dans la vie de Luther. Il se fit moine après avoir vu un de ses amis d'enfance foudroyé à ses côtés; plus tard, se rendant à Worms, d'après l'ordre de l'empereur Charles-Quint, Luther passa par le village de Pfiffingsheim, où il aperçut un homme qui plantait un orme. « Donne, dit-il, c'est à moi de le mettre en terre, et puisse ma doctrine croître comme ses branches! » La foudre tomba sur ce même arbre en 1811.

(1) *Fuit disciplina alliciendi et, quasi diis invitis, extorquendi fulgura.*

(2) *Voyages de l'Arabe Ahmed-Ebn-Fozlan*, écrits en 922, et qui existent, manuscrits, à la Bibliothèque impériale de Paris.

(3) *Mémorial portatif de chronologie*. Paris, 1829, t. II, p. 411.

de la mère de ce roi. « Si on les plante, dit-il, la pointe en haut, elles écartent les nuées, la grêle et les orages... Le roi en fit l'expérience devant moi, à ses risques et périls. »

D'après Hérodote, les Thraces sont dans l'habitude, quand il tonne, de tirer des flèches contre le ciel pour le menacer (liv. IV, ch. 94). Les Arabes prêtent une semblable pratique à Nemrod (1). Il est digne de remarque que la même habitude se retrouve, d'après Olaüs Magnus, chez les anciens Suédois : « Præterea tam obstinato animo deorum suorum cul-
» tum observabant, ut, concitato in nubibus fragore, sagittas ex arcubus in
» aera excutientes, ostenderent se opem afferre velle diis suis, quos tunc ab
» illis impugnari putabant. Nec ea temeraria superstitione contenti, inusitati
» ponderis malleos, quos Joviales vocabant, ingenti aere complexos, magna-
» que religione cultos, ad eum usum habebant, ut per eos tanquam pio
» Claudiana tonitrua, et per usitatam rerum similitudinem, cœli fragores
» quos malleis cieri credebant, exprimerent tantique sonitus vim, fabrilium
» speciem imitando, deorum suorum bellis sic adesse admodum religiosum
» existimarent (2). »

Duchout a fait graver une médaille d'Auguste sur laquelle on remarque un temple de Junon, déesse de l'air, dont le faîte est orné de plusieurs tiges pointues. Enfin, Saint-Bernardin de Sienne rapporte qu'au XVe siècle on plantait, pour écarter la foudre, une épée nue sur le mât des navires.

Si l'on embrasse dans leur ensemble les documents qui précèdent, on est frappé de la fréquence des faits qui constatent, chez divers peuples et à des époques variées, l'emploi d'un des principaux éléments du paratonnerre de Franklin : nous voulons parler des pointes de fer, tantôt fixes, tantôt lancées contre la nuée. Que de tels faits aient été rapportés au hasard, c'est ce qui ne saurait surprendre quiconque connaît la tendance de l'homme à nier systématiquement ce qu'il ne comprend pas. Pour nous, le hasard nous paraît avoir ici tout simplement la valeur d'une hypothèse qui ne mérite pas la peine d'être réfutée.

Plus de cinq cents ans avant l'ère chrétienne, on trouve le temple de Jérusalem muni de longues tiges de fer, à pointes dorées, avec tout le complément obligé des paratonnerres modernes. Mais, écoutons l'illustre secrétaire perpétuel de l'Académie des sciences :

(1) *Niebuhr*, t. II, p. 289.
(2) Ol. Magnus, epist. I, c. 7.

« Le temple des juifs à Jérusalem, dit Arago, exista depuis le temps de Salomon jusqu'à l'an 70 de Jésus-Christ, ce qui fait un intervalle de plus de 1000 ans (1). Ce temple, par sa situation, était complétement exposé aux orages très forts et très fréquents de la Palestine. Cependant la Bible et Josèphe ne disent pas que la foudre l'ait jamais frappé. Si l'on se rappelle avec quel soin les anciens peuples enregistraient les tonnerres qui produisaient quelques dégâts ; combien de fois, par exemple, les annales de Rome font mention de ceux qui atteignirent le Capitole ou d'autres édifices, on ne pourra guère expliquer le silence de l'Écriture sainte à ce sujet, qu'en admettant, avec l'orientaliste Michaëlis, que le temple de Jérusalem ne reçut pas, en dix siècles, un seul coup véritablement foudroyant. Veut-on ajouter à la probabilité de cette conclusion? Je rappellerai que le temple, boisé intérieurement et extérieurement, aurait certainement pris feu si un fort coup de tonnerre était venu le frapper. Le fait une fois bien établi, nous devons, à la suite de Michaëlis et de Lichtenberg, en chercher la cause. Cette cause est très simple : *Par une circonstance fortuite*, le temple de Jérusalem se trouvait armé de paratonnerres *semblables à ceux qu'on emploie aujourd'hui* et dont la découverte appartient à Franklin. Le toit du temple, construit à l'italienne et lambrissé de bois de cèdre recouvert d'une dorure épaisse, était garni d'un bout à l'autre de longues lances de fer ou d'acier pointues et dorées. Au dire de Josèphe, l'architecte destinait ces nombreuses pointes à empêcher les oiseaux de se placer sur le toit et d'y laisser tomber leur fiente. Les faces du monument étaient aussi recouvertes dans toute leur étendue de bois fortement doré. Enfin, sous le parvis du temple, existaient des citernes dans lesquelles l'eau des toits se rendait par des tuyaux métalliques. Nous trouvons ici, et les tiges des paratonnerres et une telle surabondance de conducteurs, que Lichtenberg avait toute raison d'assurer que la dixième partie des appareils de nos jours sont loin d'offrir, dans leur construction, une réunion de circonstances aussi satisfaisantes. Définitivement, le temple de Jérusalem, resté intact pendant plus de mille ans, peut être cité comme la preuve la plus manifeste de l'efficacité des paratonnerres (2). »

Il reste donc parfaitement établi que, plus de cinq cents ans avant l'ère chrétienne, le temple de Jérusalem était en possession de paratonnerres

(1) Nous ferons remarquer ici une petite erreur historique, mais qui ne change rien au fond de la question. Le temple de Jérusalem, détruit par les Babyloniens en 599 avant l'ère chrétienne, ne fut reconstruit qu'en 536, par ordre de Cyrus.

(2) *Œuvres de F. Arago, Notices scientifiques*, t. I, p. 382. Paris, 1854.

qui feraient honneur encore aujourd'hui à nos constructeurs. Voilà pour le fait; nous l'admettons sans difficulté. Quant à l'interprétation, on nous permettra d'être un peu plus difficile. En effet, comment ne voir qu'une circonstance fortuite dans la fixation, sur la toiture d'un temple, de tiges de fer à pointes dorées, avec conducteurs et nappe d'eau souterraine. En ce qui regarde l'opinion de Josèphe, ce qui surprend le plus, c'est de voir Arago la reproduire et même l'accepter (1). Peut-être serait-il plus sage d'admettre que l'architecte du temple de Jérusalem avait gardé pour lui le secret de ses profondes combinaisons (2).

ART. IV. — Usage de tirer le canon et de sonner les cloches pour dissiper les orages.

Beaucoup de navigateurs croient fermement à l'efficacité du bruit de l'artillerie contre les nuées orageuses. Cette croyance repose-t-elle sur des faits?

On lit dans les *Mémoires du comte de Forbin :* « Pendant le séjour que

(1) Le fait suivant prouve que les paratonnerres peuvent avoir pour les oiseaux des inconvénients un peu plus graves que ceux dont parle Josèphe : « Le 12 juillet 1842, vers les trois heures de l'après-midi, un orage lointain venait d'agiter l'air des environs de Metz; les oiseaux suivaient involontairement des courants divers, et des nuages sombres s'amoncelaient autour de l'aiguille de la cathédrale de Metz. Tout à coup un oiseau de proie, de l'espèce appelée dans le pays *émérillon*, se précipite à la pointe du paratonnerre de cette aiguille, et s'y enfonce. Sa mort ne fut point instantanée; on vit l'oiseau agiter ses ailes pendant deux jours : beaucoup d'autres oiseaux accourus voltigeaient autour de lui; et l'un d'eux, qu'on croit être une hirondelle, attiré sans doute par la pointe du paratonnerre, subit le même sort que l'émérillon. Cet étrange spectacle excita la plus vive émotion dans la ville de Metz; on vit en lui un présage sinistre, et, par une coïncidence singulière d'événements, on apprit le 14, par le télégraphe, qu'un prince de la maison d'Orléans, que Metz avait vu quinze jours auparavant dans ses murs, venait de succomber à un accident. » (*Communication de M. E. B...*)

(2) Pierre Cunæus (lib. I, c. IV, p. 26, Elz., 1632) rappelle l'anecdote curieuse d'Aristote, qui s'entretint, en Asie, avec un juif auprès duquel les savants les plus distingués de la Grèce lui parurent des idiots (*tanta eruditione ac scientia, uti præ illo omnes Græci qui aderant trunci ac stipites esse viderentur*). On lit aussi dans Sénèque : « Il y a parmi les juifs des hommes qui savent les raisons de leurs mystères, mais la foule ignore pourquoi elle fait ce qu'elle fait. » (Sén., ap. S. Aug., *De civ. Dei*, VII, 2). Or, on peut supposer que, en ce qui concerne la destination des *tiges de fer*, Josèphe appartenait à la seconde catégorie. Admettre le hasard dans une telle question, n'est-ce pas s'exposer à en faire autant du calendrier des Hébreux, dont Scaliger et Newton ont fait le plus grand éloge? (Voy. *Is. Newton ad Dan. proph. vatic.*, trad. latine de Suderman, Amst., 1737, in-4, c. 2, p. 113; et Scaliger, *De emend. temp.*, lib. VIII, Genève, 1629, in-fol., p. 656.)

nous fîmes, en 1680, sur les côtes voisines de Carthagène des Indes, il se formait journellement, sur les quatre heures du soir, des orages mêlés d'éclairs, et qui, suivis de tonnerres épouvantables, faisaient toujours quelques ravages dans la ville où ils venaient se décharger. Le comte d'Estrées, à qui ces côtes n'étaient pas inconnues, et qui, dans ses différents voyages d'Amérique, avait été exposé plus d'une fois à ces sortes d'ouragans, avait trouvé le secret de les dissiper en tirant des coups de canon. Il se servit de son remède ordinaire contre ceux-ci : de quoi les Espagnols s'étant aperçus et ayant remarqué que, dès la seconde ou la troisième décharge, l'orage était entièrement dissipé, frappés de ce prodige, et ne sachant à quoi l'attribuer, ils en témoignèrent une surprise mêlée de frayeur. »

En opposition avec cette citation qui n'est rien moins que concluante, voici quelques faits négatifs. Le 25 août 1806, le général Fririon fit canonner le fort de Dannholm, près Stralsund, pendant toute la journée, ce qui n'empêcha pas un violent orage d'éclater vers neuf heures du soir. En 1793, le vaisseau anglais le *Duke* fut frappé de la foudre au moment même où il canonnait un fort de la Martinique. Il résulte enfin des recherches d'Arago, que sur 662 jours de tir d'artillerie au fort de Vincennes, de 1816 à 1835, on a compté : la veille des jours d'école, 128 jours couverts; le jour même de l'école, 158 jours couverts; le lendemain de l'école, 146 jours couverts. Comme on le voit, ces faits sont loin d'être favorables à l'hypothèse de l'efficacité du tir du canon.

L'usage de sonner les cloches soulève deux questions : 1° A-t-il la propriété de diminuer les accidents de foudre ? 2° A-t-il l'inconvénient de favoriser la chute de la foudre sur les clochers? Quant à la première question, nous manquons de documents pour tenter sa solution; pour la seconde, voici quelques faits capables de l'éclairer.

Le 11 juin 1775, la foudre tomba sur le clocher de l'église d'Auligny, pendant que l'on sonnait pour l'éloigner ; elle tua trois sonneurs et quatre enfants qui avaient cherché un abri sous la tour. Le 31 mars 1778, la foudre tomba à deux lieues de Valence, en Dauphiné, sur le clocher d'un village; elle tua deux jeunes gens qui sonnaient, et en blessa neuf autres. Le 10 avril 1781, le tonnerre tomba sur la tour de Puttelange (Moselle) ; elle tua un des sonneurs ainsi que deux autres personnes. Mais, que prouvent de tels faits, si ce n'est qu'il y a danger, en temps d'orage, à se tenir sous un clocher non muni de paratonnerre?

En 1781, l'abbé Needham, de Bruxelles, crut avoir prouvé par des expériences de cabinet, que la sonnerie des cloches est absolument sans résultat, qu'elle ne fait ni bien ni mal. Il fit construire un simulacre de clocher de bois de 3 pieds de haut, dans lequel il suspendit une cloche de 5 pouces 1/2 de diamètre, susceptible d'être mise en mouvement à l'aide d'une manivelle. Au sommet du clocher existait une boule métallique dont la communication avec le sol était convenablement établie. Cette boule fut placée en face de la boule toute semblable du conducteur d'une batterie électrique chargée à saturation. Quand la cloche ne sonnait pas, la distance explosive, la distance à laquelle l'étincelle s'élançait de la boule du conducteur sur la boule du clocher était de 1/4 de pouce. Eh bien! les deux boules ayant été placées à 1/2 pouce, aucune étincelle, aucun écoulement de matière électrique ne parut avoir lieu entre elles, quoiqu'on sonnât la cloche fortement et rapidement. Je regarde, dit l'abbé Needham, cette expérience comme décisive.

A l'occasion de cette expérience, Arago fait les réflexions suivantes: « M. Needham ayant successivement opéré quand les deux boules se trouvaient à 1/4 et à 1/2 pouce l'une de l'autre, était parfaitement en droit de conclure que le son de la cloche n'augmentait pas considérablement la facilité des décharges électriques, qu'il ne rendait point la distance explosive double; mais pour être autorisé à affirmer que le bruit n'avait absolument aucun effet, il aurait fallu, je crois, passer de la distance 1/4 à la distance 1/2, non brusquement, comme le fit l'observateur de Bruxelles, mais par des nuances insensibles. Les petites masses électrisées, les deux boules de cuivre que M. Needham mettait en présence, étaient l'une et l'autre des corps solides. Dans l'atmosphère, au contraire, nous voyons des nuages flottants, que les vibrations de l'air pourraient assez modifier dans leur forme pour faire changer sensiblement la tension électrique de la face tournée vers la terre. L'expérience de M. Needham, dans son application possible aux sonneries en temps d'orage, aurait eu un grand prix si elle avait donné un résultat positif : avec une réponse négative, elle me paraît être à peu près sans valeur météorologique (1). »

Pour prouver le danger de sonner les cloches pendant l'orage, on a cité un grand nombre de clochers foudroyés pendant que l'on sonnait; mais, ainsi que cela arrive toujours, on a gardé le silence sur les clochers épargnés, malgré la sonnerie, d'où il résulte que le problème du danger n'est nullement résolu. On peut donc admettre, avec Arago, que, dans l'état

(1) *Œuvres de F. Arago, Notices scientifiques*, t. I, p. 327.

actuel de la science, il n'est pas prouvé que le son des cloches rende les coups de foudre plus imminents, plus dangereux, et qu'un grand bruit ait jamais fait tomber la foudre sur des bâtiments qu'elle n'eût point frappés sans lui.

ART. V. — Des paratonnerres modernes ; expérience de M. de Romas.

L'analogie de l'étincelle électrique et de l'éclair fut entrevue ou plutôt soupçonnée vers la fin du premier tiers du XVIIIe siècle : « J'avoue, disait l'abbé Nollet, que cette idée me plairait beaucoup, si elle était bien soutenue. » Mais, tandis qu'on s'en tenait aux raisonnements en Europe, Benjamin Franklin attaquait directement la foudre en Amérique, et il trouvait le moyen de la faire descendre du ciel. Au mois de juin 1752, par un jour d'orage, il se rendit dans les champs, accompagné seulement de son fils, pour éviter le ridicule qui s'attache toujours aux tentatives non suivies de succès. Ayant lancé un cerf-volant (1) dans la direction d'un nuage, il ne tarda pas à constater des étincelles à l'extrémité inférieure de la corde. Ce jour-là, le paratonnerre était trouvé ou peut-être retrouvé.

Au mois de juin 1753, avant d'avoir connaissance des résultats de Franklin, un magistrat français, M. de Romas, assesseur au présidial de Nérac, se livrait à son tour à l'expérience du cerf-volant ; Priestley nous a conservé sa relation (2).

« Le cerf-volant avait sept pieds et demi de hauteur et trois de largeur. La corde était une ficelle de chanvre, dans laquelle était entrelacé un fil de fer ; et M. de Romas, l'ayant terminée par un cordon de soie sec, il mit l'observateur, par une disposition particulière de son appareil, en état de faire toutes les expériences qu'il jugera à propos, sans courir aucun danger pour sa personne.

» Au moyen de ce cerf-volant, le 7 juin 1753, vers une heure après midi, après qu'il l'eut élevé à 550 pieds de terre, au moyen d'une corde de 780 pieds de long, qui faisait un angle de près de 45 degrés avec l'horizon, il tira de son conducteur des étincelles de 3 pouces de longueur et 3 lignes d'épaisseur, dont le craquement se fit entendre de près de 200 pas. En tirant ces étincelles, il sentit comme une espèce de toile d'araignée sur son visage, quoiqu'il fût à plus de 3 pieds de la corde du cerf-volant,

(1) M. Laboissière (*Mém. de l'Acad. du Gard*) mentionne une médaille romaine, portant pour légende *Jupiter Elicius*, et représentant ce dieu sur un nuage, tandis qu'un Étrusque lance dans les airs un certain volant.

(2) *Histoire de l'électricité*, trad. franç., t. I, p. 205.

sur quoi il ne crut pas qu'il y eût sûreté de rester si près, et il cria à tous les assistants de se retirer; lui-même s'éloigna de 2 pieds. Se croyant alors en sûreté, et n'ayant plus personne auprès de lui, il porta son attention sur ce qui se passait dans les nuages qui étaient immédiatement au-dessus du cerf-volant, mais il n'aperçut d'éclairs ni là, ni nulle autre part, ni même le moindre bruit de tonnerre, et il ne tomba point de pluie. Le vent, qui venait de l'ouest, était assez fort; il éleva le cerf-volant de 100 pieds au moins plus haut qu'auparavant.

» Ensuite, jetant les yeux sur le tube de fer-blanc qui était attaché à la corde du cerf-volant, et à environ 3 pieds de terre, il vit trois pailles dont une avait près de 1 pied de longueur, la seconde 4 à 5 pouces, et la troisième 3 ou 4 pouces, se lever toutes droites, et former une danse circulaire, comme des marionnettes, sous le tube de fer-blanc, et sans se toucher l'une l'autre. Ce spectacle, qui amusait beaucoup, dura près d'un quart d'heure; après quoi quelques gouttes de pluie étant tombées, il sentit encore la toile d'araignée sur son visage, et en même temps il entendit un bruit continu, semblable à celui d'un petit soufflet de forge. Ce fut un nouvel avertissement de l'accroissement de l'électricité; dès que M. de Romas vit sauter la paille, il n'osa plus tirer d'étincelles, même avec toutes les précautions, et il pria de nouveau les spectateurs de s'éloigner.

» Immédiatement après arriva la dernière scène; elle fit trembler. La plus longue paille fut attirée par le tube de fer-blanc. Sur quoi, il se fit trois explosions dont le bruit ressemblait fort à celui du tonnerre; on le compara à l'explosion des fusées volantes, et au bruit que ferait une grande jarre de terre en se brisant contre un pavé. On l'entendit au milieu de la ville, malgré les différents bruits qui s'y faisaient. Le feu qu'on aperçut à l'instant de l'explosion avait la forme d'un fuseau de 8 pouces de long, et 5 lignes de diamètre; mais la circonstance la plus étonnante et la plus amusante fut que la paille qui avait causé l'explosion suivit la corde du cerf-volant : on la vit, à 45 ou 50 brasses de distance, attirée et repoussée alternativement, avec cette circonstance remarquable, qu'à chaque fois qu'elle était attirée par la corde, on voyait des éclats de feu, et l'on entendait des craquements.

» Depuis l'explosion jusqu'à la fin des expériences, on ne vit point d'éclairs, et à peine entendit-on le tonnerre. On sentit une odeur de soufre fort approchante de celle des écoulements électriques lumineux qui sortent du bout d'une barre de métal électrisée. Il parut autour de la corde un cylindre lumineux de 3 à 4 pouces de diamètre; et, comme c'était pendant le jour, M. de Romas ne douta pas que si c'eût été pendant la nuit, cette atmosphère électrique n'eût paru de 4 à 5 pieds de diamètre. Enfin, les expériences étant terminées, on découvrit un trou dans le terrain, précisément sous le tuyau de fer-blanc, d'une grande profondeur et d'un demi pouce de largeur, qui probablement fut fait par les grands éclats qui accompagnaient les explosions.

» Ces expériences finirent par la chute du cerf-volant : le vent étant passé subitement à l'est, et une pluie abondante avec grêle étant survenue, le cerf-volant tomba, la corde s'accrocha sur un auvent, et elle ne fut pas sitôt dégagée, que celui qui la tenait éprouva un coup à ses mains, et une telle commotion dans tout son corps, qu'il fut obligé de la lâcher, et la corde, tombant sur les pieds de quelques autres personnes, leur donna aussi un coup, mais plus supportable (1).

» La quantité de matière électrique que ce cerf-volant tira une autre fois des nuées est étonnante. Le 28 août 1756, on en vit sortir des courants de feu d'un pouce d'épaisseur et de 10 pieds de longueur. Cet éclat surprenant, qui aurait peut être produit des effets aussi pernicieux qu'aucun dont il soit fait mention dans l'histoire, fut conduit avec sécurité, par la corde du cerf-volant, à un conducteur placé tout près, et le bruit fut égal à celui d'un pistolet. »

ART. VI. — Première application du paratonnerre en France.

Le Louvre est, en France, le premier monument public sur lequel on ait élevé des paratonnerres ; un membre de l'ancienne Académie des sciences, Le Roy, avait depuis longtemps sollicité cette mesure, qui fut enfin adoptée en 1782. Dans le cours des années suivantes, le gouvernement se décidait à tenter de plus larges essais : en 1783, le ministre de la guerre consultait l'Académie des sciences sur les moyens de garantir les magasins à poudre de Marseille, et la commission chargée de rédiger cette première instruction fut composée de Franklin, de Laplace, Colomb, Le Roy et l'abbé Rochon ; en 1784, le ministre de la marine donnait, au même académicien Le Roy une mission dans les ports de l'Océan, Brest, Lorient et Rochefort, pour qu'il y fît élever des paratonnerres tant sur les princi-

(1) Le 30 juin 1854, deux hommes furent frappés de la foudre, à Paris, sur le quai Saint-Bernard, et l'un des deux fut tué roide. Or, si nous en croyons la déclaration du chef de division de la préfecture de police, un soldat du poste voisin, appelé à relever le cadavre, aurait éprouvé une forte secousse en touchant le corps du foudroyé.

paux établissements de la marine que sur les vaisseaux et les frégates qui se trouveraient en rade. Trente ans auparavant, en 1752, la France avait précédé les autres nations, et même l'Amérique, dans les expériences qui démontrèrent d'une manière décisive la vérité des conjectures de Franklin sur la nature de la foudre.

ART. VII. — Efficacité des paratonnerres prouvée par l'observation.

Lorsque le grand Frédéric, cédant enfin à l'opinion publique, permit de placer des paratonnerres sur les casernes, les arsenaux et les magasins à poudre, il défendit, en même temps, d'une manière explicite, d'ériger de ces appareils sur son palais de Potsdam. Sans doute, le désir de se singulariser est porté si loin chez quelques hommes, que cette défense du roi de Prusse ne prouverait pas, à la rigueur, qu'il doutât de l'utilité des paratonnerres. Quoi qu'il en soit, si l'efficacité de ces appareils pouvait être douteuse à l'époque dont il s'agit, l'est-elle encore aujourd'hui?

Nous avons dit que la marine royale anglaise, après avoir perdu, de 1810 à 1815, jusqu'à 35 vaisseaux de ligne et 35 autres bâtiments par accidents de foudre, n'avait plus perdu un seul navire depuis l'établissement de paratonnerres sur tous les bâtiments de la flotte. Voilà assurément un fait dont personne ne contestera la valeur.

Au château du comte Orsini, en Carinthie, l'église, placée sur une éminence, était si souvent frappée de la foudre, qu'on avait fini par ne plus y célébrer en été le service divin. Dans le courant de l'année 1730, un seul coup de foudre détruisit entièrement le clocher. Après sa reconstruction, ce météore continua à le frapper quatre ou cinq fois par an. En 1778, le bâtiment menaçant ruine, il fut reconstruit; cette fois on le munit d'un paratonnerre. En 1783, après une période d'environ cinq années, au lieu de vingt à vingt-cinq coups, le clocher n'en avait reçu qu'un, et il était tombé sur la pointe métallique sans produire aucun accident.

Depuis sa construction, l'église Saint-Michel, à Charlestown, était endommagée par la foudre tous les deux ou trois ans. On y plaça un paratonnerre. En 1774, durant la période de quatorze ans qui s'était écoulée, l'église n'avait plus été frappée. Le clocher de Saint-Marc, à Venise, dont la construction date d'une époque très reculée, n'a pas moins de 104 mètres d'élévation. La seule pyramide qui la surmonte a 27^{m},6. Le tout se termine par un ange de bois recouvert de cuivre, de 3^{m},1 de haut. La grande élévation de ce clocher, sa position isolée, et par-dessus tout la multitude de pièces de fer qui entrent dans sa construction, l'exposaient fortement à la foudre. Aussi a-t-il été fréquemment frappé. Les registres de la ville ne mentionnent que les coups de foudre qui nécessitèrent de dispendieuses réparations. En voici le relevé :

1388 7 juin. Point de détails.
1417 — La pyramide incendiée.
1489 12 août. La pyramide réduite de nouveau en cendres.
1548 ... juin. Point de détails.
1565 — Point de détails.
1653 — Point de détails.
1745 23 avril. Grands dégâts, trente-sept crevasses menaçaient la tour de ruine. La réparation coûta plus de 8 000 ducats.
1761 — Dégâts peu considérables.
1762 20 juin. De notables dommages.

En 1776, le clocher de Saint-Marc fut armé d'un paratonnerre, depuis lors il n'a plus été endommagé par la foudre.

En 1813, dans le mois de juin, le vaisseau le *Norge* et un navire marchand, non munis l'un et l'autre de paratonnerres, furent frappés par la foudre et gravement endommagés à la Jamaïque. Les autres bâtiments, en grand nombre, que le port renfermait, et dont le *Norge* et le navire marchand étaient entourés, n'éprouvèrent aucun dégât : tous ceux-là avaient des paratonnerres. En 1814, le tonnerre tomba dans le port de Plymouth. Des nombreux vaisseaux stationnant, un seul fut frappé et endommagé, le *Milford*, le seul qui ne fût pas armé de paratonnerre (1).

On peut conclure de l'ensemble des faits comme connus aujourd'hui, que les paratonnerres servent à rendre les coups de foudre non-seulement plus inoffensifs, mais aussi moins nombreux.

ART. VIII. — Description des paratonnerres.

Le paratonnerre est une barre métallique s'élevant au-dessus d'un édifice ou d'un navire, et communiquant, sans solution de continuité, avec le sol humide ou avec l'eau. Il se compose d'une tige, partie verticale qui se projette dans l'air au-dessus du toit ou au-dessus des mâts, et d'un conducteur (BCDEF), qui descend du pied de la tige jusque dans le sol ou dans l'eau.

La tige se compose d'une barre de fer amincie de la base au sommet; pour une hauteur de 7 à 9 mètres, on lui donne à sa base de 54 à 50 millimètres. Pour prévenir l'oxydation de la pointe, on la remplace par

(1) *Œuvres de F. Arago*, *Notices scientifiques*. Paris, 1854, t. I, p. 387.

une tige conique de cuivre jaune, dorée à son extrémité ou terminée par une aiguille de platine. On donne au conducteur de 15 à 20 millimètres en carré, et on le réunit solidement à la tige. Pour prévenir la rouille de la portion du conducteur en contact avec le sol, on le fait courir dans un auget DE ou D'E' rempli de braise de boulanger, qui a le double avan-

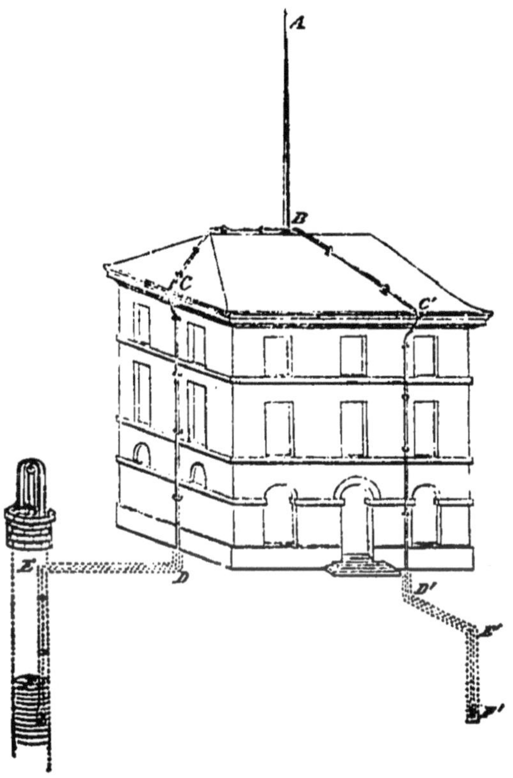

tage de prévenir l'oxydation du fer et de bien conduire l'électricité. En sortant de l'auget, le conducteur perce le mur du puits dans lequel il doit descendre, et s'immerge dans l'eau, de manière à y rester plongé de 65 centimètres au moins dans les plus basses eaux. Son extrémité se termine par deux ou trois racines pour faciliter l'écoulement de la matière électrique dans l'eau. A défaut d'un puits, on pratique dans le sol un trou de 3 à 5 mètres de profondeur; on y fait descendre le conducteur en le tenant à égale distance de ses parois, et l'on remplit l'espace intermédiaire avec de la braise comprimée autant que possible; dans le roc, on donne à la tranchée une longueur double de celle qu'exige le sol ordinaire. La tranchée doit être creusée dans l'endroit le plus humide, et l'on y dirige les eaux pluviales.

Les deux règles fondamentales de la construction du paratonnerre et de ses conducteurs sont : 1° Qu'ils aient partout une section suffisante; 2° qu'ils soient continus et sans lacune depuis la pointe de la tige jusqu'au réservoir commun. Sans doute, en multipliant les précautions et les soins, on peut parvenir à boulonner deux pièces de fer ou de cuivre assez étroitement pour qu'elles offrent au fluide électrique un assemblage véritablement continu; mais quand les joints doivent se multiplier, il y a à craindre quelques négligences des ouvriers, et par-dessus tout les altérations chimiques des surfaces, les dépôts de matières étrangères, enfin les dislocations mécaniques qui se produisent aussi avec le temps et par des secousses répétées. En conséquence, il importe : 1° de réduire autant que possible le nombre des joints sur la longueur entière du paratonnerre, depuis la pointe jusqu'au réservoir commun; 2° de faire, au moyen de la soudure à l'étain, tous ces joints qu'il est nécessaire de faire sur place. L'extrémité supérieure du fer ne doit pas avoir moins de 3 centimètres carrés de section.

On estime qu'un paratonnerre peut protéger efficacement autour de lui un espace circulaire d'un rayon double de sa hauteur, et c'est d'après cette règle que l'on doit disposer la tige sur les édifices et sur les navires.

Quelque grand que soit un nuage orageux, quelque considérable que puisse être son intensité électrique, s'il était assez loin du paratonnerre et s'il s'en approchait lentement, il n'y aurait aucune explosion de la foudre : le paratonnerre exercerait d'une manière efficace son action préventive; sans neutraliser complétement la puissance électrique du nuage, il la réduirait dans une énorme proportion : dans ce cas, il ne protégerait pas seulement un cercle restreint autour de lui, il aurait de plus protégé par anticipation, dans une certaine mesure, tous les objets au-dessus desquels ce nuage doit passer dans sa course ultérieure. C'est pour augmenter cette action préventive si remarquable, qu'il faut donner au paratonnerre, dans toute sa longueur, cette continuité métallique absolue qui la favorise à un haut degré. La pointe aiguë d'un angle de 30 degrés, substituée à la pointe aiguë et beaucoup plus effilée dont on se sert généralement, n'empêche pas cette action, bien qu'elle soit moins propre à la favoriser quand les distances sont petites et les intensités faibles, mais elle a une incontestable supériorité par la résistance incomparablement plus grande qu'elle oppose à la fusion.

On n'a pas d'exemple que la foudre ait fondu ou même fait rougir une barre de fer de 13 à 14 millimètres ou un cylindre de ce diamètre. Il suffirait donc d'une barre de fer qui aurait cette dimension ; mais sa tige, devant s'élever dans l'air à une hauteur de 5 à 10 mètres, n'aurait pas à sa base une force suffisante pour résister à l'action du vent, et il est nécessaire de lui donner, en cet endroit, une épaisseur beaucoup plus considérable.

Quant au conducteur du paratonnerre, une barre fer de 16 à 20 millimètres en carré est suffisante. On pourrait même le faire plus petit et se servir d'un simple fil métallique, pourvu qu'arrivé à la surface du sol, on le réunît à une barre métallique de 10 à 13 millimètres en carré, qui s'enfonçât dans l'eau ou dans une couche humide. Le fil, à la vérité, serait sûrement dispersé par la foudre, mais il lui aurait tracé sa direction jusque dans le sol, et l'aurait empêchée de se porter sur les corps environnants. Au reste, il sera toujours préférable de donner au conducteur une grosseur suffisante pour que la foudre ne puisse jamais le détruire, et la commission de 1823 ne proposait de la réduire à un fil de métal que pour diminuer les frais de construction des paratonnerres et les mettre à portée de toutes les fortunes.

On peut remplacer les barres de fer par des cordes métalliques qui, indépendamment de leur flexibilité, ont encore l'avantage d'éviter les raccords et de diminuer les chances de solution de continuité. On réunit quinze fils de fer pour faire un toron, et quatre de ces torons forment la corde, qui alors a 16 ou 18 millimètres de diamètre. Pour prévenir sa destruction par l'air et l'humidité, chaque toron est goudronné séparément, et la corde l'est ensuite avec soin. On assure que des cordes ainsi employées n'ont pas éprouvé d'altération sensible dans l'espace de trente années.

Autrefois l'emploi des métaux était restreint presque exclusivement aux faîtages, aux gouttières, aux tirants des consolidations; rarement on rencontrait une charpente de fer ou une couverture de plomb, de cuivre ou de zinc, tandis que maintenant le métal prédomine de plus en plus, on le met en grandes superficies et en grandes masses : couvertures de métal, charpentes de métal, poutres de métal, croisées de métal, colonnes de métal, et quelquefois peut-être murailles de métal. Alors les nuages orageux décomposent, par influence, des quantités d'électricité décuples ou centuples de celles qu'ils auraient décomposées sur les corps moins bons conducteurs, comme l'ardoise ou la brique, le bois, la pierre, le plâtre, le mortier et tous les anciens matériaux de construction. Ce nouveau système réalise donc sur une immense échelle ce que l'on objectait d'abord aux paratonnerres : il attire la foudre. Mais si le paratonnerre attire la foudre, elle lui arrive, en général, sans bruit, sans éclat, et toujours domptée et docile. Quand l'objection s'applique à ces amas de substances métalliques qui entrent dans les constructions actuelles, elle est juste (1).

Deux édifices, pareils pour la grandeur et la forme, étant situés sur le même sol et disposés de la même manière par rapport à un nuage orageux, l'un construit en pierre et bois, l'autre en pièces métalliques, si les paratonnerres manquent, la foudre frappera toujours ce dernier et jamais le premier, celui-ci se trouvant protégé par son voisin, dont les fluides sont influencés plus vivement. Il arriverait là ce qui a lieu quand on présente en même temps aux conducteurs d'une machine électrique, à la même distance et de la même manière, une boule de pierre ou de bois et une boule de métal : c'est toujours celle-ci qui reçoit l'étincelle. Les paratonnerres sont donc d'autant plus indispensables que les édifices contiennent de plus grandes superficies et de plus grands volumes de substances métalliques.

La dernière instruction de l'Académie des sciences recommande les règles suivantes : 1° Les pièces principales des planchers de tous les étages seront mises en communication avec les conducteurs voisins. 2° Les solives des planchers supérieurs seront mises en communication métallique entre elles au moyen d'une tringle boulonnée à chacune, et, s'il se peut, soudée à l'étain, laquelle sera elle-même rattachée aux conducteurs. 3° Les fermes du comble étant en bonne communication les unes avec les autres, au moyen des pannes qui les assemblent, il suffira que les tiges de tous les paratonnerres communiquent avec celle-ci. 4° Les chéneaux et les faîtages de zinc seront métalliquement rattachés aux tiges et aux conducteurs des paratonnerres.

Pour les magasins à poudre et les poudrières, on doit redoubler d'attention pour éviter la plus légère solution de continuité, et ne rien négliger pour établir entre la tige du paratonnerre et le sol la communication la plus intime. Toute solution de continuité donnant lieu, en effet, à une étincelle, le pulvérin qui voltige et se dépose partout dans l'intérieur, et même à l'extérieur de ces bâtiments, serait enflammé, et pourrait propager son inflammation jusqu'à la poudre. Il est prudent de ne point placer les tiges sur les bâtiments mêmes, mais sur des mâts

(1) Voyez le Rapport de M. Pouillet à l'Académie des sciences, sur les paratonnerres.

éloignés de 2 à 3 mètres. Il suffit de donner aux tiges 2 mètres de longueur ; mais on donnera aux mâts une hauteur telle, qu'avec leurs tiges ils dominent les bâtiments au moins de 4 à 5 mètres. On fera bien de multiplier les paratonnerres plus qu'on ne le ferait partout ailleurs.

ART. IX. — De l'extrémité inférieure du conducteur, et des nappes d'eau.

Le conducteur doit communiquer avec le réservoir commun, c'est-à-dire avec de vastes nappes d'eau ayant une étendue beaucoup plus grande que celle des nuages orageux ; l'eau deviendrait elle-même foudroyante, si elle n'avait pas une étendue suffisante. Dans les localités où les puits sont coûteux, au lieu de faire un puits, on met quelquefois les conducteurs en communication avec la terre humide, sans s'inquiéter si cette terre conserve une humidité suffisante aux temps des grandes sécheresses, quand les orages sont le plus à craindre ; on ne s'inquiète pas non plus de savoir si cette couche humide est assez vaste pour ne laisser place à aucun danger. Comme il est fort difficile de reconnaître si une terre humide satisfait à toutes les conditions de sécurité, il ne faut jamais recourir à ce mode de communication avec le réservoir commun ; à défaut de rivière ou de vastes étangs, il importe de mettre toujours les conducteurs des paratonnerres en communication par de larges surfaces avec des nappes d'eau souterraines intarissables (1).

Quand les nappes d'eau sont à une profondeur considérable au-dessous du sol, il est nécessaire d'employer un conducteur à deux branches : la branche principale, qui descend à la nappe souterraine, et la branche secondaire, qui, en partant de celle-ci rez terre, est mise en communication avec la surface du sol elle-même. En effet, après les grandes sécheresses, les nuages orageux n'exercent leur influence que très faiblement sur un sol sec et mauvais conducteur, toute l'énergie de leur action se fait sentir à la nappe d'eau profonde : c'est là que la décomposition électrique s'accomplit, et l'électricité attirée vient en suivant la branche principale du conducteur pour s'écouler par la pointe ; la branche secondaire est sans effet. Au contraire, après une pluie d'été, quand le sol vient d'être mouillé, sa couche superficielle est tout à coup rendue conductrice : alors c'est elle qui reçoit l'action des nuages orageux ; en même temps elle fait l'office d'un écran qui empêche l'influence électrique de se faire sentir à

(1) Voyez l'instruction de l'Académie des sciences, de 1854, sur les paratonnerres.

la nappe souterraine. Il est indispensable que la surface du sol communique alors elle-même directement avec le conducteur, car il peut arriver qu'elle n'ait pas avec lui des communications indirectes suffisantes au moyen de la nappe souterraine. La branche secondaire remplit cette condition, tandis que cette fois la branche principale devient inactive (1).

Un conducteur ne remplit sa fonction qu'à la condition de se dépouiller de la matière électrique à mesure que la tige la lui transmet; il faut donc suppléer au manque de conductibilité du sol par la multiplication du nombre de points d'écoulement. On a proposé de mettre, quand cela est possible, la partie souterraine des conducteurs en communication avec les tuyaux de fonte destinés à conduire l'eau dans les divers quartiers.

Lorsque la barre du conducteur pénètre dans le sol, on se trouve entre deux écueils. Si le terrain est humide, l'écoulement de la matière fulminante se fait sans difficulté, mais le métal se rouille et se détruit rapidement. Si le terrain est sec, la barre dure longtemps, mais elle remplit mal ses fonctions. Le charbon, quand il a été rouge, a le double avantage d'être à la fois bon conducteur et de ne pas attaquer le fer.

Les citernes rendues étanches dans leur fond et sur leurs côtés, soit à l'aide d'un dallage et masticage exact, soit par une couche épaisse de béton hydraulique, sont à tort assimilées à des puits proprement dits. Les dalles ou le ciment hydraulique étant secs dans le milieu de leur épaisseur, n'offrent qu'un passage difficile à la matière de la foudre; cette matière n'a donc pas le moyen, comme dans le cas d'un puits, d'aller se répandre rapidement au loin par une multitude innombrable de fentes, de fissures remplies d'eau ou tout au moins d'humidité : après avoir un moment envahi le liquide de la citerne, la matière, faute d'écoulement, revient sur ses pas, remonte le long du conducteur et peut foudroyer les objets placés dans le voisinage. Le 9 juin 1819, la foudre tomba sur la principale aiguille de la cathédrale de Milan; cette aiguille était armée d'un paratonnerre en bon état, dont le conducteur plongeait dans un vaste puisard. Cependant près de ce conducteur, encore intact, on trouva à diverses élévations des marbres brisés et dispersés, des arabesques détruites. M. Configliachi constata que le prétendu puisard était une véritable citerne dallée. Le 4 janvier 1827, la foudre tomba sur le paratonnerre du phare de Gênes. Ce paratonnerre et le conducteur furent brisés

(1) Voyez le Rapport de M. Pouillet à l'Académie des sciences, sur les paratonnerres.

en plusieurs points, quoique tout semblât en bon état, quoique le conducteur plongeât dans l'eau, mais cette eau était contenue dans une citerne étanche de peu de capacité, creusée de main d'homme dans la roche sur laquelle le phare repose (1).

ART. X. — Paratonnerres économiques et armement des arbres.

Pour diminuer le prix élevé des paratonnerres ordinaires, M. R... a proposé, en 1846, l'emploi du fil de fer (2). « On peut, dit-il, l'employer pour armer, contre les dangers de la foudre, les bâtiments sur la couverture desquels il n'y a point de matériaux métalliques pouvant servir de conducteurs ; c'est-à-dire tous les bâtiments sur lesquels il ne peut être question d'établir des paratonnerres, soit en barres, soit en feuilles métalliques. On fixe à la pointe du pignon, ou de chacun des pignons d'un bâtiment, ou groupe de bâtiments, une perche de 3 à 4 mètres de longueur, et plus s'il est possible, qu'on aura soin de goudronner ou d'enduire, soit de poix, soit de résine, ou enfin de peinture à l'huile, afin d'empêcher que l'humidité, en la pénétrant, ne la rende perméable au fluide électrique. On surmonte cette perche d'une douille de fer-blanc ou de cuivre, terminée en cône très pointu, de 12 à 15 centimètres de long; on attachera au bas de la douille un gros fil de fer que l'on fera descendre le long de la perche, puis du pignon, contre le mur duquel on le maintiendra au moyen de crampons ou crochets de fer ; enfin, on conduira le fil de fer dans l'eau ou la terre humide, comme tout autre conducteur.

Pour les grands arbres rapprochés des bâtiments, on peut les armer d'un conducteur ; il suffit d'attacher à leur sommet, qu'elle devra surmonter d'un mètre au moins, la perche goudronnée portant la pointe métallique à laquelle sera attaché le fil ou toron de fer que l'on fera descendre jusqu'au pied de l'arbre, où il sera enfoncé avec les précautions voulues pour tout autre conducteur.

ART. XI. — Application des paratonnerres à la marine.

Sur les navires, la tige se réduit à la partie de cuivre vissée sur une verge de fer ronde qui entre dans l'extrémité de la flèche du mât de perroquet. Une barre de fer, liée au pied de la verge, descend le long de la

(1) *Annuaire du Bureau des longitudes pour* 1838, p. 589.

(2) *Nouveaux appareils contre les dangers de la foudre, ou les paratonnerres popularisés*, par M. R... Paris, 1846, in-8.

flèche et se termine par un anneau auquel s'attache le conducteur qui est ici une corde métallique. Celle-ci est maintenue, de distance en distance, à un cordage, et après avoir passé par un anneau fixé au porte-hauban, elle se réunit à une plaque de métal qui communique avec le doublage de cuivre du vaisseau. Sur les navires de peu de longueur, on n'établit ordinairement qu'un paratonnerre au grand mât; sur les autres, on en place un second au mât de misaine.

Voici quelques-unes des règles recommandées par la dernière instruction de l'Académie des sciences. « Le cuivre rouge a une grande supériorité sur le fer et le laiton dont on fait usage trop souvent pour composer le câble qui forme le conducteur du paratonnerre; il est moins altérable sous l'influence des agents atmosphériques, et surtout il peut être employé avec une section trois fois plus petite. Les câbles de cuivre rouge devront avoir 1 centimètre carré de section métallique : ainsi leur poids sera environ 900 grammes par mètre courant, ou 90 kilogrammes les 100 mètres; les fils auront de 1 millimètre à $1^{mm},5$ de diamètre, ils pourront être cordés à trois torons comme à l'ordinaire. Le paratonnerre peut n'avoir que quelques décimètres de longueur, y compris sa pointe, composée comme nous l'avons dit. Sa jonction avec le câble sera faite dans l'atelier, à la soudure à l'étain; pour cela on pourra, par exemple, ménager dans la tige un trou convenable, y passer le câble et ramener le tout de 3 à 4 décimètres de longueur pour le corder et l'arrêter avec le reste; ensuite le trou sera rempli d'une soudure qui imprègne tous les fils et qui forme aux points d'entrée et de sortie du câble une sorte de large hémisphère. Avec cette disposition, la tige du paratonnerre ne peut plus se visser elle-même au sommet de la flèche qui la reçoit, il faudra donc lui donner une forme qui permette de la boulonner solidement avec son support. A son extrémité inférieure, le câble sera ajusté d'une manière analogue dans une pièce de cuivre de forme convenable, et il faudra nécessairement que cette pièce de cuivre soit mise elle-même en permanente communication avec le doublage du navire. »

La précaution d'isoler la chaîne du porte-hauban est inutile, et l'habitude de jeter la chaîne à la mer au moment de l'orage est dangereuse : 1° en ce qu'il est possible que l'on oublie de le faire; 2° en ce que souvent il ne suffit pas que la chaîne communique à l'eau de la mer par 2 à 3 décimètres carrés de surface.

M. Snow-Harris (1) rend de forts conducteurs métalliques partie inté-

(1) Voyez *Comptes rendus de l'Acad. des sciences*, 1854, t. II, p. 1160.

grante des mâts et de la coque du bâtiment ; il établit ainsi le navire entier dans un état parfait de conductibilité, eu égard à la matière de l'électricité céleste, comme si toute la masse était métallique. Il remplit cet objet en incorporant avec les mâts et la cale une série de plaques de cuivre disposées de manière qu'elles se prêtent à toutes les dispositions variables de la mâture ; elles sont tellement unies entre elles, qu'une décharge électrique frappant le navire, n'importe en quel endroit, ne puisse pas entrer dans un circuit, quel qu'il soit, dont les conducteurs ne formeraient point partie. Par ce moyen le navire est préservé de l'effet destructeur résultant de l'électricité céleste dans toutes les circonstances et par tous les temps, sans que l'équipage s'en occupe. M. Harris a démontré, qu'en quelque position que les mâts calés soient placés, une ou plusieurs lignes de ces conducteurs passant à travers le navire pour se rendre à la mer, elles présentent moins de résistance au passage de l'électricité qu'aucune autre disposition. M. Walker, inspecteur général de la marine britannique, a lui-même constaté les avantages de ce système, à bord d'une frégate qu'il commandait, et dont le grand mât et le mât de misaine furent frappés par de vives décharges de la foudre sur la côte du Mexique. La force de la décharge fut si puissante, qu'elle fondit presque en entier la partie métallique sur laquelle l'éclair vint frapper, et qu'elle laissa des marques de fusion sur la surface des plaques conductrices. Grâce aux conducteurs de M. Snow-Harris, pas le moindre dommage ne fut fait aux mâts ni à la coque, bien que les mâts de cacatois fussent amenés.

CHAPITRE XIV.

DES MOYENS PROPOSÉS POUR PRÉVENIR OU DIMINUER LES ACCIDENTS DE TREMBLEMENTS DE TERRE (1).

Ni les courants d'air, ni les courants d'eau souterrains, ni les chutes de cavernes, ni les effervescences produites par des mélanges de soufre, de bitume et d'autres matières détonantes, ni l'eau réduite en vapeur par la chaleur centrale, ni les inflammations de l'hydrogène, ni aucune autre action de ce genre, ne sauraient déterminer les effets, non plus que la grande durée, l'étendue considérable, et même l'universalité, qui ont été observés dans quelques crises de tremblements de terre. Aucune de ces causes ne pourrait expliquer une secousse assez forte pour remuer le globe

(1) Voyez page 34, l'article TREMBLEMENTS DE TERRE.

terrestre. D'après les calculs de Stukeley, si l'on suppose que le tremblement de terre de la quatrième année de Tibère, qui détruisit en une seule nuit treize grandes villes, sur un cercle d'environ cent lieues de diamètre, a été causé par une inflammation de vapeurs ou quelque autre détonation souterraine ayant lieu sur un seul point, il faut que ce foyer, pour produire cet ébranlement sur cette étendue, ait été situé à une profondeur de soixante-dix lieues dans l'intérieur de la terre. Ainsi, la détonation en question aurait dû mettre en mouvement un cône de terre de soixante-dix lieues de hauteur sur une base de cinquante lieues de rayon. C'est ce que toute la poudre à canon qui s'est faite depuis son invention ne suffirait pas à produire, comme l'a démontré Stukeley. Que serait-ce, si l'on prenait pour base du calcul le tremblement de terre dont il est question dans saint Augustin, et qui renversa d'un coup cent villes d'Afrique ? ou celui de 742, qui mit à terre sept cent villes ou bourgades (1) ?

Avec l'électricité, au contraire, ces divers effets trouvent une raison toute naturelle ; les tremblements de terre sont, dans cette hypothèse, des tonnerres qui ne diffèrent de ceux de l'atmosphère que par une quantité plus abondante de fluide électrique et une plus grande énergie. Les secousses sont presque toujours précédées d'un certain trouble dans l'équilibre de l'élasticité de l'air, trouble rendu sensible par des pluies, des grêles, des vents, des orages et des tempêtes considérables. Les tremblements de terre qui désolèrent l'Europe en 822 furent accompagnés d'orages terribles. En 968, les vents qui se déchaînèrent durant un tremblement de terre, détruisirent les moissons dans l'empire d'Orient, et y produisirent la famine. L'année 1533 fut constamment orageuse en Suisse, et l'on y éprouva de grands tremblements de terre.

Callisthène dit qu'entre plusieurs prodiges qui annoncèrent la ruine des villes antiques d'Hélice et de Buris, il y en eut deux qui furent plus particulièrement remarqués : le tremblement de terre de Délos, et l'apparition d'une grande colonne de feu. Pline rapporte que dans le fameux tremblement de terre lors de la bataille de Trasimène, les eaux du lac parurent couvertes de flammes. En 1726, lors du tremblement de terre de Palerme, un bruit épouvantable se fit entendre pendant un quart d'heure, sans qu'il y eût pourtant ni vents, ni orage, ensuite on vit des colonnes de feu sortir de terre et se diriger vers la mer, où elles se perdirent. A Remiremont, dans le tremblement de terre de 1682, il se produisit aussi de

(1) *Magasin pittoresque*. Paris, t. X, p. 151.

grandes flammes, et l'on observa qu'elles ne brûlaient pas, ce qui convient au caractère des flammes électriques.

Avant la brillante époque de 1752, dit l'abbé Bertholon, si quelque physicien avait avancé qu'il était possible de maîtriser le tonnerre, de le faire descendre à son gré, de lui assigner une route, et de le forcer à suivre les différentes directions qu'on voudrait lui assigner, que les conducteurs élevés sur les maisons étaient de vrais paratonnerres, combien de clameurs ne se seraient pas élevées contre lui ! Cependant la vérité se fait jour, la plupart des nations et des gouvernements ont adopté les paratonnerres et leur ont donné par là une sorte de sanction.

Pour soutirer du sein de la terre le fluide électrique qui, en s'y amassant, rompt l'équilibre qui doit exister entre l'état du globe et celui de l'atmosphère, ce physicien propose d'y enfoncer le plus profondément possible de grandes tiges métalliques dont les deux extrémités, celle qui est cachée et celle qui vient s'épanouir dans l'air, sont munies de pointes divergentes très aiguës. Les verticilles inférieurs attirent le fluide répandu dans la région souterraine ; ce fluide se transmet le long de la verge métallique, jusque dans l'atmosphère, et là il se décharge sous forme d'aigrettes par les verticilles supérieurs. Il faut que les canaux de décharge soient au moins égaux à ceux par lesquels le fluide est attiré, afin que l'écoulement puisse s'opérer d'une manière continuelle et sans secousse. Il est entendu aussi que la multiplicité des conducteurs doit être en rapport avec la quantité habituelle de fluide électrique dans la région où ils sont établis. Afin d'éviter l'oxydation, les conducteurs pourraient être représentés par des tuyaux de plomb.

« En réfléchissant sur les principes de l'électricité, dit encore Bertholon, tous les vrais physiciens reconnaîtront l'efficacité du nouveau paratremblement de terre. Elle n'est pas inférieure à celle des paratonnerres. La construction de ces appareils est fondée sur la même base, les procédés sont entièrement analogues, et les uns ne peuvent être utiles et efficaces que les autres ne le soient également. Si l'on convient du pouvoir des pointes électriques pour préserver de la foudre, ce qui est actuellement un dogme de physique, on ne peut nier sans inconséquence celui du nouveau préservateur des tremblements de terre : car, je le répète, les tremblements de terre sont des phénomènes d'électricité ; ils sont produits essentiellement par une rupture d'équilibre du fluide électrique. Or, celui-ci est soutiré par les pointes, et il est transmis en silence par les conducteurs métalliques qui rétablissent lentement l'équilibre. »

Les anciens croyaient avoir remarqué que les cavernes profondes sont un préservatif contre la violence de ces accidents, en ouvrant une communication faite entre l'intérieur de la terre et l'atmosphère. Pline rapporte que, partant de cette observation, plusieurs villes sujettes à des tremblements de terre s'étaient décidées à creuser des puits profonds dans leurs alentours, et s'étaient ainsi garanties. Les Romains avaient eu cette précaution dans l'établissement du Capitole, et comme cette partie du territoire est presque toujours demeurée à l'abri des secousses, elle avait donné crédit à ce moyen. A la suite du tremblement de terre qui désola Tauris, au commencement du XVIIIe siècle, les Perses ont creusé un grand nombre de soupiraux très profonds autour de la ville, et, soit que le remède ait agi, soit que le hasard seul ait produit le repos, il semble que l'activité souterraine se soit calmée depuis lors.

Cavallo, Vicenzio et Sarti ont rendu hommage aux idées de Bertholon, et voici ce que lui écrivait Buffon, en 1781 : « Je suis de votre avis au sujet des tremblements de terre. L'électricité en est la cause principale, et souvent cette électricité n'est pas accompagnée de feu sensible; je veux dire que souvent elle ne produit aucun embrasement ni flamme à l'extérieur, quoique le mouvement du tremblement de terre soit assez fort pour élever des tertres et des mornes dans le cours de sa direction, comme on le voit en Italie, dans le Vicentin et ailleurs. La force des vents souterrains ne suffirait pas seule pour d'aussi grands effets, si elle n'était aidée de celle de l'électricité. Si l'on était bien avisé à Naples, à Catane, à Libourne, on y établirait des paratremblements de terre; mais, quand les hommes seront-ils assez éclairés pour devenir sages et prudents? »

CHAPITRE XV.

PHÉNOMÈNES ÉLECTRIQUES AUTRES QUE CEUX DE L'ATMOSPHÈRE; DES POISSONS ÉLECTRIQUES.

Pour compléter l'étude de l'électricité au point de vue de la géographie médicale, il nous reste à parler des phénomènes produits par les poissons électriques. On compte aujourd'hui sept de ces poissons, qui sont : *Torpedo narke risso*, *T. unimaculata*, *T. marmorata*, *T. Galvanii*, *Silurus electricus*, *Tetraodon electricus*, *Gymnotus electricus*.

Quand la torpille est dans l'air, on reçoit la commotion en touchant directement une partie quelconque de sa peau; on reçoit encore la commotion lorsqu'on la touche avec un bon conducteur : par exemple, avec une tige métallique de plusieurs pieds de longueur. La commotion est arrêtée par les mauvais conducteurs : ainsi, on touche impunément la torpille avec du verre, de la résine; on peut même la toucher sans danger avec une petite bande d'étain collée sur du verre, pourvu qu'il se trouve dans l'étain la moindre solution de continuité. Quand plusieurs personnes non isolées se tiennent par la main, et que la première touche la torpille, la commotion se fait sentir à la seconde et même à la troisième, mais en diminuant d'intensité. La commotion se produit dans un cercle de vingt personnes qui se tiennent par la main, quand la première personne touche la torpille sous le ventre, tandis que la dernière la touche sur le dos. Dans l'eau, les commotions ont moins d'intensité que dans l'air, mais elles se produisent de la même manière et sous les mêmes conditions. L'eau étant bon conducteur, une torpille vive et énergique peut agir à distance, et il n'est plus nécessaire de la toucher directement. Walsh a observé qu'elle foudroie, à distance, de petits poissons. MM. Becquerel et Breschet ont constaté que le courant va du dos au ventre en passant par le galvanomètre, et que la torpille peut faire à volonté passer la décharge par tous les points de ses surfaces supérieure ou inférieure. Pour rendre l'étincelle visible, M. Matteucci applique deux armatures métalliques, l'une sur le dos et l'autre sur le ventre de la torpille; puis il dispose en même temps deux feuilles d'or très près l'une de l'autre, et dont chacune est mise en communication avec l'une des armatures : alors, dès qu'on irrite la torpille, on voit briller l'étincelle entre les deux feuilles d'or. M. Matteucci a constaté que le dos est positif, et le ventre négatif (1).

On trouve le gymnote dans plusieurs rivières de l'Amérique du Sud. Voici ce que rapporte M. de Humboldt des habitudes de ce poisson et des moyens de le pêcher : « Nous partîmes, le 9 mars, de grand matin, pour le petit village de Rastro de Abaxo : de là, les Indiens nous conduisirent à un ruisseau qui, dans le temps des sécheresses, forme un bassin d'eau bourbeuse entouré de beaux arbres, de clusia, d'amyris et de mimosa à fleurs odoriférantes. La pêche des gymnotes avec des filets est très difficile, à cause de l'extrême agilité de ces poissons qui s'enfoncent dans la vase comme des serpents. On ne voulut point employer le *barbasco*, c'est-à-dire les racines du *Piscidia erythrina*, du *Jacquinia armillaris*, et de quelques espèces de *Phyllanthus*, qui, jetées dans une mare, enivrent ou

(1) Pouillet, *Éléments de physique*, 6ᵉ édit. Paris, 1853, t. I, p. 600.

engourdissent les animaux : ce moyen aurait affaibli les gymnotes. Les Indiens nous disaient qu'ils allaient pêcher avec des chevaux. Nous eûmes de la peine à nous faire une idée de cette pêche extraordinaire ; mais bientôt nous vîmes nos guides revenir de la savane, où ils avaient fait une battue de chevaux et de mulets non domptés ; ils en amenèrent une trentaine qu'on força d'entrer dans la mare. Le bruit causé par le piétinement des chevaux fait sortir les poissons de la vase et les excite au combat. Ces anguilles jaunâtres et livides, semblables à de grands serpents aquatiques, nagent à la surface de l'eau, et se pressent sous le ventre des chevaux et des mulets ; une lutte entre des animaux d'une organisation si différente offre le spectacle le plus pittoresque. Les Indiens, munis de harpons et de roseaux longs et minces, ceignent étroitement la mare ; quelques-uns d'entre eux montent sur les arbres, dont les branches s'étendent horizontalement au-dessus de la surface de l'eau ; par leurs cris sauvages et la longueur de leurs joncs, ils empêchent les chevaux de se sauver en atteignant la rive du bassin. Les anguilles, étourdies du bruit, se défendent par la décharge réitérée de leurs batteries électriques ; pendant longtemps elles ont l'air de remporter la victoire. Plusieurs chevaux succombent à la violence des coups invisibles qu'ils reçoivent de toutes parts dans les organes les plus essentiels de la vie ; étourdis par la force et la fréquence des commotions, ils disparaissent sous l'eau. D'autres, haletants, la crinière hérissée, les yeux hagards et exprimant l'angoisse, se relèvent et cherchent à fuir l'orage qui les surprend. Ils sont repoussés par les Indiens au milieu de l'eau. Cependant un petit nombre parvient à tromper l'active vigilance des pêcheurs ; on les voit gagner la rive, broncher à chaque pas, s'étendre dans le sable, excédés de fatigue et les membres engourdis par les commotions électriques des gymnotes.

» En moins de cinq minutes, deux chevaux étaient noyés. L'anguille, ayant cinq pieds de long et se pressant contre le ventre des chevaux, fait une décharge de toute l'étendue de son organe électrique : elle attaque à la fois le cœur, les viscères et le *plexus cœliacus* des nerfs abdominaux. Il est naturel que l'effet qu'éprouvent les chevaux soit plus puissant que celui que le même poisson produit sur l'homme, lorsqu'il ne le touche que par une des extrémités. Les chevaux ne sont probablement pas tués, mais simplement étourdis. Ils se noient, étant dans l'impossibilité de se relever par la lutte prolongée entre les autres chevaux et les gymnotes. Nous ne doutions pas que la pêche ne se terminât par la mort successive des animaux qu'on y emploie. Mais peu à peu l'impétuosité de ce combat inégal diminue : les gymnotes fatigués se dispersent; ils ont besoin d'un long repos et d'une nourriture abondante pour réparer ce qu'ils ont perdu de force galvanique. Les mulets et les chevaux parurent moins effrayés, ils ne hérissaient plus la crinière, leurs yeux exprimaient moins d'épouvante ; les gymnotes s'approchaient timidement du bord des marais, où on les prit au moyen de petits harpons attachés à de longues cordes. Lorsque les cordes sont bien sèches, les Indiens, en soulevant le poisson en l'air, ne ressentent point de commotion. En peu de minutes nous eûmes cinq grandes anguilles, dont la plupart n'étaient que légèrement blessées.

» La température des eaux dans lesquelles vivent habituellement les gymnotes est de 26 à 27 degrés. On assure que leur force électrique diminue dans les eaux plus froides; et il est assez remarquable en général, comme l'a déjà observé un physicien célèbre, que les animaux doués d'organes électro-moteurs, dont les effets deviennent sensibles à l'homme, ne se rencontrent pas dans l'air, mais dans un fluide conducteur de l'électricité. Le gymnote est le plus grand des poissons électriques, j'en ai mesuré qui avaient cinq pieds à cinq pieds trois pouces de long. Les Indiens assuraient qu'ils en avaient vu de plus grands encore. Nous avons trouvé qu'un poisson qui avait trois pieds dix pouces de long pesait douze livres. Le diamètre transversal du corps était (sans compter sa nageoire anale, qui est prolongée en forme de carène) de trois pouces cinq lignes. Les gymnotes du Cano de Bera sont d'un beau vert-olive ; le dessous de la tête est jaune mêlé de rouge. Deux rangées de petites taches jaunes sont placées symétriquement le long du dos, depuis la tête jusqu'au bout de la queue; chaque tache renferme une ouverture excrétoire : aussi la peau de l'animal est constamment couverte d'une matière muqueuse, qui conduit l'électricité vingt à trente fois mieux que l'eau pure. »

FIN DU TOME PREMIER.

TABLE DES MATIÈRES

DU TOME PREMIER.

PREMIÈRE PARTIE.

PHYSIQUE DU GLOBE ET MÉTÉOROLOGIE MÉDICALE.

LIVRE PREMIER. — SYSTÈME SOLAIRE.

LIVRE DEUXIÈME. — GÉOLOGIE MÉDICALE.

LIVRE TROISIÈME. — HYDROLOGIE MÉDICALE.

LIVRE CINQUIÈME. — DES HYDROMÉTÉORES.

LIVRE SIXIÈME. — DE LA TEMPÉRATURE A LA SURFACE DU GLOBE.

LIVRE SEPTIÈME. — GÉOGRAPHIE BOTANIQUE.

LIVRE HUITIÈME. — GÉOGRAPHIE ZOOLOGIQUE.

LIVRE NEUVIÈME. — INFLUENCE DES CLIMATS.

LIVRE DIXIÈME. — PHÉNOMÈNES ÉLECTRIQUES.

FIN DE LA TABLE DES MATIÈRES DU TOME PREMIER.

ERRATA.

TOME PREMIER.

Page 34. Au lieu de : Affirmations, *lisez* observations.
Page 34. Au lieu de : gyrassives, *lisez* gyratoires.
Page 34. Au lieu de : sur des millions, *lisez* sur des milliers.
Page 164. Au lieu de : air combiné, *lisez* air confiné.

TOME DEUXIÈME.

Page 292. Au lieu de : total 329 34, *lisez* total 229 34.
Page 552. Au lieu de : Meuse 217 exemptions, *lisez* Meuse, 2171 exemptions. — Dans ce même tableau, le département de la Meuse prend ainsi 52 pour numéro d'ordre.
Page [illegible]. Au lieu de : que le minimum (217) est au maximum (5120) comme 1 est à 25; *lisez* que le minimum 799 est au maximum 5120, comme 1 est à 6.
Page 669. Au lieu de : S. Frank, *lisez* Jos. Frank.
Page 690. Au lieu de : 5 Vendée, *lisez* 5 Var.
Page 699. Au lieu de : 16 Somme, *lisez* 16 Yonne.
Page 699. Au lieu de : 50 Yonne, *lisez* 50 Vendée.
Page 699. Au lieu de : 55 Var, *lisez* 55 Somme.
Page 628. Au lieu de : la marche de la phthisie, *lisez* la rareté de la phthisie.
Page 637. Au lieu de : La France ne possède, *lisez* La science ne possède.
Page 672. Au lieu de : plique de *plusieurs aune*, *lisez* plique de *plusieurs aunes*.

www.ingramcontent.com/pod-product-compliance
Ingram Content Group UK Ltd.
Pitfield, Milton Keynes, MK11 3LW, UK
UKHW020611230726
13926UKWH00005B/2327

9 782016 159293